Pathologie rheumatischer Erkrankungen

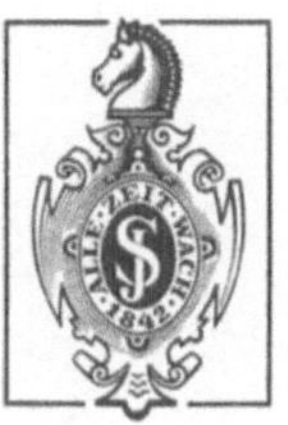

H. G. Fassbender

Pathologie rheumatischer Erkrankungen

Mit 442 Abbildungen

Springer-Verlag
Berlin Heidelberg New York 1975

Dr. med. Hans Georg Fassbender

Professor für allgemeine Pathologie und pathologische Anatomie an der
Universität Mainz,
Leiter des Zentrums für Rheuma-Pathologie, Mainz

ISBN-13: 978-3-642-65949-2   e-ISBN-13: 978-3-642-65948-5
DOI: 10.1007/978-3-642-65948-5

Library of Congress Cataloging in Publication Data. Fassbender, Hans Georg, 1920-.
Pathologie rheumatischer Erkrankungen. Bibliography: p. 1. Rheumatism. I. Title.
RC927.F37. 616.7'2. 74-13828

Satz, Druck und Bindearbeiten: Universitätsdruckerei H.Stürtz AG, Würzburg.

Für Gini, Klaus, Manuel und Susanne

Geleitwort

Injiziert man einem Kaninchen artfremdes Eiweiß in ein Gelenk, so wird dieser Eingriff symptomlos ertragen. Wiederholt man die Injektion, so entwickelt sich eine stürmische nicht eitrige Arthritis, die sich in Form und Verlauf der akuten Polyarthritis bei Rheumatischem Fieber weitgehend angleicht. Der Modellversuch stammt von ROESSLE, die experimentelle Erweiterung und Auswertung sind das Lebenswerk von KLINGE. Nach KLINGE läßt sich die rheumatische Entzündung in 3 Phasen auflösen: 1. das rheumatische Frühinfiltrat, 2. das rheumatische Granulom, 3. die rheumatische Narbe. Das rheumatische Frühinfiltrat entspricht einer fibrinoiden Bindegewebsverquellung. RICH *et al.* haben die Klingeschen Versuchsergebnisse bestätigt und darüber hinaus nachgewiesen, daß beispielsweise auch Sulfonamide antigene Eigenschaften besitzen und bei wiederholtem Einsatz fibrinoide Verquellungen verursachen. Die fibrinoide Verquellung ist die entscheidende Primärläsion des Rheumatischen Fiebers. Im Handbuch der speziellen pathologischen Anatomie und Histologie Band IX/2 (1934) faßt KLINGE seine Untersuchungsergebnisse wie folgt zusammen: „rheumatisch in weitem Sinne heißt die sich infolge besonderer immunbiologischer Verhältnisse ergebende *allergisch-hyperergische Reaktion* mit dem Ergebnis einer *(fibrinoiden) Quellung des Bindegewebes* und all ihren Folgen." KLINGE ersetzt damit die *Erregerspezifität* durch die *Reaktionsspezifität*.

Eine Bestätigung der Klingeschen Auffassungen brachte die Aufnahme des Rheumatischen Fiebers und der rheumatoiden Arthritis in den 1942 von KLEMPERER geschaffenen Begriff der *Kollagenosen*. In diesem werden die entzündlichen Alterationen der Bindegewebszwischensubstanzen des Gesamtkörpers als Gemeinschaftsreaktion zusammengefaßt. Die Bedeutung dieser Zuordnung liegt in der Anerkennung des *extraartikulären Gefäßbindegewebes* als gleichwertigen Partner des Gefäßbindegewebes der Gelenke, Sehnenscheiden und Schleimbeutel. Dem artikulären Rheumatismus wird ein viszeraler Rheumatismus gegenübergestellt. Der viszerale Rheumatismus kann das klinische Bild beherrschen oder diskret die rheumatische Polyarthritis begleiten. In der Folge zersplittert sich das Schrifttum in eingehende Untersuchungen der viszeralen Veränderungen insbesondere bei der rheumatoiden Arthritis (Herz, Gefäße, Lungen usw.). Darüber hinaus hat aber die Konfrontation der rheumatischen Krankheiten mit dem Begriff der Kollagenosen unsere Kenntnisse nicht entscheidend gefördert.

Erfolgreicher erwies sich das Suchen nach einem spezifischen *Erreger des Rheumatischen Fiebers*. Die Anstrengungen fanden ihre Krönung in der Typisierung der für diese Krankheit verantwortlichen A-Streptokokken durch LANCEFIELD. Bei der rheumatoiden Arthritis gelang lediglich der Nachweis einiger Phänomene mit umstrittener Pathogenität, nämlich der Rheumafaktoren und antinukleären Antikörper.

Seit den entscheidenden experimentellen Untersuchungen von KLINGE sind nun 40 Jahre, seit der Aufstellung des Kollagenosebegriffes durch KLEMPERER 30 Jahre verflossen. Der Rheumabegriff blieb aber noch verworren. Es ist deshalb heute der Zeitpunkt gekommen, das in diesen Jahren gesammelte Untersuchungsgut, einschließlich der serologischen Ergebnisse, kritisch zu sichten.

In jahrelanger, zäher Arbeit hat FASSBENDER diese Aufgabe gelöst. Seine Monographie über die Pathogenese der rheumatischen Erkrankungen, aufbauend auf den Untersuchungen seines Lehrers KLINGE, ist eine *Standortbestimmung* von heute. Besonders hervorgehoben seien die Ausführungen über Entstehung und Ablauf der primären Nekrose bei rheumatoider Arthritis, die Ausarbeitung histo-morphologischer Kriterien der rheumatischen Entzündung, die Korrelation der anatomischen Befunde an den Gelenken und inneren Organen mit den klinischen und serologischen Untersuchungsergebnissen und die sorgfältige und vielseitige bildliche Dokumentation. Die Monographie wird dadurch zu einer einzigartigen soliden Basis für die sinnvolle Planung der Rheumaforschung der kommenden Jahre.

Zürich, Oktober 1974   E. UEHLINGER

Vorwort

Der Name „Rheumatische Erkrankungen" täuscht eine Krankheitsgruppe mit wesentlichen Gemeinsamkeiten vor. In Wirklichkeit besteht jedoch zwischen den einzelnen Krankheiten weder in ätiologischer, pathogenetischer noch in klinisch-serologischer Hinsicht Übereinstimmung. Das Gemeinsame liegt vielmehr in einem Phänomen geringer Signifikanz: dem ziehenden Schmerz, vor allem im Bereich der Extremitäten. Ein weiteres uncharakteristisches Merkmal der rheumatischen Erkrankungen ist ihr überwiegend chronischer Verlauf. Damit erhalten sie ihre besondere klinische Dimension. Chronizität setzt entweder fortschreitende Ausbreitung lebender Erreger oder aber eine parasitäre Selbständigkeit eines Prozesses voraus, wie dies beim Tumorwachstum der Fall ist. Darüber hinaus ist es auch denkbar, daß körpereigene Mechanismen in Bewegung gesetzt werden, deren pervertierte Schutzfunktion sich selbstzerstörerisch gegen den eigenen Organismus richtet. Da die Zellen beider Immunsysteme ihre Zielrichtung von Generation zu Generation weitergeben, lag es nahe, nach Ausschluß anderer Möglichkeiten einen Teil der rheumatischen Erkrankungen als immunologisch bedingt anzusehen. Richtungweisend waren hierfür bereits die Arbeiten von F. KLINGE. Auf der Basis seiner umfangreichen pathologisch-anatomischen Studien und vielfach variierter Tierexperimente begründete KLINGE, als Exponent der Rössleschen Schule, in den dreißiger Jahren das unitarische Konzept von der allergisch-hyperergischen Genese des akuten und chronischen Rheumatismus.

Bedenkt man Mittel und Methoden, die der experimentellen Forschung damals zur Verfügung standen, und die unzulänglichen Kenntnisse der Immunvorgänge, so wird man diesen Pionierleistungen die Bewunderung nicht versagen.

Die folgenden vierzig Jahre erbrachten zunehmend dichtere Kenntnisse der rheumatischen Krankheiten einerseits und der Immunmechanismen und Immunleistungen des menschlichen Organismus andererseits. So konnten Ätiologie und Immunpathogenese des Rheumatischen Fiebers weitgehend aufgeklärt werden, während unser heutiges Wissen von Ätiologie und Pathogenese der Chronischen Polyarthritis, der Arthritis psoriatica und der Spondylitis ankylopoetica noch immer unbefriedigend ist. Dies liegt vor allem daran, daß es an geeigneten experimentellen Modellen fehlt, die ein Studium der entsprechenden Krankheitsprozesse am Tier gestatten.

Die Chronische Polyarthritis war im letzten Jahrzehnt zentraler Gegenstand einer intensiven immunologischen Forschung, die zahlreiche Einzelergebnisse erbrachte. Schwierig bleibt jedoch die Deutung vieler immunologischer Befunde. Inwieweit handelt es sich hierbei um Epiphänomene oder aber um wirklich pathogene Elemente des Krankheitsprozesses?

Einordnung und Bewertung einzelner Phänomene setzen jedoch eine hinreichende Kenntnis der Krankheit voraus, deren Charakter sich am ehesten aus den Veränderungen erkennen läßt, die sie an Strukturen von Organen, Geweben, Zellen und Fasern hinterläßt. Ich glaube deshalb, daß die durch neue Operations- und Biopsieverfahren erweiterten Möglichkeiten der pathologischen Anatomie auch in Zukunft Wesentliches zur Aufklärung schwer analysierbarer Erkrankungen wie der Chronischen Polyarthritis, der Spondylitis ankylopoetica und der Arthritis psoriatica beitragen können. Arthrose und Gicht dürften durch morphologische Studien bereits als völlig, der „Weichteilrheumatismus" als im wesentlichen geklärt gelten.

Es liegt zwar im Wesen der Pathologie, daß sie sich auf Momentbilder stützen muß, zumal wenn eine Dynamisierung durch geeignete tierexperimentelle Vergleiche nicht möglich ist. Ich hoffe aber dennoch, daß eine dichte zeitliche Folge von Zustandsbildern an Aussagekraft gewinnt, vor allem dann, wenn die Korrelation mit klinischen, röntgenologischen und serologischen Aspekten gesucht wird. Ich glaube, daß auf diese Weise die Morphologie besonders geeignet ist, die Kenntnis der wichtigsten rheumatischen Krankheiten zu vertiefen.

Das vorliegende Buch entstand in der Hoffnung, daß es der Pathologie gelingen möge, die Einordnung klinisch-serologischer Phänomene und die Deutung röntgenologischer Befunde zu erleichtern, darüber hinaus aber Pathomechanismen und Ansatzpunkte für eine erfolgversprechende Therapie aufzudekken.

Die Basis dieses Buches entstand in den Jahren 1947–1958 unter dem richtungweisenden Einfluß meines damaligen Lehrers F. KLINGE, dessen Leistungen auf dem Gebiet der Rheuma-Pathologie ich auch heute noch in Kenntnis neuester Forschungsergebnisse tief bewundere. In den folgenden Jahren wurden mir neben autoptischem und tierexperimentellem Material operativ und bioptisch entnommene Gewebsproben von Rheumapatienten in steigendem Maße zugänglich. Sie gewannen in den letzten Jahren dank des Zustroms von zahlreichen in- und ausländischen Kliniken für licht- und elektronenoptische Untersuchungen zunehmend an Bedeutung. Dabei wurde stets der Versuch gemacht, morphologische Befunde mit klinisch-serologischen Daten des Patienten zu konfrontieren und zu korrelieren. An dieser Stelle gedenke ich in besonderer Dankbarkeit meines späteren Lehrers E. UEHLINGER, Zürich, bei dem ich eine an den Problemen der Klinik orientierte und der Klinik zugewandte Pathologie kennenlernen durfte und dessen Ansichten und Urteil mir noch heute Anregung und Maßstab sind.

P. KLEIN (Mainz) und seinen Mitarbeitern habe ich in besonderem Maße für wertvolle Anregungen und Ratschläge auf dem Gebiet der Immunologie zu danken.

Die Zusammenarbeit mit konservativ und operativ tätigen Rheumatologen brachte mir die für neue aus der Pathologie erwachsende Vorstellungen notwendige Ergänzung und half uns bei der Einordnung morphologischer Befunde in ihre nosologischen Zusammenhänge. An dieser Stelle gilt mein Dank für anregende Gespräche vor allem KARL CHLUD, Wien, NORBERT GSCHWEND, Zürich, HANS JESSERER, Wien, GERD KÖLLE, Garmisch-Partenkirchen, HARTWIG MATHIES, Bad Abbach/Regensburg, KLAUS MIEHLKE, Wiesbaden, WOLFGANG MÜLLER, BASEL, PAUL OTTE, Mainz, ELISABETH STOEBER, Garmisch-Partenkirchen, KARL TILLMANN, Bad Bramstedt und FRANZ J. WAGENHÄUSER, Zürich.

Beim Schreiben dieses Buches war mir der sachkundige und kritische Rat von F. SCHILLING, Mainz, eine äußerst wertvolle Hilfe. Ihm verdanke ich Röntgenaufnahmen, die in diesem Buch eine wichtige Brücke zum Verständnis pathologisch-anatomischer Befunde bilden können. Meinen Mitarbeitern M. BIERTHER und I.-E. RICHTER verdanke ich die ergänzenden transmissions- und rasterelektronen-optischen Aufnahmen.

Die Verwirklichung des geplanten Buches wäre jedoch ohne die tatkräftige und unermüdliche Hilfe meiner beiden Mitarbeiterinnen RUTH GERHARDT und ERZSÉBET STOCK kaum gelungen. Ich bin ihnen für ihren aufopfernden Einsatz in besonderem Maße dankbar.

Zum Schluß gilt mein Dank den Herren MÜNSTER, MATTHIES und FISCHER vom Springer-Verlag für ihr Verständnis und ihr Entgegenkommen bei der endgültigen Gestaltung des Buches.

Mainz, Oktober 1974   H. G. Fassbender

Inhaltsverzeichnis

1. Geschichte der rheumatischen Erkrankungen 1

2. Strukturen des Bindegewebes 7

2.1. Zellen 7
2.2. Fasern 8
2.3. Grundsubstanz 10
2.4. Knochen 10
2.5. Gelenkknorpel 11
2.6. Gelenke 12

3. Reaktionen 15

3.1. „Fibrinoid" 15
3.2. Granulation 17

4. Rheumatisches Fieber . . . 19

4.1. Einleitung 19
4.2. Myokard 21
4.3. Endokard 42
4.4. Perikard 52
4.5. Blutgefäße 59
4.6. Gelenke 67
4.7. Skelettmuskulatur . . . 73
4.8. Lunge 77
4.9. Haut 78
4.10. Immunpathologie des Rheumatischen Fiebers . 80

5. Chronische Polyarthritis . . 83

5.1. Einleitung 83
5.2. Gelenke 85
5.3. Bursen und Sehnenscheiden 143
5.4. Hautknoten 146
5.5. Herz 156
5.6. Amyloidose 169
5.7. Blutgefäße 173
5.8. Lunge 192
5.9. Auge 194
5.10. Lymphknoten 196
5.11. Autoimmunfaktoren . . 199
5.12. Morphologische Diagnostik 200

5.13. Ansatzpunkte für eine Therapie 204
5.14. Therapeutische Einflüsse auf morphologische Strukturen und ihre Nebenwirkungen 204
5.15. Operative Therapie . . . 215

6. Juvenile Chronische Polyarthritis und Morbus Still . . 225

7. Sjögren-Syndrom 231

8. Spondylitis ankylopoetica . 235

8.1. Einleitung 235
8.2. Periphere Gelenke . . . 241
8.3. Kleine Wirbelgelenke . . 243
8.4. Zwischenwirbelräume . 247
8.5. Wirbelkörper 254
8.6. Innere Organe 257

9. Arthritis psoriatica 261

10. Gicht 275

10.1. Einleitung 275
10.2. Skelettsystem 277
10.3. Niere 286

11. Chondrokalzinose 291

12. Arthrose 295

13. „Weichteilrheumatismus" . 319

13.1 Einleitung 319
13.2. Skelettmuskulatur . . . 320
13.3. Sehne und Faszie . . . 325
13.4. Subkutanes Fettgewebe . 331
13.5. Enthesiopathie 331

14. Experimentelle Arthritis . 333

15. Literatur 345

16. Sachverzeichnis 357

Geschichte der rheumatischen Erkrankungen

In den Vorlesungen von ○SCHÖNLEIN* (1837) (Abb. 1) heißt es: „Da die Krankheit mehr dynamischer Natur ist, ist es erklärlich, daß in den Leichen der an Rheumatismus zugrunde Gegangenen wenig materielle Veränderungen gefunden werden können." Hieraus sprechen die Insuffizienz der damaligen Methodik, darüber hinaus aber Vorstellungen von einem Rheumabegriff, wie er bis in unsere Zeit hinein weiterwirkt. Dabei läßt ein kurzer medizinhistorischer Rückblick bereits eine fortschreitende Differenzierung unterschiedlicher Krankheitsbilder erkennen: Ursprünglich bezeichneten „Rheuma" und „Katarrh" bei HIPPOKRATES (460–377 v. Chr.) völlig gleichbedeutend einen Prozeß, bei dem „schleimige Flüsse" vom Gehirn her an die verschiedenen Stellen der Eingeweide, aber auch der Gelenke gelangen und hier die eigentliche Krankheit auslösen. HIPPOKRATES spricht zwar von „arthritischen Schmerzen", die in dem weiten Rahmen seines Rheumabegriffes aber nur eine Randstellung einnehmen.

Hippokrates:
Katarrh

Es läßt sich jedoch eine zunehmende Fokusierung auf die Vorgänge am Gelenk hin verfolgen. Nachdem ARETÄUS (1. Jh. n. Chr.) bereits auf den gemeinsamen Befall verschiedener Gelenke hingewiesen hat, spricht GALEN (129–199 n. Chr.) erstmals von „Arthritis" als Sammelbezeichnung für Gelenkentzündungen. Selbständig wurde der Rheumabegriff erst durch den Pariser Arzt BAILLOU (1558–1616) (Abb. 2): Er definierte den „Katarrh", bis heute gültig, als eine mit entzündlicher Sekretion einhergehende Erkrankung der Schleimhäute und trennte davon den „Rheumatismus" als eine durch herumziehende Schmerzen gekennzeichnete Krankheit ab.

Galen:
Arthritis

Baillou:
Rheumatismus

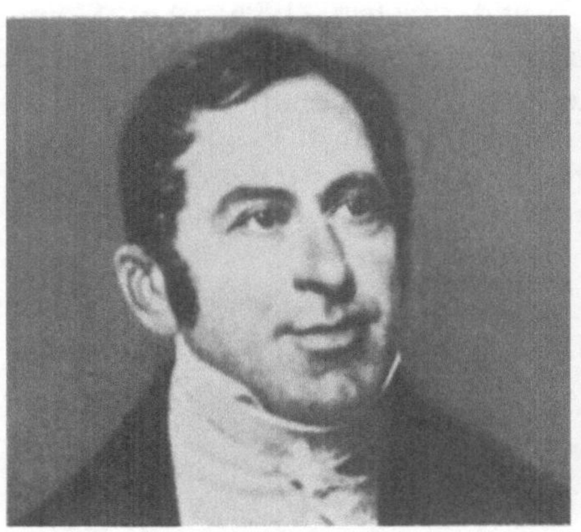

Johann Lucas Schönlein, 1793–1864, Internist, Berlin

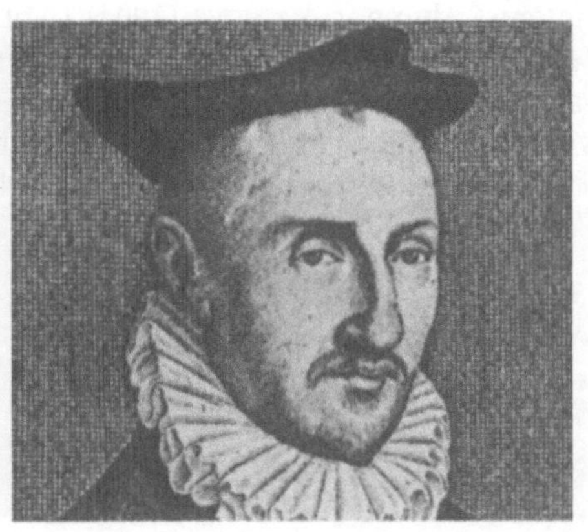

Guillaume de Baillou, 1538–1616, Arzt in Paris

Abb. 1 und Abb. 2

THOMAS SYDENHAM (1624–1698) (Abb. 3) gab erstmals eine präzise Beschreibung eines Gichtanfalls und trennte die Gicht vom „Chronischen Rheumatismus", dessen Charakteristikum er in der Verkrümmung der Finger erkannte. Durch die Arbeiten von LANDRÉ-BEAUVAIS (1800), HEBERDEN (1802) (Abb. 4) und HAYGARTH (1805) erhielt der chronische Gelenkrheumatismus zunehmend schärfere Konturen. Bis schließlich PŘIBRAM (1901) eine Unterscheidung von primär und sekundär chronischem Gelenkrheumatismus vornahm.

Sydenham:
Definition der Gicht

Přibram: Primär und sekundär chronischer Gelenkrheumatismus

---

* ○ pathologisch-morphologische
Arbeit
× experimentelle Arbeit

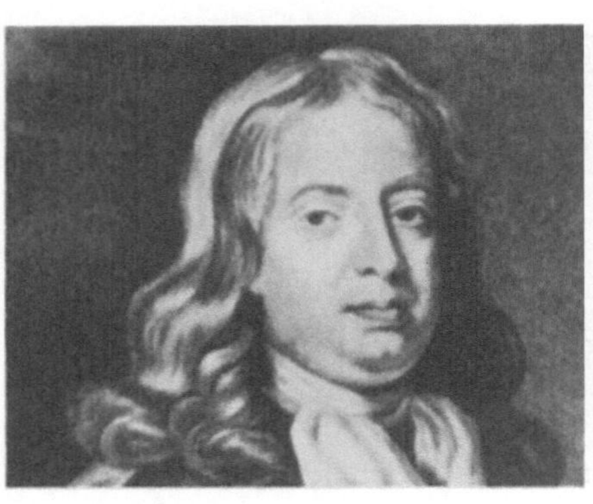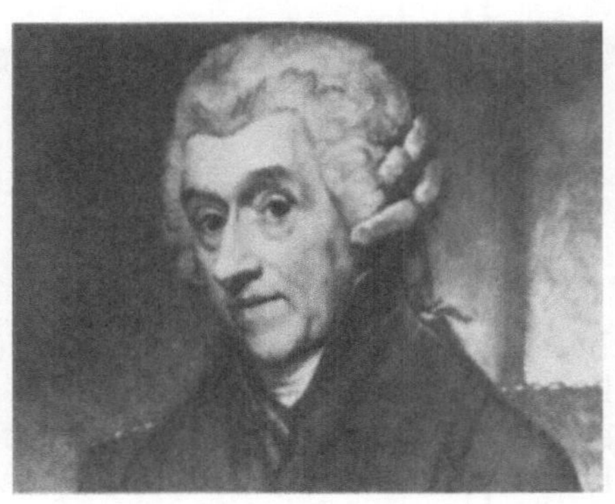

Thomas Sydenham, 1624–1689,
Arzt in London

William Heberden, 1710–1801,
Arzt in London

Bouillaud: Viszeraler Schwerpunkt des Rheumatischen Fiebers Friedrich v. Müller: Abgrenzung der Arthrose

Abschluß der I. Epoche der Rheumaforschung

Den Zusammenhang von akutem Rheumatismus und Entzündung von Endokard und Perikard hatte 1836 BOUILLAUD (Abb. 5) beschrieben und damit den viszeralen Schwerpunkt des Rheumatischen Fiebers erkannt. Auch die Arthrose erfuhr durch Fr. v. MÜLLER (1913) (Abb. 6) ihre Abgrenzung und Sonderstellung.

Es hat sich somit im Laufe einer mehr als 2000jährigen Epoche, in der man sich lediglich auf klinische Beobachtungen stützen konnte, anstelle des verschwommenen phänomenologischen Sammelbegriffs „Rheumatismus" eine Reihe wohlunterscheidbarer Krankheitsbilder ausdifferenziert: Die Gicht, der akute Rheumatismus (Rheumatisches Fieber), die Chronische Polyarthritis, untereinander verbunden lediglich durch ein Symptom geringer Dignität: das „Rheuma", den ziehenden Schmerz. Anatomische Befunde, welche die nosologische Identität der verschiedenen Krankheiten hätten festigen können, standen zu diesem Zeitpunkt noch aus.

Aschoff, Geipel: Das „Rheumagranulom"

Die Wende begann mit der Entdeckung und Beschreibung des „Rheumagranuloms" durch ○ASCHOFF (1904) (Abb. 7) und ○GEIPEL (1906) (Abb. 8) im Herzmuskel von Patienten, die an Rheumatischem Fieber verstarben. ASCHOFF sah in dem Zellknötchen eine primäre Reaktion der Adventitiazellen auf das von ihm postulierte Virus. Demgegenüber glaubten GEIPEL, ○THOREL (1915), ○DE VECCHI (1910) und ○TALALAJEW (1924) an eine primäre Faserschädigung

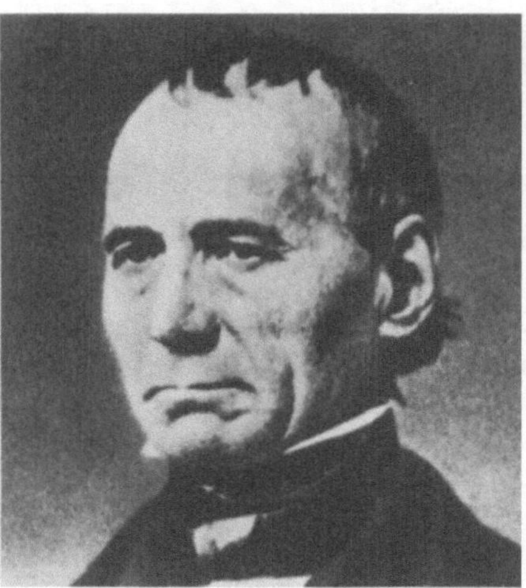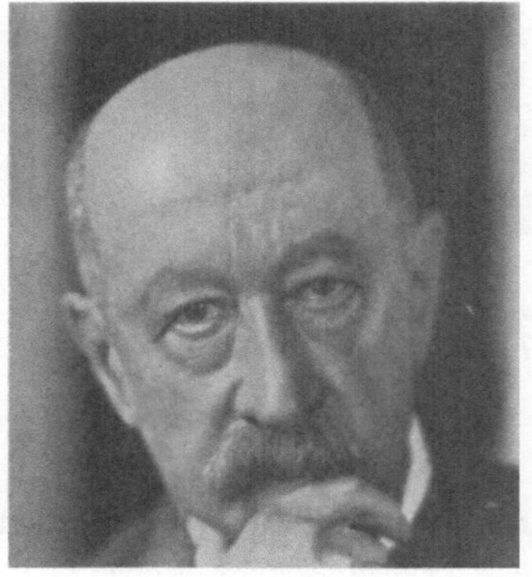

Jean-Baptiste Bouillaud, 1796–1881,
Arzt in Paris

Friedrich von Müller, 1858–1941,
Internist in München

Klinge: Zyklus: „Fibrinoid"-Granulom-Narbe

mit nachfolgender Granulation. KLINGE (1930) (Abb. 9) gebührt das Verdienst, aufgrund intensiver histologischer Studien an einem ungewöhnlich großen Obduktionsmaterial die frühesten Gewebsveränderungen und ihren Übergang ins Aschoffsche Granulom und schließlich in die kollagene Narbe nachgewiesen

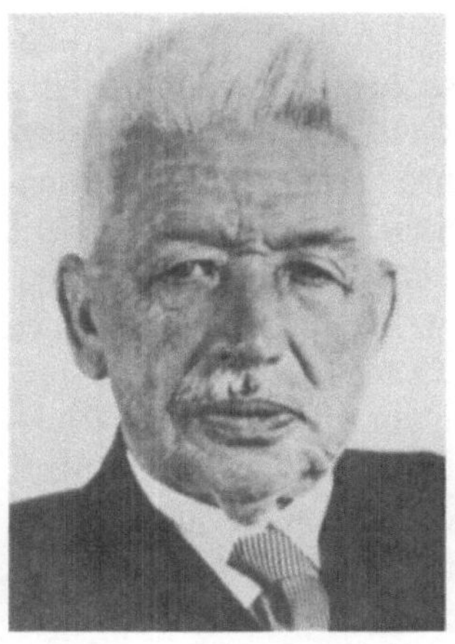

Ludwig Aschoff, 1866–1942,
Pathologe in Freiburg

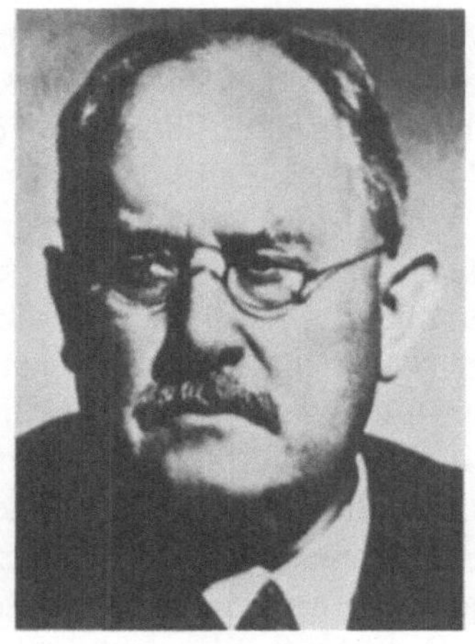

Paul Geipel, 1869–1956,
Pathologe in Gießen und Dresden

und eingehend beschrieben zu haben: Der Prozeß beginnt mit Aufquellung und Homogenisierung der kollagenen Faserbündel. Dabei gewinnt die Grundsubstanz innerhalb der Fasern fibrinähnliche Qualitäten: „Fibrinoid". KLINGE sprach von einem „Rheumatischen Frühinfiltrat", von dem aus er lückenlos den Übergang in Granulom und Narbe nachweisen konnte.

Neben diesem Zyklus „Fibrinoid–Granulom–Narbe" war es ein zweites Phänomen, welches die pathogenetischen Vorstellungen der damaligen Zeit beeinflußte: Der Rheumatismus nodosus. Hirsekorngroße bis taubeneigroße in Gelenknähe auftretende Knoten hatten, da mit bloßem Auge erkennbar, schon früh die Aufmerksamkeit der Kliniker erregt. 1918 spricht sich OFAHR, wie 1924 auch OSWIFT, nach Untersuchung eines solchen Knotens trotz verschiedener Abweichungen für eine grundsätzliche Analogie mit dem Aschoffschen Knötchen des Herzens aus. Es verdient nun medizinhistorisches Interesse, daß

Rheumatismus
nodosus

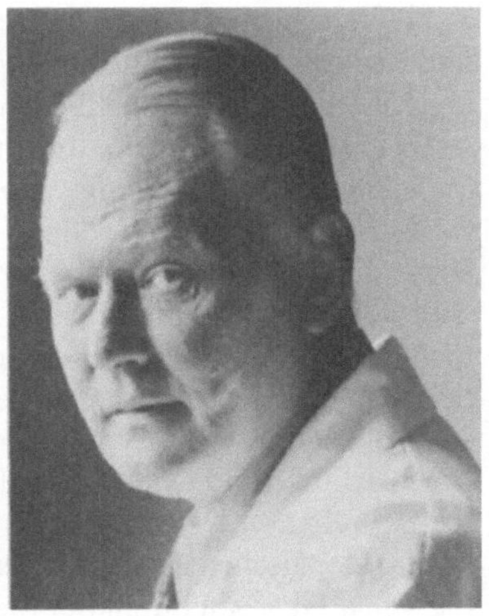

Fritz Klinge, 1892–1974, Ordinarius für Pathologie in Münster, Straßburg und
Mainz

KLINGE in seinem Untersuchungsgut (5–73 Jahre) solche Knoten sowohl bei Kindern mit Rheumatischem Fieber als auch bei älteren Menschen mit Chronischer Polyarthritis fand. KLINGE sah nämlich in der fibrinoiden Verquellung das eigentliche „rheumatische" Substrat, aus dem sich, je nach örtlichen Umstän-

3

den und Verlauf, Granulationen verschiedener Art wie das Aschoffsche Granulom oder der Hautknoten entwickeln können. Konsequent folgert er deshalb:
„Der Nachweis dieser Gebilde beim chronischen Gelenkrheumatismus setzt
uns in die Lage, ja zwingt uns dazu, das Gebiet des chronischen Gelenkrheumatismus in den Kreis der von uns beschriebenen Krankheit einzubeziehen." Die
Erkenntnis, daß die großen Gelenkknoten, zusammen mit den anderen als „rheumatische Stigmata" bezeichneten Schäden der Eingeweide, untrügliche Zeichen
eines früher durchgemachten bzw. noch bestehenden Gelenkrheumatismus sind,
gibt erst die Unterlage dafür, den so sehr umstrittenen chronischen Gelenkrheumatismus in direkte Verbindung mit dem akuten und subakuten zu bringen.
Das war vom pathologisch-anatomischen Standpunkt bisher weder üblich noch
möglich. Unter diesem Aspekt gewannen entzündliche Zustände jeglichen Alters
und narbige Reste an Synovialis und serösen Häuten, vor allem am Perikard,
zusätzliche Bedeutung. Ein weiterer Schritt war die völlige Integration nicht
nur der chronischen Arthritiden, sondern auch der „Arthropathia deformans"
und der Gicht in einen umfassenden Rheumabegriff. Hinzu kommt, daß KLINGE
in breitangelegten und genial durchdachten Tierexperimenten die Möglichkeit
demonstrierte, mit Hilfe der Serumhyperergie Gelenk-, Gefäß- und Herzschäden
beim Versuchstier zu erzeugen, die als Analogon zu den entsprechenden „rheumatischen" Erkrankungen gelten konnten, wobei KLINGE die Rolle der Streptokokken als Antigenlieferanten bereits richtig einschätzte. Man kann das von
KLINGE errichtete Gedankengebäude in folgende Elemente zerlegen:

1. Das charakteristische, wenn nicht spezifische Stigma des Rheumatismus
ist die „Fibrinoide Verquellung" der Fasergrundsubstanz.

2. Dieses „Fibrinoid" ist ubiquitär und kann zur Weiterentwicklung von
Granulomen mikroskopischer (Aschoffsches Knötchen) und makroskopischer
Dimensionen (Haut- und Sehnenknoten), aber auch zu flächenhaften chronisch-
granulierenden Entzündungen an Gelenk, Endokard, Gefäßen und serösen Häuten führen.

3. Tierexperimente sprechen im Einklang mit klinisch-bakteriologischen Beobachtungen für eine allergisch-hyperergische Genese des „Rheumatismus",
wobei den hämolysierenden Streptokokken eine besondere Rolle zugemessen
wird.

4. Verschiedene „rheumatische" Erkrankungen sind lediglich durch Alter
und Reaktionslage modifizierte Verlaufsformen eines pathogenetisch und pathologisch-anatomisch einheitlichen „Rheumatismus".

Hier findet eine zweite Epoche ihren Abschluß, deren Gedankengänge noch
in die heutigen Vorstellungen weiterwirken.

Es bleibt das große Verdienst von KLINGE, den methodisch bedingten Rück-
stand der Morphologie gegenüber der Vielfalt klinischer Beobachtungen auf
dem Gebiet der „rheumatischen" Erkrankungen nachgeholt und dem „Rheumatismus" eine pathologisch-anatomische Plattform geschaffen zu haben. Als
Schüler von RÖSSLE wies er in genialen Versuchsanordnungen die pathogenetische Bedeutung des Hyperergiemechanismus für die Entstehung akuter und
chronisch-entzündlicher Erkrankungen nach und schuf damit eine experimen-
tell-pathologische Basis, die in den folgenden Jahren von europäischen und
außereuropäischen Forschern verbreitert wurde, und die dann ihren immunbio-
logischen Überbau durch die Identifizierung der Streptokokkenantigene durch
LANCEFIELD (1933) und den Nachweis der Rheumafaktoren durch CECIL *et
al.* (1931) und WAALER (1940) erhielt.

Aus unserer heutigen Sicht treten jedoch seine experimentell-induktiven Arbeiten gegenüber seinen morphologisch-deskriptiven Studien an Bedeutung etwas zurück.

Das Lebenswerk von KLINGE verliert jedoch dadurch nicht an Bedeutung,
daß sein unitarischer Rheumabegriff heute nicht mehr zu halten ist. Es mag
ja überhaupt den klinischen Betrachter verwundern, daß gerade ein Pathologe,
der sich auf seine analytischen Gewebsstudien stützt, entgegen dem Differenzie-
rungsstreben der letzten Jahrhunderte einen großen Integrationsversuch unter-

nommen hat. Das wird jedoch nur verständlich, wenn man die damalige Bedeutung des „Fibrinoids“ ermißt: Diese eigenartige Grundsubstanzveränderung ließ sich einerseits beim Tier im Hyperergieexperiment erzeugen und fand sich andererseits bei der Gruppe „rheumatischer“ Krankheiten! So gewann bald das „Fibrinoid“ als Produkt einer Antigen-Antikörper-Reaktion die Bedeutung des „rheumatischen Frühinfiltrats“ und wurde so zum charakteristischen, wenn nicht spezifischen Stigma des „Rheumatismus“. Die einigende Kraft dieses Symbols mußte in dem Moment nachlassen, wo sich erwies, daß fibrinoide Faserveränderungen auch ohne hyperergischen Hintergrund und auch bei nicht-„rheumatischen“ Krankheiten auftreten.

Gegenüber dem „Fibrinoid“ als unspezifische Frühveränderung hat das Aschoffsche Granulom seine Bedeutung nicht nur ungeschmälert behalten, sondern bis zur Spezifität gesteigert. Darüber hinaus erbrachten intensive analytische und vergleichende Studien unter dem Einsatz moderner klinischer, immunologischer, röntgenologischer und pathologisch-anatomischer Methoden erneut eine Differenzierung des Rheumakomplexes in unterschiedliche Krankheiten, deren Eigenständigkeit aber jetzt im Gegensatz zu früher als gut fundiert gelten kann.

Die Bedeutung des „Fibrinoids“ als „rheumatisches Frühinfiltrat“ erfuhr 1941 eine Erweiterung durch ○KLEMPERER *et al.*: die „Fibrinoide Degeneration“ wurde als gemeinsames charakteristisches histo-pathologisches Merkmal einer Gruppe sog. Kollagenkrankheiten gedeutet. Zweifellos haben diese Krankheiten über das in jeder Hinsicht schillernde „Fibrinoid“ hinaus noch weitere Merkmale gemeinsam: Rheumatisches Fieber, Primär Chronische Polyarthritis, Periarteriitis nodosa und Serumkrankheit, Lupus erythematodes disseminatus, Libman-Sacks-Syndrom, Sklerodermie, Dermatomyositis kann man mehr oder weniger als „Systemerkrankungen des Bindegewebes“ mit immunologischer Genese ansprechen.

Das intensive Studium der Entzündungsmechanismen mit experimentellen, elektronenoptischen und histochemischen Mitteln hat das Gefäßbindegewebe als Träger von Entzündungsfunktionen in den letzten Jahren in den Mittelpunkt klinischen und pathologischen Interesses gerückt. Provokante Formulierungen, wie diejenigen von KLINGE und KLEMPERER, haben diesen Prozeß zweifellos beschleunigt und intensiviert.

Strukturen des Bindegewebes

2

Schauplatz und Objekt „rheumatischer" Erkrankungen ist das Binde- und Stützgewebe.

Es ist interessant festzustellen, daß die konventionelle, rein funktionelle Betrachtungsweise, die auch die Bezeichnung „Stütz-Bindegewebe" prägte, diesen
Strukturen nur ein geringes Interesse von seiten der Klinik und Pathologie
eintrug. Erst die Erkenntnis, daß Veränderungen des Bindegewebes eine medizi-
nisch bedeutende Krankheitsgruppe charakterisieren, machte seine komplexe
und dynamische Natur bewußt. Das Bindegewebe wurde ergiebiger Forschungs-
gegenstand, und neue nosologische Konzepte erhoben es zu einem einheitlich
reagierenden Organ (○KLINGE, 1933; ○KLEMPERER *et al.*, 1941)

Aus dem embryonalen Mesoderm geht das Mesenchym hervor und reift
entsprechend den funktionellen Aufgaben zu unterschiedlichen Strukturen aus.
Diese Unterschiede betreffen einmal das zahlenmäßige Verhältnis der Zellen
zu ihrer Zwischensubstanz, vor allem aber die verschiedenartige Ausdifferenzierung beider Komponenten.

**Bindegewebe
als einheitlich
reagierendes Organ**

Mesenchym

2.1. Zellen

Bildung und Erhaltung der Zwischensubstanz sind Aufgaben der fixen Bindegewebszellen, der Fibroblasten, Fibrozyten bzw. ihrer Varianten, den Chondrozyten und Osteozyten. Es sind spindlige Zellen mit langen, dünnen Fortsätzen
und sehr variabler Form. Der Zelleib enthält längliche Mitochondrien und
ein endoplasmatisches Retikulum mit Ribosomenbesatz. Die Ausbildung dieses
Hohlraumsystems ist funktionsabhängig: Während der Sekretion, also beim
Fibroblasten, füllt es neben Golgi-Zone, Vakuolen, Vesikel und Lysosomen
das Zytoplasma fast völlig aus, während es beim ruhenden Fibrozyten nur
gering ausgebildet ist.

Tropokollagen wird im endoplasmatischen Retikulum der Fibroblasten gebildet. Die Filamente lagern sich nach Ausschleusung an der Zelloberfläche
an. Durch Kristallisation entstehen dann in diesen Filamentenbündeln quergestreifte Fibrillen (○SCHWARZ, 1965). Zellkulturen und auch autoradiographi-
sche Untersuchungen zeigen Fibroblasten auch als Produktionsstätten von Mukopolysacchariden. Darüber hinaus scheint der Fibroblast auch in gewissen
Grenzen zur Phagozytose fähig zu sein. ○GUSEK (1965) hält eine reaktive Umwandlung von Fibroblasten in andere Zelltypen, wie Histiozyten, Mastzellen
oder eosinophile Granulozyten, für möglich. Wahrscheinlich begrenzt hierbei
jedoch die Ausdifferenzierung der Zelle ihre Transformationsfähigkeit.

Das Bindegewebe wird durchwandert von Histiozyten, Mastzellen, Lympho-
zyten und Plasmazellen. Histiozyten oder ihre besonders potenten Varianten,
die Riesenzellen, dienen als Makrophagen dem Abbau belebter und unbelebter
Fremdstoffe. Elektronenoptisch zeigen sie Vesikel, Vakuolen und Lysosomen.
Ihr Fermentsystem ist ihren besonderen Aufgaben angepaßt (○LINDNER, 1965)
(Abb. 10).

Mastzellen sind durch ihre grobe, metachromatische Granulierung charakterisiert, sie ähneln den eosinophilen Granulozyten. Im Bindegewebe liegen sie
weit verstreut. In der Synovialmembran treten sie gehäuft auf. Mastzellen enthalten Heparin, Histamin und 5-Hydroxytryptamin. Ihre biologische Funktion
ist noch nicht hinreichend geklärt.

Lymphozyten und Plasmazellen treten im normalen Bindegewebe nur vereinzelt auf.

**Bildung der
kollagenen Fasern**

**Wanderzellen im
Bindegewebe**

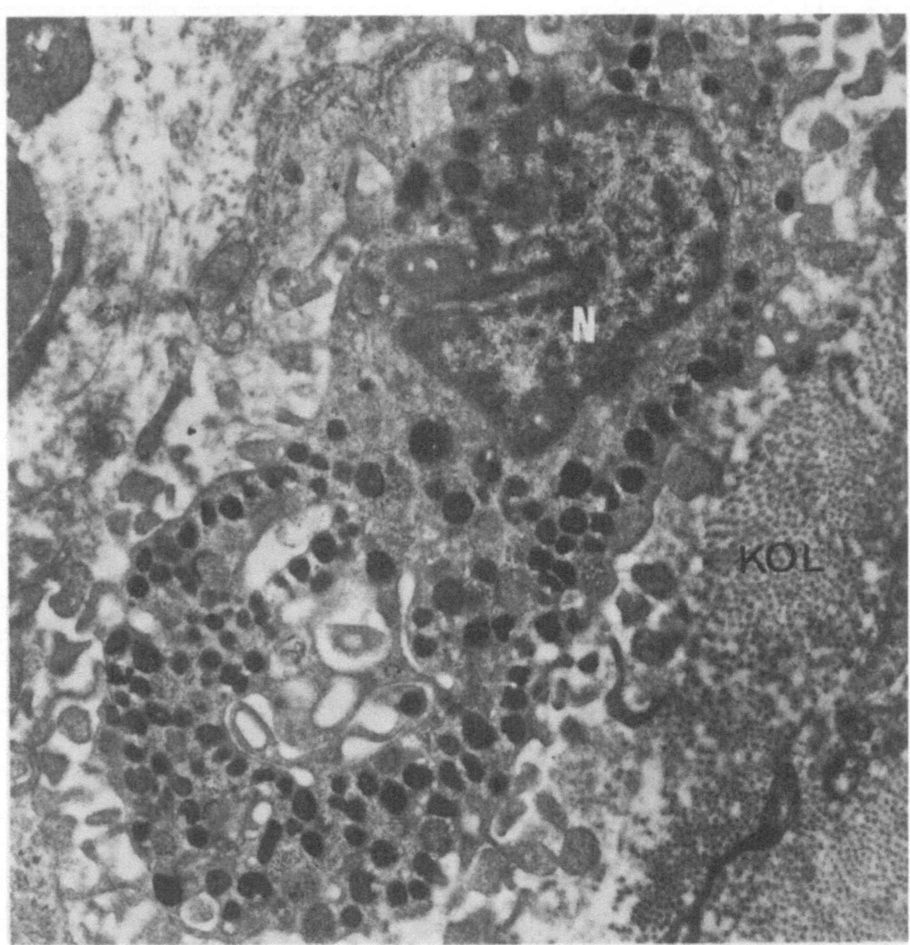

Gewebsmastzelle. Man erkennt die starke Granulierung im Zytoplasma

2.2. Fasern

Einheitliche elektronenoptische Merkmale von Retikulin- und Kollagenfasern

Die geformte Interzellularsubstanz besteht lichtoptisch aus Retikulin-, Kollagen- und elastischen Fasern, Elemente, die sich färberisch und funktionell unterschiedlich verhalten. Jede Faser besteht aus den geformten Elementen selbst, den Fibrillen und einer amorphen Kittsubstanz. Die Fibrillen der Retikulin- und Kollagenfasern haben gleiche elektronenoptische Merkmale: ihr Durchmesser liegt zwischen 3000 und 5000 Å. Die Verteilungskurve der Fibrillendicke ist nach oSCHWARZ (1965) für jedes Organ kennzeichnend. Die Schwankung ist bei Kornea und Herzklappe gering, beim Sehnengewebe groß. Innerhalb der Faser wechseln helle und dunkle Abschnitte in einer charakteristischen Periodenlänge von 640 Å. Die Fibrille setzt sich aus stäbchenförmigen Molekülen mit einer Länge von 3000 Å und einer Dicke von 14 Å zusammen, die wiederum aus drei Peptidketten bestehen. Jede einzelne Peptidkette zeigt eine links gewundene Schraubanordnung. Drei solcher Peptidschrauben sind im Rechtssinn miteinander verdrillt. Wasserstoffbindungen quer zur Fibrillenachse halten die Ketten zusammen. Für diese Struktur ist die Sequenz Glykyl-Prolyl-Hydroxyprolin in den Kollagenketten bestimmend (Abb. 11). Diese Kollagenmonomere besitzen eine bestimmte Anordnung von positiven und negativen Ladungen. In der Fibrille sind die Moleküle so gegeneinander versetzt, daß sich positive und negative Ladungen verschiedener Moleküle gegenseitig absättigen. Es kommt dabei zu der in Abb. 12 wiedergegebenen Anordnung. Die dabei auftretenden Hohlräume haben für die Kalzifizierung eine besondere Bedeutung, offenbar sind sie der Ort primärer Ablagerung von Apatitkeimen (oHÖRMANN, 1965).

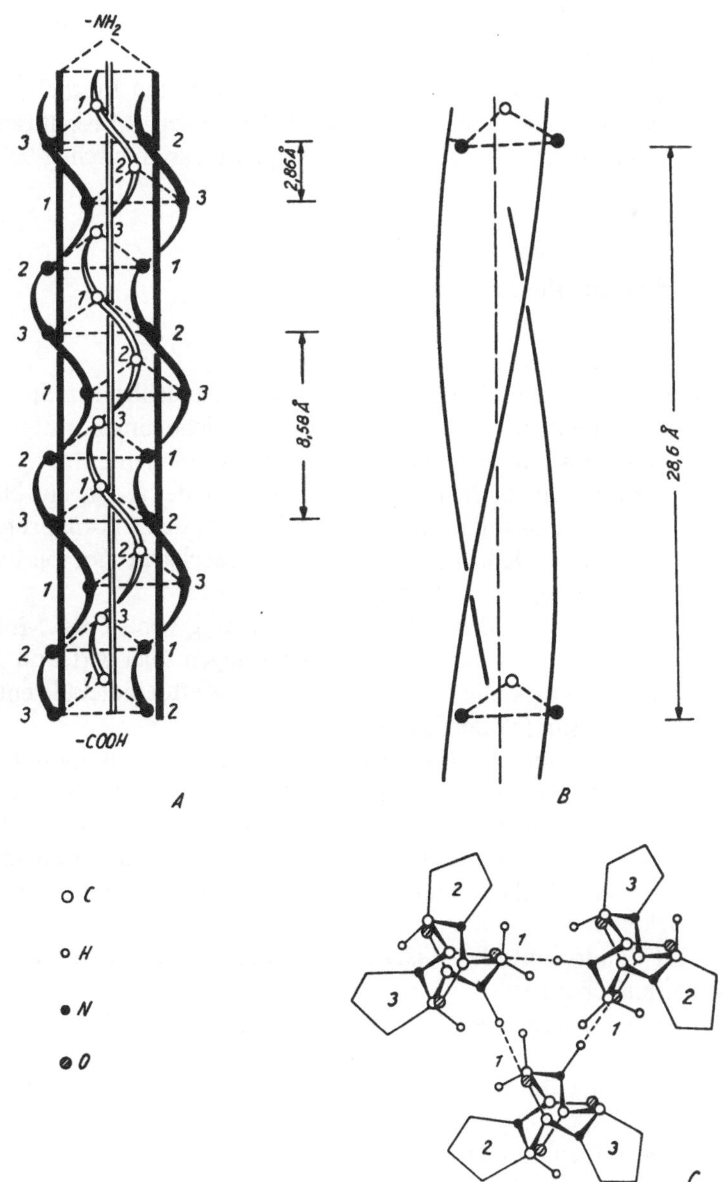

Schematische Darstellung der Dreikettenstruktur von Kollagen. 1 nur Glycin, 2 und 3 jeder Rest einschließlich Prolin und Hydroxyprolin. In A und C ist die Verdrillung zur übergeordneten Schraube (B) aus Gründen der Übersichtlichkeit nicht berücksichtigt. (RICH u. CRICK, 1961)

Abb. 11

Gestaffelte Anordnung der Kollagenmoleküle in der Fibrille, hervorgerufen durch elektrostatische Anziehungskräfte. Die gegenseitige Verschiebung beträgt etwas weniger als ein Viertel der Gesamtlänge der Stäbchenmoleküle. Die dabei auftretenden Leerstellen sind in der Abbildung erkennbar. (HODGE u. PETRUSKA, 1963)

Abb. 12

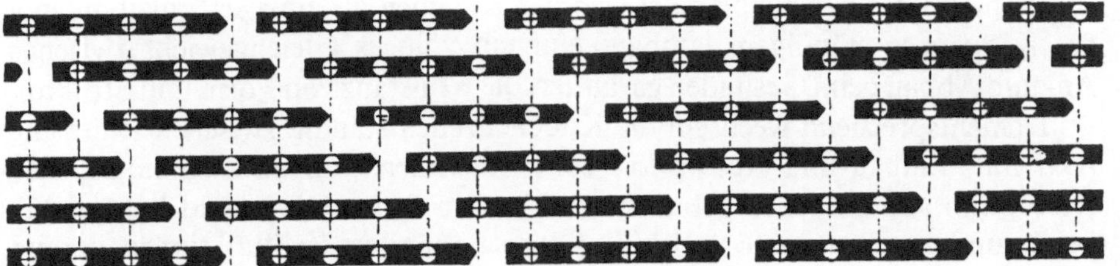

Kittsubstanzen, deren Zusammensetzung und Qualität von der jeweiligen Art und ihrer Entwicklungsstufe abhängig ist (SCHWARZ), verbinden die Fibrillen zu Fasern lichtoptischer Größenordnung.

Retikulinfasern bilden an den Grenzflächen von Epithel und Bindegewebe ein feines Netzwerk. Sie umspinnen Leberbalken, Muskelfasern und sind an der Bildung der Basalmembran und Kapillargrundhäutchen beteiligt.

2.3. Grundsubstanz

Konstituenten der Grundsubstanz

Sekretionsprodukt der Fibroblasten ist die Grundsubstanz. Sie enthält einerseits Faservorstufen und andererseits die eigentliche ungeformte Grundsubstanz. Diese Kittsubstanz besteht aus folgenden Komponenten:

1. den Proteinen, die eine lösliche Vorstufe des Kollagens bilden,
2. einem nicht-kollagenen Protein, welches den Plasmaproteinen entspricht und vor allem im Knorpel als Protein-Polysaccharid-Komplex vorkommt,
3. den Mukopolysacchariden.

Die Mukopolysaccharide

Wir kennen bis jetzt die Zusammensetzung von sieben Mukopolysacchariden. Demgegenüber sind unsere Vorstellungen über Art und Steuerung ihrer Synthese noch lückenhaft. Jedes der großen Kettenmoleküle enthält ein Hexosamin: Glukosamin oder Galaktosamin.

Mit Ausnahme der Hyaluronsäure bilden die Mukopolysaccharide Sulfatester. So entstehen Mukopolysaccharide mit gering unterschiedlicher Konstitution, die in verschiedenen Geweben des Körpers lokalisiert sind:

1. Die Hyaluronsäure als Produkt der am wenigsten differenzierten Fibroblasten kommt in Nabelschnur, Glaskörper und Aorta, aber auch in der Synovialflüssigkeit vor.
2. Chondroitinsulfat-A ist Bestandteil des hyalinen Knorpels und des erwachsenen Knochens.
3. Chondroitinsulfat-B spielt eine geringe Rolle und kommt nur in der Aorta vor.
4. Chondroitinsulfat-C findet sich dagegen in Sehne, Haut, Herzklappe und Aorta.
5. Keratosulfat ist in Kornea und Nucleus pulposus nachweisbar.
6. Heparin findet sich in Lunge, Leber und Mastzellen.
7. Heparinsulfat kommt ebenfalls in Lunge und Aorta vor.

Interstitielle Flüssigkeit

Schließlich enthält die Grundsubstanz wie alle Gewebe interstitielle Flüssigkeit mit Proteinen, Metaboliten, Zucker, Lipiden und Elektrolyten. Diese Flüssigkeit steht mit dem Lymphsystem in Verbindung und gestattet den Abtransport großmolekularer Substanzen. Auf diese Weise gelangen Hormone ins Bindegewebe und ermöglichen dessen übergeordnete Steuerung.

2.4. Knochen

Primär ist der Skelettknochen nicht an der Bildung des Gelenkes beteiligt. Im Rahmen knorpeldestruierender Prozesse aber wird der Knochen ebenfalls in Mitleidenschaft gezogen.

Stoffwechselfunktion des Knochengewebes

Während des Lebens befindet sich der Knochen als einziges Kalziumdepot des Körpers in ständigem Umbau. Nur ein völliges Gleichgewicht zwischen An- und Abbau beim Gesunden garantiert die Konstanz von Form und Struktur.

Dementsprechend wechseln die Knochenzellen ständig zwischen Ruhe und Aktivität. Einbau und Resorption von Mineralien sind an Neubildung und Resorption von Knochen gebunden und setzen dementsprechend knochenbildende und knochenzerstörende, scheinbar beständige Zellfunktionen voraus.

So befindet sich die Mikrostruktur tatsächlich in dauernder Bewegung. Aber erst eine krankhafte Störung der An- und Abbaubilanz führt zu Verminderung oder Vermehrung der Knochensubstanz.

Die Knochenmatrix enthält wie der Knorpel Fasern und Grundsubstanz. Aber erst die Einlagerung von Hydroxylapatit, einem Komplex aus Kalziumphosphat, Kalziumkarbonat und etwas Magnesiumphosphat, verleiht ihm die charakteristische Härte und Festigkeit. Der neugebildete Knochen erscheint nur dann als unkalzifizierte Matrix, als Osteoid, wenn das Kalziumangebot mit der Osteoblastentätigkeit nicht Schritt halten kann. Dies kann der Fall sein, wenn beispielsweise wie bei der Rachitis nicht genügend Kalzium zur Verfügung steht, oder aber bei übermäßiger Osteoblastentätigkeit, wie beim Morbus Paget bzw. einer Frakturheilung.

Osteozyten, Osteoblasten und Osteoklasten sind lediglich unterschiedliche Funktionszustände der gleichen Stammzelle.

Die Osteoblasten werden bei der schichtweisen Produktion der Matrix von ihrem Produkt eingemauert, sterben aber nicht ab, sondern nisten sich zwischen den Knochenlamellen als Osteozyten ein, und halten mit ihren Zellausläufern, den Dentriten, feine Kanäle für die Zirkulation der ernährenden Flüssigkeit offen.

Der kompakte Knochen besteht aus Knochensäulen, die in Längsrichtung parallel angeordnet sind und jeweils aus konzentrisch gelagerten Lamellen gebildet werden. Demgegenüber besteht der locker strukturierte spongiöse Knochen aus einem netzartigen Geflecht von grundsätzlich gleichartiger Struktur.

2.5. Gelenkknorpel

Der ursprünglich blau-weiß glänzende hyaline Gelenkknorpel verliert mit zunehmendem Alter infolge Dehydration und Depolymerisation der Mukopolysaccharide an Transparenz und Elastizität. Die Farbe wird gelblich. Beim hyalinen Knorpel handelt es sich um ein Bindegewebe, das aus Zellen und Fasern besteht, eingebettet in eine gallertartige Matrix. Der hyaline Knorpel kann als Gel definiert werden, das zu 70% aus Wasser besteht und dessen feste Komponente das Chondroitinsulfat, ein Produkt der Chondrozyten, bildet. Die Matrix enthält kollagene Fasern.

Chondrozyten liegen in Matrixlakunen und haben einen Durchmesser von 30 bis 40 μ. Während sie in Nachbarschaft der Knorpel-Knochengrenze in Gruppen gelagert sind und eine polygonale und runde Form haben, werden sie zur Gelenkoberfläche hin gestreckt und flacher. Da dem erwachsenen Knorpel keine versorgenden Gefäße zur Verfügung stehen, ist das Überleben der Chondrozyten abhängig von einer Diffusion der Proteine und Elektrolyte, die das Gel nach Ausbildung der Verkalkungszone nur noch vom Gelenkspalt her durchdringen können. Dennoch besteht ein lebhafter turn-over mit einer Halbwertszeit von Tagen bis Wochen. Während oHASS (1943) eine Zellproliferation in der Transitionalzone annimmt, glaubt POLICARD (1963) lediglich an eine Neubildung von Interzellularsubstanzen. Auch × MANKIN (1963) hält die Chondrozyten des Erwachsenen für definitiv postmitotische Zellen. Eine Verminderung der Zellen im Alter führt demnach zu einer relativen Vermehrung der versorgungsbedürftigen Grundsubstanz. Bei einem definierten metabolischen Aktionsradius der Zelle kann eine Verminderung der Chondrozyten im Laufe des Lebens zu einer kritischen Stoffwechselsituation des Knorpels führen.

Verletzungen werden von Fibroblasten und Fasern gefüllt. Erst nach längerer Zeit erfolgt eine Modifizierung zum hyalinen Knorpel (oBENNET *et al.,* 1932), wobei wahrscheinlich mechanische Faktoren eine Rolle spielen, da undifferenziertes Mesenchym im geeigneten Milieu unter Druck und Bewegung zu hyalinem Knorpel differenzieren kann. So enthält beispielsweise endostaler Kallus mehr Knorpel in einer bewegten als in einer immobilisierten Fraktur.

Hartsubstanzen des Skelettsystems können in verschiedener Weise miteinander verbunden sein.

Die unterschiedlichen mechanischen Gegebenheiten gestatten minimale bis ausgiebige Beweglichkeit der benachbarten Skeletteile.

Gelenktypen

Die Verbindung kann den Charakter von Syndesmosen, Synchondrosen, Synostosen und Symphysen haben. Das besondere klinische und pathologische Interesse gilt jedoch den Diarthrosen, den synovialen Gelenken.

1. Syndesmosen

Sie stellen eine bindegewebige Verbindung zwischen Knochen dort her, wo eine vorübergehende Beweglichkeit es erfordert. Dies trifft bei den Schädelknochen zu. Mit weiterer Ausreifung können die einzelnen Knochen weiterwachsen. Nach abgeschlossenem Wachstum verknöchern die ursprünglich bindegewebigen Brücken und es entstehen Synostosen.

2. Synchondrosen

Sie gestatten keinerlei Beweglichkeit der durch eine Knorpelzone verbundenen Knochen. Der hyaline Knorpel verbindet beispielsweise als Reservestruktur während des Wachstums Epiphyse und Diaphyse oder lange Röhrenknochen.

3. Synostosen

Syndesmosen und Synchondrosen reifen in Form von Synostosen, der knöchernen Vereinigung ursprünglich getrennter Skelettbestandteile, aus.

Abb. 13 *Schema eines Gelenkes.* (Nach RAUBER u. KOPSCH)

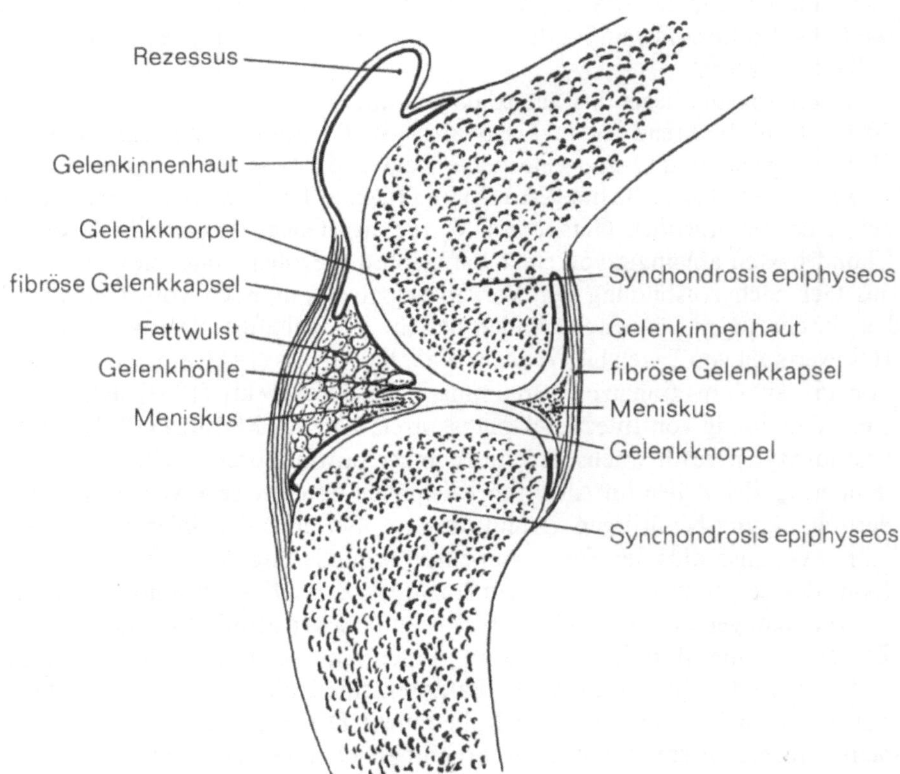

Hierbei werden zwei von hyalinem Knorpel bedeckte Knochenflächen durch eine Zone aus fibrösem Knorpel verbunden. Auf diese Weise werden geringfügige Bewegungen unterschiedlichen Grades ermöglicht: während die Symphysis pubis nur gegen Ende der Schwangerschaft unter endokrinem Einfluß eine gewisse Beweglichkeit zuläßt, ermöglichen die fibrokartillaginären Verbindungen der Wirbel in ihrer Summe Beuge-, Streck- und Drehbewegung der Wirbelsäule. Auch hier trennt eine Faserknorpelschicht die knorpelbedeckte Wirbeloberfläche voneinander. Dabei umgibt der Anulus fibrosus den elastischen Nucleus pulposus. Als Überrest der Chorda dorsalis hat der Nucleus pulposus eine vor allem in der Jugend prall elastische Konsistenz. Sein Gehalt an gelatinöser Zwischensubstanz macht ihn leicht verformbar und dabei stoßdämpfend. Zugleich vermögen die angrenzenden Wirbel um ihn als Achse eine gewisse Kippbewegung auszuführen. Mit zunehmendem Alter nimmt der Wassergehalt des Nucleus pulposus ab.

5. Diarthrosen

Ihnen gilt im folgenden unser Hauptinteresse. Hierbei stehen sich zwei, gelegentlich mehr, von hyalinem Knorpel bedeckte Knochenoberflächen beweglich gegenüber. Die Beweglichkeit wird durch Kapsel und Bänder aus derb-faserigem Bindegewebe begrenzt.

An jedem Gelenk sind zu unterscheiden:

a) die artikulierenden Flächen,

b) die Gelenkkapsel, bestehend aus dem Stratum synoviale innen und dem Stratum fibrosum außen,

c) die Gelenkhöhle mit der Synovialflüssigkeit,

d) besondere Einrichtungen wie Verstärkungsbänder, Zwischenscheiben, Gelenklippen, Schleimbeutel.

Gelenkhöhlen und Schleimbeutel sind ebenso wie Sehnenscheiden, Perikard- und Pleurahöhle Spalträume des Mesoderms.

Die Gelenke gehen aus Verdichtungen des Mesenchyms zwischen einander zugekehrten, knorpelig vorgebildeten Knochenenden hervor. In den Mesenchymabschnitten treten Lücken auf, die zur Gelenkhöhle zusammenfließen. Bleibt die Zwischenmasse erhalten, so entsteht ein Halbgelenk. In den Gelenken, die einen Diskus oder Meniskus enthalten, bildet sich zu beiden Seiten der Zwischenscheiben ein Hohlraum. Der dazwischenliegende Teil wird zum Diskus bzw. Meniskus (CLARA, 1965).

3

3.1. „Fibrinoid"

Seit den Untersuchungen von KLINGE gilt allgemein das „Fibrinoid" als morphologisches Stigma der „rheumatischen" oder immunologisch bedingten Krankheiten. Dies hat zu zahlreichen Fehldeutungen geführt, wobei vom morphologischen Substrat her auf eine immunologische Genese geschlossen wurde. So lag es nahe, die sog. Kollagenkrankheiten (○KLEMPERER *et al.*, 1942) schon wegen des dabei auftretenden „Fibrinoids" als immunologisch bedingt anzusehen. ○KLINGE selbst hat jedoch bereits 1933 unmißverständlich ausgesprochen, daß fibrinoide Veränderungen des Bindegewebes Folge verschiedenartiger Schädigungen sein können.

Im Rahmen rheumatischer oder experimenteller immunologischer Veränderungen ist echte fibrinoide Degeneration im Grunde selten. Sie tritt an Häufigkeit weit hinter einem uncharakteristischen Ödem zurück.

Das Phänomen „Fibrinoid" wurde erstmals von ○NEUMANN (1880) als „eine im Verlauf vieler entzündlicher Prozesse mit Verquellung und Homogenisierung verbundene chemische Veränderung der Interzellularsubstanz des Bindegewebes" beschrieben. Diese fibrinoide Degeneration wurde von NEUMANN in ihrer Bedeutung überbewertet und teilweise fehlgedeutet.

○KLINGE griff 1930 den Begriff der fibrinoiden Degeneration wieder auf, als er bei seinen Untersuchungen auf „wachsartige, stark lichtbrechende Massen" stieß, „in denen man die gewöhnlichen Fibrillen nicht mehr sieht." KLINGE erkannte in der Veränderung des kollagenen Herzmuskelinterstitiums die dem Granulom vorausgehende Initialphase des Rheumatischen Fiebers und sprach deshalb vom „rheumatischen Frühinfiltrat".

In seinem Bereich werden kollagene Fibrillen demaskiert und aufgetrieben. Sie lassen sich wie Retikulin-Fasern versilbern. Der Verquellungsprozeß spielt sich demnach in der Kittsubstanz ab. Die Grundsubstanz verklumpt und flüssige Plasmaeiweißkörper, also auch Fibrin, dringen ein, wobei die Kollagenfibrillen selbst erhalten bleiben (Abb. 14). Der Befund einer solchen fibrinoiden Degeneration in Herzmuskel, Herzklappen, Gefäßwänden, serösen Häuten, Sehnen, Muskeln und Gelenken bewog KLINGE, in diesem Phänomen „das allen rheumatischen Schäden Gemeinsame und den wesentlichen Teil des Rheumatischen im Gewebsbild" zu sehen.

Durch ○KLEMPERER *et al.* (1941) erfuhr die Klingesche Konzeption von der generellen Mesenchymerkrankung „Rheumatismus" eine Erweiterung durch Einbeziehung der Periarteriitis nodosa, des Lupus erythematodes, der generalisierten Sklerodermie und der Dermatomyositis in die Gruppe der „Kollagenosen". Die fibrinoide Degeneration wurde zum gemeinsamen Stigma dieser im Grunde sehr unterschiedlichen Erkrankungen.

Die Analyse des Phänomens zeigt, daß der Grundmechanismus in einer Permeabilitätsstörung der Blutgefäße mit nachfolgendem Austritt von Blutplasma ins interstitielle Bindegewebe zu suchen ist. Während Fibrinogen an Oberflächen netzförmig polymerisiert, führen die veränderten Bedingungen im Bindegewebe zu lichtmikroskopisch homogenen Einlagerungen von hyalinartigen Fibrinpolymerisaten (○SANDRITTER u. BENEKE, 1965). Mit PAS reagiert Fibrin positiv. Metachromasie tritt auf. Histochemische Reaktionen auf Tyrosin, Tryptophan, Zystin und Zystein sind ebenfalls positiv. „Fibrinoid" wird unter Aussparung der kollagenen Fasern durch Trypsin und Fibrinolysin verdaut. Soweit verhält es sich wie Fibrin. Eine Fibrininsudation ist aber als alleinige Erklärung für die Entstehung des „Fibrinoids" in mancher Hinsicht unbefriedigend. Es ist zur Zeit am ehesten wahrscheinlich, daß

1. eine Schädigung der fasereigenen Grundsubstanz mit Zerfall der Polysaccharid-Protein-Komplexe lokal disponiert (intrinsic) und

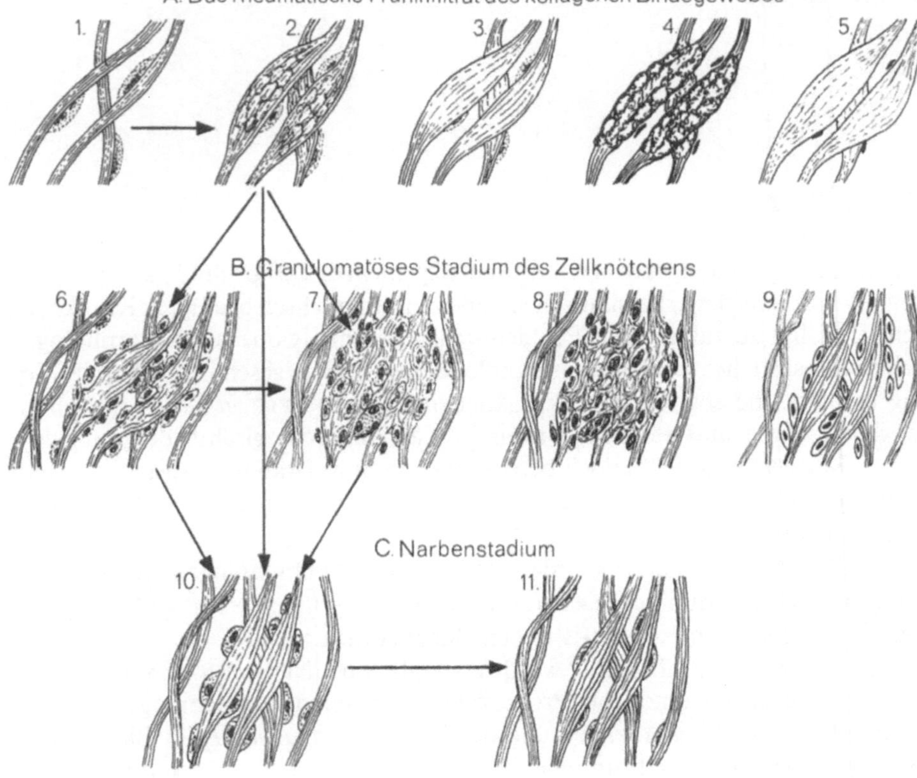

Abb. 14
Rheumatisches Fieber

Die Entwicklung des „rheumatischen Gewebsschadens" (KLINGE, 1933)

2. aus dem Blut- und Saftstrom bestimmte Stoffe in die Fasern einströmen (extrinsic).

Die depolymerisierten sauren Mukopolysaccharide können das so eingedrungene Fibrinogen kolloidchemisch fällen. Die Präzipitate liegen in der Grundsubstanz, drängen die Fibrillen auseinander und demaskieren sie. Erst mit Hilfe der Silberimprägnation lassen sich die Fibrillen wieder darstellen.

Ultrastruktur

OV. ALBERTINI (1961) zeigt im Beginn der fibrinoiden Degeneration elektronenoptisch intermikrofibrilläres Ödem der Kollagenfaser mit fibrillärer Dissoziation als Substrat der Faserschwellung. Dieser Verquellungsphase kann Degeneration der Faser bis zu einem elektronenoptisch kaum mehr erkennbaren Detritus folgen.

Mit Mikrofluoreszenzmethoden wurden gleichzeitig Fibrin und γ-Globulin, aber keine Albumine im „Fibrinoid" unterschiedlicher Genese nachgewiesen.

Alterung des „Fibrinoids"

Die Tatsache, daß verschiedene Autoren im „Fibrinoid" kein Fibrin fanden, ist durch den Umstand zu erklären, daß die färberischen Eigenschaften des „Fibrinoids" mit zunehmendem Alter des Prozesses sich von denjenigen des Fibrins entfernen und immer mehr dem Hyalin ähnlich werden (OBUSANNY-CASPARY, 1952).

Das insudierte Fibrin wird oft weder abgebaut noch gelöst, sondern verdichtet sich im Gewebe und endet als Narbe.

Die fibrinoide Verquellung stellt zweifellos eine typische Reaktionsform des kollagenen Bindegewebes dar, welches 16% der gesamten Körpermasse und 30% des körpereigenen Eiweißes ausmacht.

Lokalisation des „Fibrinoids"

Wenn man aber die passive Rolle der Kollagenfaser bei diesem Prozeß bedenkt, ist es verständlich, daß die fibrinoide Degeneration nicht auf die Kollagenfaser beschränkt sein kann. Dies wird besonders deutlich bei der fibrinoiden Veränderung der Gefäßwände. Hier tritt der Anteil des Kollagens erheblich hinter demjenigen der Muskel- und elastischen Fasern zurück.

Generelle Voraussetzungen

Ursachen dieser Reaktion können grundsätzlich Noxen unterschiedlicher Art sein. Zwei Faktoren müssen aber zusammentreffen:

1. eine pathologisch gesteigerte Kapillarpermeabilität und

2. der lokale fermentative Abbau der Polysaccharid-Protein-Komplexe in der Grundsubstanz.

3.2. Granulation

Exsudation zieht gesetzmäßige Resorption des ausgetretenen Materials nach sich. Resorption ist eine Leistung der Granulozyten, vor allem aber der Histiozyten. Während geringfügige Exsudationen von den Mikrophagen, den Granulozyten, bewältigt werden, bedarf die parenterale Verdauung größerer Fibrinaustritte eines höheren zellulären Aufwandes: örtliche Proliferation von Histiozyten, Fibroblasten und Angioblasten stellt ein angemessenes Potential zur Beseitigung des toten Materials bereit. Auf diese Weise entsteht ein gewebeähnlicher Verband, der sich jedoch vom normalen Bindegewebe durch seinen Zellreichtum und seine Faserarmut unterscheidet wie auch dadurch, daß anstelle ruhender Fibrozyten großkernige Zellelemente mit hoher Stoffwechselleistung das Feld beherrschen. Dem entspricht auch der ungewöhnlich hohe Aufwand an neugebildeten Blutkapillaren.

Die Lebensdauer des Granulationsgewebes ist im allgemeinen etwa an die Dauer der geforderten Resorptionsleistung gebunden. Danach tritt eine zunehmende Fibroplasie auf. Die Zellen bilden sich dann größtenteils zurück. Das ehemals zellreiche Granulationsgewebe wandelt sich nach und nach in ein kollagenfaserreiches, fibrozytenarmes Narbengewebe um.

Da Exsudationen im allgemeinen an Oberflächen, wie z.B. Haut, Schleimhaut oder mesodermalen Höhlen auftreten, hat auch die Ausbreitung des Granulationsgewebes in diesem Fall flächenhaften Charakter. Wenn demgegenüber der die Resorption fordernde Prozeß herdförmig ist, wie beispielsweise eine kleine

Parenterale Verdauung

Verblühen des Granulationsgewebes und Übergang in Narbengewebe

Granulombildung

Tuberkulinreaktion beim Menschen, 18 Std nach Reinjektion. Lokale Ansammlung von Makrophagen mit deutlicher Vermehrung der Filopodien. Auffällig ist die beginnende Verfettung einzelner Makrophagen. Fettvakuolen: FV. Elektronenoptische Aufnahme. Vergr. ca. 5000:1

Abb. 15
MIF-Effekt

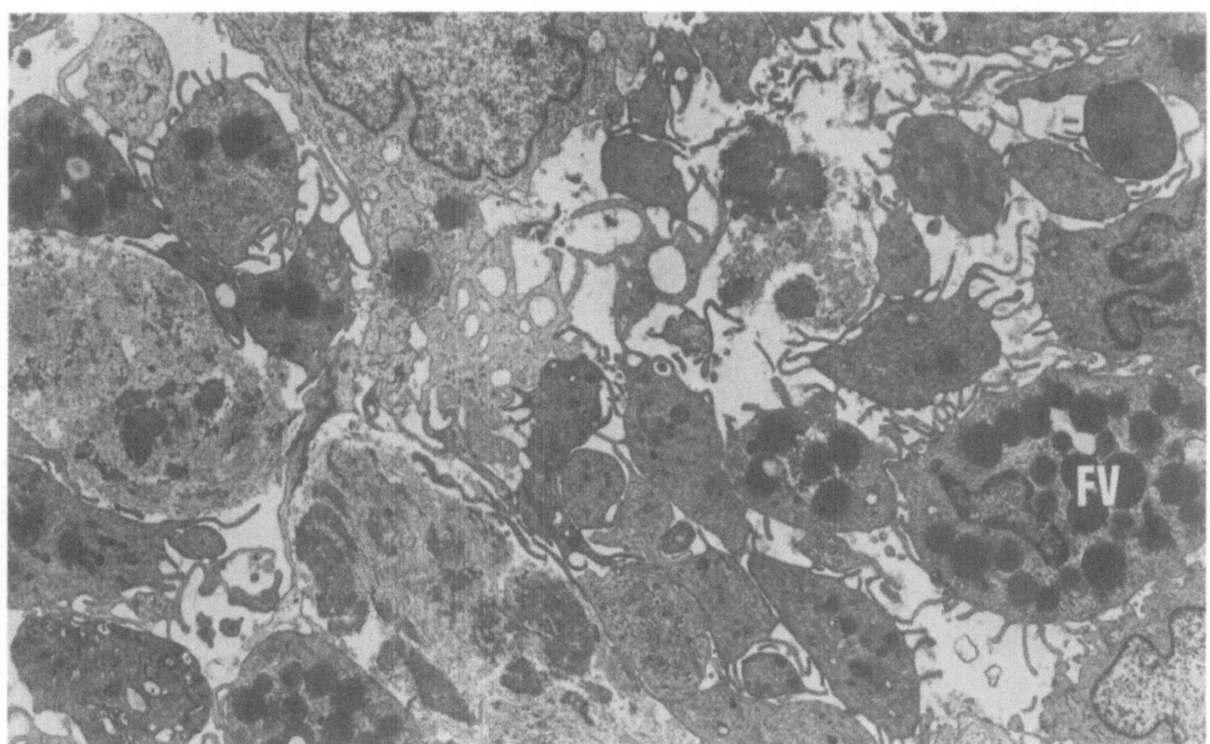

Insudation von Fibrin oder örtlich begrenzter Zelluntergang, so entwickelt sich eine Sonderform des Granulationsgewebes: das Granulom. Dieses umschließt kugelförmig den aus Fibrin oder totem Material bestehenden Kern. Bei dem herdförmigen Granulom ist es verständlich, daß die Ernährung der örtlich proliferierenden Zellen eine geringere Gefäßneubildung erfordert, als dies bei den flächenförmigen Prozessen der Fall ist. Es liegt auf der Hand, daß nur wenige Ursachen für die Entstehung herdförmiger Minimalläsionen in Frage kommen.

Mechanismen der Granulombildung

Grundsätzlich ist ein enger Kontakt mit kapillären Blut- oder Lymphgefäßen Voraussetzung für die Granulomentwicklung. Entweder werden die Kapillaren durch Toxine oder Immunkomplexe geschädigt und für Fibrinogen durchlässig, oder aber antigene Substanzen verlassen die Strombahn und treten mit zellulären Antikörpern in Kontakt. Kapillarschäden und Fibrinogenaustritt sind Voraussetzung für die Entstehung des Aschoffschen Granuloms. Kontakt zwischen zellulären Antikörpern (T-Lymphozyten) und Antigen führt zur Freisetzung verschiedener Substanzen, darunter befindet sich der „migration-inhibition-factor" (MIF) mit folgenden Eigenschaften:

Eigenschaften des MIF

1. stimuliert er wahrscheinlich die Makrophagen zu erhöhter Digestionsleistung, was sich in einer Vermehrung der Lysosomen ausdrückt,

2. lockt er die Makrophagen an und

3. werden die phagozytosebefähigten Zellen immobilisiert und am Ort der Reaktion versammelt (Abb. 15).

So wird ein großes Phagozytosepotential bereitgestellt, hinter dem die Reaktion des spezifischen Wirtsproduktes mit dem Antigen an Bedeutung völlig zurücktritt.

Auf diese Weise entsteht beispielsweise der Tuberkel.

Rheumatisches Fieber

Synonyma: Rheumatismus verus, Polyarthritis rheumatica acuta, akute Polyarthritis

4

4.1. Einleitung

Der Name „Rheumatisches Fieber" sagt im Grunde wenig über Ursachen, nismen und Symptomatik der Krankheit aus. Andererseits ist die Bezeichnung zur Zeit weitverbreitet, allgemein anerkannt und unmißverständlich, da sie dem „rheumatic fever" des anglo-amerikanischen Schrifttums entspricht.

Die Synonyme besitzen unterschiedlichen Informationsgehalt. „Akute Polyarthritis" lenkt zu Unrecht die Aufmerksamkeit auf die klinisch weniger bedeutungsvolle Gelenkbeteiligung und präjudiziert einen akuten Verlauf, was nicht in jedem Fall zutrifft.

Nach Entdeckung und Klassifizierung des schuldigen Erregers, des β-hämolytischen Streptococcus der Gruppe A durch LANCEFIELD (1933) wurde mit größerer definitorischer Schärfe die Bezeichnung „Streptokokken-Rheumatismus" geprägt. Sie betont die ätiologische Sonderstellung im Rahmen des verschwommenen Kollektivs „Rheumatismus".

Unser Vorschlag „Streptokokkengranulomatose" schließlich sollte die Erkrankung durch eine zusätzliche morphologische Koordinate festlegen ○ (1963).

Wir werden jedoch einen definitorischen Perfektionismus hinter dem Wunsch nach größtmöglichem Konsenz zurückstellen und die Bezeichnung „Rheumatisches Fieber" verwenden.

Erstmals wurde das Rheumatische Fieber 1666 von SYDENHAM eindeutig beschrieben (PECHEY, 1701).

1797 berichtete ○MATHEW BAILLIE von Herzveränderungen, die PITCAIRN bei einem Patienten mit rheumatischer Herzklappenentzündung gefunden hat. Die Gelenkveränderungen wurden spät, nämlich erstmals 1921 von ○FAHR beschrieben.

Erst die Entdeckung der charakteristischen Knötchen im Myokard durch ○ASCHOFF (1904) und ○GEIPEL (1906) brachte dem Rheumatischen Fieber ein morphologisches Substrat und das besondere Interesse kommender Pathologengenerationen.

Die minuziösen histologischen Studien von ○KLINGE (1933) erbrachten einen Einblick in die Dynamik des rheumatischen Gewebsprozesses, da KLINGE das Aschoffsche Granulom in den Zyklus

> „Fibrinoider Frühschaden — Granulom — Narbe"

einreihte.

Erste pathogenetische Zusammenhänge zwischen vorausgegangenen Tonsillitiden und dem Rheumatischen Fieber wurden 1880 von FOWLER vermutet.

Erst GLOVER beobachtete 1930 eine überzeugende Verbindung zwischen wellenförmig auftretenden Erkrankungen an Rheumatischem Fieber und Streptokokkeninfektionen, die drei Wochen vorher vorausgegangen waren.

Das Wort von LASÈGUE (1864) (Abb. 16): „Der akute Rheumatismus leckt die Gelenke, aber beißt das Herz", charakterisiert heute noch gültig den Stellenwert der Herzbeteiligung beim Rheumatischen Fieber. Der „Biß" kann jedoch nach dem Stand unseres heutigen Wissens unterschiedliche Strukturen treffen, auf verschiedene Arten erfolgen und sich dementsprechend verschiedenartig klinisch manifestieren.

Dem Rheumatischen Fieber geht eine nasopharyngeale Infektion mit β-hämolytischen Streptokokken der Gruppe A voraus. Zwei bis drei Wochen danach entwickelt sich eine akut einsetzende Polyarthritis der großen Gelenke: Schulter-, Knie-, Hand- und Fußgelenke erkranken bevorzugt. Die Arthritiden sind bei Adoleszenten und Erwachsenen deutlicher ausgeprägt, während bei Kindern die Symptome einer Herzbeteiligung im Vordergrund stehen.

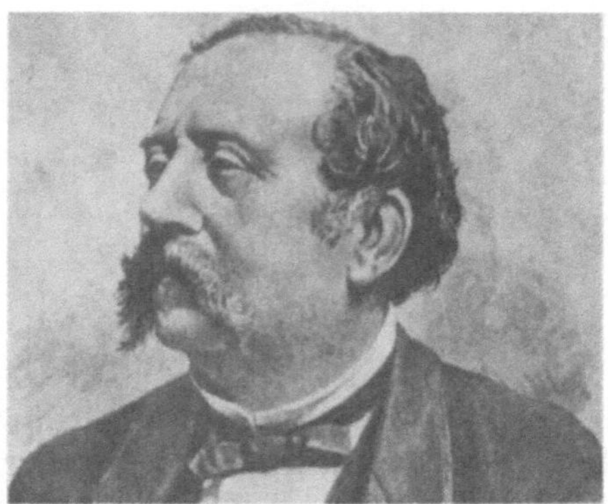

Ch. E. Lasègue, 1816–1883, Arzt in Paris

Immunphänomene

Subkutane Knoten an mechanisch exponierten Stellen treten bei Kindern gelegentlich auf. Die Chorea minor kann in seltenen Fällen einziger Hinweis auf ein Rheumatisches Fieber sein. Das Fieber wird im allgemeinen von einer ungewöhnlich hohen Tachykardie begleitet.

Die immunologische Auseinandersetzung mit den Produkten der β-hämolytischen Streptokokken spiegelt sich im hohen Antistreptolysin-Titer, im Anstieg des Immunglobulins A und Immunglobulins G, anderer Globuline und des Serumfibrins wider. Das Serumkomplement ist im frischen Schub erniedrigt.

Das Rheumatische Fieber entwickelt sich keineswegs zwangsläufig nach einer Infektion mit β-hämolytischen Streptokokken der Gruppe A. Es liegen vielmehr ziemlich übereinstimmende Beobachtungen darüber vor, daß in größeren Gemeinschaften nur etwa 3% der entsprechend Infizierten mit einem Rheumatischen Fieber reagieren.

Das Rheumatische Fieber ist in den letzten Jahren in Mitteleuropa zunehmend selten geworden.

Die Krankheit befällt nur selten Kinder unter dem 4. Lebensjahr.

Wahrscheinlich entwickelt sich die Überempfindlichkeit gegen Bestandteile hämolytischer Streptokokken beim heranwachsenden Kind im Laufe der Zeit als das Resultat zahlreicher Infekte.

Welche Bakteriensubstanzen für die verschiedenen Gewebsschäden beim Rheumatischen Fieber verantwortlich sind, ist noch nicht völlig geklärt. Vieles spricht dafür, daß Streptokokkenantigene gemeinsam mit dem homologen Antikörper Komplement binden und daß diese Immunkomplexe die Kapillarwand schädigen und den exsudativ-entzündlichen Prozeß starten. Darüber hinaus muß aber auch damit gerechnet werden, daß extrazelluläre Toxine der Streptokokken eine Autoantigen-Antikörper-Bildung auslösen. Autoantikörper gegen Herzgewebe sind bei 15–25% der Fälle nachweisbar.

Ihre Pathogenität ist jedoch unbewiesen. Die Experimente von × Murphy (1952, 1959) (s.S. 36 und 81), der Kaninchen in Intervallen von vier bis fünf Wochen mit Streptokokken der Gruppe A infiziert hat, könnten als Analogie einer solchen streptokokkeninduzierten Autoantikörperbildung dienen. Bei den Tieren entwickelten sich Granulome im Bereich untergehender Herzmuskelfasern, wie wir sie 1963 als muskelaggressive Granulome beim Menschen beschrieben haben (s.S. 31).

Alle drei Schichten des Herzens — Perikard, Myokard und Endokard — können erkranken. In erster Linie ist die Herzmuskulatur in Mitleidenschaft gezogen.

Die typische Myokarditis bei Rheumatischem Fieber spielt sich ausschließlich am Gefäßbindegewebe des Herzmuskels ab. Sie beginnt mit einem Ödem des lockeren Bindegewebsfasergerüstes. Etwa 14 Tage nach Ausbruch des Rheumatischen Fiebers quellen einzelne, perivaskulär gelegene Faserbündel auf. Dabei entstehen kleine, wachsartige, stark lichtbrechende eosinophile Herde, die bei den üblichen Färbungen keine Fibrillen mehr erkennen lassen (Abb. 17). Die Fibrinfärbung ist in frühen Stadien positiv. Nach Silberimprägnation dagegen treten die Fibrillen wieder deutlich und intakt hervor. Dieses Phänomen wurde von ○KLINGE 1930 als „rheumatisches Frühinfiltrat" bezeichnet. Die homogene Substanz wurde von ihm in Anlehnung an ○NEUMANN (1880) phänomenologisch „Fibrinoid" genannt, was noch wenig über den chemischen Charakter aussagt.

Diesen sehr umfangreichen und minuziösen Beobachtungen von KLINGE ist auch heute, 43 Jahre später, nichts Wesentliches hinzuzufügen. So tritt „Fibrinoid" zunächst innerhalb der kollagenen Faserbündel selbst und erst später zwischen den einzelnen Bündeln auf. Die fibrinoiden Massen werden dann grobwolkig und deutlich erkennbar. Wie bereits gesagt, umschreibt der Begriff „Fibrinoid" lediglich eine Gruppe lichtoptischer Phänomene, hinter der sich je nach Art der Grundkrankheit verschiedene chemische Konstituenten verbergen.

Fibrinoide Verquellung

Frisches „Fibrinoid" im perivaskulären Bindegewebe des Herzmuskels, von einigen Lymphozyten und Granulozyten umgeben

**Abb. 17
Rheumatisches Fieber**

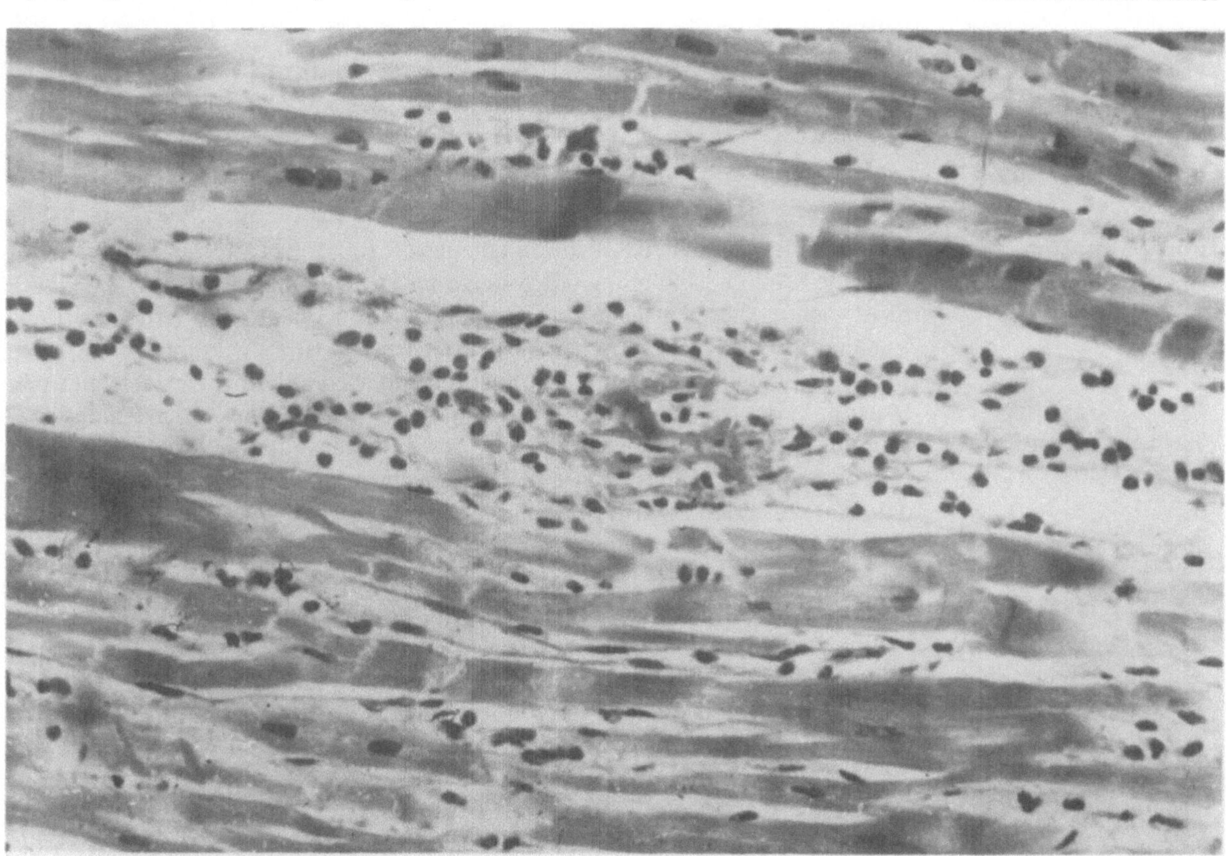

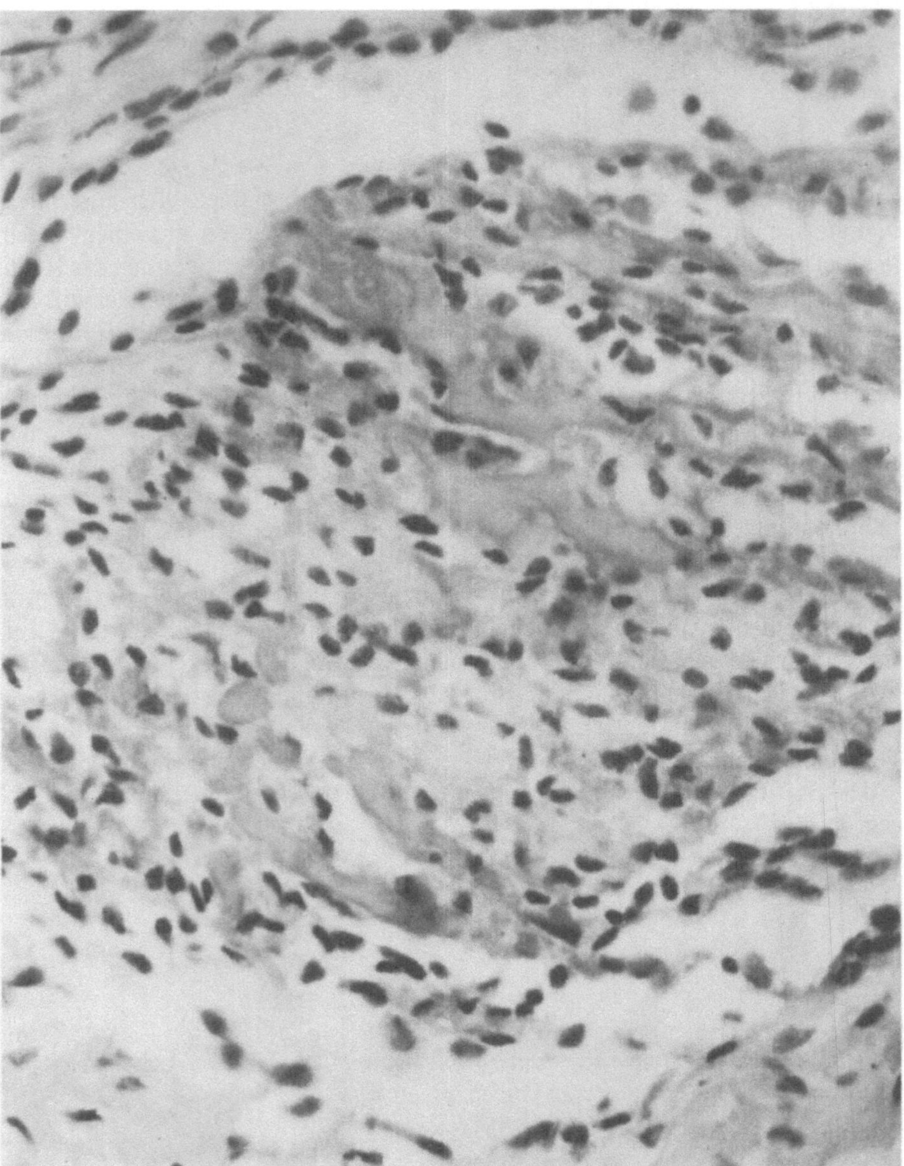

Älteres „Fibrinoid" und Beginn der zellulären Resorption im Bindegewebe des Herzmuskels

Primäre Kapillar-schädigung

Die „Fibrinoidwolke" beim Rheumatischen Fieber enthält Fibrin und γ-Globulin. Es handelt sich also um eine herdförmige Exsudation, der in jedem Fall eine Kapillarschädigung mit gesteigerter Durchlässigkeit vorausgehen muß. Es ist wichtig, diese Tatsache im Auge zu behalten, da sie für das pathogenetische Verständnis des Rheumatischen Fiebers wesentlich ist.

Diese Kapillarschädigung mit nachfolgender Exsudation kennzeichnet den Startpunkt der rheumatischen Myokarditis. Zeitlich fällt das Auftreten des „Fibrinoids" im Gefäßbindegewebe mit der Fibrinexsudation an Perikard und Pleura und gelegentlich auch am Peritoneum zusammen, — ein Hinweis auf den generalisierten Angriff am Kapillarsystem.

Fibrinexsudation

Der exsudative Vorgang löst zwangsläufig eine auf Resorption gerichtete zelluläre Aktivität aus. Die im „Fibrinoid" des Frühinfiltrats liegenden Zellen erscheinen geschrumpft und unansehnlich. Mit zunehmender Alterung des „Fibrinoids" jedoch beginnen die Zellen anzuschwellen und zu proliferieren (Abb. 18 u. 19). KLINGE sah schon am Ende der 2. Krankheitswoche vereinzelt Riesenzellen neben wenigen Lymphozyten und Granulozyten. Nach der 4. Woche erreicht die Proliferation der Bindegewebszellen bereits die Gestalt des Aschoffschen Granuloms (Abb. 20).

Herdförmige Zellproliferation

Aschoffsches Granulom

Dieses Aschoffsche Zellknötchen ist hinsichtlich Lokalisation, Form und Zellkomposition für das Rheumatische Fieber absolut charakteristisch. Es be-

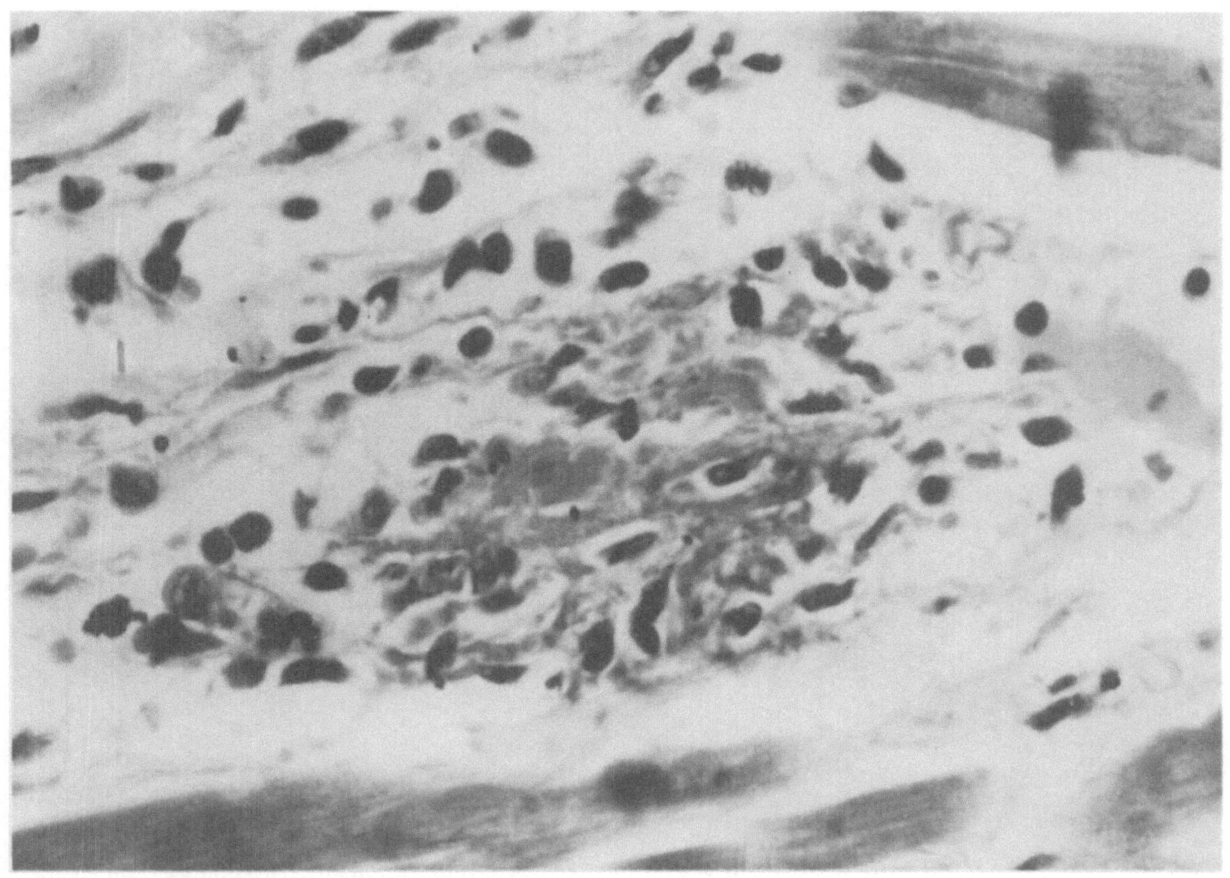

Älteres ,,Fibrinoid" im perivaskulären Bindegewebe des Herzmuskels mit beginnender Reaktion der ortsständigen Bindegewebszellen

Abb. 19
Rheumatisches Fieber

Blühendes Aschoffsches Granulom mit zentralen Fibrinresten

Abb. 20
Rheumatisches Fieber

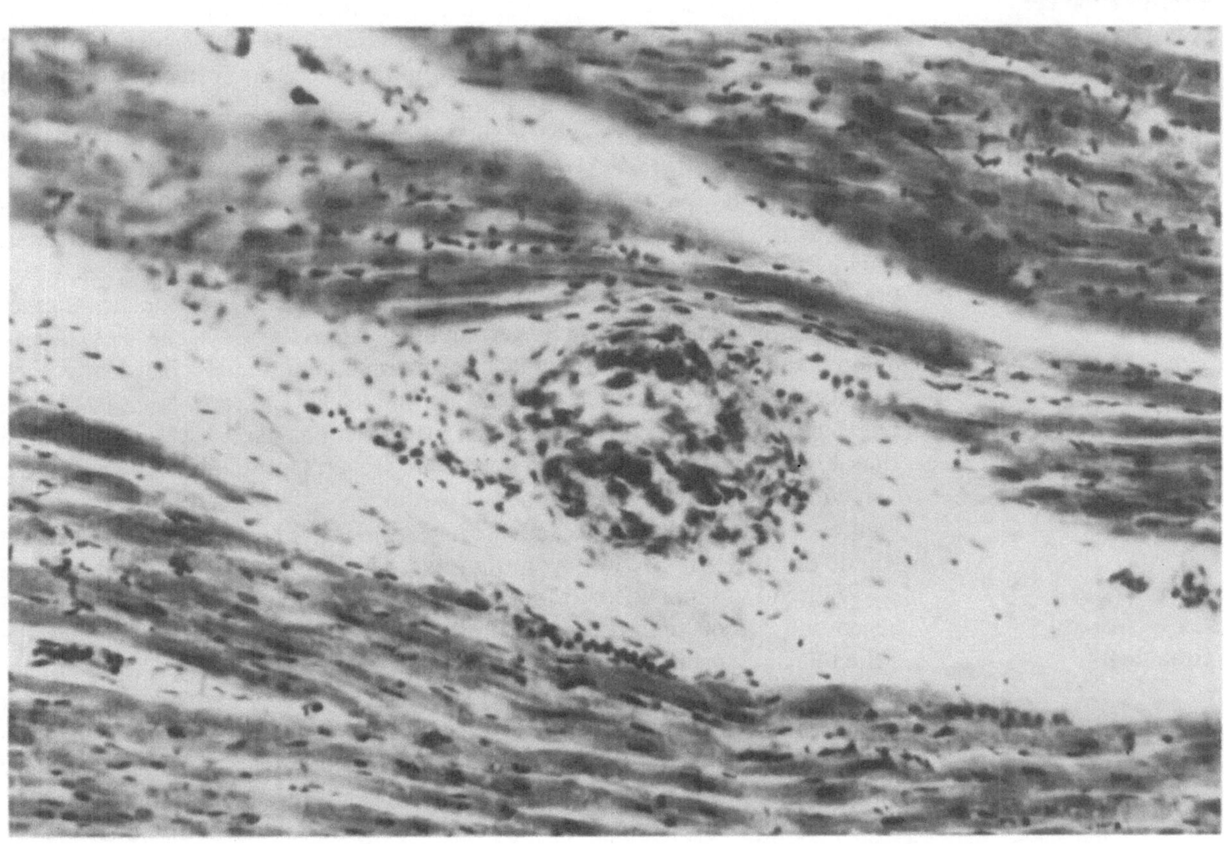

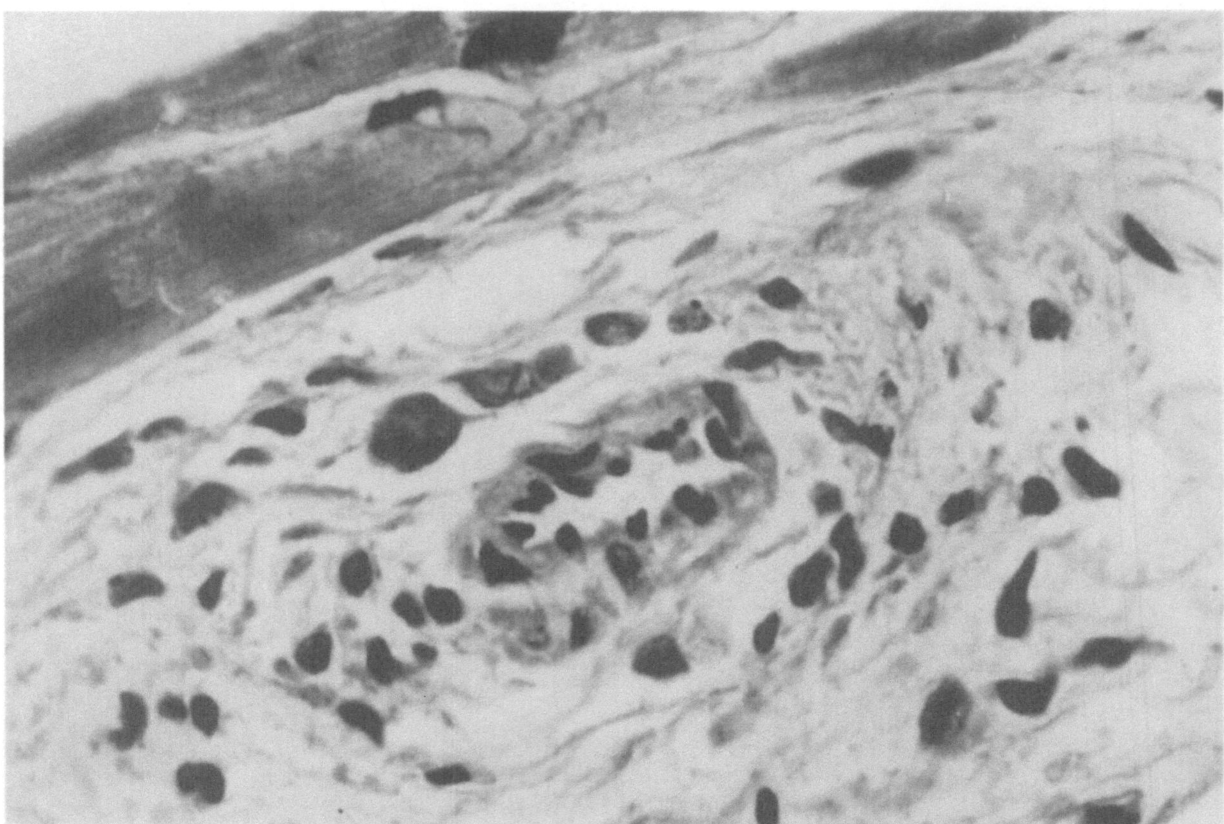

Abb. 21
Rheumatisches Fieber

Frühes Stadium der ortsständigen Zellproliferation im perivaskulären Bindegewebe des Herzmuskels

vorzugt das Interstitium der Muskulatur der linken Kammer und des Kammerseptums sowie das subendokardiale Gewebe.

Das Aschoffsche Granulom liegt entsprechend der vorgängigen fibrinoiden Verquellung strikt im lockeren perivaskulären Bindegewebe. Bemerkenswert ist dabei die enge Beziehung, die vor allem das junge Granulom zu den Gefäßen zeigt (Abb. 21). CMcEwen (1932), ein Mitarbeiter von Klinge, hat 49 Herde an fortlaufenden Serienschnitten verfolgt und fand dabei nur in 5 Fällen keinen Gefäßkontakt. Genauer gesagt sind es überwiegend die Zellen der Adventitia, deren Kerne anschwellen und sich ablösen, um sich an der Bildung des Granuloms zu beteiligen (Abb. 22 u. 23).

Die Hauptbestandteile des Aschoffschen Knötchens sind große, histiozytäre Elemente mit basophilem Zytoplasma und ein bis zwei plumpen, chromatinreichen Kernen. Das Zytoplasma färbt sich mit Methylgrünpyronin intensiv rot. Elektronenoptisch lassen diese Zellen ein gut entwickeltes endoplasmatisches Retikulum erkennen. In den langen, dünnen Ausläufern, welche diese Zellen untereinander verbinden, findet sich ein granuläres Material, bei dem es sich möglicherweise um degeneriertes Kollagen handelt (o Lannigan u. Zaki, 1968). Diese dunklen, plumpen Elemente sind als Makrophagen die wesentlichen und charakteristischen Konstituenten des Aschoffschen Granuloms. Sie gruppieren sich um den vor allem im Anfang noch besonders deutlich erkennbaren „Fibrinoidrest", gelegentlich in Rosettenform (Abb. 24). Daneben finden sich am Rande des frischen Granuloms hin und wieder Lymphozyten und Mastzellen.

Während in blühenden Granulomen die Zellen zunächst locker angeordnet liegen und so den Knötchen eine runde bis ovaläre Form geben, nehmen die Zellen nach einigen Wochen Fibroblastencharakter an und lagern sich zunehmend parallel (Abb. 25). Das Granulom wird spindlig und ordnet sich mit seinen fischzugartig gelegenen Zellen in Zugrichtung des Binde- und Muskelgewebes ein (Abb. 26). Mit der Alterung des Granuloms geht ein Schwund der durch Versilberung nachweisbaren Substanz und ein zunehmendes Auftreten von neu gebildeten Kollagenfasern einher. So geht das Aschoffsche Granulom

Proliferation der Adventitiazellen

Zellelemente des Aschoffschen Granuloms

Alterung des Aschoffschen Granuloms

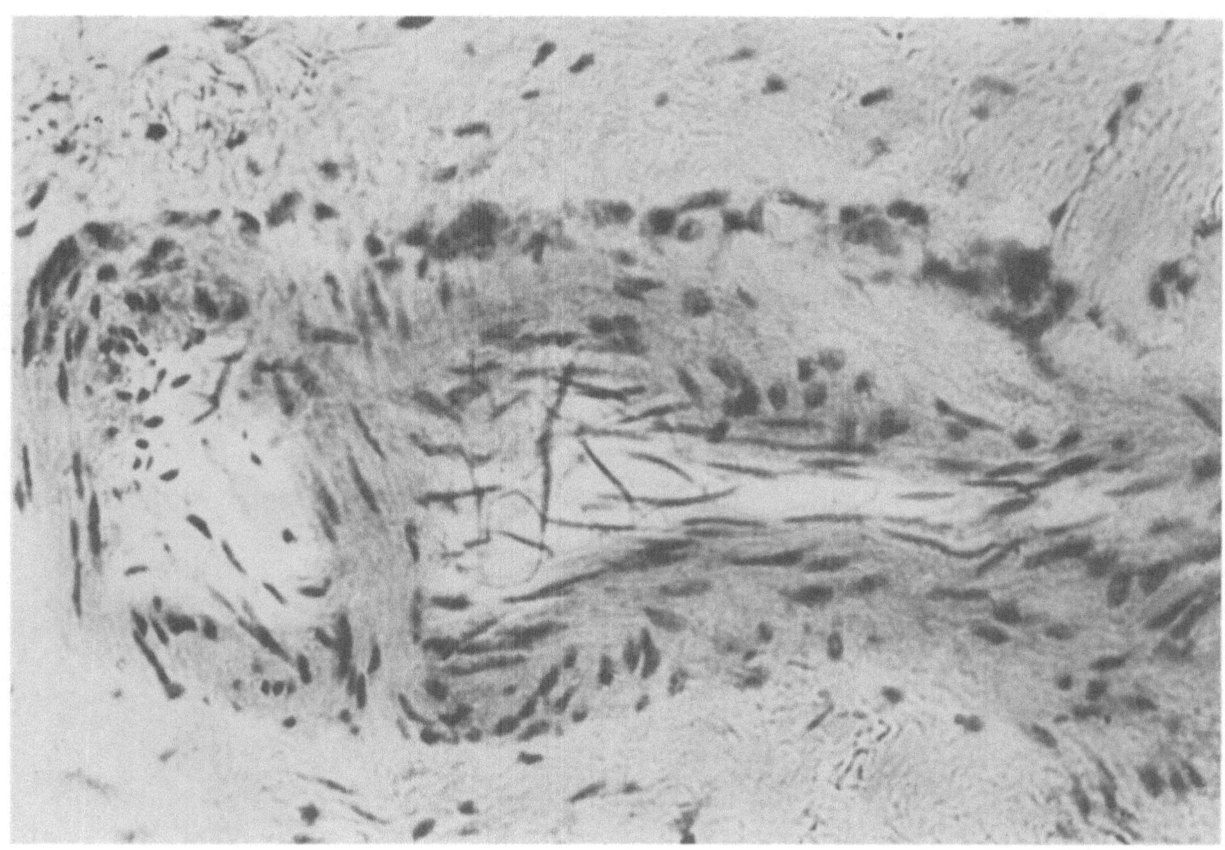

Fortgeschrittene Anschwellung und beginnende Ablösung der Adventitialzellen eines Koronararterienastes im Herzmuskel

Abb. 22
Rheumatisches Fieber

Ausbildung eines Aschoffschen Granuloms in engem Gefäßkontakt

Abb. 23
Rheumatisches Fieber

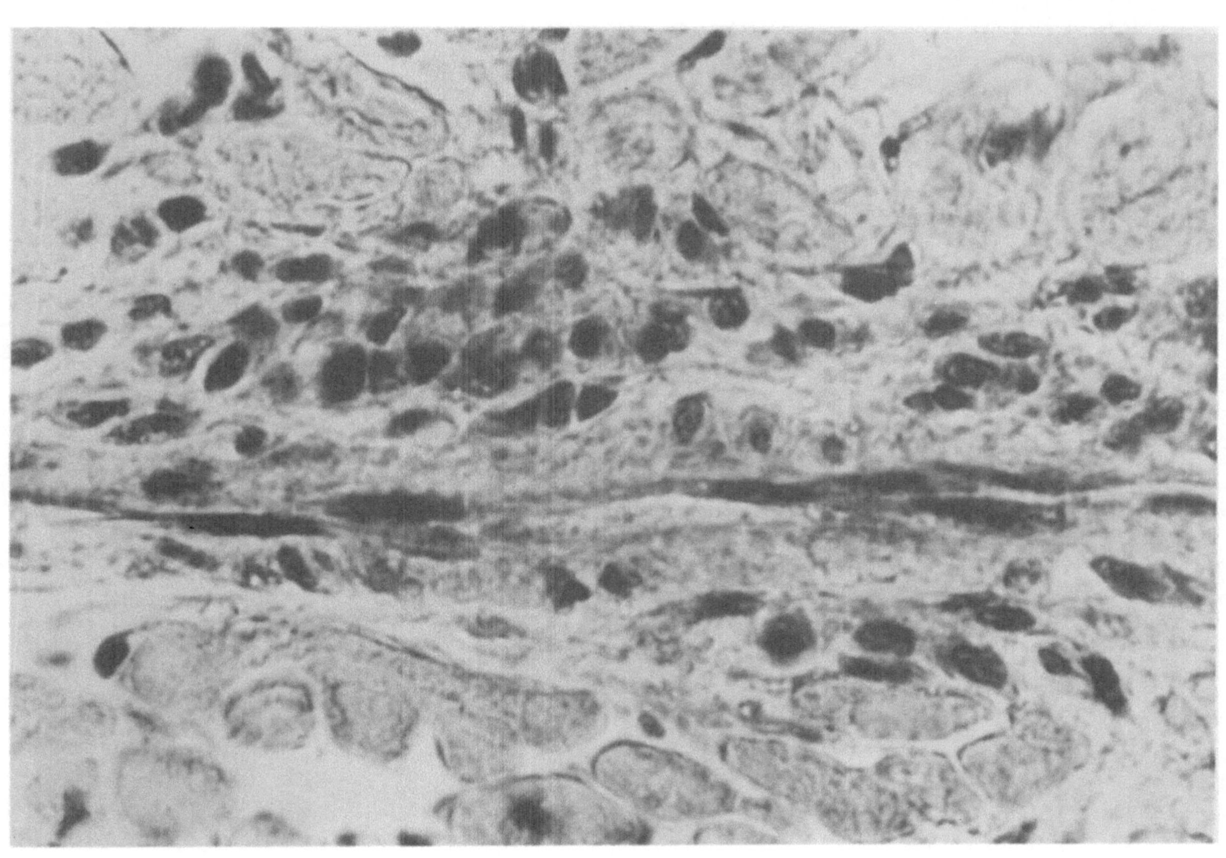

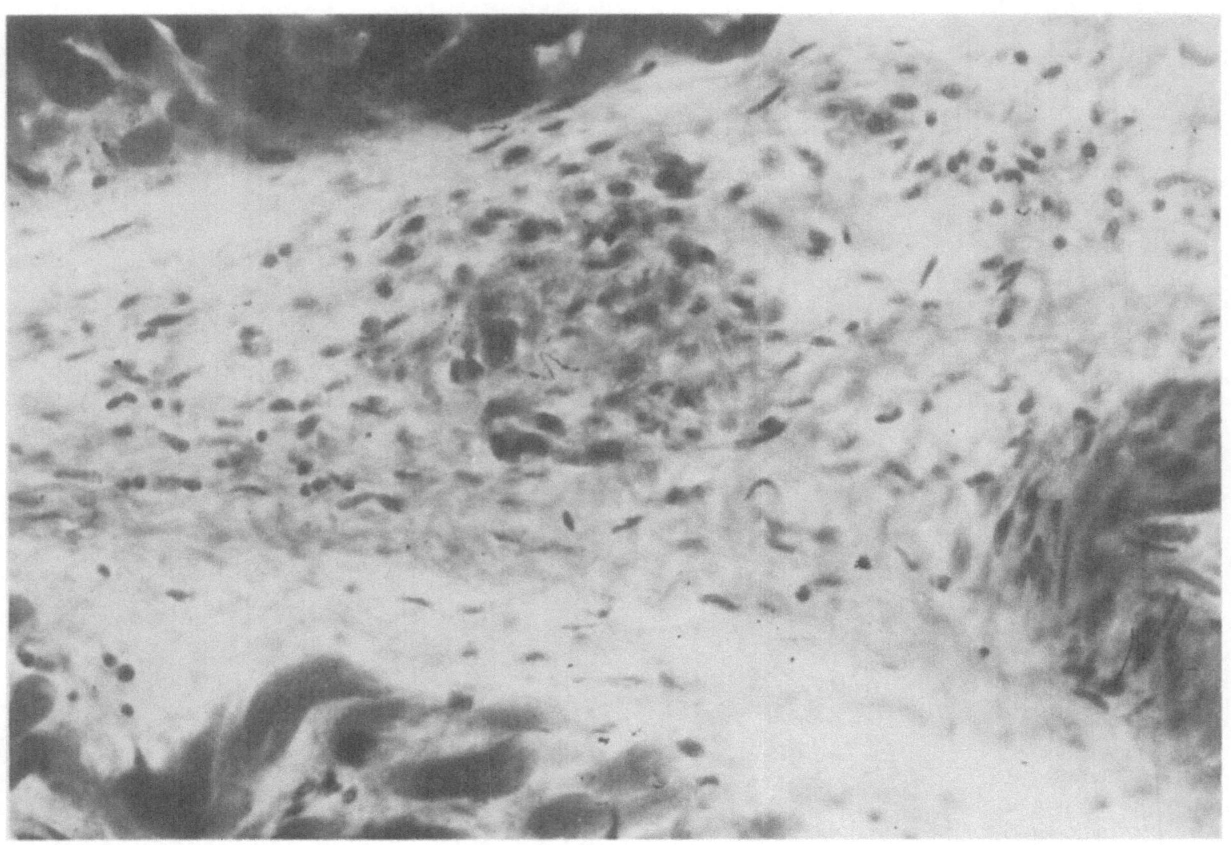

Abb. 24
Rheumatisches Fieber

Junges, rosettenförmiges Aschoffsches Granulom mit deutlich erkennbaren ,,Fibri-noid‘‘-Resten im Zentrum

Abb. 25
Rheumatisches Fieber

Alterndes Aschoffsches Granulom: Die Zellelemente ordnen sich in Zugrichtung der Muskelfasern an

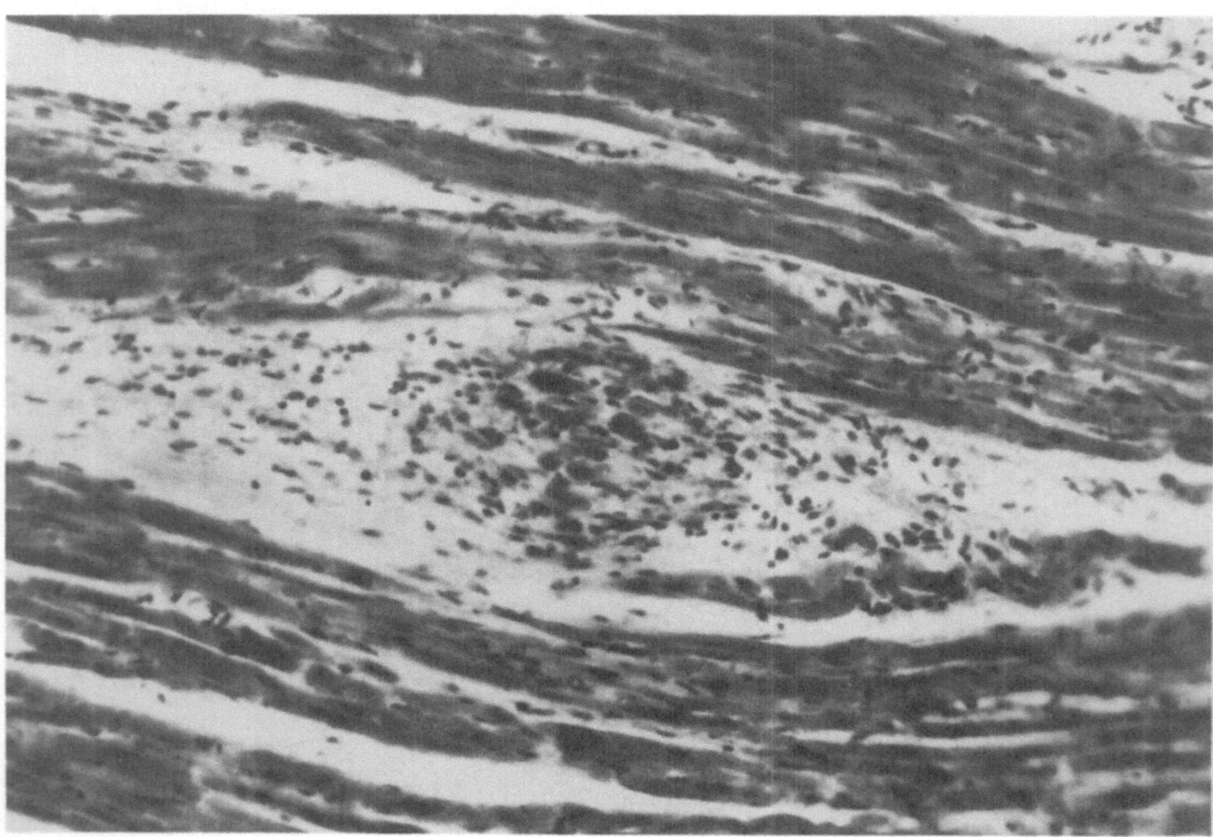

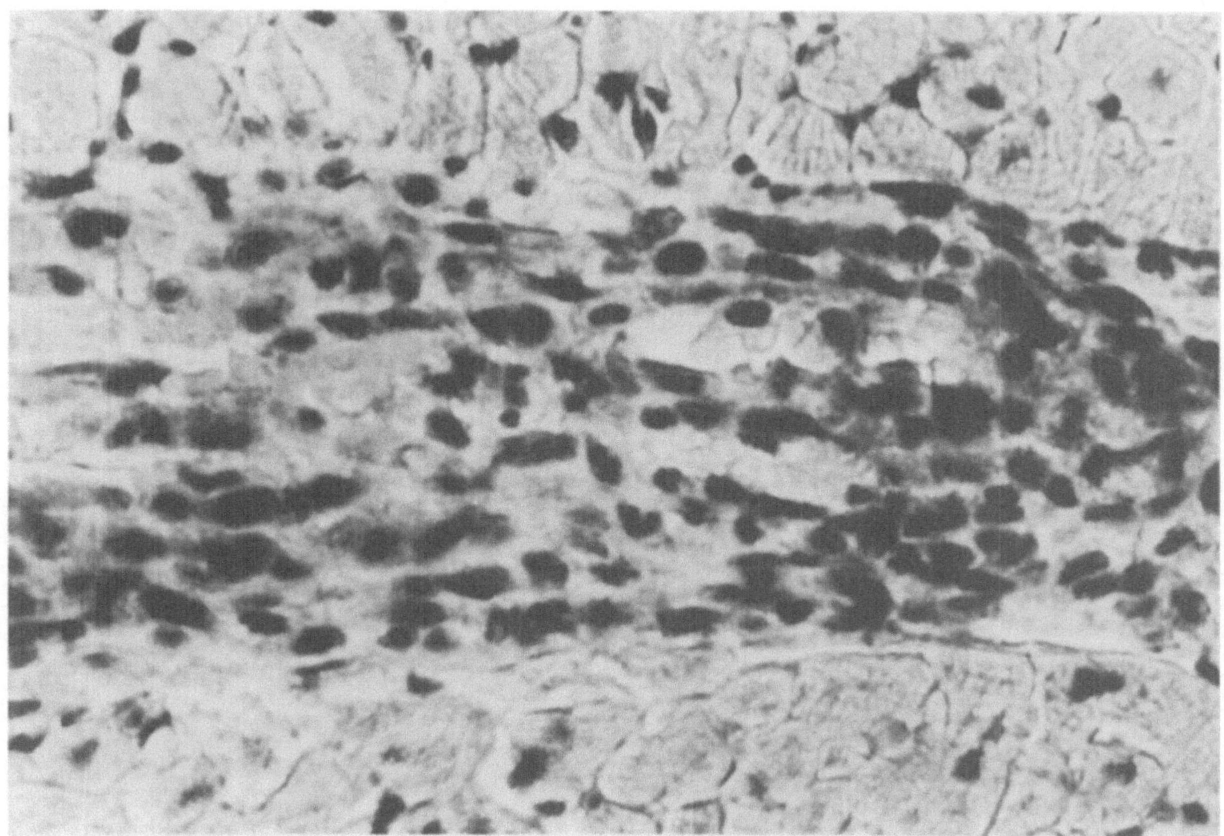

Älteres Aschoffsches Granulom: Fischzugartige Anordunung der Granulomzellen

Abb. 26
Rheumatisches Fieber

langsam unter ständiger Zellverminderung und Kollagenisierung in eine blei-
bende Narbe über. Diese kleine, zitronenförmige Narbe umschließt gelegentlich
ein zentralgelegenes Blutgefäß. In den meisten Fällen erkennt man, daß zu
beiden Seiten ein bis zwei Fasern der Herzmuskulatur zugrunde gegangen und
in das Narbenfeld einbezogen sind (Abb. 27). Während die Aschoffschen Granulome mit bloßem Auge nicht zu erkennen sind, kann man die ovalen, perivaskulären Schwielchen beim Einschnitt in die Herzmuskulatur als kleine, grauweiße,
etwa stecknadelkopfgroße Punkte entdecken. Der Nachweis dieser charakteristischen Narben kann auch noch nach Jahren als Hinweis für eine abgelaufene
rheumatische Myokarditis gelten (Abb. 28).

Warum die restierende Myokardnarbe allerdings diese weitgehend symmetrische, zitronenförmige Gestalt hat, ist im Grunde nicht ganz verständlich, da
sich ja der exsudativ-granulomatöse Prozeß im allgemeinen nicht zirkulär um
das Blutgefäß abspielt, sondern exzentrisch gelegen ist. Möglicherweise läuft
eine ödematöse Begleitreaktion am Rande des „Fibrinoidherdes" und Granuloms ab, die zur konzentrischen Sklerose des perivaskulären Bindegewebes führt.
Von KLINGE stammt die Beobachtung, daß die Narben besonders oft Sitz von
rheumatischen Rezidiven in Form von „Fibrinoidherden" und Aschoffschen
Granulomen sind (Abb. 27 u. 29). Abgesehen von diesen morphologisch eindeu-
tigen Rezidiven enthalten die Schwielenherde gelegentlich auch kleine, lymphozytäre Infiltrate. KLINGE interpretierte diesen Befund als ein Fortschwelen der
Entzündung. Wir möchten dagegen einigen restierenden Lymphozyten keine
spezielle Bedeutung für den rheumatischen Prozeß beimessen.

Der Zyklus — „Fibrinoid — Granulom — Narbe" — entspricht zweifellos
dem Ablauf des Gewebsprozesses, mit dem beim Gros der Erkrankungsfälle
zu rechnen ist. Es muß aber betont werden, daß manche morphologischen
Befunde unverständlich wären, wenn man diesen Ablauf für obligatorisch hält.

Der rheumatische Prozeß, vor allem bei Kindern, kann im Herzmuskel
so stürmisch verlaufen, daß der Tod des Patienten bereits innerhalb von 3
Wochen an myokardialer Insuffizienz eintritt. In solchen seltenen Fällen findet

**Rheumatische Rezidive
im Narbengewebe**

**Klinge-Zyklus:
„Fibrinoid-Granulom-
Narbe"**

Exsudative Variante

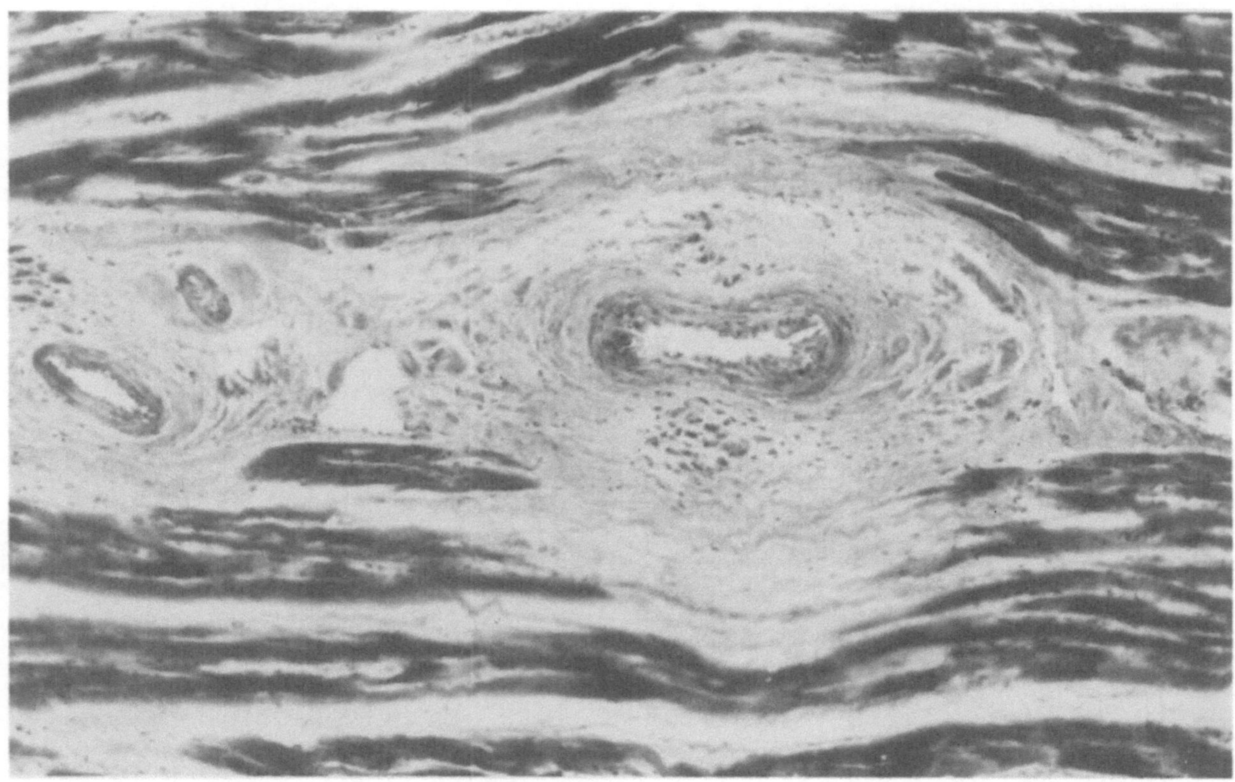

Abb. 27
Rheumatisches Fieber

Typische spindelförmige Narbe nach rheumatischer Myokarditis. Am Rande sind einige Muskelfasern zugrundegegangen und durch Kollagenfasern ersetzt. Oberhalb und unterhalb des Koronararterienastes liegt je ein kleines Rezidivgranulom

Abb. 28
Rheumatisches Fieber

Drei spindelförmige perivaskuläre Narben nach abgelaufener Myocarditis rheumatica. Im Schwielengewebe finden sich kleine Granulomrezidive (Pfeile)

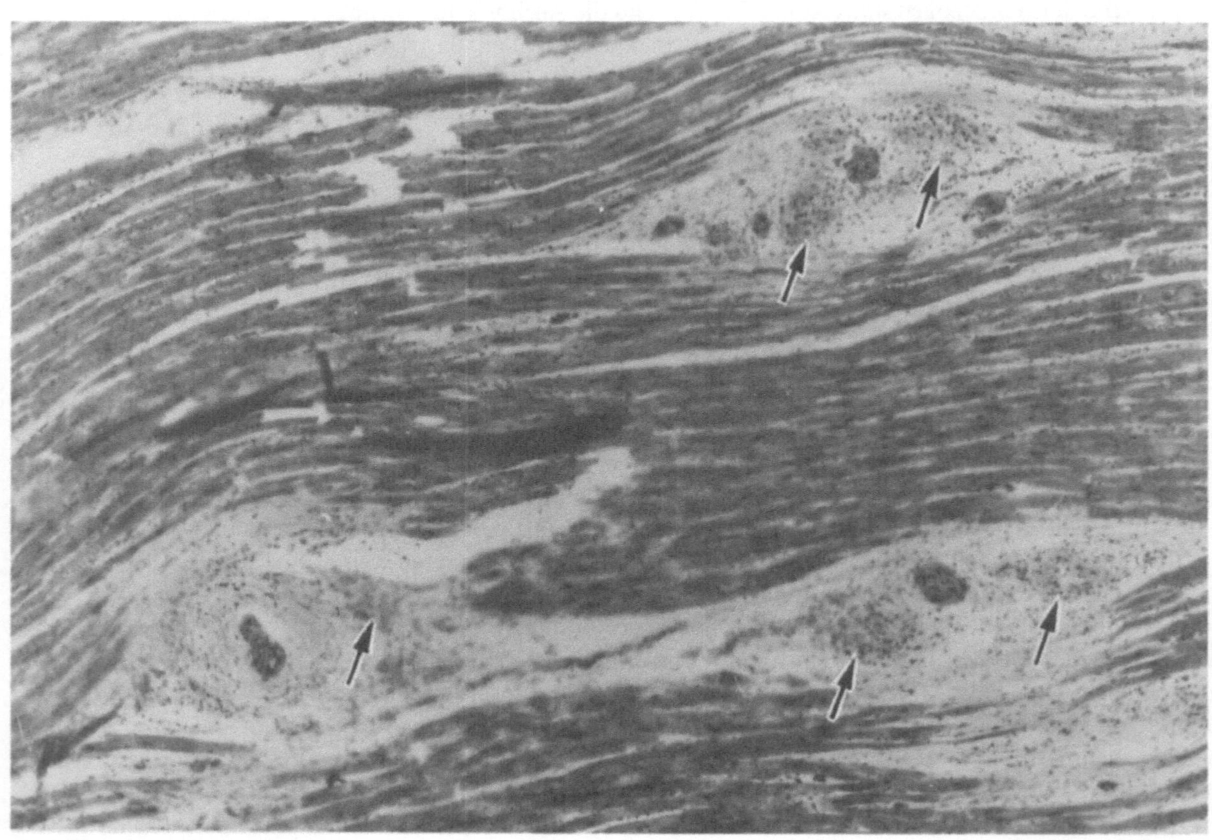

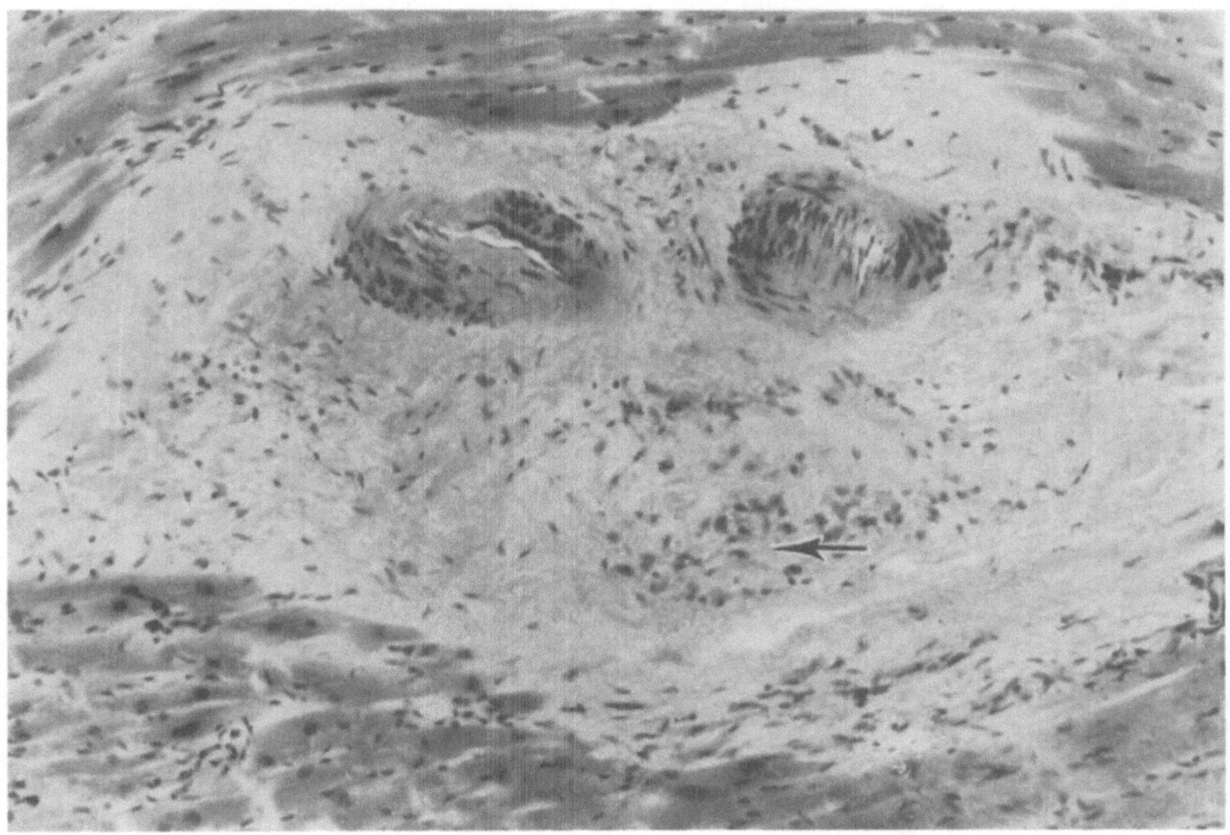

Rezidivgranulome in alter perivaskulärer rheumatischer Narbe (Pfeil)

Abb. 29
Rheumatisches Fieber

man eindrucksvolle, aber völlig uncharakteristische Veränderungen: Anstelle der vergleichsweise diskreten fibrinoiden Prozesse sieht man eine hochgradige serofibrinöse Exsudation, die vom Interstitium her auch das Muskelgewebe selbst überschwemmt. Dazwischen liegen Granulozyten in großer Zahl und vereinzelte Lymphozyten (Abb. 30 u. 31). Ohne Kenntnis des klinisch-serologischen Hintergrundes würde man angesichts des morphologischen Bildes eine rheumatische Myokarditis wohl kaum in Betracht ziehen, zumal in einem solchen Muskel kein einziges Aschoffsches Granulom zu finden ist.

Dieser hochgradig exsudative Prozeß ist aber eine Voraussetzung dafür, daß die Krankheit bereits in der akuten Phase tödlich verläuft. In diesen Fällen gleicht das morphologische Bild weitgehend demjenigen des Arthus-Phänomens, zumal wir im Herzmuskel dieser Patienten schwere, z.T. nekrotisierende Vaskulitiden fanden. Gefäßprozesse, Exsudation und Leukozyteninfiltration sind in Analogie zum Arthus-Experiment auf die Interferenz von Immunkomplexen und Komplement zurückzuführen. Wir glauben jedoch, daß sich der Prozeß nur graduell von den Vorgängen beim klassischen Ablauf des Rheumatischen Fiebers unterscheidet. Auch hierbei ist die „Fibrinoidbildung", ebenso wie die Exsudation in Gelenke und seröse Höhlen, auf zirkulierende Immunkomplexe zurückzuführen, die nach Schädigung der Kapillarwände in Gewebe und Mesodermhöhlen austreten und leukotaktisch wirken. Daß es sich hier um die graduelle Steigerung eines gleichartigen Pathomechanismus handelt, erkennt man auch daran, daß in diesen foudroyant tödlich verlaufenden Fällen von Rheumatischem Fieber auch an den Gelenken und serösen Hohlräumen die Exsudation besonders stark ausgeprägt ist. Es handelt sich also um die exzessive Form eines durch Immunkomplexe ausgelösten Krankheitsbildes.

Diesem rein exsudativen Myokardprozeß bei Rheumatischem Fieber stehen wieder andersartige Beobachtungen gegenüber, die aber ebenfalls mit dem zeitlichen Ablauf des Klinge-Zyklus – „Fibrinoid – Granulom – Narbe" – nicht in Einklang zu bringen sind. Legt man nämlich für den üblichen Ablauf

Kapillarschäden
durch Immunkomplexe

29

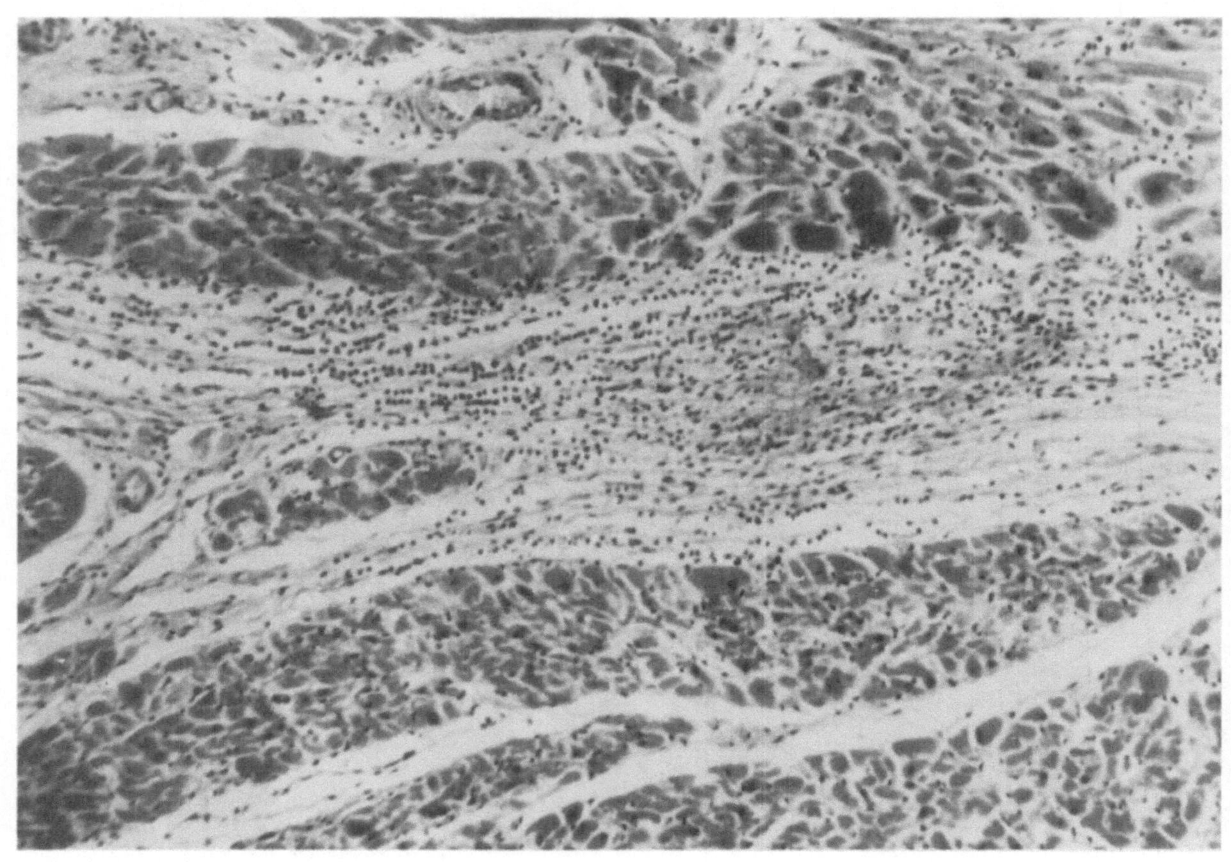

Exsudative Myokarditis: Fibrin- und Granulozytenaustritt in Gefäßbindegewebe und Herzmuskulatur

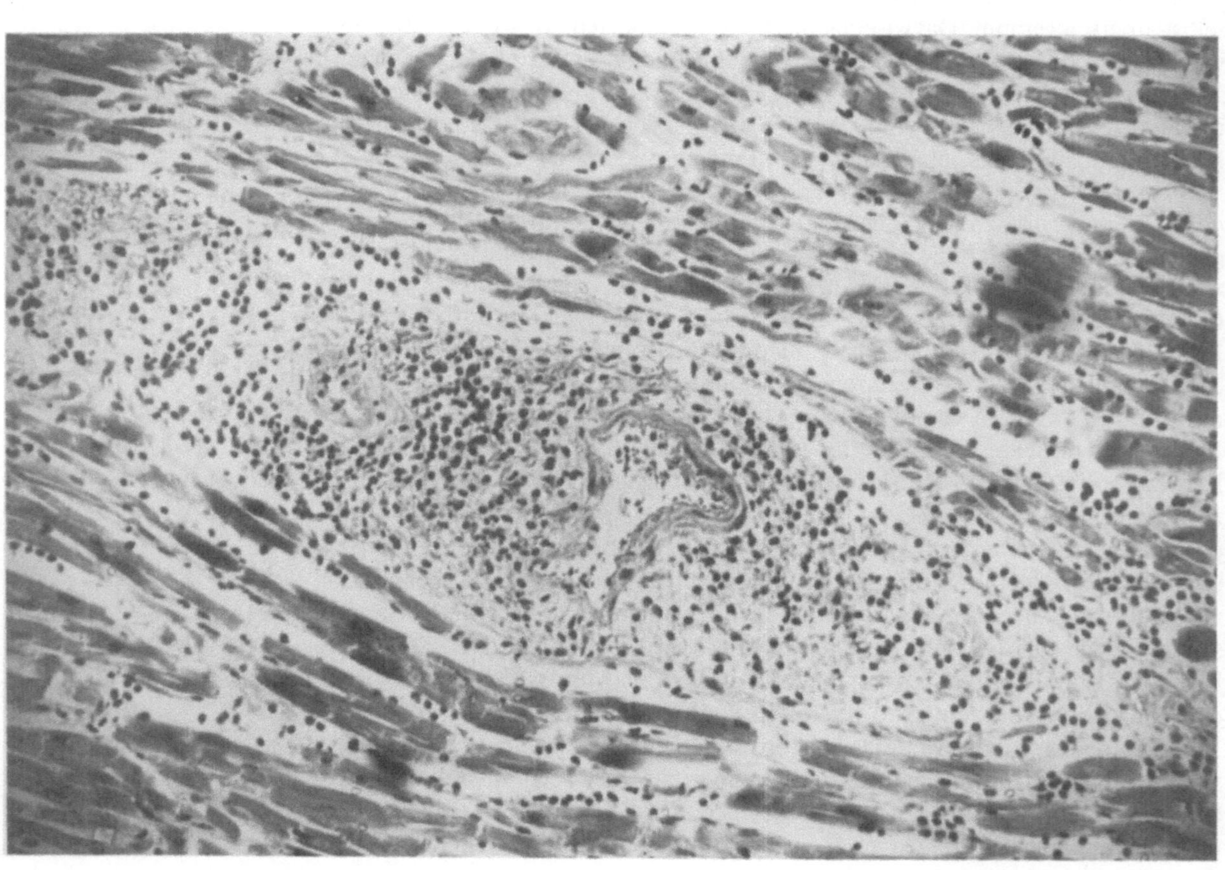

in Übereinstimmung mit oKLINGE (1933), oGROSS und EHRLICH (1934) folgende Zeiten zugrunde: fibrinoide Verquellung 2 bis 3 Wochen, Granulomphase 1 bis 2 Monate, der sich die Vernarbung anschließt, so lassen sich manche Beobachtungen nicht rubrizieren. So sahen wir beispielsweise blühende, lockere Granulome als Nebenbefund bei Patienten, die ohne rheumatische Symptome verstorben waren. Die lockeren Granulome enthielten keine Fibrinspuren, wie man sie im frühen Granulomstadium unbedingt erwarten müßte. Wir sind deshalb der Meinung, daß dem Aschoffschen Granulom zwar im allgemeinen eine fibrinoide Verquellung vorausgeht, daß sich aber in besonders blande verlaufenden Fällen das Granulom bereits sehr früh entwickelt. Wir gehen dabei in unserer Annahme nicht ganz so weit wie oASCHOFF (1904), der grundsätzlich einen primär granulierenden Beginn annahm. Diese Auffassung deckt sich nicht mit unseren allgemein-pathologischen Vorstellungen, daß sich jedes Granulationsgewebe reaktiv auf eine vorgängige Gewebsschädigung entwickelt, die eine resorptive Zelleistung fordert. Wir glauben vielmehr, daß bei der überwiegend produktiven Form der Fibrinaustritt flüchtig und minimal war und lediglich Starterfunktion hatte.

Wir sehen somit in der exsudativen und in der produktiven Form der rheumatischen Myokarditis in einem Fall die maligne und in dem anderen die schwelende Variante des typischen Klinge-Zyklus. Am Anfang jeder dieser 3 Verlaufsformen stehen jedoch grundsätzlich die Schädigung der Kapillaren mit nachfolgender Steigerung ihrer Durchlässigkeit und der Austritt von Plasmabestandteilen.

Während die Kenntnis der pathologischen Anatomie bis zum Anfang der fünfziger Jahre lediglich auf autoptischen Erfahrungen basierte, brachten die Kommissurotomie-Operationen erstmals die Möglichkeit, bioptische Beobachtungen an Herzgewebe von Patienten vorzunehmen, die durchweg zum Zeitpunkt des Eingriffes keine klinischen oder serologischen Symptome eines Rheumatischen Fiebers erkennen ließen. Um so überraschender war es für die Pathologen, als sie in den bei der Operation entfernten Ohren des linken Ventrikels Granulome fanden. Diese Gebilde wurden von ihren ersten Beobachtern als typische Aschoffsche Knötchen angesprochen (oTEDESCHI *et al.*, 1955; oMCKEOWN, 1953; oCLARK u. ANDERSON, 1955).

Uns selbst fiel bei der Untersuchung einer großen Zahl bei Kommissurotomie entnommener Herzohren folgendes auf:

1. liegen diese Herzohrgranulome im lockeren subendothelialen Gewebe, und zwar dort, wo eine dünne Muskellamelle verläuft. Im Bereich dieser Granulome sind die Fasern der Muskellamelle zerstört (Abb. 32, 33 u. 34);

2. fanden wir in keinem der Granulome Spuren von „Fibrinoid", wohl aber kleine Muskelfaserfragmente (Abb. 35);

3. enthalten die Herzohrgranulome neben Histiozyten auch Zellelemente myogener Herkunft (Abb. 36 u. 37).

Alle drei Merkmale unterscheiden diese Granulome vom Aschoffschen Granulom. Es handelt sich in diesen Fällen um ein Zellknötchen, welches sich im Bereich einer geschädigten Herzmuskelfaser entwickelt.

Wir haben daraufhin nach Granulomen dieser Art in der Herzmuskulatur von Patienten, die an Rheumatischem Fieber verstorben waren, gefahndet. In 3 Rezidivfällen fand sich der von uns als „muskelaggressives Granulom" bezeichnete Typ. Es ist bemerkenswert, daß wir keine muskelaggressiven Granulome neben typischen Aschoffschen Knötchen oder etwa umgekehrt gesehen haben. Während sich bei der typischen rheumatischen Myokarditis der Prozeß ausschließlich im perivaskulären Bindegewebe abspielt und höchstens einige am Rande gelegene Muskelfasern in Mitleidenschaft zieht, verschont er die Herzmuskulatur selbst. Im Gegensatz dazu spart das muskelaggressive Granulom das Gefäßbindegewebe aus und liegt ausschließlich in der Herzmuskulatur selbst (Abb. 38, 39 u. 40).

Es ist also unkorrekt, diese Prozesse als Aschoffsche Granulome zu bezeichnen. Die von Aschoff beschriebenen Knötchen sind ausschließlich im Gefäßbindegewebe lokalisiert.

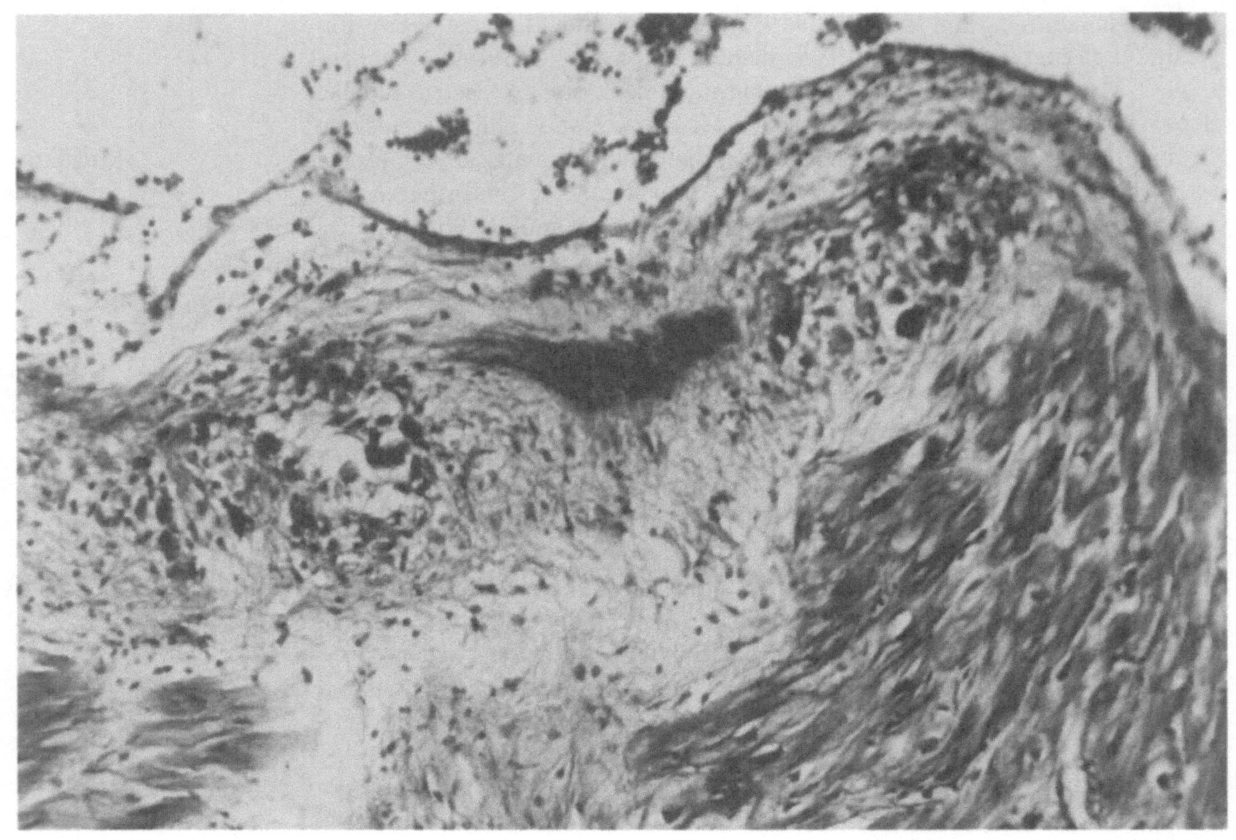

Abb. 32 und 33
Rheumatisches Fieber
Muskelaggressive Granulome im linken Herzohr. Die subendotheliale Muskella-melle ist im Bereich der Granulome zerstört

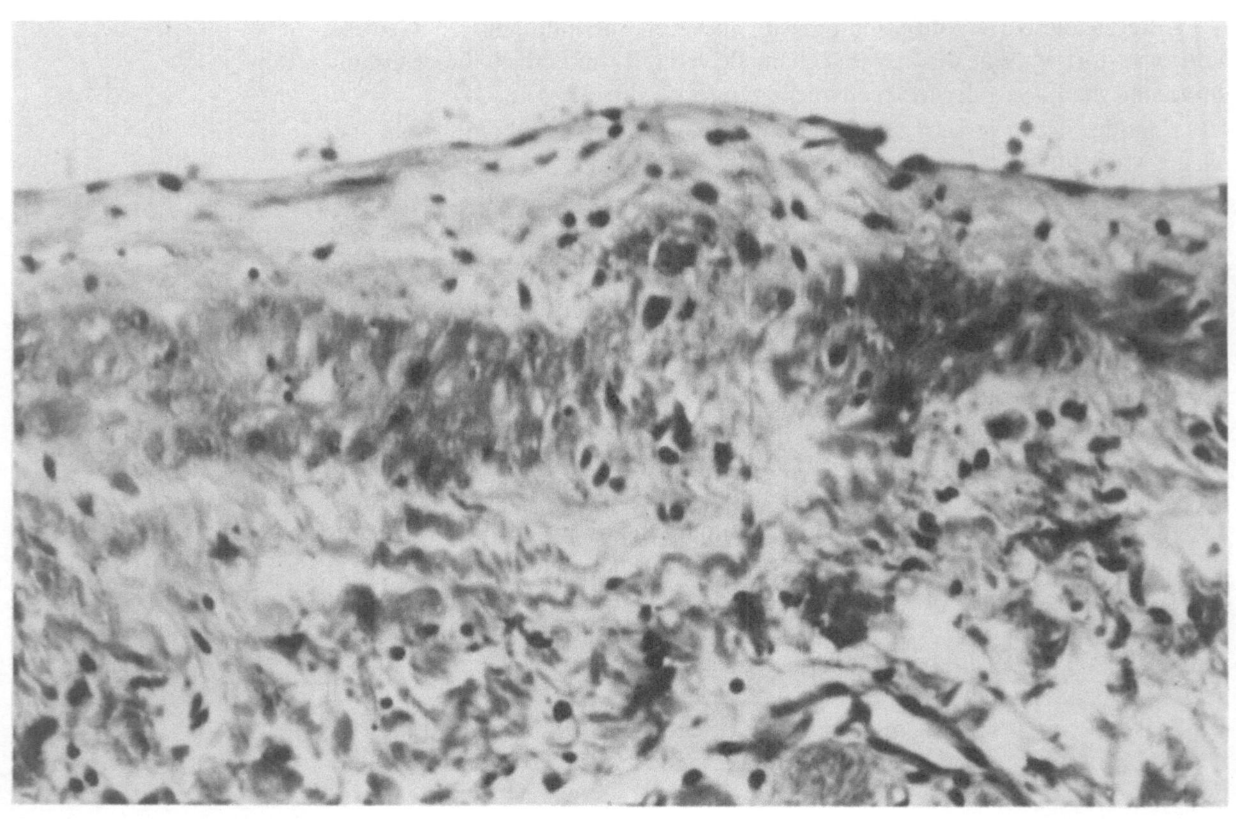

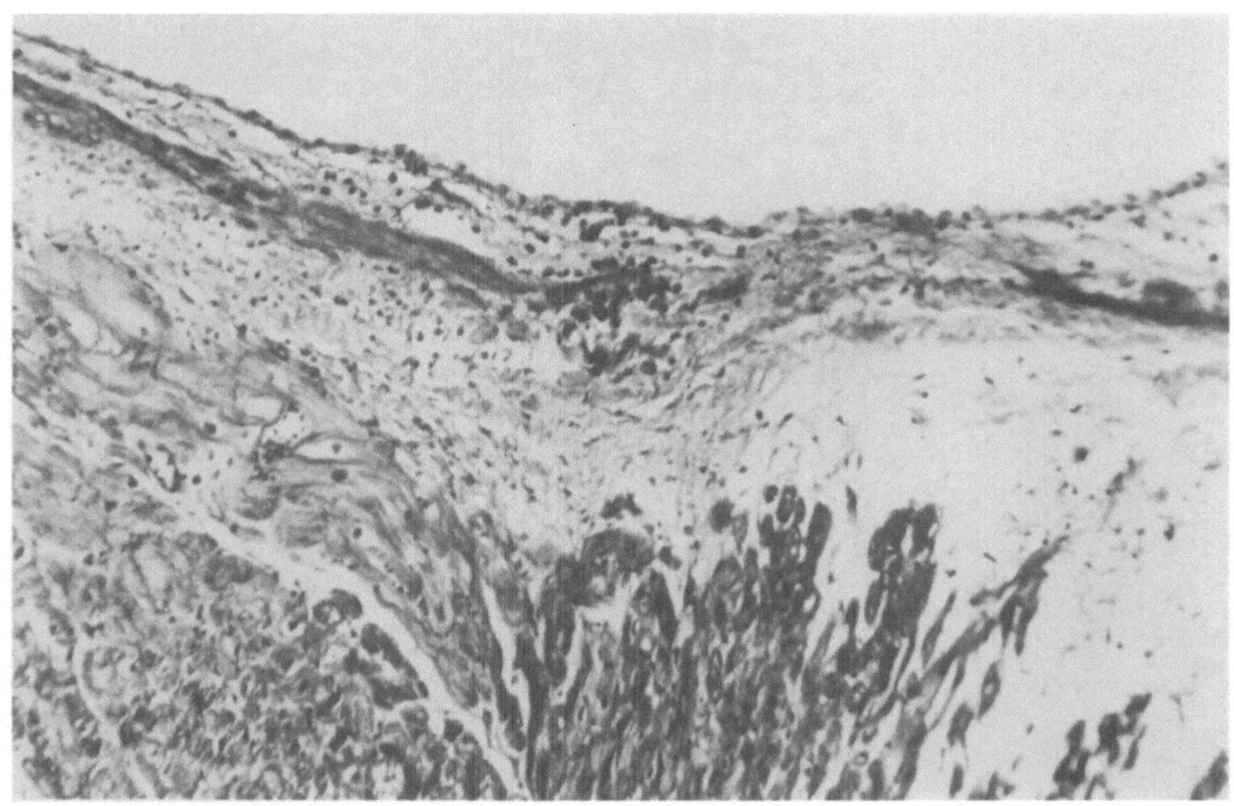

Muskelaggressives Granulom im linken Herzohr mit Zerstörung der subendothelialen Muskellamelle

Abb. 34
Rheumatisches Fieber

Muskelaggressives Granulom: Ein abgestorbenes Herzmuskelfragment wird von Histiozyten und myogenen Riesenzellen rosettenartig umgeben

Abb. 35
Rheumatisches Fieber

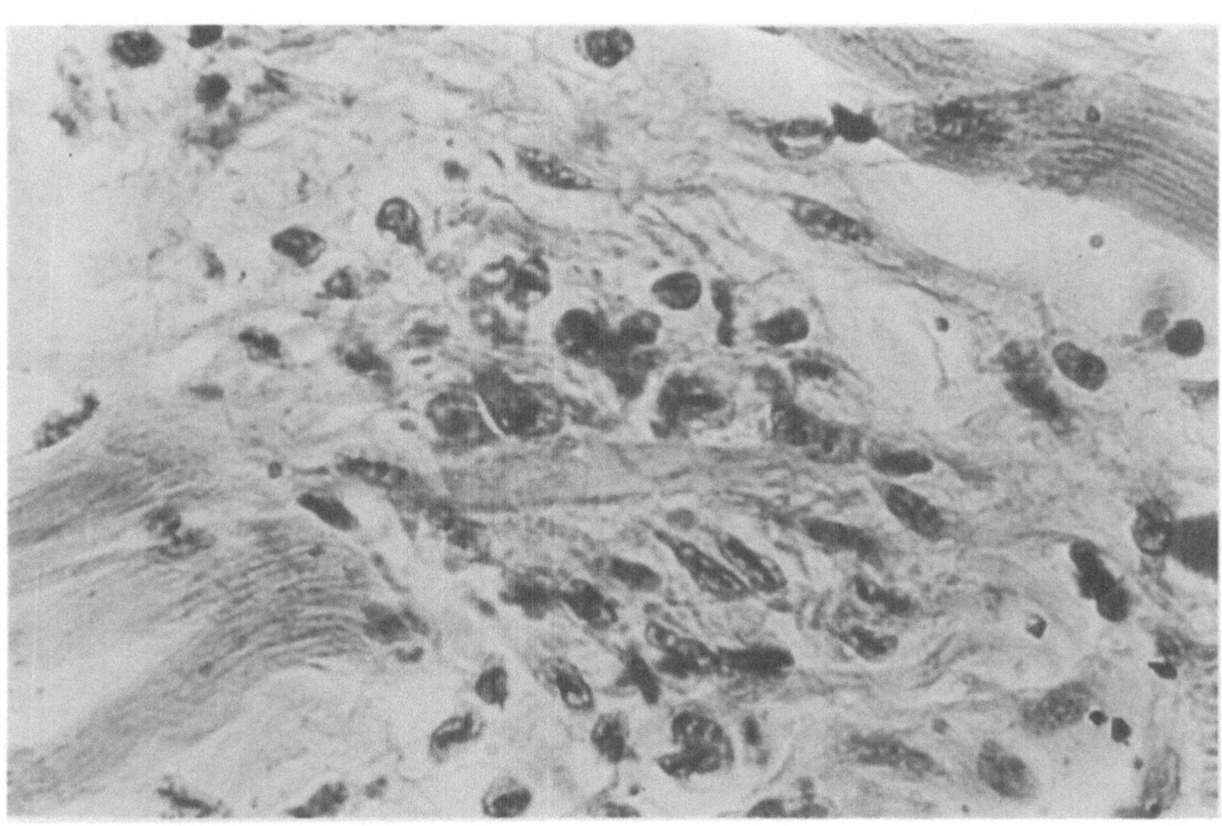

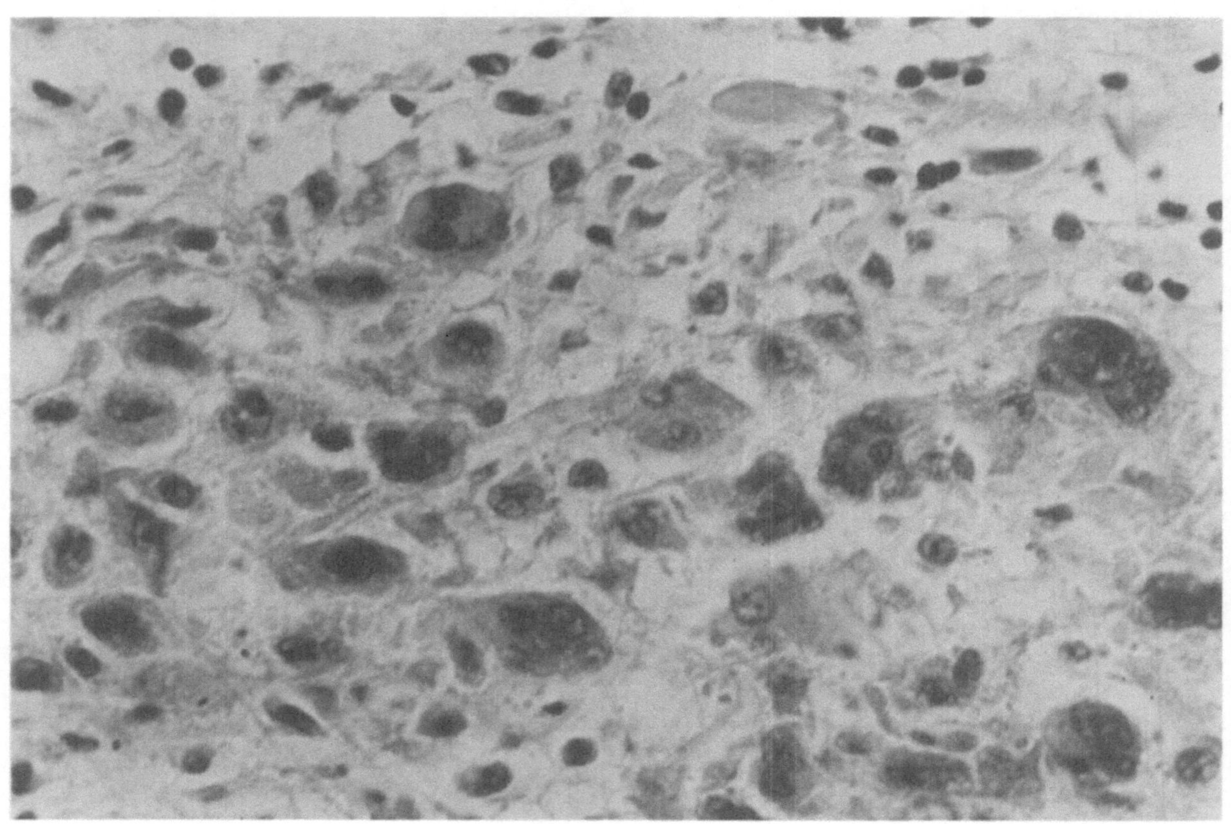

Abb. 36
Rheumatisches Fieber

*Ausschnitt aus einem muskelaggressiven Granulom mit zahlreichen myogenen Rie-
senzellen und Muskelfaserfragmenten*

Abb. 37
Rheumatisches Fieber

*Ausschnitt aus einem muskelaggressiven Granulom: Mehrkernige myogene Riesen-
zellen, Anitschkow-Zellen und Histiozyten*

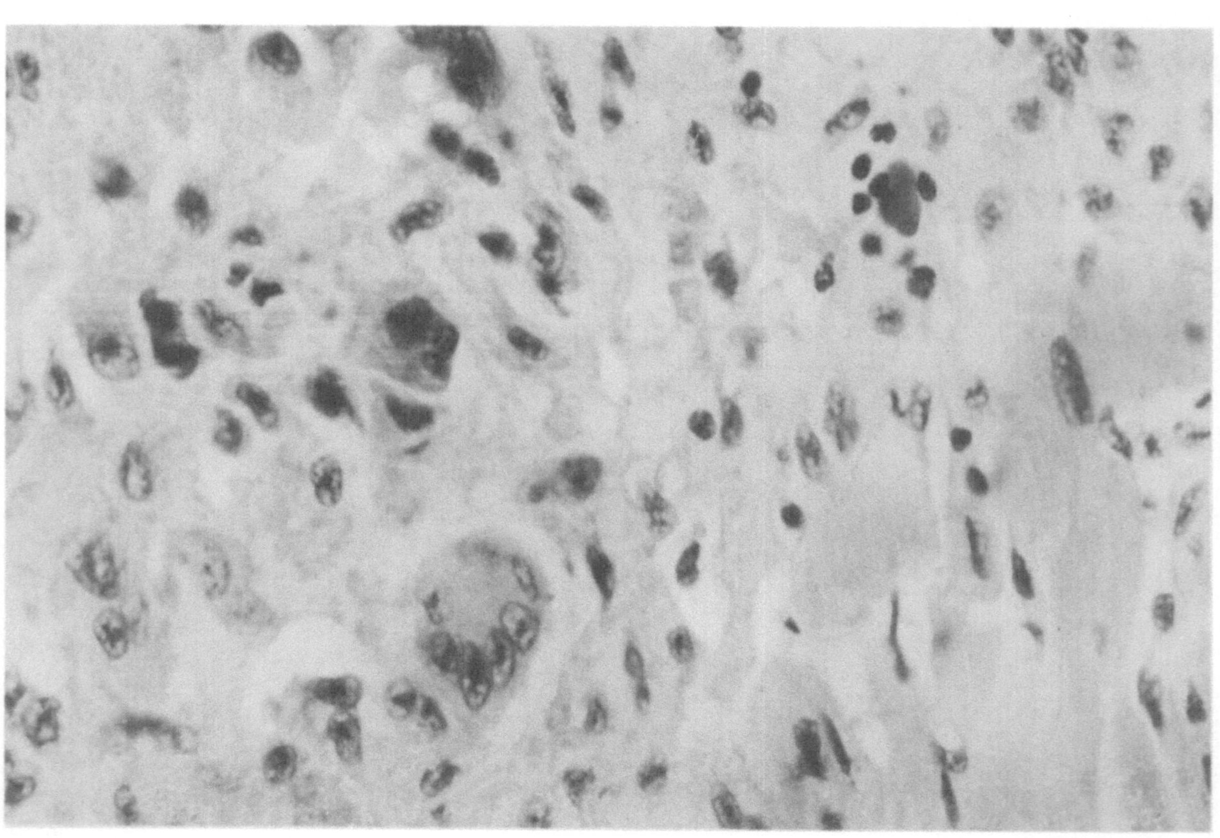

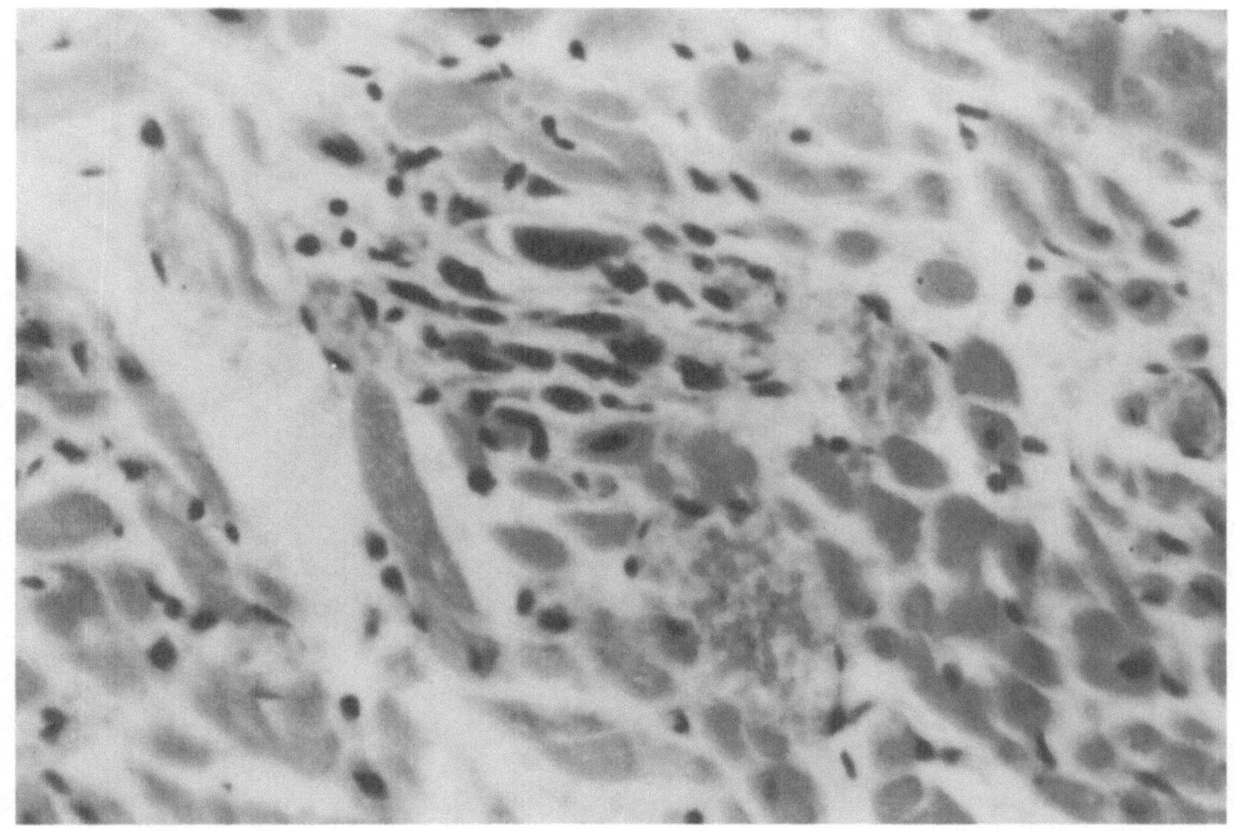

Untergehende Muskelfasern mit Ausbildung myogener Riesenzellen in einem entstehenden muskelaggressiven Granulom

Abb. 38
Rheumatisches Fieber

Kleines muskelaggressives Granulom in frischem Muskeldefekt

Abb. 39
Rheumatisches Fieber

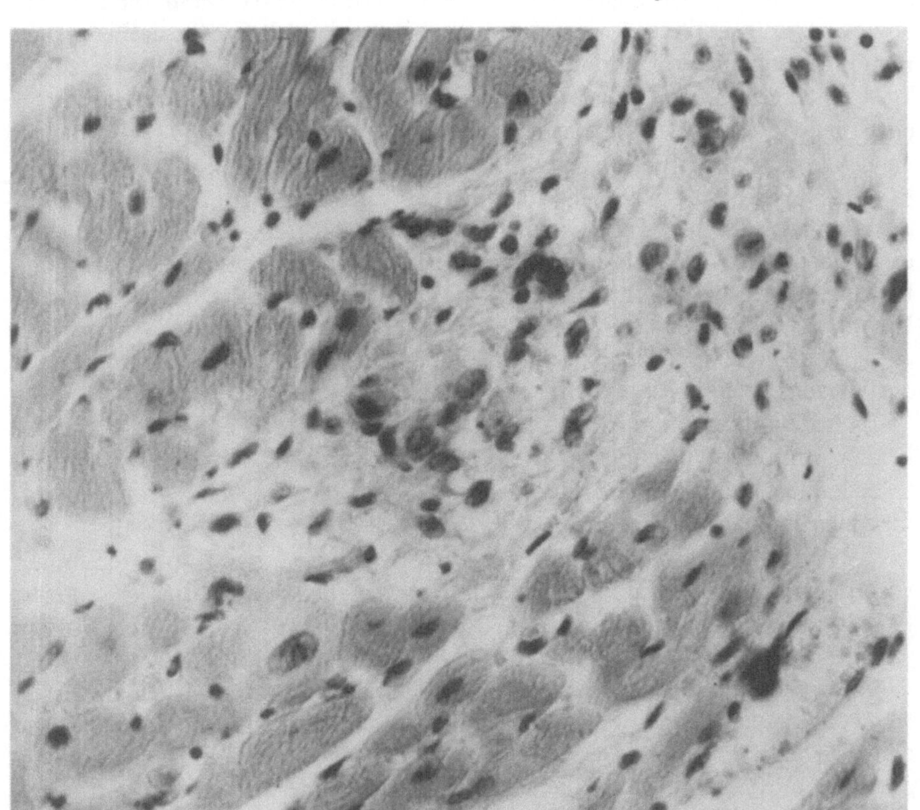

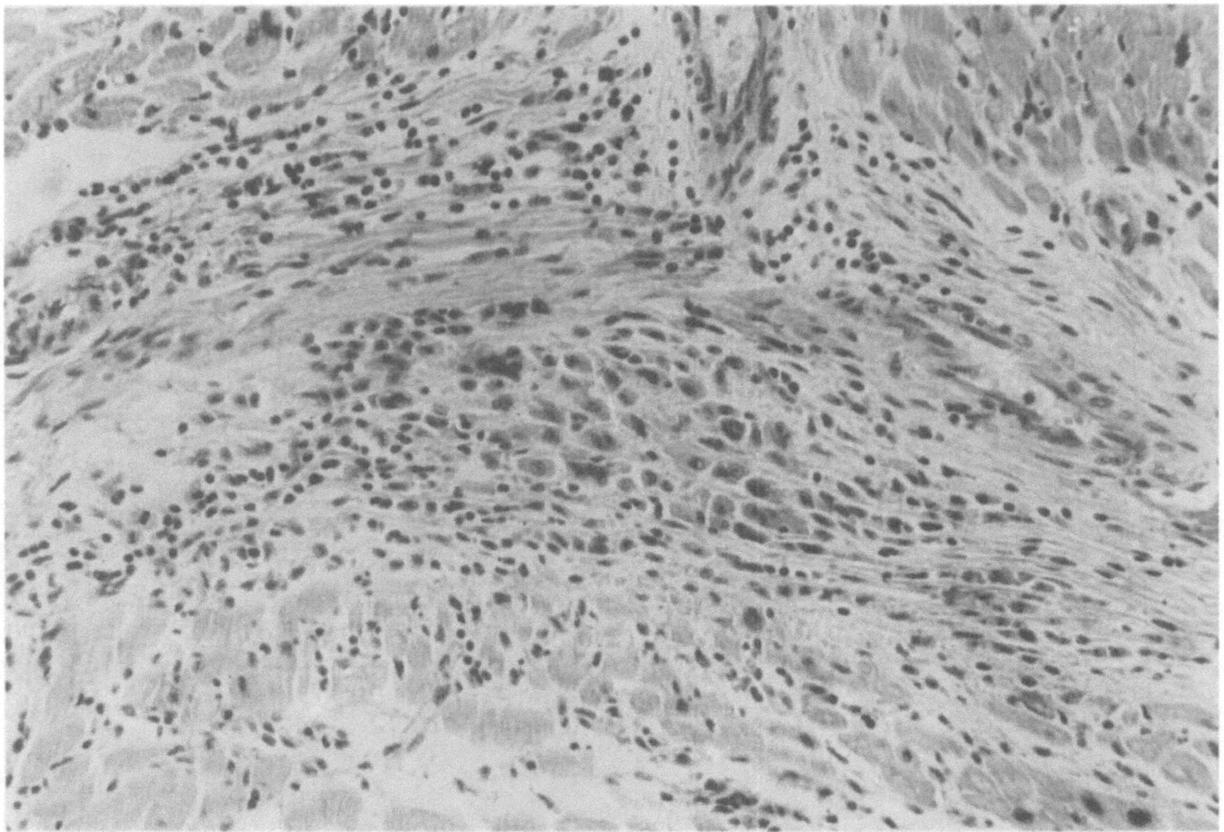

Älteres muskelaggressives Granulom, überwiegend aus myogenen Zellelementen bestehend, die sich fischzugartig angeordnet haben. An den Rändern beginnende Fibrose

Beziehung des muskel-aggressiven Granuloms zu den Kaninchenver-suchen von Murphy

Bereits 1906 beschrieb OGEIPEL sowohl im Bindegewebe als auch im Myokard selbst gelegene Knötchen. Auch OV. ALBERTINI (1953) erwähnt die Existenz von myokardialen Granulomen. Es verdient besonderes Interesse, daß von allen Bemühungen, im Tierexperiment Gewebsläsionen zu erzeugen, die den Herzmuskelveränderungen beim Rheumatischen Fieber entsprechen, lediglich die Versuche von × MURPHY (1952) einer Kritik standhalten können. Die bei Kaninchen nach wiederholten Injektionen von abgetöteten A-Streptokokken erzeugten Myokardprozesse entsprechen jedoch keineswegs den Aschoffschen Granulomen, es handelt sich dabei vielmehr um muskelaggressive Granulome, d.h. um primäre Nekrosen der Herzmuskelfasern mit sekundärer Granulombildung. Es wurde ihnen deshalb auch weitgehend die Anerkennung als Äquivalent des Rheumatischen Fiebers versagt. Es soll an dieser Stelle vermerkt werden, daß es bis heute in keinem Tierexperiment gelang, ein echtes, im Gefäßbindegewebe des Herzens gelegenes Aschoffsches Granulom zu erzeugen.

Pathogenese der rheumatischen Granulomtypen

Man könnte nun die Frage stellen, ob eine so strenge Differenzierung der beiden Granulomtypen überhaupt biologisch gerechtfertigt ist. Hierbei ist jedoch zu bedenken, daß beiden Granulomen zwei völlig verschiedene Pathomechanismen zugrunde liegen müssen:

Dem Aschoffschen Granulom geht eine Schädigung des Kapillarendothels voraus, gefolgt von einem Plasmaaustritt mit Ausfällen des „Fibrinoids", dessen Resorption Aufgabe des Aschoffschen Granuloms ist. Es handelt sich also um einen exsudativ-produktiv-endzündlichen Vorgang.

Im Gegensatz dazu geht dem muskelaggressiven Granulom ein primärer Muskelfaseruntergang voraus. Das Granulom enthält dementsprechend neben den resorbierenden Bindegewebszellen auch myogene Elemente. Dem muskelaggressiven Granulom liegt also keine Entzündung, sondern eine primäre Muskelnekrose zugrunde.

Beide Granulomtypen stellen also histiogene Reaktionen auf Primärläsionen dar. Beim Aschoffschen Granulom wird „Fibrinoid" von Histiozyten resorbiert, beim muskelaggressiven Granulom werden die durch den Immunprozeß abgetöteten Muskelfasern von Makrophagen abgeräumt, unter die sich, dem Substrat entsprechend, myogene Riesenzellen mischen (Abb. 41, 42 u. 43).

Im muskelaggressiven Granulom findet sich im allgemeinen eine eigenartige, ovale Zelle. Ihr Kernchromatin liegt in Form eines gezackten Bandes in der Längsachse der im übrigen optisch fast leeren Zelle (Anitschkow-Zelle, im angloamerikanischen Schrifttum: cater-pillar-cell) (Abb. 44). Dieser Zelltyp wurde von o ANITSCHKOW (1912) als „Myozyt" gedeutet. o V. ALBERTINI (1953) spricht von „Kardio-Histozyten", während × MURPHY (1952) an die myogene Abkunft der Anitschkow-Zelle glaubt. Anitschkow-Zellen werden jedoch nicht nur bei Rheumatischem Fieber, sondern auch bei Muskelfaseruntergängen im Rahmen des Herzinfarkts und Heilungsvorgängen nach Stichverletzungen gesehen. Wir selbst schließen uns der Auffassung von MURPHY an und glauben, daß es sich um muskuläre Zellelemente handelt, deren Chromatin geschädigt und verklumpt ist. Das muskelaggressive Granulom übertrifft das Aschoffsche Granulom im allgemeinen an Größe, da seine Zellkomponenten oft plumper und zahlreicher sind und das Granulom nekrotische Muskelfasern umschließt. Es können kleine Blutgefäße von benachbarten Granulomen dieser Art komprimiert werden (Abb. 45 u. 46).

Die unterschiedliche Genese beider Reaktionsformen setzt auch zwei verschiedene Immunmechanismen voraus:

1. Das fibrinoide Infiltrat ist Folge einer pathologisch gesteigerten Kapillardurchlässigkeit, deren Ursache wir in Analogie zum Arthus-Phänomen in einer Anlagerung von Immunkomplexen sehen. Diese Komplexe bestehen aus Streptokokken-Antigenen und den entsprechenden Antikörpern. Sie binden Komplement. Der Fibrinaustritt kann minimal und flüchtig wie bei der produktiven Variante sein, oder aber es kann eine dem Arthus-Phänomen ähnliche

Immunmechanismen
beider Reaktions-
formen

Immunkomplexe

Junges muskelaggressives Granulom im Myokard mit mehrkernigen, myogenen Riesenzellen

Abb. 41
Rheumatisches Fieber

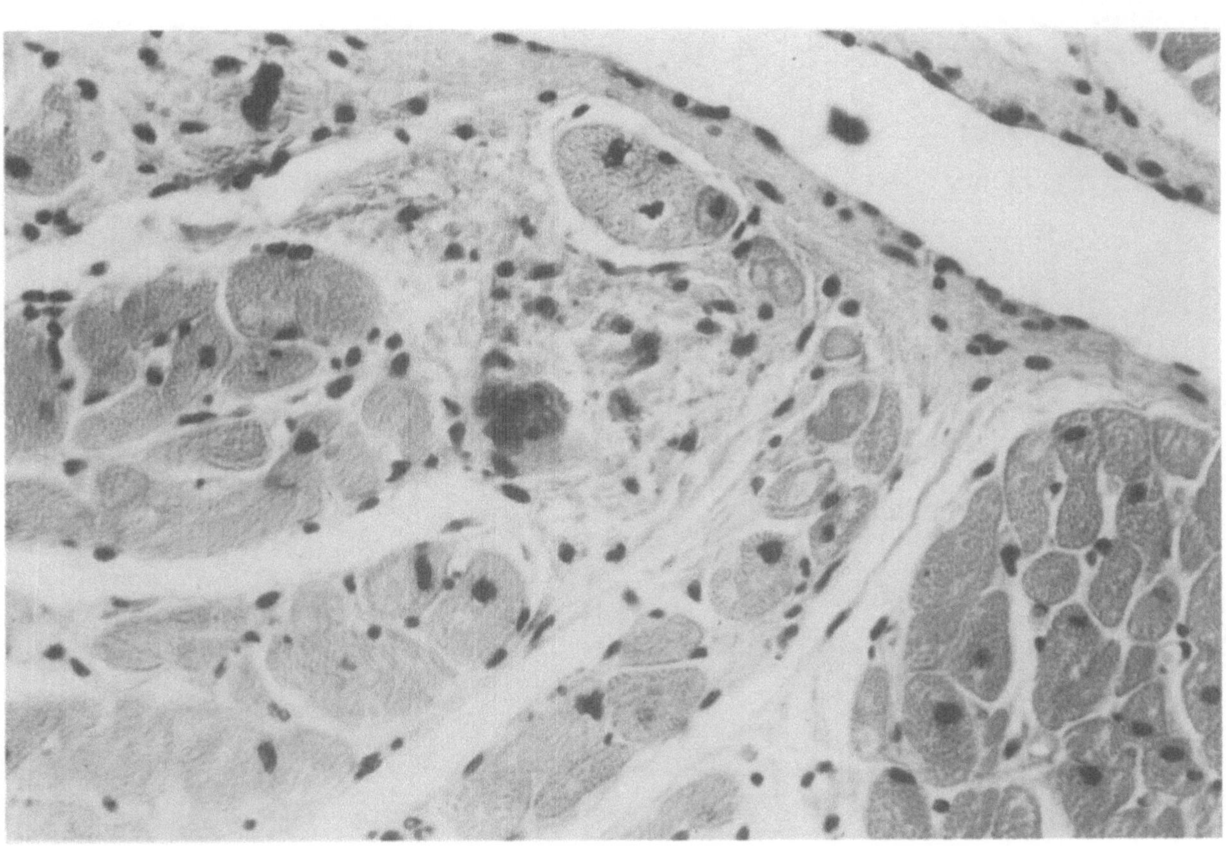

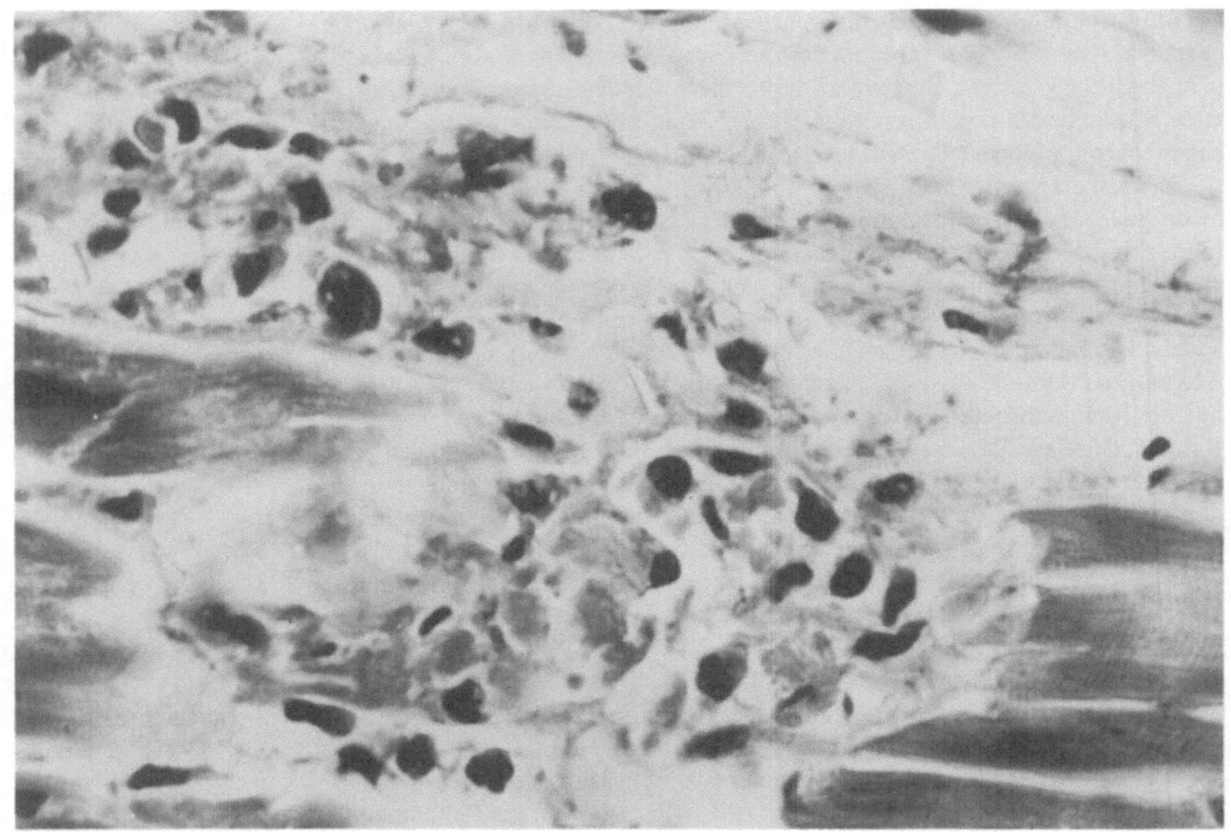

Abb. 42
Rheumatisches Fieber

Muskelaggressives Granulom. Zerstörung mehrerer Herzmuskelfaserbündel

Abb. 43
Rheumatisches Fieber

Ein muskelaggressives Granulom beginnt sich um eine abgestorbene Herzmuskelfaser zu gruppieren. Man sieht mehrere myogene Riesenzellen

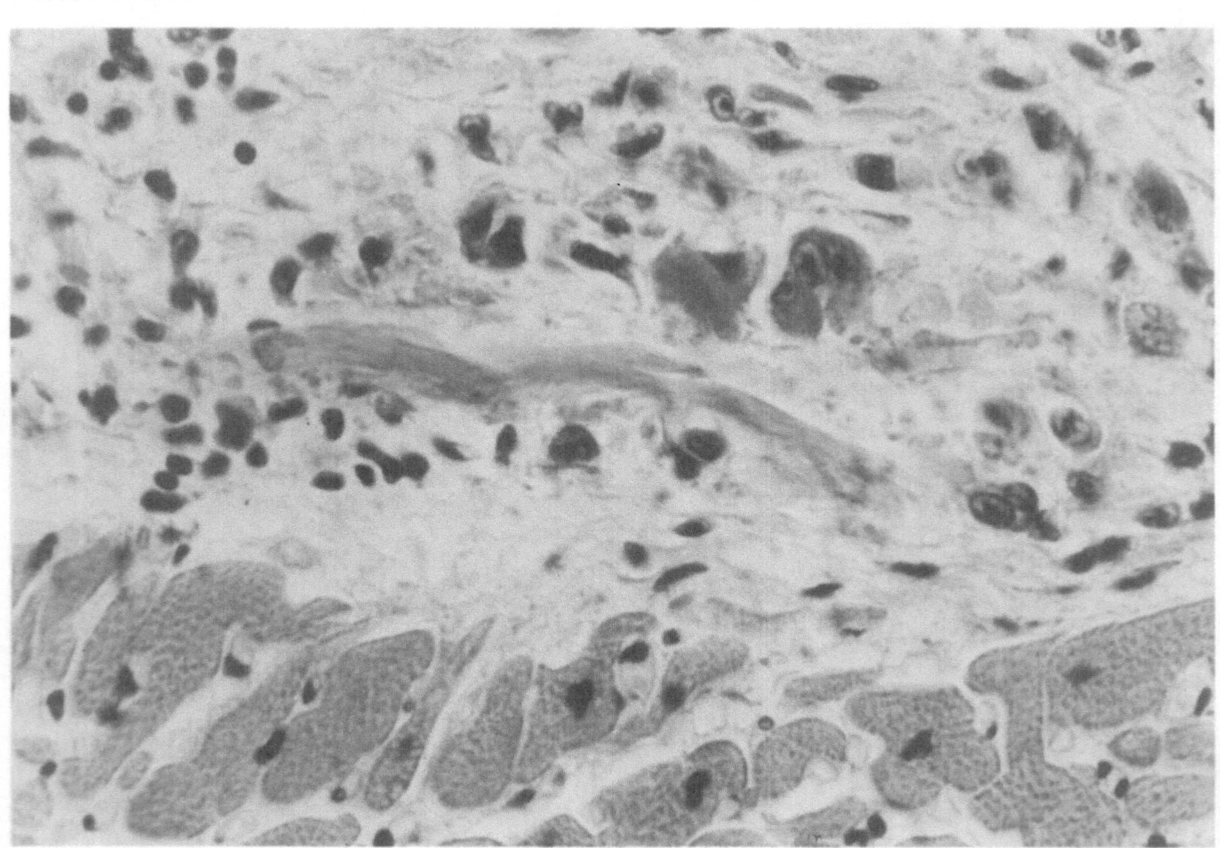

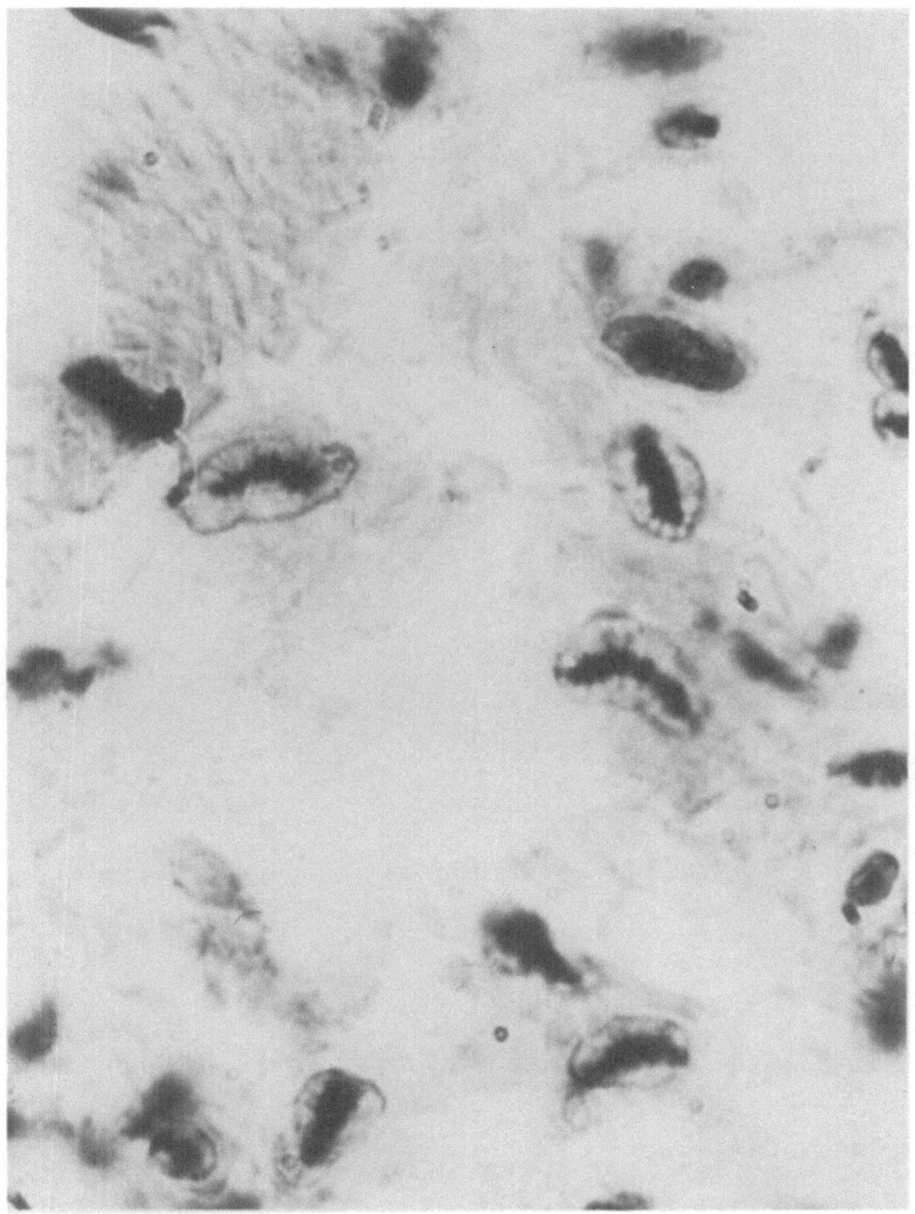

Mehrere Anitschkow-Zellen aus der Randzone eines muskelaggressiven Granuloms im Herzmuskel

Abb. 44
Rheumatisches Fieber

Überschwemmung der Herzmuskulatur mit Fibrin und Granulozyten als exsudative Variante auftreten. Die Rolle der Immunkomplexe wird auch durch die Arteriennekrose deutlich (Abb. 79), die besonders bei der exsudativen Variante auftritt. Das Aschoffsche Granulom ist also morphologischer Ausdruck einer lokalen, exsudativ-produktiven Entzündung.

2. Dagegen ist der primäre Muskeluntergang, der dem muskelaggressiven Granulom zugrunde liegt, nicht Entzündungsfolge. Hierfür fehlen morphologische Anzeichen wie Granulozyten oder Fibrin, die das Ausmaß des Muskeluntergangs erklären könnten. Da entzündliche Phänomene fehlen und beispielsweise das muskelaggressive Granulom im Herzohr ausschließlich im Bereich der zerstörten subendokardialen Muskellamelle liegt, müssen Antikörper gegen Muskelgewebe interferieren.

Seit den Untersuchungen von × KAPLAN (1958) gilt das Vorkommen von Autoantikörpern im Herzmuskel bei Patienten mit Rheumatischem Fieber als sicher. Während bei 15 bis 25% der Kranken mit postrheumatischen Herzprozessen bzw. akutem Rheumatischem Fieber Autoantikörper im Herzen nachgewiesen wurden, schnellt der Prozentsatz bei Patienten mit Postkommissurotomie-

**Autoantikörper
gegen Herzmuskulatur**

39

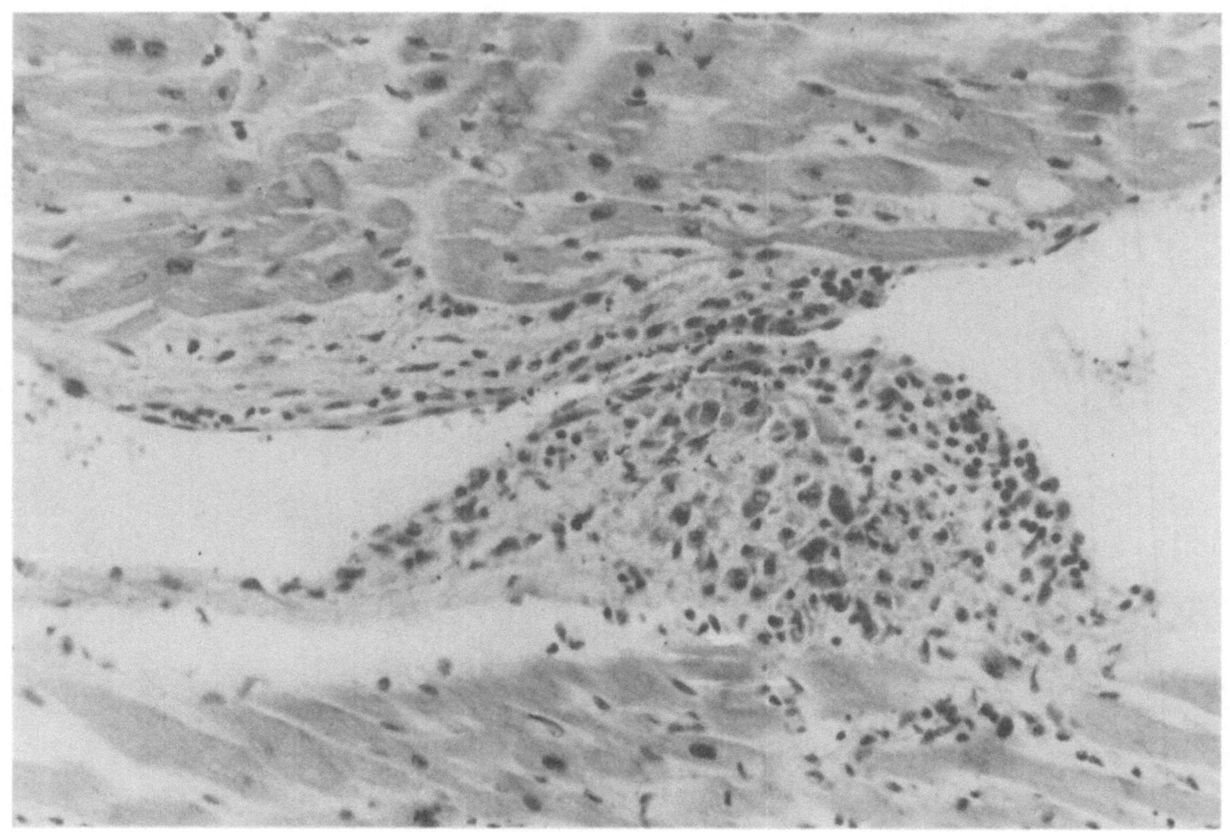

Abb. 45
Rheumatisches Fieber

Einengung einer kleinen Koronarvene durch ein muskelaggressives Granulom

Abb. 46
Rheumatisches Fieber

Verdrängung eines kleinen Koronararterienastes durch ein muskelaggressives Gra-
nulom

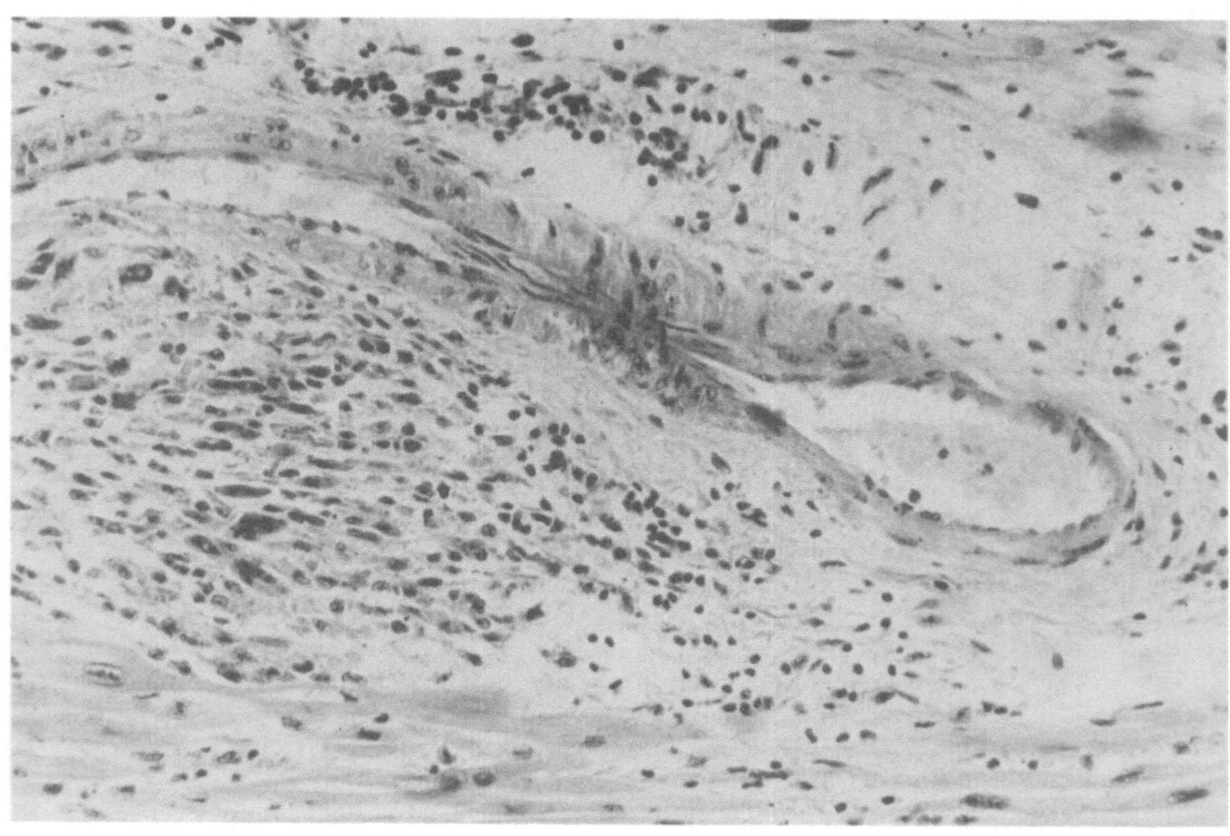

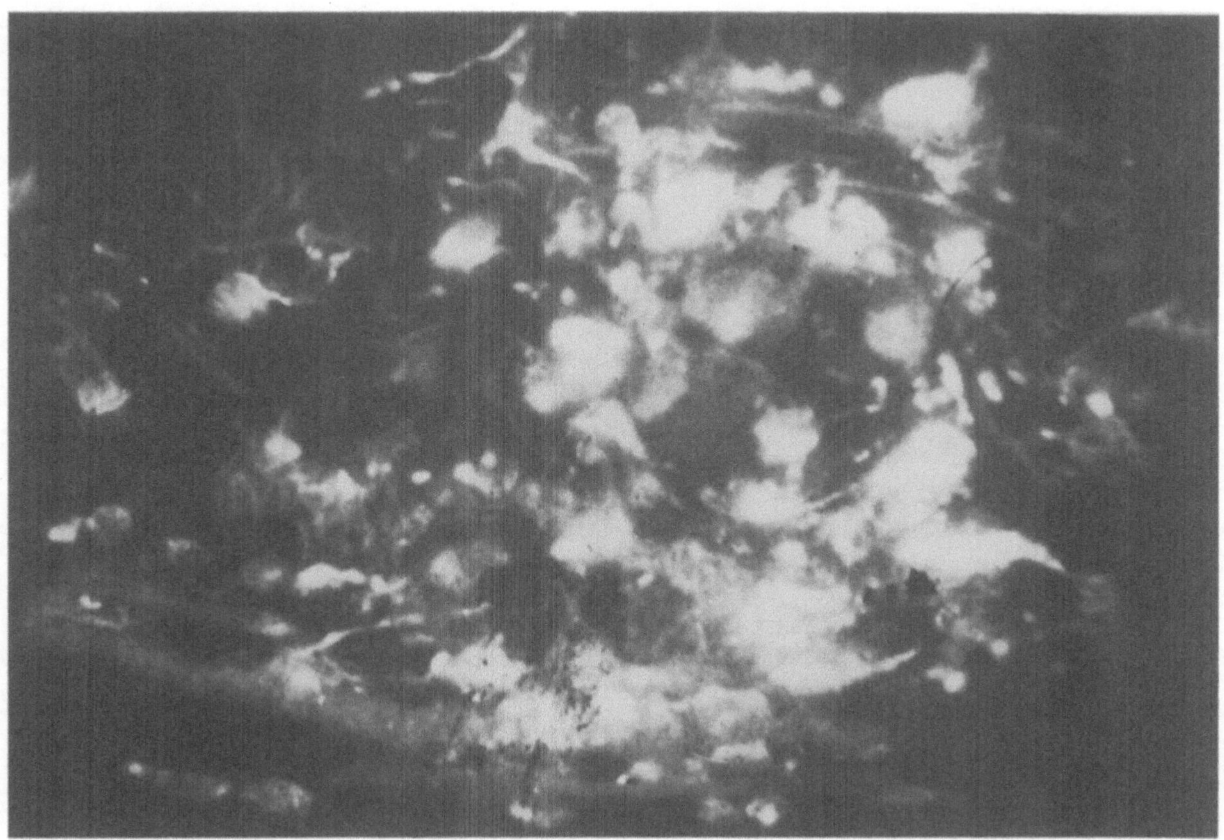

Abb. 47
Rheumatisches Fieber

Syndrom auf 69% hinauf. Diesem häufigen Antikörpernachweis steht der pathologisch-anatomische Befund an den entfernten Herzohren gegenüber: In Übereinstimmung mit anderen Autoren fanden wir in über 30% der Herzohren, die anläßlich einer Kommissurotomie bei Patienten mit einer Mitralstenose entfernt wurden, rheumatische Granulome, während wir bei 800 autoptisch entfernten Herzohren von Patienten ohne Rheumaanamnese niemals rheumatische Knötchen sahen (1963).

Wir sehen in der Existenz dieser fortschwelenden muskelaggressiven Granulome das morphologische Äquivalent der Autoantikörperwirkung. OKLEIN und BURKHOLDER (1959) wiesen mit Fluoreszenzmethodik Komplementavidität der Granulomzellen im Herzohr als Indiz für die Anwesenheit von Immunkomplexen nach (Abb. 47). Die verschiedenen Manifestationsformen des Rheumatischen Fiebers am Myokard haben demnach eine sehr unterschiedliche klinische Bedeutung:

1. Das typische Aschoffsche Granulom liegt im Gefäßbindegewebe und tangiert lediglich einige angrenzende Muskelfasern. Es läßt im übrigen die Herzmuskulatur grundsätzlich intakt. Es ist deshalb an sich klinisch unbedeutend. Dasselbe gilt für die primär produktive Variante.

2. Die exsudative Variante dagegen kennzeichnet die schwerstwiegende Verlaufsform des Rheumatischen Fiebers. Die diffuse exsudative Myokarditis kann bei entsprechender Ausdehnung zum myokardialen Tod führen.

3. Das muskelaggressive Granulom ist morphologischer Ausdruck einer nichtentzündlichen Autoantikörpereinwirkung gegen Herzmuskelgewebe. Unsere Beobachtungen sprechen dafür, daß es sich hierbei um eine fakultative Spätkomplikation bei länger bestehendem rheumatischem Herzleiden handelt. Die klinische Bedeutung dieses Granulomtyps hängt von dem Grad seiner Ausdehnung im Myokard und der Gesamtmasse der untergegangenen Muskelfasern ab. Es erscheint uns durchaus möglich, daß diese muskelaggressive Verlaufsform

**Komplementbindung
im muskelaggressiven
Granulom**

**Klinische Bedeutung
der rheumatischen Myo-
kardprozesse**

die myokardiale Insuffizienz des Patienten begünstigen bzw. sogar herbeiführen kann.

Vernarbung des muskelaggressiven Granuloms

Narben des muskelaggressiven Granuloms liegen im Muskelparenchym selbst. Da sie uncharakteristisch sind, ist ihre rheumatische Herkunft im Gegensatz zu der spindligen Narbe des Aschoffschen Granuloms nicht sicher zu deuten.

4.3. Endokard

Struktur des Endokards

Das klinische Hauptinteresse gilt beim Rheumatischen Fieber der Endokardbeteiligung und ihren Folgen. Die Struktur des Endokards entspricht derjenigen der Gefäßintima. Eine einstufige flache Endothelschicht bildet die Kontaktfläche mit dem strömenden Blut. Das Endothel liegt einer Basalmembran auf. Nach außen schließt sich eine lockere gefäßlose Lage aus Fasern an. Da es sich bei den Herzklappen um Duplikaturen des Endokards handelt, zeigen sie grundsätzlich den gleichen Bau wie das parietale Endokard und sind normalerweise gefäßfrei.

Der Entzündungsvorgang läuft im subendothelialen Gewebe des Endokards grundsätzlich ähnlich wie in Myokard und Perikard ab. Der Prozeß wird jedoch modifiziert durch die strukturellen Besonderheiten der Herzinnenhaut. Während der fibrinoiden Verquellung im Myo- und Perikard eine pathologische Durchlässigkeit bestimmter Kapillarbezirke im Gefäßbindegewebe zugrunde liegt, kann beim gefäßlosen Endokard der Durchtritt von Plasmabestandteilen von der gesamten Innenfläche des Herzens her erfolgen.

Subendotheliale Fibrininsudation und fibrinoide Verquellung

Die Phase der Fibrininsudation und fibrinoiden Verquellung läuft deshalb im subendothelialen Gewebe vor allem des parietalen Endokards häufig flächenhaft ab. Ist die Fibrininsudation stärker ausgeprägt, so findet man in frischen Stadien auch Granulozyten, während „fibrinoide Faserverquellungen" alleine nur sehr selten Granulozyten anlocken (Abb. 48).

Abb. 48 Rheumatisches Fieber

Parietale Endokarditis mit kleinen Fibrinseen und hochgradiger granulozytär-lymphozytärer Infiltration

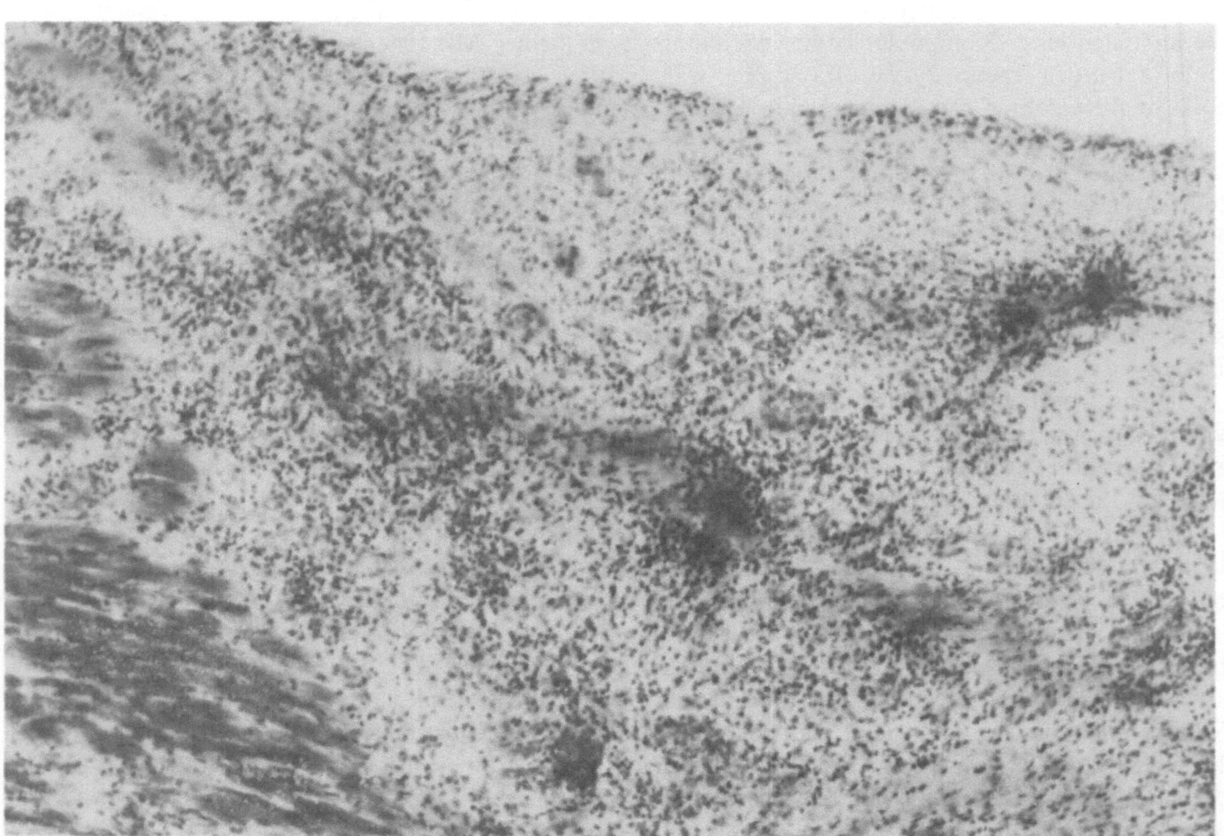

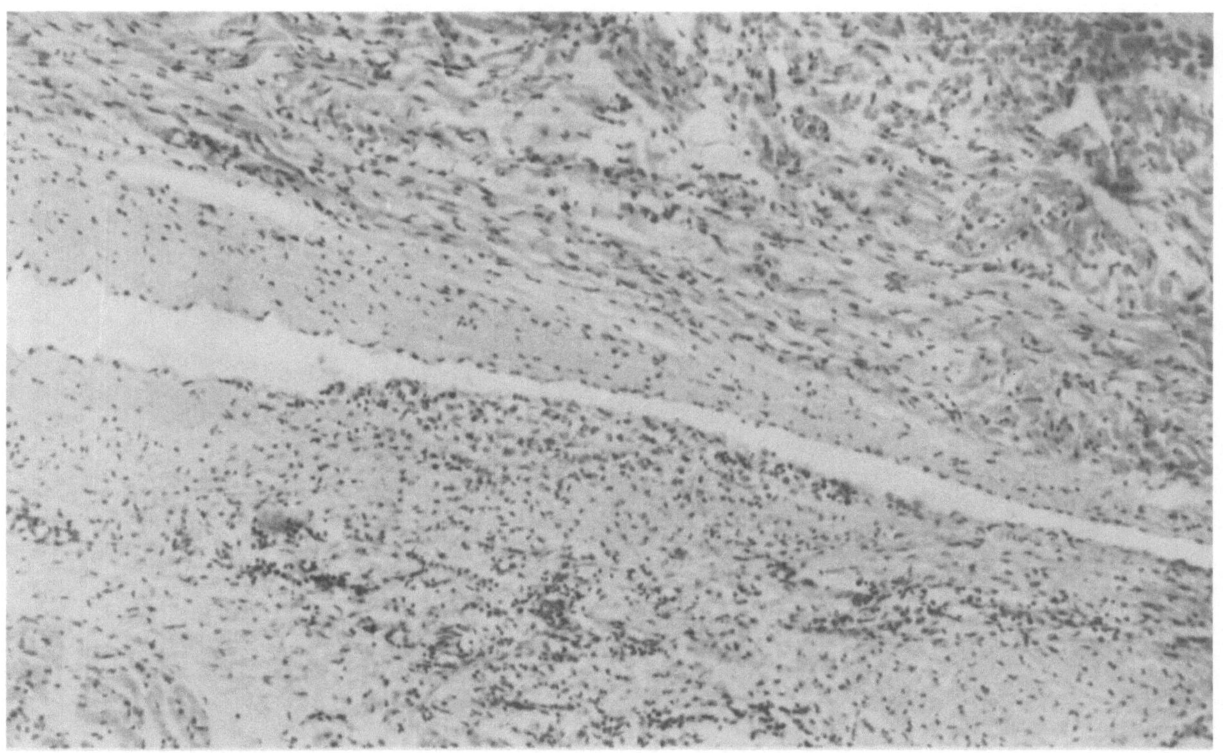

Man sieht zwei gegenüberliegende Endokardflächen. Die untere zeigt eine platten-
förmige Aufquellung mit reaktiver Zellproliferation und lymphozytärer Infiltration,
die sich auf das angrenzende Myokard fortsetzt

Abb. 49
Rheumatisches Fieber

Im subendothelialen Gewebe der Herzklappen überwiegen im Gegensatz
zum parietalen Endokard herdförmige „Fibrinoid-Bezirke". Je nach Lage und
Größe der Quellungsherde können diese die Oberflächen so stark verformen,
daß sich hier Fibrinwärzchen abscheiden. Das gelegentliche Vorkommen suben-
dothelialer Verquellungsherde steht zahlenmäßig jedoch in keinem Verhältnis
zum häufigen Auftreten von Fibrinwärzchen an den Klappenschließungsrän-
dern. Auch die Topographie der subendothelialen Prozesse kann die Wärzchenentstehung nicht genügend erklären.

Fibrinwärzchen
an Klappen-
schließungsrändern

Entsprechend der andersartigen Ausbreitung der insudativen Prozesse verläuft auch die resorptiv-granulomatöse Phase im Endokard abweichend von
Myo- und Epikard.

Im Bereich streifenförmiger Fibrininsudation entwickelt sich eine diffuse
Wucherung unterschiedlich großer Bindegewebszellen, zwischen denen Lymphozyten und Plasmazellen eingestreut liegen können (Abb. 49 u. 50). Man kann
hier in seltenen Fällen auch mehrkernige Riesenzellen finden. Diese Form der
resorptiven Bindegewebsreaktion ist oft morphologisch uncharakteristisch.
Demgegenüber werden herdförmige fibrinoide Verquellungen kollagener Fasern
von mittel- und großzelligen Bindegewebszellen umgeben, deren Anordnung
weitgehend dem Aschoffschen Knötchen im Herzmuskel entspricht (Abb. 51).

Resorptiv-granulo-
matöse Phase
im Klappenstroma

Muskelaggressive Granulome haben wir bis jetzt nur in der subendothelialen
Schicht operativ entfernter linker Herzohren beobachtet (Abb. 52).

Die Endocarditis rheumatica ist in ihrem floriden Stadium klinisch unbedeutend. Sie kann lediglich dann lebensbedrohend werden, wenn die Schenkel des
Hisschen Bündels in den subendothelialen Entzündungsprozeß einbezogen werden, wie es von ASCHOFF als ungewöhnliche Komplikation beobachtet wurde.
Verblühen der Granulome und Abklingen der zellulären Reaktion gehen jedoch
mit einer Neubildung von kollagenen Fasern einher. Im Laufe der Heilung
nehmen die Zellen ab und die Fasern weiter zu. So tritt in den Bezirken, in
denen sich eine rheumatische Endokarditis abgespielt hat, anstelle einer breiten,
verschieblichen subendothelialen Schicht eine derbe, kollagene Schwiele, die

Muskelaggressive
Granulome
im Endokard
des linken Vorhofs

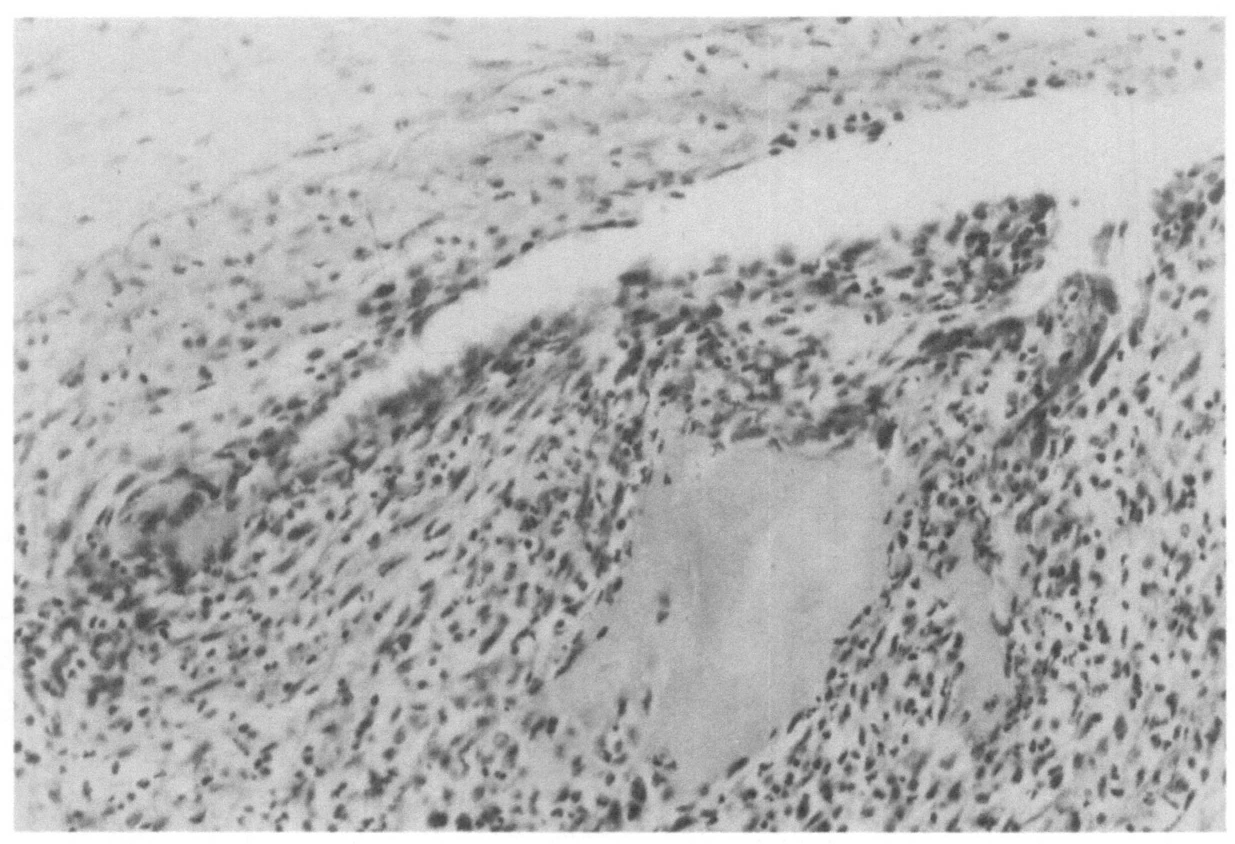

Rheumatische Endokarditis am Ansatz einer Aortenklappe. Älteres Fibrin liegt in der Tiefe eines granulierenden Endokardbezirkes. Im Winkel links frisches Fibrin, Deckzellen geschwollen

Fibrinoide Verquellung mit beginnender Zellmobilisation in einer Mitralklappe

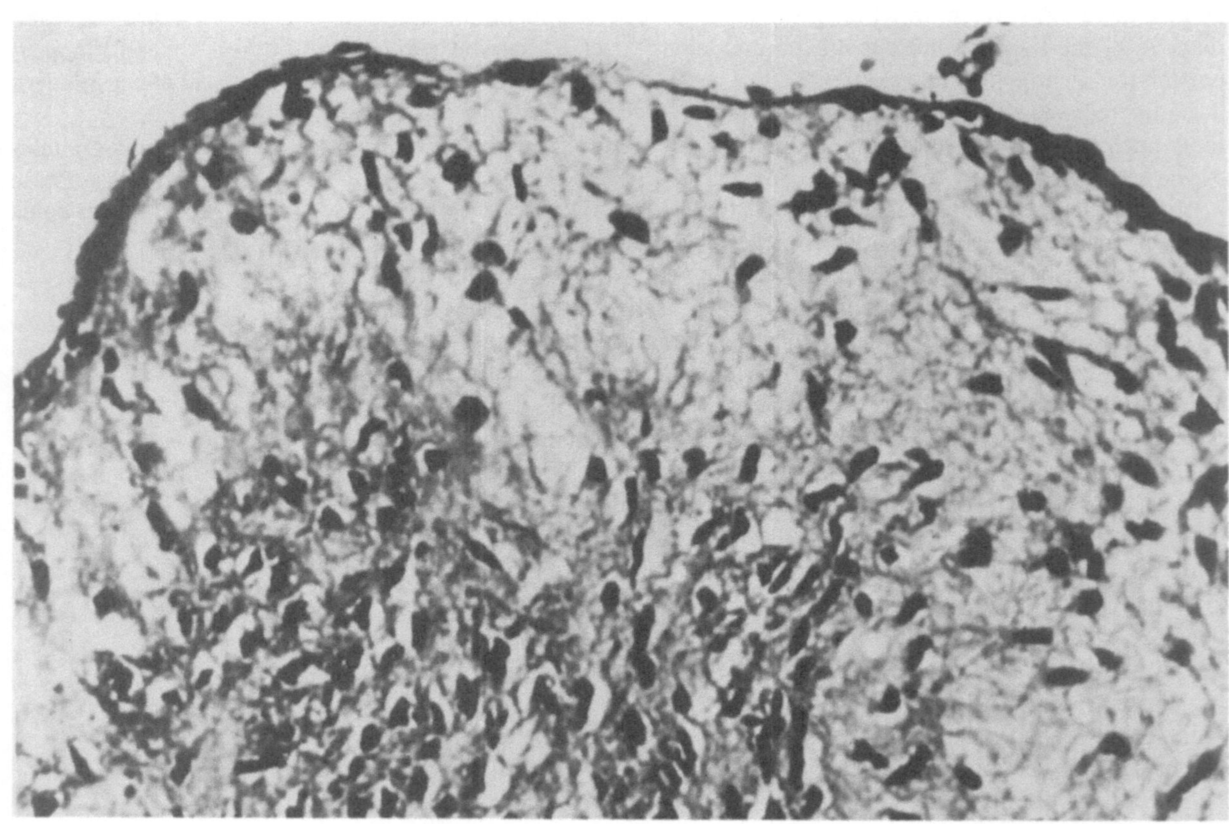

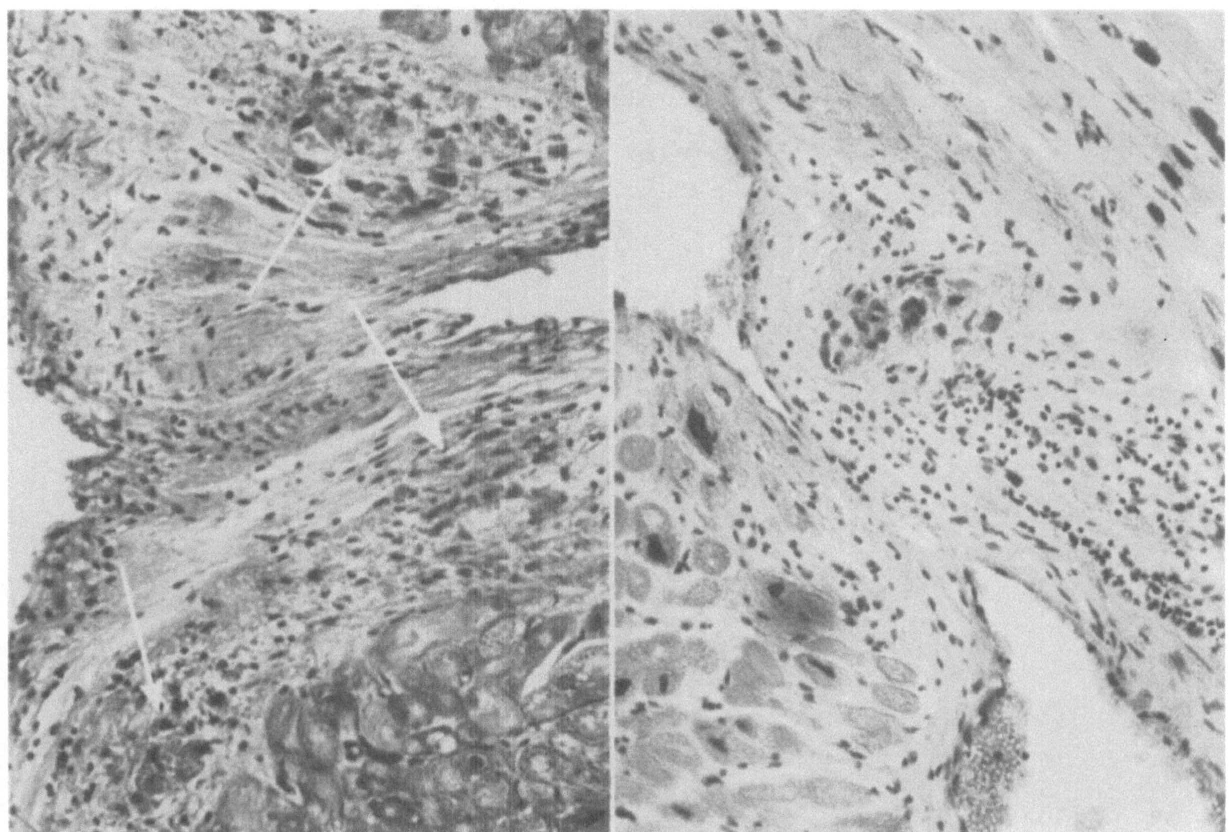

Subendokardiale Granulome im Herzohr des linken Ventrikels. Die Endokardflächen sind in diesem Bereich miteinander verwachsen.

wie jedes Narbengewebe die Tendenz hat, mit zunehmendem Alter zu schrumpfen (Abb. 53). Während dieser Vorgang im Bereich des parietalen Endokards klinisch ohne Bedeutung ist, führt derselbe Vernarbungsprozeß im Klappengerüst und in Sehnenfäden verständlicherweise zu mehr oder weniger stark ausgeprägter Sklerosierung. Die Schrumpfung der kollagenen Narbe verformt die Herzklappe. Die Sehnenfäden werden dick und kurz. Die Klappenmechanik wird infolgedessen einmal durch eine Verkürzung und Vernetzung der Fäden und zum anderen durch ungenügende Beweglichkeit der Segel und Taschen gestört. Die Herzklappen werden schlußunfähig (Abb. 54).

Die Entstehung der Klappenstenose ist jedoch mit den in der Klappentiefe ablaufenden subendothelialen Prozessen nicht zu erklären. Der Klappenstrukturveränderung geht eine Verklebung der benachbarten Ränder voraus. Zu einer Verklebung kann es aber nur dann kommen, wenn sich an der Klappenoberfläche Fibrin abscheidet. Die von KLINGE vertretene Vorstellung, wonach sich nur dort Fibrinwärzchen ausbilden, wo im Klappengerüst gelegene fibrinoide Prozesse die Klappenoberfläche in Mitleidenschaft ziehen und somit Anlaß zur Fibrinabscheidung geben, wird den morphologischen Befunden nicht gerecht. Einerseits findet man ausgeprägte subendotheliale Endokarditiden ohne Wärzchenauflagerung (Abb. 55), andererseits sieht man Endothelveränderungen und Wärzchenbildung ohne Zusammenhang mit tiefergelegenen fibrinoiden oder granulomatösen Prozessen.

Endothelveränderungen allein bieten jedoch bereits eine Erklärung für die Wärzchenentstehung. Normalerweise werden die Herzhöhlen von einer einstufigen Schicht flacher Endothelzellen ausgekleidet, die ein reibungsloses Gleiten der Blutbestandteile ermöglichen (Abb. 56). Beim Rheumatischen Fieber kann man jedoch eine Transformation dieser Zellen ohne Zusammenhang mit darunterliegenden entzündlichen Prozessen finden. Die Endothelzellen schwellen an und können dabei hochzylindrisch werden. Die ehemals glatte Oberfläche

Klappenschrumpfung

Entstehung der Klappeninsuffizienz

Entstehung der Klappenstenose

Bürstenähnliche Transformation des Klappenendothels

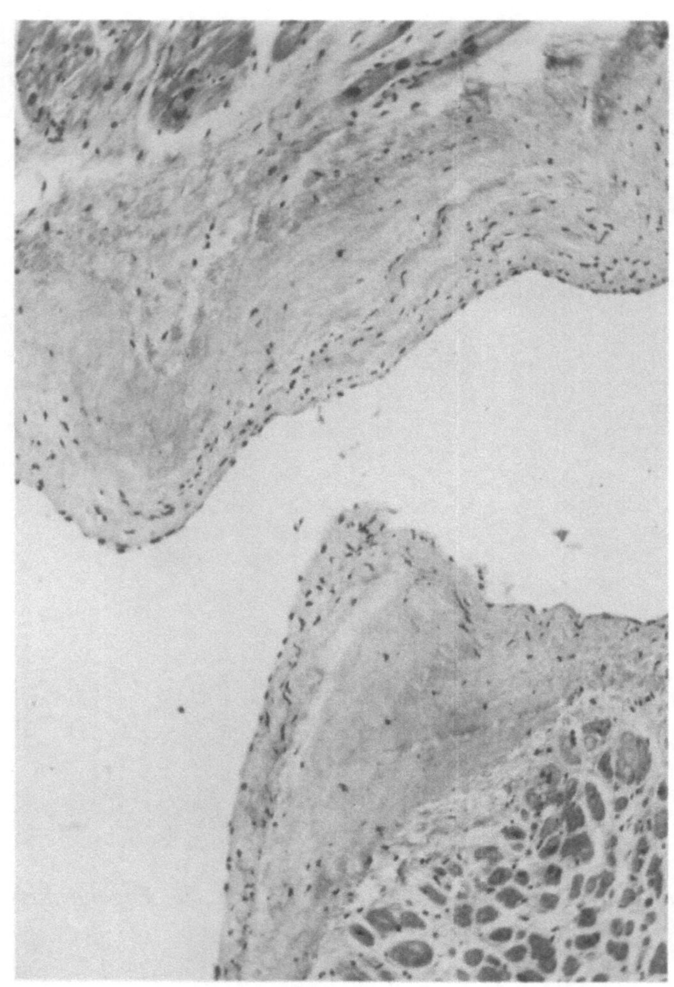

Endokardverschwielung nach abgelaufener parietaler rheumatischer Endokarditis

Starke Schrumpfung und Deformierung der Mitralklappe sowie Verdickung und Verkürzung der Sehnenfäden

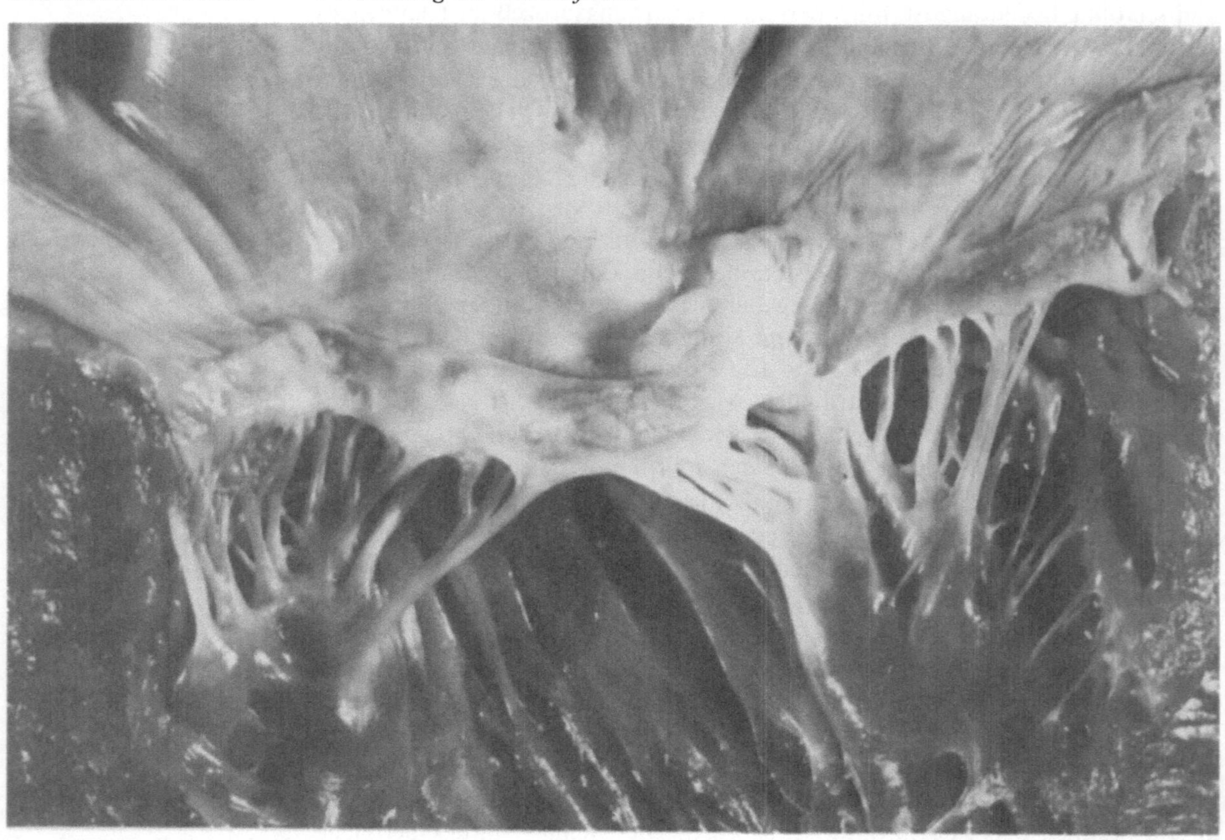

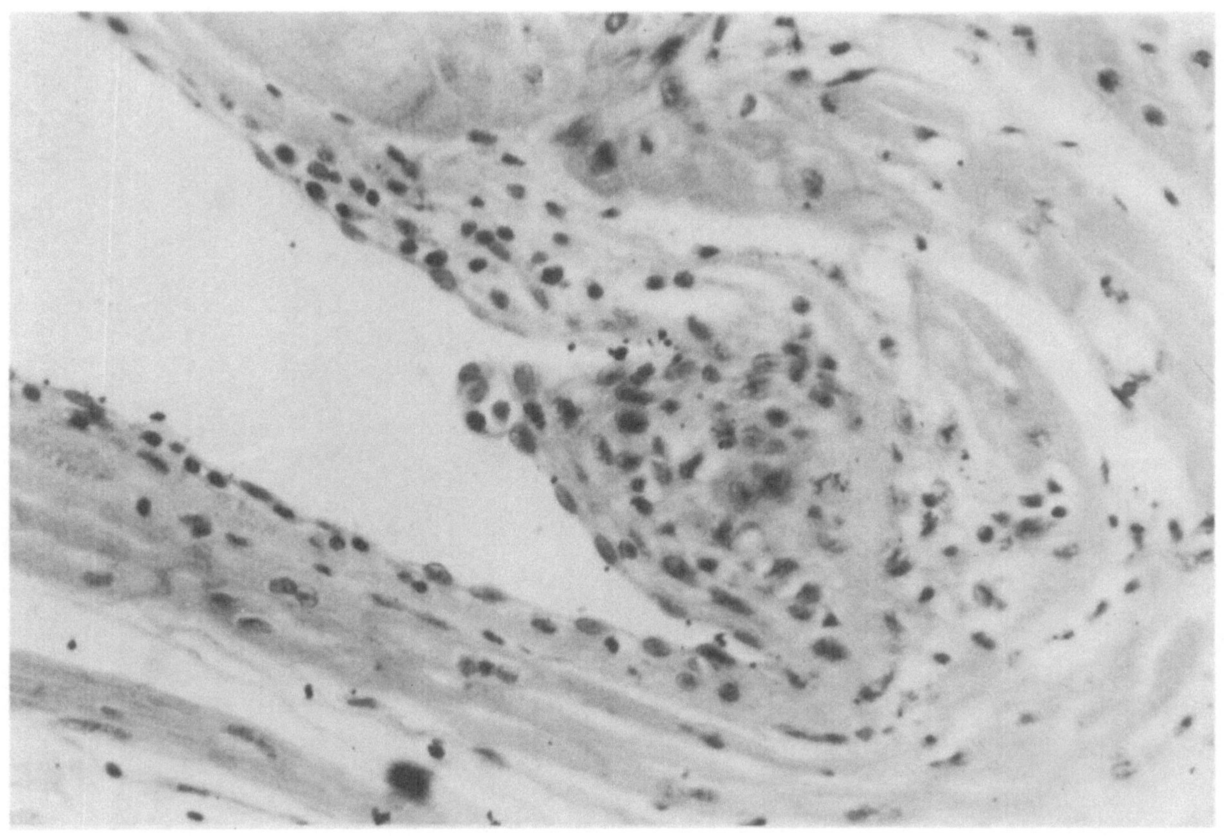

Rheumatische Endocarditis parietalis. Subendotheliales Granulom im linken Ventrikel ohne oberflächliche Fibrinabscheidung

Abb. 55
Rheumatisches Fieber

Rasterelektronenoptische Aufnahme von normalem Klappenendokard: Die Endothelzellen liegen plattenförmig der Klappe an und bilden ein glatte Oberfläche

Abb. 56

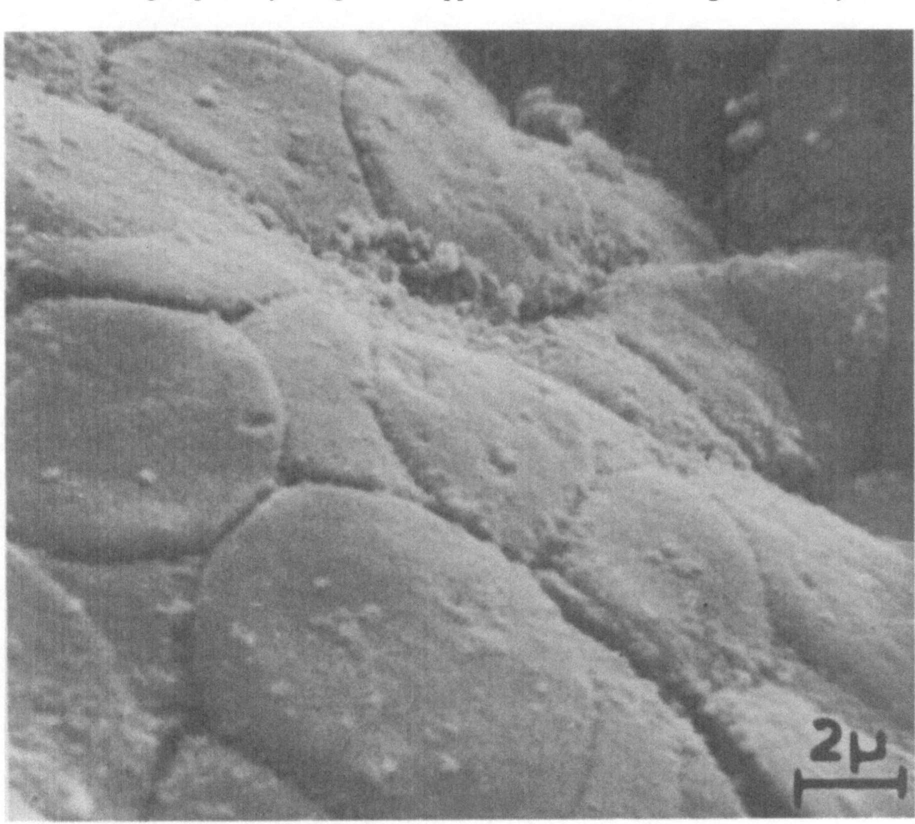

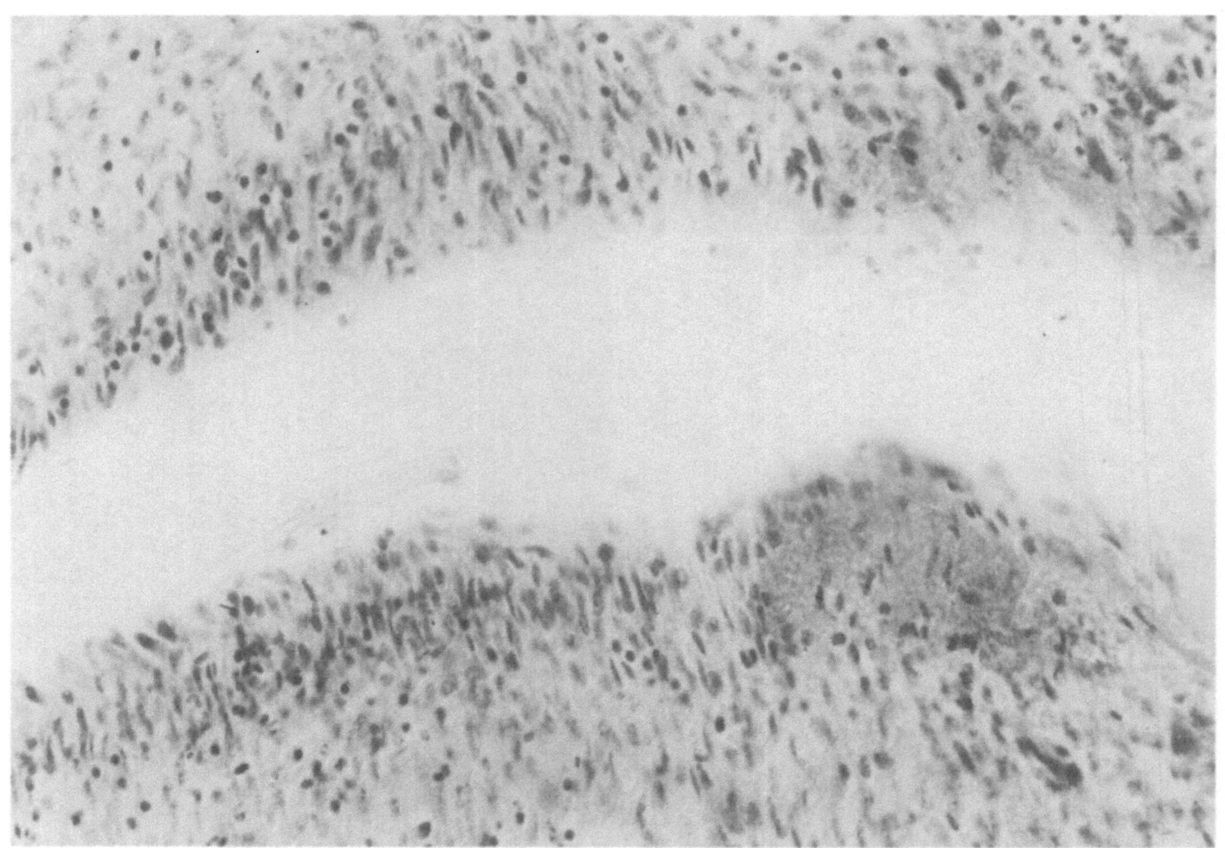

Abb. 57
Rheumatisches Fieber

Bürstenähnliche Transformation der Endokarddeckzellen im Bereich zweier gegen-
überliegender Klappensegel. Rechts unten angelagertes Fibrin

Abb. 58
Rheumatisches Fieber

Ausschnitt aus Abb. 57. Man sieht die palisadenartige Stellung der proliferierenden
Endothelzellen. Rechts oben angelagertes Fibrin

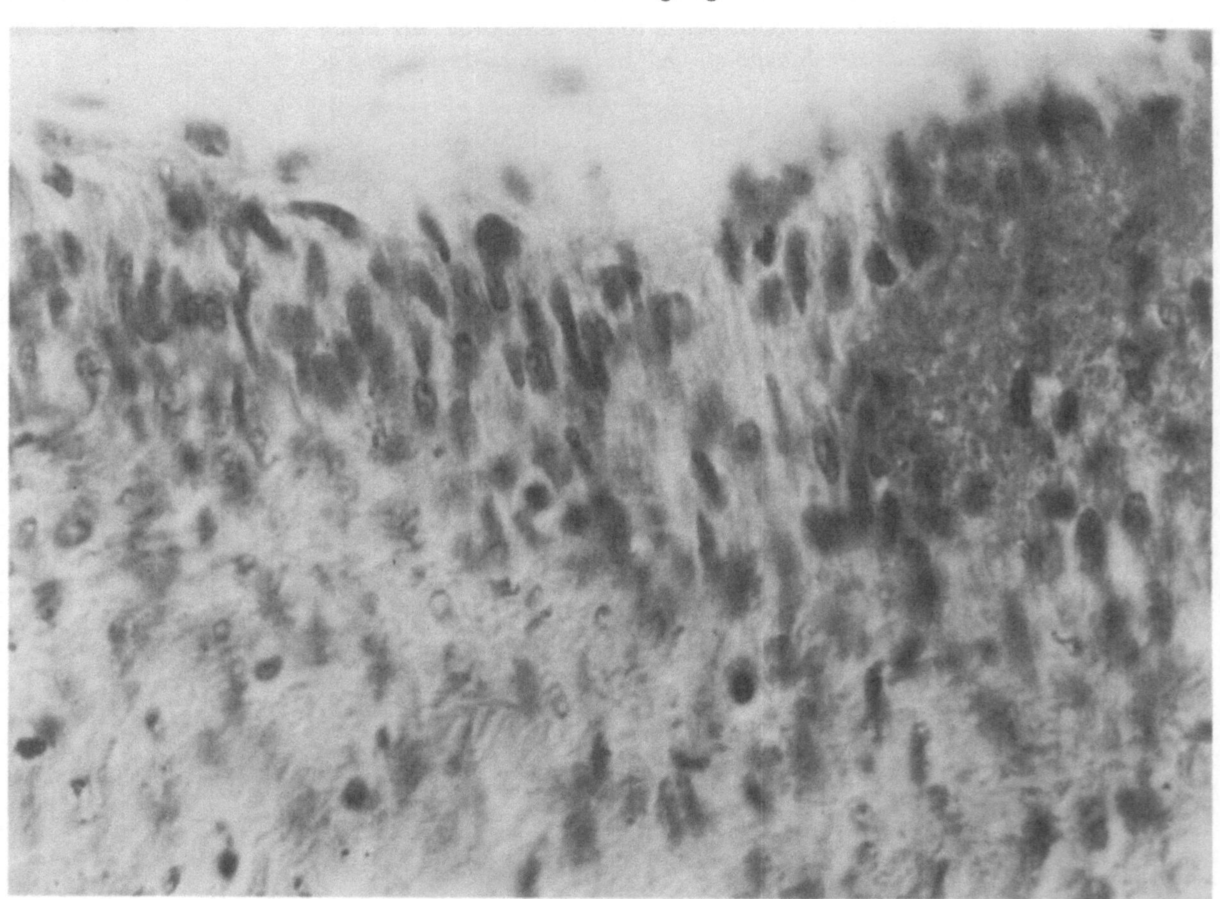

wird auf diese Weise rauh und bürstenähnlich (Abb. 57 u. 58). Diese veränderte Oberflächenbeschaffenheit ermöglicht die Abscheidung von Fibrinthromben (Abb. 59) (○FASSBENDER, 1974). Die Anlagerung von Fibrin ist aber Voraussetzung für die Verklebung der benachbarten Segel- und Taschenklappenränder. Bleibt die Verklebung bestehen, so sprossen von beiden Seiten Bindegewebszellen ein, organisieren das Fibrin, überbrücken den Spalt und führen zur Verwachsung der Ränder (Abb. 60). Die Öffnungsfähigkeit der befallenen Klappen kann auf diese Weise für immer mehr oder weniger stark eingeschränkt werden (Abb. 61).

Bei systematischer Untersuchung der Herzklappen Verstorbener findet man in einem mit den Altersgruppen wachsenden Prozentsatz minimale Verwachsungen im Bereich der Aortenklappenkommissuren und auch an Sehnenfäden und Segelklappenrändern der Mitralis (Abb. 62). Diese Befunde sind so geringfügig, daß sie leicht übersehen werden. Für die Funktion sind sie absolut bedeutungslos. Die Frage, ob es sich hierbei um Überreste einer abgelaufenen rheumatischen

Abscheidung eines Fibrinwärzchens im Bereich einer bürstenähnlichen Transformation des Klappenendothels

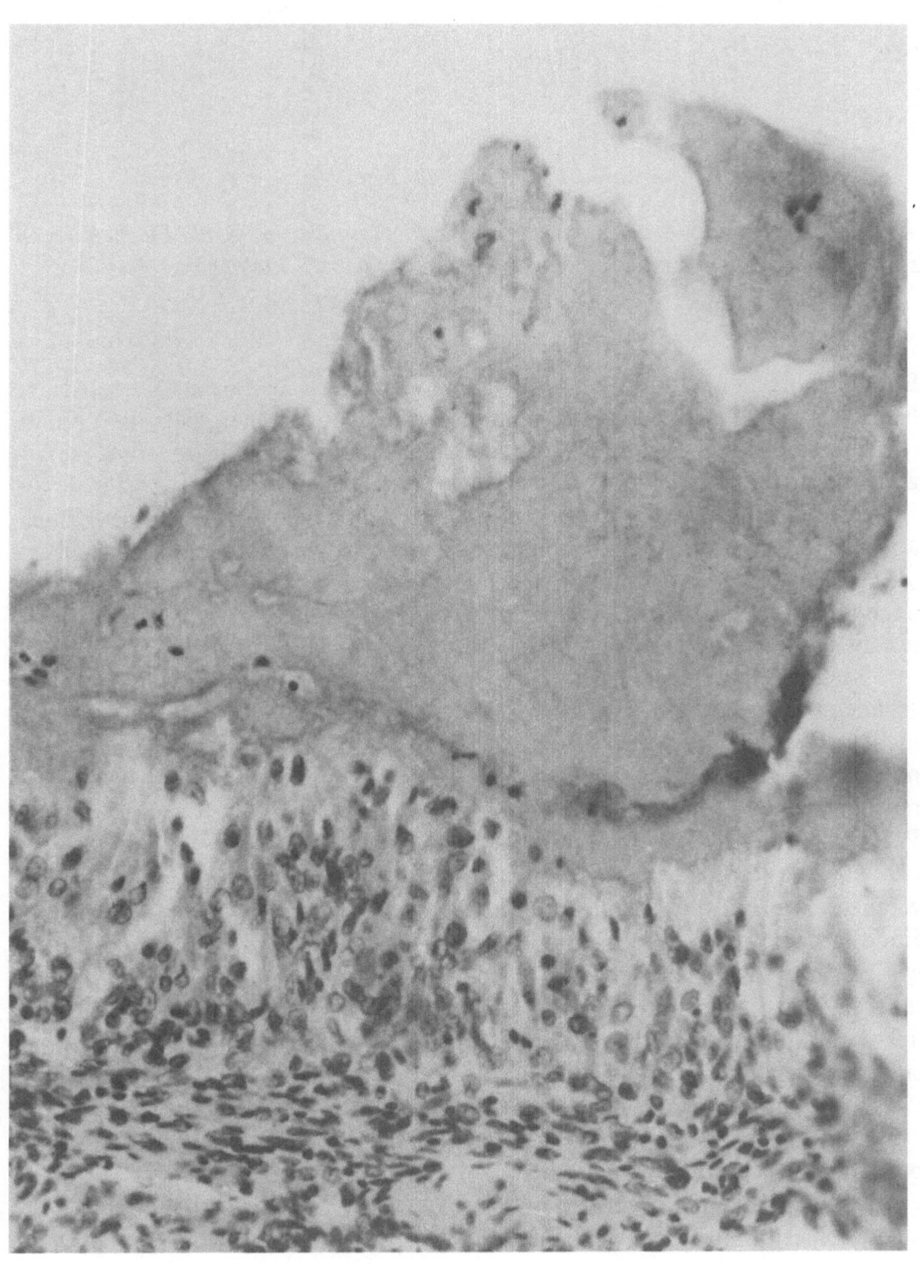

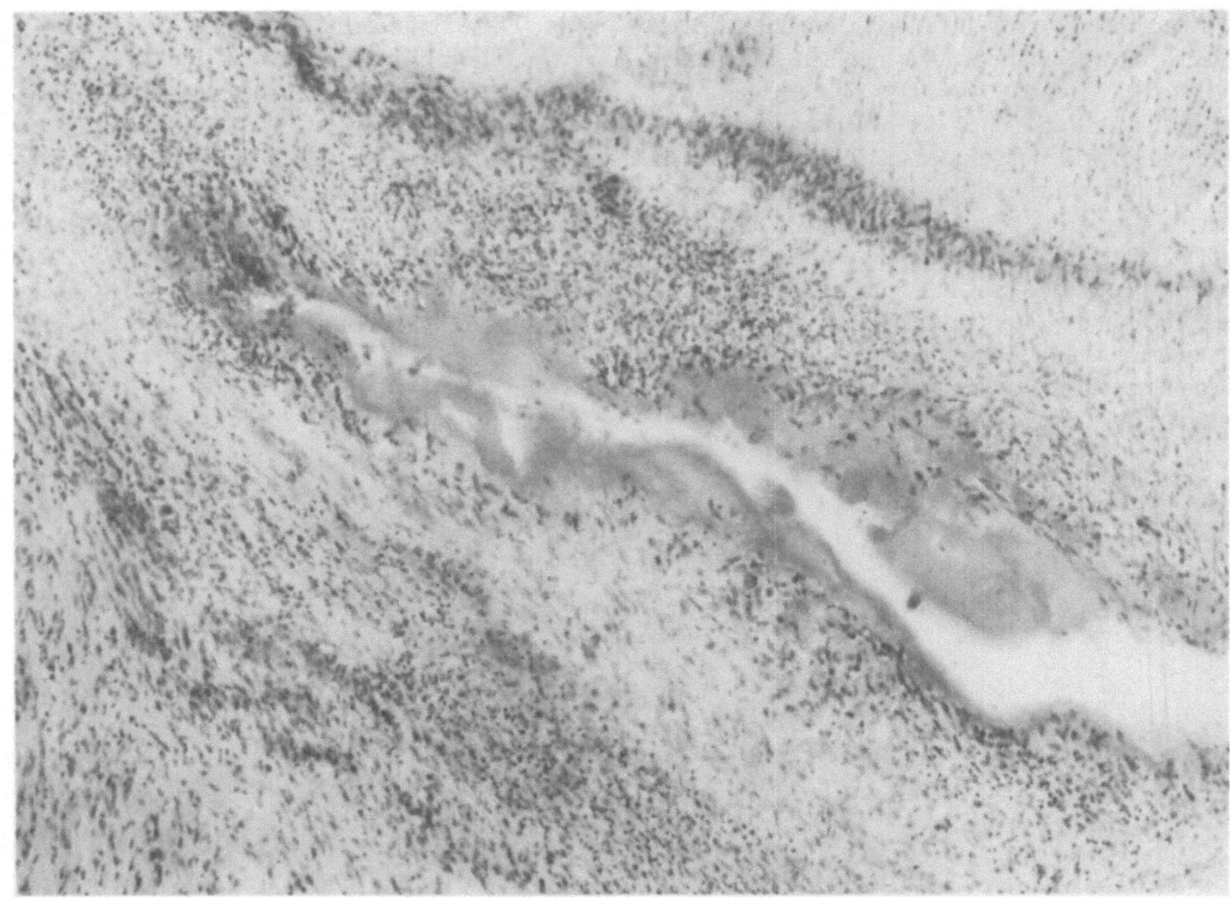

*Fibrinauflagerung im Bereich einer Segelklappenkommissur. Beide Flächen liegen
sich fibrinbedeckt gegenüber und stehen kurz vor der Verklebung*

Endokarditis handelt, muß offen bleiben. Wenn sonst keine charakteristischen
Narben für ein abgeklungenes Rheumatisches Fieber sprechen, liegt die Vermutung näher, daß hier eine Endothelläsion anderer Genese zu kleinen Fibrinauflagerungen und anschließender Verlötung geführt hat.

Verwachsungen gegenüberliegender Endothelflächen kann man aber auch
am parietalen Endokard beobachten, und zwar dort, wo ein Kontakt benachbarter Flächen möglich ist, nämlich in den Herzohren. Man findet dort gelegentlich
nach abgeklungener rheumatischer Endokarditis Endokardbrücken, die gegenüberliegende Falten der Herzohren verbinden (Abb. 63).

Bedeutung kreuz-
reagierender
Antikörper für die
Endothel-
transformation

Die Entstehung der für den Klappenapparat so verhängnisvollen Endothelschäden wird durch den bekannten Zyklus: „Fibrinoid – Granulom – Narbe"
nicht verständlich. Es liegt jedoch nahe, die von × GOLDSTEIN *et al.* (1967)
nachgewiesenen kreuzreagierenden Autoantikörper für die Erklärung des Pathomechanismus heranzuziehen. Nach diesen Untersuchungen besteht zwischen
Polysacchariden, β-hämolytischen Streptokokken der Gruppe A und Strukturproteinen des Endokardendothels eine Determinantengemeinschaft, die zu einer
Kreuzreaktion des gegen die Streptokokken gerichteten Antikörpers mit den
Endokarddeckzellen führen kann. Da die Zellen, wie wir von oLETTERER (1967)
wissen, unter dem Angriff des Antikörpers entweder zugrunde gehen oder proliferieren, liegt die Vermutung nahe, daß die für die Wärzchenbildung verantwortliche und klinisch so verhängnisvolle Endotheltransformation mit Ausbildung
einer bürstenähnlichen Oberfläche von dieser Kreuzreaktion ausgelöst wird.
Dieser Vorgang unterscheidet sich pathogenetisch von dem exsudativ-proliferativen Grundmechanismus, für den wahrscheinlich zirkulierende Antigen-Antikörper-Komplexe verantwortlich sind.

Schrumpfung
der Klappennarben

Die Klappennarbe unterliegt in den folgenden Monaten und Jahren zunehmender Schrumpfung. Im weiteren Verlauf kann das vernarbte Klappengewebe

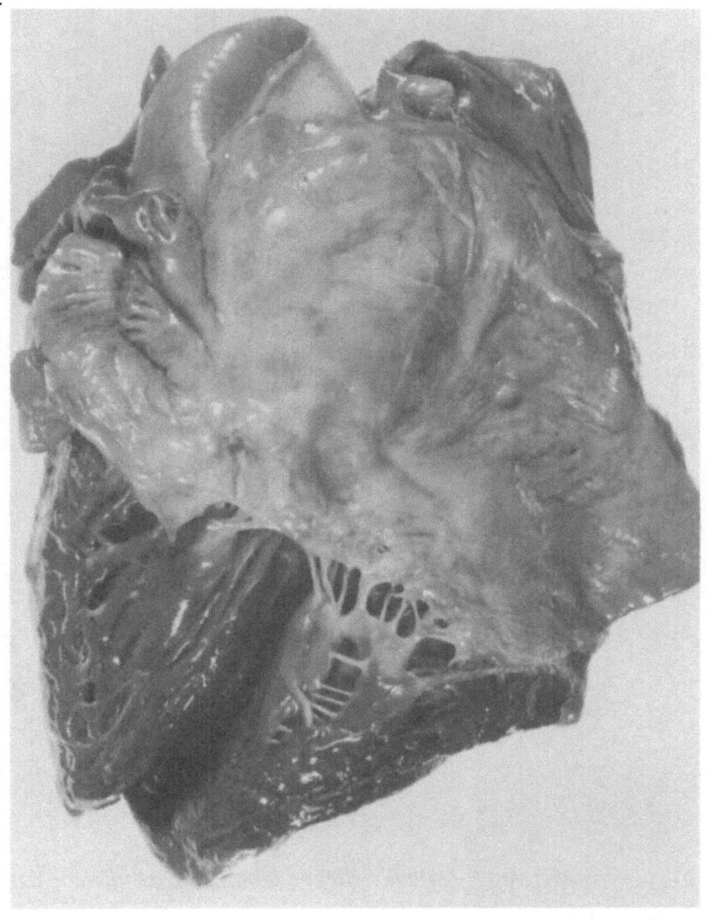

Verwachsung der Klappenränder nach Endocarditis rheumatica. Mitralstenose mit hochgradiger Hypertrophie und Dilatation des linken Vorhofes

Abb. 61
Rheumatisches Fieber

Alte, minimale Verlötung als Restzustand einer abgelaufenen Endokarditis im Bereich einer Aortenklappenkommissur ohne funktionelle Bedeutung

Abb. 62
Rheumatisches Fieber

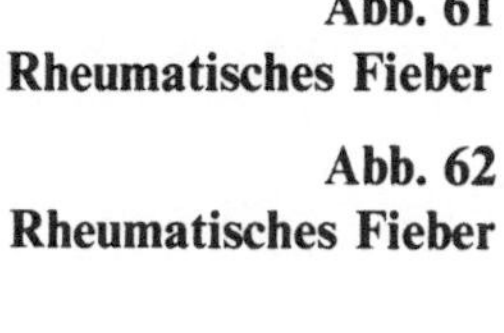

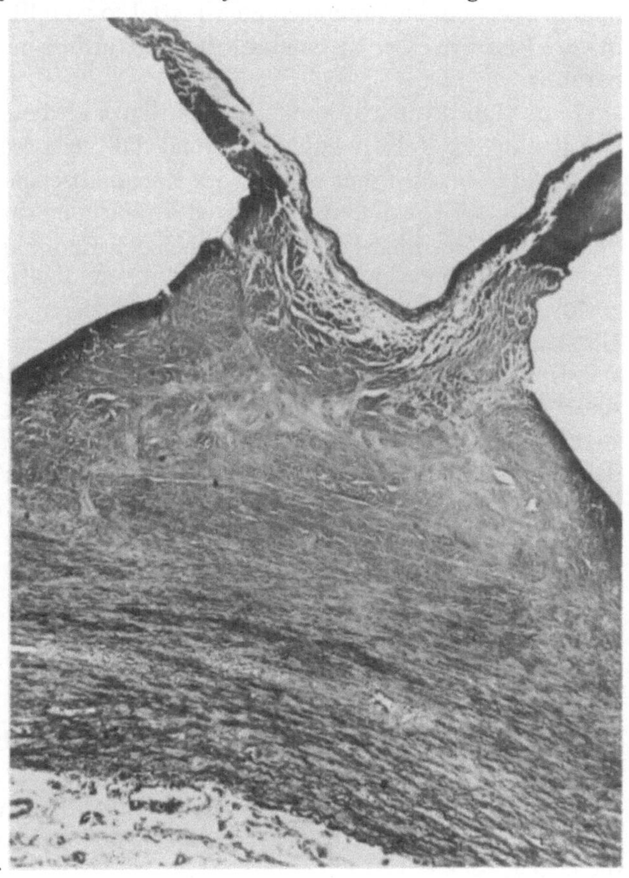

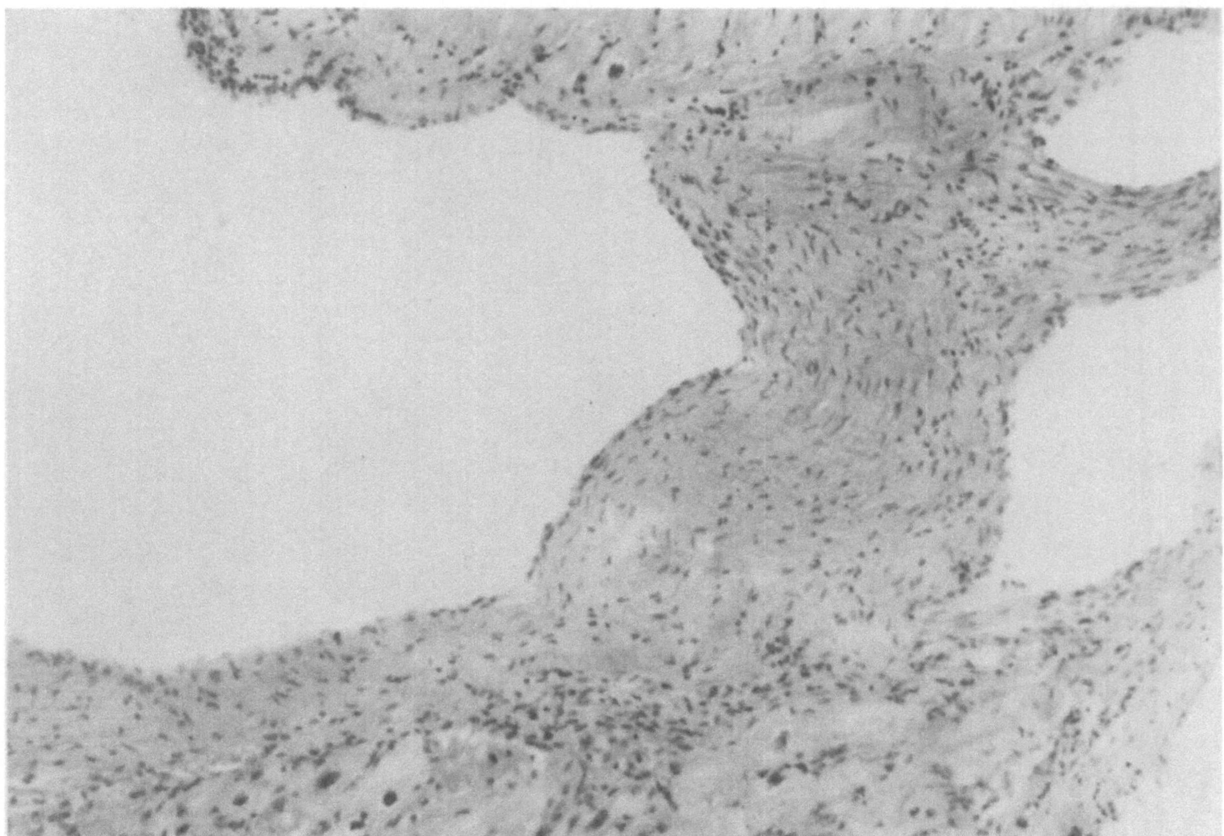

Abb. 63
Rheumatisches Fieber

Verwachsung zweier gegenüberliegender Endokardflächen nach abgelaufener Endocarditis parietalis im linken Herzohr

dystrophisch verkalken. Die normalerweise flottierenden Klappenelemente können sich so in eine einzige starre, derbe Platte umwandeln, die einerseits den Blutstrom drosselt, andererseits den Rückstrom nicht verhindern kann. KLINGE fand in dem von ihm untersuchten Material sowohl fibrinoide als auch granulomatöse Rezidive einer rheumatischen Endokarditis mit kollagener Klappenvernarbung.

Man muß demnach damit rechnen, daß auf diese Weise Klappenschäden von Rezidiv zu Rezidiv zunehmen, und daß viele schwere Klappenfehler erst durch Addition mehrerer Schübe des Rheumatischen Fiebers entstanden sind. Man kann hier von einer progressiven Vernarbung sprechen.

Vaskularisierung der Herzklappen

Während der Phase des subendothelialen Endokard-Prozesses sprossen im Rahmen der Bindegewebszellproliferation Angioblasten in das Klappenstroma ein, die sich zu kleinen Blutgefäßen ausdifferenzieren. Die ursprünglich gefäßlose Herzklappe ist also nach überstandener rheumatischer Endokarditis unter Umständen vaskularisiert (Abb. 64). Diese Blutgefäße können einmal bei einem späteren Rezidiv Fibrinexsudation — ähnlich wie in der Perikardnarbe — begünstigen, außerdem sollen sie eine Bedeutung für eine eventuelle bakterielle Besiedelung der Klappen haben. Wir messen jedoch einer Veränderung der Oberflächenstruktur der Herzklappen hierfür eine wesentlich größere Bedeutung zu.

4.4. Perikard

Ergußbildung im mesodermalen Spaltraum

Wie alle mesodermalen Höhlen neigt auch der Herzbeutel zur Ergußbildung. Liegt das spezifische Gewicht über 1015, so handelt es sich um ein Exsudat, das Fibrinogen und proteolytische Fermente enthält, welche den Mesothelzellverband lockern. Jede Exsudatbildung ist eine Funktion geschädigter submesothelialer Kapillaren.

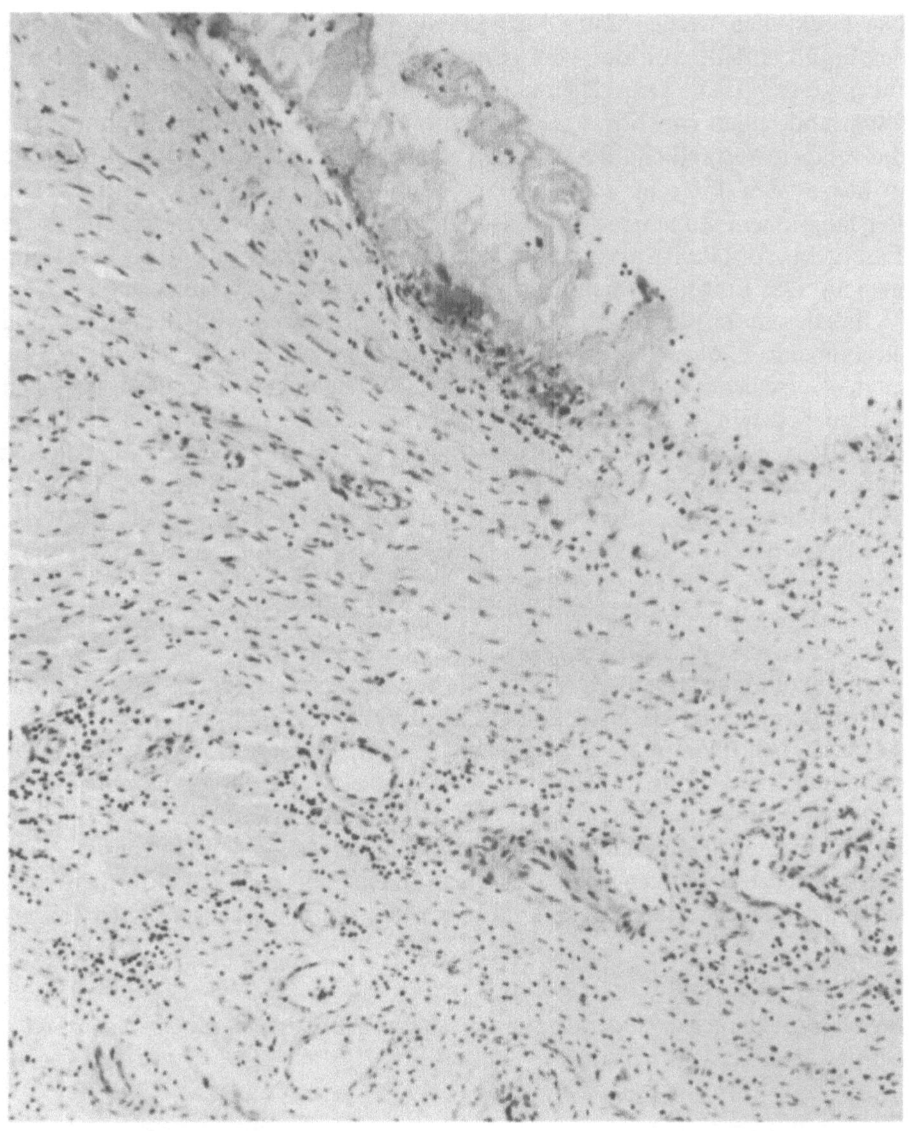

Rheumatisches Rezidiv in einer vorgeschädigten Herzklappe. Die neugebildeten Arterien und Venen werden von Lymphozyten und gewucherten Bindegewebszellen umlagert. An der Oberfläche findet sich eine frische Fibrinauflagerung

Die Situation der Kapillaren im perikardialen Gewebe ist in etwa mit derjenigen der Synovialgefäße zu vergleichen. In beiden Fällen liegt ein Kapillarnetz ohne epitheliale Abgrenzung einer mesodermalen Höhle an. Allerdings besitzen die Deckzellen von Perikard und Pleura im Gegensatz zum Stratum synoviale eine Basalmembran. In beiden Fällen fließt ein seröser Dialysestrom vom Kapillarnetz zu den unter negativem Druck stehenden Spalträumen. Es ist daher verständlich, daß beide Systeme auf einen generalisierten Reiz, wie es z.B. bei Rheumatischem Fieber und Chronischer Polyarthritis der Fall ist, gleichartig und evtl. gleichzeitig reagieren können. Das reine Plasmadialysat wird vom Lymphnetz ohne weiteres rückresorbiert. Gestattet eine Schädigung der Kapillarwand jedoch den Durchtritt von Fibrinogen und dessen Polymerisation zu Fibrin, so ist eine Resorption, wenn überhaupt, nur noch unter hohem zellulären Aufwand möglich.

Einer Studie von o MEESEN und POCHE (1963) an Patienten, die nach einer Herzoperation verstarben, verdanken wir einen guten Einblick in den zeitlichen Ablauf einer unspezifischen Perikarditis. Makroskopisch kann man bereits in den ersten 6 Std. eine auffällige Hyperämie der submesothelialen Kapillaren und ein sehr feines Fibrinnetz in der Nachbarschaft kleiner Venen beobachten.

Die Deckzellen werden unter Mitwirkung der proteolytischen Fermente, die der Erguß enthält, von der Lamina propria abgehoben und liegen isoliert im Fibringestrüpp. Die Deckzellen können schrumpfen oder anschwellen. Sie verfetten und bilden nach ihrer Desquamation gemeinsam mit den Granulozyten die zelligen Bestandteile des trüben Ergusses. Überschreitet die Ergußmenge in kurzer Zeit 150 ccm, so kann eine Einflußstauung am Herzen auftreten. Bei langsamem Zunehmen der Exsudatmenge lockert sich das scherenartige Fasergefüge des Perikards, und der Herzbeutel paßt sich dem wachsenden Volumen an. Das Fibrin läßt sich nach 18–24 Std. membranartig abziehen.

In diesem Zustand wird die Oberfläche des Fibrins von der Herzaktion zusammengeschoben und wieder auseinandergezogen. Da die Herzbewegung an den verschiedenen Orten unterschiedlich ist, bildet das Fibrin über der linken Kammer ein feinmaschiges Netz, während über dem rechten Ventrikel wellenförmige Leisten quer zur Ausflußbahn entstehen (Abb. 65). Diese Reliefbildung ist besonders deutlich, wenn der Herzbeutel noch etwas Ergußflüssigkeit enthält. Fehlt diese Flüssigkeit, so verkleben die Fibrinflächen in der Diastole und werden in der Systole wieder auseinandergezogen. So entsteht das Zottenherz (bread and butter-Perikarditis).

Lymphozyten, Granulozyten und Histiozyten in großer Zahl treten erst nach wenigen Tagen auf. Diese Veränderungen entsprechen dem Ablauf einer exsudativen Entzündung an serösen Häuten. Sie besitzen keinerlei für das Rheumatische Fieber charakteristische morphologische Merkmale.

Zusätzlich findet man beim Rheumatischen Fieber fleckförmige Fibrinansammlungen im submesothelialen Gewebe und eine „fibrinoide Degeneration" einzelner Kollagenfaserbündel. KLINGE beschreibt fibrinoide Bezirke auch in Fällen, bei denen oberflächliche Fibrinauflagerungen fehlen. Fibrinoide Verquellungsbezirke können sich unmittelbar an eine oberflächliche Fibrinauflagerung anschließen. Andererseits konnte KLINGE selbst bei ausgeprägten Fibrin-

Abb. 65
Rheumatisches Fieber

Wellenförmige Fibrinablagerungen an der Oberfläche des Epikards in beginnender Organisation

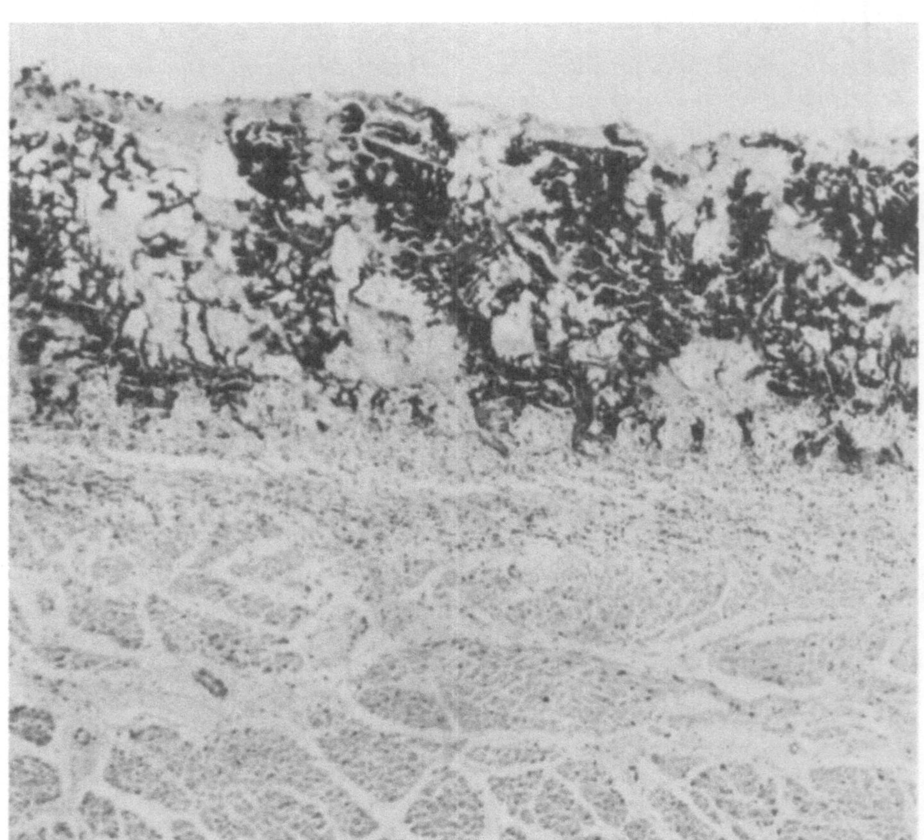

auflagerungen keinen räumlichen Zusammenhang der „Fibrinoidherde" mit
dem Oberflächenfibrin nachweisen (Abb. 66). Während KLINGE diese Veränderungen noch als spezifisch für das Rheumatische Fieber ansah, stellen wir heute
fest, daß Fibrinexsudation und „fibrinoide Faserdegeneration" zwar für die
rheumatische Perikarditis typisch sind, daß sie aber auch bei Herzbeutelentzün-
dung anderer Genese vorkommen können. Sobald sich jedoch an die „fibrinoide
Faserdegeneration" die Entwicklung eines Granuloms vom Typ des Aschoffschen Knötchens anschließt, ist diese Veränderung für das Rheumatische Fieber
spezifisch.

    Diese Granulome sind im Myokard jedoch wesentlich häufiger als im Epi-
kard. Im Perikard sieht man sie ausgesprochen selten. Im Gegensatz zu den
Aschoffschen Granulomen des Myokards sind die Knötchen im Herzbeutel
in Größe und Form stark wechselnd und im allgemeinen kleiner.

    Die Abheilung der spezifischen rheumatischen Stigmata erfolgt ähnlich wie
im Myokard: Das fibrinoide Material verschwindet immer mehr, die Granulomzellen werden kleiner und spindlig. Gleichzeitig erfolgt eine Neubildung
von Kollagenfasern. Das zurückbleibende Narbengewebe ist im Gegensatz zu
den kleinen Myokardnarben im Herzbeutel uncharakteristisch. Während der
exsudativ-produktive Prozeß im Myokard durch den Druck der anliegenden
Muskelfasern seine typische Form erhält, ist der gleiche Vorgang im lockeren
submesothelialen Gewebe gestaltlich nicht gebunden. Dementsprechend läßt
auch die Form der Narbe keine Schlüsse auf ihre Genese zu. Verläuft eine
Perikarditis überwiegend im submesothelialen Gewebe und gerät nur wenig
Fibrin in den Perikardspalt, so bleibt eine weiße, glänzende Narbenplatte, ein
„Sehnenfleck", im Epikard zurück. Ist die Fibrinexsudation in den Spaltraum
jedoch so stark, daß eine einfache Resorption nicht mehr möglich ist, so führt
die Fibrinauflagerung zur Verklebung beider Serosablätter. Es dringen von
beiden Blättern Fibroblasten und Gefäßsprossen in die Fibrinschicht ein und

Granulom

Vernarbung

*Älteres, streifenförmiges „Fibrinoid" im Perikardgewebe mit zellulärer Reaktion
und granulozytärer Infiltration ohne Tendenz zur Granulombildung*

Abb. 66
Rheumatisches Fieber

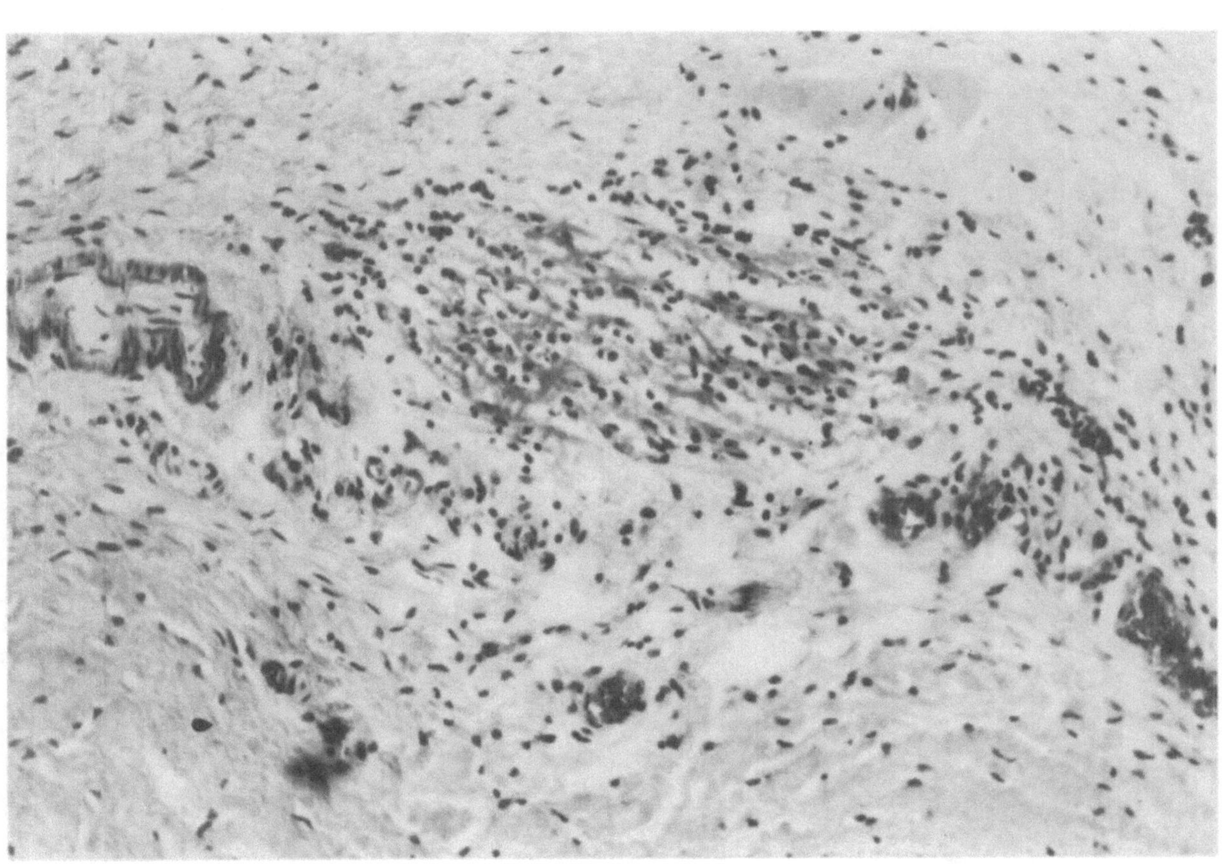

bilden ein zunächst zellreiches Granulationsgewebe, welches durch zunehmende Neubildung von kollagenen Fasern in eine lockere, beide Blätter verbindende Schicht übergeht (Abb. 67). Diese perikardiale Narbenplatte ist reich an neugebildeten Blutgefäßen, vor allem an zahlreichen Venen. Zwischen den Bindegewebsfasern können sich Fettzellen einlagern.

Da die Vernarbung unter dem Einfluß des ständig pulsierenden Herzens erfolgt, entsteht ein lockerer Bindegewebsschwamm, der sich vom normalen, unelastischen kollagenen Narbengewebe durch seine Plastizität unterscheidet. Der Verschiebbarkeit des Narbengewebes entsprechen auch Form und Lage der neugebildeten Blutgefäße. Man kann eine gewundene Anordnung der Gefäße beobachten, die eine optimale Anpassung an die Herzaktion gestatten. Diese Eigenschaft ermöglicht eine weitgehend ungehinderte Herzbewegung. Es hat sich also eine neue Verschiebeschicht gebildet, die im Idealfall einer klinischen Ausheilung entspricht. Epi-perikardiale Adhäsionen können strangförmig, flächenhaft und total sein.

Gleichzeitig mit der Fibrinorganisation beginnt an der Herzbeuteloberfläche, soweit sie nicht von Exsudat bedeckt wird, eine Regeneration des Mesothels. Die Deckzellen können ein- bis mehrschichtig angeordnet und epithelartig geschwollen sein (Abb. 68). Aber auch im Innern der Exsudatplatte können sich Fibroblasten in Form von Mesothelschläuchen ausdifferenzieren. So entstehen eigenartige, kleine Serosazysten, die mit einer homogenen, eosinophilen Flüssigkeit gefüllt persistieren können (Abb. 69).

Nach Abklingen der eigentlichen Perikarditis finden sich im lockeren Narbengewebe oft noch lange Zeit Lymphozyten und Plasmazellen. Beide Zelltypen können verstreut oder perivaskulär vorkommen. Gleichzeitig findet man aber auch herdförmige Lymphozytenansammlungen und dichte Plasmazellkolonien. Wie lange diese Infiltrate tatsächlich nach einem akuten Rheumatischen Fieber persistieren, ist am Obduktionsmaterial schwer zu bestimmen, wenn der Termin des letzten rheumatischen Schubs nicht festliegt (Abb. 70).

Abb. 67
Rheumatisches Fieber

Fibrinöse Perikarditis. Verklebung beider Serosablätter. Auf der linken Seite sind Epi- und Perikard bereits verwachsen

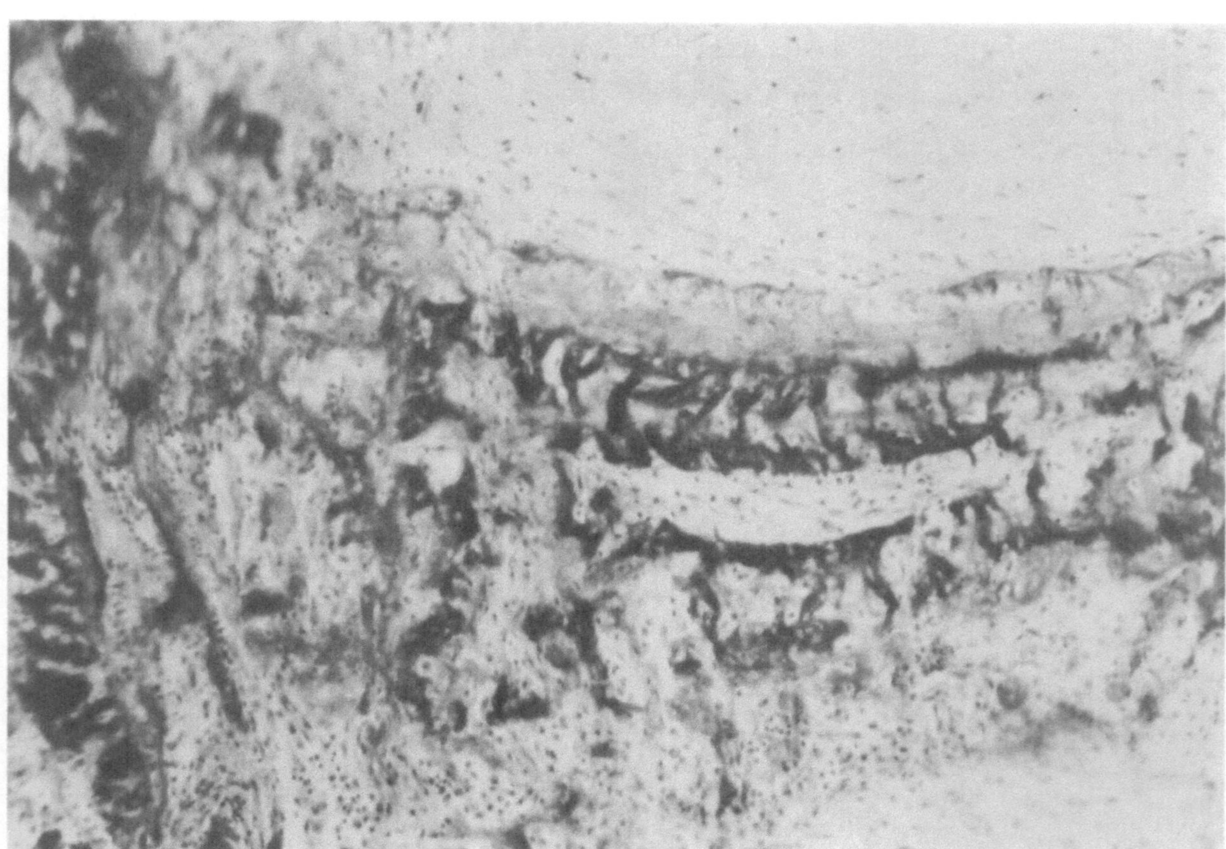

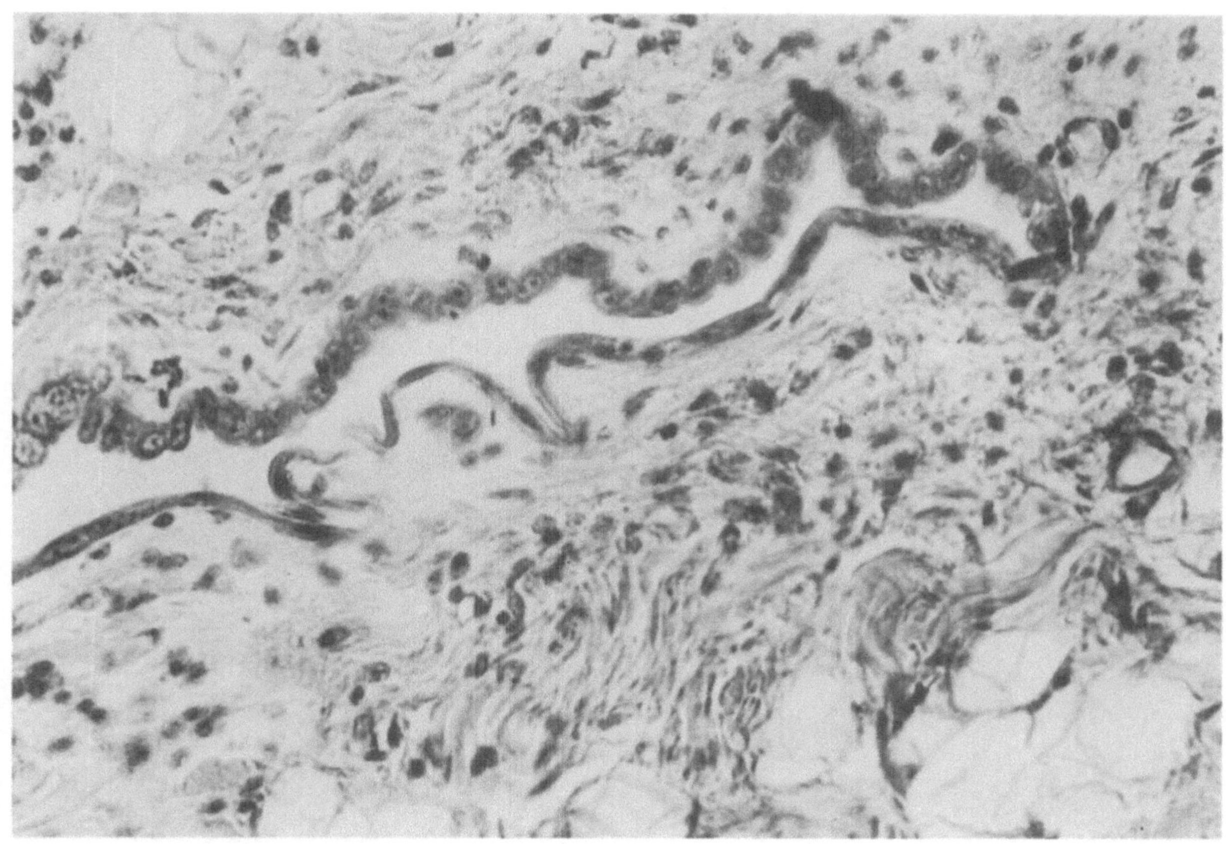

Epithelähnliche Metaplasie der Deckzellen bei subakuter Perikarditis

Abb. 68
Rheumatisches Fieber

Schlauchförmige Mesothelregenerate in einer Perikardnarbe. Epithelähnliche Metaplasie der Deckzellen

Abb. 69
Rheumatisches Fieber

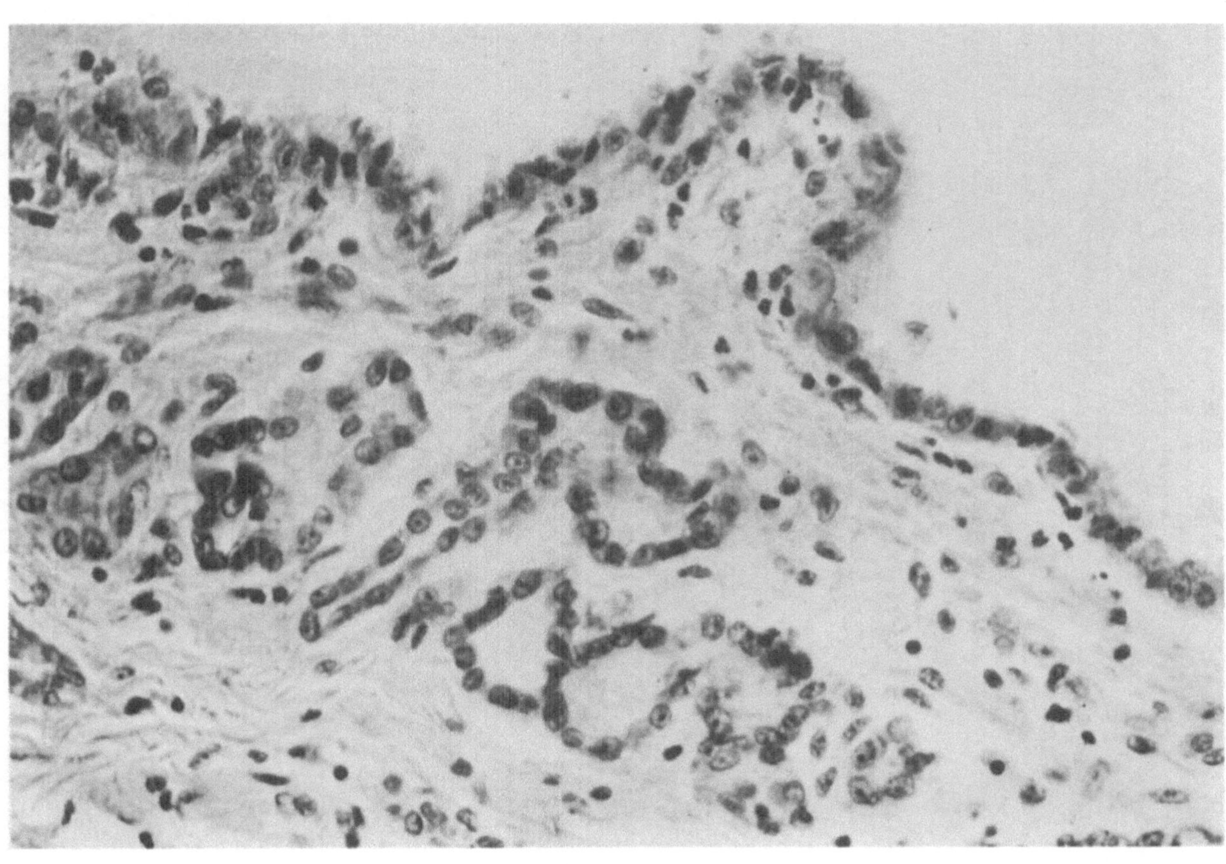

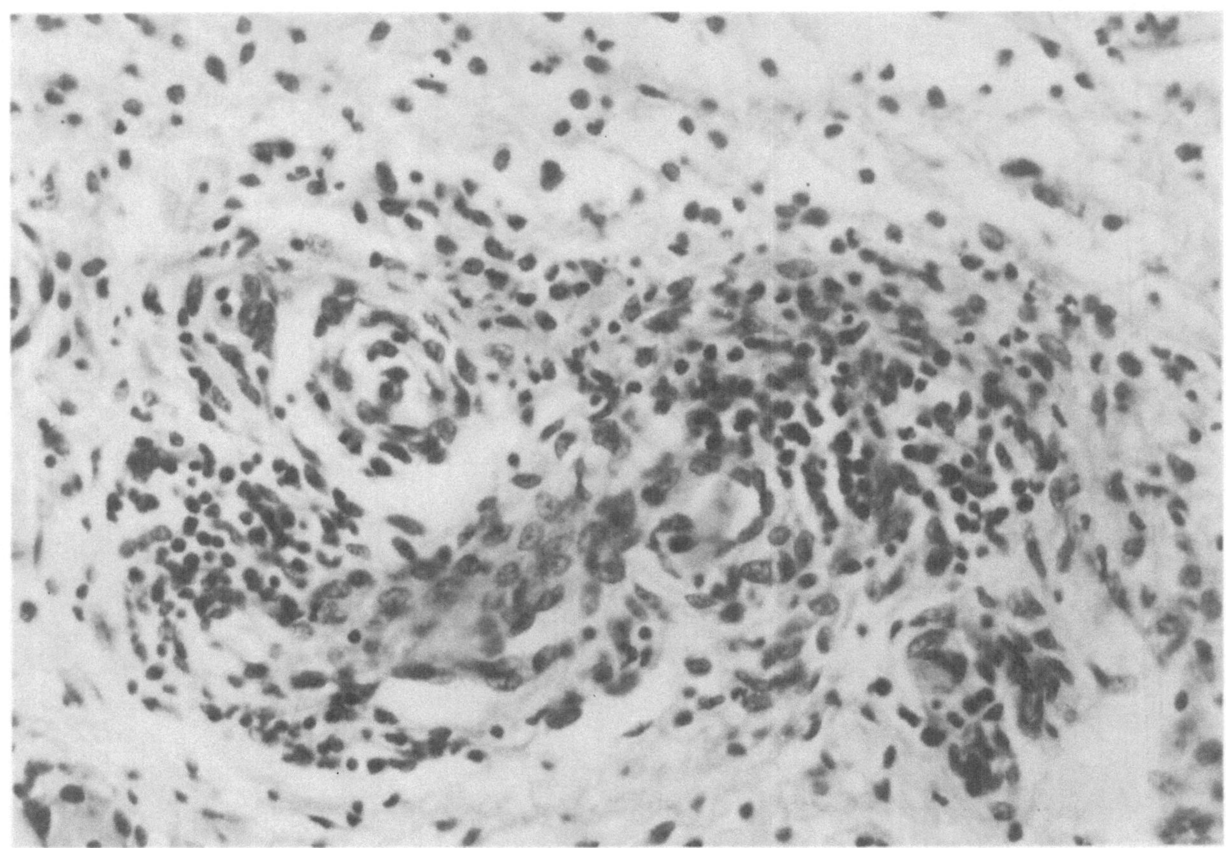

Abb. 70
Rheumatisches Fieber

Chronisch schwelende Perikarditis. Überwiegend lymphozytäre Infiltrate um neugebildete Blutgefäße in einer älteren Perikardnarbe

Abb. 71
Rheumatisches Fieber

Frische fibrinöse Exsudatherde in Nachbarschaft neugebildeter Blutgefäße in einer Perikardnarbe. Morphologischer Ausdruck des Rezidivs

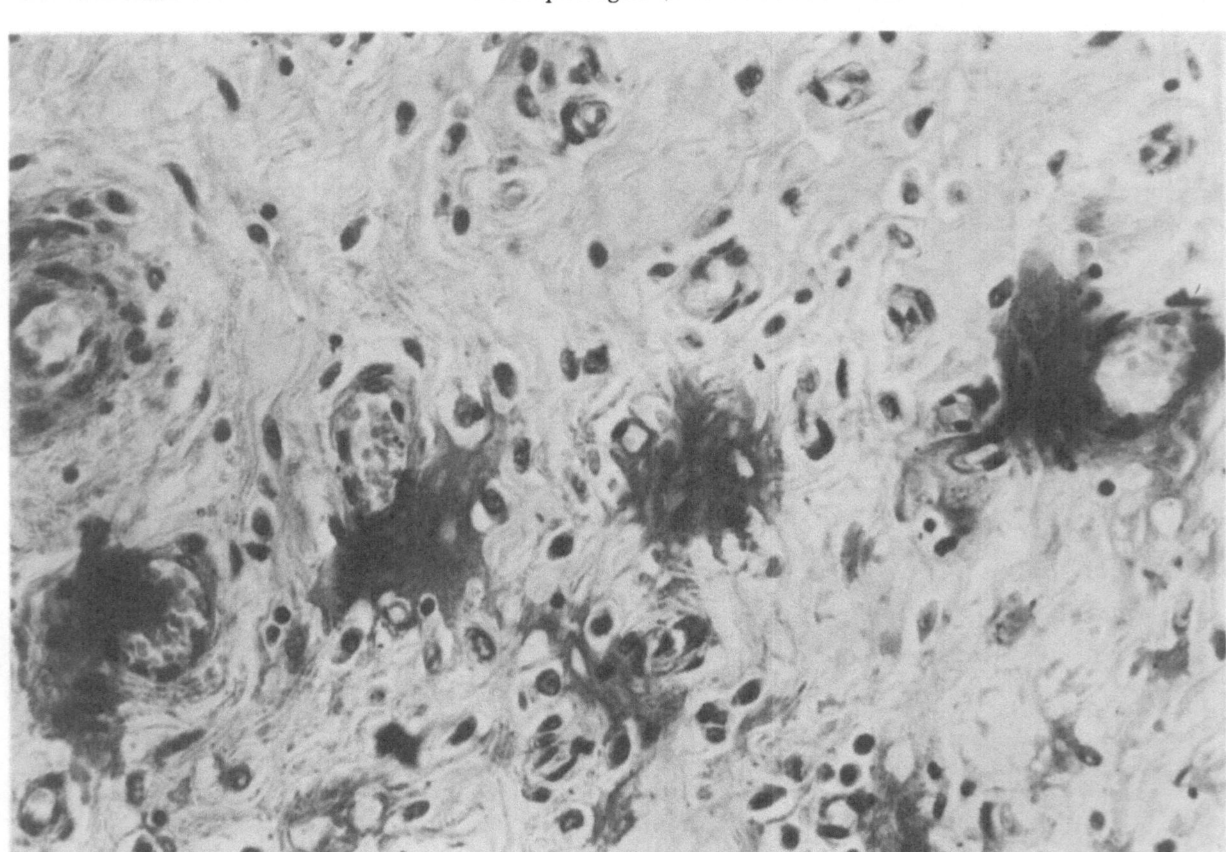

Im Rahmen eines rheumatischen Rezidivs reagiert das Perikard im allgemeinen wieder mit. Bei der Rezidiv-Perikarditis ist jedoch je nach dem Grad der Obliteration die Exsudatfläche eingeschränkt. Dafür liegt der Schwerpunkt des Prozesses diesmal in der Tiefe des Narbengewebes selbst. Die Perikardnarbe ist nach den Beobachtungen von KLINGE wie jedes rheumatische Narbengewebe für Rezidive besonders anfällig. Diese Rezidive bilden Herde von unterschiedlicher Größe. Man sieht winzige Bezirke mit „Fibrinoid"-verquollenen Faserbündeln. Häufiger sind jedoch größere Fibrinseen, die begrenzt in den breiten Narbenabschnitten zu finden sind, die ein dichtes Netzwerk aus neugebildeten Gefäßen enthalten (Abb. 71). Die Serosazysten reagieren beim Rezidiv mit einer Anschwellung der Deckzellen, gelegentlich findet sich in ihrem Innern Fibrin. Mit jedem erneuten Perikarditisschub wird der Narbenbezirk ausgedehnter, kollagenreicher und straffer. Eine Verkalkung des Narbengewebes tritt im Rahmen des Rheumatischen Fiebers im allgemeinen nicht auf.

4.5. Blutgefäße

Da der dreischichtige Aufbau der Blutgefäße weitgehend demjenigen des Herzens entspricht, ist es nicht verwunderlich, daß bei Rheumatischem Fieber auch Arterien und Venen in einer dem Herzen analogen Weise miterkranken. Den systematischen Untersuchungen von KLINGE verdanken wir einen guten Einblick in Lokalisation, Art und Häufigkeit der Gefäßprozesse bei Rheumatischem Fieber. KLINGE kommt dabei zu der abschließenden Feststellung, daß bei Rheumatischem Fieber das Gefäßbindegewebe im allgemeinen häufiger als die Gelenke und in stärkerem Maße als das Herz erkrankt. Man muß hierbei natürlich berücksichtigen, daß sich KLINGE bei seiner Beurteilung auf Fälle stützt, die an einem akuten oder rezidivierenden Rheumatischen Fieber verstarben. Diese Überlegung verbietet Rückschlüsse auf Art, Häufigkeit und Ausdehnung der Gefäßbeteiligung bei leichter oder mittelschwerer, nicht tödlicher Verlaufsform dieser Erkrankung. Dennoch verlieren die Untersuchungsergebnisse von KLINGE nicht an grundsätzlichem Interesse, weil sie einen instruktiven Einblick in die Pathosystematik des Rheumatischen Fiebers bieten.

Erstmals wurde eine Arteriitis im Rahmen des Rheumatischen Fiebers von oQUENILLE (1906) beschrieben. Entzündungen wurden in Aorta, Karotiden und Koronararterien von Patienten gesehen, die 10–15 Tagen nach Ausbruch der Krankheit verstorben waren. 1926 wurden von OV. GLAHN und PAPPENHEIMER die Untersuchungen erstmals auf das gesamte Gefäßsystem des Stammes ausgedehnt. Eine rheumatische Arteriitis fanden sie in Lunge, Nieren, Nebennieren, Kolon, Hoden und Ovar. KLINGE bezog auch die Arterien und Venen der Extremitäten in seine Analyse ein. Danach können grundsätzlich sämtliche Arterien und Venen des Körpers am entzündlichen rheumatischen Prozeß teilnehmen.

Die Krankheit lokalisiert sich vorzugsweise an den Gefäßabgängen der Aorta. Die Bauchaorta ist im Gegensatz zur Lues häufiger als die Brustaorta befallen. Arterien und Venen können auf zwei unterschiedlichen Wegen erkranken. Einmal kann der Prozeß über die Vasa vasorum die Adventitia befallen und von dort auf die Media übergreifen. Zum anderen kann die Noxe vom Gefäß her die Intima schädigen.

Diese beiden Erkrankungswege wurden von KLINGE an der Aorta, wo die strukturellen Verhältnisse besonders übersichtlich sind, eingehend studiert. An der Adventitia beginnt der rheumatische Prozeß mit einer Hyperämie der Gefäße, Ödem und einer mehr oder weniger ausgeprägten perivaskulären Infiltration, welche überwiegend aus Lymphozyten und zum kleinen Teil aus Granulozyten besteht. Ödem und Infiltrat bilden in der Nachbarschaft kleiner Arterien und Venen fleckförmige bis streifenförmige Herdchen, in die auch Fibrin austreten kann.

Die örtlichen Bindegewebsfasern sind hier aufgelockert, aufgesplittert und z.T. fibrinoid verquollen (Abb. 72). An dieses exsudative Initialstadium schließt sich auch hier die Granulomphase an. Das ausgetretene Fibrin wird von großen, basophilen Histiozyten locker umlagert.

Geschlossene Granulombildungen wie das Aschoffsche Knötchen im Herzen sind in der Gefäßadventitia selten. Diese Granulome werden von Lymphozyten diffus umlagert, während Granulozyten nach Abschluß der exsudativen Phase verschwinden. Die Abheilung erfolgt mit zunehmender Bildung von kollagenem Narbengewebe (Abb. 73).

Der adventielle Entzündungsprozeß kann entlang der Vasa vasorum auf die angrenzende Media übergreifen. Die fibrinoide Verquellung der elastischen Faserbündel bildet streifenförmige Zonen, die im resorptiven Stadium von basophilen Bindegewebszellen umlagert werden (Abb. 74 u. 75).

Knötchen kommen in der Media nicht vor. Die proliferierenden Bindegewebszellen können dagegen die untergehenden elastischen Fasern kettenartig umlagern (Abb. 76). Der exsudativ-produktive Prozeß hinterläßt kleine, kollagene Narben in der Textur der elastischen Media und propagiert gleichzeitig das weitere Eindringen kleiner Blutgefäße, die im Gefolge mehrerer rheumatischer Schübe, von Lymphozyten umlagert, bis in das innere Drittel der Media reichen können. KLINGE spricht von einer Mesaortitis rheumatica, die von geringen perivaskulären Infiltraten um die Vasa vasorum bis in seltenen Fällen zur schweren Mediazerstörung reichen kann.

Abb. 72
Rheumatisches Fieber

Fibrinoide Verquellung, starke Zellproliferation und hochgradige Granulo- und Lymphozyteninfiltration, vor allem in Nachbarschaft der Vasa vasorum

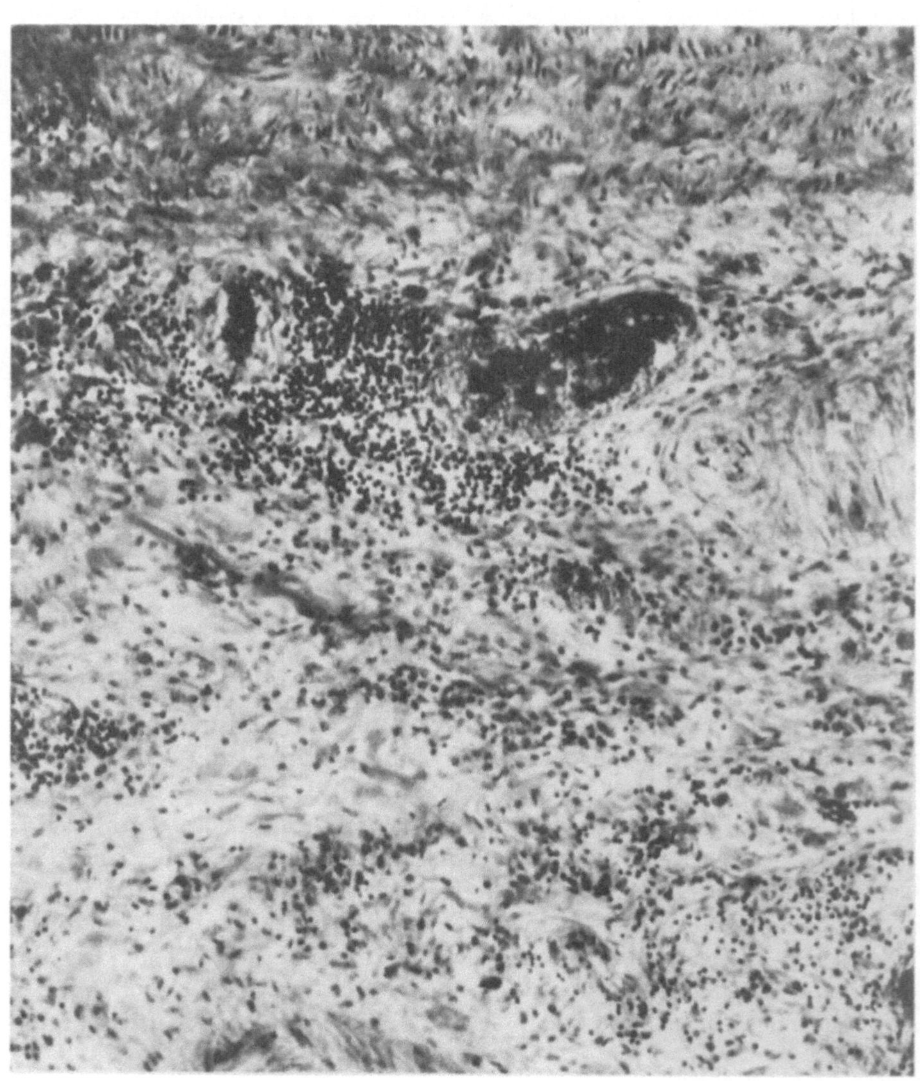

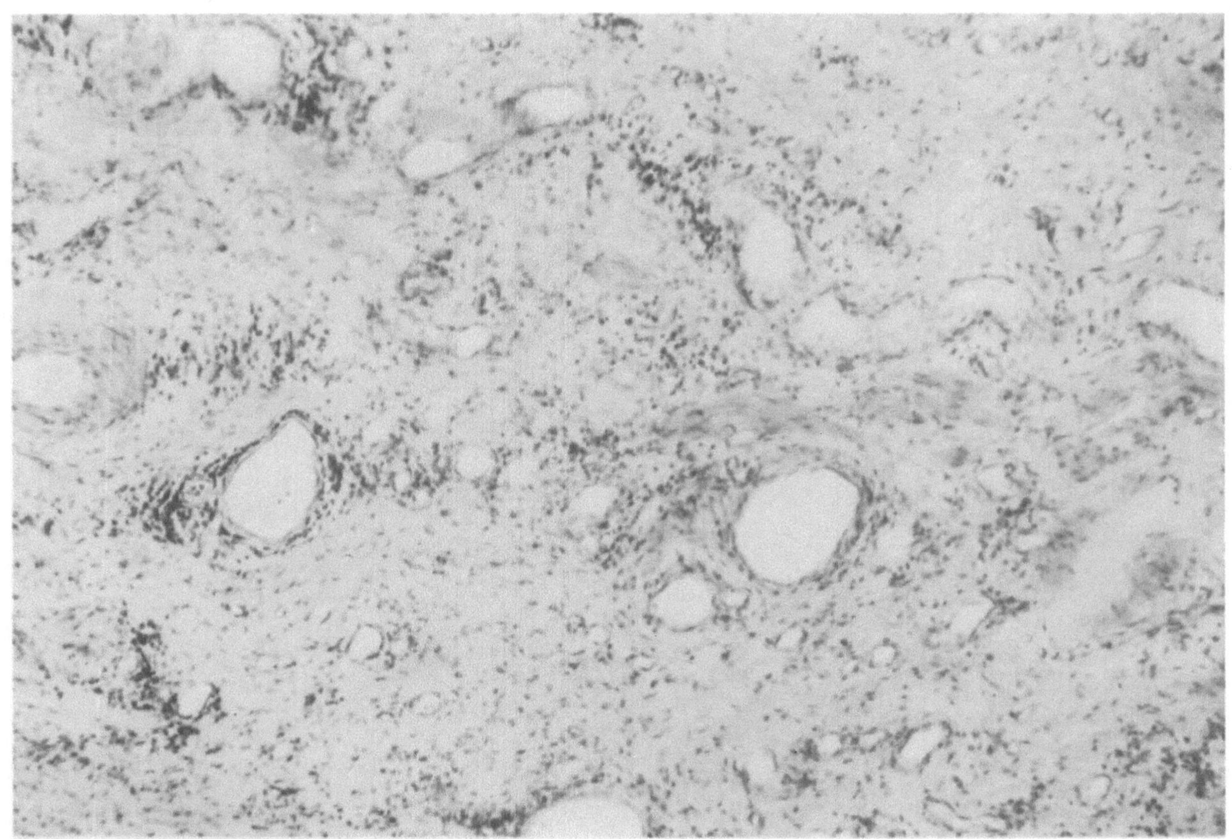

Narbengewebe und neugebildete Gefäße mit geringer perivaskulärer Lymphozyten-infiltration nach rheumatischer Aortitis

Abb. 73
Rheumatisches Fieber

Abgelaufene Entzündung eines kleinen Koronararterienastes mit Hyalinose und Einengung des Lumens

Abb. 74
Rheumatisches Fieber

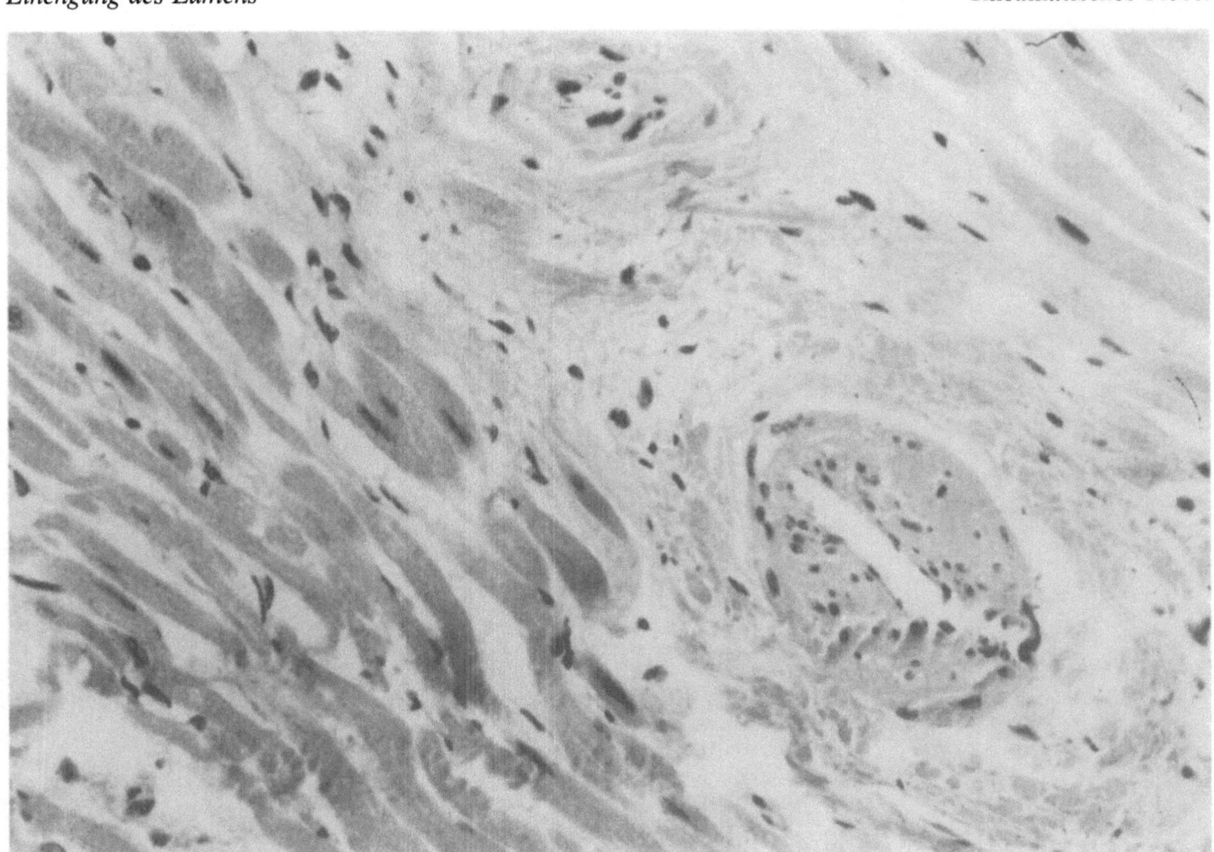

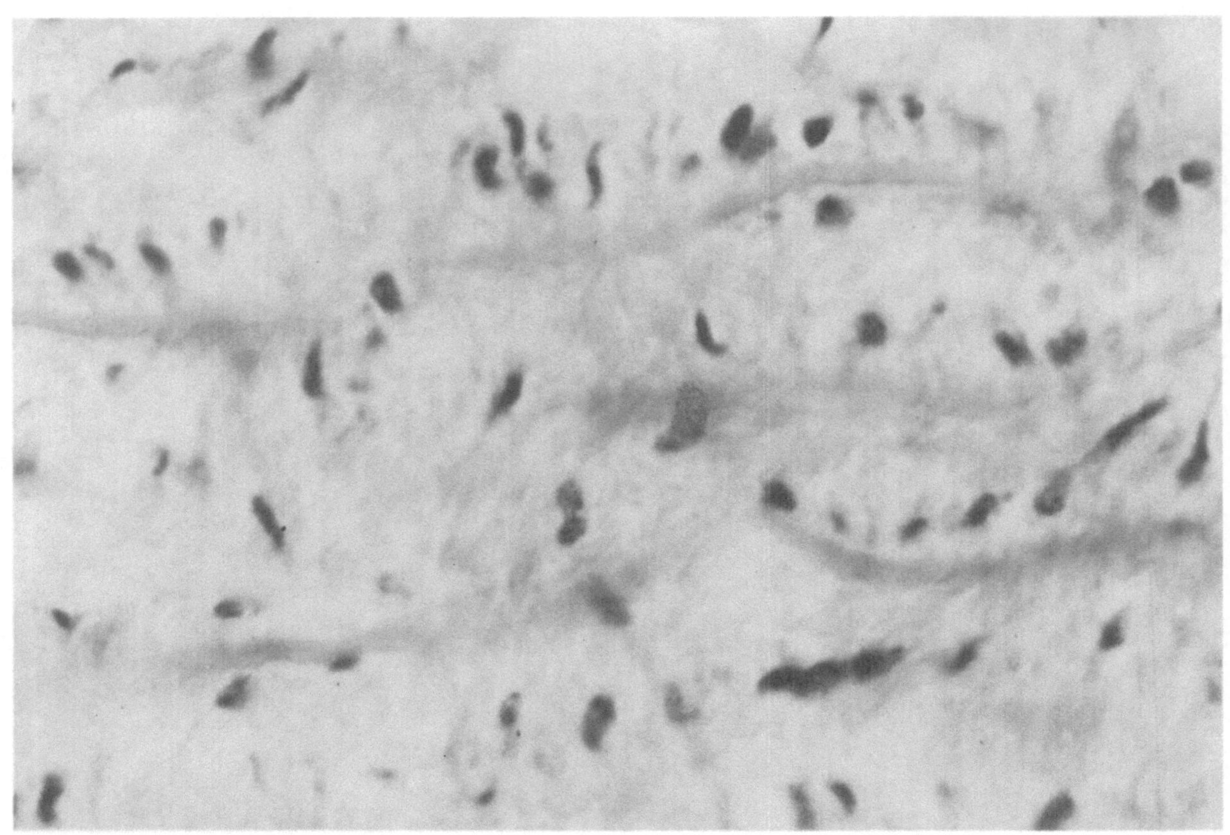

Abb. 75
Rheumatisches Fieber

Ödem und Faserverquellung mit reaktiver Proliferation örtlicher Bindegewebszellen in der Aortenmedia

Abb. 76
Rheumatisches Fieber

Kettenartige Proliferation der Mediazellen um fleckförmige Faserverquellung. (Aorta)

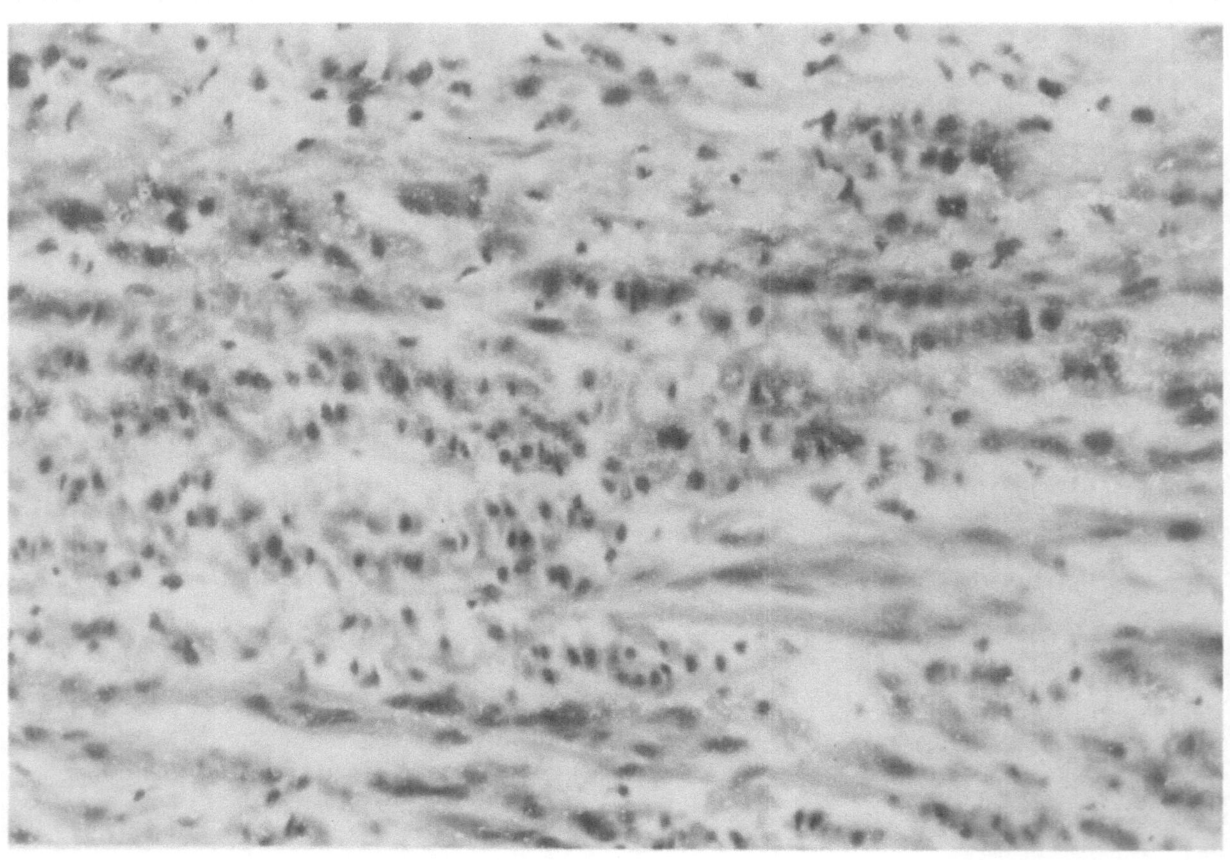

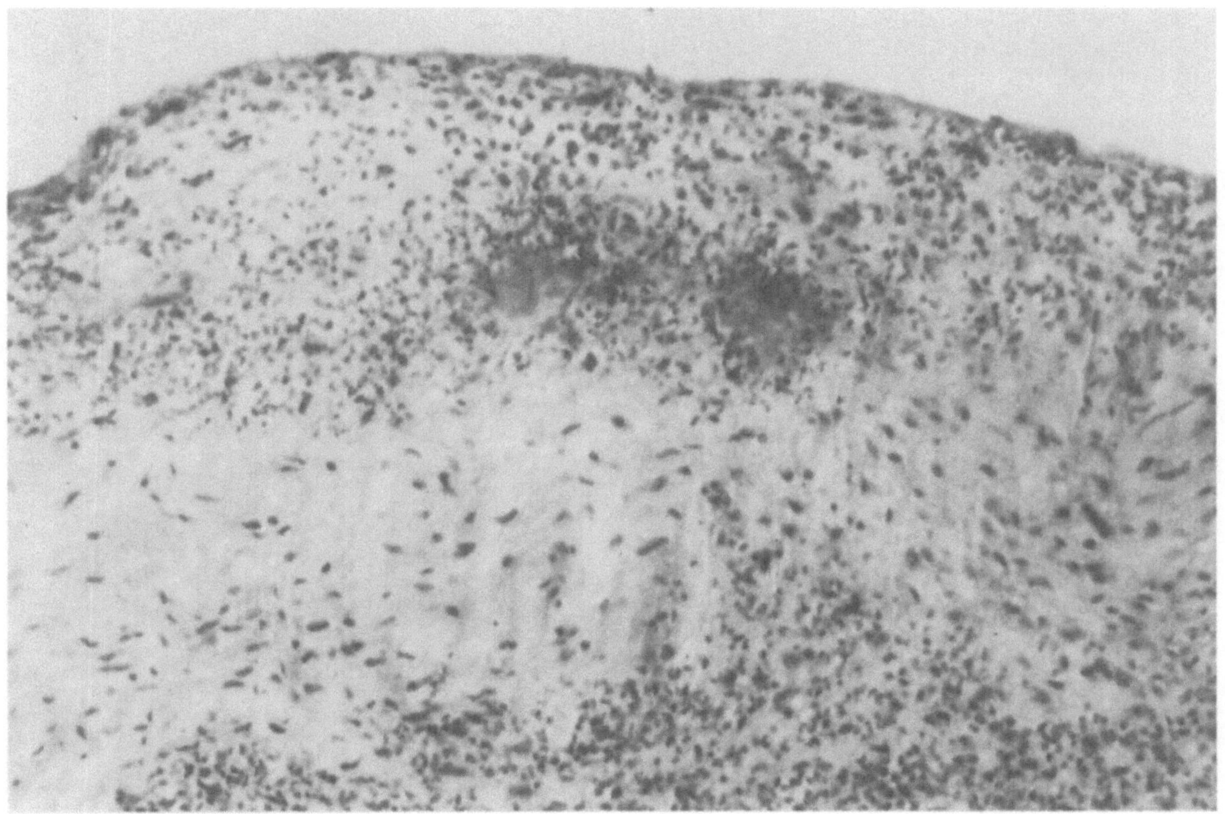

Abb. 77
Rheumatisches Fieber

Erkrankung der Intima

In der Intima läuft der rheumatische Prozeß analog zu den Vorgängen in der Herzklappe ab. Wie dort können die örtlichen Faserbündel fleckförmig fibrinoid, seltener streifenförmig verquellen (Abb. 77 u. 78). Im resorptiven Stadium wuchern die Zellen der Intima vorwiegend diffus, seltener herdförmig. Die Zellproliferation in der Intima kann, von Lymphozyten, Plasmazellen und vereinzelten Granulozyten durchsetzt, einem dichten Granulationsgewebe ähneln. Ein so ausgesprochen proliferativer Prozeß kann nun auch von innen her auf die Media übergreifen und deren Struktur zerstören.

Das narbige Resultat von Exsudation und Proliferation ist eine herdförmige Intimasklerose in Form breiter, gelb-weißlicher Platten und Polster. KLINGE bildet die Bauchaorta eines 21jährigen Mädchens ab, das nach einem RhF-Rezidiv verstarb. Die Intima ist von sklerotischen Beeten übersät. KLINGE diskutiert in diesem Zusammenhang aus seiner damaligen Sicht — 1933 — das Rheumatische Fieber als Entstehungsursache der Arteriosklerose.

Das Rheumatische Fieber kann also ebenso wie beim Herzen alle drei Wandschichten der großen Arterien befallen.

Der Prozeß wird einmal durch das Ausmaß der Entzündung, zum anderen durch die strukturellen Gegebenheiten der jeweiligen Gefäßwandschichten modifiziert.

Rheumatische Koronararteriitis

Die Manifestation des Rheumatischen Fiebers an kleinen muskelstarken Gefäßen, wie den Koronararterien, verdient eine gesonderte Besprechung. Auch hierbei können grundsätzlich alle Wandschichten erkranken. Histologisch ist eine getrennte Beurteilung der jeweils veränderten Struktur, wie bei der Aorta, naturgemäß nicht möglich. Im allgemeinen sind alle drei Schichten gleichzeitig befallen. Der fibrinoid-insudative Prozeß bevorzugt dabei Intima und Media. Die Fibrininsudation kann so ausgeprägt sein, daß sie das Lumen manschettenförmig umlagert und hochgradig stenosiert (Abb. 79–83). Die akute Wandverquellung kann auf diese Weise zum Koronartod führen. Wird der akute koronararteriitische Prozeß überlebt, so hinterläßt er Narbenherde, die der Lokalisation und dem Ausmaß der vorgängigen Entzündung entsprechen.

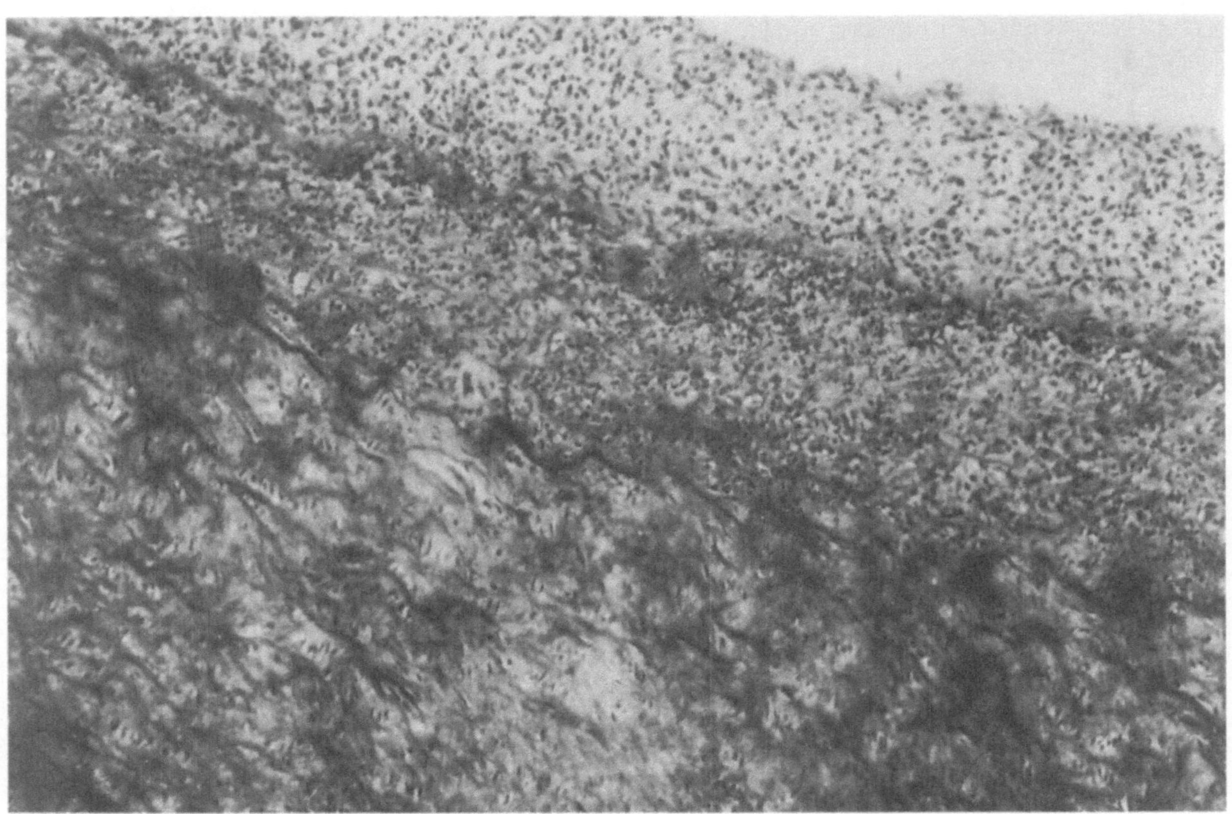

Abb. 78
Rheumatisches Fieber

Hochgradige, exsudative End- und Mesaortitis. Granulozytäre Infiltration und fibrinoide Verquellung der M. elastica interna. Verquellungsherde und Zellproliferation örtlicher Bindegewebszellen in der Media

Abb. 79
Rheumatisches Fieber

Fibrinoide Wandverquellung einer Koronararterie. Hochgradige, perivaskuläre Fibrinexsudation und Granulozyteninfiltration

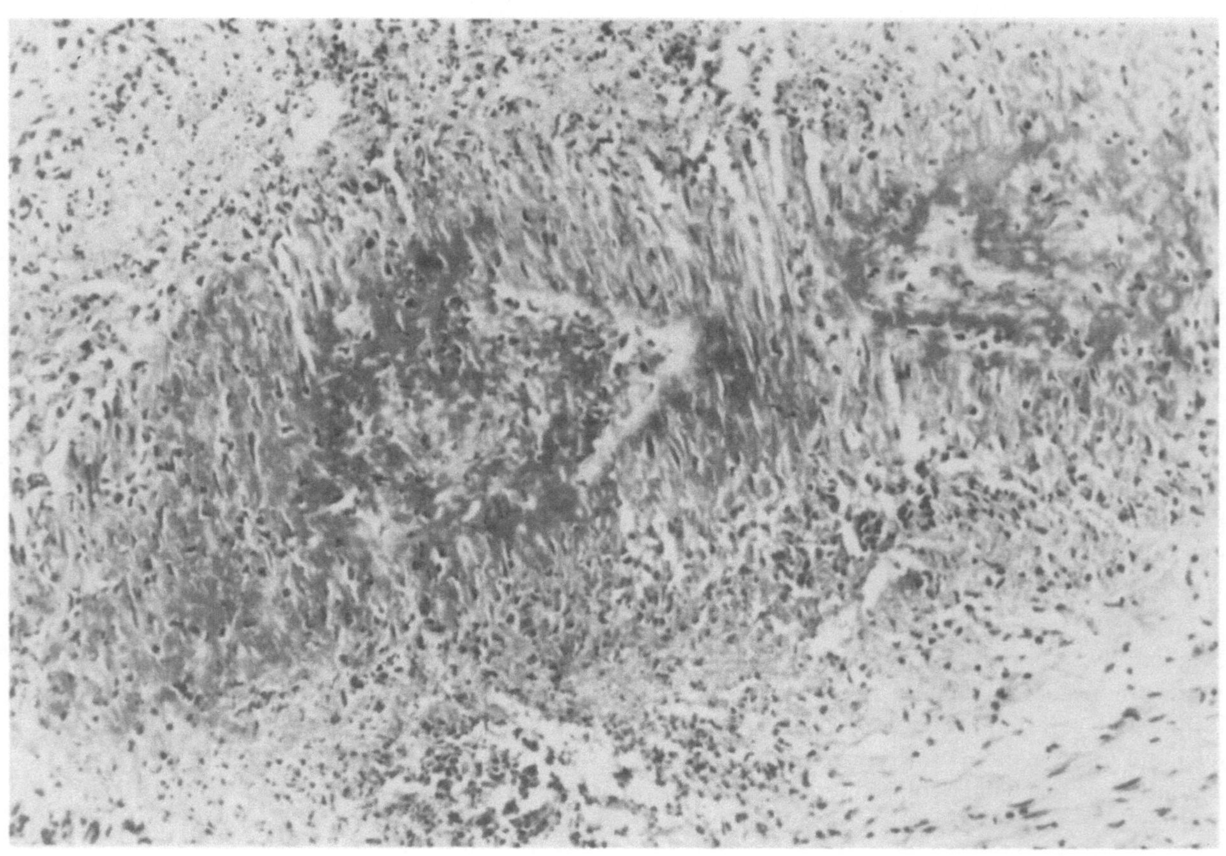

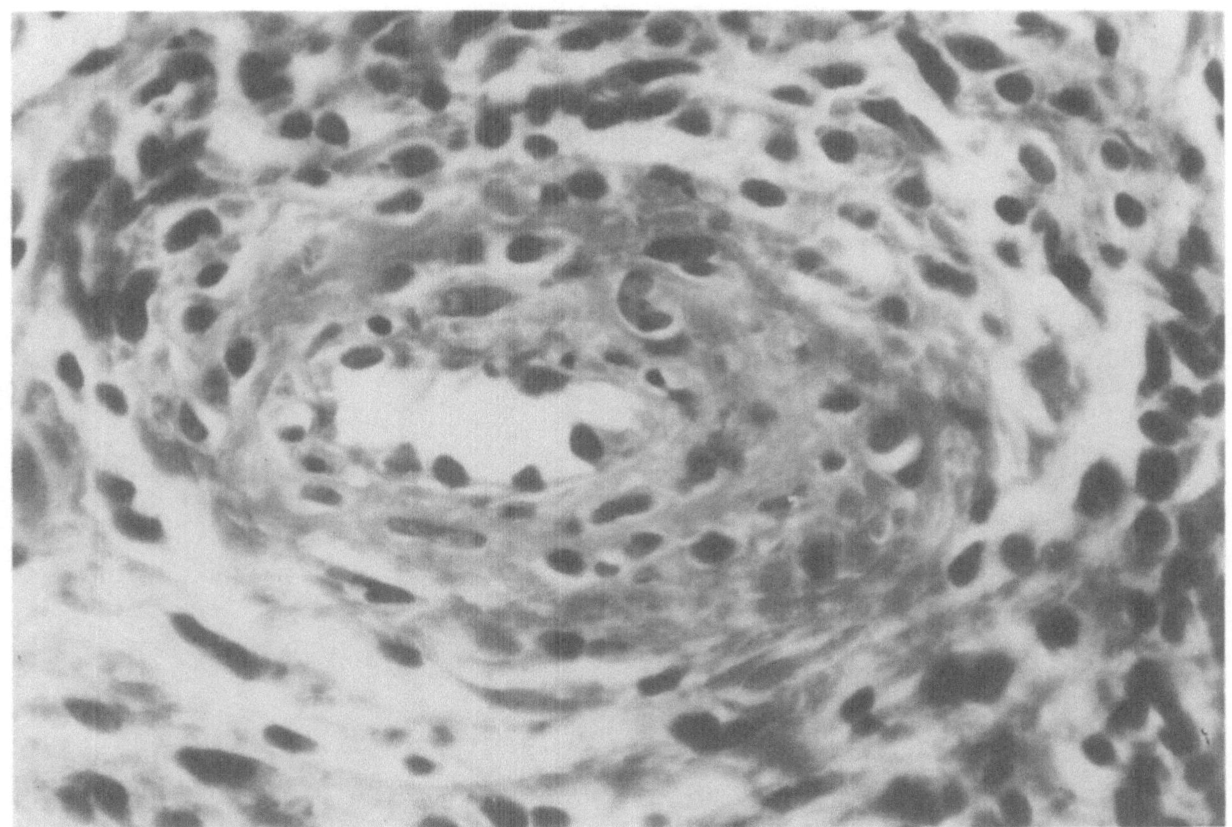

Ausgeprägte fibrinoide Verquellung der Media eines Koronararterienastes mit adventitieller Zellreaktion und lymphozytärer Infiltration

Abb. 80
Rheumatisches Fieber

Totaler Verschluß der Gefäßlichtung einer Koronararterie durch fibrinoide Verquellung der Intima. Hochgradige proliferative Reaktion der örtlichen Bindegewebszellen. Stellenweise Zerstörung der M. elastica interna

Abb. 81
Rheumatisches Fieber

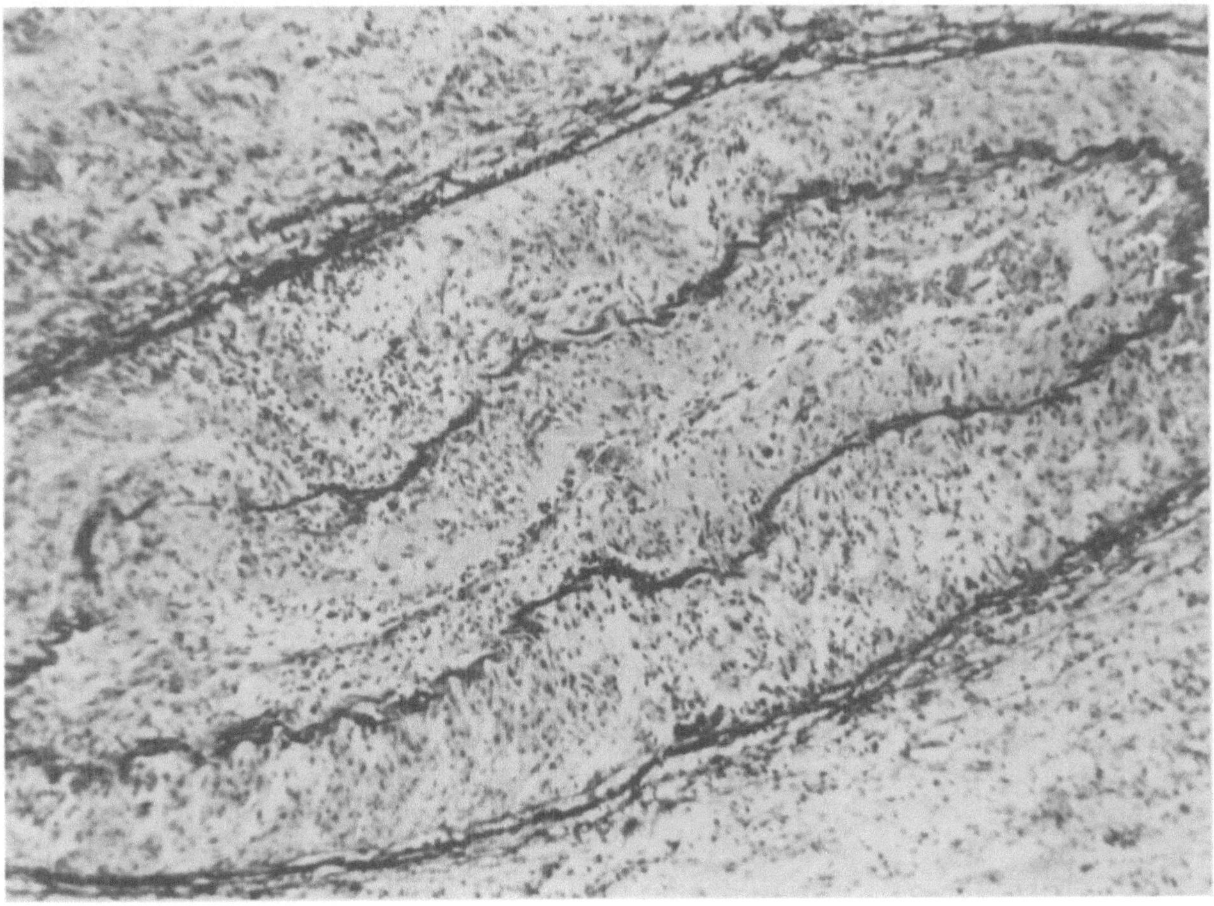

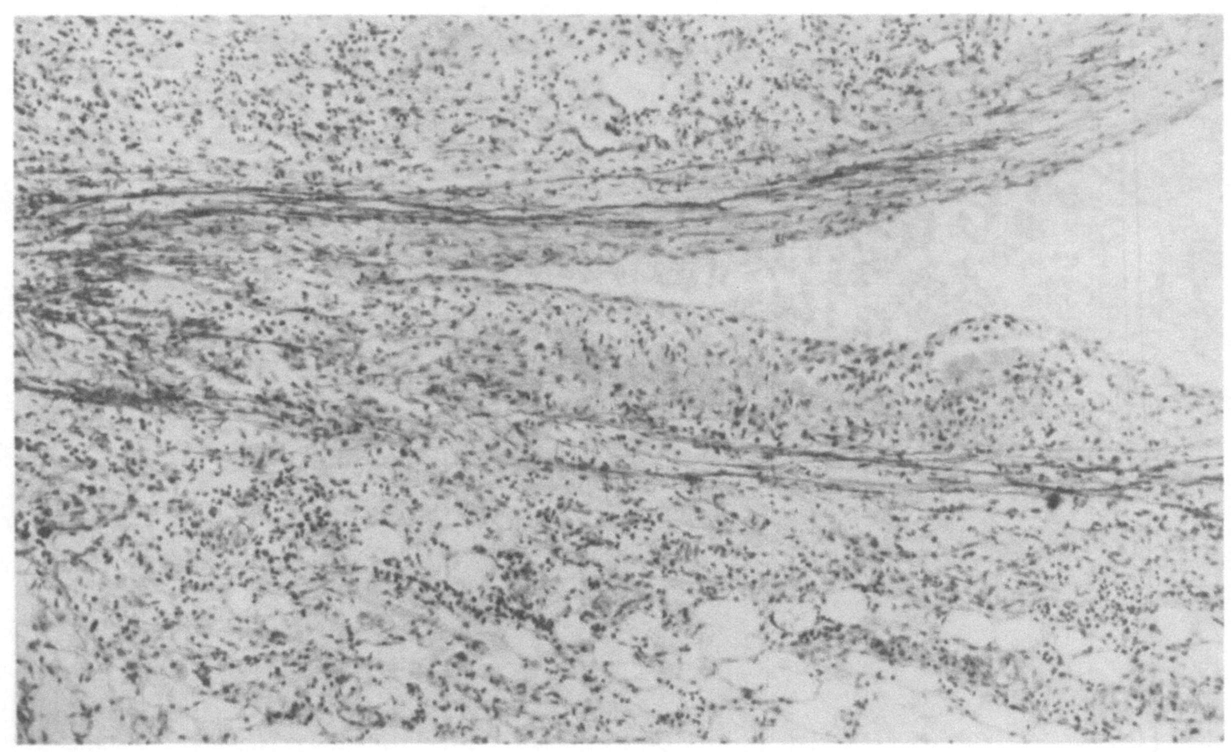

Abb. 82
Rheumatisches Fieber

Rheumatische Endophlebitis einer Koronarvene. Fibrinoider Verquellungsherd in der Intima mit proliferativer Reaktion der örtlichen Bindegewebszellen. Granulozytäre und lymphozytäre Infiltration im epikardialen Fettgewebe

Abb. 83
Rheumatisches Fieber

Akute exsudative Entzündung einer Myokardvene. Der Prozeß ist im wesentlichen auf Media und Adventitia beschränkt

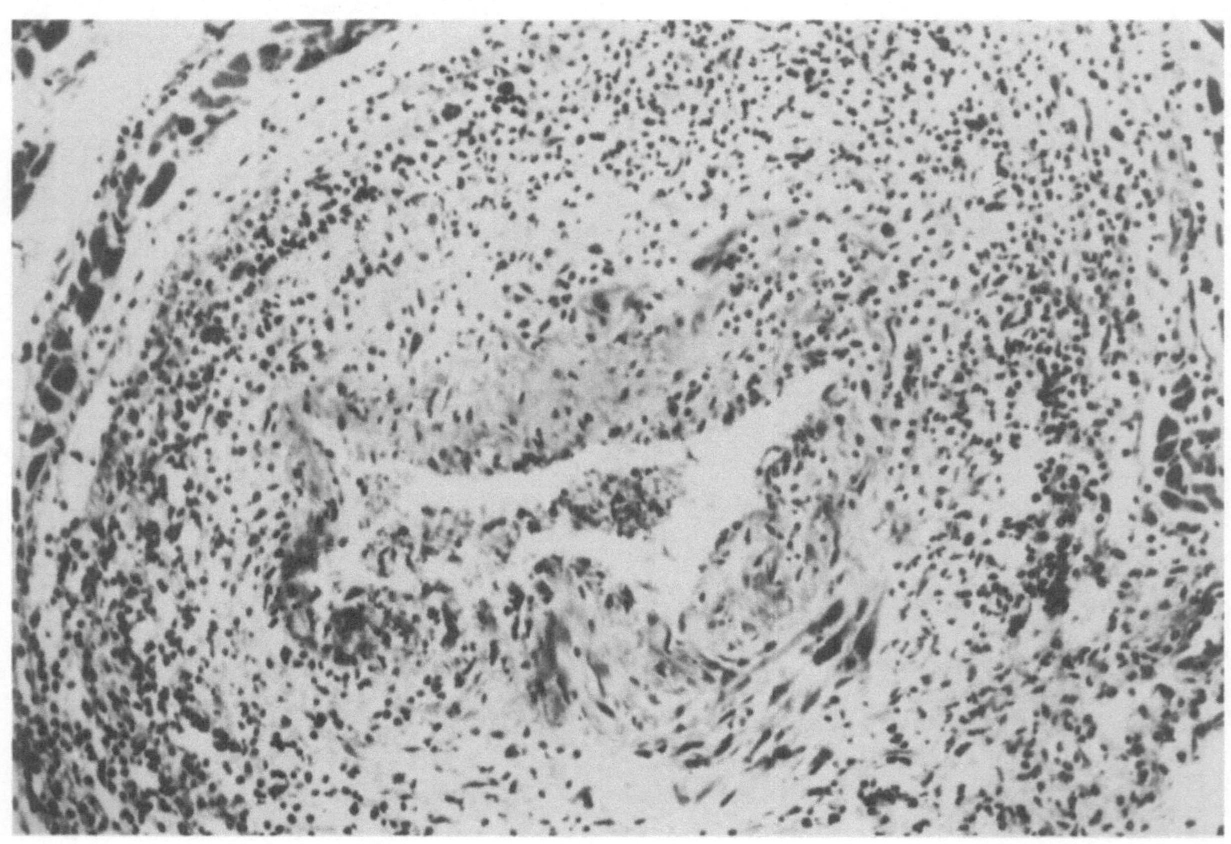

Vergleicht man die panarteriitischen Prozesse beim Rheumatischen Fieber mit ähnlichen Arterienveränderungen bei Chronischer Polyarthritis, so fällt folgendes auf: Neben uncharakteristischen Bildern wie Granulozyten, Lymphozyteninfiltraten und Proliferation der zellulären Wandelemente findet man in schwer verlaufenden Fällen der Chronischen Polyarthritis eosinophile Massen in Intima und Media, die das Lumen verschließen können. Beide Prozesse gleichen sich bei oberflächlicher Betrachtung. Bei genauer Untersuchung zeigt sich jedoch, daß der eosinophile Bezirk bei der Chronischen Polyarthritis überwiegend aus nekrotischen Strukturen der Arterienwand besteht und nur wenig Fibrin enthält, während es sich beim Rheumatischen Fieber fast ausschließlich um eingedrungenes Fibrin mit sekundärer Faserschädigung handelt.

Dem exsudativ-produktiv-entzündlichen Prozeß des Rheumatischen Fiebers steht die primäre, immunologisch ausgelöste Gefäßwandnekrose bei Chronischer Polyarthritis gegenüber.

4.6. Gelenke

Obwohl die Gelenksymptomatik beim Rheumatischen Fieber klinisch im Vordergrund steht und der Krankheit auch ihre frühere Bezeichnung „akuter" Gelenkrheumatismus eingetragen hat, stehen die anatomischen Gelenkveränderungen hinsichtlich Intensität und Gefährdung der Gelenkflächen weit hinter denjenigen der Chronischen Polyarthritis zurück. Eine Destruktion des Knorpels mit ihren entsprechenden funktionellen Folgen gehört nicht zum typischen Krankheitsverlauf des Rheumatischen Fiebers.

Dementsprechend ist der makroskopische Eindruck nach Eröffnung des Gelenkes nicht sehr eindrucksvoll. Die Gelenkinnenhaut, vor allem die Zotten sind nur dann ödematös, wenn der Prozeß hochakut ist (Abb. 84).

Geringe Proliferation der Synovialdeckzellen. Ödem des Synovialstromas. Lymphozytenmäntel um kleine Blutgefäße

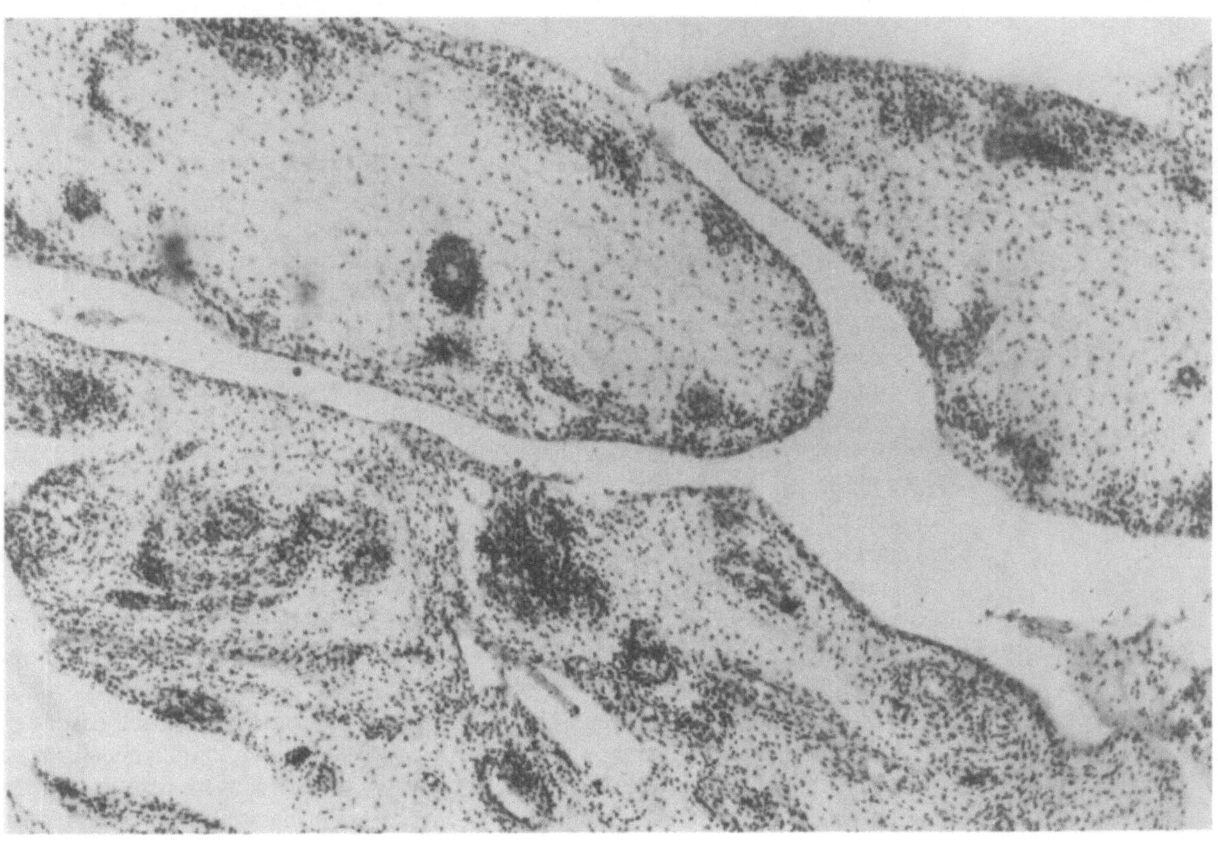

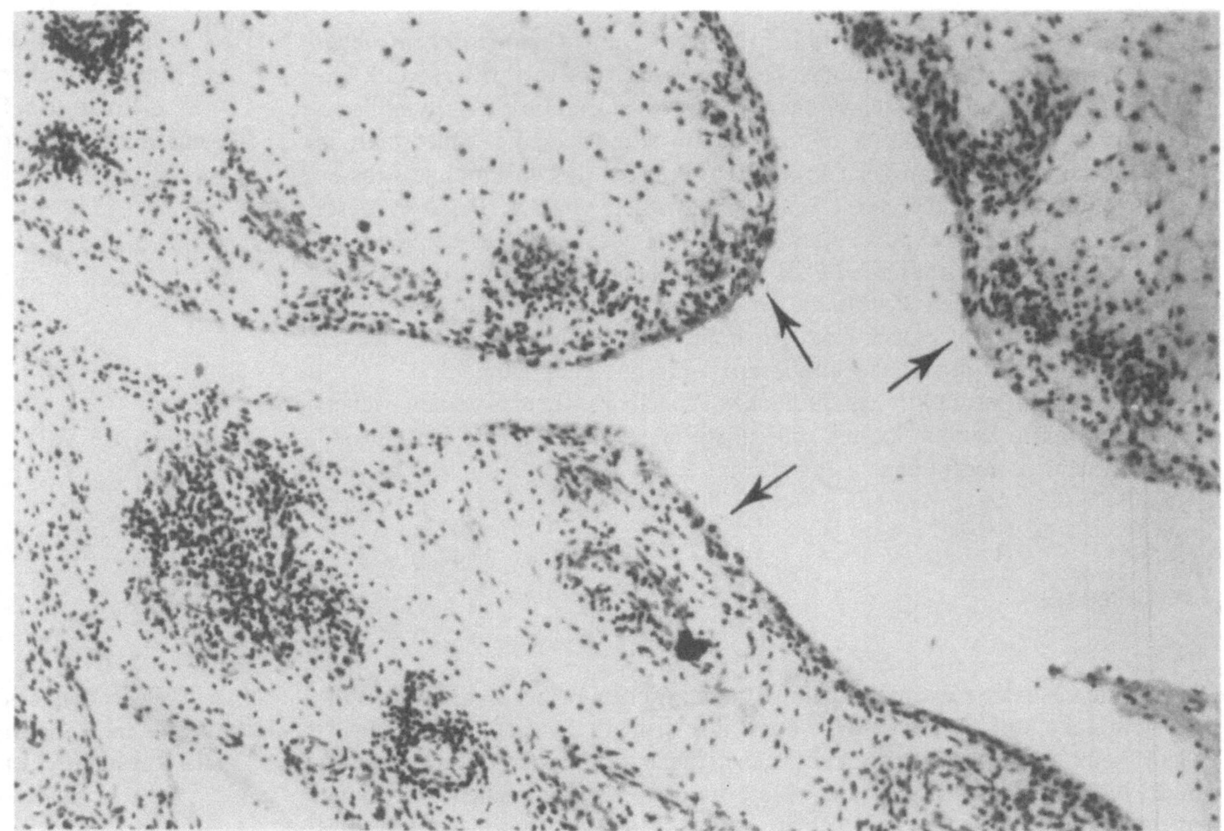

Mikroskopischer Befund

Die Synovialflüssigkeit ist deutlich vermehrt, sie enthält kleine Fibrinflocken ohne auffällige Trübung. Immerhin finden sich im Kubikzentimeter 7000–10000 Zellen. Untergehende Granulozyten überwiegen bei weitem. Daneben finden sich abgeschilferte Synovialdeckzellen und, wenn die Krankheit einige Wochen dauert, auch Lymphozyten. Das Stratum synoviale ist infolge vermehrter Blutfüllung der Synovialgefäße gerötet und kann von Fibrinflocken und -fäden belegt sein. Die Gefäßinjektion ist im Bereich des Knorpelrandes am stärksten. Der Knorpel selbst ist, auch wenn das Rheumatische Fieber mehrere Wochen besteht, makroskopisch unauffällig.

Die mikroskopischen Befunde sind nach KLINGE in Finger-, Zehen-, Fuß-, Hand-, Knie-, Ellenbogen-, Schulter- und Hüftgelenken gleichartig. An den Stellen, an denen das exsudierte Fibrin der Synovialis aufliegt, geht die Deckzellschicht zunächst zugrunde. Die Oberfläche wird dann von einem Fibrinstreifen bedeckt, der einzelne Granulozyten oder Zellkerne enthält (Abb. 85). Nach einigen Tagen differenziert sich von den tiefergelegenen Bindegewebszellen des Synovialstromas her eine neue Deckzellschicht, die mehrstufig sein kann (Abb. 86). Die Elemente der obersten Zellage können je nach Alter des Prozesses zylindrisch, ihre Kerne chromatinreich und variabel in Form und Größe sein. Die ortsständigen Zellen des Synovialstromas sind beim Rheumatischen Fieber, im Gegensatz zur Chronischen Polyarthritis, wenn überhaupt, nur gering mobilisiert. Eine mesenchymoide Transformation wie bei der Chronischen Polyarthritis sahen wir nie. Sie wird auch von KLINGE und anderen Untersuchern nicht beschrieben. Die bisher erwähnten Veränderungen sind lediglich morphologischer Ausdruck einer unspezifischen, exsudativen Entzündung, wie sie unter verschiedenen Bedingungen am Gelenkspalt als einer morphologisch besonders disponierten Mesodermhöhle abläuft. Diese exsudativ-entzündlichen Prozesse spielen sich an der Oberfläche der Synovialis ab. Sie sind eine Funktion der gesteigerten Durchlässigkeit des örtlichen Kapillarnetzes. Im Gegensatz zur

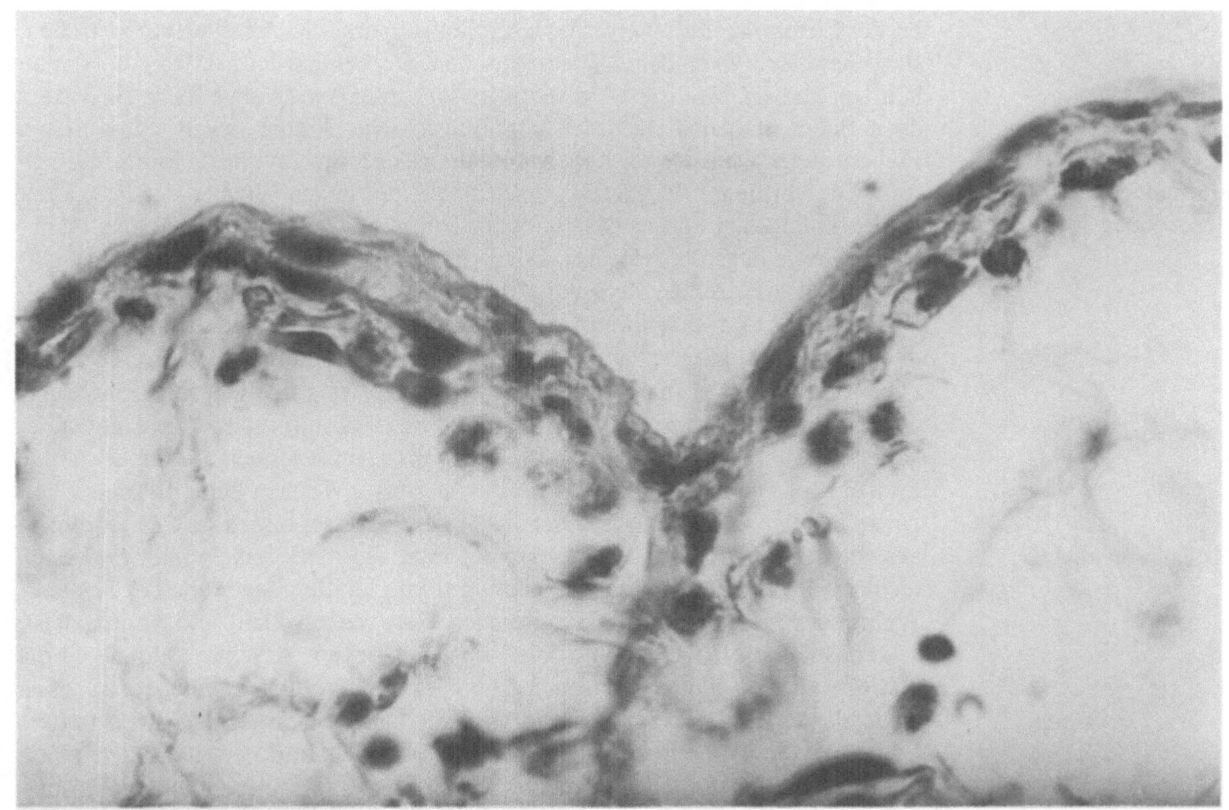

*Kernschwellung der zweizeilig angeordneten regenerierten Synovialdeckzellen.
Ödem des Synovialstromas*

**Abb. 86
Rheumatisches Fieber**

Akute exsudative Synovitis mit zahlreichen Granulozyten im Synovialstroma

**Abb. 87
Rheumatisches Fieber**

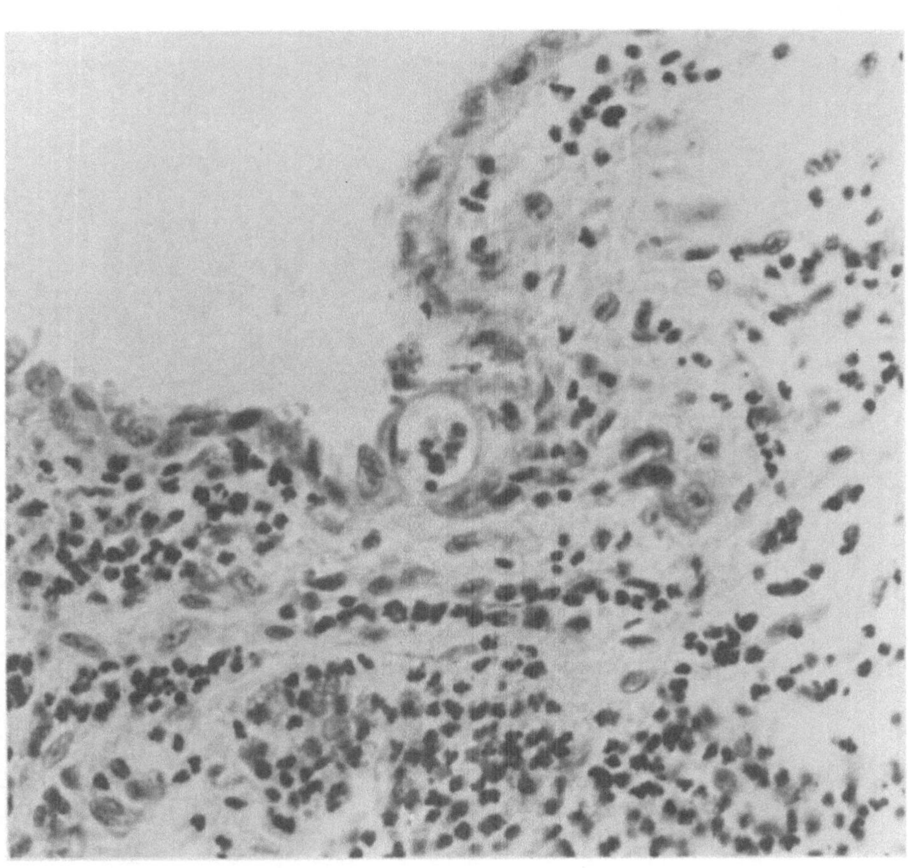

**Fibrinoide
Verquellung**

Granulombildung

Chronischen Polyarthritis ist der Fibrinbelag schwach ausgeprägt. Während bei der Chronischen Polyarthritis Lymphozyten und Plasmazellen vorherrschen, sind diese Zelltypen beim Rheumatischen Fieber spärlich, dafür findet man häufiger als bei Chronischer Polyarthritis Granulozyten (Abb. 87). Im Gegensatz dazu findet man das eigentlich charakteristische Stigma des Rheumatischen Fiebers in der Tiefe des Stratum synoviale, gelegentlich auch des Stratum fibrosum: Die fibrinoide Verquellung spielt sich in den ersten Wochen der Krankheit an den kollagenen Fasern des Synovialstromas ab (Abb. 88). Die kleinen, länglichen Herde liegen entsprechend dem Faserverlauf parallel zum Gelenkspalt. Sie können an einzelnen Stellen die Oberfläche erreichen. Hier gehen die Deckzellen zugrunde, und „Fibrinoid" kann mit aufgelagertem Exsudatfibrin in unmittelbaren Kontakt treten, was die morphologische Deutung erschweren kann. Die fibrinoiden Verquellungsherde entsprechen, unabhängig von ihrer Lage, den von KLINGE beschriebenen „rheumatischen Frühinfiltraten" des Herzbindegewebes (Abb. 89). Die örtlichen Bindegewebszellen beginnen auf die fibrinoide Einlagerung erst nach einem Zeitraum von 1 bis 2 Wochen lichtoptisch erkennbar zu reagieren. Mit zunehmendem Alter des Prozesses bilden sich Zellknötchen aus, die den fibrinoiden Kern resorbierend umlagern. Sie ähneln in etwa, jedoch nicht völlig, dem Aschoffschen Granulom im Gefäßbindegewebe des Herzens. Während das Aschoffsche Granulom im Herz jedoch klein und kompakt ist, zeigt das Zellknötchen im Synovialstroma eine lockere, unscharf begrenzte Formation und ist im allgemeinen auch größer. Das Zellknötchen besteht aus großen Fibroblasten und Histiozyten, dazwischen liegen mehrkernige Riesenzellen. Lymphozyten gehören nicht zum morphologischen Bild der subakuten Phase des Rheumatischen Fiebers. Sie treten, wenn überhaupt, gelegentlich mit Plasmazellen untermischt, nach Verblühen des Zellknötchens auf und können nach Abklingen der eigentlichen entzündlichen Reaktion noch eine Zeitlang persistieren (Abb. 90).

**Abb. 88
Rheumatisches Fieber**

Fibrinoide Verquellung an der Grenze zwischen Stratum synoviale und Stratum fibrosum (Pfeil)

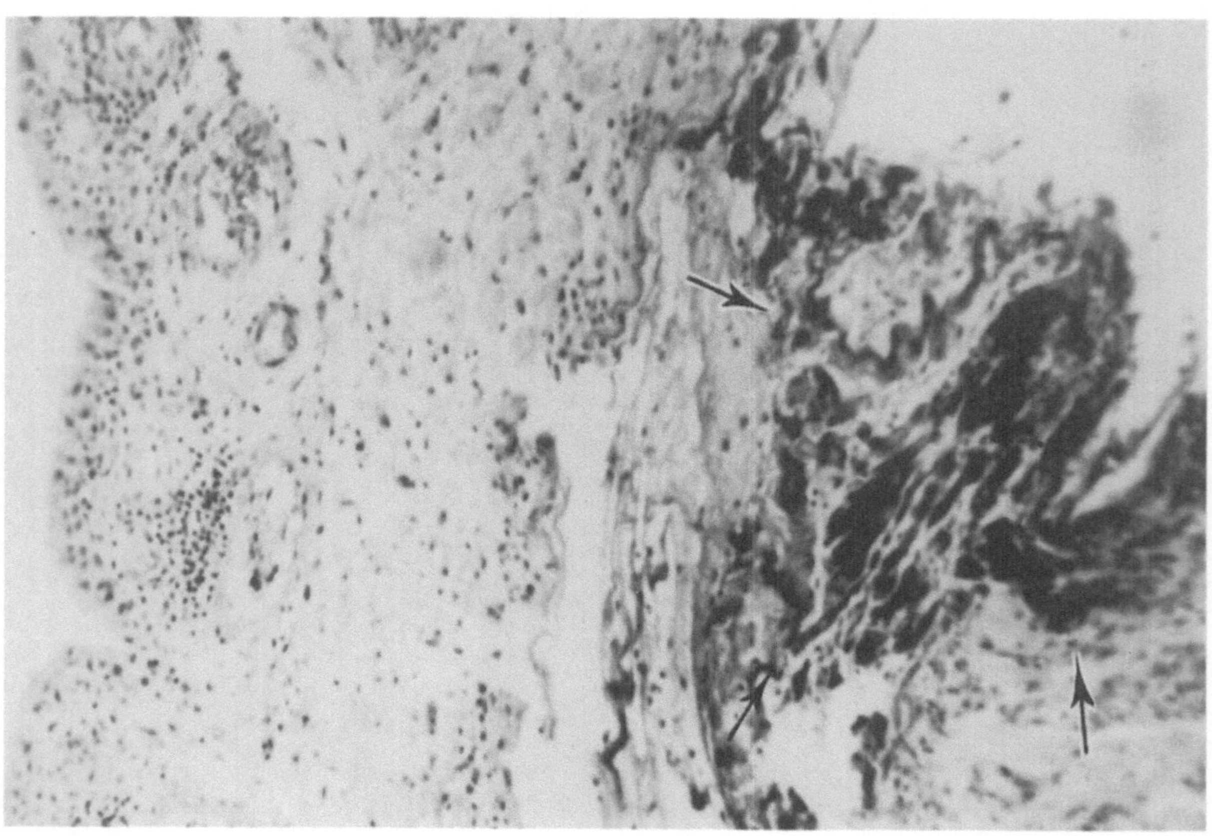

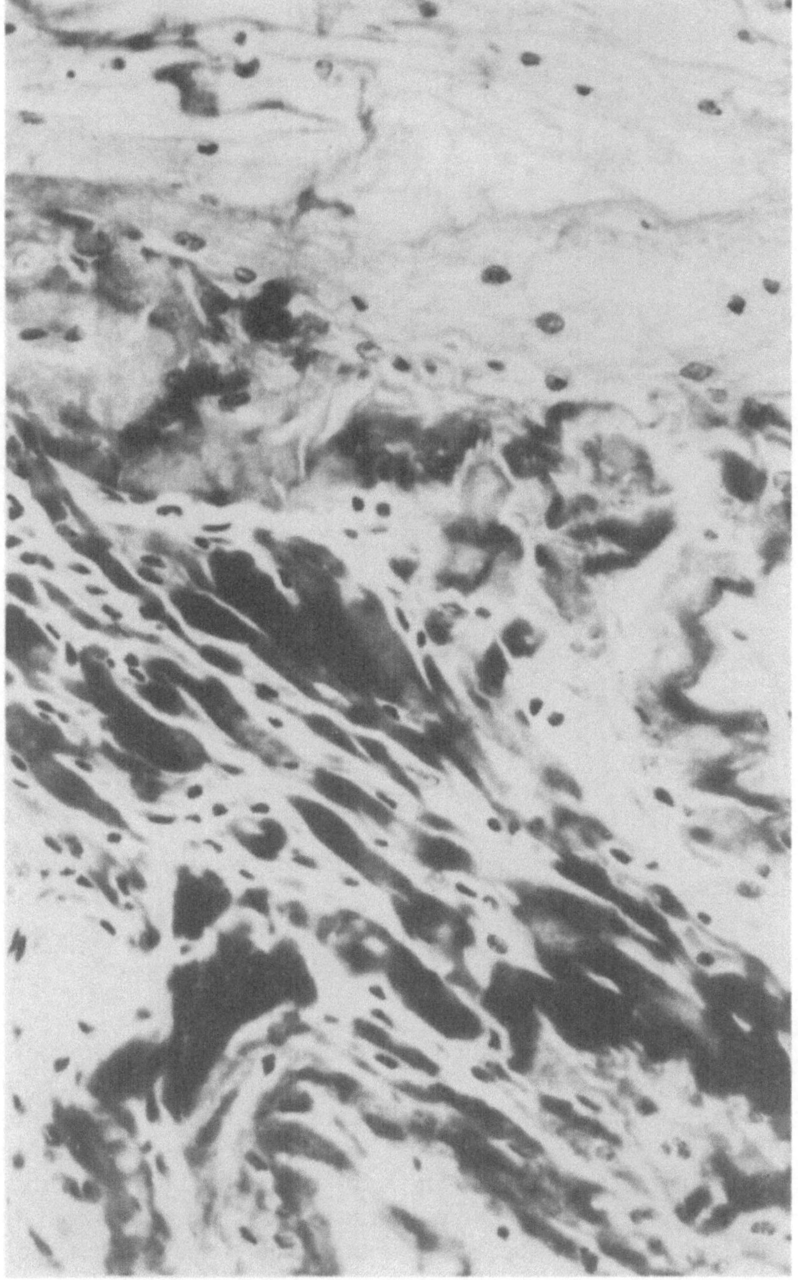

Ausschnitt aus Abb. 88. Man erkennt einzelne fibrinoid-verquollene Kollagenfasern

**Abb. 89
Rheumatisches Fieber**

Nachdem der akut-exsudative Schub vorüber ist, regenerieren die Deckzellen des Stratum synoviale in Form einer mehrstufigen Zellage, die gegen die tiefliegenden Synovialzellen schwer abzugrenzen ist, zumal sie derselben bindegewebigen Zellrasse mit ihrer jeweiligen Ausdifferenzierung zum A- oder B-Typ angehören.

Im Gegensatz zur Chronischen Polyarthritis heilt die Synovitis beim Rheumatischen Fieber entweder nach einem einmaligen oder nach rezidivierenden akuten Schüben. Die Granulomzellen verblühen. Nach einer gesteigerten Bildung von kollagenen Fasern nehmen die Fibroblasten an Zahl ab. Das Rheumatische Fieber kann auf diese Weise eine Fibrose des Synovialstromas zurücklassen, der jedoch morphologische Charakteristika der Krankheit fehlen. Wie aus den Untersuchungen von KLINGE hervorgeht, bleiben nach Ablauf des Rheumatischen Fiebers an den Gefäßen der Synovialis Veränderungen im Sinne einer Arterio- und Phlebosklerose zurück. Die Gefäße sind also an dem exsudativen Prozeß beteiligt.

Abheilung

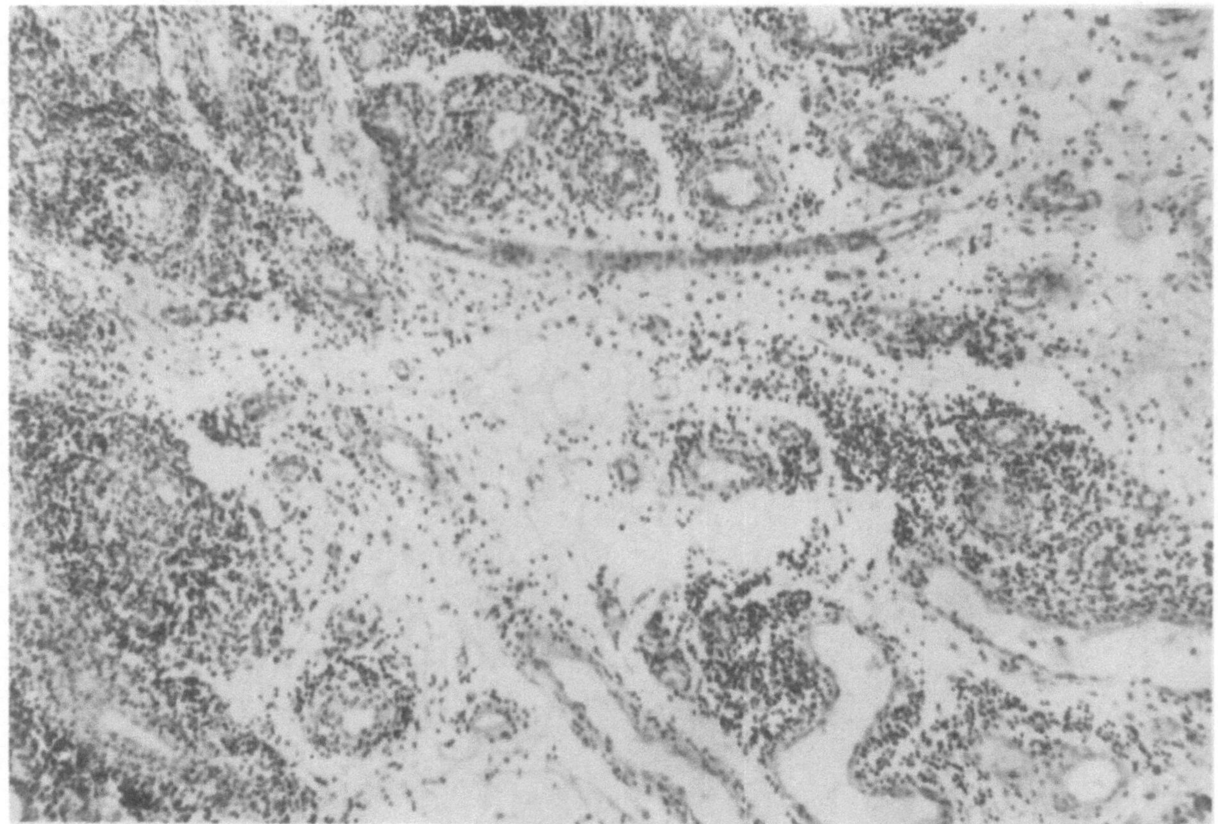

Abb. 90
Rheumatisches Fieber

Breite Lymphozytenmäntel um neugebildete Synovialgefäße im Spätstadium der Synovitis

Veränderungen am Gelenkknorpel

Auch mikroskopisch läßt der Gelenkknorpel im Gegensatz zur Chronischen Polyarthritis im akuten Stadium mit lichtoptischer Methodik keine Veränderungen erkennen. Zieht sich die Erkrankung dagegen über mehrere Monate hin, so können im Bereich der Synovialumschlagstelle fibrinoide Verquellungsherde im Knorpel auftreten. Die Knorpelzellen sind in diesen Abschnitten zugrunde gegangen. Da Chondrozyten zu keiner funktionstüchtigen Regeneration fähig sind — bei den sog. Brutkapseln handelt es sich um frustrane Neubildungen —, gehen diese Knorpelbezirke unwiderruflich zugrunde. Ein Übergreifen von proliferierendem Synovialgewebe in Pannusform auf die Knorpeloberfläche, wie es zum Bild der Chronischen Polyarthritis gehört, wird beim Rheumatischen Fieber nicht beobachtet.

Grundsätzlich geht die Gelenkerkrankung beim Rheumatischen Fieber nicht über eine Synovitis hinaus, die mit dem akuten rheumatischen Prozeß wieder abklingt. Die Existenz einer Sekundär Chronischen Polyarthritis nach Rheumatischem Fieber wird deshalb von den meisten Rheumatologen bestritten.

Spätschäden

Dennoch können in seltenen Fällen als Spätschäden nach einem in mehreren Schüben verlaufenden Rheumatischen Fieber eigenartige Veränderungen im Bereich der Fingergrund- und Fingermittelgelenke auftreten, die JACCOUD (1869) erstmalig beschrieb und die OBYWATERS (1950) erneut in Erinnerung brachte. Der Prozeß ist durch eine Zerstörung des marginalen Gelenkknorpels und durch eine Kapselfibrose gekennzeichnet. Die daraus resultierende Schädigung der Fingergrundgelenke findet in einer ulnaren Deviation der Finger ihren Ausdruck (Abb. 91).

Während bei der Chronischen Polyarthritis der gelenknahe Knochen bereits makroskopisch eine Osteoporose zeigt, ist eine Beteiligung der Knochen im Rahmen des Rheumatischen Fiebers nicht bekannt.

Veränderungen am Periost

Ganz im Gegensatz dazu ist die Knochenhaut häufig Sitz von „Fibrinoid-Herden". KLINGE berichtet von einem 22jährigen Mann, der unter dem Bild

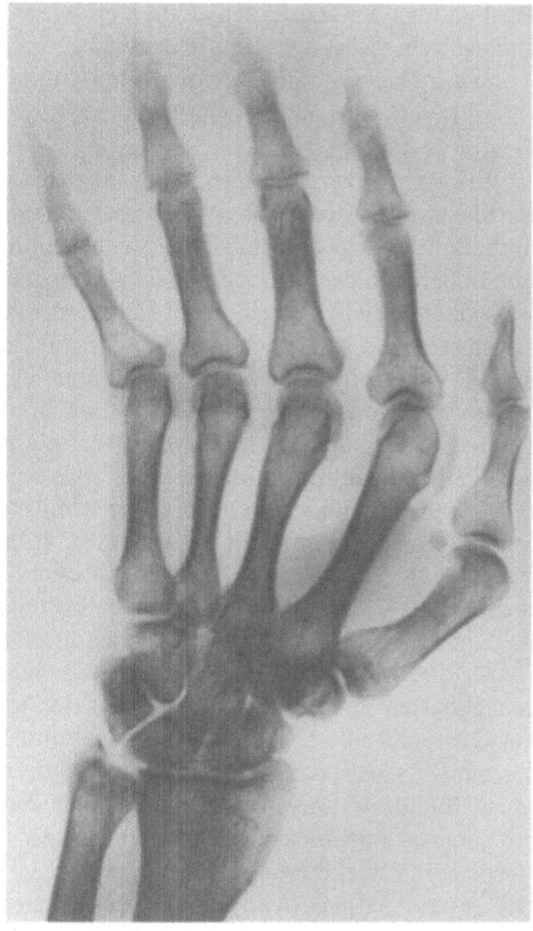

Arthritis der Fingergrund- und -mittelgelenke vom Jaccoud-Typ mit ulnarer Deviation der Finger

einer rezidivierenden rheumatischen Pankarditis verstarb: Das Periost war in der Nähe verschiedener Gelenke mit rheumatischen Herden unterschiedlichen Alters übersät. Dabei zeigte sich, daß in den Zonen mechanischer Belastung wie Ellbogen, Kniescheibe und Fersenbein die rheumatischen Herde besonders zahlreich waren. Das fibrinoide Zentrum kann dabei bereits makroskopisch sichtbare Ausmaße erreichen.

Die Läsionen beim Rheumatischen Fieber bevorzugen eindeutig das bradytrophe Gewebe. So wundert es nicht, daß Sehnen und Faszien bei schwer verlaufenden Fällen von Rheumatischem Fieber fast regelmäßig beteiligt sind. Die bis kirschkerngroßen Herde (○TILP, 1914) zeigen den typischen fibrinoidzellulären Prozeß in etwa gleichen Entwicklungsstadien.

In ihrem histologischen Aufbau entsprechen sie völlig den Rheumaknoten der Haut.

Sehnen und Faszien

4.7. Skelettmuskulatur

Bereits 1909 beschreibt ○GEIPEL herdförmige Muskeluntergänge in M. gastrocnemius, M. quadriceps, M. iliopsoas und M. sternocleidomastoideus in drei Fällen bei gleichzeitiger florider rheumatischer Myokarditis.

○HUZELLA (1914) beobachtet in den Nekroseherden myogene Riesenzellen. 1927 berichtet ○GRÄFF über rheumatische Granulome im Bindegewebe der

Erste Beobachtungen

Muskulatur. Die Muskelschädigung ist seiner Ansicht nach eine Folge des im Bindegewebsgerüst auftretenden exsudativ-produktiven Prozesses.

Dem stehen die Befunde von ○BROGSITTER (1928) gegenüber. Er beschreibt wachsartige Nekrosen und scholligen Zerfall von Skelettmuskelfasern und deren Reparatur durch histiozytäre Elemente.

Wie bei Herzgranulomen gehen also die Ansichten über die Entstehung der Skelettmuskelprozesse auseinander, indem der primäre Sitz des Prozesses einmal im Bindegewebe mit Übergreifen auf die angrenzende Muskulatur und zum anderen in der Muskelfaser selbst gesehen wird.

KLINGE spricht sich eindeutig für die myogene Natur des Skelettmuskelgranuloms aus und stützt sich dabei auf ganz frühe, wachsartige Faserveränderungen, bei denen eine zelluläre Reaktion noch nicht zu erkennen ist.

Wir haben das Klingesche Material nachuntersucht und kommen zu folgendem Schluß: Ähnlich wie im Herzmuskel, so kann sich das Rheumatische Fieber auch in der Skelettmuskulatur in zwei unterschiedlichen Formen manifestieren:

1. kann im Bindegewebe der Skelettmuskulatur ein Prozeß ablaufen, der demjenigen im Herzinterstitium analog ist. Fibrin tritt zwischen die Kollagenfasern und bildet dort kleine Herdchen, die dem Klingeschen Frühinfiltrat entsprechen (Abb. 92, 93 u. 94). In der nachfolgenden resorptiven Phase entwickelt sich ein Granulom, welches dem Aschoffschen Knötchen weitgehend ähneln kann. Eine Modifizierung erfährt dieses Gebilde durch Zug und Druck der benachbarten Muskelfasern (Abb. 95). Im Gegensatz zum Myokard ist der exsudativ-produktive Prozeß in der Skelettmuskulatur — vor allem im Pharynxbereich — streckenweise diffus ausgeprägt, so daß die dazwischenliegenden Muskelbündel in weit stärkerem Maße von dem umgebenden Entzündungsprozeß tangiert und in Mitleidenschaft gezogen sind, als dies bei den isolierten Herdchen im lockeren Gefäßbindegewebe des Herzens der Fall ist (Abb. 96). Die unterschiedliche Ausbildung der Granulome in beiden Muskulaturen ent-

---

Myogener oder interstitieller Beginn

2 unterschiedliche Manifestations-Formen

Primär exsudativer Prozeß im Interstitium

Abb. 92
Rheumatisches Fieber

Zwei „Fibrinoid"-Herde mit örtlicher Zellreaktion im Perimysium

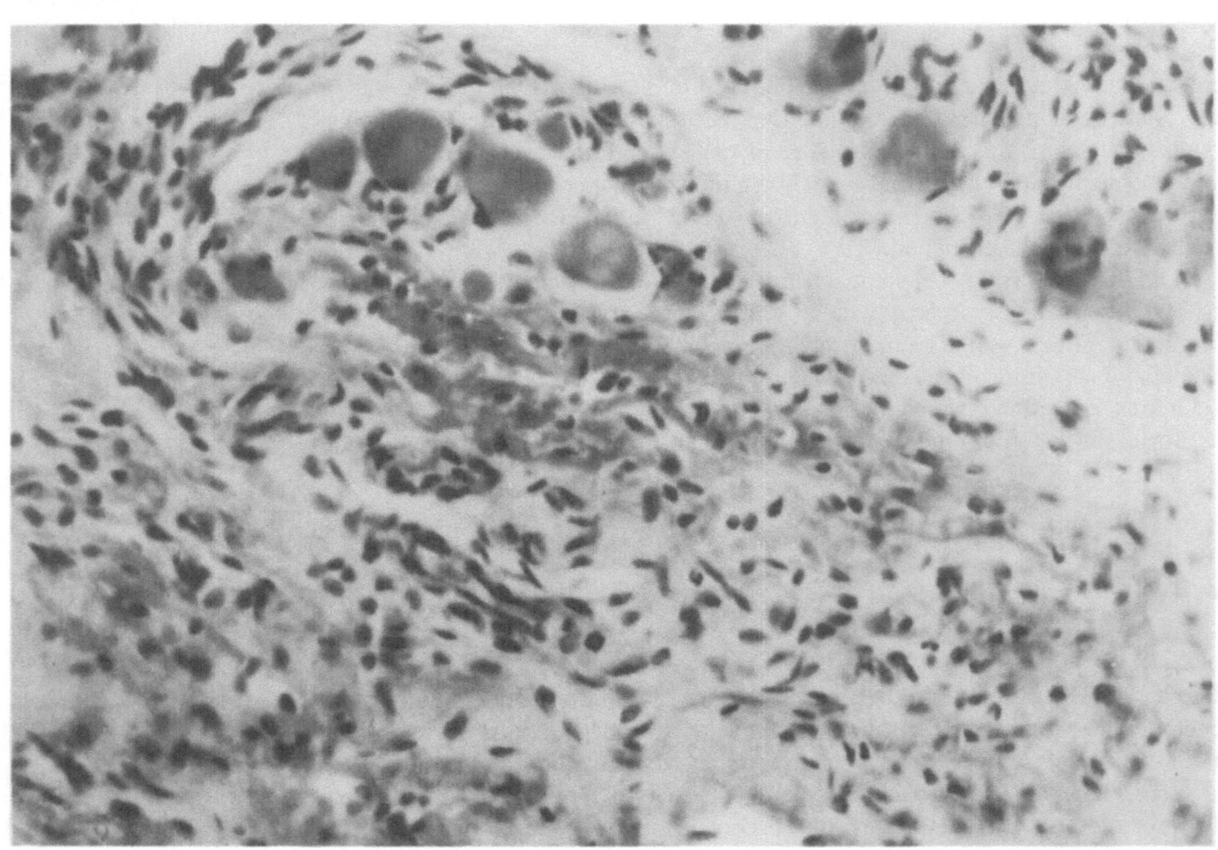

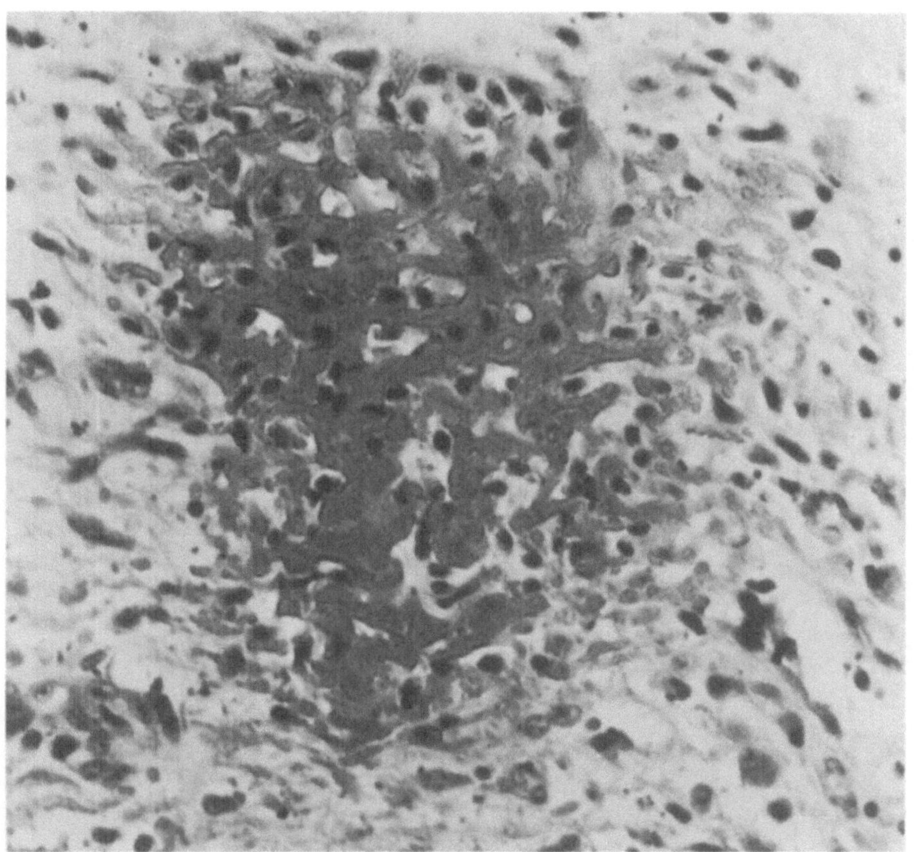

Fibrinoider Verquellungsherd mit Reaktion der örtlichen Bindegewebszellen im Perimysium

Abb. 93
Rheumatisches Fieber

Ausgedehnte „Fibrinoid"-Streifen im Perimysium mit örtlicher Zellreaktion und einigen Granulozyten

Abb. 94
Rheumatisches Fieber

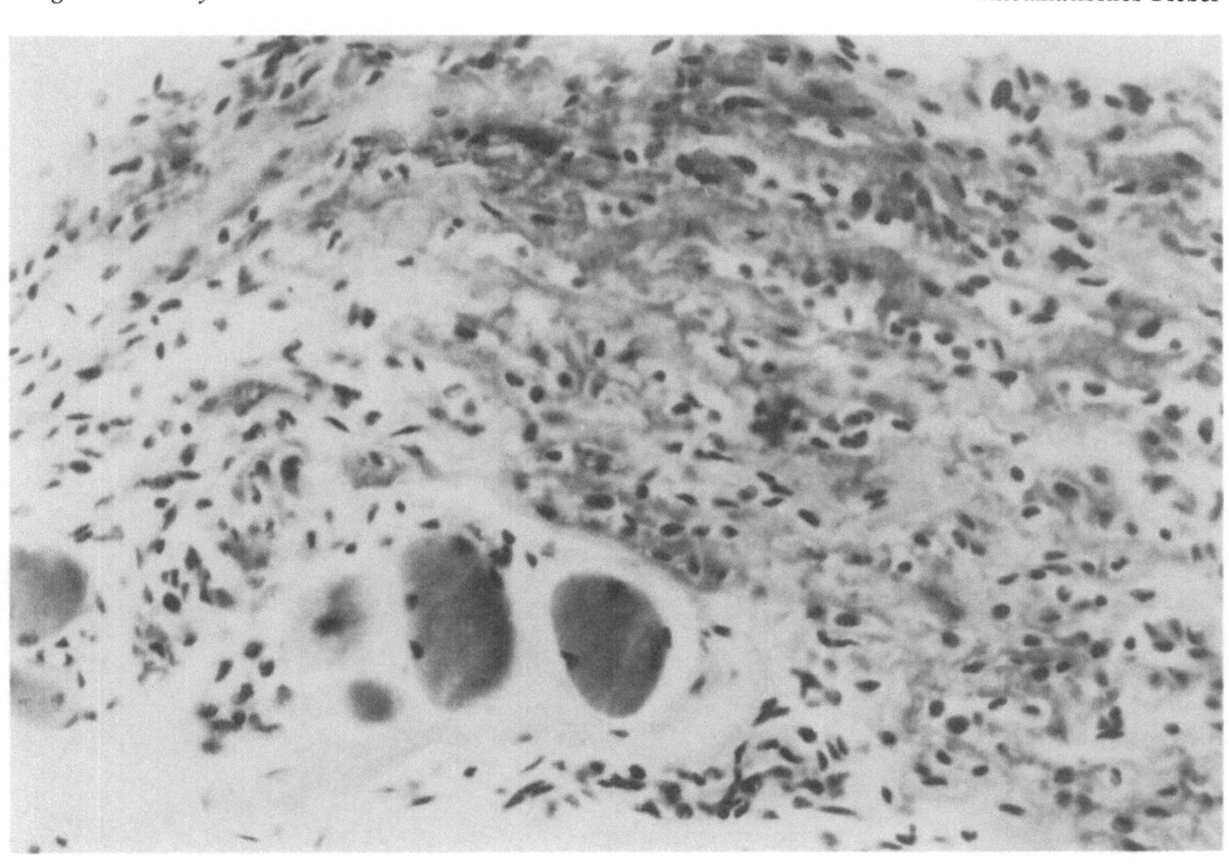

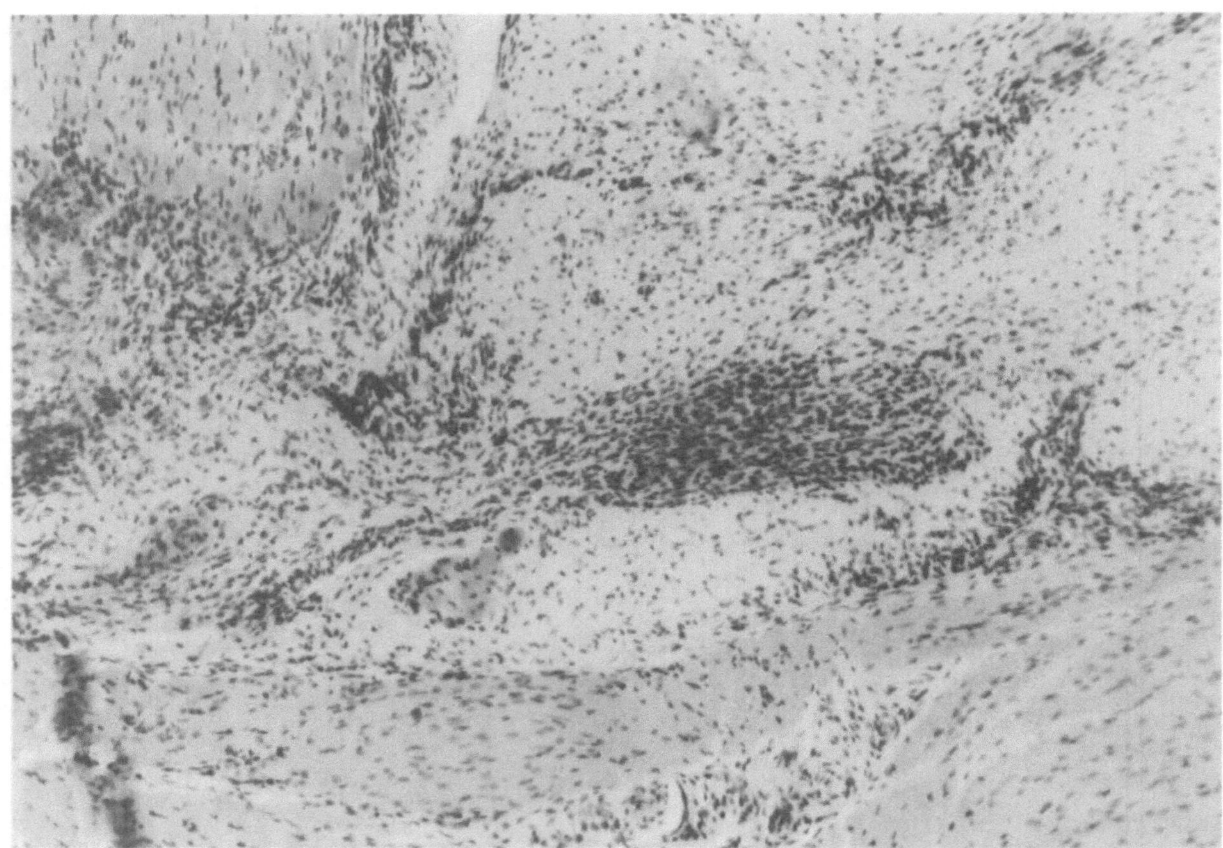

Abb. 95
Rheumatisches Fieber

Zelldichtes Granulom in Zugrichtung des Muskels. (Pharynx)

Abb. 96
Rheumatisches Fieber

Rheumatische Myositis mit teilweiser Zerstörung der Skelettmuskelfasern. Prolife-
ration der örtlichen Bindegewebszellen und lymphozytäre Infiltration

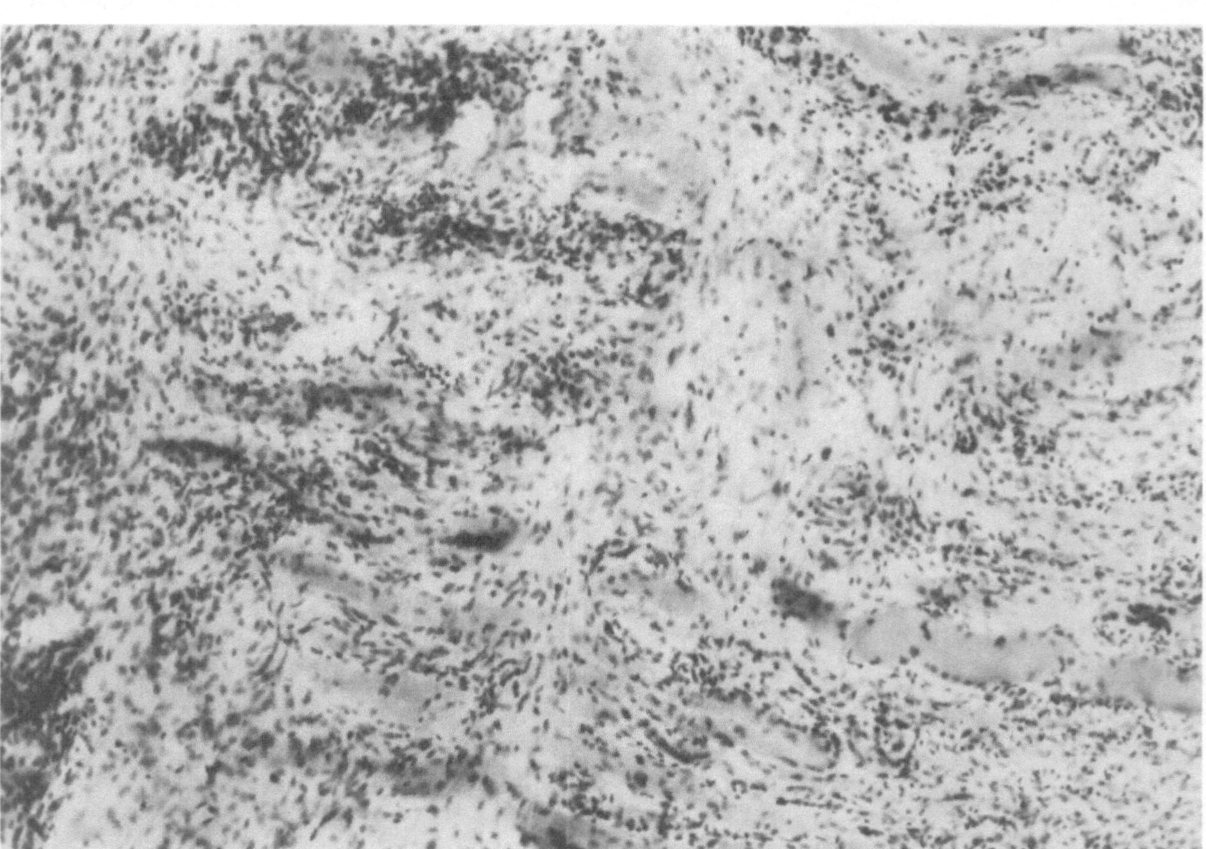

spricht der verschiedenartigen örtlichen Struktur. Während der in drei Schichten verlaufende synzytiale Zellverband des Myokards nur mit lockerem Gefäßbindegewebe ausgerüstet ist, dringt das straffe Perimysium internum mit feinen Verästelungen, die parallel zur Zugrichtung liegen, in die Muskelbündel ein. Das Perimysium internum ist kollagenreicher als das perivaskuläre Gewebe im Herzen und steht darüber hinaus in engem Kontakt mit dem Muskelparenchym. Die Folge ist ein sekundärer Untergang der dazwischenliegenden Muskelfaserbündel. Auf diese Weise bildet sich eine netzartige Narbensklerose aus, die in ihrer Ausdehnung nicht nur dem ursprünglichen Interstitium, sondern auch der untergegangenen Muskulatur entspricht.

2. Den entzündlichen perimysealen Prozessen steht ein primärer, herdförmiger Untergang von Skelettmuskelfasern gegenüber. Die Veränderungen reichen von wachsartiger Degeneration bis zur völligen Fasernekrose. Um diese gruppieren sich bald Histiozyten, Fibroblasten und Lymphozyten, welche nekrotisches Muskelmaterial resorbieren. Es entsteht dabei ein Bild, wie wir es im Herzmuskel als muskelaggressives Granulom beschrieben haben. Es erscheint uns von pathogenetischem Interesse, daß wir primäre Faseruntergänge in der Skelettmuskulatur von denjenigen Patienten fanden, bei denen wir auch muskelaggressive Granulome im Herzmuskel beobachteten.

Wir glauben deshalb, daß primäre Nekrosen in der Skelettmuskulatur, ebenso wie im Herzmuskel, auf die Interferenz von Autoantikörpern zurückzuführen sind.

Wir halten diese Skelettmuskelmanifestationen des Rheumatischen Fiebers für einen Sonderfall, der an eine spezielle immunologische Situation geknüpft ist. Der exsudativ-produktive Prozeß mit sekundärem Muskelfaseruntergang entspricht dem normalen Verlauf der rheumatischen Entzündung und ist nach unseren Beobachtungen die weitaus häufigere Form.

**Primäre
Muskelnekrose**

4.8. Lunge

Da die Gewebsläsion des akuten Rheumatischen Fiebers auf eine Schädigung durch zirkulierende Immunkomplexe zurückzuführen ist, ist es verständlich, daß auch das Kapillarsystem der Lunge an dem exsudativen Prozeß beteiligt ist. Die Lungenveränderungen bei Rheumatischem Fieber werden unterschiedlich beschrieben. o COBURN (1931) und o KLINGE (1933) fanden in einem großen Sektionsgut hämorrhagische Herdpneumonien bei Patienten, die an einem Rheumatischen Fieber verstarben. Granulome oder sonstige rheumatische Charakteristika wurden nicht gefunden. Eine eigentliche „rheumatische Pneumonie" wurde erstmals von o MASSON *et al.* (1937) beschrieben. Danach bilden sich über den Muskelleisten der Bronchioli respiratorii Fibrinpolster, die z.T. in die Alveolen aspiriert werden. Das Fibrin legt sich der Wandung an und kann die Alveolen wie eine Tapete auskleiden (Abb. 97). Das histologische Bild gleicht dabei weitgehend demjenigen der sog. hyalinen Membran bei Neugeborenen. Das Fibrinmaterial kann aber auch von Bindegewebszellen überwachsen und in die Wand als „Masson-body" eingebaut werden (o UEHLINGER, 1959). Auch hierbei entstehen keine Bilder, die an typische rheumatische Granulome erinnern. Die klinische Bedeutung dieser eosinophilen Membranen ist unklar.

Bei länger bestehenden rheumatischen Myokard- oder Klappenschäden wird die Lunge sekundär in Mitleidenschaft gezogen. So bewirkt die pulmonale Hypertonie bei Mitralstenose eine Muskelhypertrophie der Lungenarterien. Ähnlich wie bei arterieller Hypertonie des großen Kreislaufes können auch in der Lunge Arteriolonekrosen auftreten.

Grundsätzlich können die Pleurablätter als Auskleidung einer Mesodermhöhle in ähnlicher Weise erkranken, wie dies beim Herzbeutel beschrieben wurde. Insgesamt aber ist eine Pleuritis bei Rheumatischem Fieber selten.

**Hämorrhagische
Pneumonie**

**„Rheumatische
Pneumonie"**

**Gefäße bei
pulmonaler Hypertonie**

Pleura

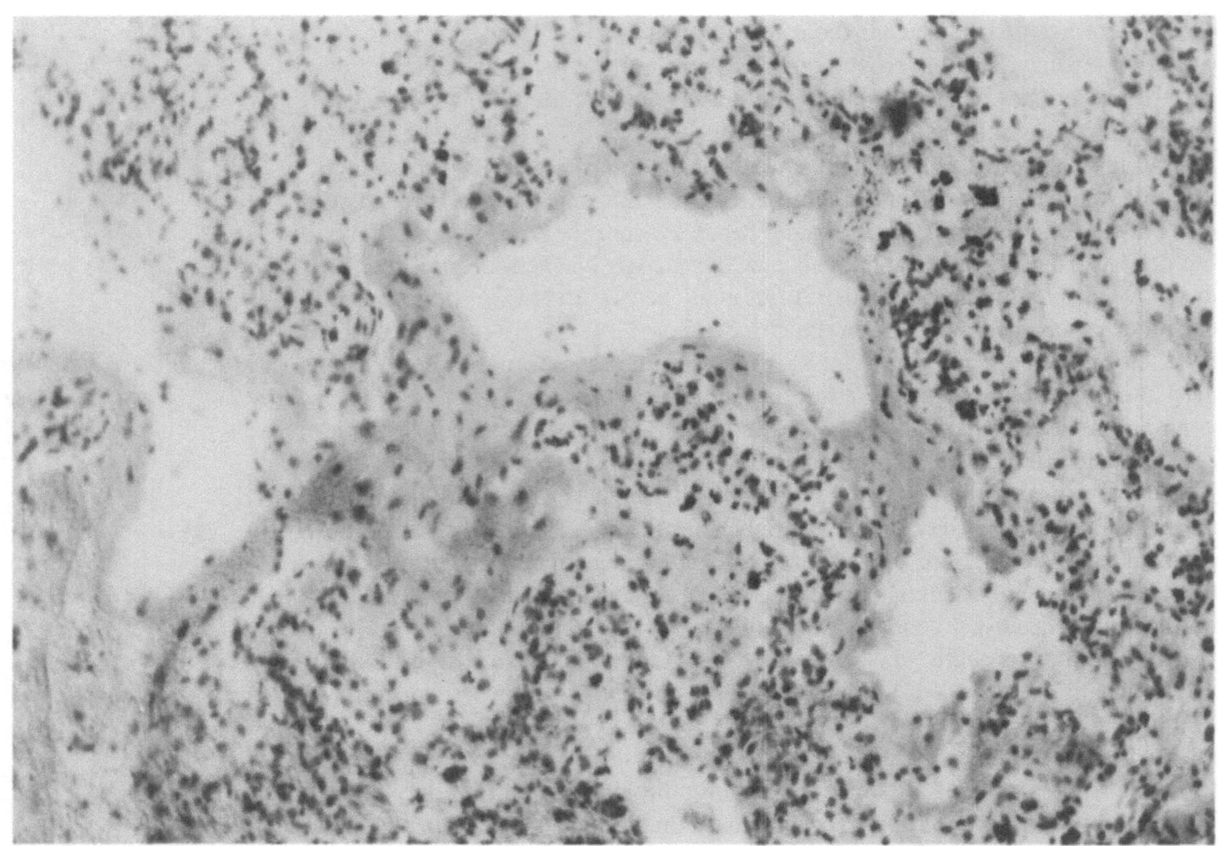

4.9. Haut

**Lokalisation
der Hautknoten**

In schwer verlaufenden Fällen von Rheumatischem Fieber können über mechanisch exponierten Stellen, vorzugsweise an Ellenbogen und Hinterhaupt, schmerzlose Knoten im Unterhautgewebe auftreten. Der Durchmesser dieser Knoten liegt zwischen 0,5 und 2,5 cm. Im Gegensatz zu den Knoten bei Chronischer Polyarthritis, die lange Zeit bestehen bleiben, ist dieser Typ flüchtig und verschwindet nach Ablauf der entzündlichen Gelenkerkrankung.

**Histologische
Struktur der Haut-
knoten**

Der subkutane Knoten bei Rheumatischem Fieber zeigt histologisch nur eine entfernte Ähnlichkeit mit demjenigen bei Chronischer Polyarthritis. Das fibrinoide Zentrum des RhF-Knotens ist locker und enthält im Gegensatz zum CP-Knoten reichlich Fibrin, das streifenförmig oder wolkig zwischen den Kollagenfasern eingelagert ist (Abb. 98 u. 99). Im Gegensatz zur CP-Nekrose wird das Fibrin nicht von einer geschlossenen Zellpalisade umgeben. Der Zellrand besteht vielmehr aus locker gelagerten Histiozyten und Fibroblasten. Zwischen den umgebenden Zellen und dem Fibrinkern besteht keine scharfe Trennung, wie dies bei der CP-Nekrose der Fall ist. Während der nekrotische Kern bei der CP-Nekrose wie ein Sequester gegenüber dem übrigen Körper „abgemauert" wird, wobei die Grenze zwischen vitalem und totem Gewebe strikt gewahrt bleibt, sprossen beim Rheumatischen Fieber die Bindegewebszellen in die Randlagen des exsudierten Fibrins mit resorptiven Tendenzen ein. In der Umgebung des Zellrandes liegen Lymphozyten, Plasmazellen und neutrophile Granulozyten.

Aus dem pathologisch-anatomischen Bild des Hautknotens läßt sich eine unterschiedliche Genese beider Knotentypen ableiten. Während bei den CP-Knoten das im Zentrum gelegene kollagene oder Herzmuskelgewebe unter der Einwirkung von Autoantikörpern primär abstirbt, liegt dem RhF-Knoten eine

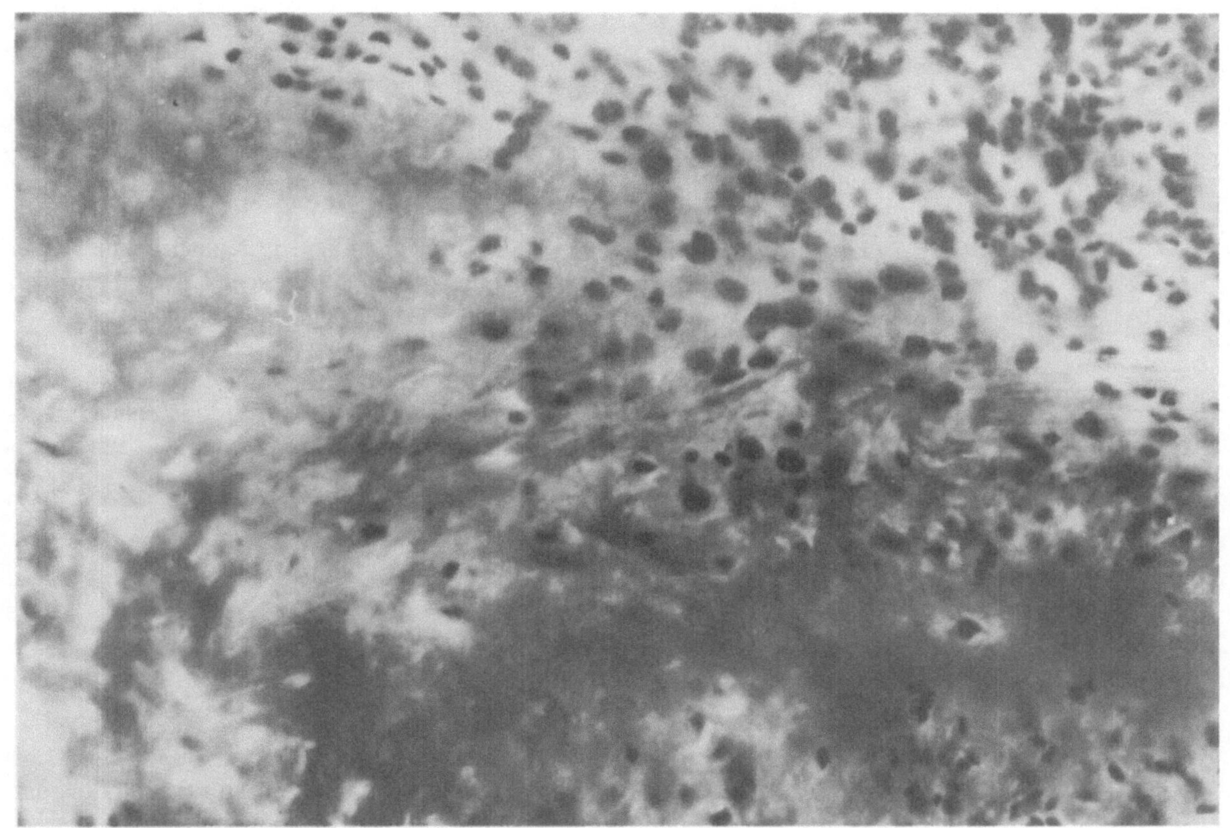

*Randgebiet eines Rheumaknotens. Unscharfe Begrenzung des zentralen ,,Fibri-
noids'' durch Fibroblasten und Histiozyten*

Abb. 98
Rheumatisches Fieber

*Rheumaknoten. Der fibrinoide Kern wird von keiner geschlossenen Zellpalisade
umgeben. Einige Bindegewebszellen sprossen in das fibrinoide Material ein*

Abb. 99
Rheumatisches Fieber

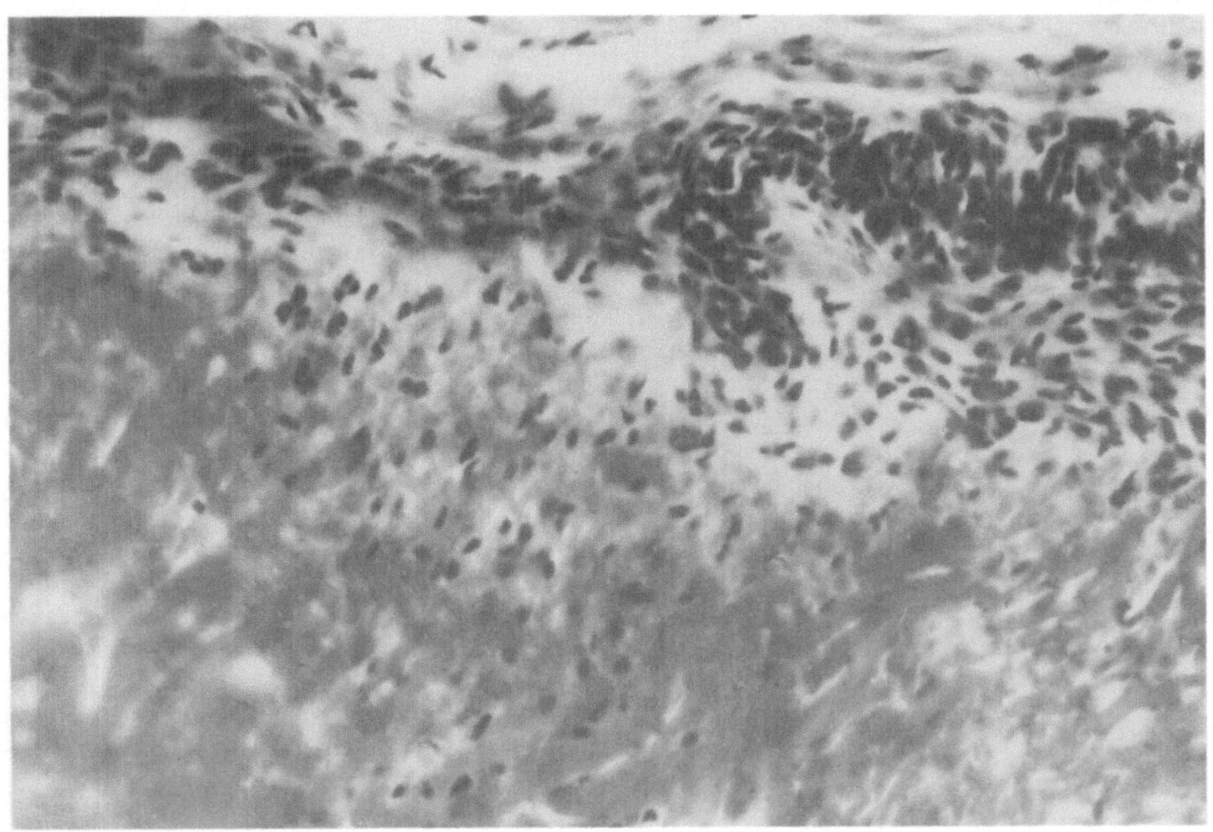

Fibrinexsudation aus geschädigten Kapillaren zugrunde. Diese Exsudation kann eine sekundäre Schädigung der lokalen Bindegewebs-Elemente zur Folge haben, wobei das Phänomen „Fibrinoid" entsteht.

Es ist bemerkenswert, daß Hautknoten, die bei Kindern mit juveniler Chronischer Polyarthritis auftreten, nicht dem Typ der CP-Nekrose entsprechen, sondern das gleiche Bild zeigen, wie wir es von Hautknoten beim Rheumatischen Fieber kennen.

Es sei in diesem Zusammenhang daran erinnert, daß bei Kindern mit juveniler Chronischer Polyarthritis die Rheumafaktoren überwiegend fehlen und daß das Auftreten des klassischen, adulten CP-Knotens grundsätzlich an die Anwesenheit der Rheumafaktoren gebunden ist.

Der CP-Knoten ist von der lokalen Nekrose bestimmt; der RhF-Knoten verdankt dagegen einer herdförmigen, exsudativen Entzündung seine Entstehung und stellt somit eine gewisse Analogie zu den Vorgängen im Gefäßbindegewebe des Herzens und der Gelenkinnenhaut dar.

4.10. Immunpathologie des Rheumatischen Fiebers

Bei einer rückblickenden Betrachtung stellt sich das Rheumatische Fieber als eine durch verschiedenartige Pathomechanismen komplizierte Erkrankung dar. Zu Beginn der Erkrankung treten im Gefolge der Infektion mit β-hämolytischen Streptokokken der Gruppe A zirkulierende Antikörper auf, die sich mit dem M-Antigen der Erreger verbinden. Diese Immunkomplexe führen unter Komplementbindung zu einer Kapillarschädigung, die in den verschiedenartigen Geweben unterschiedlich stark ausgeprägt ist. Die Folgen sind unter anderem Plasmaexsudation, Fibrinausfällung und „Fibrinoid"-Bildung. An diese Exsudation schließt sich eine resorptive Bindegewebszellproliferation vom Typ des Aschoffschen Granuloms an.

Für die für das weitere Schicksal des Patienten entscheidende Klappenschädigung ist mit großer Wahrscheinlichkeit ein andersartiger Mechanismus verantwortlich. Wir glauben, daß die Untersuchungen von × GOLDSTEIN *et al.* (1967) hierfür eine schlüssige Erklärung bieten. Die Autoren fanden bei ihren in-vitro-Versuchen eine Kreuzreaktion zwischen Antikörpern gegen Polysaccharide der A-Streptokokken und Glykoprotein der Herzklappen. Es scheint, daß hier eine verhängnisvolle Determinantengemeinschaft vorliegt, die für die Endokarditis (s.S. 50) verantwortlich ist.

Dem muskelaggressiven Granulom schließlich muß ein 3. Mechanismus zugrunde liegen. Der primäre Untergang der Muskelfasern läßt erstens an eine Kreuzreaktion wie bei der Herzklappe denken, zweitens aber auch an eine direkte Autoantikörperbildung gegen Herzmuskelgewebe.

GOLDSTEIN *et al.* konnten bei ihren in-vitro-Versuchen zwischen Herzmuskelgewebe und Streptokokkenantigen hier keine Determinantengemeinschaft nachweisen. Dagegen fand KAPLAN (1962) sowohl eine Kreuzreaktion zwischen Streptokokken-M-Antigen und Herzmuskelgewebe als auch an Herzmuskelfasern gebundenes γ-Globulin. Wir halten es dabei für bemerkenswert, daß KAPLAN bei seinen immunologischen Untersuchungen Herzgewebe von Patienten verwendet hat, die an einer rheumatischen Myokarditis verstarben. Da die regulär durch das Aschoffsche Granulom gekennzeichnete Myokarditis im allgemeinen nicht tödlich verläuft, scheint in diesen Fällen entweder eine exsudative (s.S. 27) oder eine muskelaggressive (s.S. 31) Sonderform vorgelegen zu haben. Obwohl der Nachweis von Autoantikörpern im Herzen noch keine Aussage über deren Pathogenität zuläßt, ist der primäre Herzmuskelfaseruntergang bei der muskelaggressiven Form im Grunde nur durch den Angriff eines Autoantikörpers zu erklären. Die Ergebnisse von KAPLAN möchten wir in diesem Zusammenhang sehen.

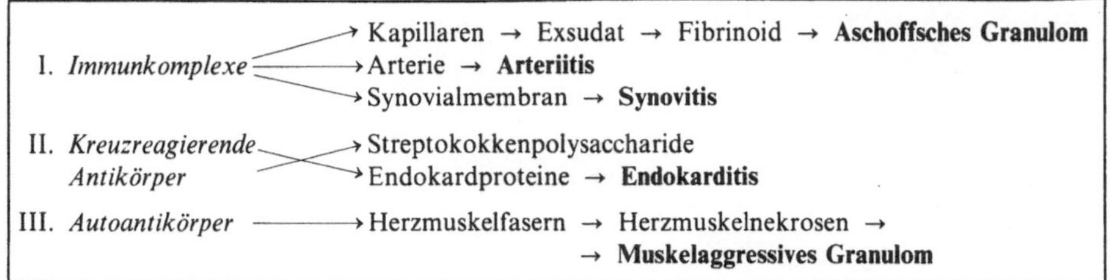

Die drei Immunmechanismen des Rheumatischen Fiebers

Abb. 100

Einen weiteren Hinweis auf diesen Mechanismus bieten die Tierversuche von × MURPHY (1950, 1959). MURPHY infizierte Kaninchen über Monate hindurch mit β-hämolytischen Streptokokken der Gruppe A verschiedenen Typs. Bei einigen Tieren traten daraufhin Herzmuskelschäden auf, die MURPHY dem Aschoffschen Granulom gleichsetzt. Die Granulome enthalten aber Herzmuskelfragmente und myogene Riesenzellen. Den Myokardveränderungen blieb deshalb die Anerkennung als Äquivalent der rheumatischen Myokarditis weitgehend versagt. Wir glauben dagegen, daß hierbei der monatelange Kontakt mit Streptokokkensubstanzen die Autoantigenität alterierten Herzmuskelgewebes und die Autoantikörperbildung begünstigt. Der Angriff des Autoantikörpers führt demnach zur primären Fasernekrose mit sekundärer Ausbildung des muskelaggressiven Granuloms.

Versuche von Murphy

Es liegen also den Gewebsschäden des Rheumatischen Fiebers folgende drei Mechanismen zugrunde (Abb. 100):

3 Pathomechanismen des Rheumatischen Fiebers

1. Einwirkung der Immunkomplexe auf Kapillaren. Folgen sind „Fibrinoid-Aschoffsches Granulom-Narbe".

2. Kreuzreaktion von Antikörpern gegen Streptokokken-Polysaccharide mit Strukturproteinen der Herzklappe. Folgen sind Endothelveränderungen der Herzklappen, Fibrinauflagerung, Herzklappenverlötung.

3. Ausbildung von Autoantikörpern als Spätfolge von Streptokokkeneinwirkung auf Herzgewebe mit Entwicklung von muskelaggressiven Granulomen.

Dabei scheint die Immunkomplexbildung für das akute Rheumatische Fieber der obligate Mechanismus zu sein, während die Kreuzreaktion lediglich fakultativ ist. Die Autoimmunreaktion dagegen stellt eine seltene Spätfolge des Rheumatischen Fiebers dar.

Chronische Polyarthritis

*Synonyma: Polyarthritis chronica progressiva, „Primär chronische Polyarthritis",
Rheumatoide Arthritis, Chronisch entzündlicher Gelenkrheumatismus*

5.1. Einleitung

Die Chronische Polyarthritis ist per definitionem eine entzündliche Erkrankung.
Dem Stand unseres heutigen Wissens wird diese Bezeichnung nicht mehr gerecht und zwar aus folgenden Gründen:

1. stellt die Entzündung der Gelenke im Rahmen der Allgemeinerkrankung
nur eine, wenn auch schwerwiegende Manifestationsform dar;

2. liegen nach unserer Überzeugung der Chronischen Polyarthritis folgende
zwei verschiedenen Mechanismen zugrunde:

a) ein exsudativ-proliferativ-entzündlicher Prozeß,

b) ein primäres, nicht entzündlich bedingtes Absterben von Gewebsstrukturen.

Im anglo-amerikanischen Schrifttum hat sich die Bezeichnung „rheumatoid
arthritis" eingebürgert, die auf GARROD (1859) zurückgeht. Das Suffix „-oid"
bezieht sich dabei auf das Rheumatische Fieber (rheumatic fever) als den eigentlichen „Rheumatismus". In Konsequenz dieser Überlegung hat ○ KLINGE (1933)
das Rheumatische Fieber als „Rheumatismus verus" bezeichnet. Der Wandel,
den unsere Kenntnisse und Vorstellungen in den letzten Jahrzehnten durchge-
macht haben, hat dem Rheumatischen Fieber inzwischen seine zentrale Stellung
innerhalb der rheumatischen Erkrankungen genommen. Als Bezugsgröße erscheint uns das Rheumatische Fieber deshalb ungeeignet. Wir bevorzugen in
Übereinstimmung mit MATHIES (1971) die Bezeichnung „Chronische Polyarthritis" mit der eingangs begründeten Einschränkung, daß dieser Name den Charakter der Erkrankung nur partiell deckt.

Die exsudativ-entzündlichen Vorgänge spielen sich im Rahmen der Chronischen Polyarthritis an den Oberflächen der mesodermalen Höhlen ab, d.h.
an den Oberflächen der Gelenke, der Sehnenscheiden und Bursen, denen des
Perikards und der Pleura.

Exsudativ-produktiv verlaufende Oberflächenentzündungen sind grundsätzlich unspezifisch und zeigen nur wenige morphologische Merkmale, die als
diagnostische Kriterien eine gewisse Gültigkeit haben. Demgegenüber liegen
die primär nekrotisierenden Prozesse, deren klassisches Beispiel der Rheumatismus nodosus im Bereich des Ellbogens ist, in der Tiefe der mesodermalen
Gewebe, d.h. in Kutis, Sehne, Faszie, Herzmuskel, Epikard, Gefäßrohr und
spongiösem Knochengewebe. Im Gegensatz zu dem entzündlichen Prozeß zeigen
diese Nekrosen eine Form, die für die Chronische Polyarthritis charakteristisch,
wenn nicht spezifisch ist. Der Nachweis dieser Nekrosen ist deshalb für die
morphologische Diagnostik das einzig sichere Merkmal. Der Wert dieses Krite-
riums wird jedoch dadurch erheblich eingeschränkt, daß es relativ selten gelingt,
herdförmige nekrotische Prozesse mit bioptischen Methoden, abgesehen von
der Exzision subkutan gelegener Rheumaknoten, nachzuweisen.

Demgegenüber kann sich die klinische Diagnostik auf eine Reihe von Merkmalen stützen, mit denen eine Identifizierung der Chronischen Polyarthritis
im allgemeinen gelingt.

Diese Merkmale sind:

1. Bevorzugung des weiblichen Geschlechts.

2. Bevorzugter, oft symmetrischer Befall der Fingermittel- und -grundgelenke
und Zehengrundgelenke.

3. Auftreten der Rheumafaktoren: Latex-Fixationstest in 70–80%, Waaler-
Rose-Hämagglutinationstest in 40–50% der Fälle.

4. Typische röntgenologische Frühveränderungen der gelenknahen Knochenstruktur.

5

**Probleme
der Nomenklatur**

**Terrain
der Chronischen
Polyarthritis**

**Spezifische und
unspezifische Prozesse
der Chronischen
Polyarthritis**

**Klinische Merkmale
der Chronischen
Polyarthritis**

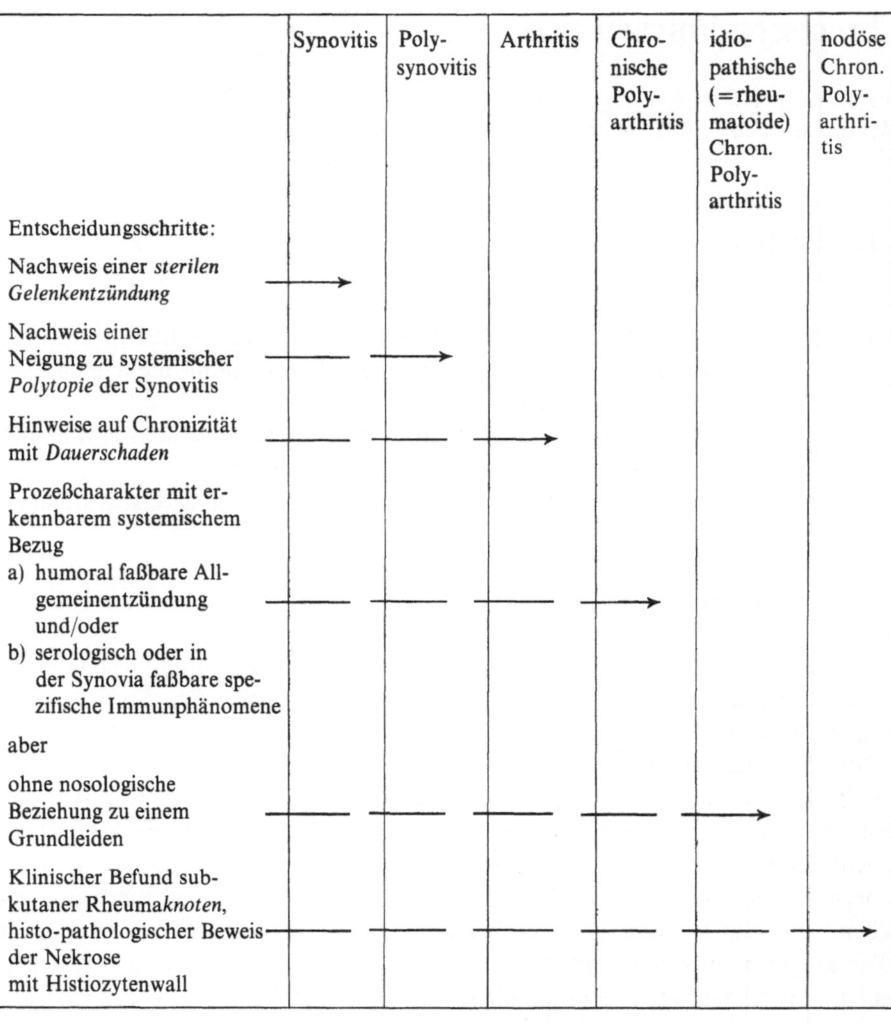

Abb. 101 *Schrittweise Einengung des differentialdiagnostischen Spielraums. (Nach* SCHILLING*)*

ARA-Kriterien

Von der American Rheumatism Association wurde 1958 versucht, das schwer faßbare Krankheitsbild der Chronischen Polyarthritis durch ursprünglich 11, nach einer Revision 1970 durch 8 Kriterien diagnostisch einzukreisen.

ARA-Kriterien:

1. Morgensteifigkeit.
2. Bewegungsschmerz oder Empfindlichkeit in wenigstens einem Gelenk.
3. Kapselschwellung oder Erguß in mindestens einem Gelenk.
4. Mindestens eine weitere Gelenkschwellung nach höchstens drei Monaten.
5. Symmetrische Gelenkschwellung mit gleichzeitigem und seitengleichem Gelenkbefall; an Fingern und Zehen ist strenge Symmetrie nicht erforderlich. Fingerendgelenkbefall erfüllt dieses Kriterium nicht völlig.
6. Subkutane Knötchen über Knochenvorsprüngen, an Streckseiten oder in Gelenknähe.
7. Für Chronische Polyarthritis typische Röntgenveränderungen, die mindestens gelenknahe Entkalkung, nicht aber nur degenerative Veränderungen beinhalten dürfen. Degenerative Veränderungen sind aber kein Ausschlußsymptom.
8. Positiver Agglutinationstest, der die Rheumafaktoren mit einer Methode nachweist, die bei gesunden Kontrollpersonen nicht über 5% positive Ergebnisse bringt.

Die Diagnose wird hierbei durch die Addition verschieden gewichtiger Merkmale gestellt.

Hierarchisches Schema von Schilling

SCHILLING (1973) stellt diesen Kriterien ein hierarchisches Schema gegenüber, welches auf einer schrittweisen Einengung des diagnostischen Spielraums beruht. Er gelangt dabei von der sterilen Synovitis über Polysynovitis und Arthritis zur Chronischen Polyarthritis. Er faßt die Chronische Polyarthritis zunächst als ein Syndrom auf, aus dem sich durch einen weiteren Entscheidungsschritt die eigentliche (seropositive) Chronische Polyarthritis im engen Sinn herausschält, an deren Spitze die durch einen hohen Waaler-Rose-Titer gekennzeichnete nodöse Form steht, deren morphologisches Merkmal die Nekrose ist.

Den „harten Kern" des polyarthritischen Syndroms bildet somit die nodöse Form mit hohem Hämagglutinationstiter (WAALER-ROSE).

Wir sehen in der Gliederung von SCHILLING ein Denkmodell von besonderem heuristischem Wert, weil es von der arthritischen Symptomatik schrittweise zur nosologischen Definition der Erkrankung gelangt und auf den unteren Stufen auch die Symptomgemeinschaft mit anderen Gelenkerkrankungen berücksichtigt (Abb. 101).

Der Name „Chronische Polyarthritis" darf nicht darüber hinwegtäuschen, daß die Krankheit auch gelegentlich akut beginnen und einer bakteriellen Synovitis ähneln kann. Auch eine Abgrenzung gegenüber dem Rheumatischen Fieber kann in atypischen Fällen Schwierigkeiten machen.

Ebenso wie der Beginn der Chronischen Polyarthritis bereits erhebliche Unterschiede zeigt, kann die Erkrankung auch verschiedenartig verlaufen. Als typisch gilt der fortschreitende symmetrische Befall mit Beginn im Bereich der Fingermittel- oder -grundgelenke, der so über Jahrzehnte schubweise zu Gelenkdestruktion, Verkrüppelung und Siechtum führen kann. Andererseits kann die Chronische Polyarthritis auch nach der ersten Attacke zum Stillstand kommen und Schäden von unterschiedlichem Ausmaß hinterlassen. Die verschiedenen Formen der Manifestation machen Zweifel an der nosologischen Einheit der Chronischen Polyarthritis verständlich. Bis zum Beweis des Gegenteils empfiehlt es sich jedoch, die Krankheit als eine weitgehend definierte Systemerkrankung mit verschiedenen Varianten anzusehen.

5.2. Gelenke

Mit abnehmender Häufigkeit erkranken im Rahmen der Chronischen Polyarthritis folgende Gelenke: Fingermittel- und -grundgelenke, Zehengrundgelenke, Hand-, Fuß- und Kniegelenke, Schulter-, Ellbogen- und Hüftgelenke.

Für den Morphologen ist eine Beurteilung des krankhaft veränderten Gelenkgewebes dadurch zusätzlich erschwert, daß Alter des Patienten, Dauer des Prozesses, Schwere des letzten Schubes und vor allem vorgängige medikamentöse Maßnahmen das histologische Bild mitbeeinflussen.

Im akuten Stadium der Entzündung quillt das Synovialgewebe aus der eröffneten Gelenkkapsel hervor. Die Gelenkinnenhaut füllt die Rezessus aus. Sie ist ödematös und hyperämisch (Abb. 102).

Wird der Prozeß chronisch, so geht die Anschwellung des Stratum synoviale zurück. Das Rot der Gelenkinnenhaut blaßt ab oder geht in einen mehr oder weniger ausgeprägt bräunlichen Farbton über.

Im Laufe von Monaten und Jahren atrophiert das ursprünglich hypertrophische Stratum synoviale. Seine Zotten werden blaß, dünn und membranartig.

Der entzündliche Prozeß wird äußerlich erkennbar begleitet von einem Ödem der periartikulären Weichteile. Gleichzeitig treten Phänomene auf, für die bis jetzt noch eine befriedigende Erklärung fehlt: Die dem Gelenk benachbarten Bänder erschlaffen, die benachbarte Muskulatur wird schwach. Röntgenologisch ist eine bandartige gelenknahe Osteoporose erkennbar.

Wenn die pathologische Morphologie auch nur in beschränktem Maße für die Identifizierung der Chronischen Polyarthritis herangezogen werden kann, so gewährt sie doch interessante Einblicke in die Dynamik der Krankheit und Pathogenese der Strukturschäden.

Um die exsudativ-proliferativ-entzündlichen Vorgänge an den Gelenkhöhlen, Sehnenscheiden und Bursen zu verstehen, muß die Kenntnis der Synovialstruktur vorausgesetzt werden.

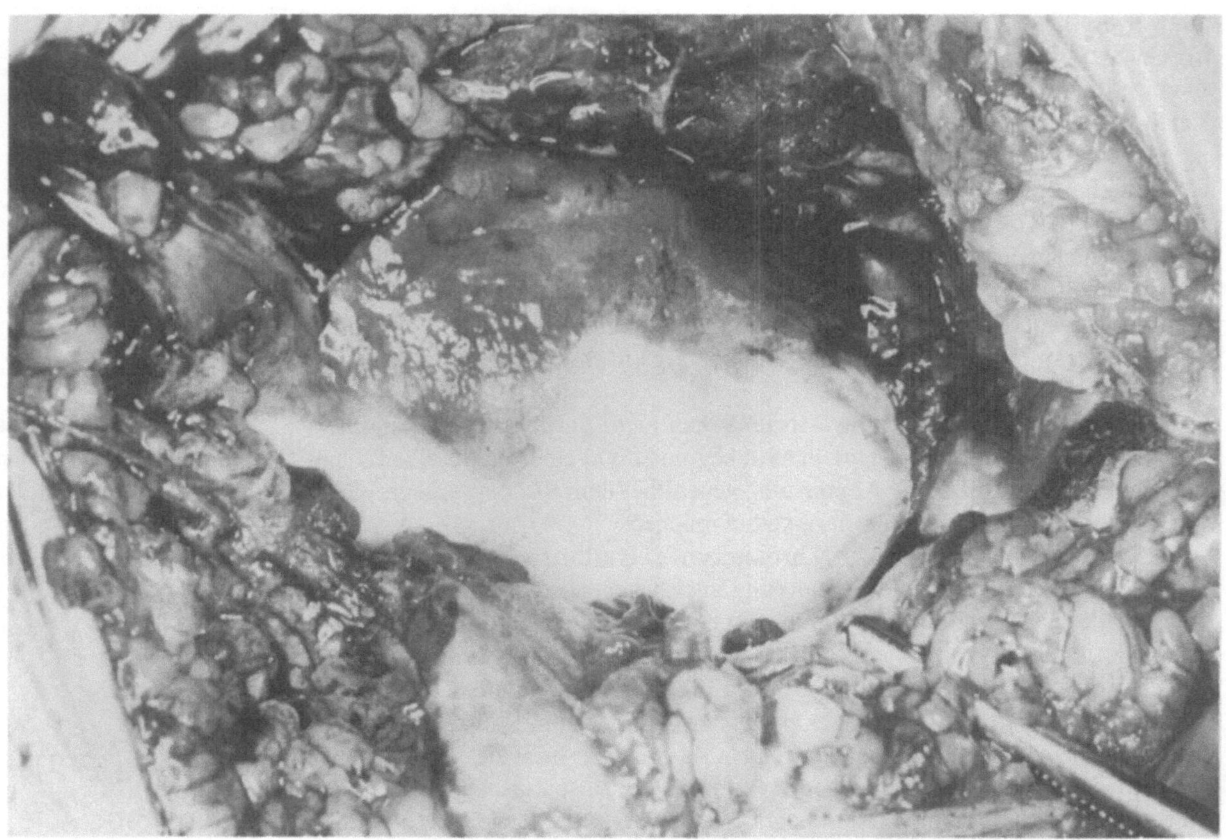

Abb. 102
Chronische Polyarthritis

Eröffnetes Kniegelenk. Die Gelenkinnenhaut zeigt stark vermehrte, plumpe Zotten. Der Gelenkknorpel ist weitgehend zerstört und durch einen dunkelroten, gefäßreichen Bindegewebspannus ersetzt. (Bild: D. WESSINGHAGE, *Rheumaklinik Bad Abbach)*

Der Gelenkspalt, die Sehnenscheiden und Bursen gehören ebenso wie Perikard, Pleura und Peritonealhöhle zu den mesodermalen Spaltbildungen. Die Auskleidung dieser Spalträume entspricht keinem abgeschlossenen Endothel- oder Epithelverband. Die inneren Zellen sind vielmehr speziell ausdifferenzierte Bindegewebszellen.

Ein weiterer, für das Verständnis der entzündlichen Vorgänge wesentlicher Gesichtspunkt ist die Tatsache, daß die Synovialdeckzellschicht keine Basalmembran besitzt (○ BIERTHER *et al.*, 1972) (Abb. 103). Den in der Synovialmembran gelegenen Blutkapillaren fehlt somit ein Abschluß gegenüber dem Gelenkspalt. Unter diesen Umständen könnte man den Gelenkspalt grundsätzlich als einen Interzellularraum bezeichnen. Die ungeschützte Lage der Kapillaren spielt für die weiteren Betrachtungen des exsudativen Prozesses eine wichtige Rolle.

Die Gelenkkapsel besteht aus der inneren lockeren Gleitschicht, dem Stratum synoviale und dem äußeren derben Stratum fibrosum. Das Stratum synoviale lagert sich verschieblich zwischen der festen Faserkapsel und dem Gelenkknorpel. Seine Plastizität gestattet ihm, den Gelenkbewegungen folgend, sich den wechselnden Gelenkkonturen anzulegen. Das Stratum synoviale besitzt ein ungewöhnlich dicht verzweigtes Kapillarnetz, Lymphgefäße und Geflechte markloser Nervenfasern. Die Dicke der Gelenkinnenhaut variiert erheblich: über Sehnen, Bändern und Fettpolstern ist sie dünn, in den übrigen Abschnitten ist sie breiter und unregelmäßig gefaltet.

Im Bereich der Gelenkrezessus bildet die Synovialis besonders gefäß- und nervenreiche Zotten aus (Abb. 104). Die große Kapillaroberfläche der Gelenkinnenhaut ermöglicht die Bildung eines Blutplasmadialysates, welches der Knorpelernährung dient. Außerdem enthält die Synovialflüssigkeit etwa 1 bis 2% polymerisierte Hyaluronsäure als Produkt der Deckzellen vom B-Typ. Dieser

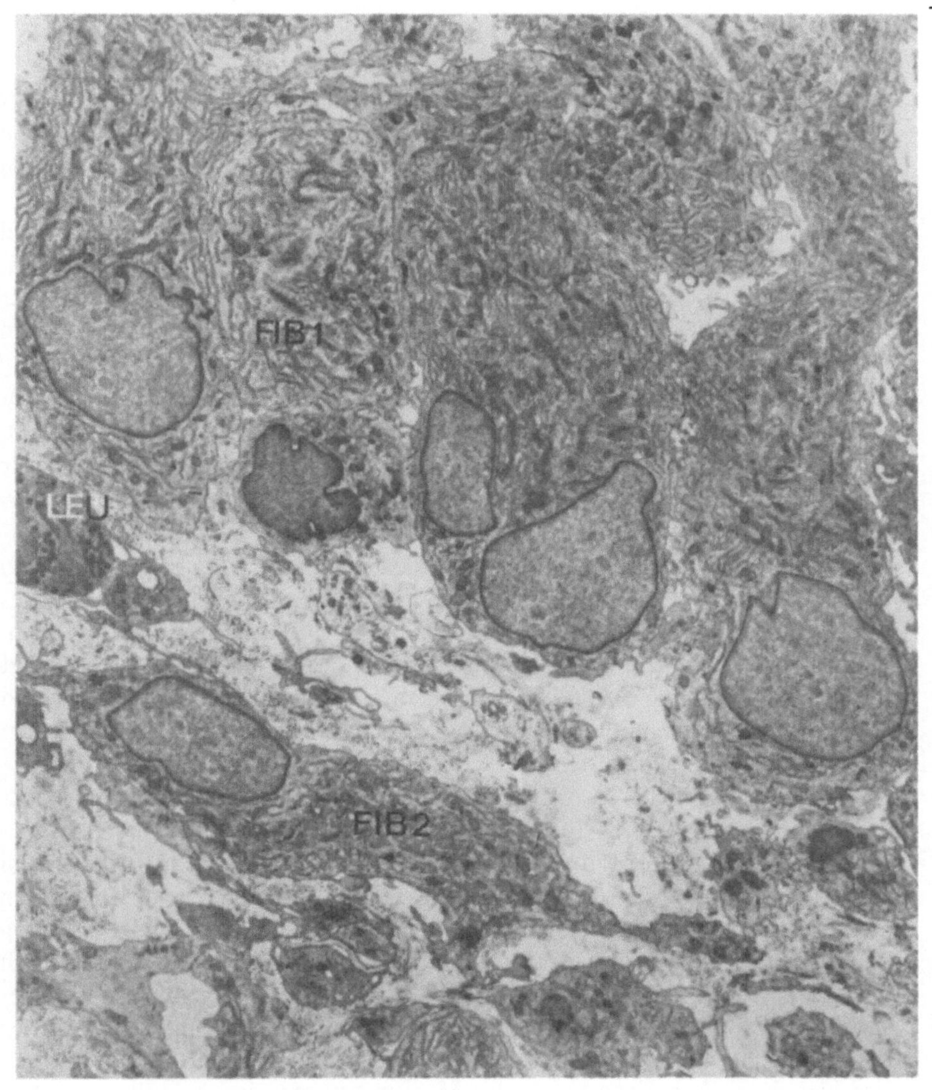

Dichtliegende A- und B-Zellen (FIB) im Stratum synoviale. Eine abschließende Basalmembran fehlt. (Elektronenoptische Aufnahme)

Abb. 103
Chronische Polyarthritis

Kapillare Gefäße im Bereich der periostalen Synovialis an den Seitenflächen des Köpfchens eines Os metacarpale. (LANG, 1954)

Abb. 104
Chronische Polyarthritis

Zusatz verleiht der Flüssigkeit die für die Gelenkmechanik erforderliche Viskosität.

Das Gerüst des Stratum synoviale besteht aus einem lockeren Geflecht kollagener Fasern, die nach außen hin in das Stratum fibrosum übergehen. Elastische Fasern sind selten. Sie liegen meist oberflächlich. Retikuläre Fasern umspinnen Kapillaren und Fettzellen.

Natur der Synovialdeckzellen

Wie bereits gesagt, handelt es sich bei den Synovialdeckzellen um funktionell ausdifferenzierte Bindegewebszellen. Zum besseren Verständnis sind hierzu einige Vorbemerkungen erforderlich. Unter funktionellem Aspekt gesehen ist der Fibroblast eine sezernierende, der Histiozyt eine phagozytierende Zelle. Ihren verschiedenen Aufgaben entspricht die unterschiedliche Organellenausrüstung ihres Zytoplasmas. ⊂ GUSEK (1962) sieht die Unterschiede in der submikroskopischen Zytoplasmaorganisation der verschiedenen Zellformen mesenchymaler Herkunft nicht als zytogenetische Kriterien an, sondern hält sie lediglich für funktionsspezifische Merkmale. Diese Vorstellung veranlaßt ihn zu der Annahme, daß z.B. Histiozyten, Fibroblasten, eosinophile Leukozyten und Mastzellen nicht eindeutig differenzierte, am Ende einer Entwicklungsreihe stehende, spezifische Zellformen sind, sondern nur verschiedene Funktionsphasen eines einheitlichen Zelltyps darstellen, die reversibel ineinander übergehen können. ⊂ GIESEKING (1963) kommt zu einer entgegengesetzten Auffassung. Sie stützt sich dabei auf elektronenoptische Befunde am embryonalen Bindegewebe und bei der experimentellen Entzündung, die zeigen, daß Histiozyten und Fibrozyten grundsätzlich verschiedene, hochdifferenzierte und einseitig determinierte Zelltypen sind, zwischen denen so ausgeprägte Unterschiede der Zytoplasmafeinstruktur bestehen, daß eine Transformation von einem Zelltyp in den anderen ausgeschlossen erscheint. Im Zytoplasma von aktiven Histiozyten und Fibroblasten findet sich eine ausgeprägte Vakuolisierung. Dabei werden sich beide Zellformen in ihrer äußeren Gestalt so ähnlich, daß sie lichtoptisch nicht mehr eindeutig zu unterscheiden sind. Die elektronenoptischen Befunde lassen aber deutlich erkennen, daß die Vakuolenbildung im Zytoplasma der Fibroblasten Teil des labyrinthartig verzweigten endoplasmatischen Retikulums ist, das sich während der Aktivierung dieser Zellen von innen heraus entfaltet. Der Vakuoleninhalt wird hier durch komplizierte, an das Membransystem des endoplasmatischen Retikulums gebundene synthetische Prozesse in der Zelle selbst produziert. Die voneinander getrennt liegenden Vakuolen in den Histiozyten dagegen enthalten nur Fremdsubstanzen, die aus der Umgebung von außen aufgenommen und in der Zelle ab- oder umgebaut werden. Ihre Membranen sind nichts anderes als nach innen abgeschnürte Teile der Zellgrenzmembran.

Die Deckzellen der Synovialis sind nach den Untersuchungen von ⊂ BARLAND et al. (1964) und ⊂ HIROHATA et al. (1963) in Richtung eines fibroblastären oder histiozytären Zelltyps ausdifferenziert.

A- und B-Zellen

Der histiozytäre Zelltyp wurde von diesen Autoren als A- bzw. M-(macrophage-like)-Zelle bezeichnet, der fibroblastäre Typ als B- oder F-(fibroblastlike)-Zelle. Die A-Zelle zeigt elektronenoptisch alle Qualitäten des Makrophagen: Die Zelloberfläche wird durch zahlreiche Ausstülpungen (Filopodien) erheblich vergrößert. Das Zytoplasma enthält reichlich Lysosomen, die dank der hohen Aktivität ihrer sauren Phosphatase leicht zu identifizieren sind. Bei der Chronischen Polyarthritis sind die Lysosomen der A-Zellen gegenüber der Norm vermehrt und vergrößert. Außerdem enthält das Zytoplasma granuläre Strukturen mit einem Durchmesser von 0,4 bis 3,2 μ. Diese „residual bodies" zeigen einen wechselnden Gehalt an elektronendichtem Material. Nach Auffassung von ⊂ BARLAND et al. (1964) handelt es sich bei den Einschlüssen um zytoplasmatisches Material. In den Phagolysosomen lassen sich gelegentlich Fibrinreste nachweisen.

Die B-(F-)Zellen besitzen eine relativ glatte Oberfläche. Ihr Zytoplasma enthält ein rauhes endoplasmatisches Retikulum (Abb. 105). Ihre Aufgabe sind Synthese und Sekretion von strukturierter und amorpher Grundsubstanz. Die Bildung polymerer Mukopolysaccharide ist für Gleitfunktion und Strukturerhaltung des Gelenkes erforderlich. Insgesamt sind die Veränderungen der A- und

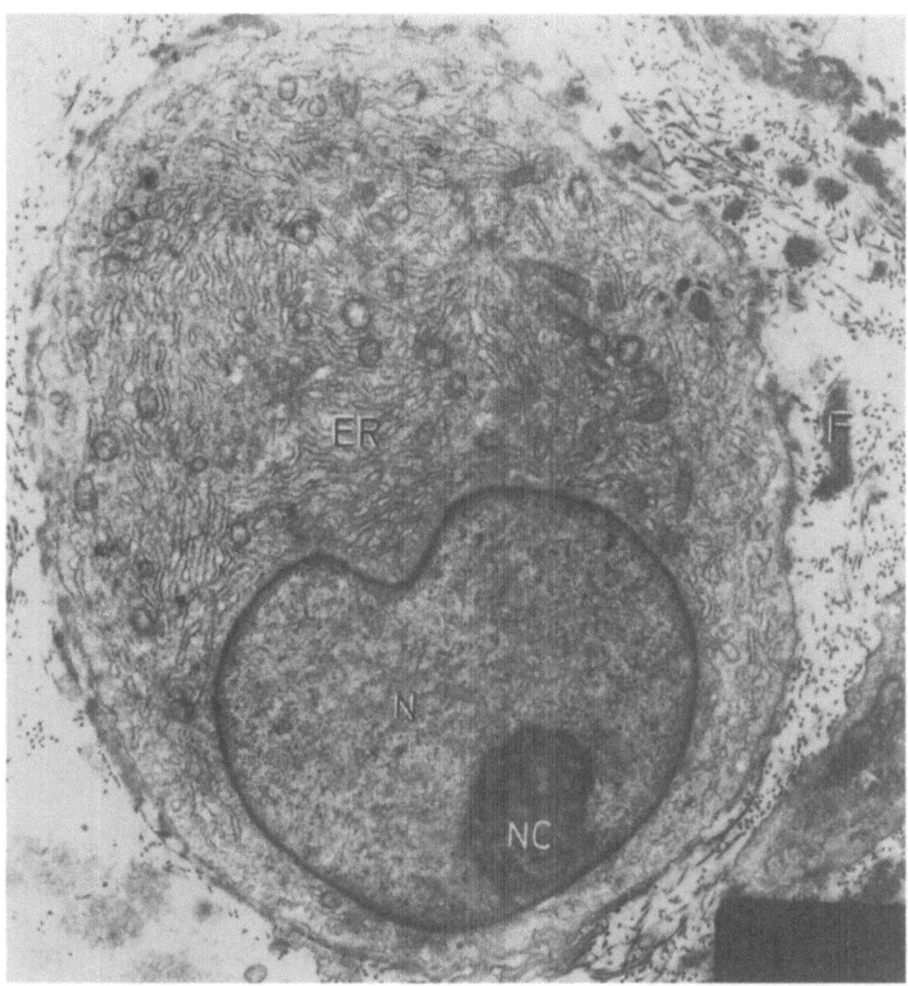

Deckzelle vom B-Typ im Stratum synoviale. (ER: Ergastoplasma, N: Nucleus, NC: Nucleolus). (Elektronenoptische Aufnahme)

Abb. 105
Chronische Polyarthritis

B-Zellen bei der Chronischen Polyarthritis gegenüber der Norm nicht besonders eindrucksvoll. Nach den Beobachtungen von ○GHADIALLY und ROY (1967) nimmt die Zahl der B-Zellen bei der CP-Synovitis gegenüber der Norm zu. Ihr rauhes endoplasmatisches Retikulum ist vermehrt, darüber hinaus sieht man geschwollene und alterierte Mitochondrien und Lipidtröpfchen. Wir stimmen jedoch ○GARDNER (1972) zu, wenn er davor warnt, elektronenoptische Ergebnisse ohne Gegenüberstellung entsprechender physiologischer, chemischer oder physikalischer Untersuchungen zu diskutieren.

Sehen wir die beiden Zelltypen unter dem Aspekt der Gelenkfunktion, so ergibt sich folgende Rollenverteilung: Man kann davon ausgehen, daß an der großen, mechanisch belasteten Gelenkoberfläche schon normalerweise ständig Zelldetritus anfällt. Abbau und Verdauung dieses Materials sind Aufgabe der A-Zellen. Fällt im Rahmen einer Synovitis Fibrin im Gelenkspalt aus, so wird ebenfalls Fibrin phagozytiert. Das elektronendichte Material ist in Form großer, plumper Phagosomen im Zelleib nachzuweisen (Abb. 106). Dem entspricht lichtoptisch der Befund feiner, eosinophiler Körnchen in der obersten Schicht der Synovialdeckzellen im Rahmen einer exsudativen Synovitis (Abb. 107).

In den Deckzellen der Synovialmembran des Kaninchens konnte nach vorgängiger Injektion von radioaktiv markiertem Fibrinogen eine selektive Absorption dieser Substanz nachgewiesen werden.

○ANDERSON und ELLING (1972) fanden mit Immunfluoreszenzmethodik in operativ entnommener Synovialis von CP-Patienten Fibrin auch im Zytoplasma oder Deckzellen.

Physiologische
Aufgabe der
A- und B-Zellen

Fibrinphagozytose
durch A-Zellen

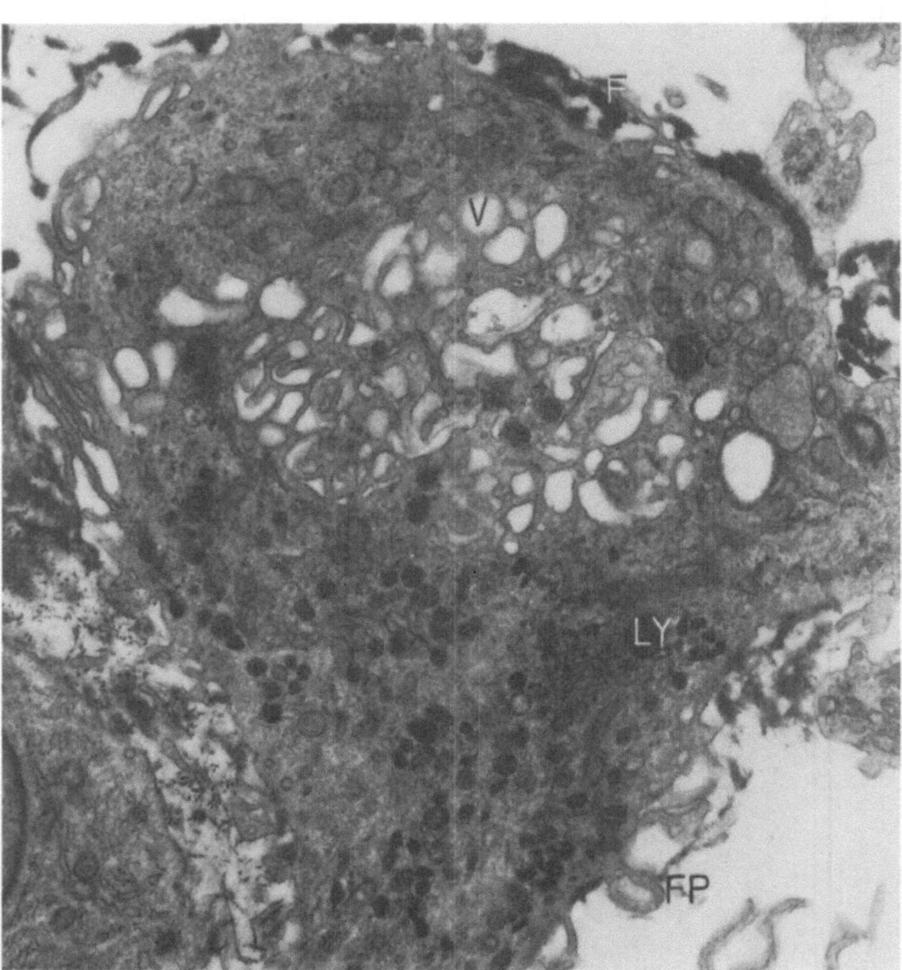

<table>
<tr><td>

Abb. 106
Chronische Polyarthritis

</td><td>

Phagozytierende Deckzelle vom A-Typ. (LY: Lysosomen, V: Vakuolen, FP: Filopodien, F: Fibrin). (Elektronenoptische Aufnahme)

</td></tr>
</table>

Die Bedeutung der B-Zellen besteht vor allem in der Sekretion polymerer Mukopolysaccharide, die für Gleitfunktion und Strukturerhaltung der Gelenkoberfläche erforderlich sind.

Gemeinsame „Mutterzelle"

Wenn oben gesagt wurde, daß es sich bei den Synovialdeckzellen um für ihre spezielle Funktion ausdifferenzierte Bindegewebszellen handelt, so wird dies durch die Beobachtung von ○ BIERTHER *et al.* (1972) erhärtet. Er konnte eine in der Tiefe des Synovialstromas gelegene „Mutterzelle" nachweisen. Es handelt sich dabei um eine bivalente Mesenchymzelle, die sowohl rudimentäre sekretorische als auch phagozytäre Ausrüstung in Gestalt von Ergastoplasma und kleinen Lysosomen zeigt. Von dieser „Mutterzelle" erfolgt zur Oberfläche hin über Zwischenstufen eine Ausdifferenzierung zu A- und B-Zellen (Abb. 108 u. 109).

Primäre Kapillarläsion bei Chronischer Polyarthritis

Die lichtmikroskopisch nachweisbare Primärläsion bei der Chronischen Polyarthritis besteht in einer Veränderung der Endothelzellen von Kapillaren und Venolen. Die Zellen schwellen an, wobei der Kern knopfartig in das Gefäßlumen vorspringen kann (Abb. 226). Die einzelne Endothelzelle kann dabei soweit transformiert werden, daß sie eine gewisse Ähnlichkeit mit Fibroblasten zeigt. Es tritt dabei ein rauhes endoplasmatisches Retikulum auf, die Zellen können im Extremfall so weit anschwellen, daß das Lumen schlitzartig eingeengt wird (○ BIERTHER u. WEGNER, 1971). Eine solche Umwandlung ist selten. Die typische Kapillarläsion ist dagegen das Auseinandertreten der Endothelzellausläufer, wobei die Venolen undicht werden. Den Austritt des Blutplasmas ins Gewebe

Beginn der Exsudation

konnte BIERTHER im Elektronenmikroskop verfolgen (Abb. 110). Der Exsudataustritt aus den geschädigten Kapillaren läßt sich in den gelenkszintigraphischen Untersuchungen mit ^{99m}Tc-markiertem Pyrophosphat bzw. Polyphosphat sehr eindrucksvoll verfolgen (HENNE, PFANNENSTIEL u. PIXBERG, 1973)

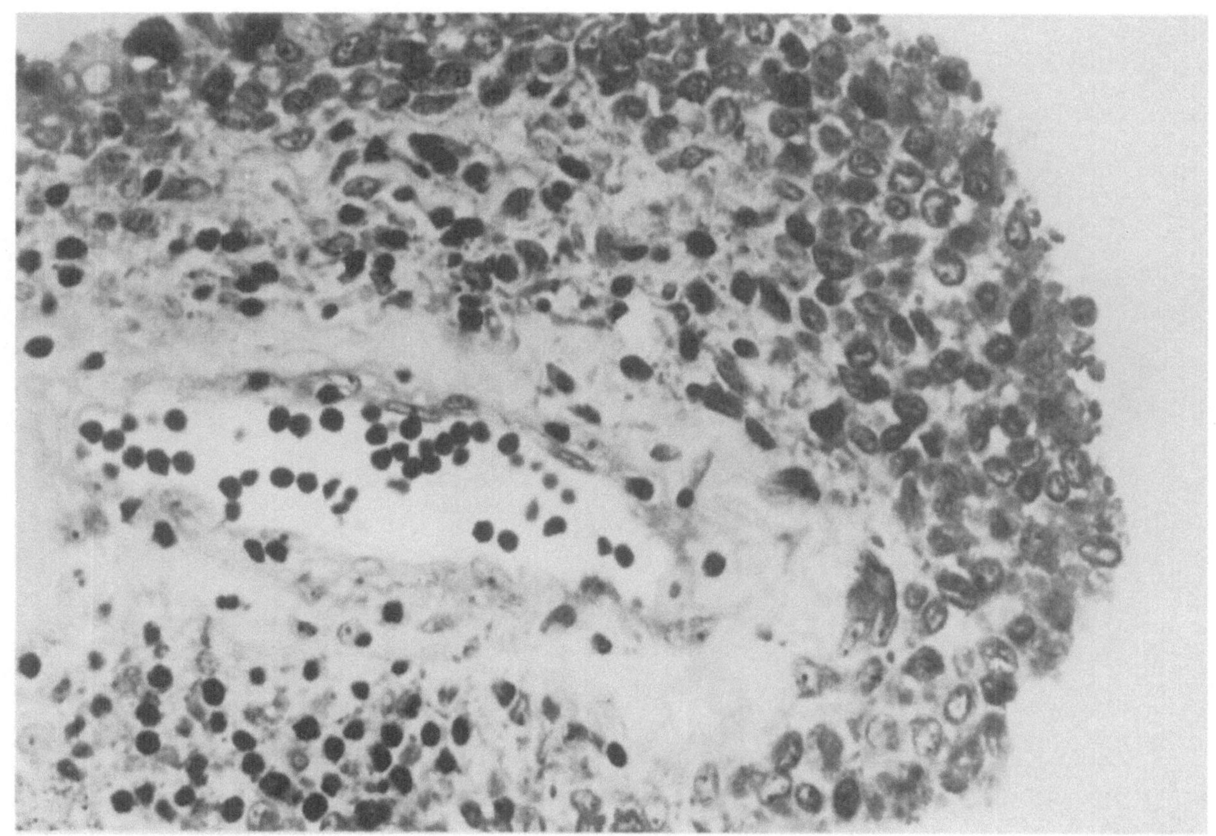

Feingranuläres Material im Zytoplasma der obersten Deckzellschicht des Stratum synoviale

Abb. 107
Chronische Polyarthritis

Bivalente „Mutterzelle" (M) in der Tiefe des Stratum synoviale. Die Zelle besitzt Ergastoplasmaprofile, Golgi-Apparate und Lysosomen. (F: Fibroblast). (Elektronenoptische Aufnahme). Vergr. ca. 15000:1

Abb. 108
Chronische Polyarthritis

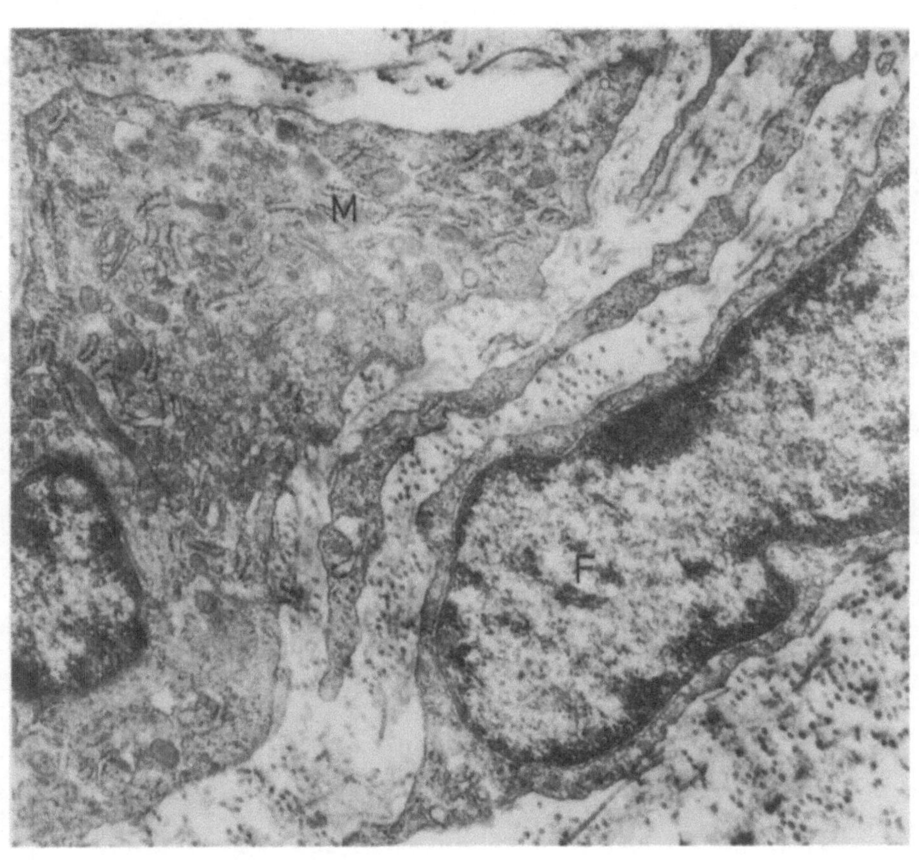

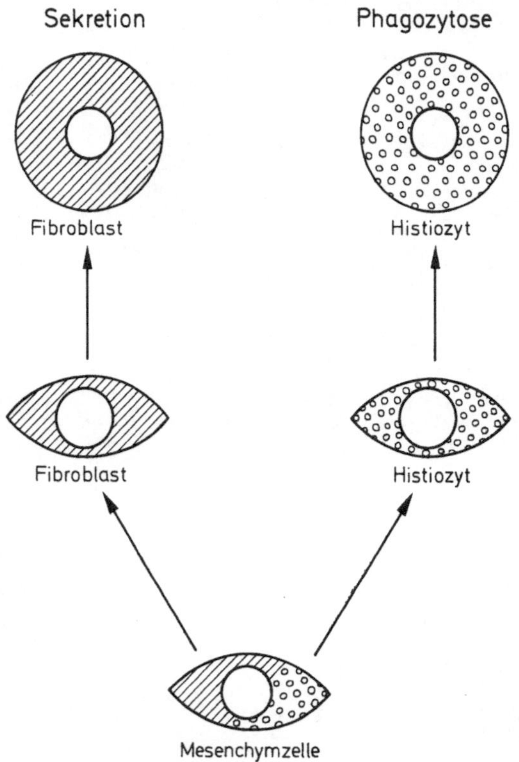

Abb. 109
Chronische Polyarthritis

Differenzierungsweg der Bindegewebszellen zu A-Zellen (Histiozyten) und B-Zellen (Fibroblasten) im Stratum synoviale

Abb. 110
Chronische Polyarthritis

Teil einer Kapillare im Stratum synoviale mit Extravasat (EX), das von einem Histiozytenausläufer umgeben wird. (EN: Endothelzelle). (Elektronenoptische Aufnahme). (BIERTHER u. WEGNER, 1971)

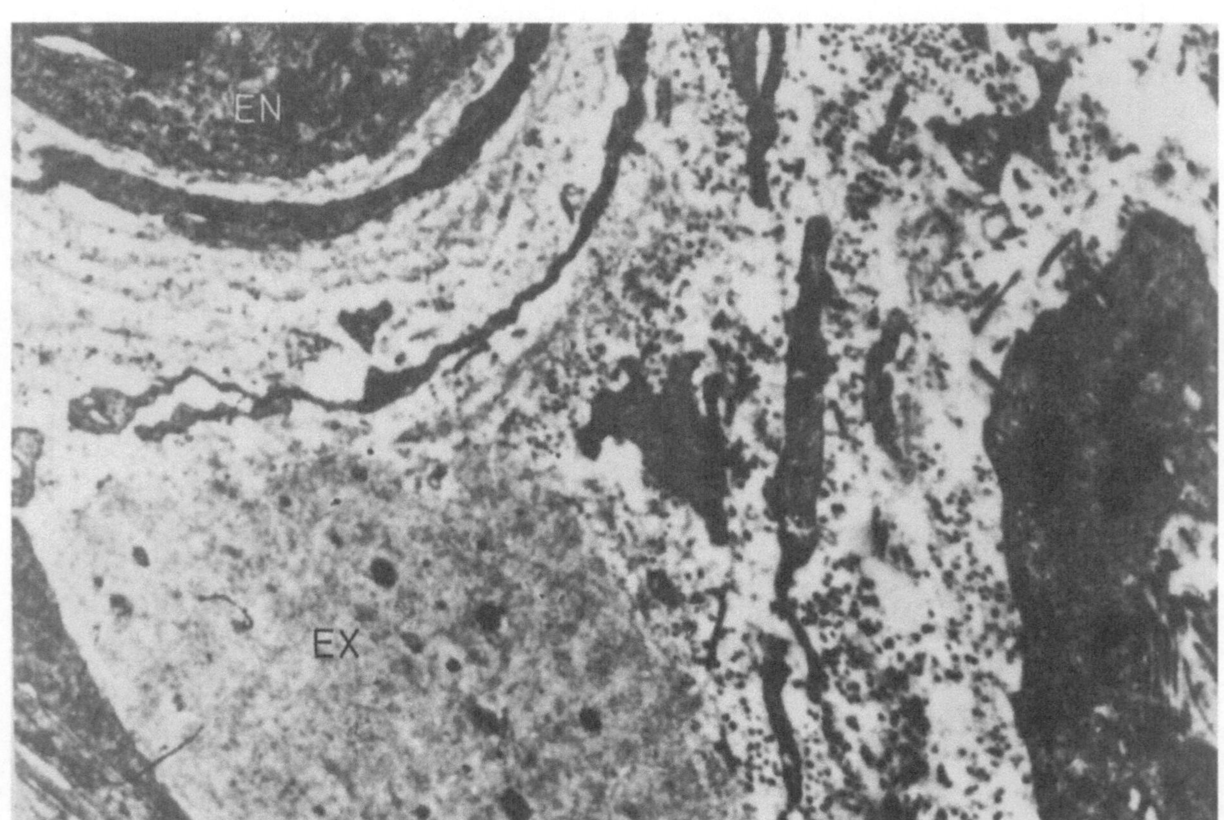

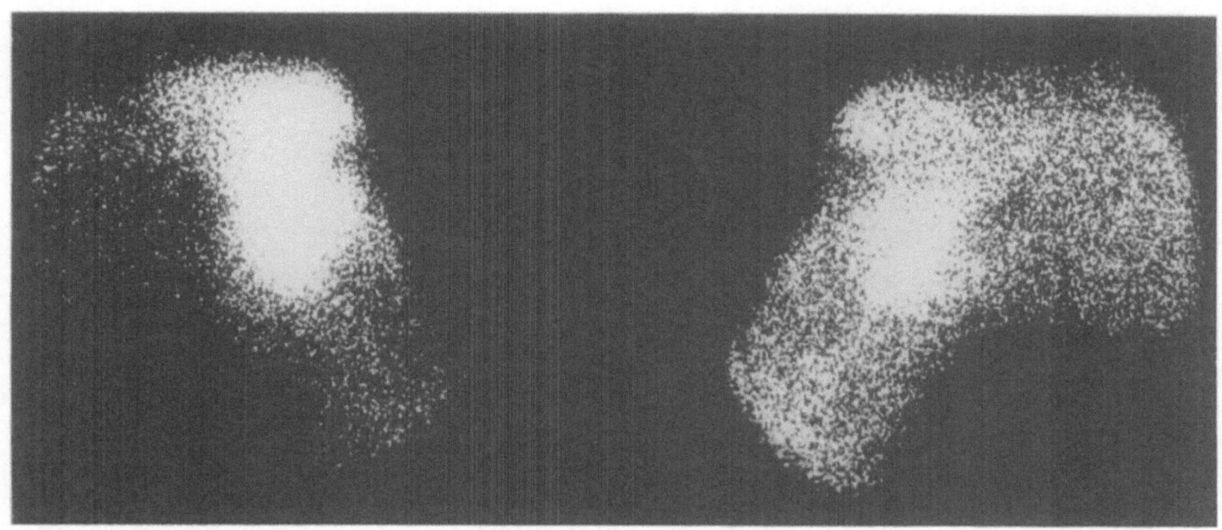

Synovitis im Bereich des Kniegelenkes bei einem Patienten nach Injektion von 99m-Tc-Pertechnetat. (PFANNENSTIEL *et al.*, 1973)

Abb. 111
Chronische Polyarthritis

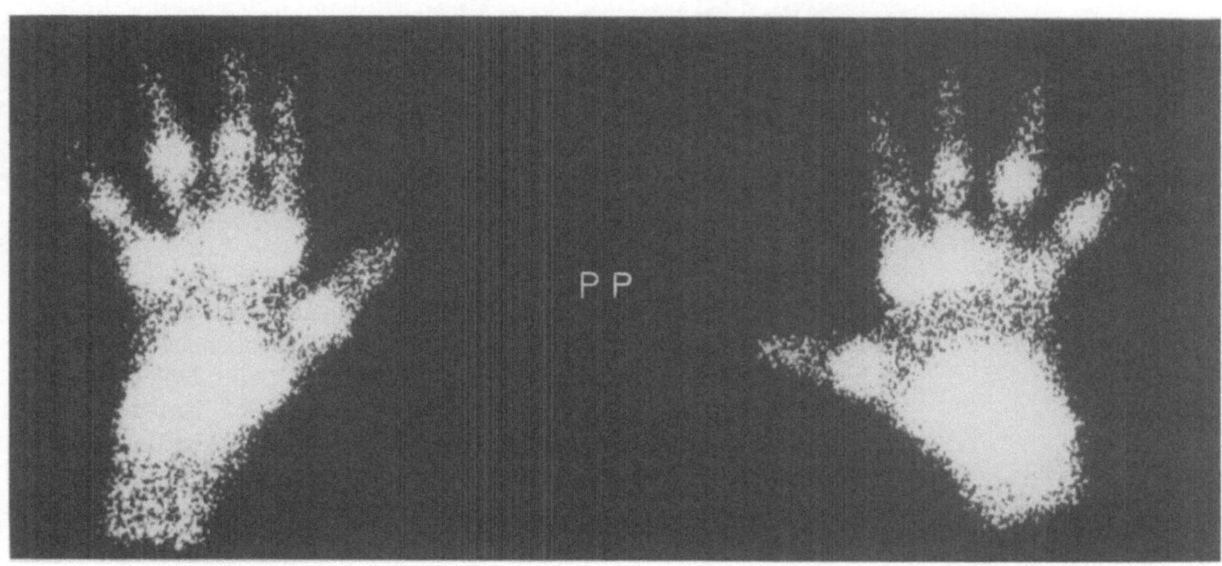

Röntgenologisch negative Chronische Polyarthritis bei einem erwachsenen Patienten mit multilokulärem Befall der kleinen Finger- und Handwurzelgelenke nach Injektion von 99m-Tc-Pertechnetat. (PFANNENSTIEL *et al.*, 1973)

Abb. 112
Chronische Polyarthritis

(Abb. 111 u. 112). Das einmal exsudierte Plasma findet seinen Weg durch das lockere Synovialstroma, von keiner Basalmembran behindert, in den Gelenkspalt. Hier sammelt es sich in den beiderseitigen sackartigen Rezessus an. Fibrin fällt aus und lagert sich streifenförmig der obersten Deckzellschicht an.

Die Exsudation hat ihren Schwerpunkt im Bereich der seitlichen Rezessus (Abb. 113). Die Synovialfalten besitzen hier ein besonders fein verästeltes Kapillarnetz, das der Ernährung des Gelenkknorpels dient.

Aus den Synovialkapillaren treten im Verlauf eines akuten Entzündungsschubes massenhaft Granulozyten aus. Die Zellen durchwandern das Stratum synoviale aber in sehr kurzer Frist und treten in die Gelenkflüssigkeit über. Zu diesem Schluß zwingt die Tatsache, daß es nur selten gelingt, in der Gelenkinnenhaut von Patienten mit Chronischer Polyarthritis Granulozyten nachzuweisen. In der Synovialflüssigkeit finden sie sich dagegen in großer Zahl.

Jeder akut entzündliche Schub ist von einer Ergußbildung im Gelenkspalt begleitet. Die Synovialflüssigkeit ist normalerweise kristallklar und farblos und

Übertritt von
Granulozyten in
Synovialflüssigkeit

93

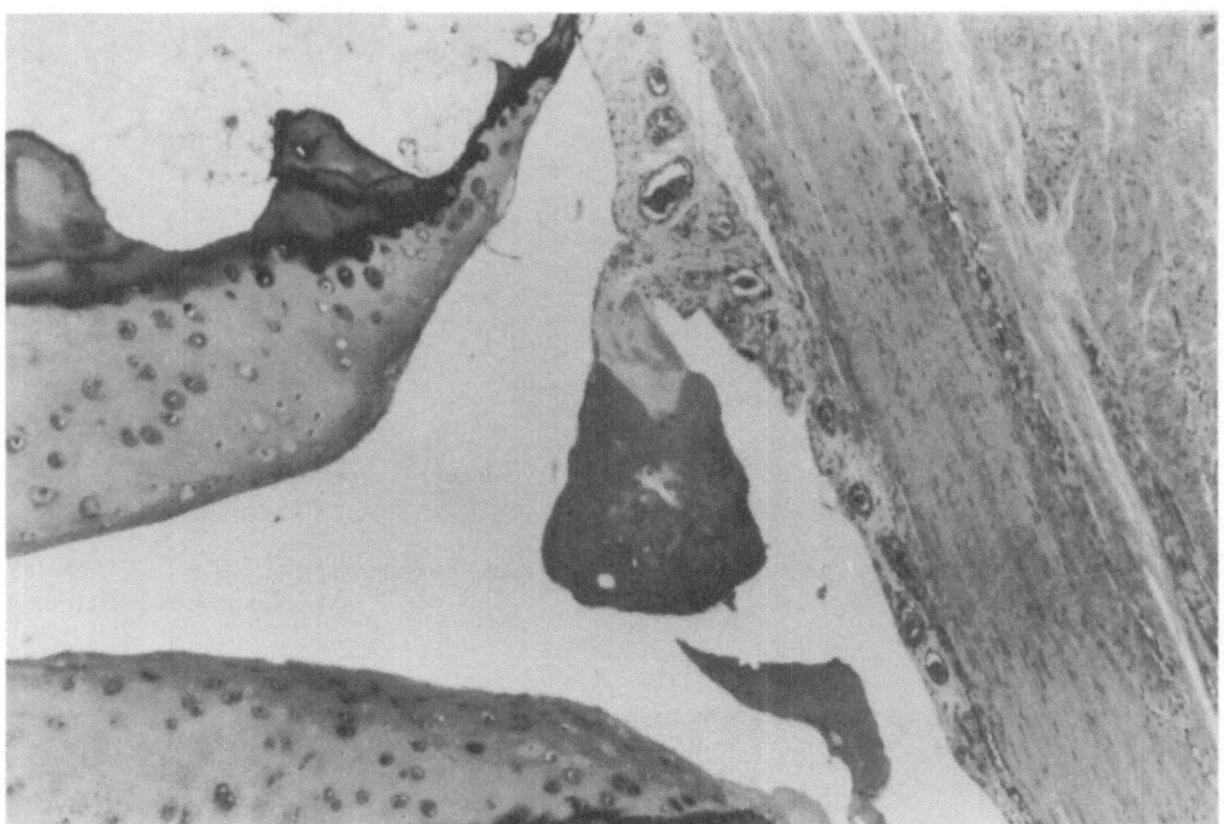

Abb. 113
Chronische Polyarthritis

Frisches Exsudatfibrin im Rezessus eines Fingergelenkes

besitzt eine hohe Viskosität. Im Gefolge einer entzündlichen Exsudation wird die Flüssigkeit zunehmend trüber und bekommt eine grünlich-gelbe Farbe. Die Viskosität nimmt gleichzeitig mit der Ergußbildung ab (Abb. 114).

„Rhagozyt"
„RA-Zelle"

○ DELBARRE *et al.* (1964) und ○ HOLLANDER *et al.* (1965) beschreiben einen Zelltyp, der mit großer Regelmäßigkeit in der Synovialflüssigkeit von CP-Kranken vorkommt und lichtoptisch erkennbar ist. Es handelt sich dabei um Granulozyten, wahrscheinlich aber auch um abgelöste, zur Phagozytose befähigte A-

Abb. 114

Analyse der Synovialflüssigkeit. (Nach JESSAR, *1972)*

	Krankheit	Farbe	Transparenz	Viskosität
Gruppe I nicht entzündlich	normal	hell	transparent	hoch
	Arthrose	hell	transparent	hoch
Gruppe II entzündlich	Rheumatisches Fieber	gelb	leicht getrübt	niedrig
	Gicht (akuter Anfall)	gelb	trüb	niedrig
	Pseudo-Gicht	gelb	trüb	niedrig
	Chronische Polyarthritis (Rheumatoide Arthritis)	gelb	trüb	niedrig
Gruppe III septisch	Infektiös-septische Arthritis	gelb bis grau oder grünlich	trüb- schmutzig	niedrig

* „R.A."-Zellen (Rhagozyten) sind morphologisch nicht spezifisch, aber sie werden bei der

Zellen, die Körnchen in der Größe von 0,5–1 μ enthalten. Die traubenförmige Lagerung dieser Einschlüsse hat DELBARRE zu der Bezeichnung „Rhagozyten" (von griech. ῥάξ: die Traube) veranlaßt. Nach den Untersuchungen von ○ RAWSON et al. (1965) handelt es sich bei den zytoplasmatischen Einschlüssen um 7-S- und 19-S-Immunglobuline. Diese Beobachtung hat eine Diskussion um die diagnostische Signifikanz dieses Phagozytosephänomens ausgelöst. Einerseits lassen sich nach HOLLANDER die Zellen in der Gelenkflüssigkeit von 95% der CP-Kranken nachweisen, andererseits findet man sie sowohl bei seropositiven als auch bei seronegativen Fällen, ja sogar bei Synovitiden anderer Genese wie Reizarthritis bei Arthrose und bakterieller Arthritis. Der Name „Rhagozyten" verdient deshalb den Vorzug vor der Bezeichnung RA-Zellen (= rheumatoid-arthritis-Zellen, HOLLANDER), weil er keine pathogenetischen Zusammenhänge präjudiziert. Die Immunglobulinnatur der Körnchen ist jedoch weitgehend charakteristisch für die Chronische Polyarthritis.

Während in der Flüssigkeit des Gelenkpunktates in frühen Stadien massenhaft Granulozyten zu finden sind, fehlen diese, wie bereits gesagt, im Stratum synoviale bei der Chronischen Polyarthritis fast völlig. Der Befund von Granulozyten in der Gelenkinnenhaut muß eher die Aufmerksamkeit auf eine Gelenkentzündung anderer Art lenken, oder er ist im allgemeinen auf vorgängige intraartikuläre Injektionen oder Punktionen zurückzuführen (Abb. 115). Weiterhin enthält das Gelenkpunktat jedoch reichlich abgeschilferte Deckzellen aus dem Stratum synoviale. Die oberste Schicht der Deckzellen löst sich unter dem Einfluß des Exsudates ab oder sie geht unter dem eingelagerten Fibrin zugrunde. Diese Deckzellen runden sich im Exsudat ab und lassen z.T. phagozytiertes Fibrin erkennen (Abb. 116). Dies ist ein Hinweis dafür, daß das Stratum synoviale im floriden Stadium der Chronischen Polyarthritis einer starken Zellmauserung unterliegt (Abb. 117). Dieser vermehrte, oberflächliche Zelluntergang wird durch einen beschleunigten Zellnachschub aus der Tiefe kompensiert. Dem entsprechen die Beobachtungen von ○ BIERTHER und WAGNER (1971), die in ihren elektronenoptischen Studien in diesen Fällen eine überstürzte Ausdifferenzierung der tiefergelegenen, normalerweise unreifen Synovialzellen zu funktionstüchtigen A- und B-Zellen fanden.

Der Komplementspiegel in der Gelenkflüssigkeit ist bei der Chronischen Polyarthritis erniedrigt, obwohl das Serumkomplement unverändert ist. Dieser Befund wird auf die Anwesenheit von Immunkomplexen in der Synovia zurückgeführt.

Abb. 114

Muzingehalt	Leukozyten mm³ % Granulozyten	Kristall- Phagozytose	„R.A."-Zellen*	Bakterien
hoch	<200 Leukozyten <25%	0	0	0
hoch	<1000 Leukozyten <25%	0	0	0
erniedrigt	>10000 Leukozyten 50%	0	0 oder +	0
gering	>10000 Leukozyten 90%	Urate +	0	0
erniedrigt	>5000 Leukozyten 25 bis 50%	Kalzium Pyrophosphate +	0	0
gering	>6000 Leukozyten 40 bis 90%	0	+	0
gering	>25000 bis Eiter 60 bis 90%	0	0	+
Rheumatoiden Arthritis sehr häufig in hoher Konzentration gesehen.				

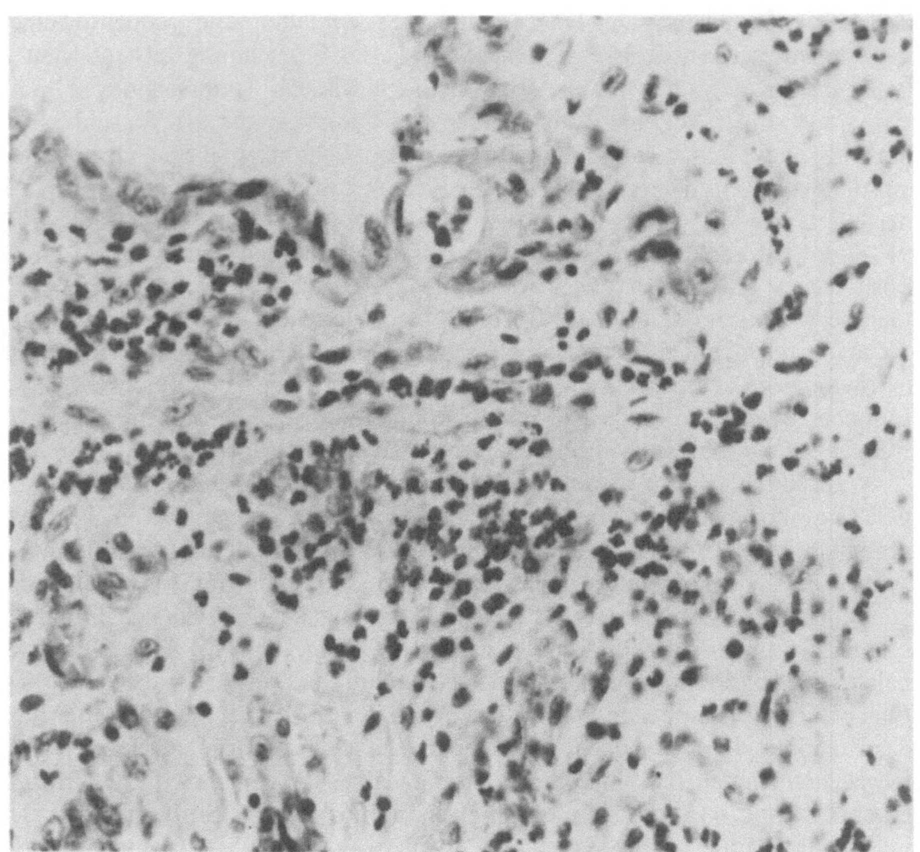

Abb. 115
Chronische Polyarthritis

Stärkeres Granulozyteninfiltrat im Synovialstroma nach intraartikulärer Gluko-kortikosteroidinjektion

Abb. 116
Chronische Polyarthritis

Fibrinphagozytierende A-Zelle an der Synovialoberfläche im Exsudat. (FN: Fibrin, LY: Lysosomen, FP: Filopodien). (Elektronenoptische Aufnahme). (BIER-THER, 1972)

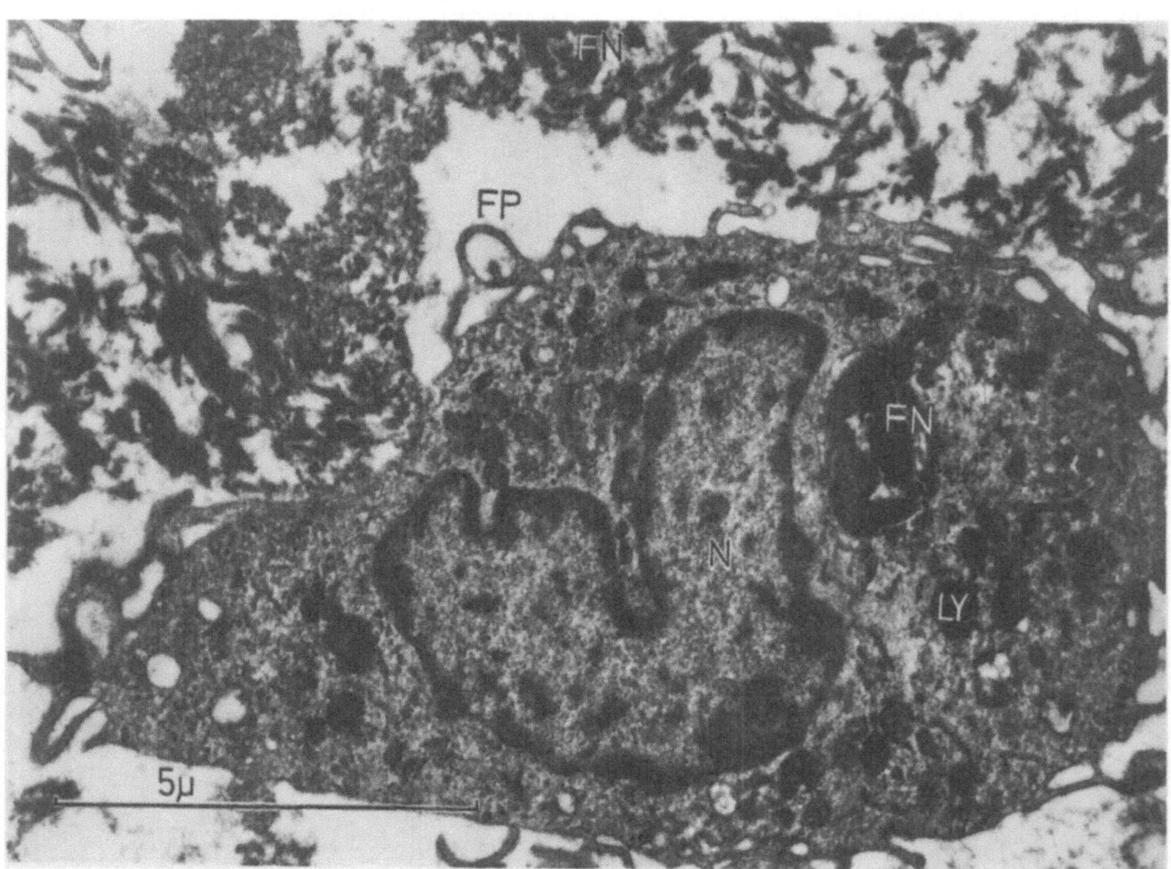

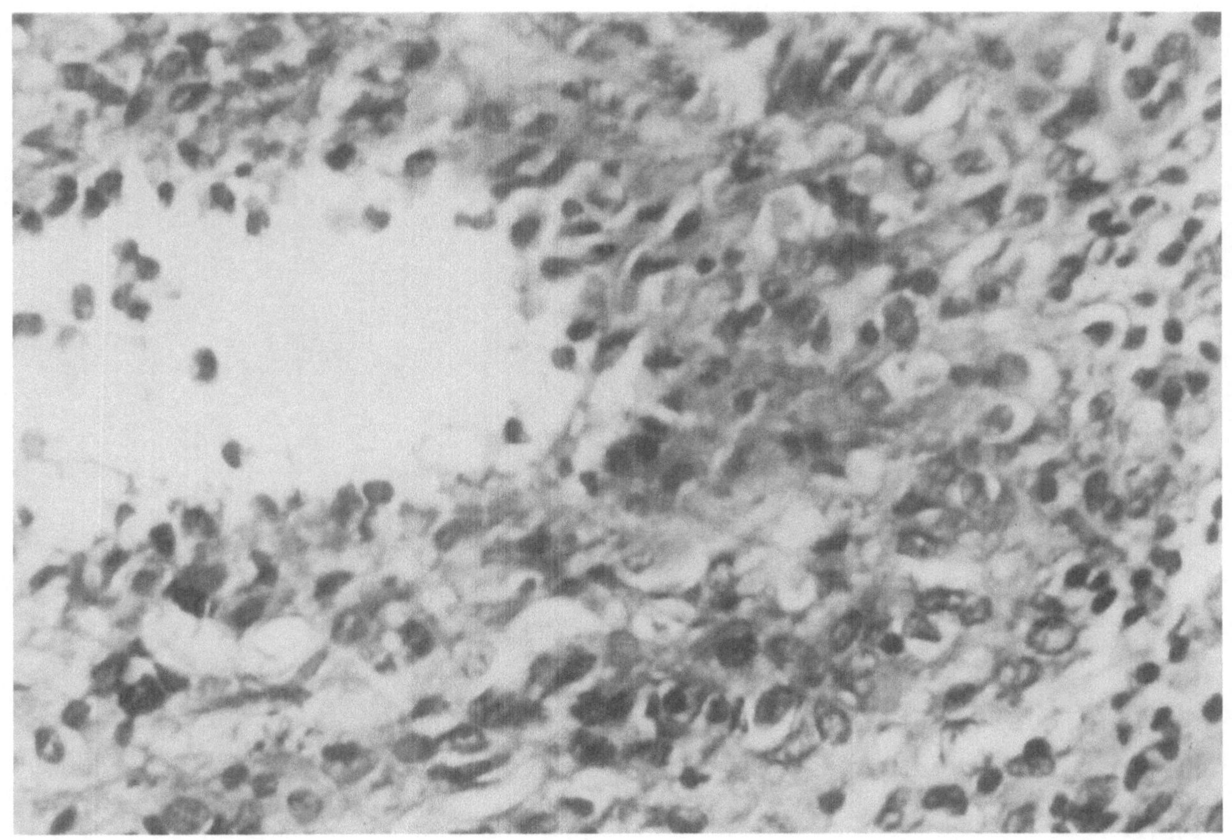

Desquamation hochgradig proliferierender Synovialdeckzellen bei florider Synovi-tis

Abb. 117
Chronische Polyarthritis

Proliferierende Deckzellen des Stratum synoviale unter einem aufgelagerten Fibrin-netz. (Rasterelektronenoptische Aufnahme)

Abb. 118
Chronische Polyarthritis

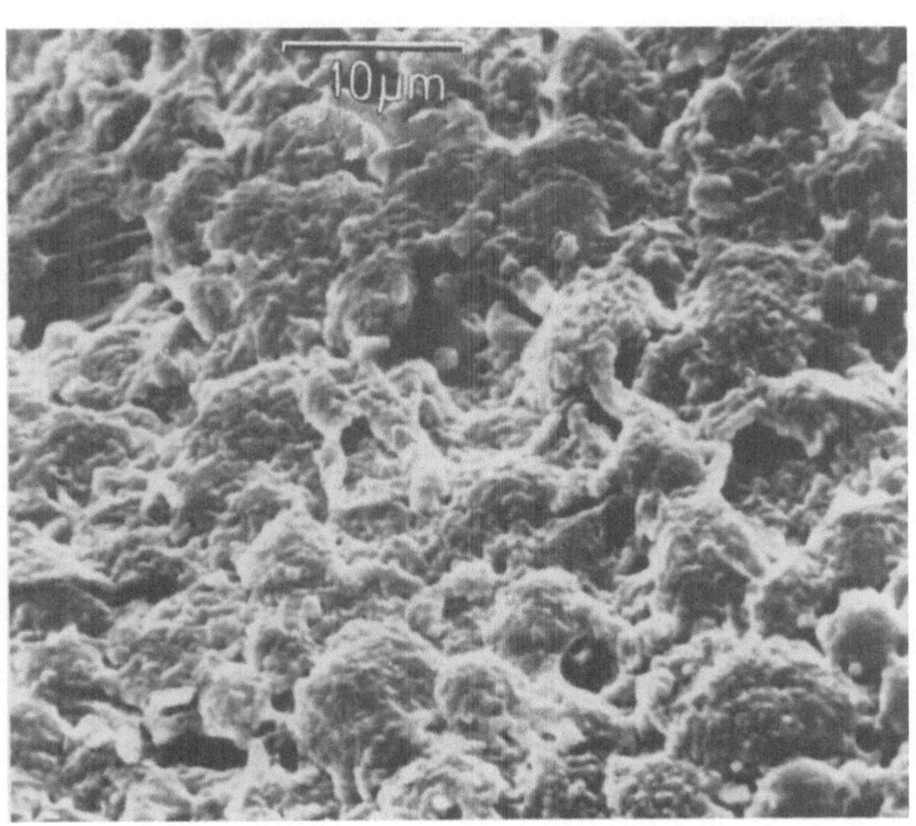

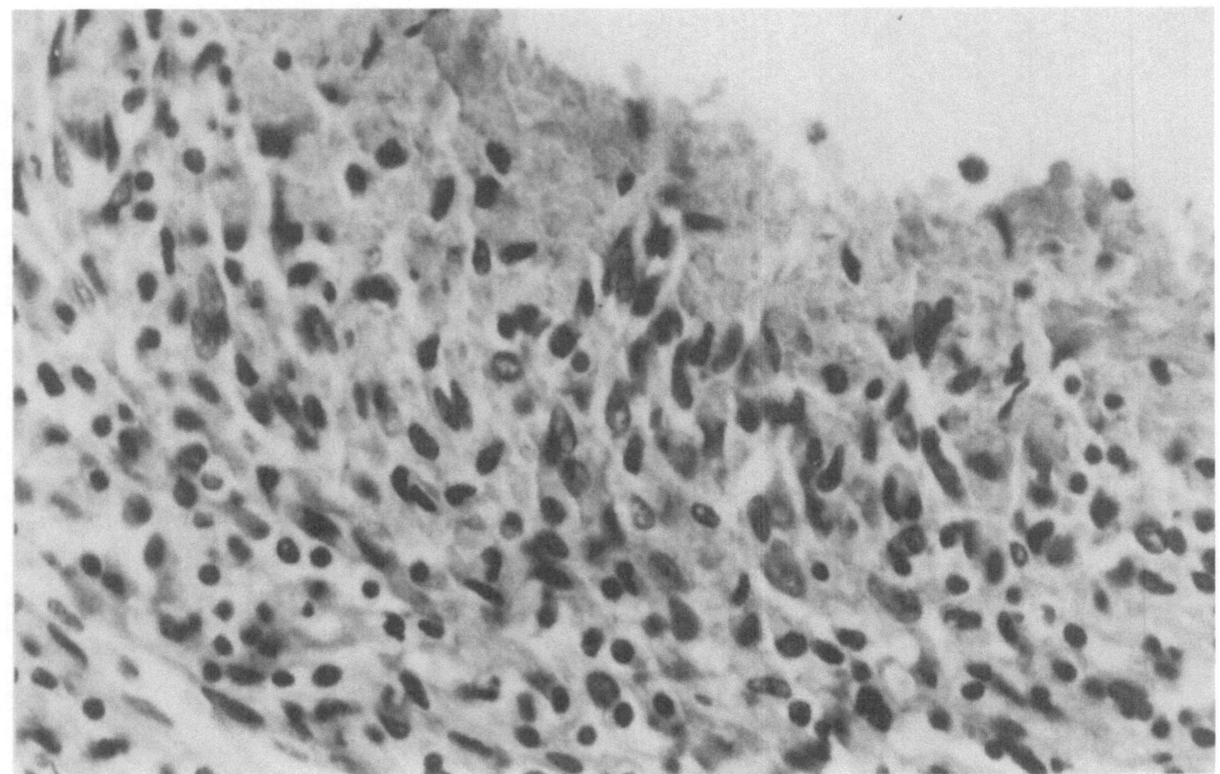

Frisches Fibrin an der Oberfläche des Stratum synoviale. Die Deckzellschicht ist überwiegend zugrundegegangen. Die darunterliegenden Stromazellen zeigen eine starke Proliferation. Links unten einige Lymphozyten

Reaktion der Deckzellen auf das Exsudatfibrin

Das exsudierte Fibrin legt sich der Synovialoberfläche auf (Abb. 118 u. 119). Dabei geht die darunterliegende Deckzellschicht teilweise zugrunde. Die angrenzenden Bindegewebszellen des Synovialstromas antworten darauf mit einer starken Wucherung (Abb. 120). Im Laufe der Zeit bildet sich aus den undifferenzierten Elementen des Stromas eine neue Deckzellschicht aus, die unter Umständen ältere Fibrinreste überschichten kann (Abb. 121). Im allgemeinen wird jedoch das exsudierte Fibrin von den eingesproßten Bindegewebszellen phagozytiert und organisiert. Die neugebildete oder erhalten gebliebene Deckzellschicht reagiert auf die vorgängige Exsudation, indem sich die Deckzellen mehrstufig anordnen und zylinderförmig transformieren (Abb. 122). Form und Größe der Zellkerne schwanken in weitem Rahmen (Abb. 123).

Deckzell- proliferation

Die Frage jedoch, in welcher Weise letztlich das exsudierte Fibrin einen proliferativen und transformierenden Reiz auf die angrenzenden Bindegewebszellen des Stratum synoviale ausübt, ist noch nicht restlos geklärt. Einen gewissen Hinweis auf die zugrunde liegenden Mechanismen können die Untersuchungen von × PROKOP et al. (1964) geben: Chondrozyten, die etwa 1 Woche lang als monodisperse Kulturen auf Fibringerinnseln gezüchtet werden, wandeln sich in sternförmige Zellen um. Ihre Mitoseaktivität ist stark erhöht. Sie inkorporieren beschleunigt und vermehrt tritiummarkiertes Thymidin, was auf eine gesteigerte DNS-Synthese hinweist. Es findet also unter dem Einfluß von Fibrin ein Funktionswandel und eine progressive Transformation von Zellen statt, die der Bindegewebsreihe entstammen.

Proliferation des Synovialstromas

Besonders eindrucksvoll ist die Umwandlung des Synovialstromas. Das Synovialstroma besteht normalerweise aus locker gelagerten Kollagenfasern, mit wenigen spindligen Fibrozyten. Im Rahmen der durch die Fibrinexsudation ausgelösten Proliferation tritt eine mehr oder weniger ausgeprägte Wucherung der ortsständigen Bindegewebszellen auf (Abb. 124). Die Stromazellen können sich dabei der Form der Deckzellen soweit angleichen, daß eine Deckzellschicht nicht mehr abzugrenzen ist (Abb. 125). Im Extremfall kann man großkernige,

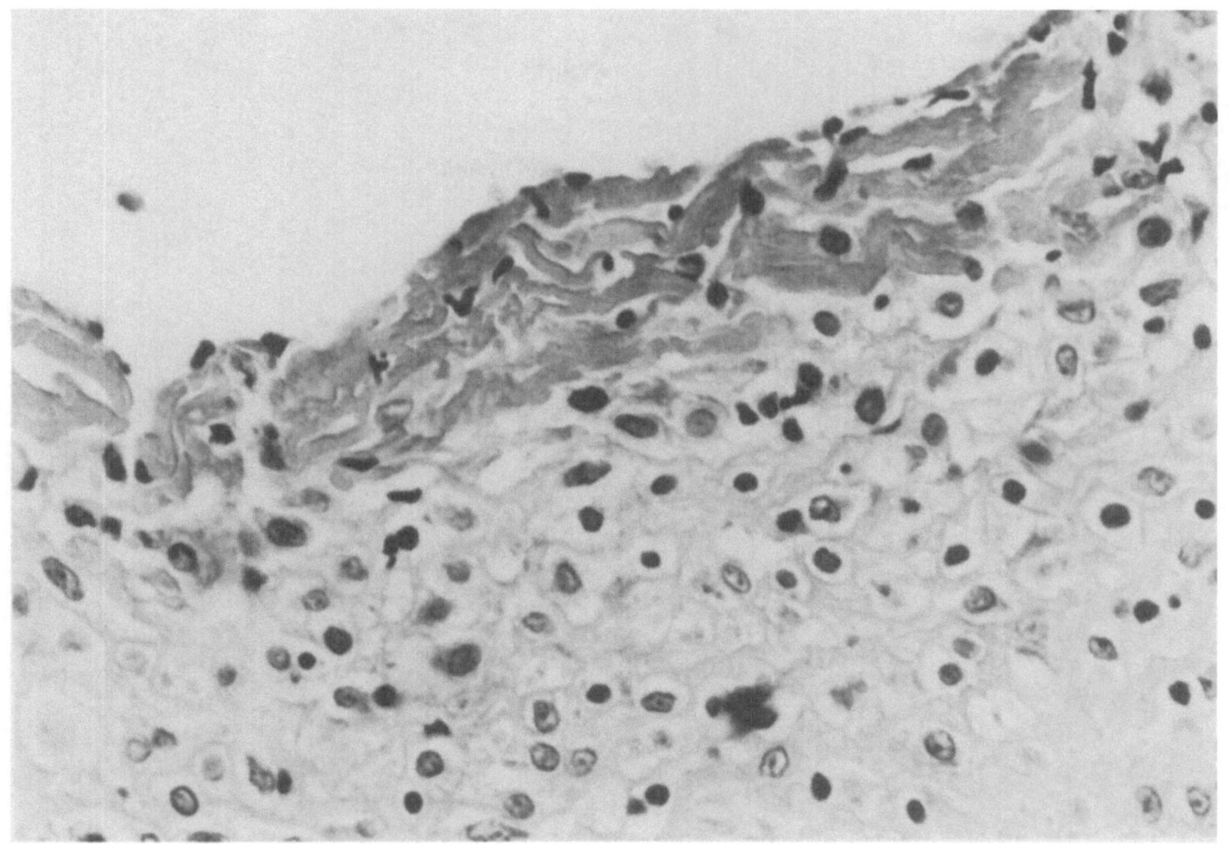

Älteres Fibrin an der Oberfläche des Stratum synoviale. Die Deckzellschicht ist zugrundegegangen und noch nicht regeneriert. Die proliferierenden Synovialstromazellen zeigen eine mesenchymartige Transformation

**Abb. 120
Chronische Polyarthritis**

Neugebildete Deckzellschicht über alten Fibrinresten

**Abb. 121
Chronische Polyarthritis**

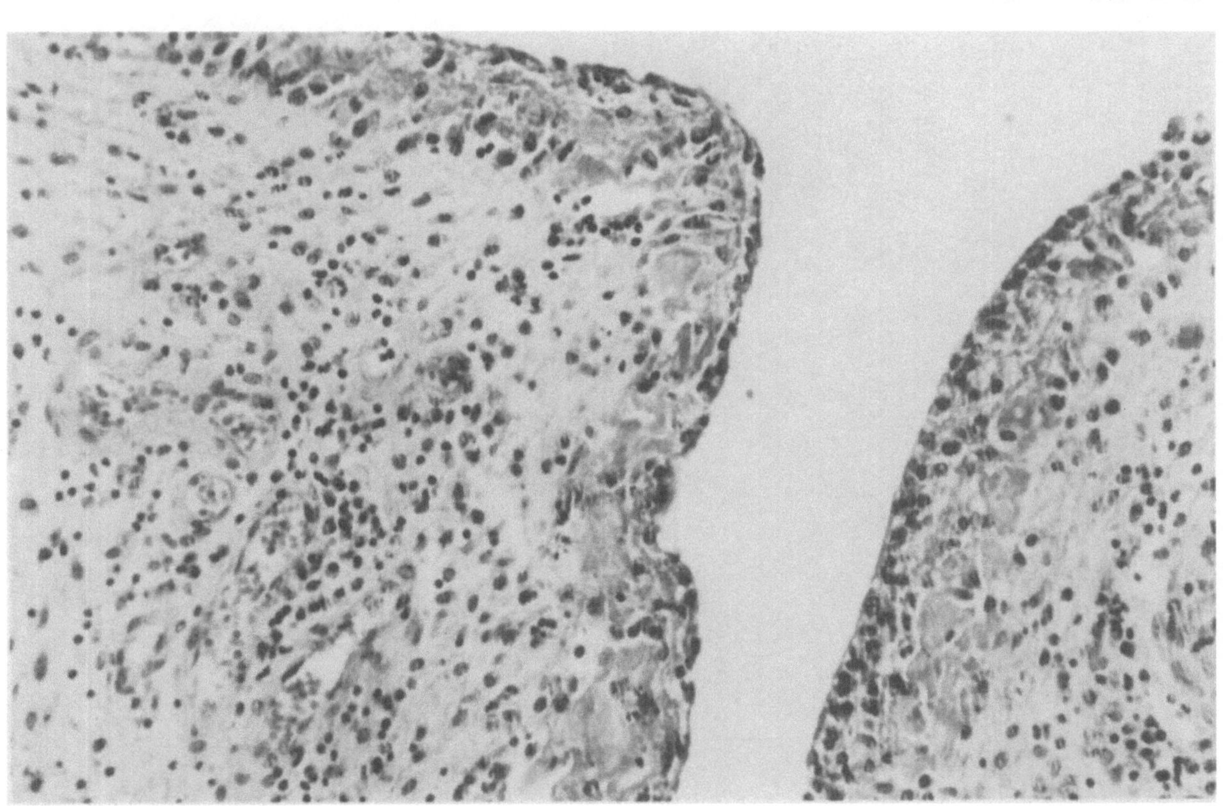

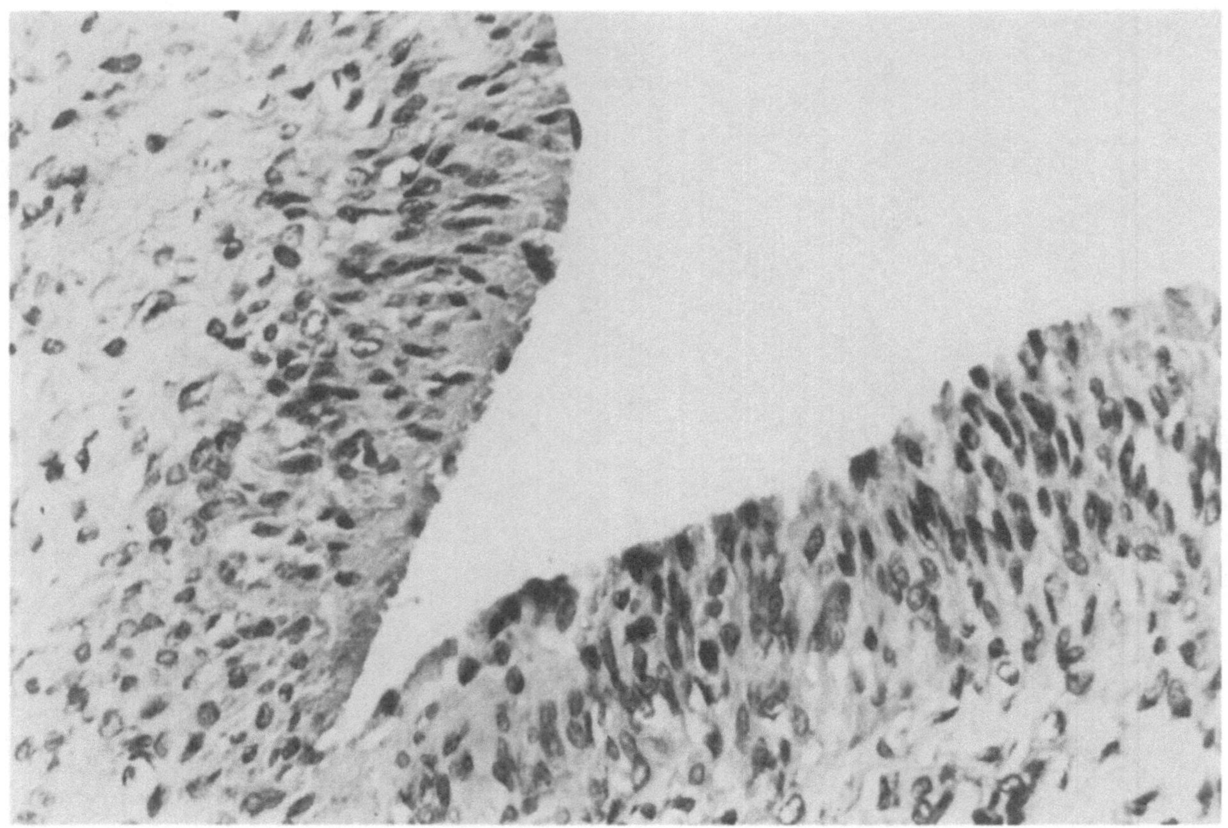

Abb. 122
Chronische Polyarthritis

Vielstufige Proliferation zylinderförmiger Synovialdeckzellen. Form und Größe der Kerne sind stark variabel

Abb. 123
Chronische Polyarthritis

Starke Variabilität der Deckzellkerne bei florider Synovitis. Im Zottenstroma einige Lymphozyten

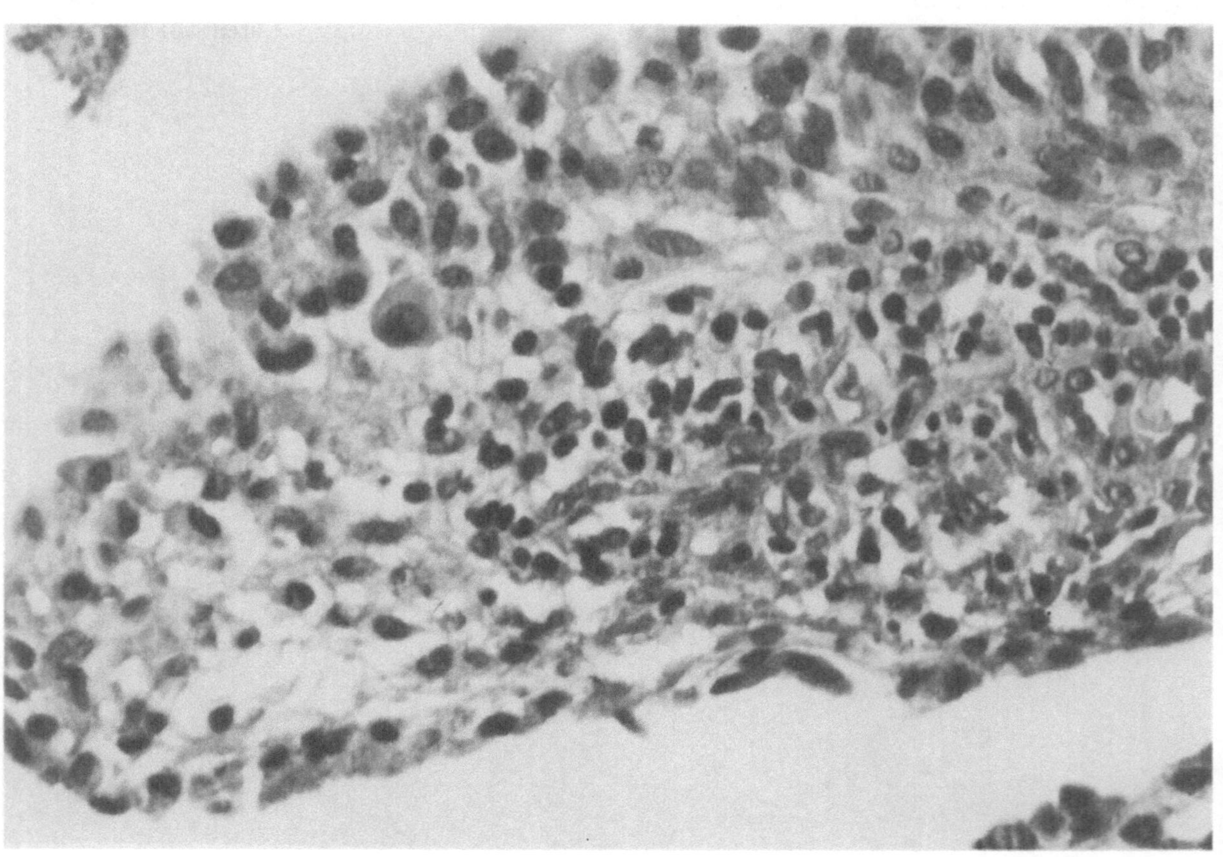

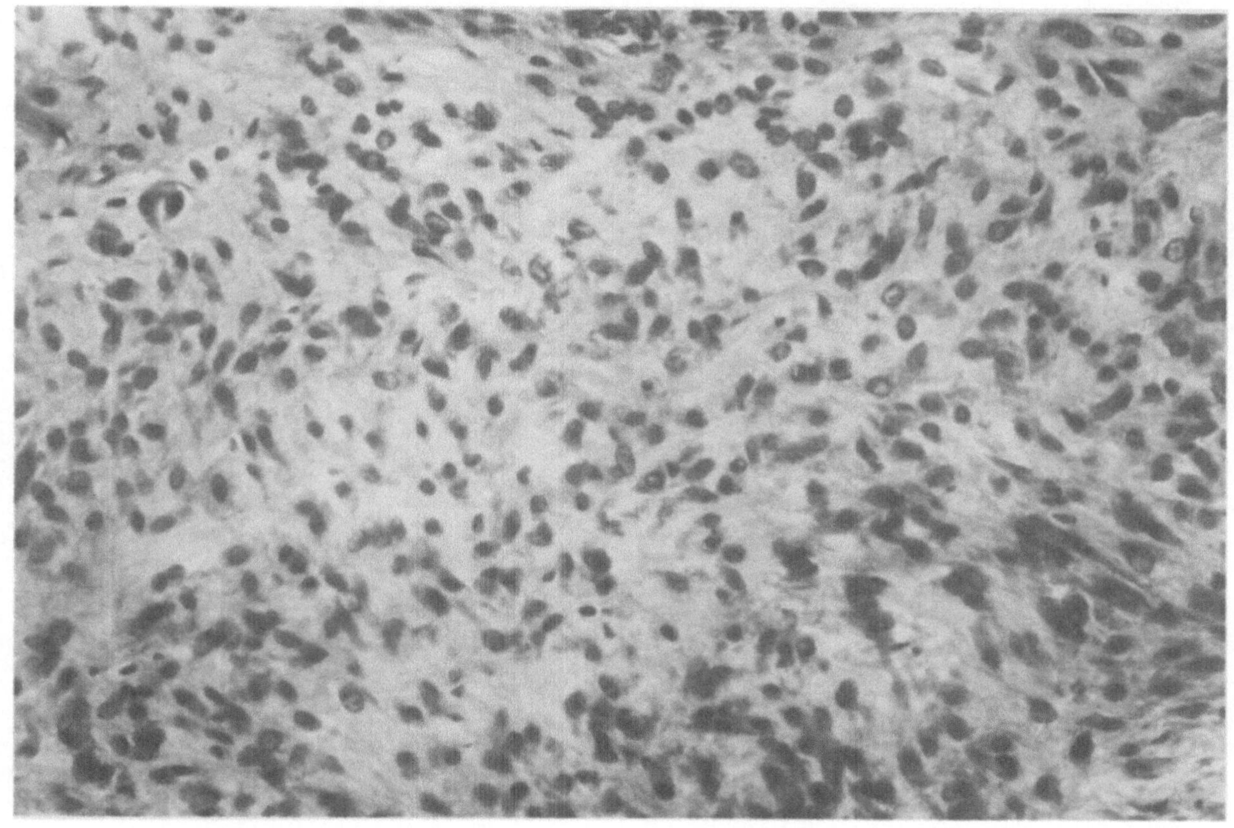

Hochgradige Proliferation der ortsständigen Bindegewebszellen im Synovialstroma (mesenchymoide Transformation)

Abb. 124
Chronische Polyarthritis

Hochgradige Proliferation von Synovialdeckzellen und Stromazellen bei florider Synovitis. Eine Abgrenzung zwischen Deckzellschicht und Stroma ist nicht zu erkennen

Abb. 125
Chronische Polyarthritis

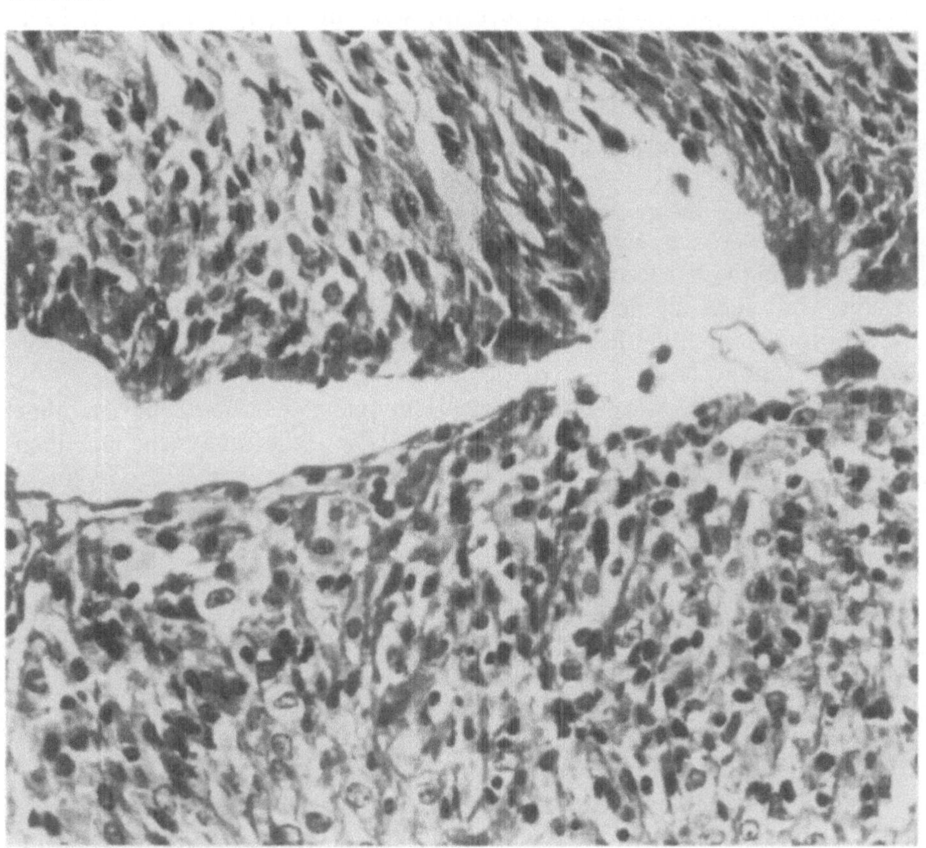

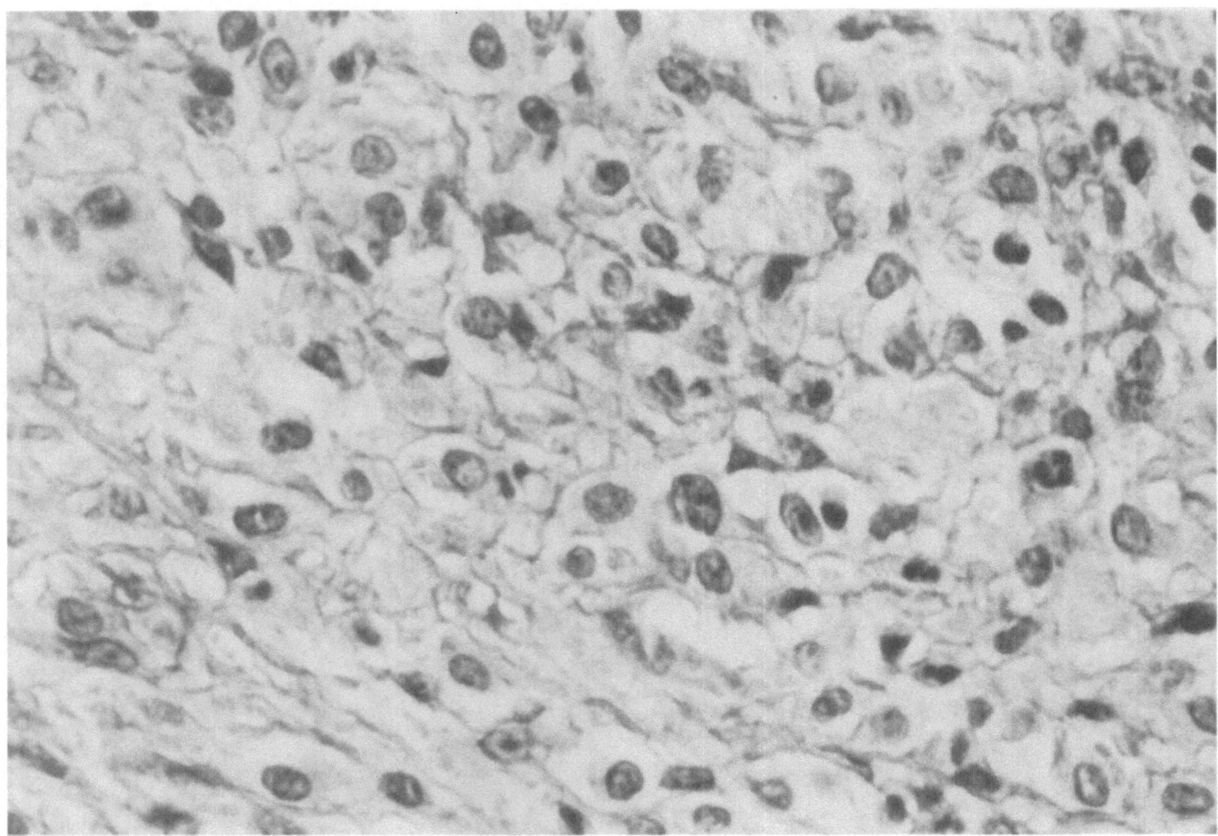

Abb. 126
Chronische Polyarthritis

Mesenchymoide Transformation des Synovialstromas

zytoplasmareiche Bindegewebszellen so dicht gelagert sehen, daß eine geformte Zwischensubstanz kaum mehr zu erkennen ist. Ein solches Bild dichtliegender, nicht epithelialer Zellelemente kennen wir sonst nur in zwei Fällen: 1. beim unreifen, mesenchymalen Zellverband, 2. beim malignen, bindegewebigen Tumor.

Geformte Grundsubstanz ist dabei entweder spärlich oder fehlt weitgehend.

„Mesenchymoide Transformation"

Wir sprechen deshalb von einer mesenchymoiden Transformation des Synovialstromas (Abb. 126).

Die Ursachen dieser mesenchymoiden Transformation sind uns bis jetzt unbekannt. Zwei Wege sind jedoch für uns z.Z. denkbar:

Theorien ihrer Entstehung

1. Der proliferative Reiz, den das exsudierte Fibrin auf die Bindegewebszellen ausübt, wirkt auch auf die tiefergelegenen Zellen des Synovialstromas.

2. BINZUS (1966, 1969) beschreibt folgenden Mechanismus, der auf den Arbeiten von WARBURG basiert:

Sauerstoffmangel führt zum schnellen Untergang der Mitochondrien, ohne die eine Zellatmung nicht mehr möglich ist. Die Zelle muß sich, um ihren Energiebedarf im Sauerstoffmangel zu decken, auf eine vermehrte Glykolyse einstellen. Beim Glykogenabbau wird Pyruvat gebildet, welches wiederum zu Azetyl-Koenzym A abgebaut wird. Azetyl-Koenzym A wird normalerweise unter Mitwirkung von Sauerstoff in den Mitochondrien zu CO_2 oxidiert. Wenn nun Mitochondrien im Sauerstoffmangel zugrunde gegangen sind und eine Zellatmung nicht mehr möglich ist, so wird in vermehrtem Maße Azetyl-Koenzym A frei. Bemerkenswert ist nun dabei, daß Azetyl-Koenzym A Zellteilung, Proliferation und Grundsubstanzbildung der Bindegewebszellen auslöst.

Messungen von Syntheseleistungen an Zellkulturen (× PAGE *et al.*, 1955) ergaben interessante Hinweise:

Die Rate der Glukoseverwertung liegt bei Synovialzellkulturen von Patienten mit Chronischer Polyarthritis zwei- bis sechsmal, die der Laktatproduktion drei- bis sechsmal höher, als es der Norm entspricht, d.h. Atmung und Glykolyse sind gesteigert. Der anaerobe Stoffwechsel des normalen Synovialgewebes ist in vitro sehr niedrig. Die anaerobe Glykolyse von CP-Synovialis ist dagegen erheblich gesteigert. Dementsprechend liegt auch die LDH und NADPH-Konzentration weit über der Norm.

Da die histo- und biochemischen Eigenschaften der CP-Zellkulturen bis zu 4 Monaten erhalten bleiben, sind Rückschlüsse auf das in-vivo-Verhalten erlaubt. Wir sehen in diesen Befunden eine gewisse Bestätigung unserer These für die Entwicklung der mesenchymoiden Transformation (s. S. 102).

Wir messen dem mesenchymoid transformierten Synovialgewebe eine erhebliche Bedeutung beim Abbau des Gelenkknorpels zu. Im Gegensatz zum Pannus handelt es sich um einen besonders vitalen, schnell proliferierenden Zellverband. Wenn wir voraussetzen, daß hierbei der Zellstoffwechsel auf Glykolyse umgestellt ist, so bedeutet die Knorpelgrundsubstanz für diese Formationen einen ergiebigen Energiespender. Neben Phagozytosevorgängen muß auch an eine mögliche Freisetzung von Metaboliten und Enzymen gedacht werden.

Häufig findet man bei der Chronischen Polyarthritis unterschiedlich dichte Zellinfiltrate im Synovialstroma. Man sieht hierbei alle Übergänge von einzelnen, verstreut liegenden Lymphozyten bis zu dichten Zellrasen hin und knötchenförmigen Ansammlungen von follikelähnlichem Charakter (Abb. 127 u. 128). Diese lymphozytäre Infiltration der Synovialis gilt vielfach als typische Veränderung bei Chronischer Polyarthritis. Unsere Auswertung von über 2000 Synovektomiepräparaten ergab jedoch, daß lymphozytäre Infiltrate in der Synovialis zwar bei Chronischer Polyarthritis häufig vorkommen, daß aber ähnliche Befunde bei Synovitiden anderer Genese, ja selbst bei entzündlich gereizter Arthrose, keine Seltenheit sind. Für die Differentialdiagnose ist deshalb der Nachweis lymphozytärer Infiltrationen im Synovialstroma nur mit Vorbehalt zu verwenden. Elektronenoptisch läßt ein Teil der Lymphozyten Blastformen erkennen, die ultrastrukturelle Übergänge zur Plasmazelle zeigen (Abb. 129).

**Biologische Bedeutung
des mesenchymoid
transformierten
Synovialgewebes**

**Lymphozytäre
Infiltrate
im Synovialstroma**

**Dignität
lymphozytärer
Infiltrate**

Synovialzotte mit diffuser Lymphozyteninfiltration des Stromas

**Abb. 127
Chronische Polyarthritis**

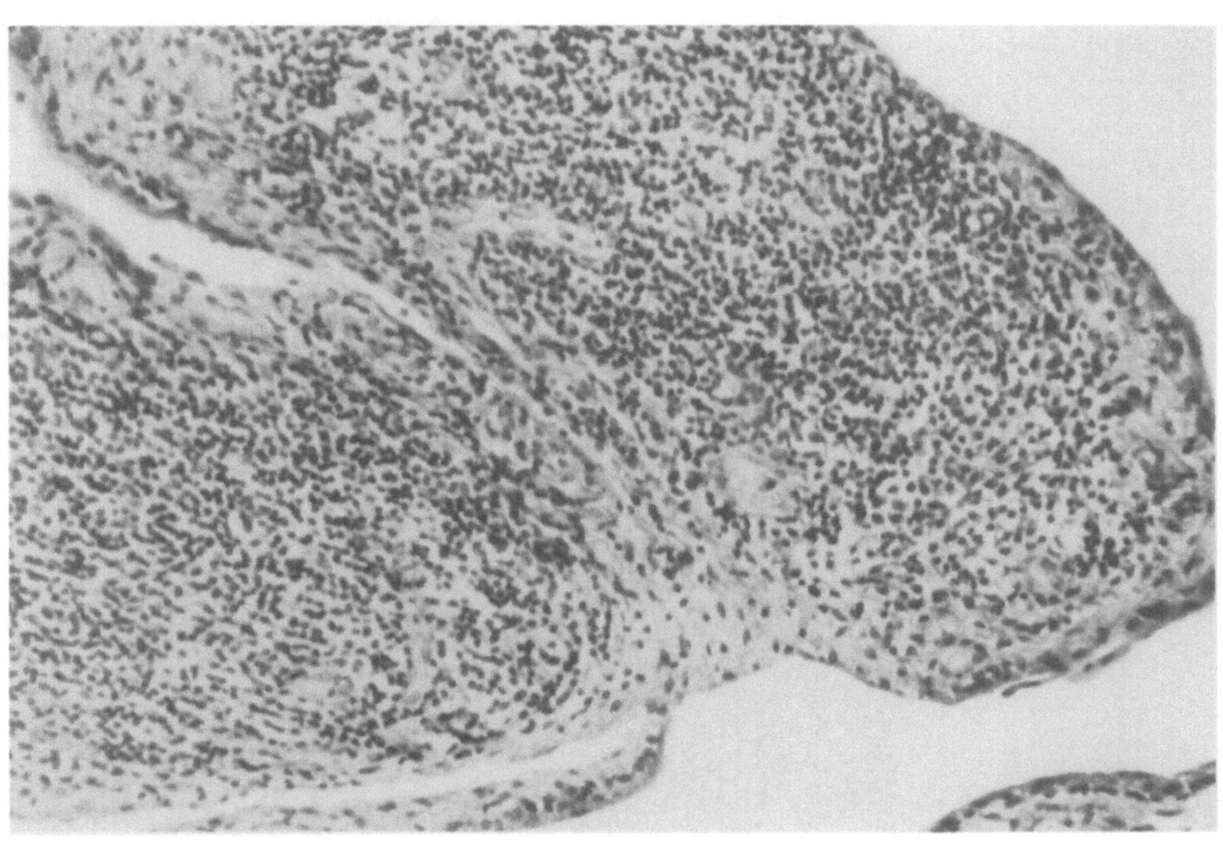

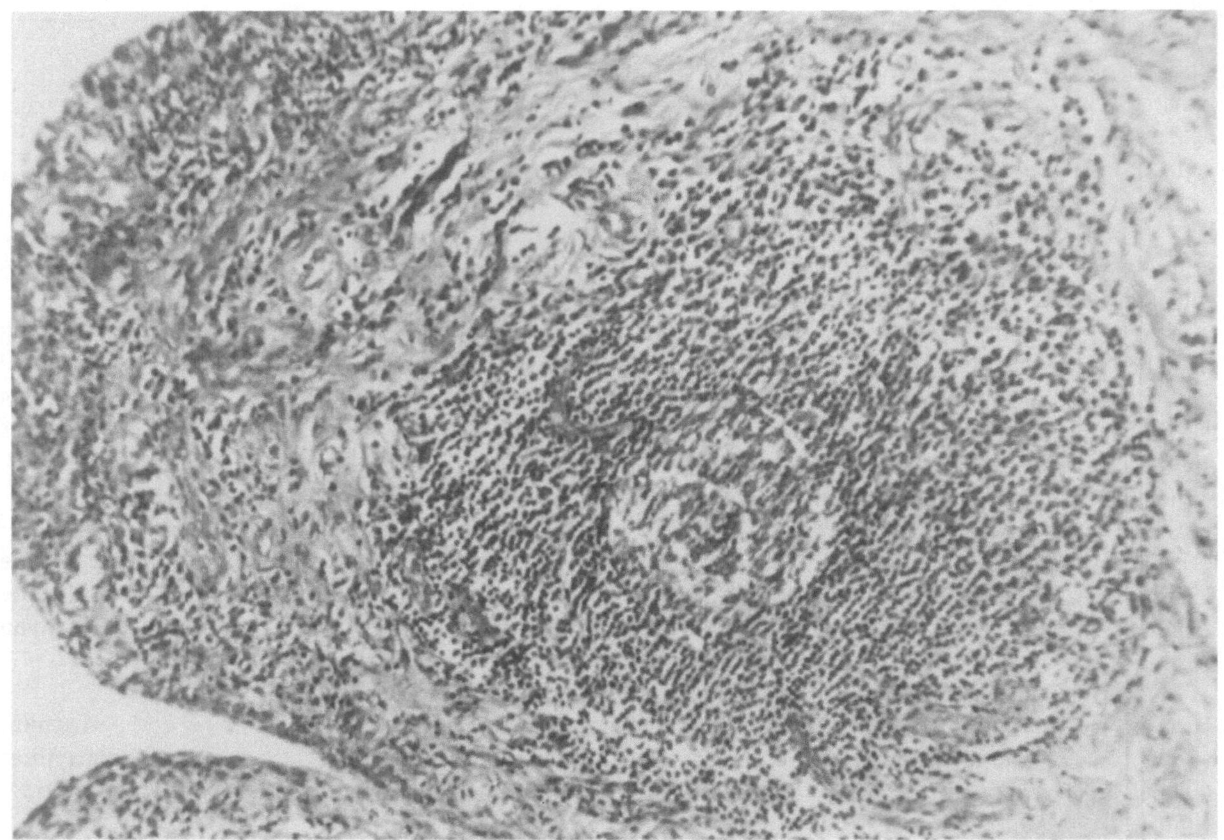

Abb. 128
Chronische Polyarthritis

Follikelartige Lymphozyteninfiltration des Synovialstromas

Abb. 129
Chronische Polyarthritis

Plasmazellen (unten) und großer Lymphozyt (oben) mit deutlich ausgeprägten Ergastoplasmaprofilen im Stratum synoviale. (Elektronenoptische Aufnahme). (BIERTHER u. WAGNER, 1973)

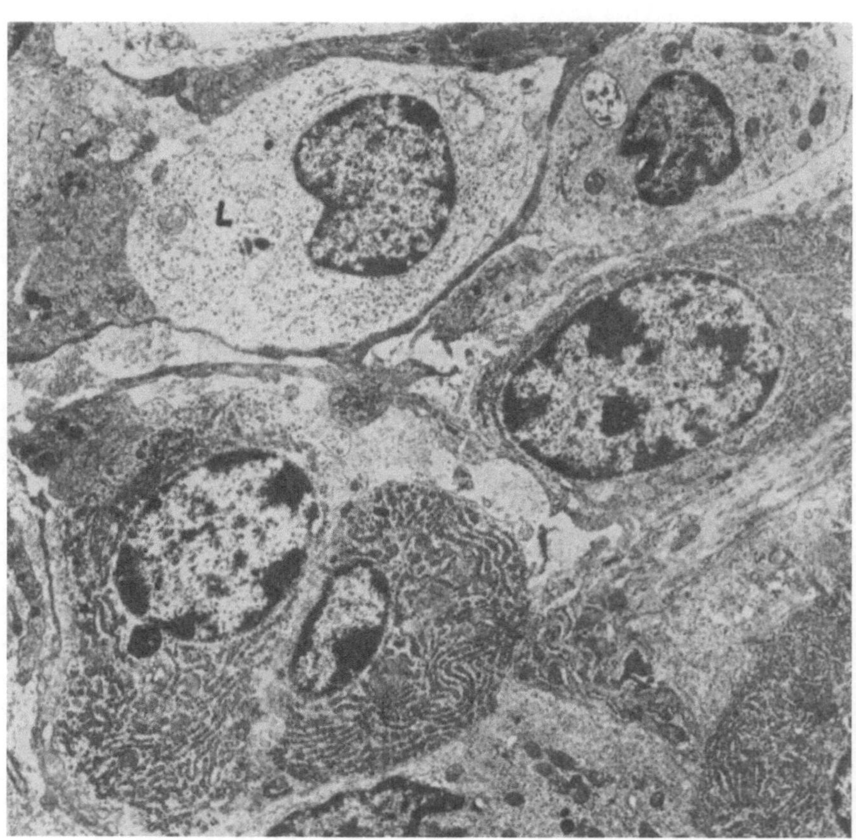

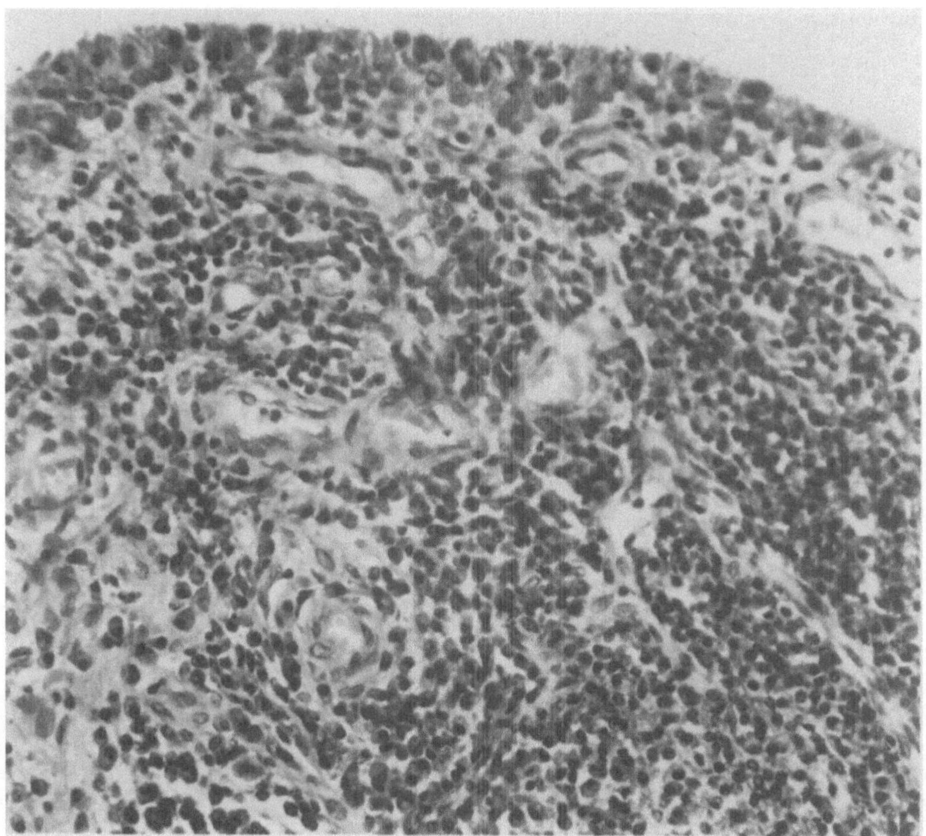

Dichte plasmazelluläre Infiltration in einer Synovialzotte

Ebensowenig wie Lymphozyten sind Plasmazellen für die Chronische Polyarthritis obligatorisch oder charakteristisch. Sie können hinter der lymphozytären Infiltration zurücktreten, können aber auch das zelluläre Bild völlig beherrschen (Abb. 130). Häufig sieht man sie mantelförmig um kleine Gefäße gelagert (Abb. 131).

Ein Teil der Plasmazellen enthält Rheumafaktoren, wie die immunfluoreszenz-mikroskopischen Methoden zeigen.

Da alle Indizien darauf hinweisen, daß der Chronischen Polyarthritis ein Immunmechanismus zugrunde liegt, konzentriert sich das besondere Interesse auf Lymphozyten und Plasmazellansammlungen in der Synovialis.

Bekanntlich werden auf einen antigenen Reiz spezifische Wirtsprodukte gebildet, die humoraler oder zellulärer Natur sein können. Das Immunsystem ist demnach zweigeteilt. Die lymphozytären Stammzellen werden im Knochenmark gebildet, sind aber zu einer Immunantwort noch nicht fähig. Wahrscheinlich fehlen ihnen noch Oberflächenrezeptoren für die Erkennung der antigenen Struktur. Zur Immunkompetenz gelangen sie erst unter dem Einfluß zweier Reifungsorgane, dem Thymus oder dem Äquivalent der Bursa Fabricii. Es entstehen so zwei Immunsysteme mit unterschiedlichen Reaktionsweisen, deren Elemente analog als T-(Thymus-) oder B-(Bursa-)Zellen bezeichnet werden. Diesen beiden Lymphozytentypen fallen im weiteren Verlauf der Immunleistung verschiedene Aufgaben zu (DAMESHEK, 1963). Fällt eine Immunantwort humoral aus, so bilden die B-Zellen Blastformen und differenzieren sich zu antikörperbildenden Plasmazellen aus. Man unterscheidet folgende 5 Klassen von Immunglobulinen: IgG, IgM, IgA, IgD und IgE. Erfolgt die Immunantwort rein zellulär, so entstehen aus den T-Zellen ebenfalls große Blastformen, die sich zu kleinen, spezifisch reagiblen Lymphozyten weiterdifferenzieren, die jedoch zu keiner Antikörpersekretion fähig sind und morphologisch von anderen Lymphozyten nicht zu unterscheiden sind (o LENNERT, 1966) (Abb. 132).

Plasmozytäre
Infiltrate

Immunologische
Aspekte lympho-
plasmozytärer
Infiltration

Immunkompetente
Lymphozyten

T- und
B-Lymphozyten

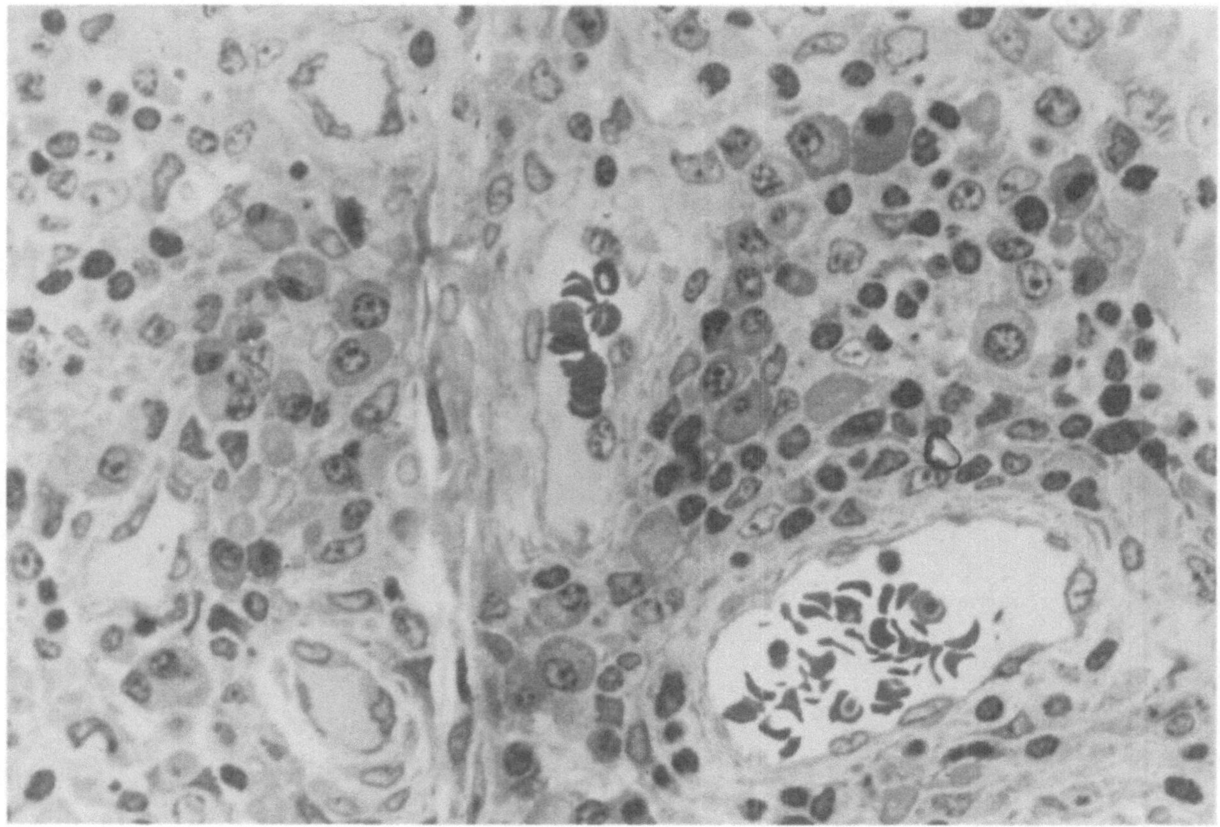

Dichte Plasmazell- und Lymphozyteninfiltration in Nachbarschaft kleiner Syno-vialgefäße

Immunleistung des Organismus

Mit dem Begriff der Immunleistung des Organismus verbindet sich zwangsläufig die Vorstellung der Körperabwehr. Von einer Abwehr kann jedoch nur gesprochen werden, wenn es sich bei dem Antigen um einen pathogenen Erreger bzw. ein Toxin handelt. Fehlt einem Antigen die primäre Pathogenität, so stellt die Immunreaktion die Perversion des ursprünglichen Abwehrvorganges dar. Sie kann ihrerseits verschiedene krankhafte Prozesse starten, die den sog. Immunerkrankungen zugrunde liegen. Die Vielzahl der Antigenkontakte werden vom Immunsystem in Form der „memory-cells" gespeichert. Da jede neue Antigen-Berührung Booster-Effekt hat, können die im Einzelfall benötigten Antikörper jederzeit in großer Zahl abgerufen werden (ELLIS *et al.*, 1969). Die Ökonomie der Immunleistung wird dadurch gesteigert, daß der Organismus über Verstärkersysteme verfügt, die mit Antikörpern und spezifisch reagierenden Lymphozyten kooperieren.

4 Möglichkeiten der Immunantwort

Grundsätzlich besitzt die Immunantwort folgende 4 verschiedenen Reaktionsmöglichkeiten:

1. Der anaphylaktische Typ

Voraussetzung ist hierbei die Bildung eines IgE-Antikörpers, der eine besondere Affinität zu den Zelloberflächen besitzt. Er lagert sich unter anderem an der Oberfläche der Mastzellen an. Tritt das homologe Antigen hinzu, wird die Zellmembran mittels eines „bridging-effects" geschädigt und Histamin und andere H-Stoffe werden freigesetzt. Diese Mediatoren sind für die eigentliche Gewebsschädigung verantwortlich.

2. Der zytolytische Typ

Haptene können sich an der Oberfläche von Erythrozyten, Granulozyten und Thrombozyten anlagern und sich auf diese Weise zu Vollantigenen komplettie-

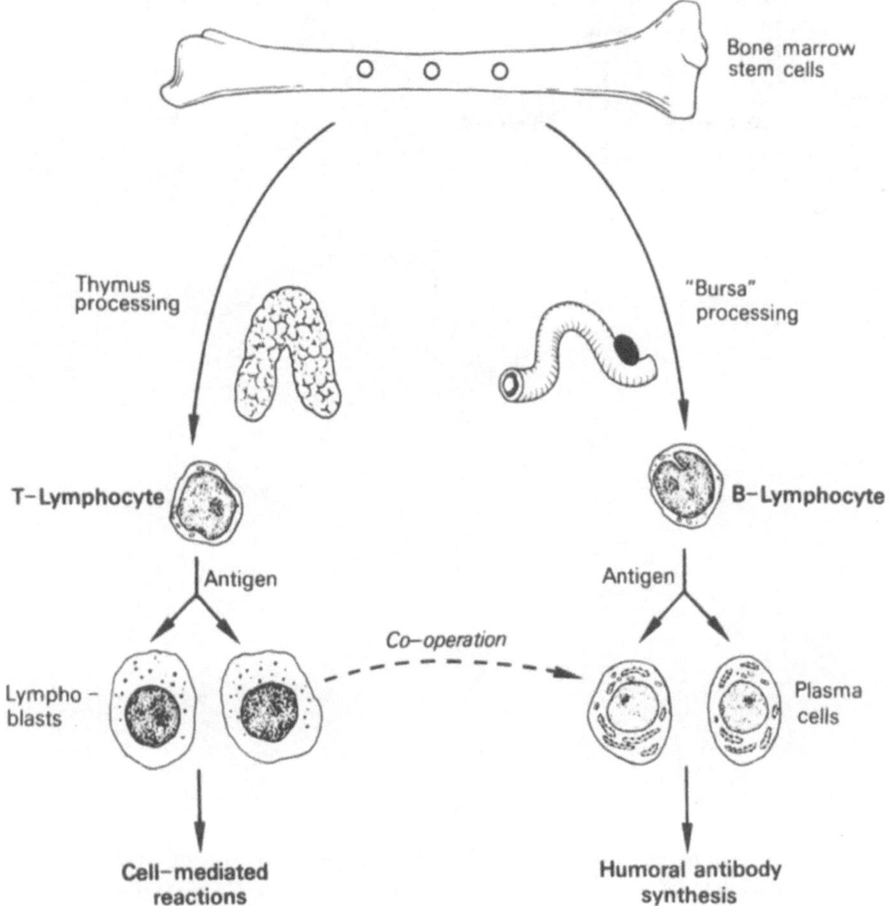

Differenzierungswege der Stammzellen zu zwei immunkompetenten Zell-Typen. **Abb. 132**
(ROITT, 1971)

ren. Die Anlagerung eines zirkulierenden Antikörpers an die verschiedenen Blutzellen ist jedoch noch unwirksam. Erst nachdem der Antigen-Antikörper-Komplex eine kaskadenförmige Komplementaktivierung bis zur 9. Komponente ausgelöst hat, wird die Zelle zerstört.

3. Der Arthus-Typ

Auch hierbei spielt das Komplementsystem die entscheidende Rolle. Immunkomplexe, die sich im Antigenüberschuß bilden, führen zur stufenweisen Komplementaktivierung, wobei bereits das Teilprodukt der 3. Komplement-Komponente (C 3a) stark leukotaktisch wirkt ($\times$ GERLINGS-PETERSEN u. PONDMAN 1962; $\times$ HUBER *et al.,* 1968; NELSON, 1962). Granulozyten werden aus den benachbarten Gefäßen in großer Zahl angelockt. Der komplementbeladene Immunkomplex wird durch das Spaltprodukt C 3b opsonisiert und von Granulozyten phagozytiert. Die dabei zugrunde gehenden Leukozyten setzen ihre lysosomalen Enzyme frei, die ihrerseits lokale Strukturen schädigen (Abb. 133). Das Arthus-Phänomen kommt also durch Kooperation folgender drei Systeme zustande:
a) die Antigen-Antikörper-Reaktion,
b) das Komplementsystem,
c) die lysosomalen Enzyme der Granulozyten.

4. Die verzögerte zelluläre Reaktion

Hierbei werden keine Immunkomplexe gebildet, also auch kein Komplement aktiviert. Die Bedeutung des Multiplikator-Systems beim Typ der zellulären Immunität wird vielmehr durch eine Reihe von „Mediator-Stoffen" deutlich,

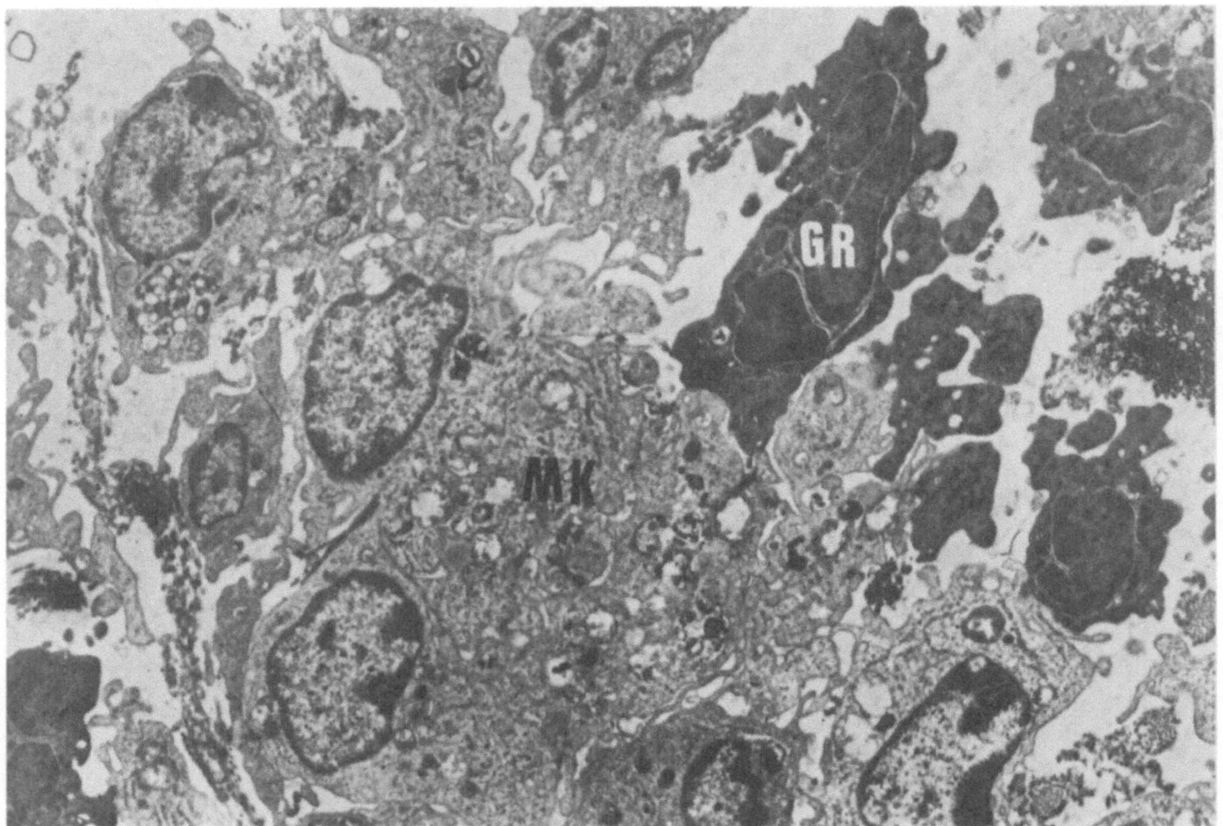

Abb. 133

Arthus-Phänomen beim Meerschweinchen, 120 min nach Auslösung. GR: zugrundegehende Granulozyten. MK: Makrophagen, die bereits Granulozytenbestandteile enthalten. (Elektronenoptische Aufnahme). Vergr. ca. 5000:1

die von T-Lymphozyten nach Reaktion mit dem spezifischen Antigen freigesetzt werden. Aus in-vitro-Versuchen ist vor allem der „migration-inhibition-faktor" (MIF) bekannt. Dieser hat mehrere Funktionen:

a) er stimuliert die Makrophagen zu erhöhter Digestionsleistung, was sich in einer Vermehrung der Lysosomen ausdrückt;

b) er lockt Makrophagen an;

c) die zur Phagozytose befähigten Zellen werden immobilisiert und am Ort der Reaktion versammelt (Abb. 134).

So wird ein großes Phagozytose-Potential bereitgestellt, hinter dem die spezifische Antigen-Antikörper-Reaktion an Bedeutung völlig zurücktritt. Vieles spricht dafür, daß außer MIF noch andere Substanzen von Lymphozyten beim Antigen-Kontakt abgegeben werden. Einer dieser Stoffe, das Lymphotoxin, ist möglicherweise für die Abtötung antigener Zellen verantwortlich (○ GRANGER u. WILLIAMS 1971). Lymphozyt und Zielzelle treten in engen Kontakt. Ob es dabei jedoch zu einer Membranverschmelzung zwischen Killerzelle und Zielzelle kommt, bedarf noch einer Bestätigung (Abb. 135).

Starterfunktion der Immunreaktion für unspezifische Mechanismen

Bei allen 4 Reaktionsformen besitzt die Immunreaktion selbst lediglich Starterfunktion. Die anschließende Gewebsantwort wird von einem Potential unspezifischer Mechanismen bestritten, die im Organismus bereitstehen. Eine hervorragende Rolle spielen hierbei das Komplementsystem und die Makrophagen. Immunologisch ausgelöste Entzündungsreaktionen sind somit im Grunde Leistungen des unspezifischen Verstärkersystems und als solche im Grunde selbst nicht „immunologisch".

Die Beziehungen von Rheumatischem Fieber und Chronischer Polyarthritis zu bestimmten Typen der Immunreaktion

Für die entzündlich-rheumatischen Erkrankungen sind der Arthus-Typ und die zelluläre Immunreaktion von Bedeutung. Die Gewebsschäden beim Rheumatischen Fieber werden durch Antigen-Antikörper-Komplement-Komplexe ausgelöst und lassen Beziehungen zum Arthus-Phänomen erkennen.

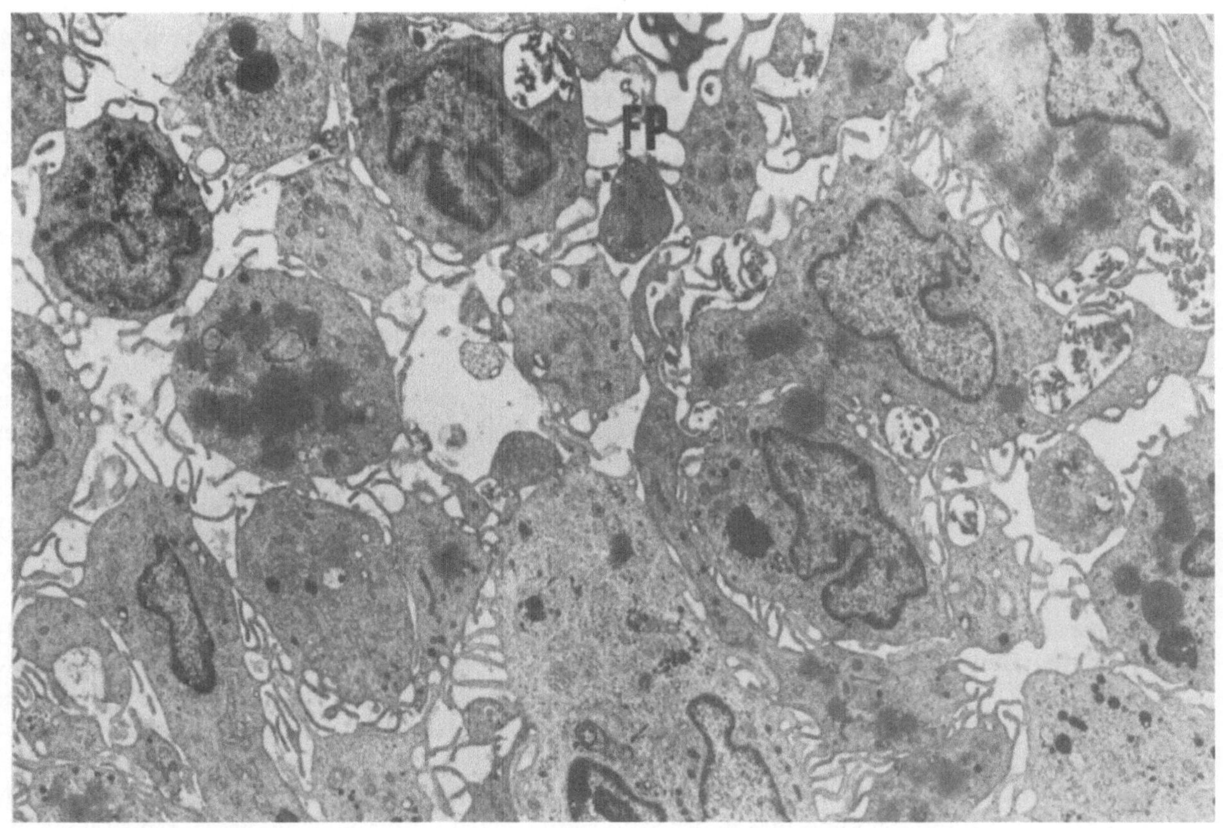

Tuberkulinreaktion beim Meerschweinchen, 15 Std nach Reinjektion. Auffallend zahlreiche Filopodien der engliegenden Makrophagen. (FP: Filopodien). (Elektronenoptische Aufnahme). Vergr. ca. 5000:1

Abb. 134

Lymphozyt in engem Kontakt mit Zielzelle (Fibroblast). Mögliche Membranverschmelzung oberhalb der beiden Lysosomen. (FIB: Fibroblast, LY: Lysosomen). (Elektronenoptische Aufnahme). Vergr. ca. 5000:1

Abb. 135

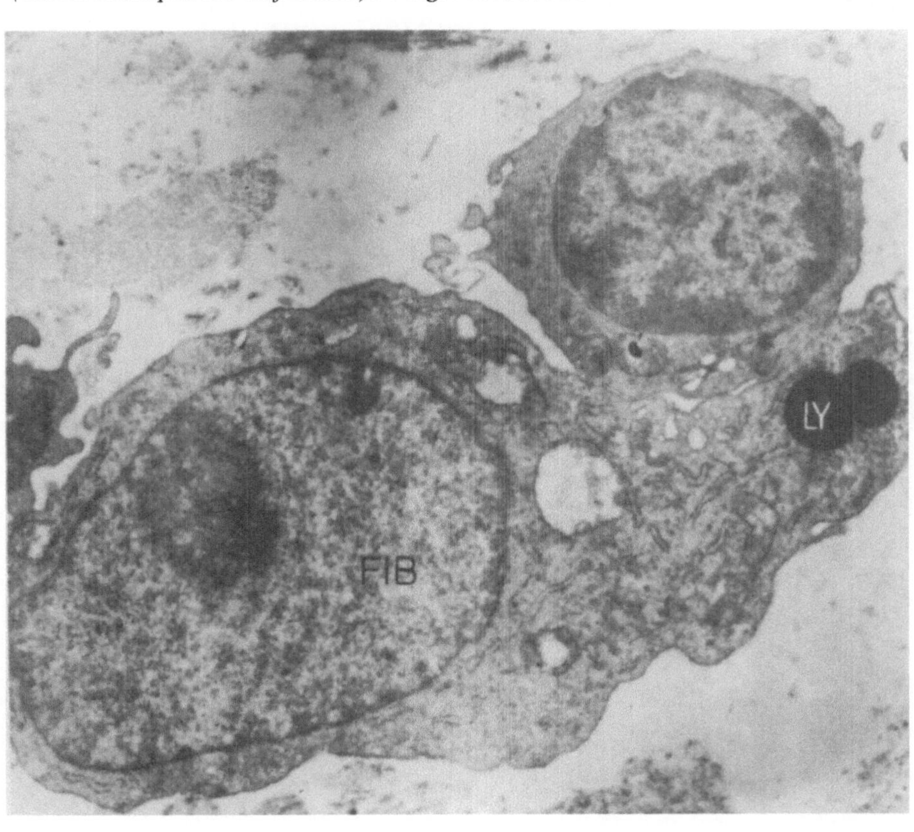

Solange die Pathogenese der Chronischen Polyarthritis noch nicht völlig geklärt ist, muß bei dieser Krankheit sowohl mit der Existenz von Immunkomplexen als auch von sensibilisierten Lymphozyten vom T-Typ gerechnet werden.

LOEWI fand in der Synovialflüssigkeit bei CP-Patienten kleine bis mittelgroße Lymphozyten, die durch Phythämagglutinin stimulierbar sind, was für ihre T-Zell-Natur spricht.

Neue Untersuchungen von ZIFF (1974) lenken die Aufmerksamkeit auf eine mögliche Rolle der T-Lymphozyten im Stratum synoviale bei Chronischer Polyarthritis. Er fand in Gelenkergüssen von Patienten mit Chronischer Polyarthritis und der Kulturflüssigkeit von CP-Synovialgewebe Faktoren, die in der Lage sind, die Synthese von Immunglobulin durch Bluterythrozyten zu steigern. ZIFF vermutet, daß es sich hierbei um Lymphokinine handelt, mit deren Hilfe die T-Zellen die Produktion von Immunglobulinen in der entzündeten Gelenkkapsel steigern.

Der Nachweis von Immunkomplexen in Makrophagen der Synovialis bei Chronischer Polyarthritis durch NATVIG et al. (1971) und × LOEWI (1973) und ebenso der Nachweis eines erniedrigten Komplementspiegels in der Gelenkflüssigkeit könnten an einen Mechanismus vom Arthus-Typ denken lassen.

Andererseits muß auch mit der Möglichkeit einer sekundären Antikörperbildung im entzündeten Gelenk ohne primäre pathogenetische Bedeutung gerechnet werden.

Nach den Untersuchungen, die ZIFF (1969) mit radioaktiv markierten Aminosäuren in vitro durchgeführt hat, ist Synovialgewebe nicht in der Lage, Immunglobuline der Klassen A, G und M zu bilden, während der Nachweis von IgG und IgM in der Synovialflüssigkeit für die Bildung dieser Immunglobuline durch lokale Strukturen spricht.

Insgesamt findet sich eine Reihe von Anzeichen dafür, daß bei der Chronischen Polyarthritis im Stratum synoviale sowohl humorale als auch zelluläre Immunprozesse ablaufen. Der Nachweis von Immunkomplexen in den Granulozyten und das Absinken des lokalen Komplementspiegels sprechen für die Pha-

Immunprozesse im Stratum synoviale

Das Problem der „self-perpetuation"

Abb. 136   *Sphäridien in einer Synovialdeckzelle, sog. nuclear bodies. (Elektronenoptische Aufnahme). Vergr. ca. 4000 : 1*

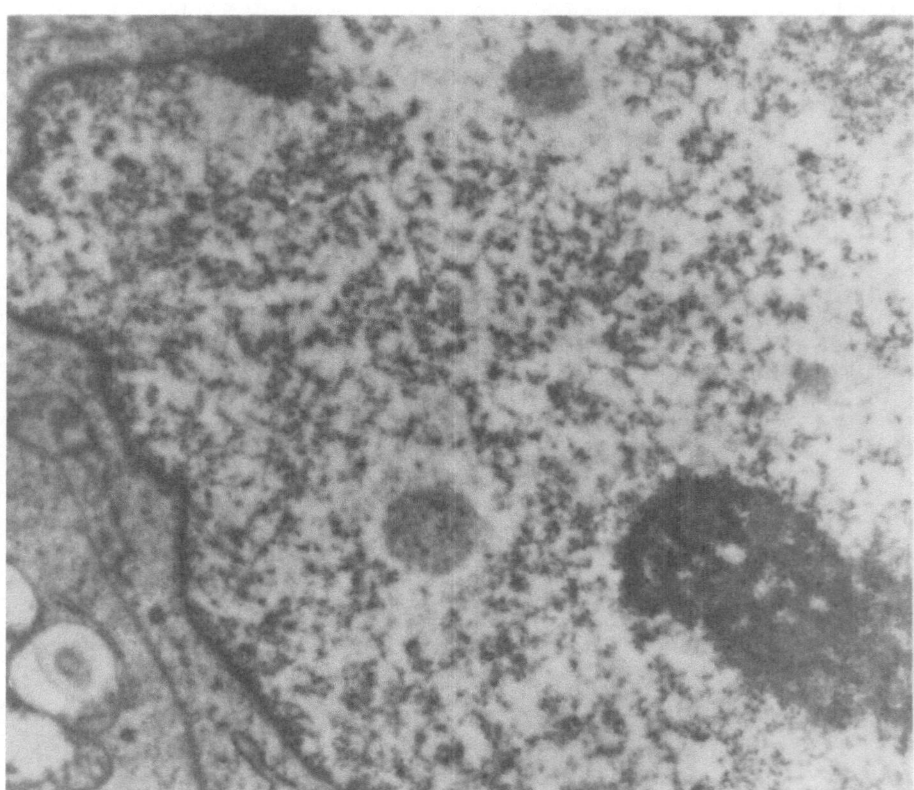

gozytose opsonisierter Immunkomplexe durch die polynukleären weißen Blutzellen. Man kann damit rechnen, daß hierbei die lysosomalen Enzyme der Granulozyten frei werden und ihre örtliche schädigende Wirkung entfalten. Daran knüpfen sich Vorstellungen eines sich selbst erhaltenden Entzündungskreislaufes, weil es unter dem Einfluß der lysosomalen Enzyme zur Autoantigenbildung kommen kann, wodurch der Autoimmunprozeß erneut gestartet wird.

So bestechend diese Vorstellung einer „self-perpetuation" auch ist, so wird dabei nicht genügend berücksichtigt, daß die Chronische Polyarthritis nicht nur eine Gelenkerkrankung ist, sondern daß sich der Grundprozeß an den verschiedensten Spaltbildungen (Gelenke, Sehnenscheiden, Bursen, Pleura und Perikard) abspielt und darüber hinaus auch tiefe Strukturen in Herzmuskel, Gefäß, Sehne usw. angreift.

Die Vorstellung, daß der Chronischen Polyarthritis ein Autoimmunmechanismus zugrunde liegt, fordert die Bildung eines Autoantigens. Neben schädigenden Einflüssen unspezifischer Faktoren, darunter auch lysosomale Enzyme, wurde in den letzten Jahren vor allem die Möglichkeit eines virusinduzierten Autoantigens diskutiert. Diese bestechende These stützt sich auf den Nachweis von Kerneinschlüssen in Synovialdeckzellen bei Patienten mit Chronischen Polyarthritis (NEUMARK, 1972). Bei einer Reihe dieser Gebilde handelt es sich wahrscheinlich um Sphäridien, Verdichtungszonen des Karyoplasmas, die sich in verschiedensten mesenchymalen Zellen auch völlig gesunder Kontrollpersonen finden (Abb. 136). Andererseits bieten die wuchernden Fibroblastenverbände im Stratum synoviale ein günstiges Milieu für die eingedrungenen Viren. Die Virustheorie der Chronischen Polyarthritis muß bei dem Stand unseres heutigen Wissens als noch unbewiesen gelten.

Zu vorsichtiger Beurteilung mahnt bereits die Tatsache, daß Lymphozyteninfiltrate, wie schon erwähnt, auch bei Synovitiden anderer Genese, ja sogar bei entzündlich gereizter Arthrose zu finden sind.

Darüber hinaus enthält die entzündete Synovialis Mastzellen in wechselnder Zahl, während Granulozyten nicht zum Bild der CP-Synovitis gehören und

Virustheorie

Einschlußkörperchen

**Mastzellen
und Granulozyten
im Stratum synoviale**

Riesenzelle an der Basis der Deckzellschicht des Stratum synoviale. (ER: Ergastoplasma, H: Histiozyten, L: Lymphozyt. (Elektronenoptische Aufnahme)

**Abb. 137
Chronische Polyarthritis**

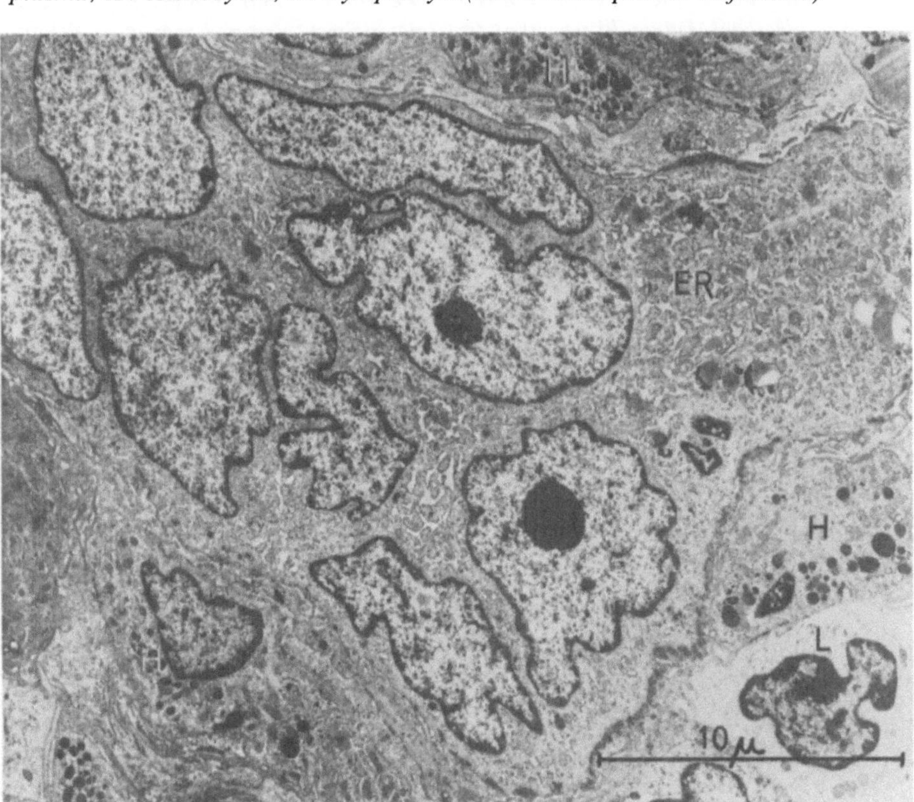

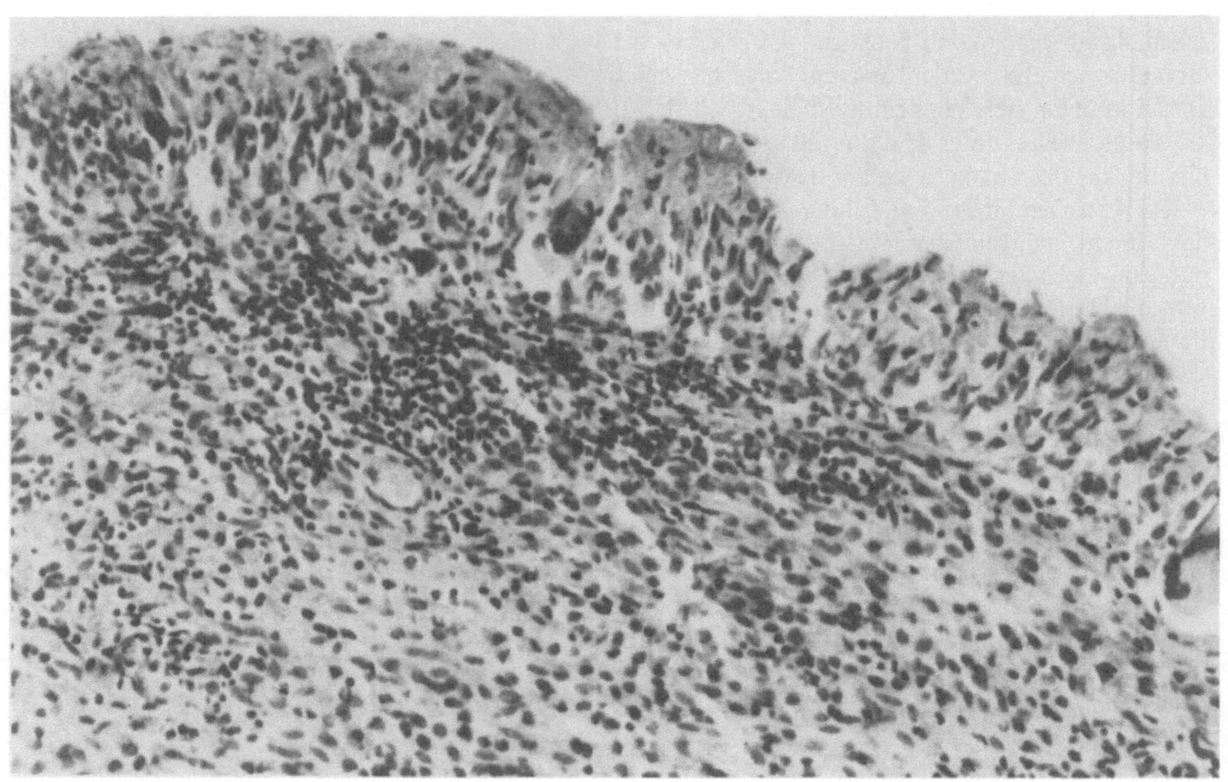

Riesenzellen in der mehrstufigen Deckzellschicht in einem hochfloriden Stadium des Prozesses. Links sieht man an der Oberfläche frische Fibrinreste. Im Stroma Lymphozyteninfiltrate

Flachschnitt durch mehrere Histiozyten. Die Interzellularräume sind entweder durch zahlreiche Mikrovilli verzahnt (*) oder nähern sich in Form ausgedehnter appositioneller Kontakte (Pfeil). (Elektronenoptische Aufnahme). Vergr. ca. 4500:1. (BIERTHER u. SCHLÜTER, 1973)

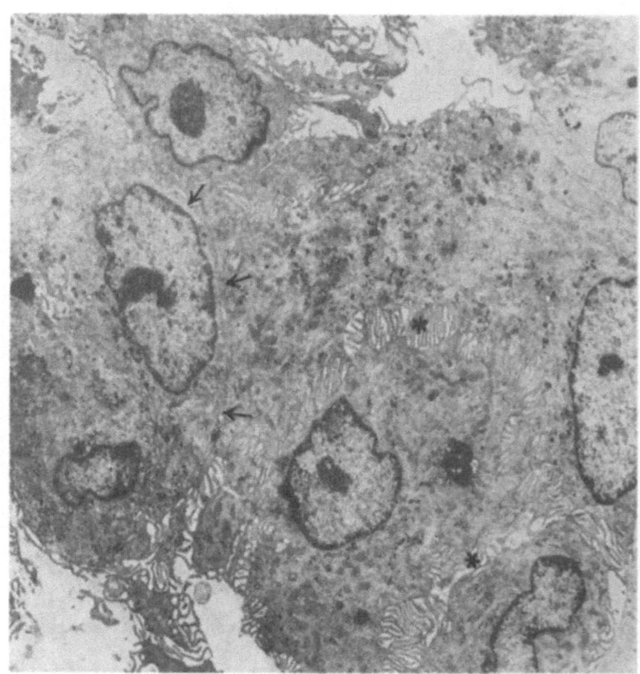

als Ausdruck einer Superinfektion gelten können. Nach den bioptischen Untersuchungen von ○SCHUMACHER und KITRIDOU (1972) findet man allerdings in den ersten Wochen der Chronischen Polyarthritis neben Lymphozyten auch Granulozyten in der Nachbarschaft kleiner Synovialvenolen.

Im Bereich der mehrstufig gewucherten Synovialdeckzellen finden sich bei Chronischer Polyarthritis häufig Riesenzellen (Abb. 137). Sie sind oval und besitzen bis zu 12 mehr oder weniger peripher gelegene Kerne (Abb. 138). Die Zellkerne gleichen denjenigen der Deckzellschicht. Den Beobachtungen von ○GRIMLEY und SOKOLOFF (1966) zufolge finden sich Synovialriesenzellen häufiger bei seropositiven als bei seronegativen Patienten. Zwischen dem Vorkommen synovialer Riesenzellen und vorgängigen intraartikulären Injektionen besteht nach allgemeiner Ansicht kein Zusammenhang.

Da sich Riesenzellen dieser Art bei Synovitiden anderer Genese, besonders häufig bei der „villo-nodulären Synovitis" finden, besitzt der Nachweis nur einen beschränkten diagnostischen Wert. ○BIERTHER und SCHLÜTER (1973a) konnten die schrittweise Vereinigung von A-Zellen im Stratum synoviale beobachten. Zunächst treten die zahlreichen Mikrovilli miteinander in Kontakt. Danach lösen sich die benachbarten Zellmembranen auf und es kommt zum Zusammenschluß in Form der mehrkernigen Riesenzellen (Abb. 139–142). Riesenzellartige Gebilde können auch dadurch entstehen, daß sich Proliferations knospen von der Synovialdeckzellschicht abschnüren (Abb. 143).

Ausschnitt aus zwei benachbarten Histiozyten. Im Bereich der Interdigitation kommt es zur Auflösung der Zellmembranen in Strukturelementen des verdichteten Grundplasmas (*). (Elektronenoptische Aufnahme). Vergr. ca. 12000:1. (BIERTHER u. SCHLÜTER, 1973)

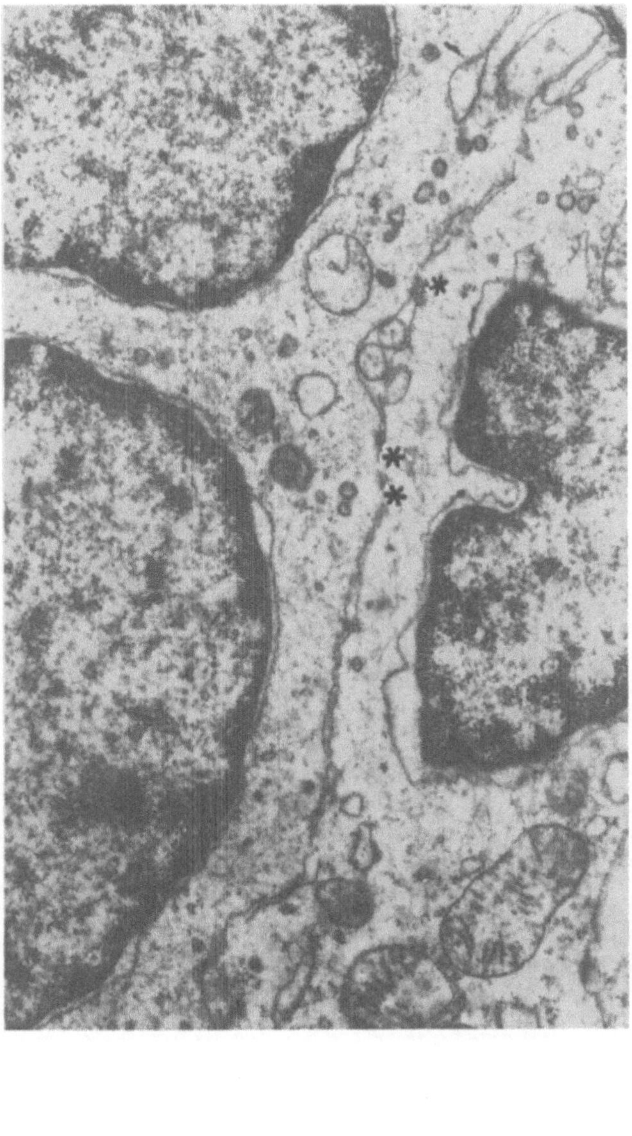

**Abb. 140
Chronische Polyarthritis**

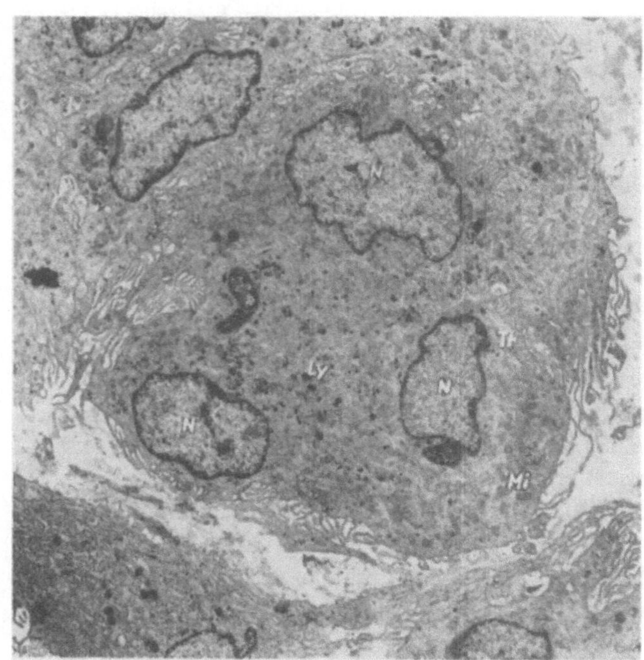

Abb. 141
Chronische Polyarthritis

Mehrkernige Riesenzelle im Bereich der Histiozytenansammlungen. Die Kerne liegen überwiegend randständig, das Zytoplasma enthält zahlreiche Mitochondrien (MI), Lysosomen (LY) und Tonofibrillenbündel (TF). Nuklei (N). (Elektronenoptische Aufnahme). Vergr. ca. 4500:1. (BIERTHER u. SCHLÜTER, 1973)

Abb. 142
Chronische Polyarthritis

Schematische Darstellung der Transformation von Histiozyten in mehrkernige Riesenzellen. (BIERTHER u. SCHLÜTER, 1973)

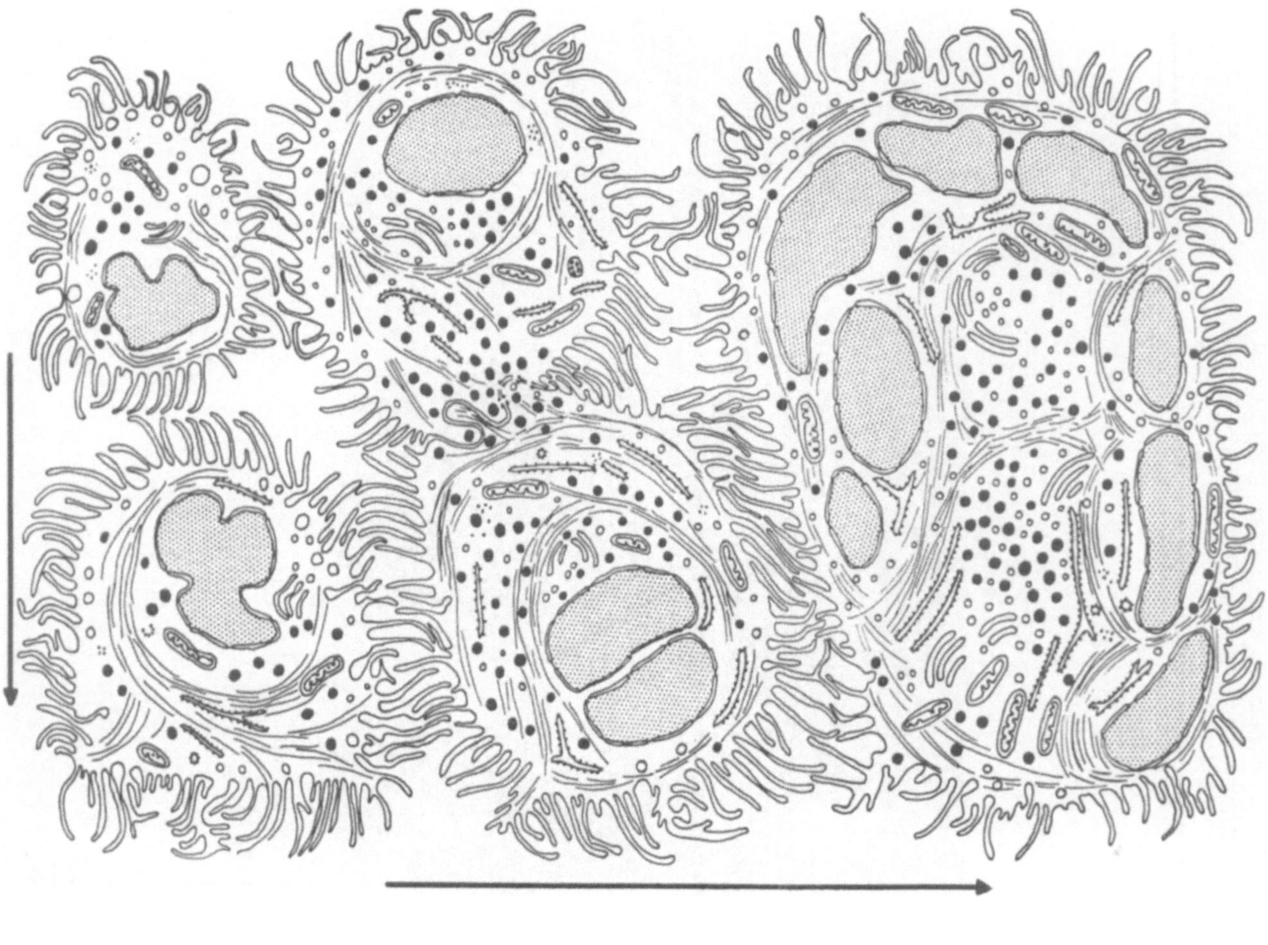

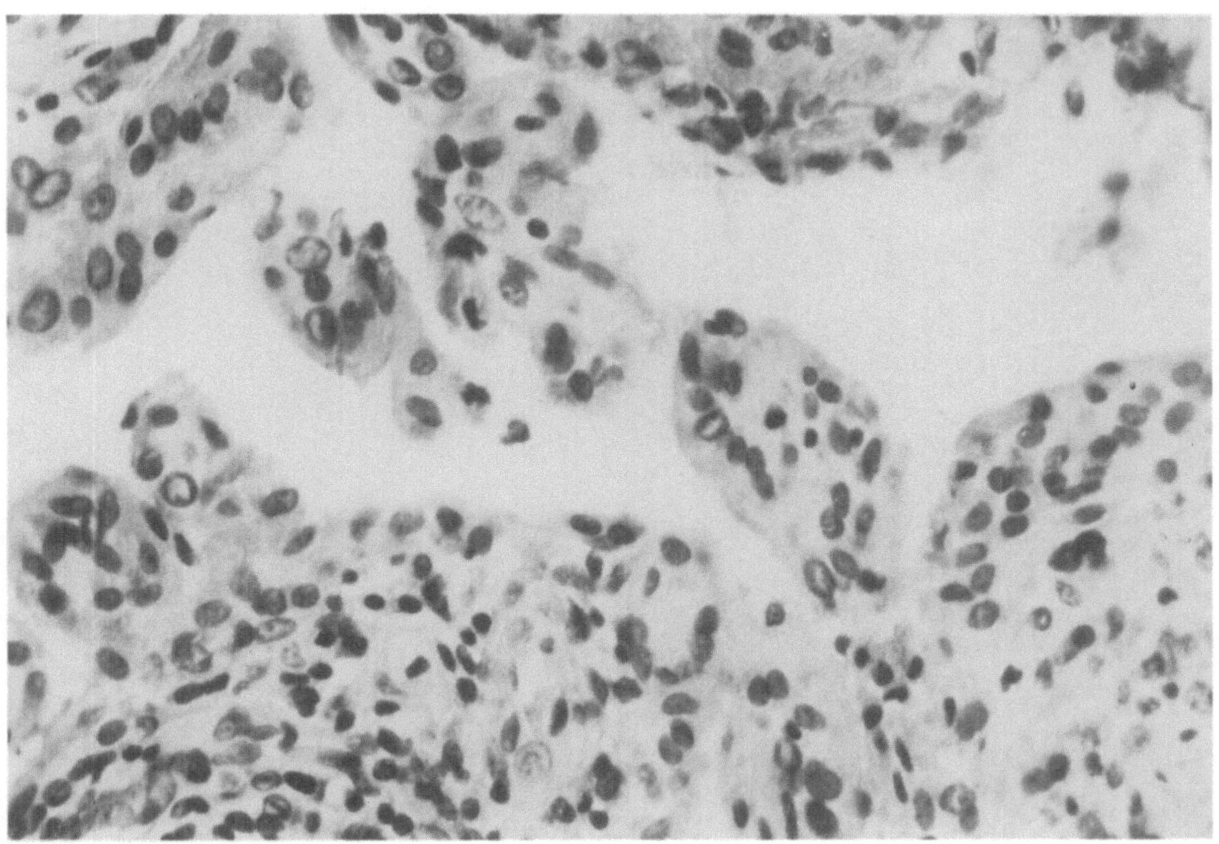

**Abb. 143
Chronische Polyarthritis**

Nach dem bisher Gesagten wird die Synovitis im Rahmen der Chronischen Polyarthritis von zwei zellulären Reaktionen beherrscht:

1. von der Proliferation ortsständiger Bindegewebszellen bis hin zur mesenchymoiden Transformation,

2. von der Infiltration durch Lymphozyten und Plasmazellen.

Wir haben lympho-plasmozytäre Infiltration und Proliferation der ortsständigen Bindegewebszellen mit den klinischen Aktivitätsmerkmalen der Chronischen Polyarthritis korreliert und fanden dabei folgendes: Im akuten Schub des arthritischen Prozesses wird das Zellbild der Synovialis von der Proliferation der ortsständigen Elemente als Reaktion auf die vorgängige Fibrinexsudation beherrscht. Klingt der akut-exsudative Schub ab, so treten im Intervall Lymphozyten und Plasmazellen in den Vordergrund.

Dieses biphasische Verhalten der zellulären Elemente kann nur soweit erklärt werden, als die örtliche Zellproliferation die zwangsläufige Folge des vorgängigen Fibrinaustritts ist. Die Bedeutung von Lymphozyten- und Plasmazellinfiltration ist zur Zeit Gegenstand zahlreicher immunologischer Spekulationen und bedarf noch einer endgültigen Klärung.

Das mesenchymoid transformierte Synovialstroma ist in der frühen Phase ausgesprochen arm an Blutgefäßen. Der schwammige Zellverband wird von den tieferliegenden Strombahnabschnitten her versorgt. Erst im Laufe der Zeit sprossen neugebildete Blutgefäße ein. Es ist deshalb unkorrekt, die mesenchymoid gewucherte Synovialis als „Granulationsgewebe" zu bezeichnen. Integrierender Bestandteil des Granulationsschwammes sind seine Blutgefäße!

Wie bereits gesagt, entwickelt sich dieser überaus vitale Zellverband vorwiegend im Bereich der Gelenkrezessus. Er bleibt aber auf diesen Raum nicht beschränkt, sondern verhält sich aggressiv gegenüber der angrenzenden Gelenkstruktur. Der Angriff erfolgt dabei in zwei Richtungen: Einmal dringt der Zellverband gegen den Knorpel vor, indem er sich zungenförmig über die Knorpeloberfläche schiebt. Dabei wird der darunterliegende Knorpel von dem Zustrom

Zwei Komponenten der Synovitis bei Chronischer Polyarthritis

Blutgefäße des proliferierenden Synovialgewebes

Angriff des proliferierenden Synovialzellverbandes auf den Gelenkknorpel

115

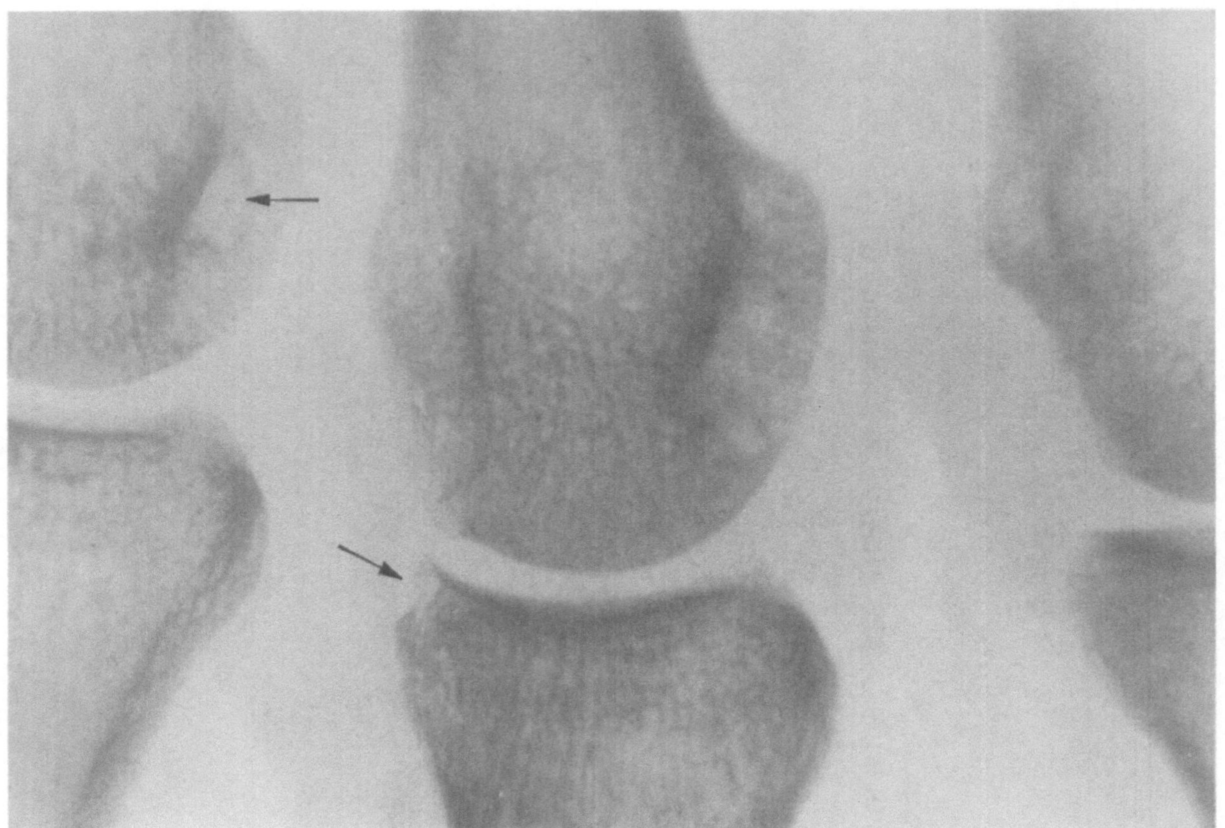

Abb. 144
Chronische Polyarthritis

*Primärläsionen der destruierenden Arthritis (an Metakarpophalangealgelenken):
Randusuren, Störung der spongiösen Struktur und umschriebener Schwund der
Gelenkkontur (Grenzlamelle)*

der ernährenden Synovialflüssigkeit abgeschlossen und geht unter den enzymatischen Einflüssen des aggressiven Zellverbandes zugrunde. Eine zweite Angriffskolonne dringt jedoch aus der Tiefe der Rezessus durch die angrenzende Knochenkompakta in die benachbarten Markräume vor. Dies wird besonders dann begünstigt, wenn sich am Rande eine von Knorpel und Synovialis freie, „nackte" Knochenzone befindet. Ist die Kompakta einmal durchbrochen und der Markraum eröffnet, so erfolgt von der Unterseite des Gelenkknorpels der Angriff auf einer „zweiten Front". Der Gelenkknorpel ist somit dem zangenartigen Angriff des zellreichen Gewebes von beiden Rändern her ausgesetzt (Abb. 144 u. 145).

Das granulozytenhaltige Gelenkexsudat ist reich an lysosomalen Enzymen. Man muß deshalb damit rechnen, daß im Rahmen der Synovitis der Knorpel auch einem direkten fermentativen Angriff ausgesetzt ist, der zu seiner Destruktion mit beiträgt.

Das mesenchymartig umgewandelte Gewebe ist in der beschriebenen Form jedoch kurzlebig und an die nachexsudative Phase gebunden. Einmal unterliegen die oberen Zellschichten einer erhöhten Mauserung, zum anderen erfolgt von der Tiefe her, nach dem Einsprossen neugebildeter Blutkapillaren und größerer Blutgefäße, die Umformung zum jugendlichen Bindegewebe.

Ausreifung des mesenchymoiden Zellverbandes zum bindegewebigen Pannus

Das Gewebe verliert seinen unreif-mesenchymartigen Charakter, seine Zellelemente differenzieren sich weitgehend zu Fibroblasten aus, die wiederum kollagene Fasern produzieren. Dieses Gewebe wird zellärmer, faserreicher und enthält Blutgefäße, deren Kaliber im Laufe der Zeit zunimmt (Abb. 146).

So entsteht der dem Operateur bekannte Pannus mit bereits makroskopisch sichtbaren Arterien und Venen (Abb. 145). Der Pannus ist im Gegensatz zu den mesenchymartigen Zellverbänden nur unter Substanzverlust von der Knorpeloberfläche zu lösen. Der an der Gelenkoberfläche etablierte Pannus hat

116

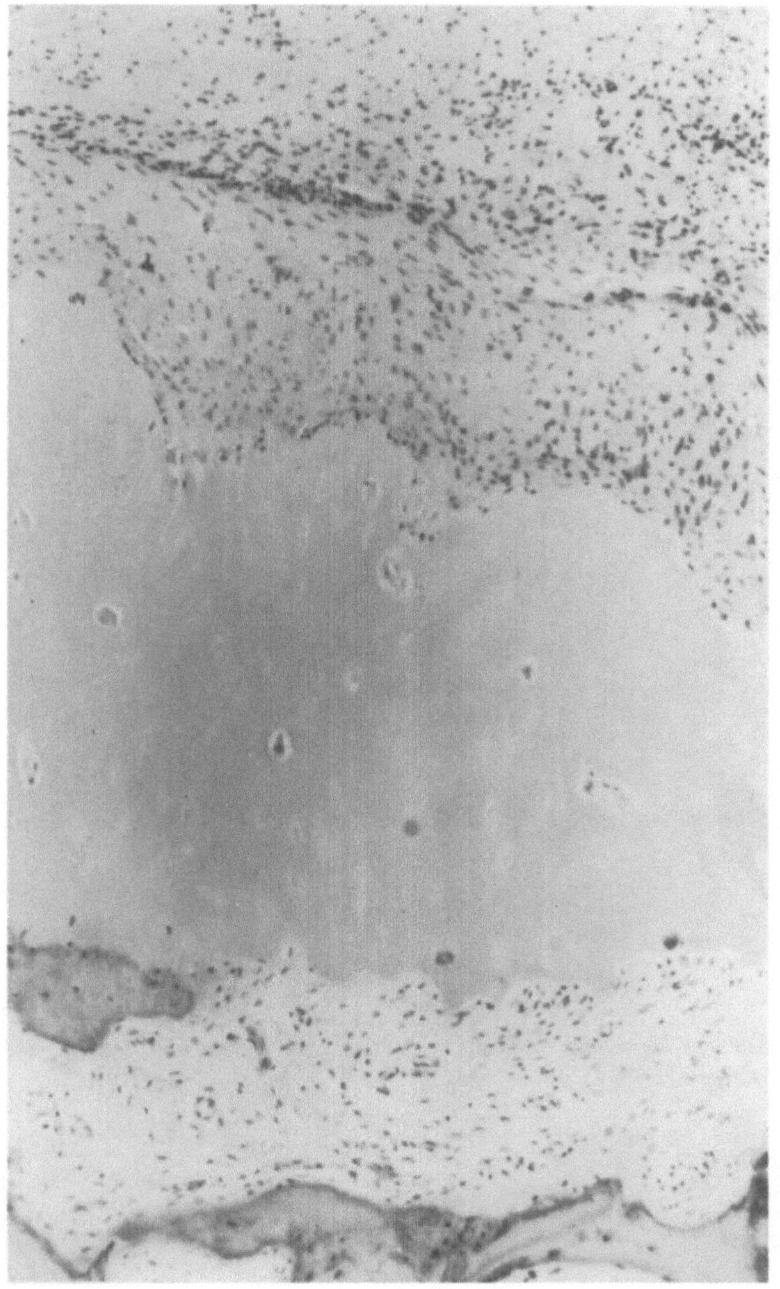

Knorpelrest von aggressiven Zellformationen über- und unterwuchert. Im jetzigen Stadium sind die Zellformationen bereits in einen fibrösen Pannus umgewandelt

**Abb. 145
Chronische Polyarthritis**

Bindegewebscharakter. Die eigentliche zellulär-aggressive Phase ist in diesem Stadium bereits abgelaufen.

Der Bindegewebspannus selbst hat die Qualität einer jungen Narbe und greift den Knorpel nicht mehr an. Er kann jedoch durch flächenhafte Auflagerung den darunterliegenden Knorpel von seiner Ernährungsbasis abschneiden und gewissermaßen ersticken.

Wir nehmen an, daß entsprechend dem schubweisen Verlauf der Grundkrankheit jede Exsudation von einer mesenchymoiden Transformation gefolgt wird und daß unter dem Angriff dieser jugendlichen Zellformation der Knorpel schrittweise zugrunde geht.

Das schubweise Auftreten neuer Fibrinexsudationen und die in ihrem Gefolge sich entwickelnden Zellformationen können den Gelenkknorpel, der beim Erwachsenen ausschließlich durch Diffusion vom Gelenkspalt her ernährt wird und sich deshalb in einer besonders ungünstigen Ernährungssituation befindet, schrittweise vernichten. An den Stellen, an denen der Gelenkknorpel und die

**Schrittweiser
Untergang
des Gelenkknorpels**

117

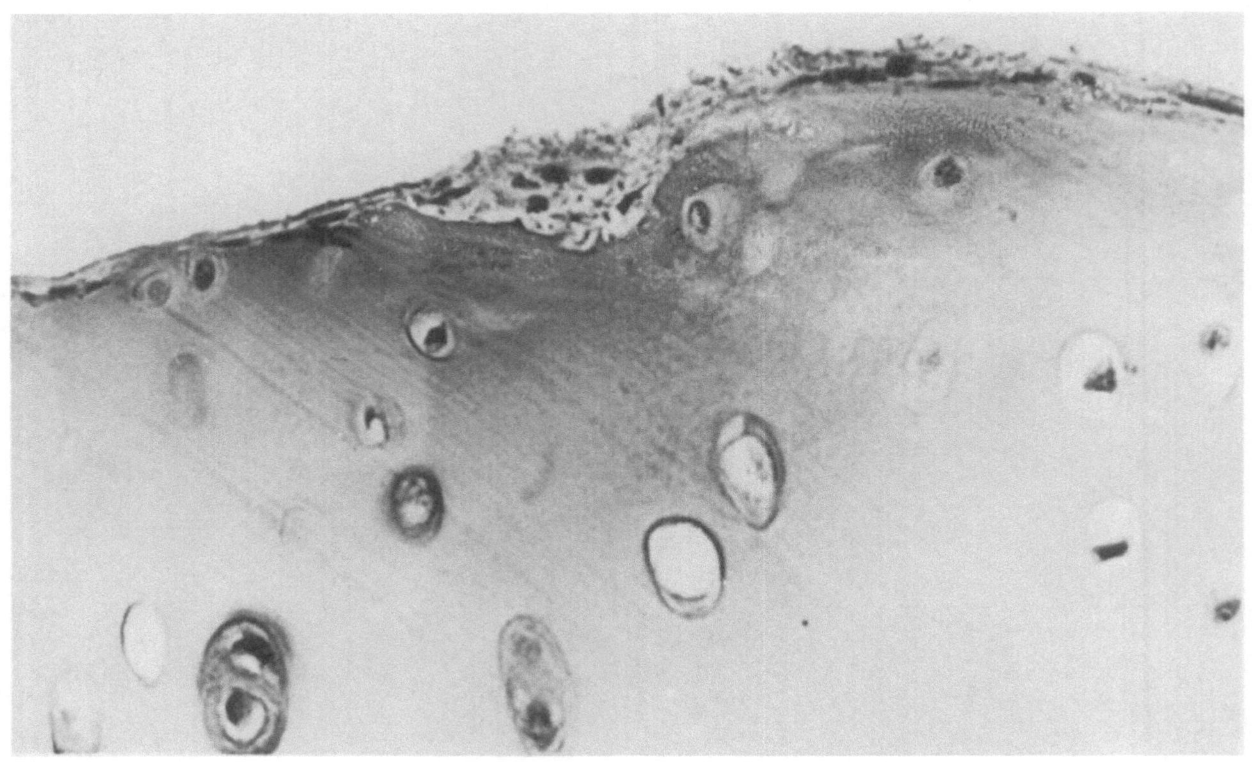

Abb. 146
Chronische Polyarthritis
Schmale bindegewebige Pannuszunge über einer kleinen Knorpelerosion

Abb. 147
Chronische Polyarthritis
Narbige Verödung des Gelenkrezessus und Zerstörung des Gelenkknorpels mit breiter Eröffnung der Markhöhle

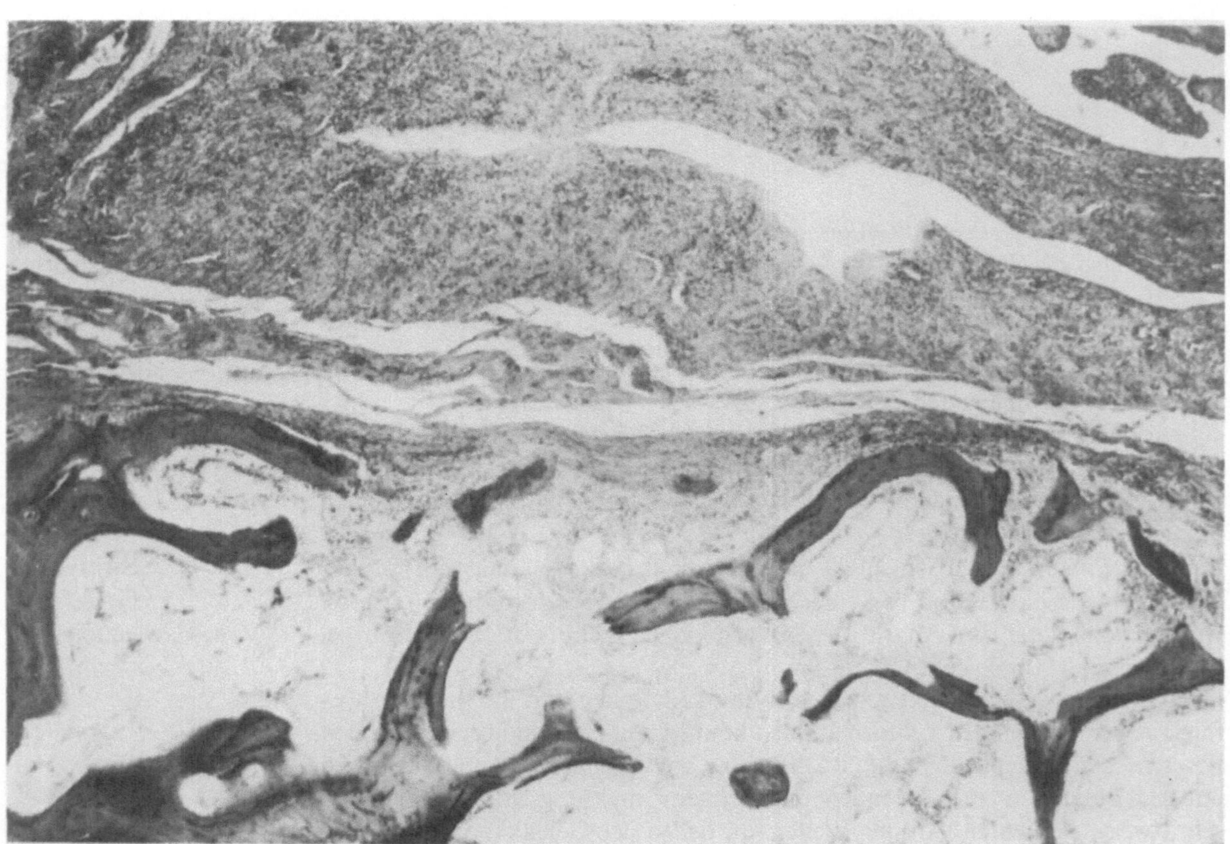

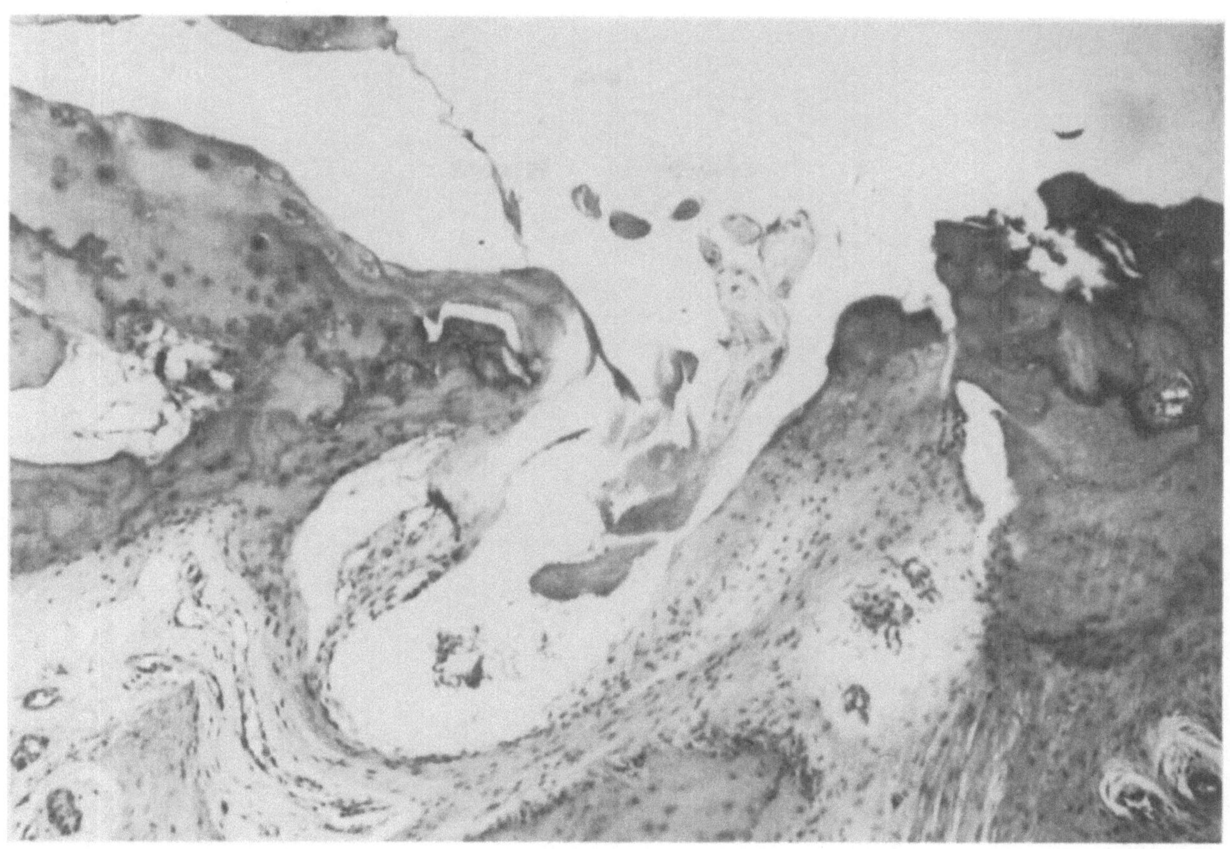

*Zerstörung des Gelenkknorpels und Eröffnung der Markhöhle. In der Knorpel-
wunde Fibrin*

Abb. 148
Chronische Polyarthritis

*Auf der rechten Seite ist der Gelenkknorpel durch faserreiches Narbengewebe
ersetzt*

Abb. 149
Chronische Polyarthritis

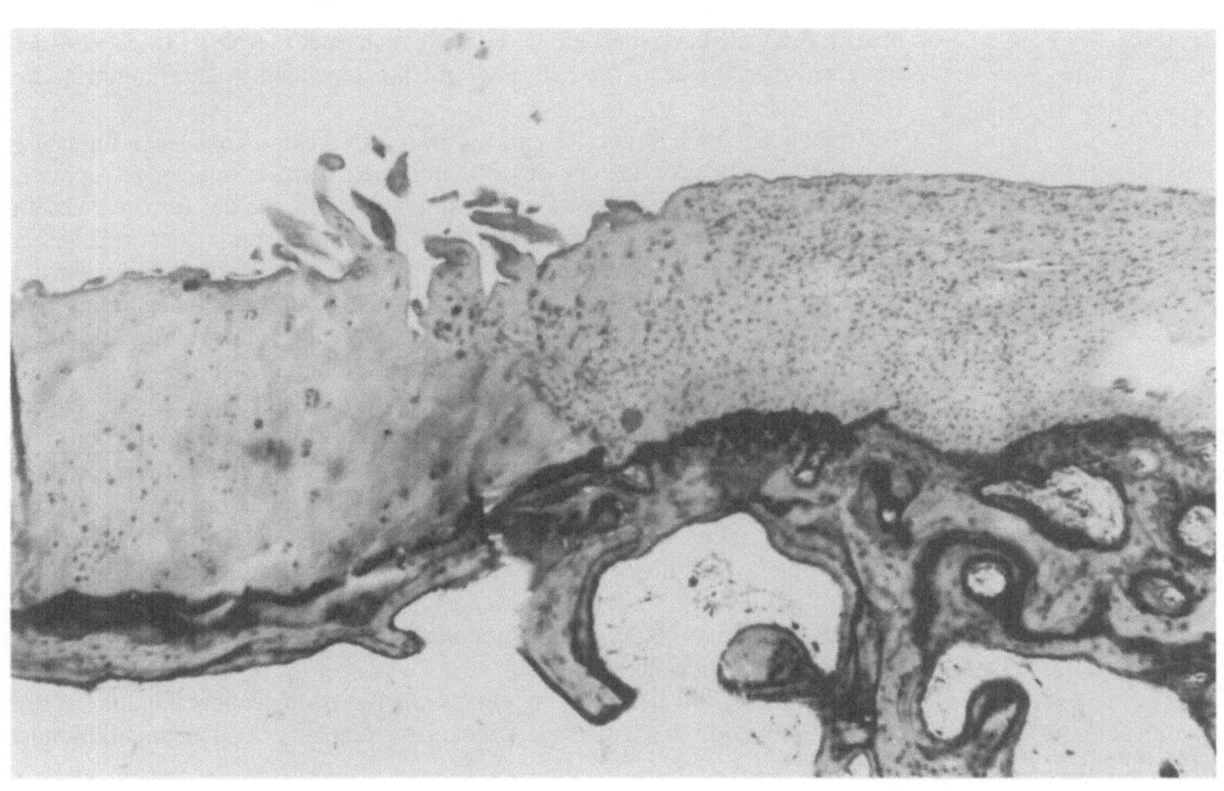

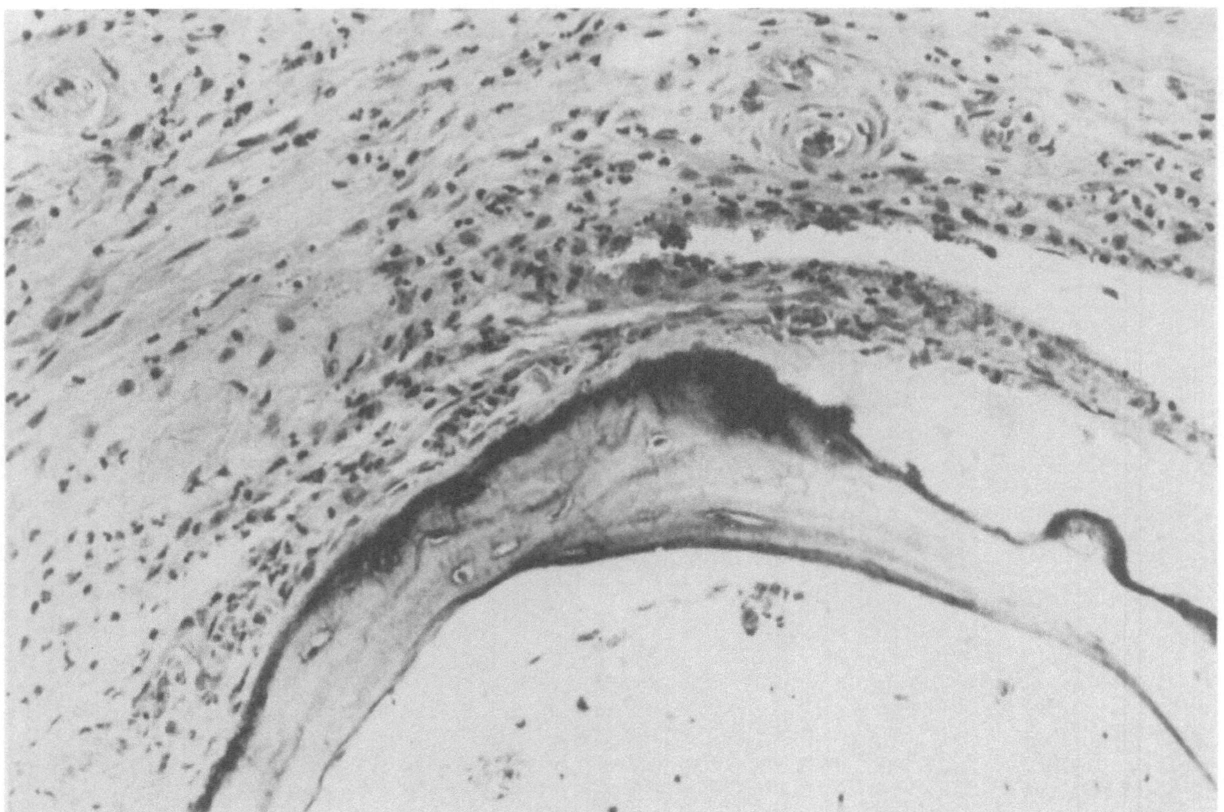

Beginnende fibröse Ankylose. Der Knorpel ist zerstört, die Narbenflächen auf der linken Seite bereits verwachsen

Entstehung der fibrösen Ankylose

darunterliegende Knochenlamelle zugrunde gegangen sind, kommuniziert der Markraum mit der Gelenkhöhle, d.h. zusätzlich zu der Zellwucherung von den Rändern her steht nun das bindegewebige Potential der Markhöhle für die Ausbildung eines Granulations- und Narbengewebes zur Verfügung (Abb. 147 u. 148), das den Knorpel ersetzen kann (Abb. 149). Treffen sich in einem Gelenk auf diese Weise zwei gegenüberliegende Bindegewebsverbände, die durch keinen Knorpel mehr getrennt werden, so können sich diese jungen Bindegewebsformationen miteinander vereinigen (Abb. 150). Der Gelenkspalt ist damit überbrückt. Ein Gelenk existiert an dieser Stelle nicht mehr (Abb. 151). Es resultiert eine fibröse Ankylose, deren Zellgehalt mit zunehmendem Alter abnimmt (Abb. 152).

Entstehung der ossären Ankylose

In späten Stadien findet sich eine zellarme, aus dichten kollagenen Faserbündeln gebildete Brücke anstelle des früheren Gelenkspalts. Über dystrophische Verkalkung und sekundäre Verknöcherung kann sich aus der fibrösen Verbindung eine ossäre Ankylose entwickeln (Abb. 153). Es muß aber hinzugefügt werden, daß die knöcherne Ankylose im allgemeinen nicht zum Bild der Chronischen Polyarthritis gehört. Manches spricht dafür, daß die Ausbildung einer Ankylose selbst bei Zerstörung des Gelenkknorpels durch eine stärkere Ergußbildung verhindert oder aber hinausgezögert werden kann (Abb. 154).

Das neugebildete Narbengewebe füllt die Knorpeldefekte aus. Diese bindegewebige Platte kann auch nach Zerstörung der knorpligen Gelenkflächen noch eine gewisse Funktion ermöglichen (Abb. 155–157). Im Rahmen dieses Reparationsprozesses wird häufig unter dem Knorpeldefekt neuer, engmaschiger Knochen gebildet. Die Gelenkstruktur wird dadurch verfestigt.

Endstadium der chronischen Synovitis

Die fibröse Ankylose stellt die narbige Verödung des Gelenkspalts und das Endstadium des chronisch-synovitischen Prozesses dar, wie er bei der Chronischen Polyarthritis abläuft. Die Entzündung ist ausgebrannt, das Gelenk hat seine Funktion verloren (Abb. 158).

Das äußere Bild des verkrüppelten Gelenks wird darüber hinaus geprägt durch Subluxation, marginale Erosionen und periostale Knochenneubildungen (Abb. 159).

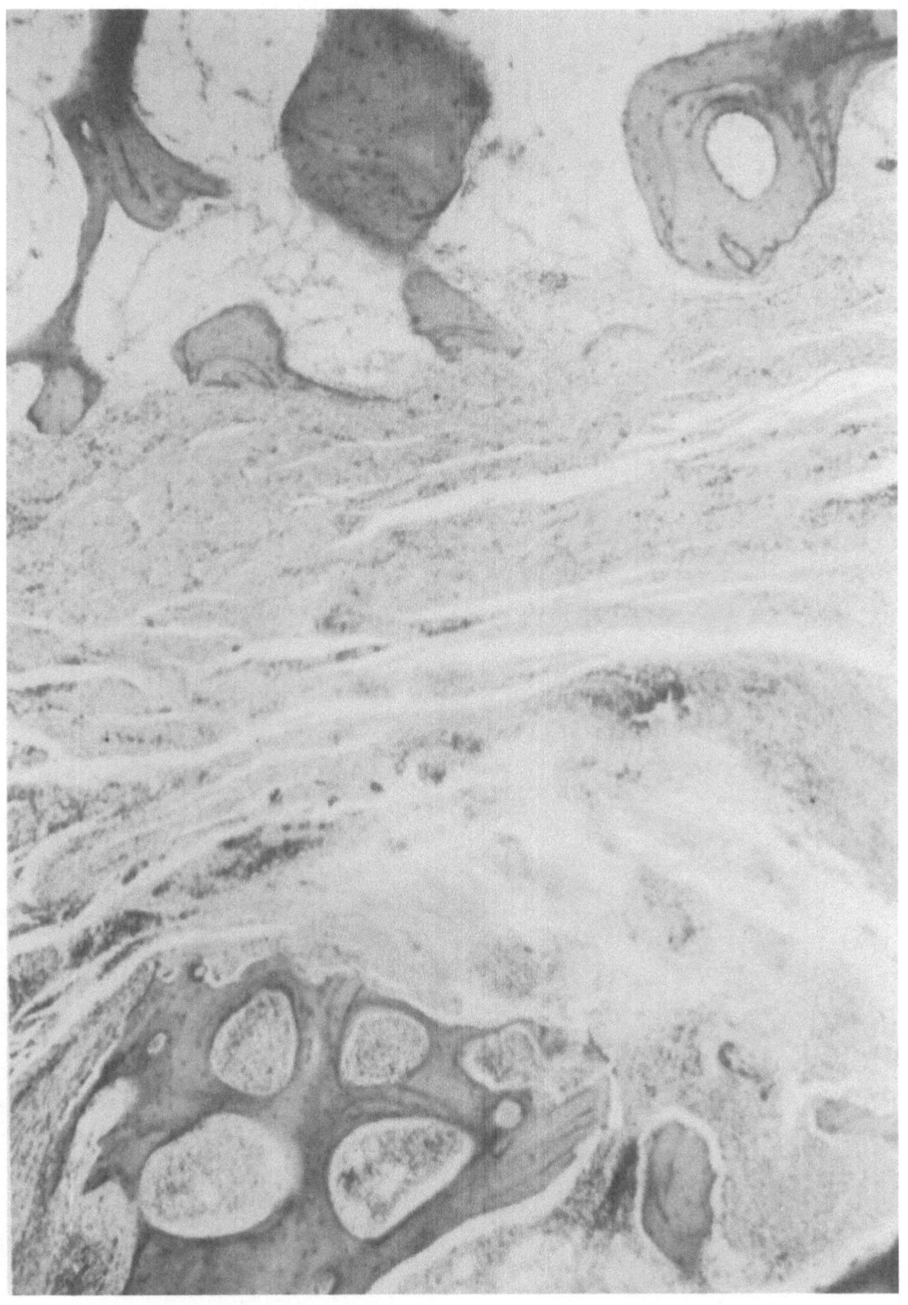

Fibröse Ankylose. Ersatz des Gelenkknorpels und des subchondralen Knochens durch Narbengewebe

Im Rahmen der chronischen, rezidivierenden Synovitis wird die Oberfläche des Stratum synoviale dadurch wesentlich vergrößert, daß die normalerweise kurzen Zotten an Zahl und Länge erheblich zunehmen (Abb. 160 u. 161). Die Vergrößerung der Zotten erfolgt jedoch in einem relativ späten Stadium der Synovitis. Sie setzt eine Neubildung der versorgenden Blutgefäße und eine gewisse Fibroplasie der bindegewebigen Elemente voraus. Mit Vermehrung und Vergröberung der Zotten wächst die Kontaktfläche zwischen proliferierender Synovialis und Gelenkknorpel. Gelegentlich findet man „blumenkohl"-ähnliche Vegetationen, die aus neugebildeten Zotten bestehen (Abb. 162).

Die einmal ausgebildeten Zotten persistieren und sind auch dann noch anzutreffen, wenn die Synovitis lange Zeit ausgebrannt ist. Ihr Stroma wird zunehmend fibrotisch. Im Rahmen eines neuen, exsudativen Schubes kann die bereits fibrosierte Zotte durch aufgelagerte Fibrinkappen vergrößert werden (Abb. 163). Gelegentlich zeigt der Querschnitt einer vergröberten Synovialzotte vielschichtige Strukturen. Man findet in der Zotte, selten auch im übrigen Stratum syno-

**Verstärkte Zotten-
bildung des Stratum
synoviale**

**Zottenfibrose und
„Reiskörper"-Bildung**

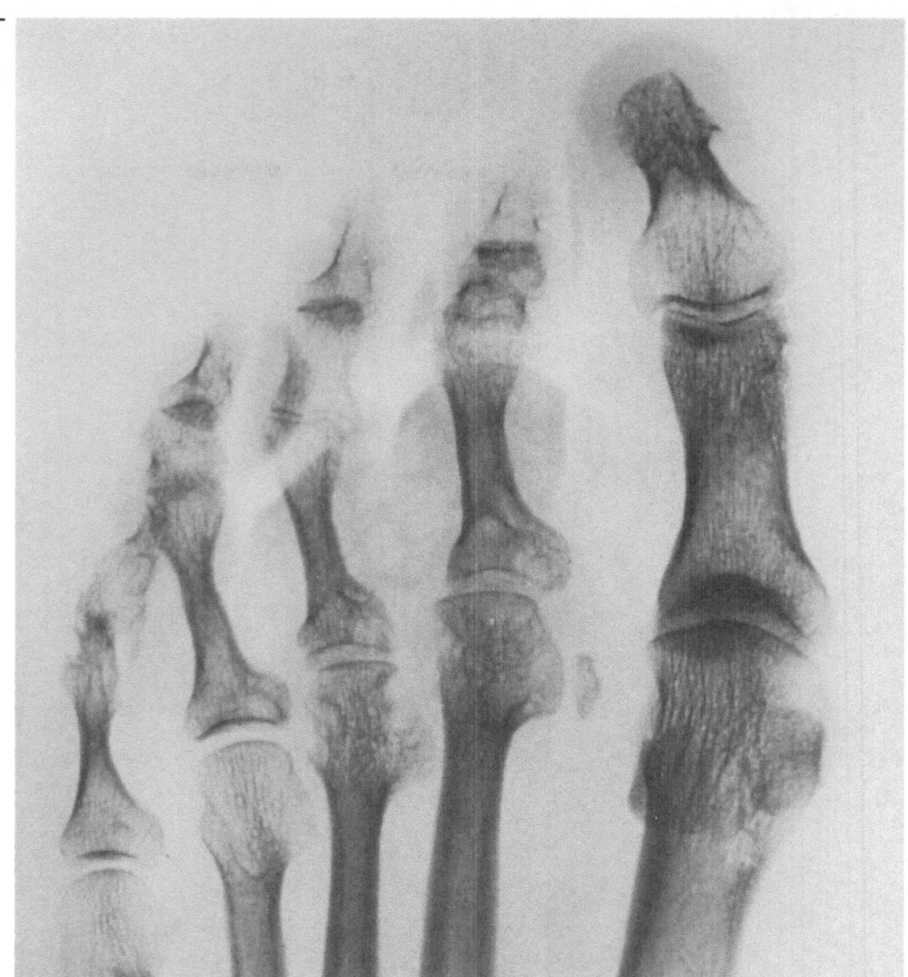

Abb. 152
Chronische Polyarthritis

Destruierende Polyarthritis im Bereich des linken Vorfußes

Abb. 153
Chronische Polyarthritis

Partielle fibröse Ankylose eines Fingergelenkes mit beginnender knöcherner Anky-losierung

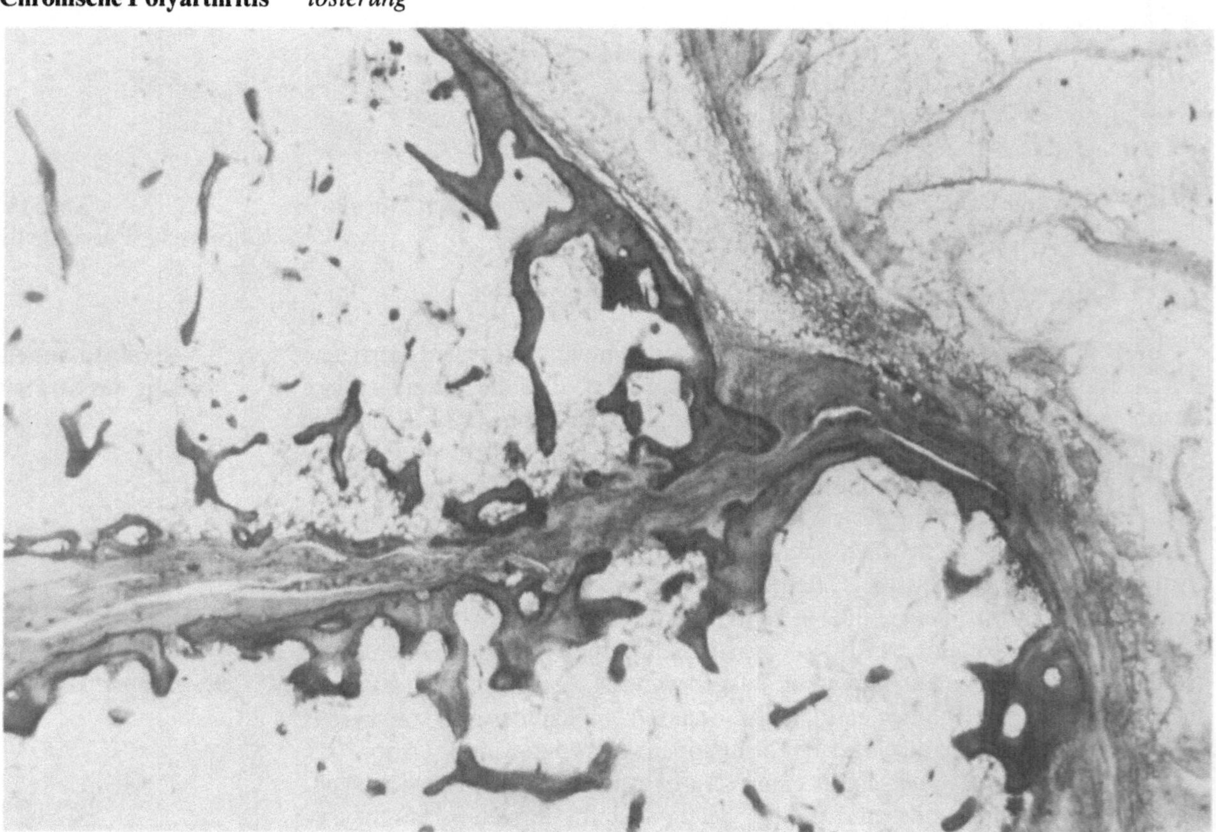

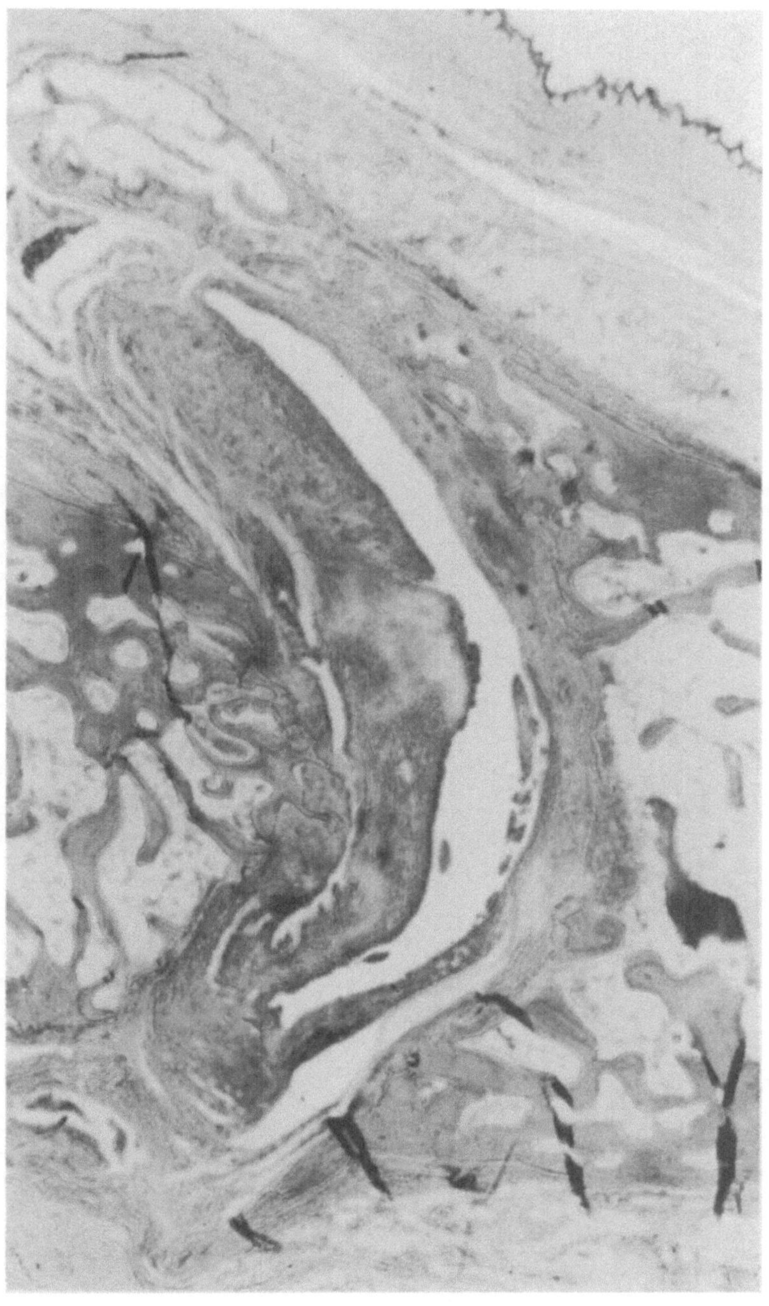

Ersatz des völlig zerstörten Gelenkknorpels durch breiten Bindegewebspannus ohne Ankylosierung. (Fingergelenk)

viale, alte, nicht organisierte Fibrinmassen, von einer neuen Deckzellschicht überzogen (Abb. 164 u. 165). Diese Fibrinmassen dürfen nicht mit einer CP-Nekrose verwechselt werden. Daneben kommen aber auch Knorpel- und Knochenfragmente vor, die einen nachträglichen Einblick in die verschiedenen Phasen des abgelaufenen arthritischen Prozesses bieten (Abb. 166–169). Diese eingesprengten und später in das Stratum synoviale einbezogenen Partikel sind eindrucksvolle Hinweise auf die zerstörerische Kraft der proliferierenden Synovialzellverbände. Sie spiegeln die Dynamik des arthritischen Prozesses wider.

Die Zotten sind bevorzugter Sitz von dichten Lymphozytenansammlungen (Abb. 170 u. 171). Die Deckzellen werden flach und atrophisch. Im Endstadium schließlich können lang ausgezogene Zotten hyalinisieren (Abb. 172). Ihr Stiel reißt ab und sie geraten als „Reiskörper" in die freie Gelenkhöhle. Diese abgerissenen Zottenanteile werden von einem mehr oder weniger breiten Mantel aus Fibrin, welches mit zunehmendem Alter hyalinisiert, umgeben. Es fällt oft schwer, in einem alten Reiskörper noch Reste eines fibrösen Zottenkerns nachzuweisen (Abb. 173).

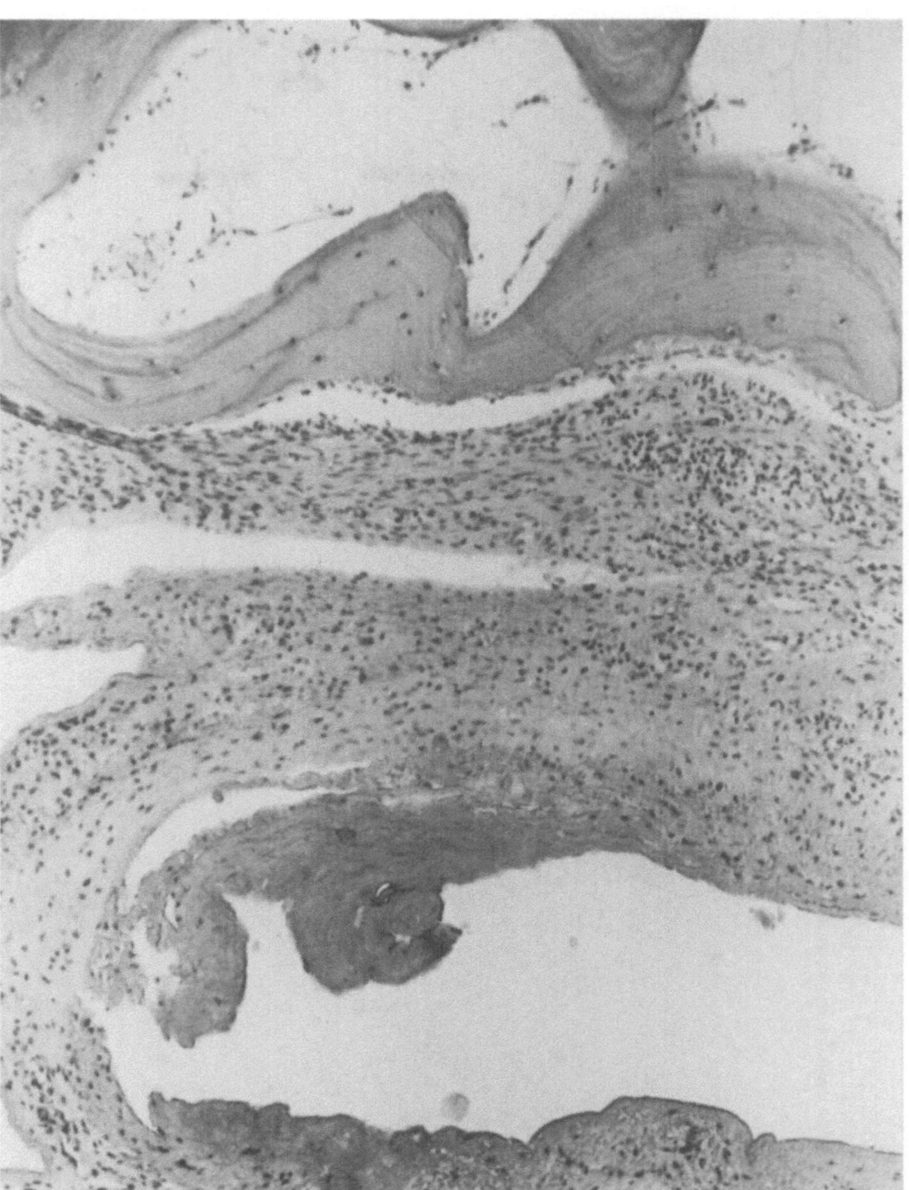

Fibrinexsudat als Merkmal eines Rezidivs nach Zerstörung beider Gelenkknorpelflächen mit fibrös-narbigem Ersatz

Auch kleine Knorpelfragmente, die im Rahmen des destruierenden arthritischen Prozesses entstehen, trifft man, von Fibrinmänteln umgeben, in der Gelenkhöhle an (Abb. 174).

In seltenen Fällen kann sich nach Abklingen der Entzündung das Stroma hypertrophischer Zotten in Fettgewebe umwandeln (Abb. 175).

Fibrineinschlüsse durch Zottenverklebung

Im exsudativen Stadium können benachbarte Synovialzotten miteinander verkleben. In so entstehenden Buchten findet sich dann Fibrin. Auf diese Weise wird eine tieferliegende Fibrininsudation bzw. unter Umständen eine echte CP-Nekrose vorgetäuscht, zumal die umgebenden Deckzellen sich radiär formieren können (Abb. 176).

Synovialgefäße

Im Gegensatz zu der beschriebenen Läsion der Kapillaren gehört eine Entzündung der Arterien und Venen in der Synovialis nicht zum üblichen Bild der Chronischen Polyarthritis. Sie besitzen zwar häufig Mäntel aus Plasmazellen oder Lymphozyten, das Gefäßrohr selbst ist jedoch dabei im allgemeinen intakt (Abb. 177). Gelegentlich kann man eine geringe Schwellung und Proliferation der Endothelzellen beobachten. Auflockerung, Fibrindurchtränkung und zelluläre Reaktion der Media ohne granulozytäre Beteiligung als Ausdruck einer echten Arteriitis sind selten.

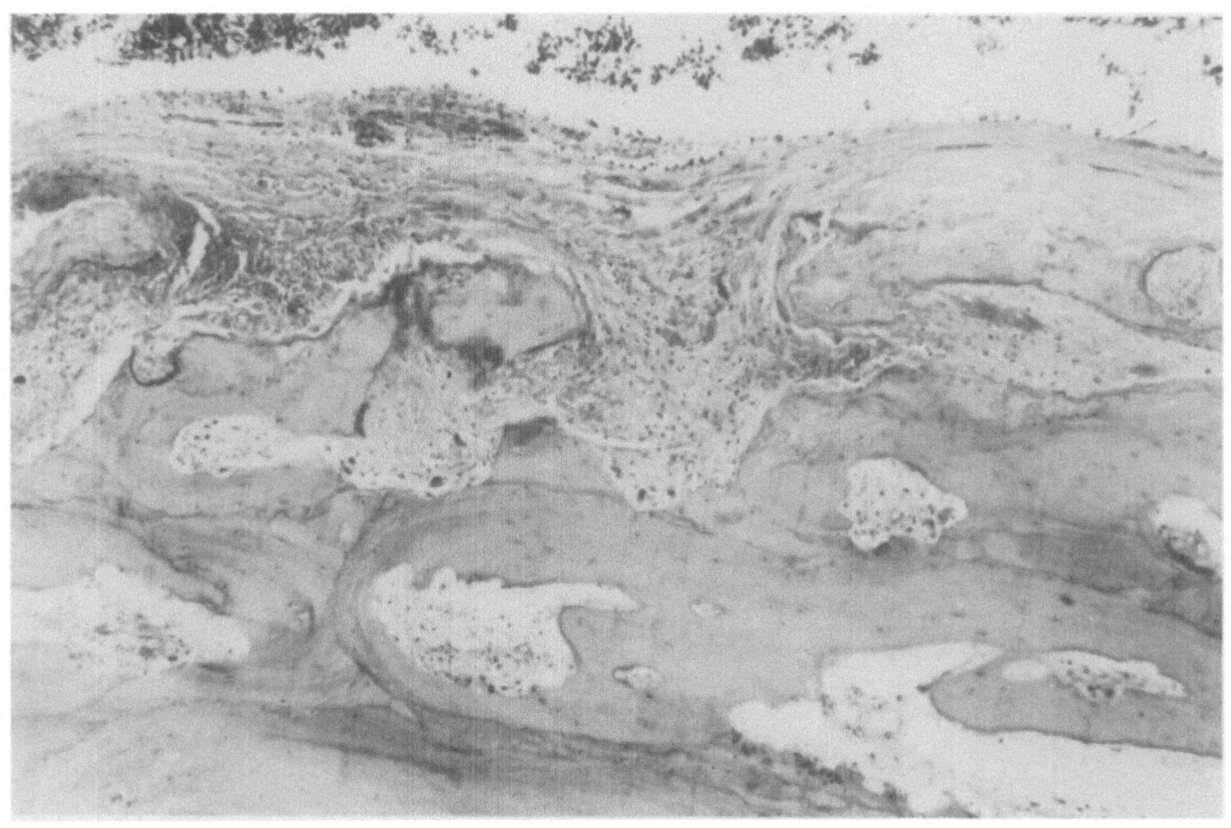

Reparation eines großen Knorpeldefektes durch fibröses Pannusgewebe und sub-chondrale Osteosklerose

Abb. 156
Chronische Polyarthritis

Fibröse Narbenplatte als Ersatz des zerstörten Gelenkknorpels. Im Zentrum ist der Markraum eröffnet

Abb. 157
Chronische Polyarthritis

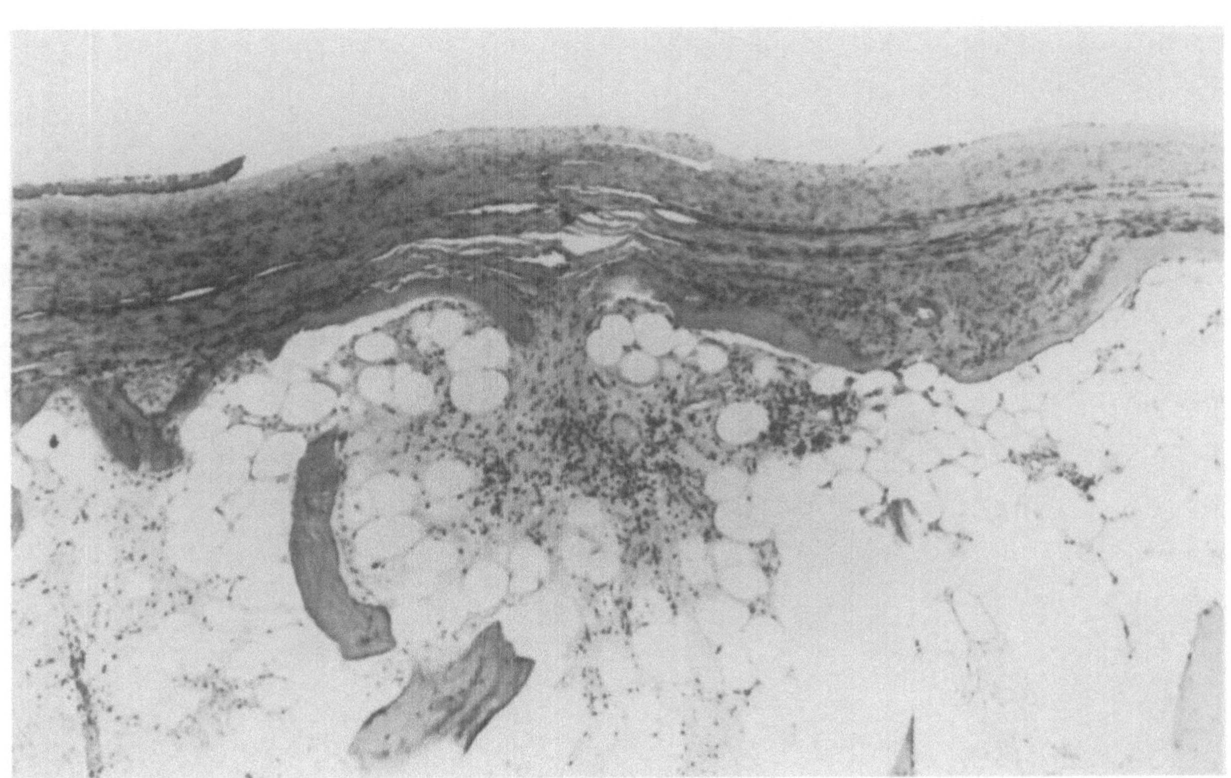

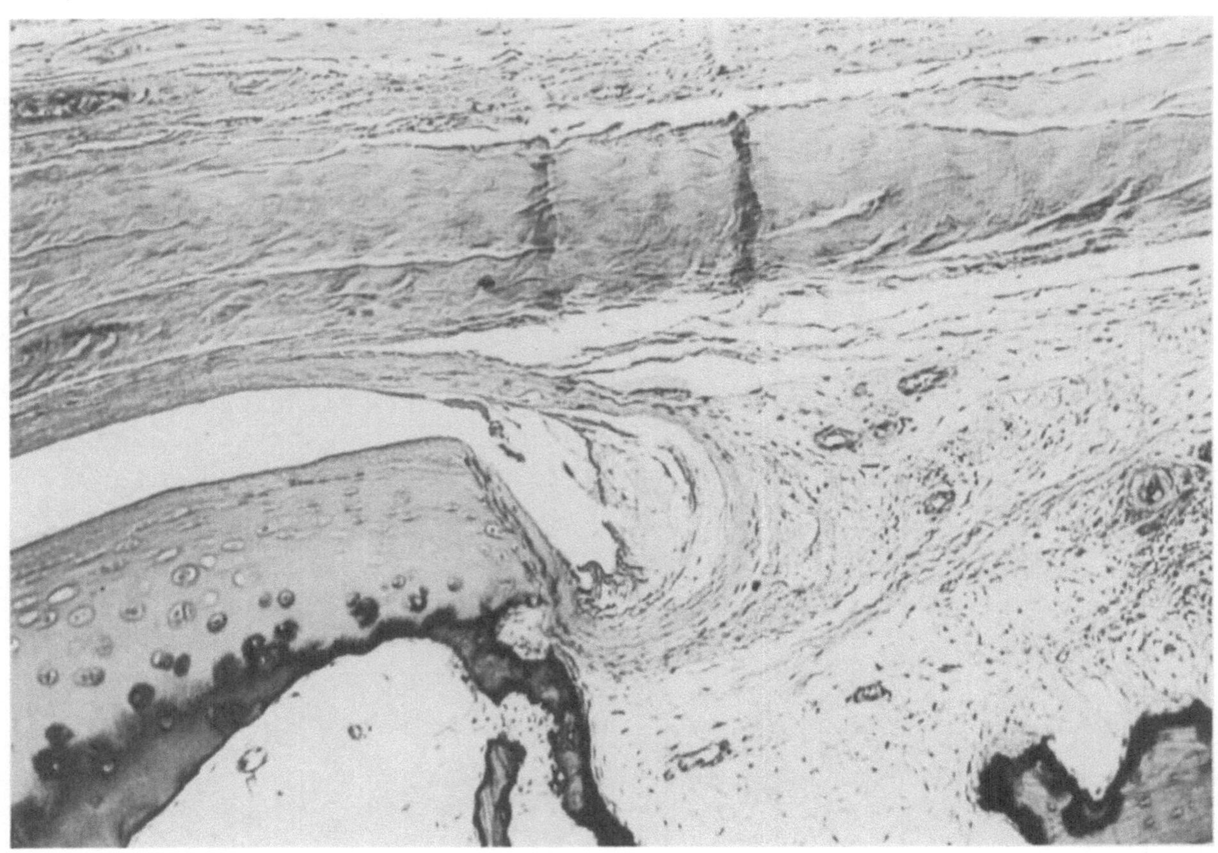

Abb. 158
Chronische Polyarthritis
Teilweise Zerstörung von Gelenkknorpel und Kortikalis in einem subluxierten Fingergelenk. Der Prozeß ist in diesem Bereich ausgebrannt und vernarbt

Abb. 159
Chronische Polyarthritis
Zerstörung des Gelenkknorpels vom Rezessus her. Das Gelenk ist subluxiert, der Prozeß ausgebrannt und der aggressive Zellverband in fibröses Pannusgewebe umgewandelt

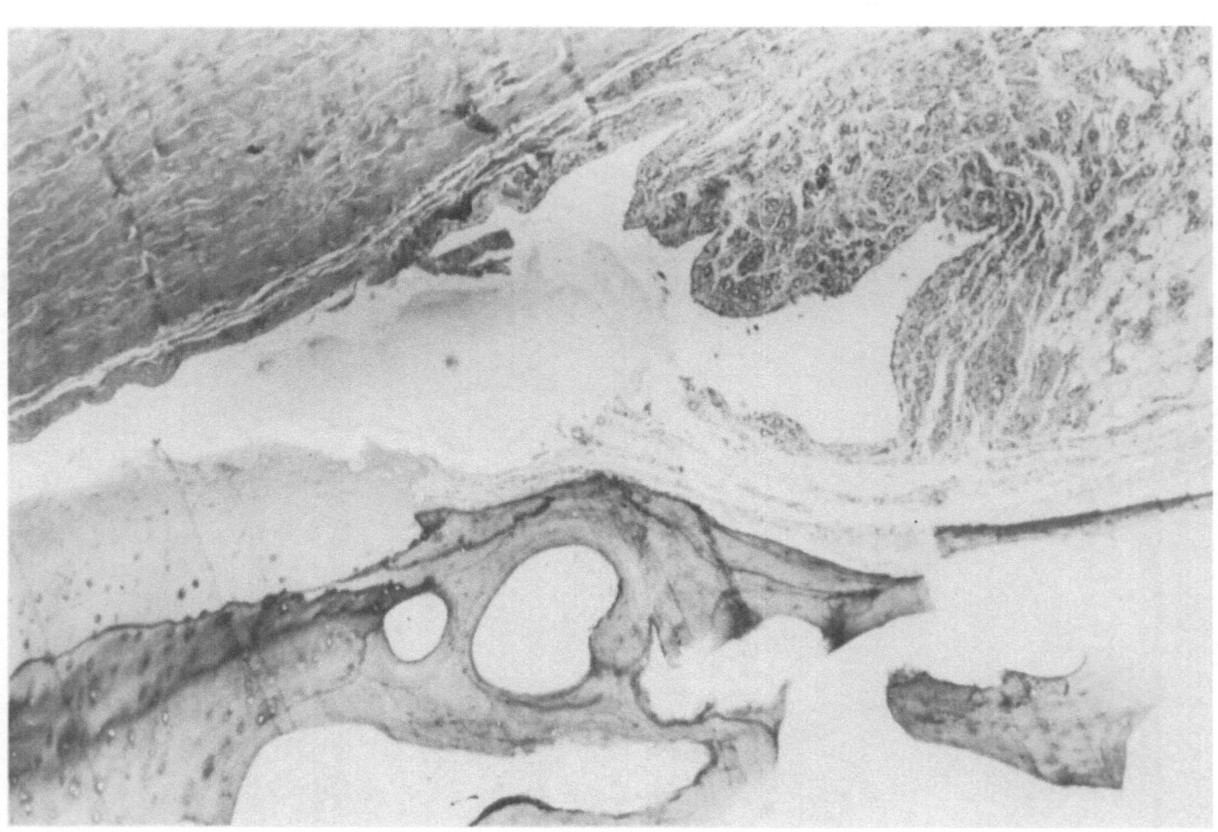

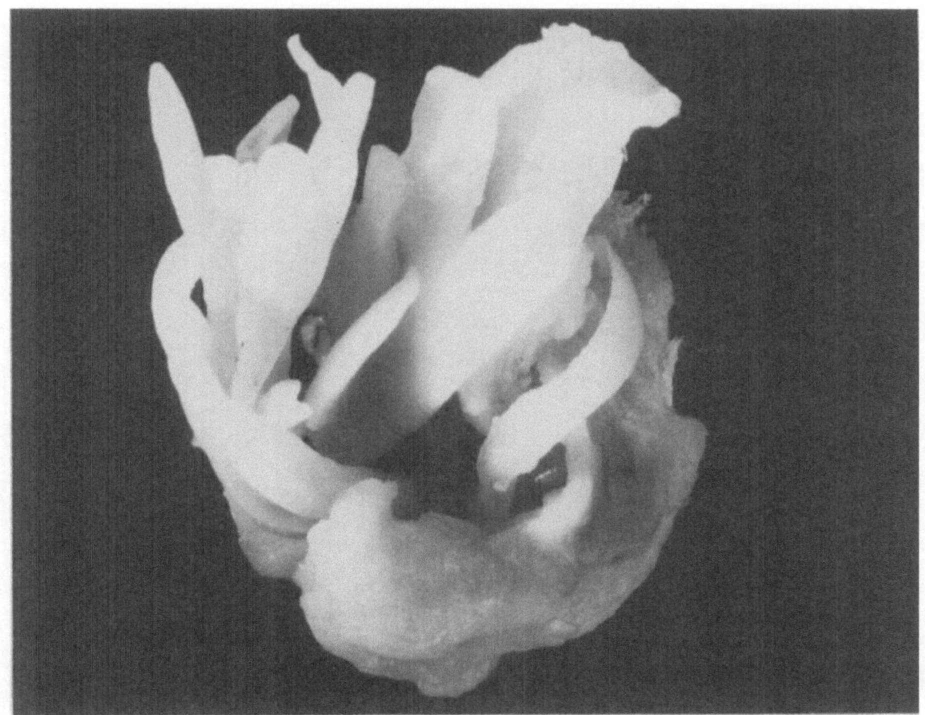

Lang ausgezogene, oberflächlich glatte Synovialzotten aus dem Kniegelenk eines 39jährigen Patienten. Der Prozeß ist weitgehend ausgebrannt

Abb. 160
Chronische Polyarthritis

Histologischer Schnitt durch lang ausgezogene Synovialzotten. Die dunklen Partien sind Lymphozytenansammlungen. (Gleiches Präparat wie Abb. 160)

Abb. 161
Chronische Polyarthritis

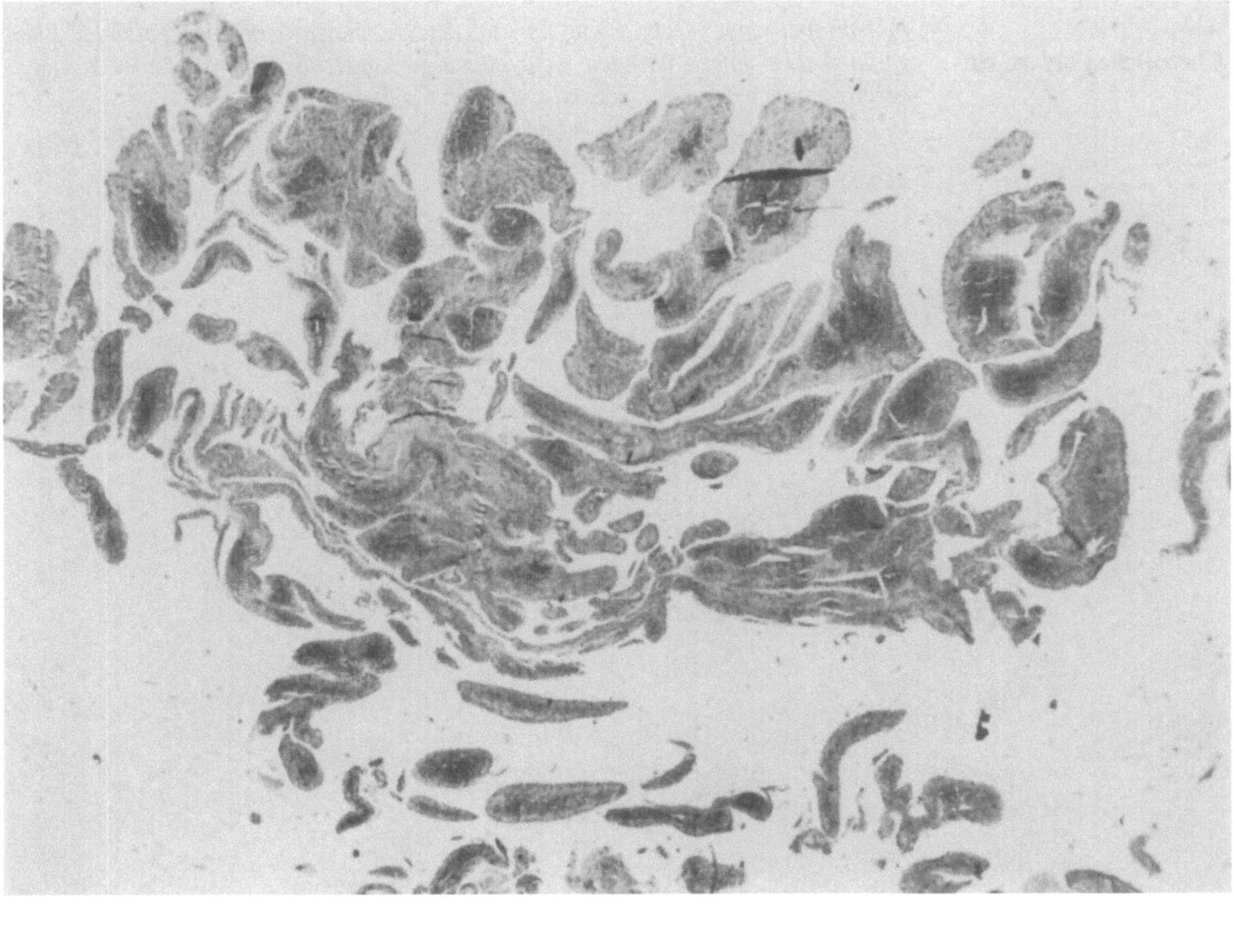

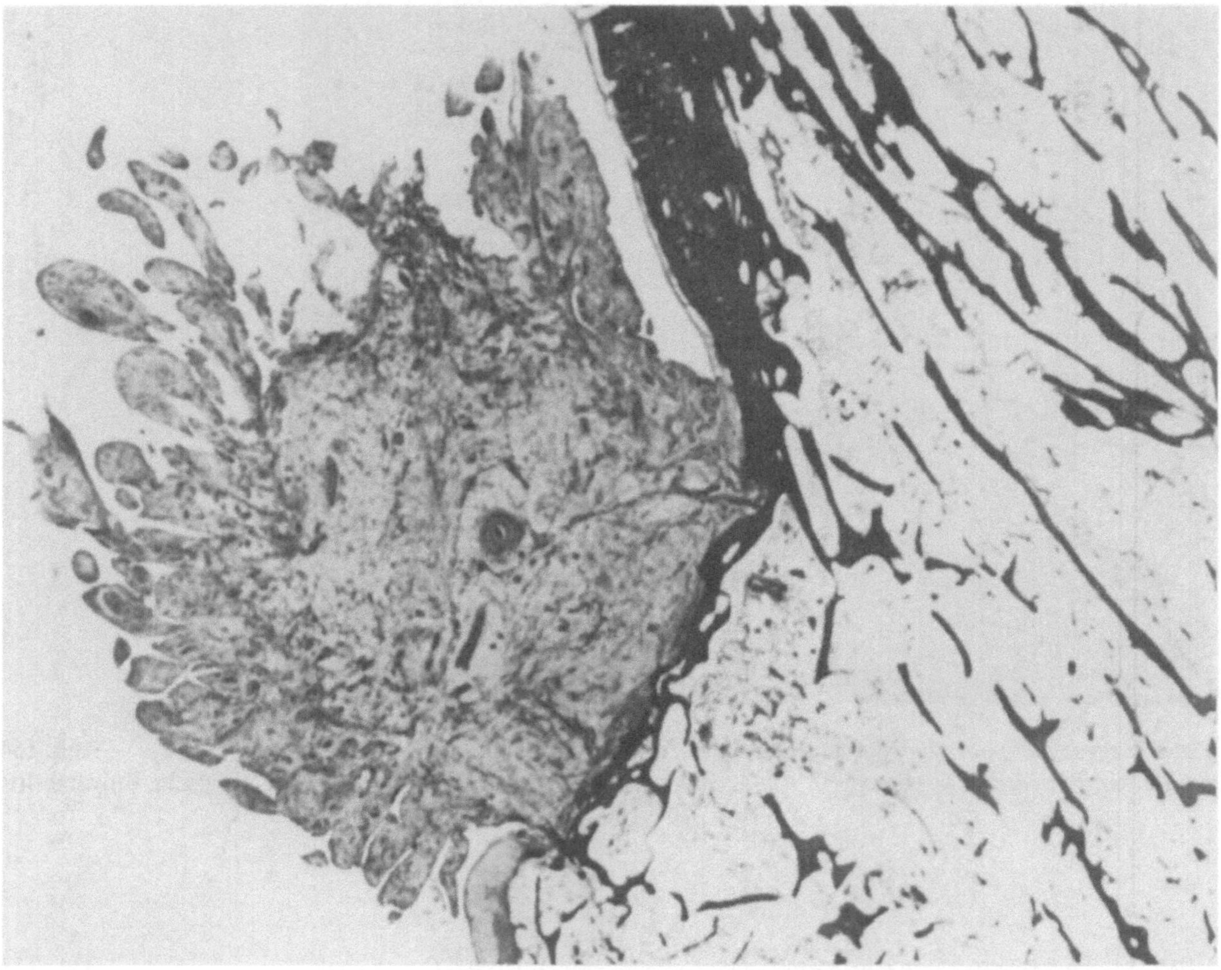

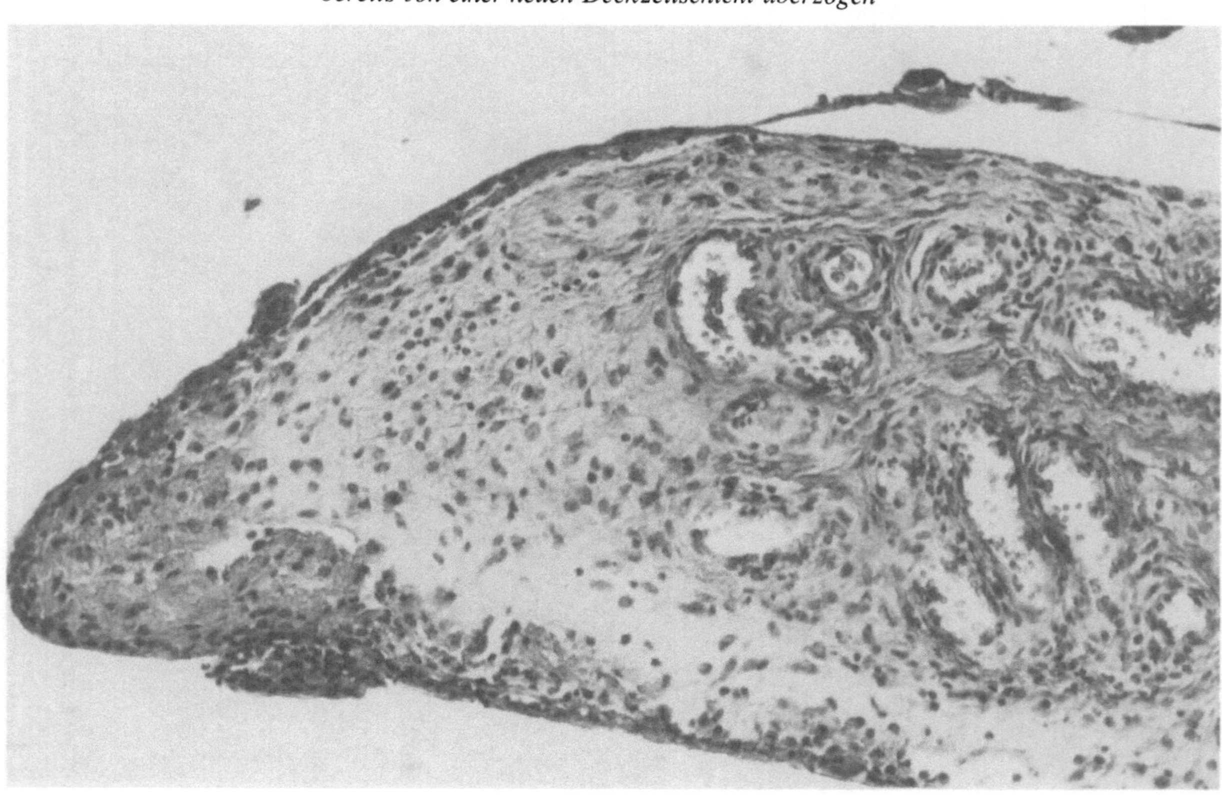

Abb. 162
Chronische Polyarthritis

Blumenkohlartige Synovialzotten-Vegetation bei ausgebrannter Synovitis. Die Vegetation sitzt dem knorpelentblößten Knochen auf

Abb. 163
Chronische Polyarthritis

Fibrinkappe einer bereits mäßig fibrosierten Synovialzotte mit neugebildeten Blutgefäßen. Das Fibrin ist noch nicht voll organisiert, die Oberfläche wird jedoch bereits von einer neuen Deckzellschicht überzogen

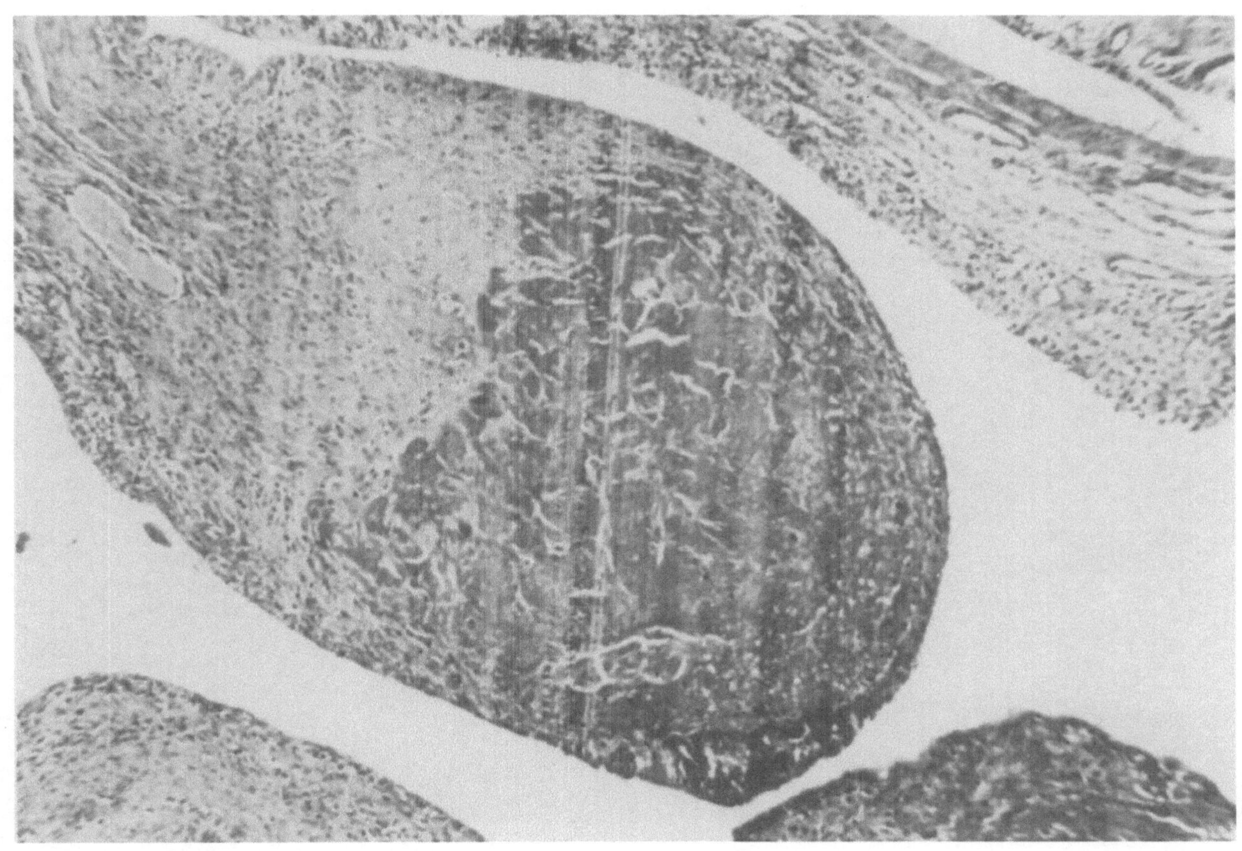

Kolbenförmige Synovialzotte mit bindegewebig überwachsenen Fibrinmassen

Abb. 164
Chronische Polyarthritis

Älteres Fibrin im Innern einer Synovialzotte

Abb. 165
Chronische Polyarthritis

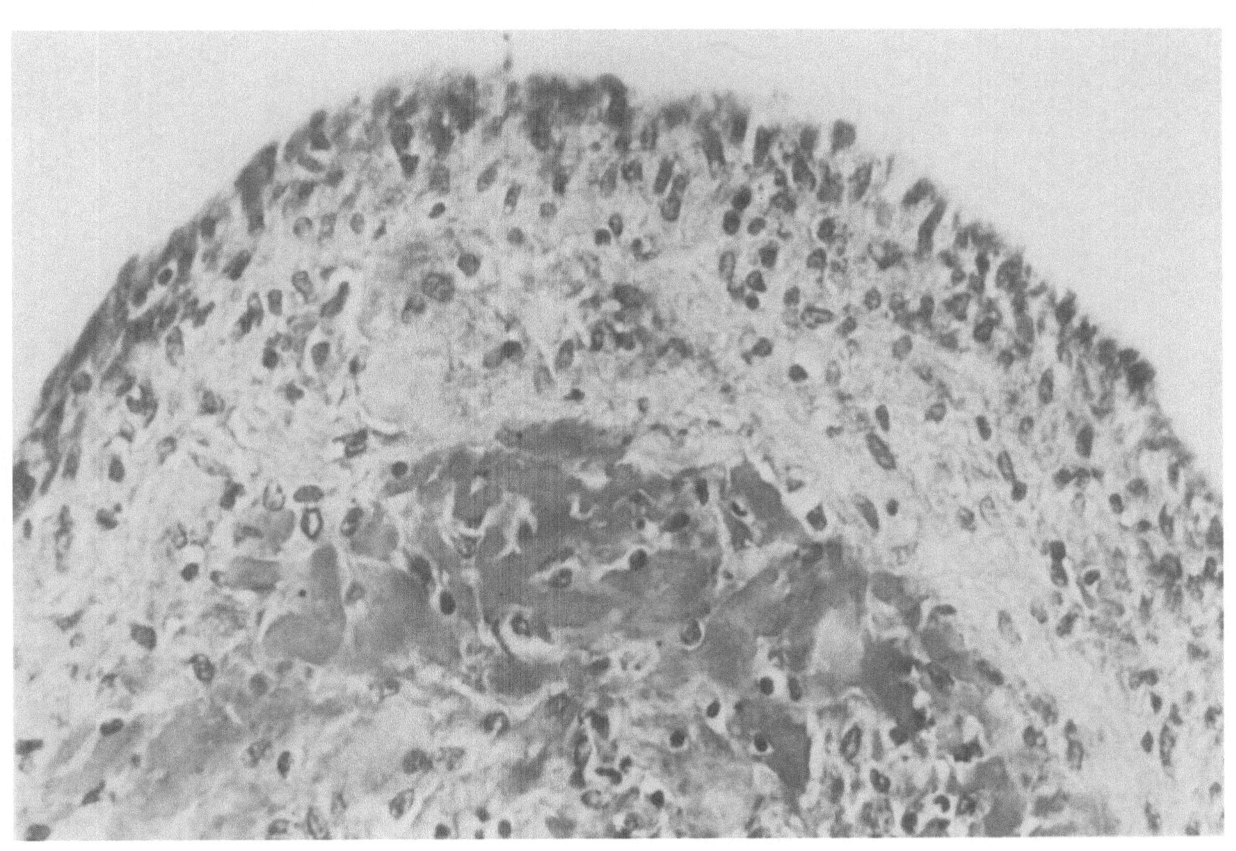

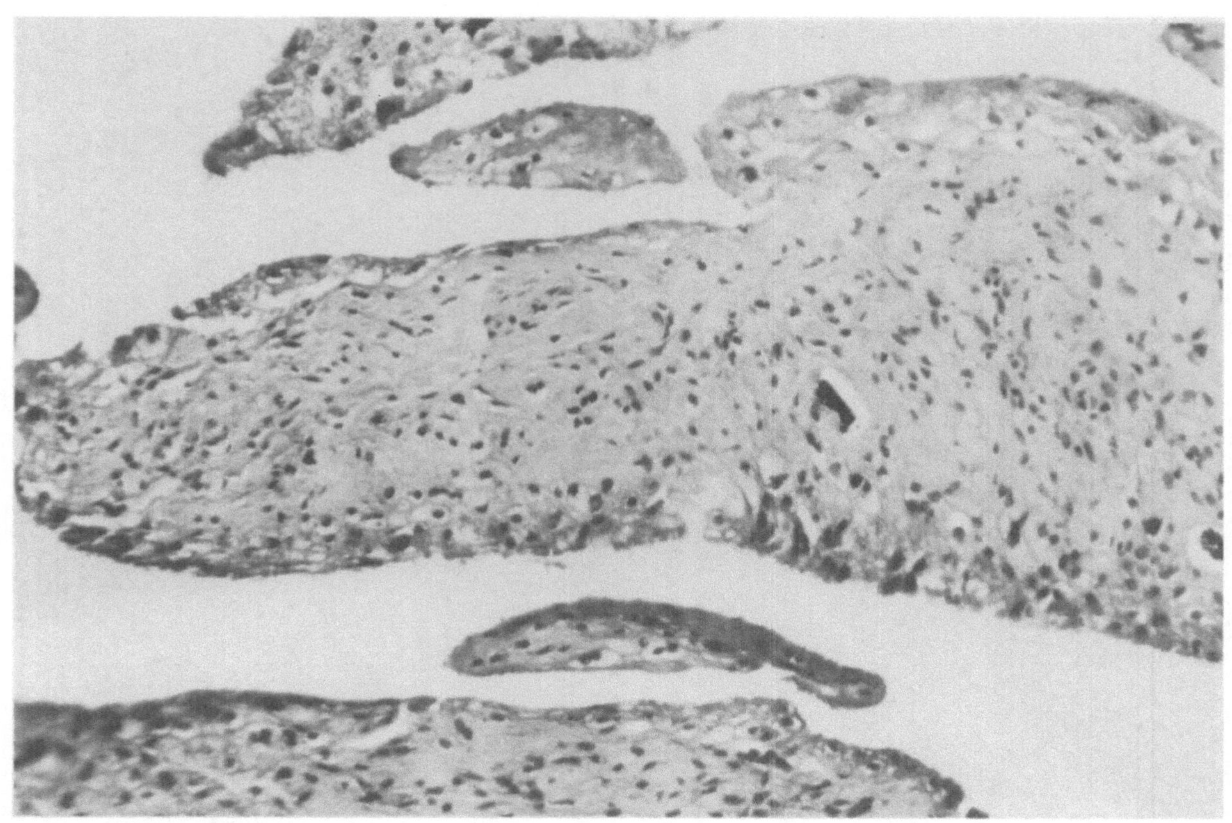

Abb. 166
Chronische Polyarthritis

Weitgehend abgeklungene Synovitis mit fibrösem Zottenstroma und Knochenfragmenten

Abb. 167
Chronische Polyarthritis

Abgelöstes Knorpelfragment, eingebaut im Stratum synoviale

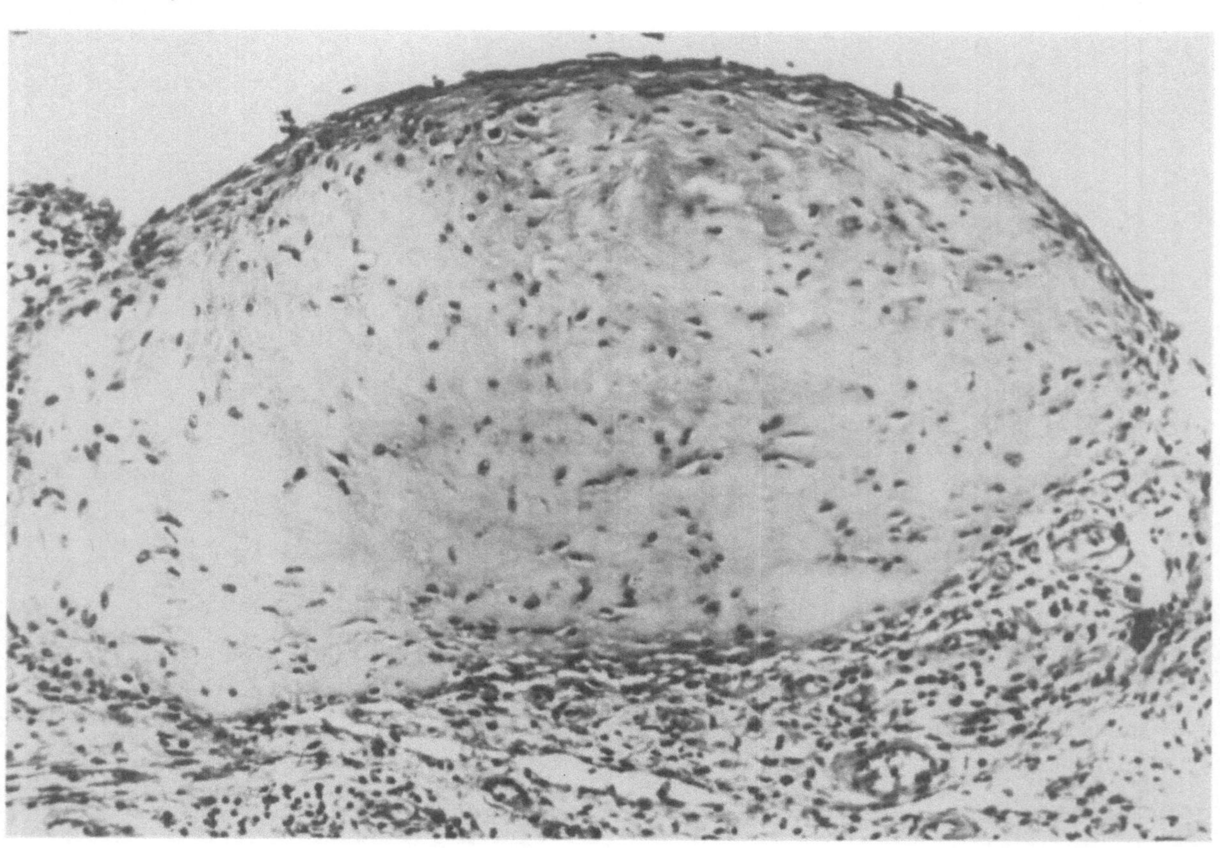

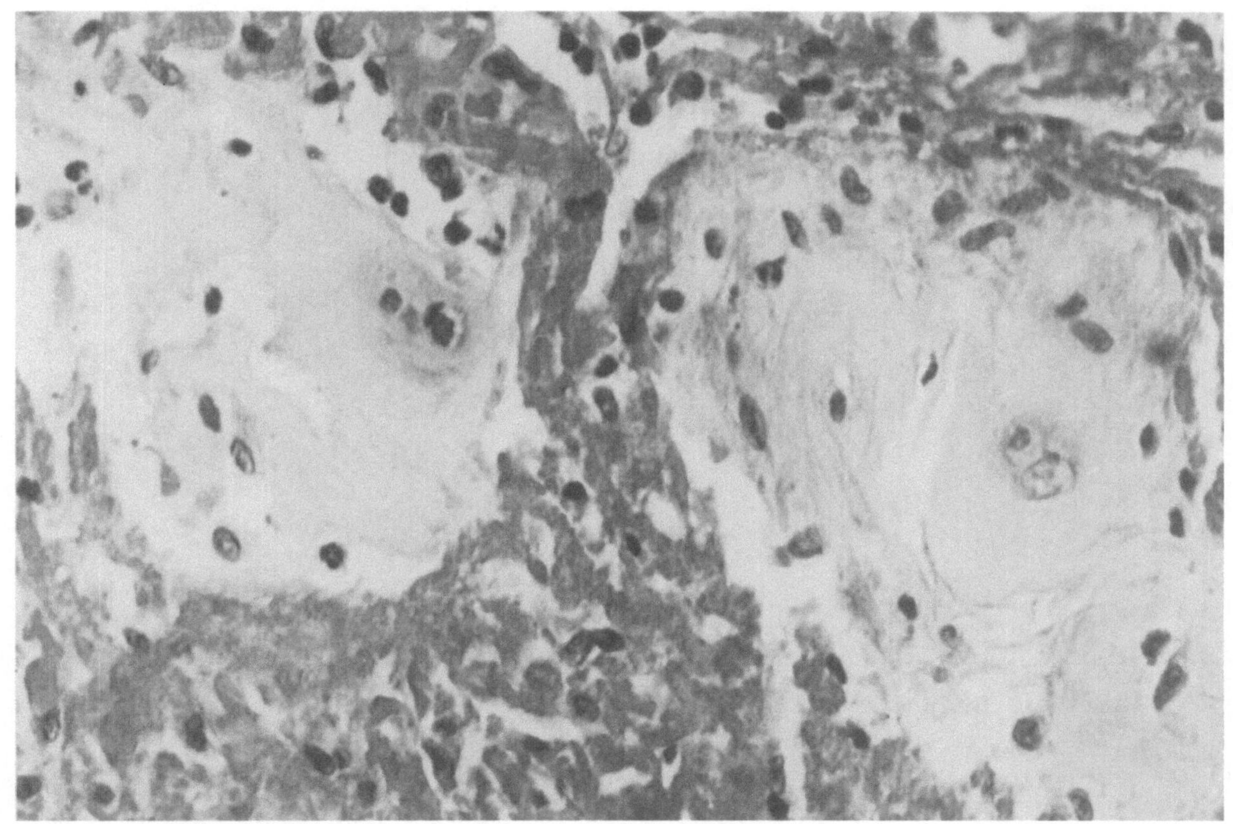

Gelenkknorpelreste im Exsudatfibrin an der Oberfläche einer Synovialzotte

Abb. 168
Chronische Polyarthritis

Destruktive Synovitis. Knorpel- und Knochenfragment, eingebaut im Stratum synoviale

Abb. 169
Chronische Polyarthritis

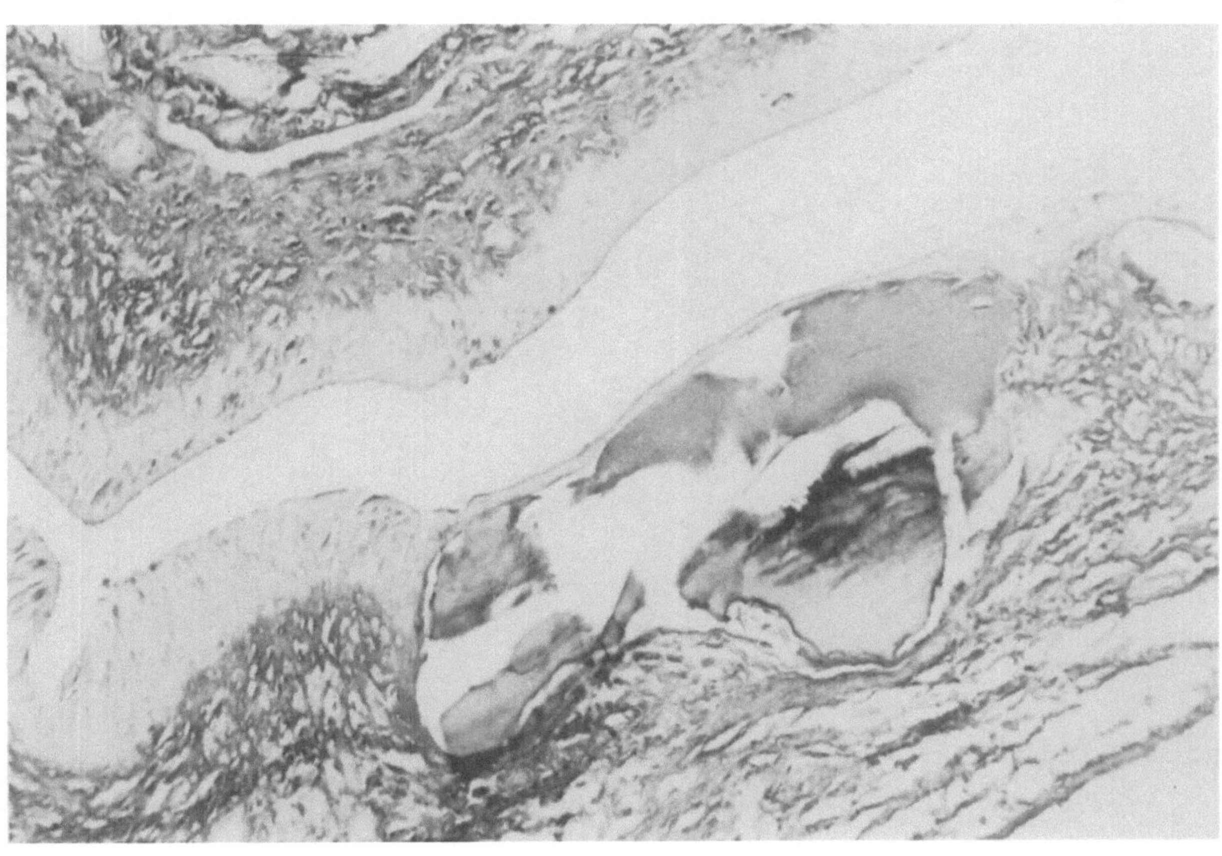

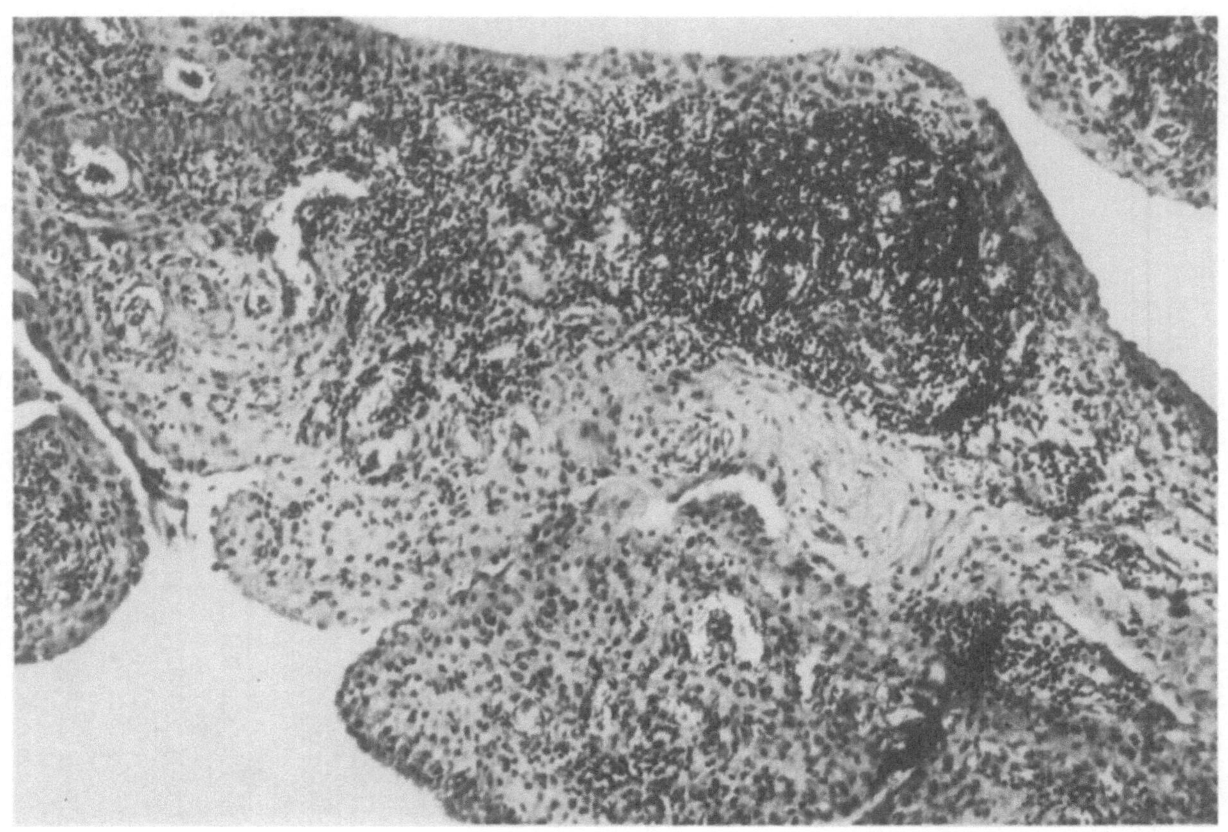

Abb. 170
Chronische Polyarthritis

Dichte Lymphozyteninfiltrate und Gefäßneubildungen in einer bereits weitgehend fibrosierten Zotte

Abb. 171
Chronische Polyarthritis

Dichte Lymphozyteninfiltrate im Stroma von hyperplastischen Synovialzotten

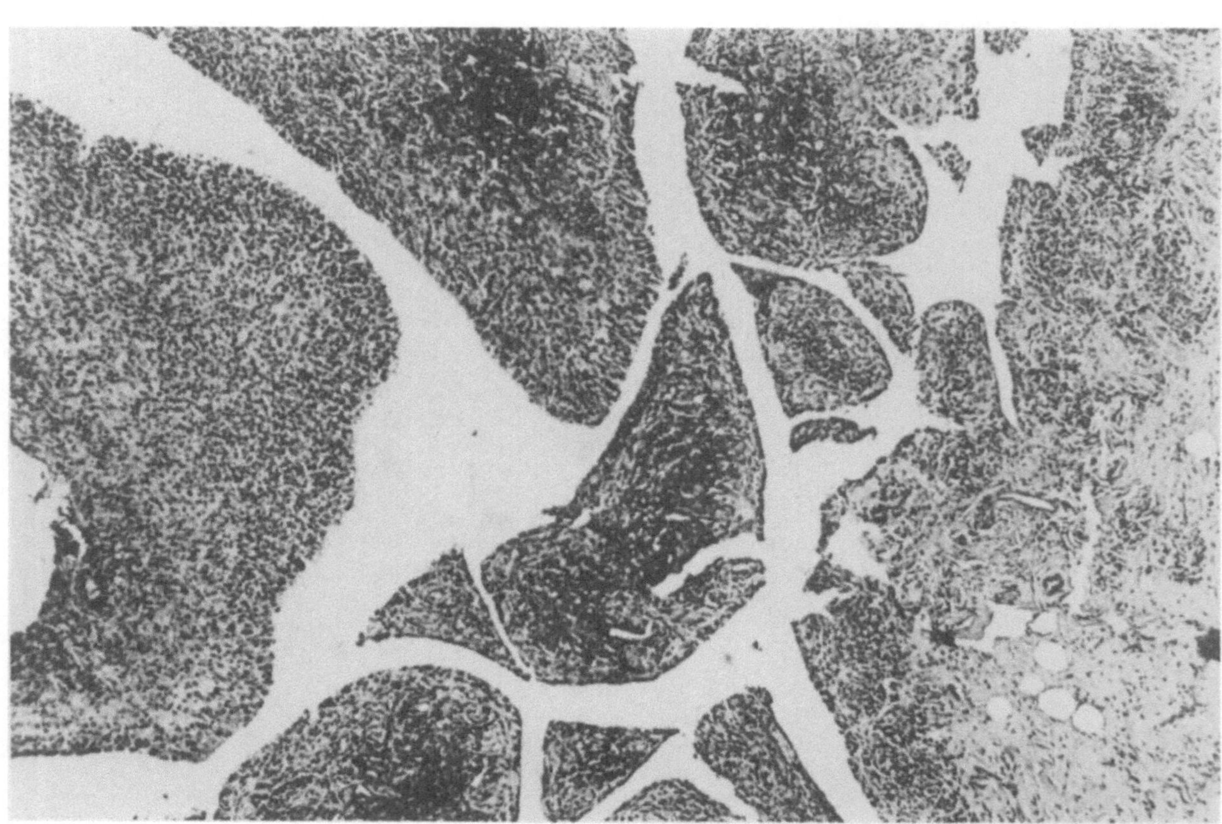

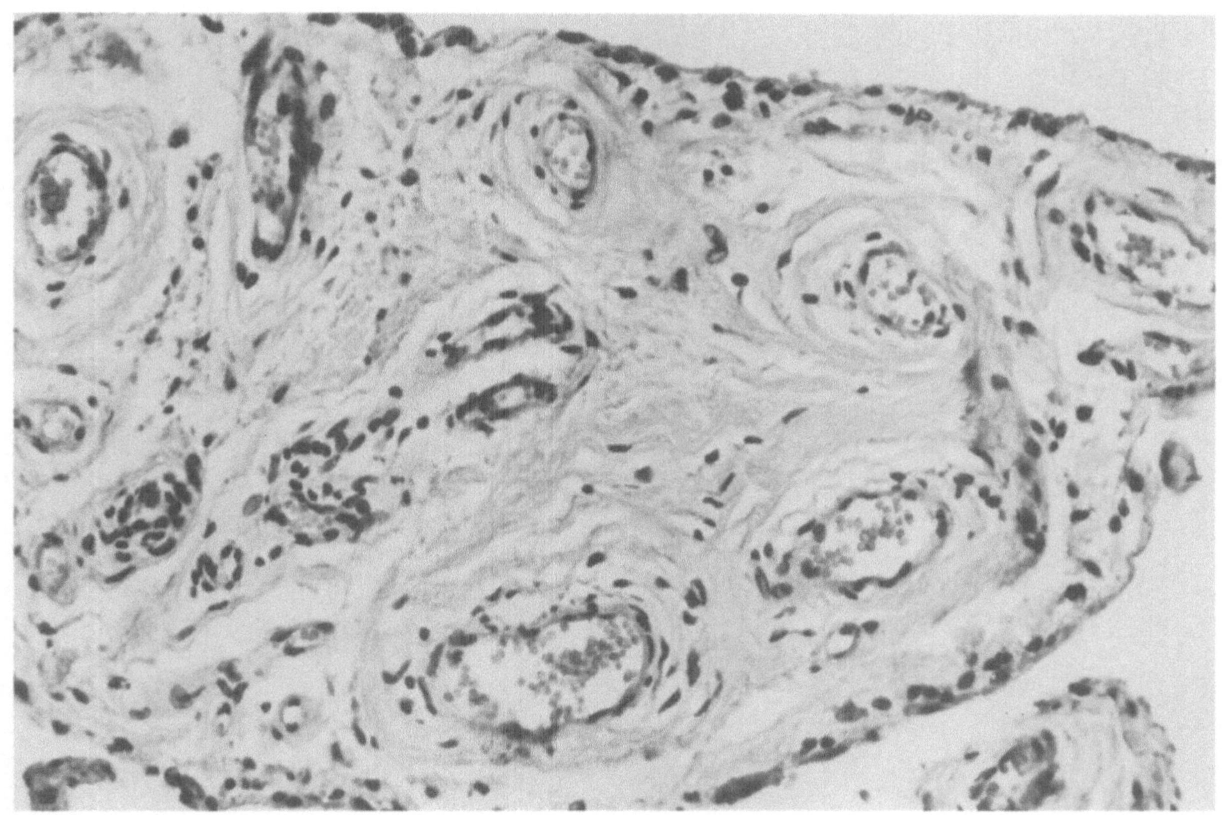

Fibrose und Gefäßneubildung im Zottenstroma als narbiger Restzustand einer hochgradigen Synovitis. Der Entzündungsprozeß ist abgeklungen, die Deckzellschicht flach und einstufig

Abb. 172
Chronische Polyarthritis

Reiskörper im Gelenkspalt. Im Kern erkennt man fibrosiertes Synovialgewebe mit Knochenfragment. Die Schale besteht aus teilweise organisiertem Fibrin

Abb. 173
Chronische Polyarthritis

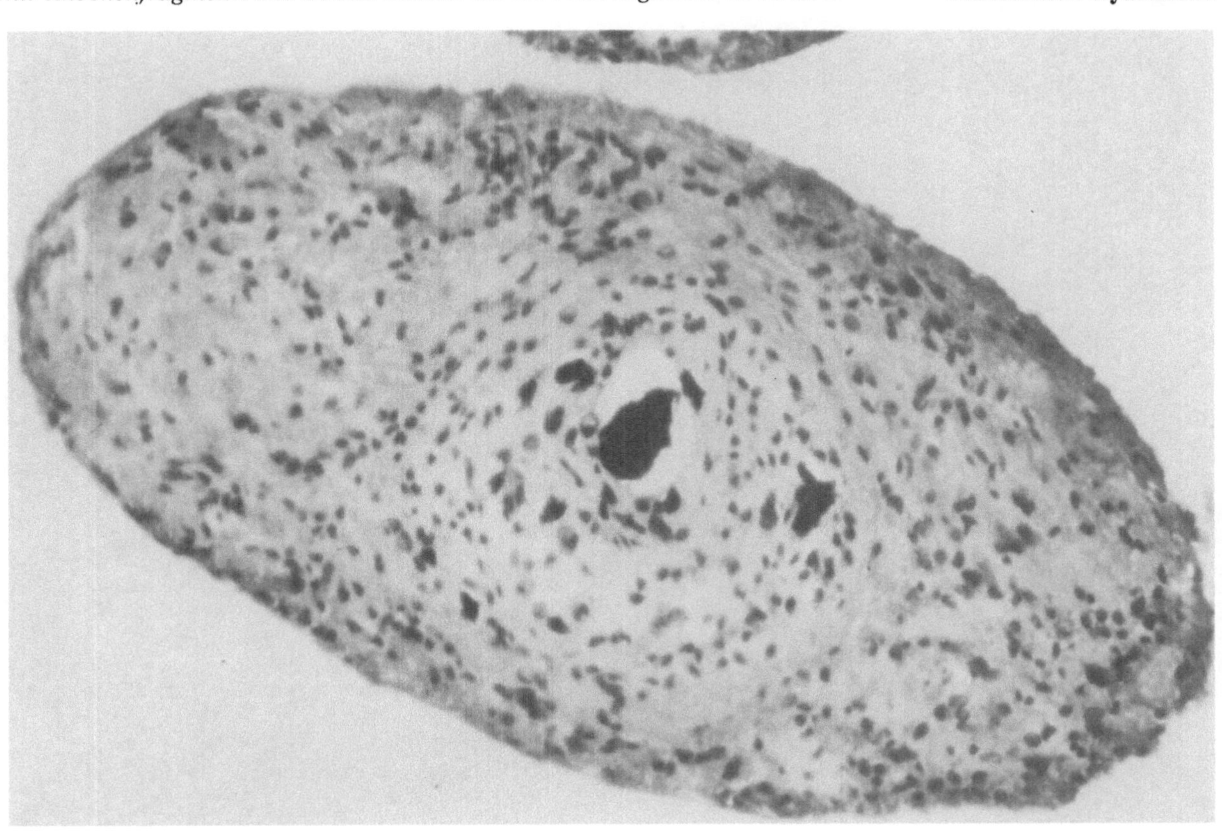

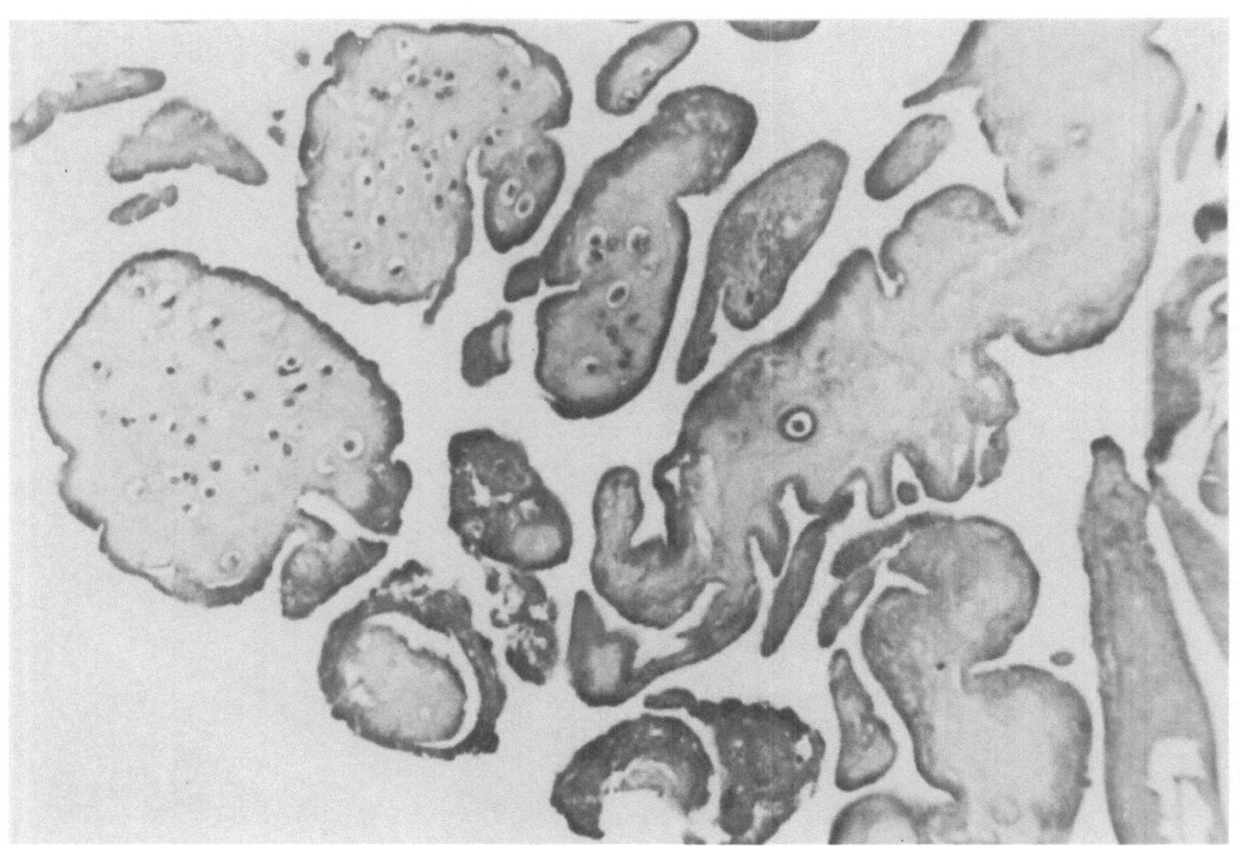

Abb. 174
Chronische Polyarthritis

Abgesprengte Knorpelfragmente, von Fibrinmänteln umgeben, in der Gelenkhöhle

Abb. 175
Chronische Polyarthritis

Umwandlung des Zottenstromas in Fettgewebe nach abgeklungener Entzündung. Die Deckzellschicht ist einstufig und flach

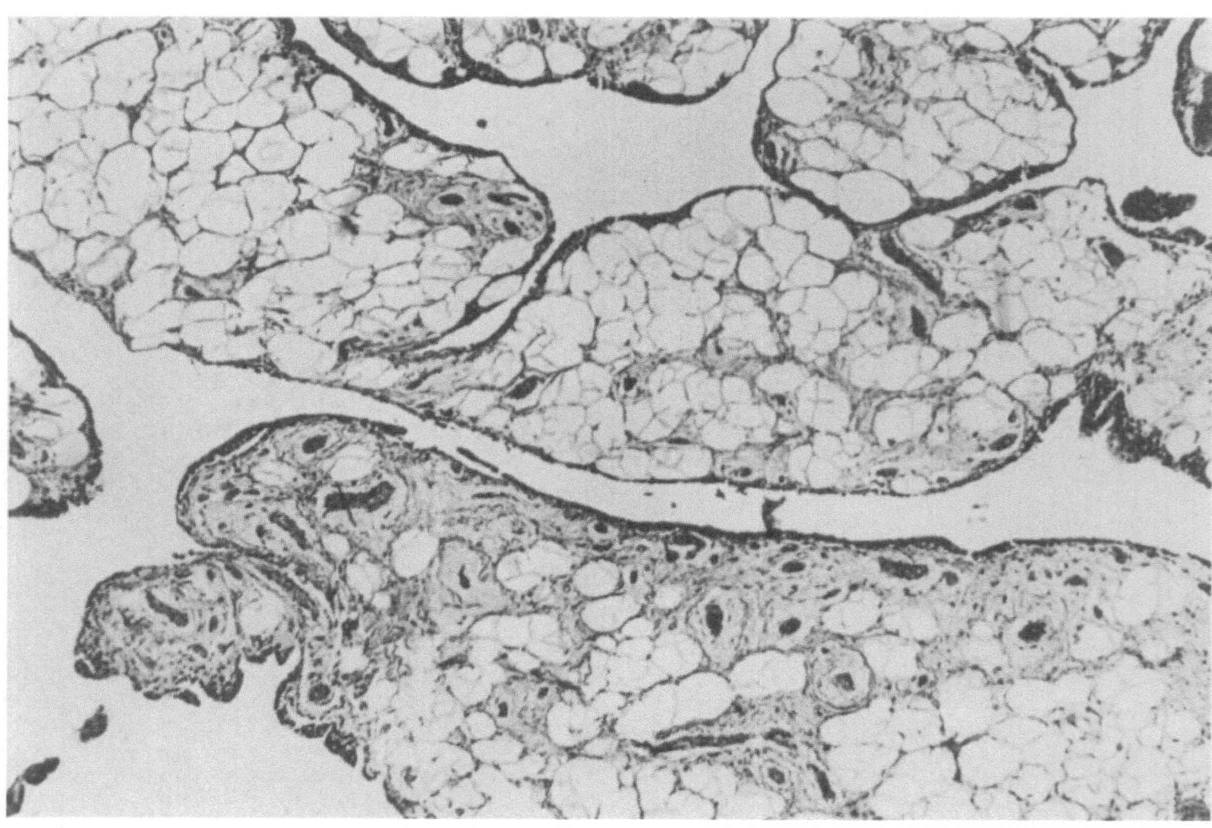

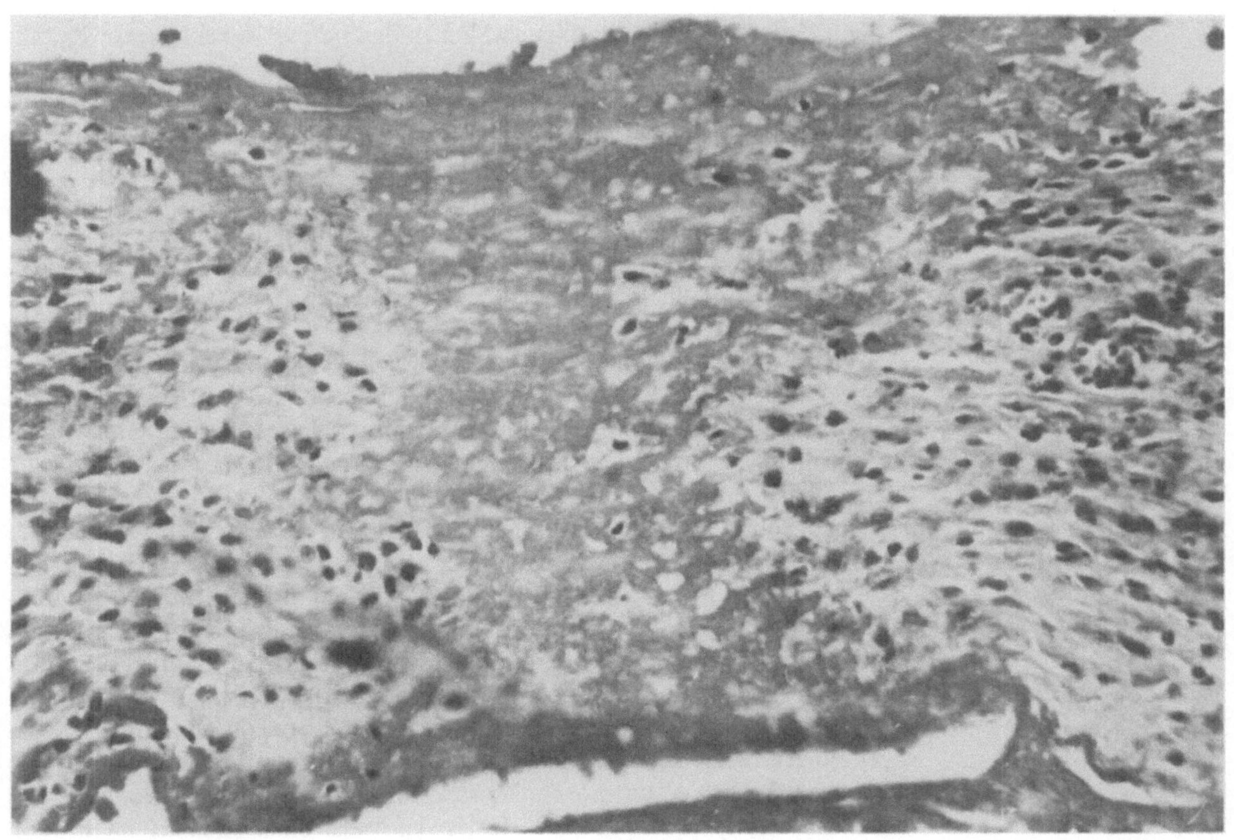

Fibrinöse Verklebung zweier benachbarter Synovialzotten

Abb. 176
Chronische Polyarthritis

Vorwiegend perivaskuläre Plasmazellansammlung im Stratum synoviale

Abb. 177
Chronische Polyarthritis

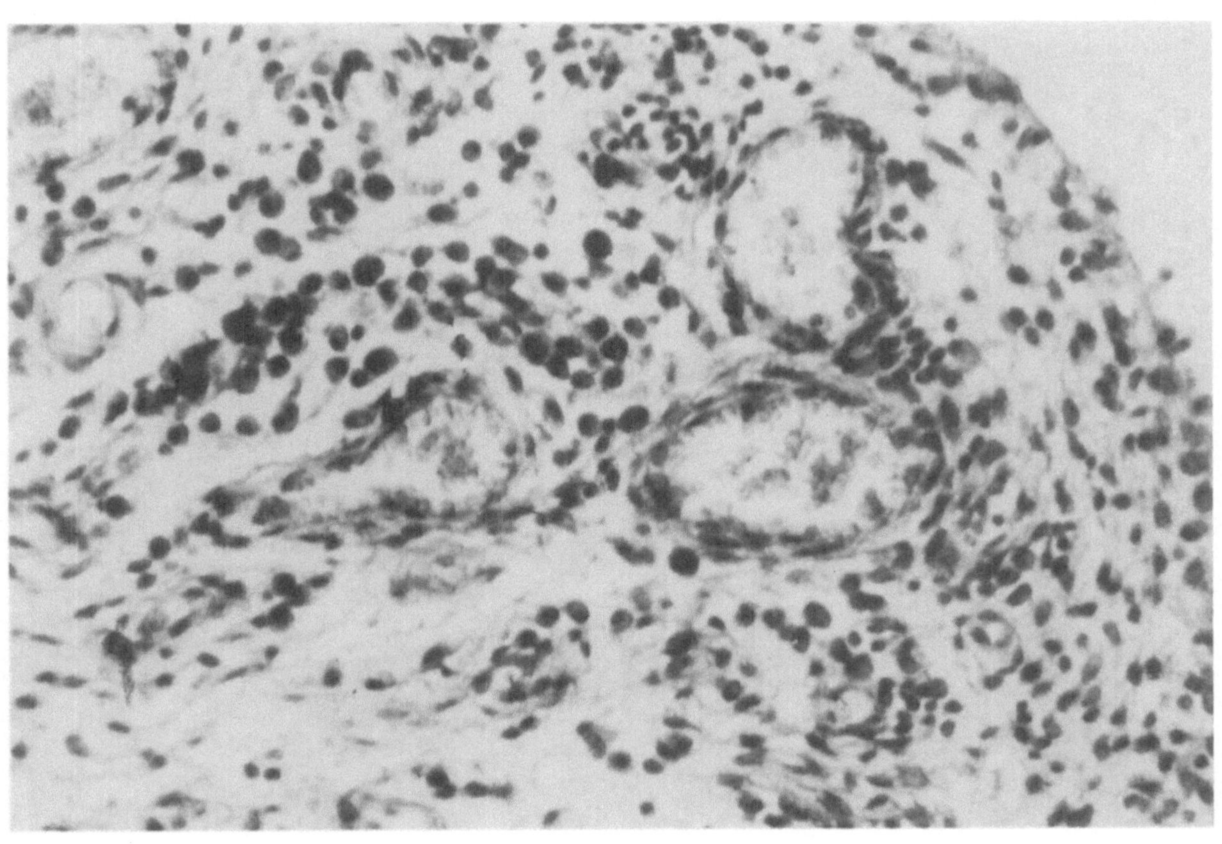

**Neubildung
von Blutgefäßen
im Stratum synoviale**

Synovialfibrose

**Beteiligung
des Stratum fibrosum**

**CP-Nekrose
in der Gelenkkapsel**

Häufig sind dagegen Arterien und Venen der Synovialis bei längerer Krankheitsdauer im Sinne einer Arterio- bzw. Phlebosklerose verändert. Im Laufe einer länger schwelenden oder in Schüben verlaufenden Synovitis wird das bis dahin lockere Synovialstroma in zunehmendem Maße von kollagenen Fasern durchzogen. Die Bindegewebszellen des Stromas werden spindlig und im Verhältnis zur Fasermasse spärlich. Hand in Hand mit einer solchen Fibrosierung des Stratum synoviale geht eine Neubildung von kleinen und mittelgroßen Arterien und Venen. Die Gefäßentwicklung kann in manchen Fällen so stark sein, daß die angeschnittenen Lumina ein weitmaschiges Netzwerk bilden (Abb. 178 u. 179).

Wir haben den Eindruck, daß mit fortschreitender Synovialfibrose die Fähigkeit der Gelenkinnenhaut abnimmt, exsudativ-proliferativ zu reagieren. Aus diesem Grund kann man plumpe, makroskopisch glatte und glänzende Zotten finden, nachdem die Synovitis bereits ausgebrannt ist. Lymphozyteninfiltrate können dabei jahrelang persistieren.

Das Stratum fibrosum ist an den synovitischen Prozessen im Rahmen der Chronischen Polyarthritis, wenn überhaupt, nur in sehr geringem Maße beteiligt. Relativ häufig finden sich perivaskuläre Lymphozyten- und Plasmazellansammlungen, deren Ausbreitung durch die Faserdichte der fibrösen Gelenkinnenhaut erschwert wird (Abb. 180). Auch hier findet sich im Laufe der Erkrankung eine zunehmende Sklerosierung der Arterien und Venen.

Die entzündlichen Oberflächenprozesse an der Synovialis und ihre proliferativen Folgen können ebensowenig wie die zelluläre Infiltration des Synovialstromas einen Anspruch auf morphologische Signifikanz für die Chronische Polyarthritis beanspruchen. In der Tiefe des Synovialstromas und auch im Stratum fibrosum können jedoch typische CP-Nekrosen auftreten, die ein durch den Standort gering modifiziertes Analogon zum subkutanen Rheumaknoten darstellen (Abb. 181 u. 182). Auch hier ist ihr Vorkommen grundsätzlich an das Vorhandensein der Rheumafaktoren gebunden.

**Abb. 178
Chronische Polyarthritis**

Abgelaufene Synovitis. Fibrose und Blutgefäßneubildung im Synovialstroma

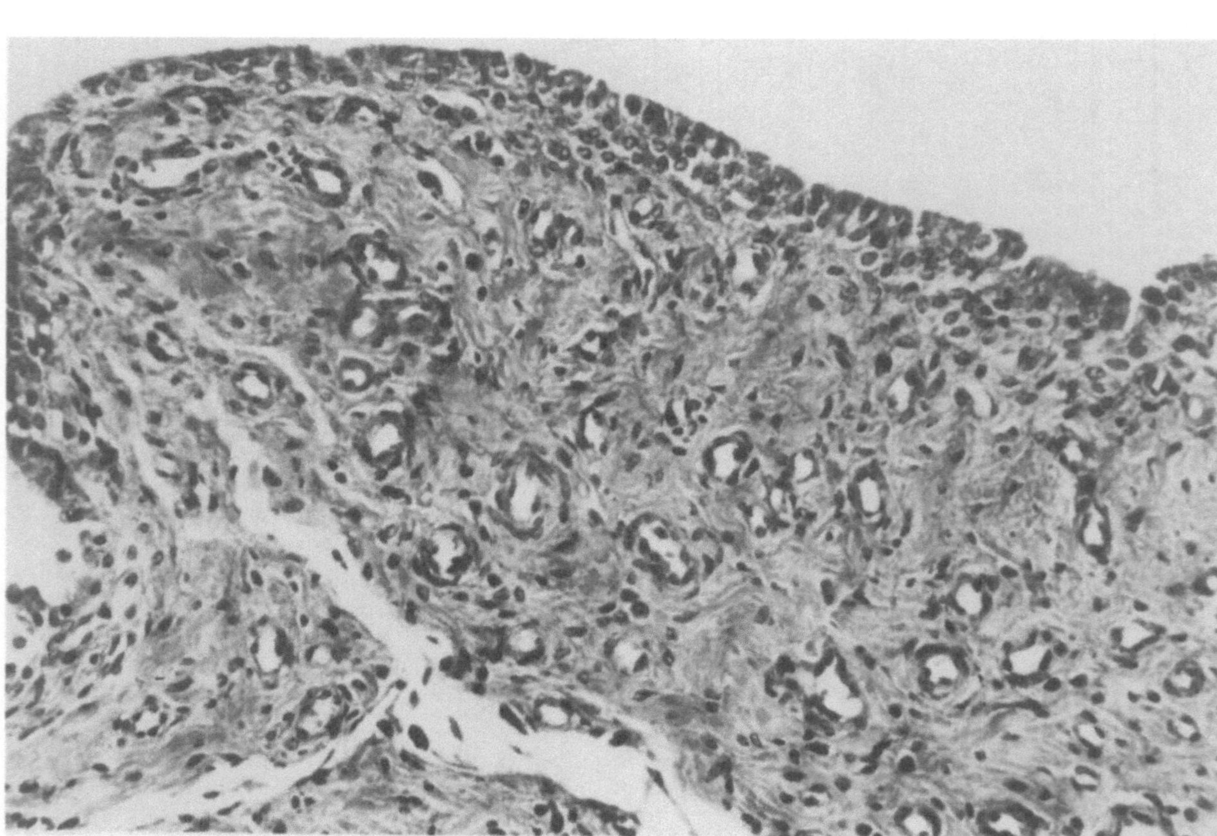

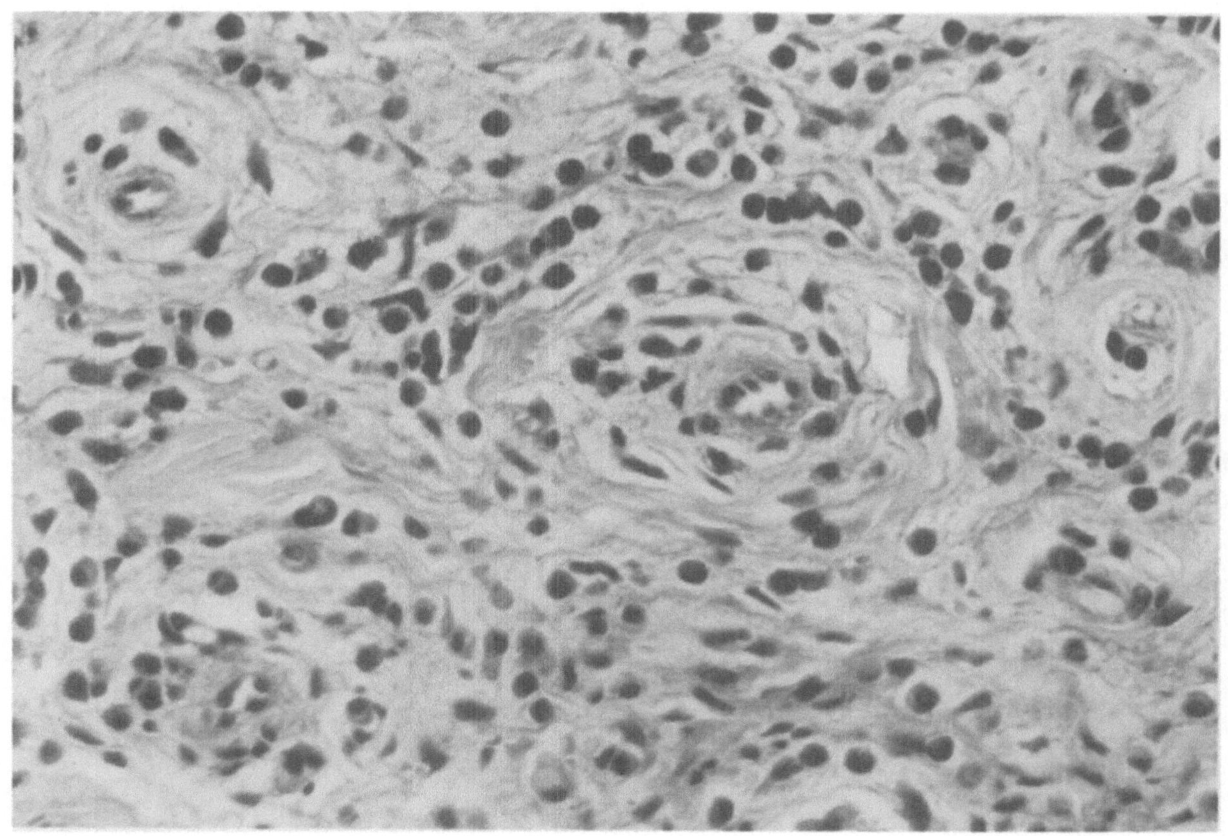

Synovialstroma bei vernarbender Tendenz des Prozesses. Neubildung von Blutgefäßen mit Stromafibrose und lockeren Infiltraten aus Lymphozyten und Plasmazellen

Abb. 179
Chronische Polyarthritis

Gefäßnahes Lymphozyteninfiltrat im Stratum fibrosum

Abb. 180
Chronische Polyarthritis

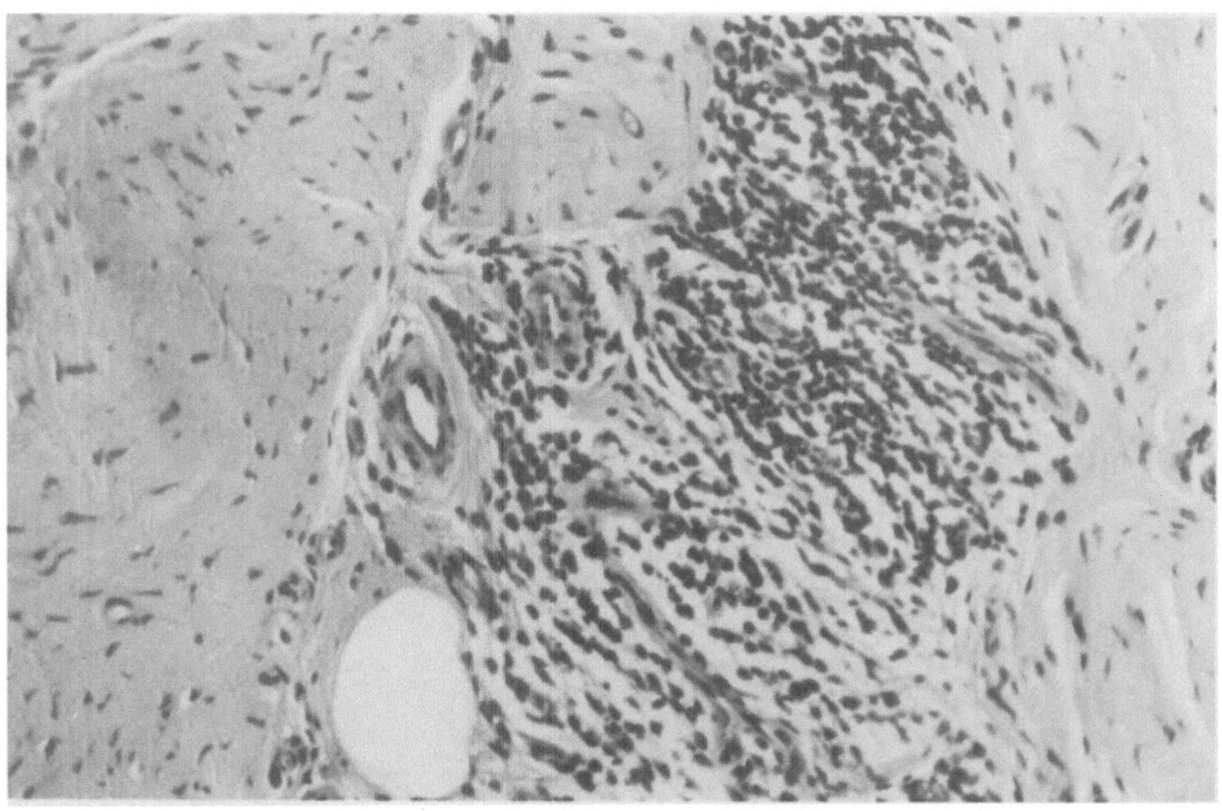

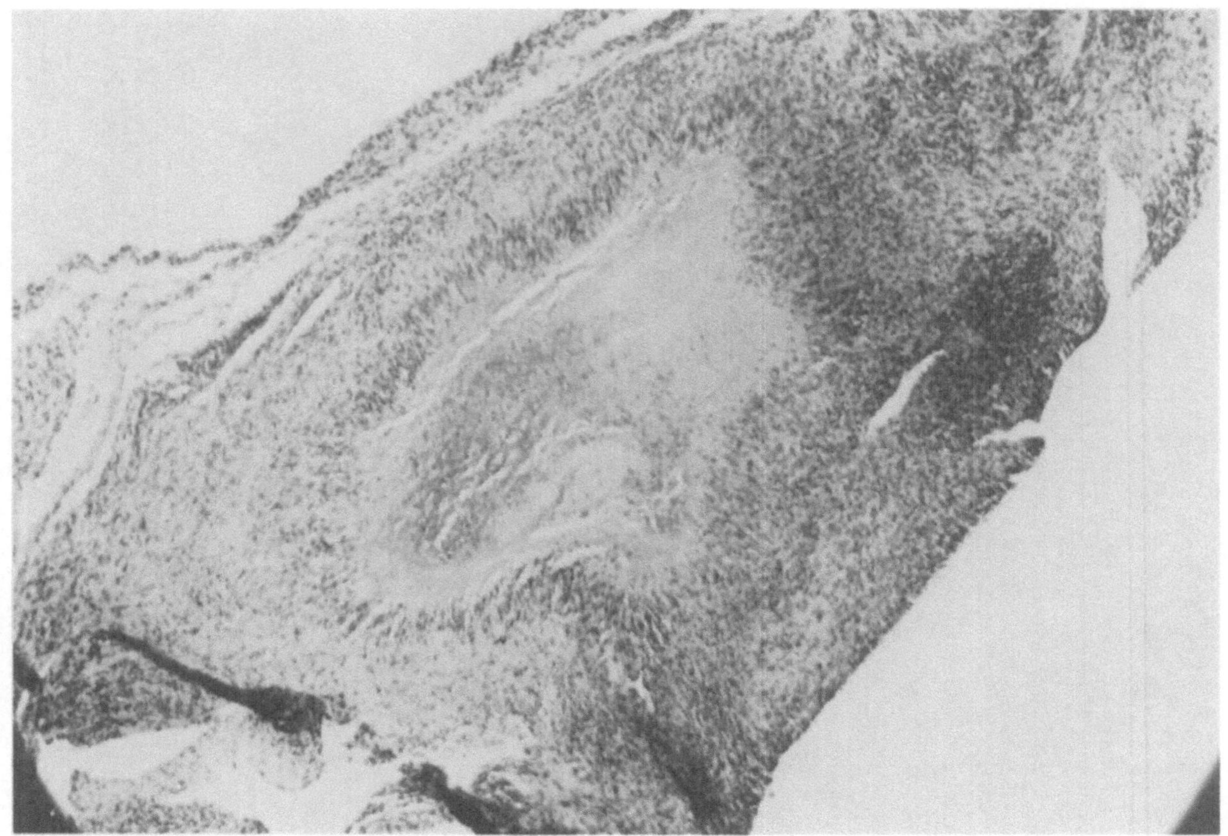

Abb. 181
Chronische Polyarthritis

Typische CP-Nekrose in einer Synovialzotte. Deckzellschicht und Stromazellen sind ebenfalls hochgradig proliferiert

Abb. 182
Chronische Polyarthritis

Typische CP-Nekrose im Stratum synoviale. Das nekrotische Zentrum wird durch die charakteristische Zellpalisade scharf abgegrenzt

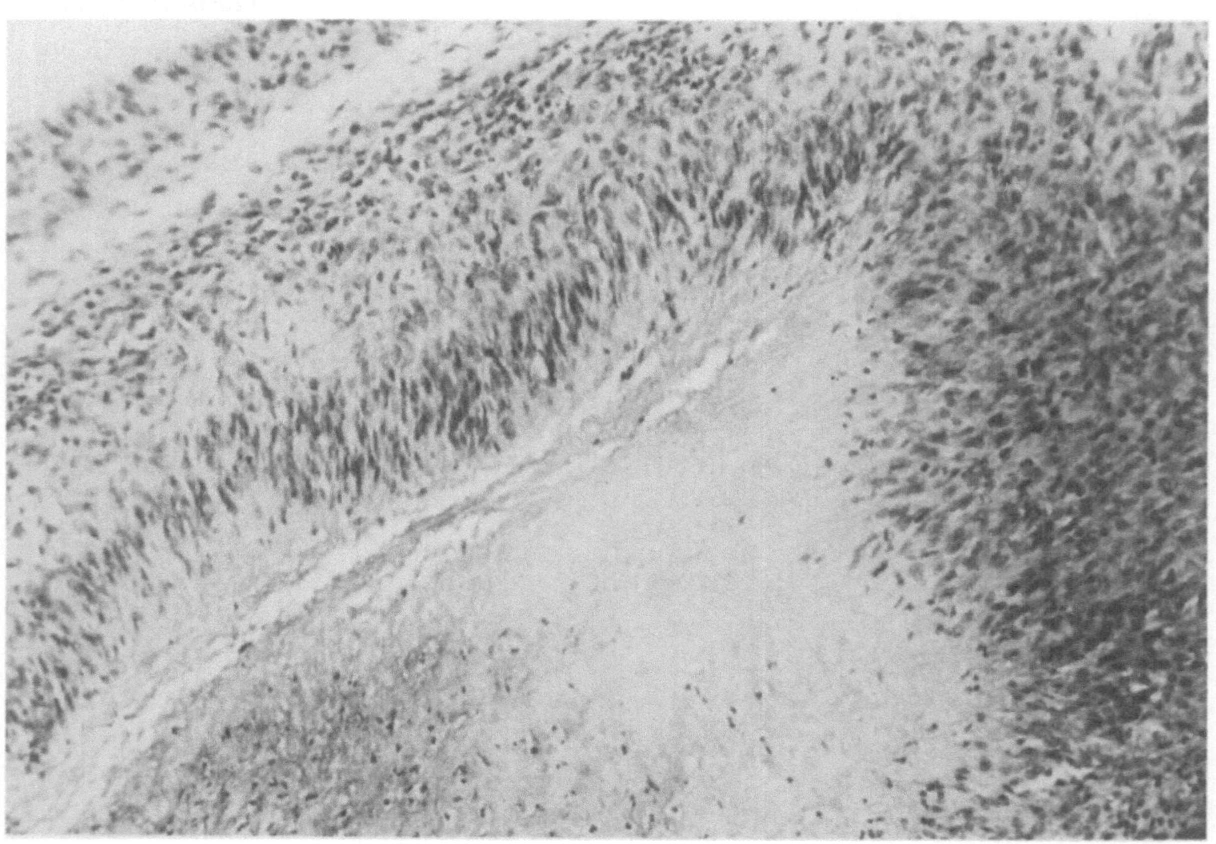

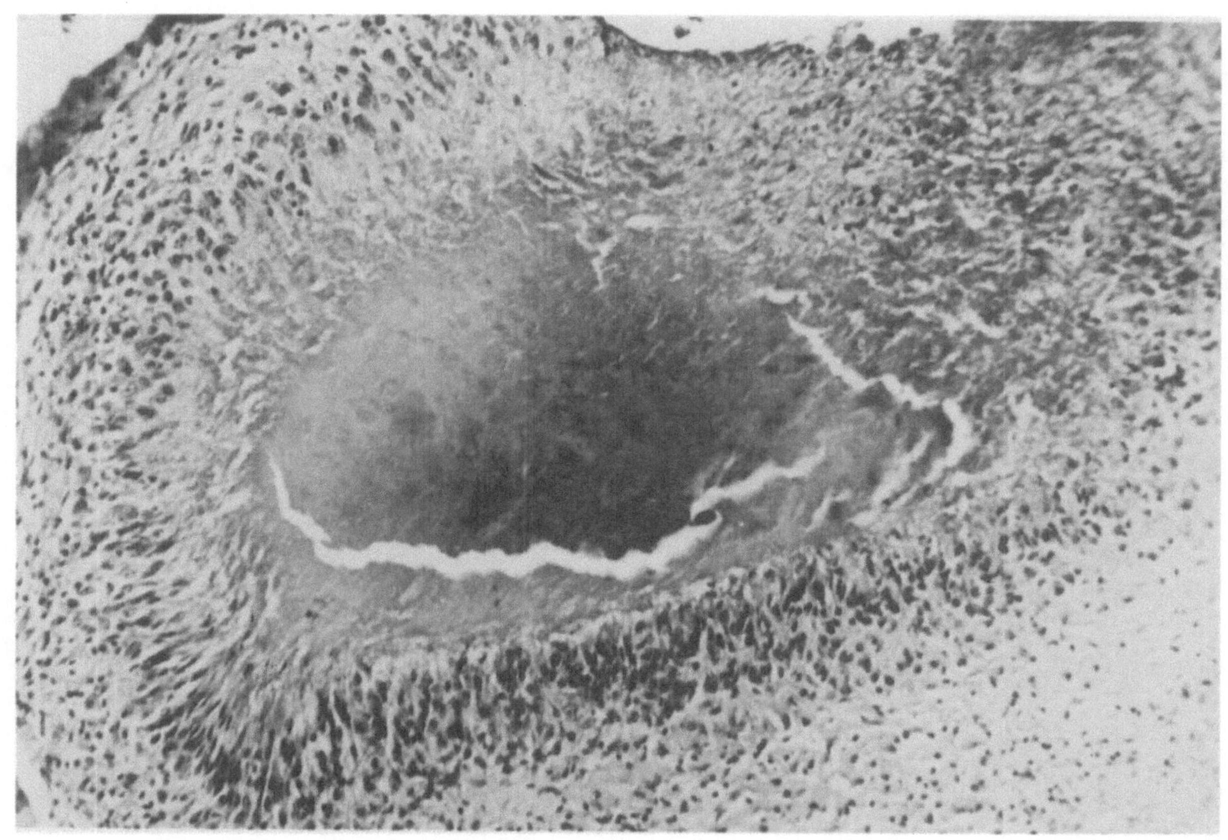

CP-Nekrose in einer Synovialzotte. Die Nekrose berührt die erodierte Zottenober-
fläche

Abb. 183
Chronische Polyarthritis

Zur Synovialoberfläche hin geöffnete CP-Nekrose mit aufgelagertem Fibrin

Abb. 184
Chronische Polyarthritis

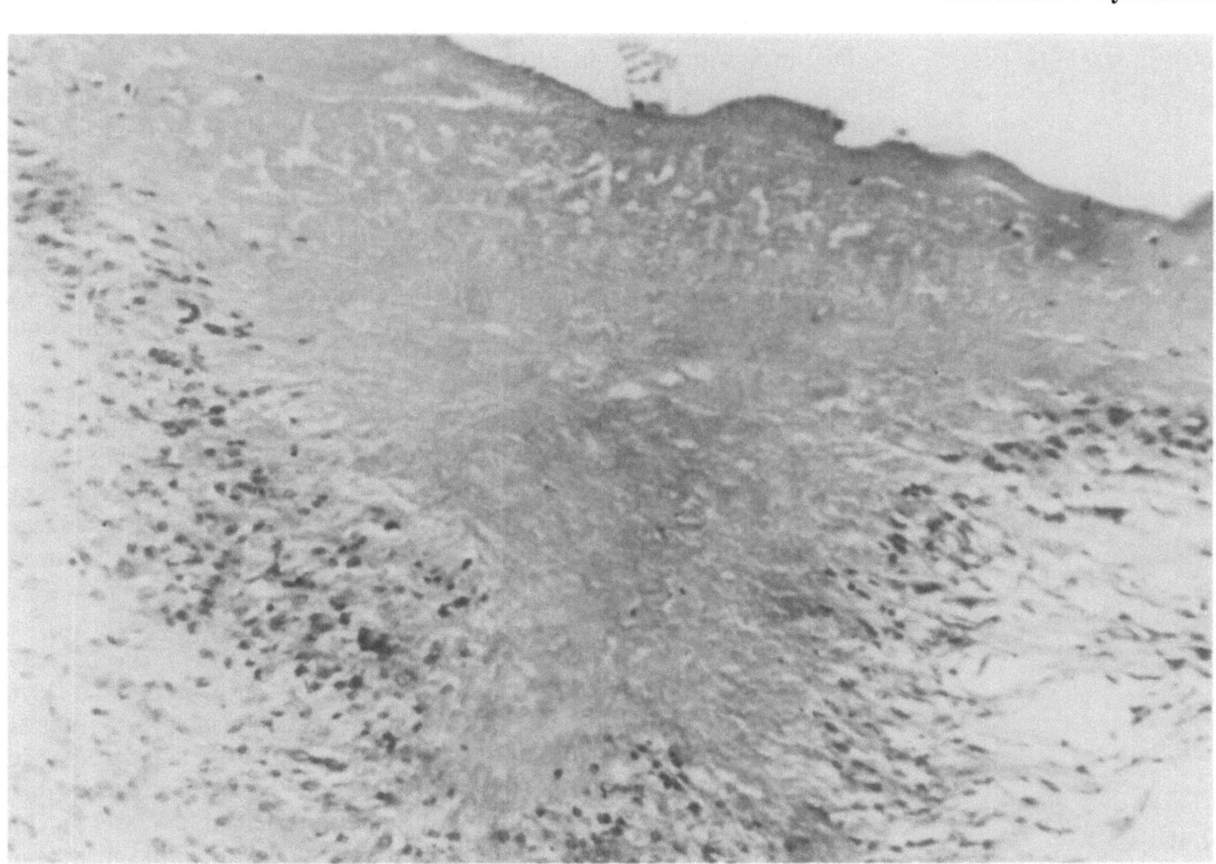

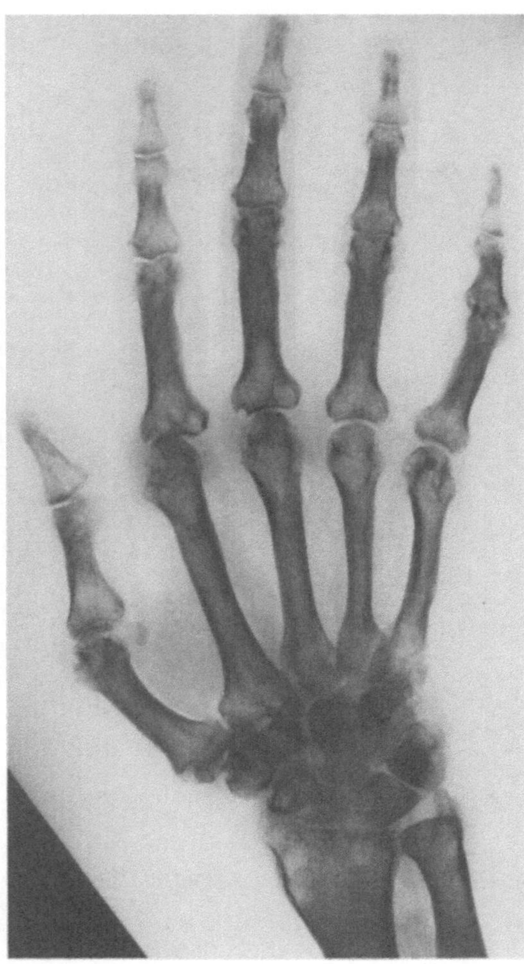

Destruierende Polyarthritis an Fingermittel- und -grundgelenken mit gelenknaher Osteoporose

Die im Stratum synoviale liegenden CP-Nekrosen können die Oberfläche erreichen und ihren nekrotischen Inhalt dann in die Gelenkhöhle entleeren (Abb. 183). Es entstehen auf diese Weise Bilder, die histologisch unter Umständen schwer zu deuten sind, weil hierbei die Deckzellschicht lückenlos in die verbleibende Palisade der Nekrose übergehen kann (Abb. 184). Beide Zellformationen zeigen eine große Ähnlichkeit. Das Bild einer solchen Nekrose kann auch dadurch vorgetäuscht werden, daß Fibrin einer Synovialbucht anliegt und von palisadenartig gewucherten Deckzellen umgeben wird. Der Nachweis von abgestorbenen Gewebsstrukturen kann vor einer solchen Verwechslung schützen.

Gelenknahe Osteoporose

Bereits in frühen Stadien der Chronischen Polyarthritis läßt sich röntgenologisch die bandförmige, subchondrale Osteoporose nachweisen (Abb. 185). Hand in Hand gehen damit eine Lockerung des örtlichen Bandapparates, ein Schwund der Muskulatur und eine Atrophie der darüberliegenden Haut. Diese Osteoporose ist weder durch Inaktivität des Gelenkes noch durch Eindringen proliferierender Zellformationen von den Rezessus her zu erklären, da beide Faktoren in den frühesten Stadien der Erkrankung noch keine Rolle spielen können.

Veränderungen im Knochenmark

Man muß daraus schließen, daß sich im gelenknahen Knochenmark selbst Veränderungen abspielen, die zu einer Atrophie der örtlichen Knochenbälkchen führen. In diesem Zusammenhang müssen die Befunde von ○ BURKHARDT (1970) erwähnt werden. BURKHARDT beschreibt dichte, lympho-plasmozytäre Infiltrate und eine deutliche Vermehrung der Mastzellen im Knochenmark und gleichzeitigen Schwund der Knochenbälkchen im Biopsiematerial von Patienten mit Chronischer Polyarthritis (Abb. 186). Hand in Hand mit der pathologischen Umwandlung des Knochenmarks, die durch lympho-plasmozytäre Infiltrate gekenn-

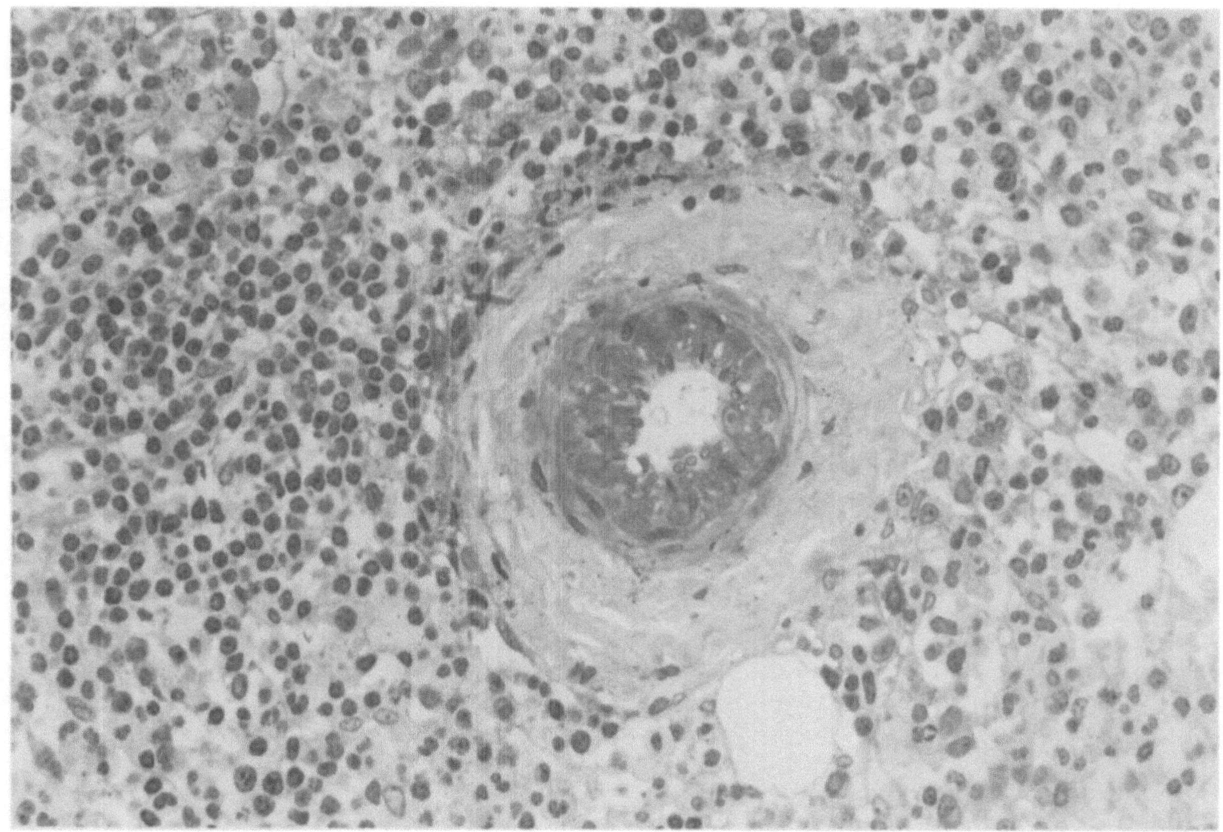

Hyalinose und adventitielle Sklerose einer Knochenmarksarterie mit umgebender lympho-plasmozytärer Infiltration. (BURKHARDT, 1967)

Abb. 186
Chronische Polyarthritis

zeichnet ist, geht ein Schwund des ortsständigen, blutbildenden Gewebes. BURK-HARDT beschreibt weiterhin fibrinoide Markveränderungen in der Umgebung nekrotischer Blutkapillaren.

Die Befunde, die BURKHARDT am Beckenkamm von Patienten mit Chronischer Polyarthritis erhoben hat, stehen in grundsätzlichem Einklang mit den Beobachtungen anderer Autoren. Wir selbst sahen ausgedehnte Fibrinseen mit Untergang des subchondralen Markgewebes im Bereich eines Sternokostalgelenkes bei juveniler Chronischer Polyarthritis, ohne daß eine Kommunikation zwischen Mark und Gelenkraum bestand (Abb. 187).

Es scheint demnach der Schluß erlaubt, daß synchron mit den frühen exsudativen Vorgängen an der Synovialis ödematöse und infiltrative Prozesse in den gelenknahen Räumen des Knochenmarks ablaufen.

Wenn der entzündlich-destruktive Gelenkprozeß fortschreitet, tritt zu dieser initialen Form der Osteoporose, die durch pathologische Vorgänge im Mark selbst ausgelöst wird, ein ausgeprägter Schwund der Knochenbälkchen und eine Verschmälerung der Kortikalis. Die Ursache hierfür ist in der schmerzbedingten Ruhigstellung des Gelenkes zu sehen. Es handelt sich also um eine Inaktivitätsosteoporose, die unabhängig von einer etwaigen Glukokortikosteroid-Therapie auftritt.

Bricht das entzündlich proliferierende Gewebe vom Gelenkspalt her durch den zerstörten Knorpel in den Markraum ein (Abb. 188), so bilden sich röntgenologisch erkennbare Pseudozysten. Es handelt sich dabei um örtliche Zerstörungen der Spongiosa durch eindringendes Granulationsgewebe. Auch die unter Druck stehende Synovialflüssigkeit, welche in den eröffneten Markraum eindringt, dürfte bei der Ausbildung der Pseudozysten eine Rolle spielen.

Der hohe Innendruck, der besonders bei der Beugung des Kniegelenks entsteht, gilt nach den Untersuchungen von × DIXON und GRANT (1964) als mechanische Ursache für die subchondrale Knochenzerstörung.

**Inaktivitäts-
osteoporose**

Pseudozysten

_____________ 141

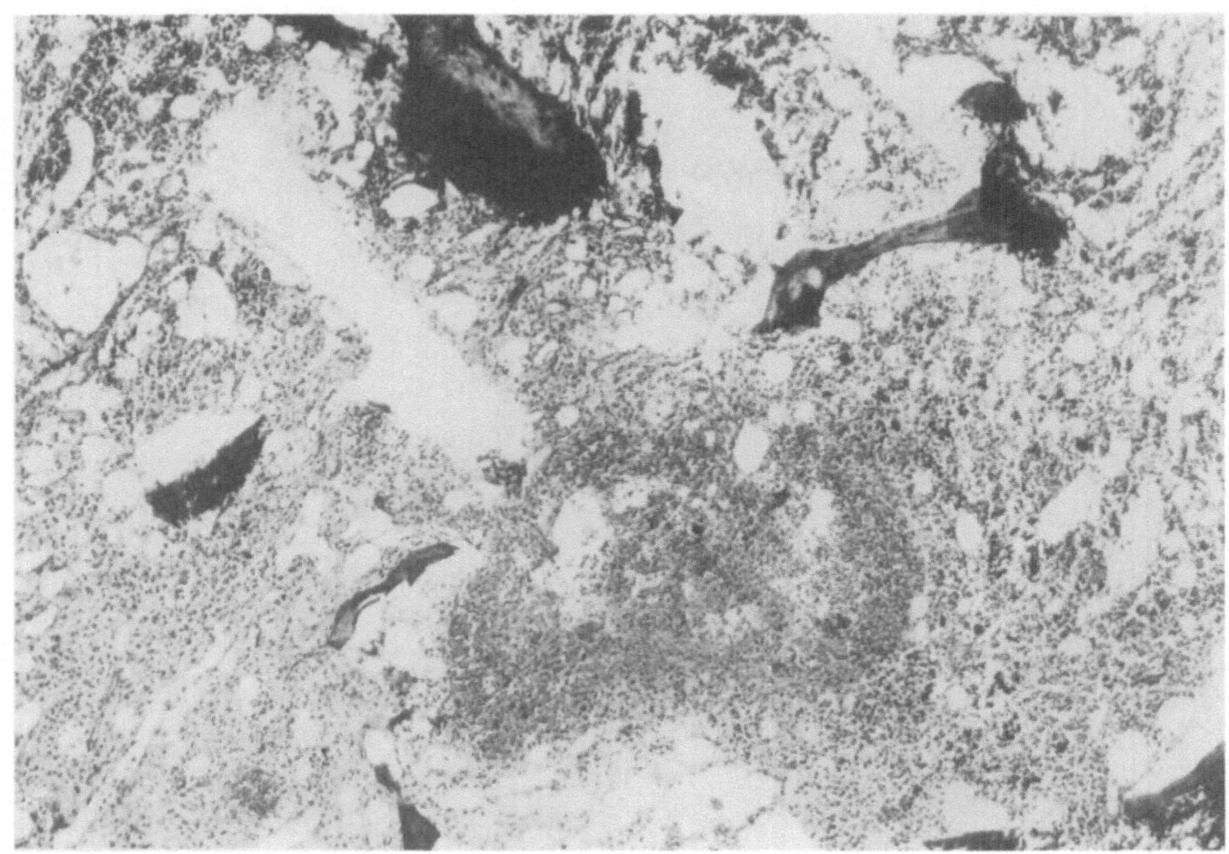

Abb. 187
Juvenile Chronische
Polyarthritis

Großer Fibrinherd im gelenknahen Knochenmark. Ausgeprägte Osteoporose

Abb. 188
Chronische Polyarthritis

Schwere destruierende Arthritis. Gelenkknorpel und angrenzendes Knochengewebe sind zugrundegegangen. Das entzündlich-proliferierende Gewebe bricht in den Markraum ein

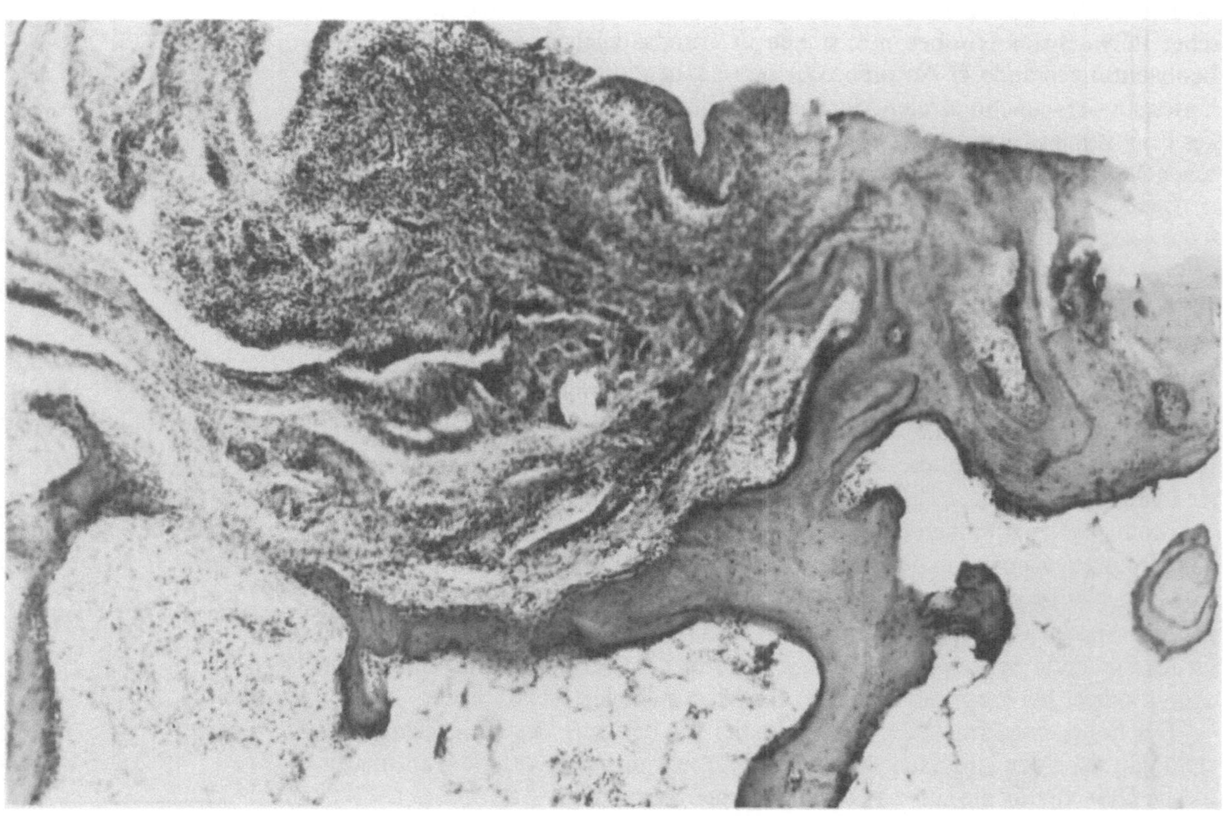

Nach röntgenologischer Erfahrung (SCHILLING, 1973c; MARTEL *et al.*, 1965) sind synovialisfreie Stellen („bare areas") der Kortikalis im Bereich der Rezessus für den Einbruch des zellreichen Gewebes besonders disponiert. Von hier aus können zystenartige Knocheneinbrüche ihren Ausgang nehmen.

Der Einbruch des Granulationsgewebes vom Gelenk her in den Epiphysen-knorpel kann bei jugendlichen CP-Patienten zu örtlichen und systematisierten Wachstumsstörungen („rheumatischer Zwergwuchs") führen (KIENBÖCK, 1929). Diese Störung muß jedoch abgegrenzt werden gegen die Zwergwuchsformen, die bei Still-Patienten nach langdauernder Glukokortikosteroid- oder ACTH-Therapie erfolgen.

Auch die Zwischenwirbelscheiben im Hals- und Brustbereich können im Rahmen der Chronischen Polyarthritis entzündlich erkranken. Nach neueren Untersuchungen von BALL (1971) scheint die Diszitis an der Halswirbelsäule im Rahmen der Chronischen Polyarthritis durch das Übergreifen einer Unkover-tebralarthritis auf die Zwischenwirbelscheiben zu entstehen. Analog dazu sollen nach o BYWATERS (1973) ähnliche Veränderungen von Läsionen der Kostoverte-bralscheiben ausgehen können.

5.3. Bursen und Sehnenscheiden

Ebenso wie die Gelenkhöhlen gehören Sehnenscheiden und Schleimbeutel zu den Spalträumen des Mesoderms. Grundsätzlich entstehen die etwa 300 Schleim-beutel des Menschen nach der Geburt. Eine Ausnahme macht die Bursa subacro-mialis, die bereits beim Neugeborenen nachweisbar ist.

Man kann daraus schließen, daß die Bursen sich unter mechanischen Einflüs-sen entwickeln. Sie entstehen durch Spaltbildung in netzartigen, embryonalen Zellverbänden (o RETTERER, 1895). Der voll entwickelte Schleimbeutel bildet eine Art Wasserkissen, welches Sehnen, Faszien oder Haut das Gleiten über den periostbedeckten Knochen ermöglicht. Der Wandbau des Schleimbeutels entspricht, wie es von der Genese her verständlich ist, demjenigen der Gelenkkap-sel. Die synoviale Auskleidung besitzt auch hier keine Basalmembran.

Die Schleimbeutel neigen infolge ihrer mechanischen Beanspruchung zu aku-ten und chronischen Entzündungen mit Fibrinexsudation, Zellproliferation und Wandumbau. Darüber hinaus können die Schleimbeutel im Rahmen der Chroni-schen Polyarthritis entzündlich miterkranken. Die Bursen der Kniekehle und des Ellbogens sind hierbei bevorzugt befallen. Die Häufigkeit des Bursenbefalls bei der Chronischen Polyarthritis liegt bei mindestens 5% (GAMP u. SCHILLING, 1966).

Die Chronische Polyarthritis befällt vorzugsweise die Bursen im Bereich der Kniekehle, die Bursa olecrani, die Bursa subacromialis, die Bursa supradel-toidea und die Bursa subachillea.

In einigen Fällen können Bursen und Gelenkhöhlen miteinander kommuni-zieren. Dies weist auf die enge Verwandtschaft beider Hohlräume hin. Kommu-nikationen bestehen im Bereich der Bursa suprapatellaris („oberer Rezessus") und sind auch im Bereich der Bursa infrapatellaris möglich.

Der in den Gelenken bestehende Flüssigkeitsdruck kann zu einer zystenarti-gen Ausstülpung der Gelenkkapsel führen.

Besonders klinisches Interesse besitzt die Bakerzyste im Poplitealbereich. Es handelt sich dabei um eine äußerlich sichtbare Aussackung der hier präexi-stenten Bursa unter Einwirkung des Kniegelenkinnendruckes. Arthrographisch läßt sich ein klappenähnlicher Mechanismus nachweisen, der bei der Beugung des Gelenkes die Flüssigkeit in die Zyste preßt, aber einen Rückfluß verhindert. Der im Rahmen der Chronischen Polyarthritis auftretende entzündliche Erguß kann zu einer extremen Auftreibung der Zyste führen (Abb. 189). Diese kann platzen, wobei sich die Flüssigkeit in das subkutane Bindegewebe ergießt.

Die Wand der Bakerzyste ist derb und fibrös. Ihr Stratum synoviale unter-scheidet sich von der üblichen Gelenkinnenhaut nur durch das Fehlen der Zotten.

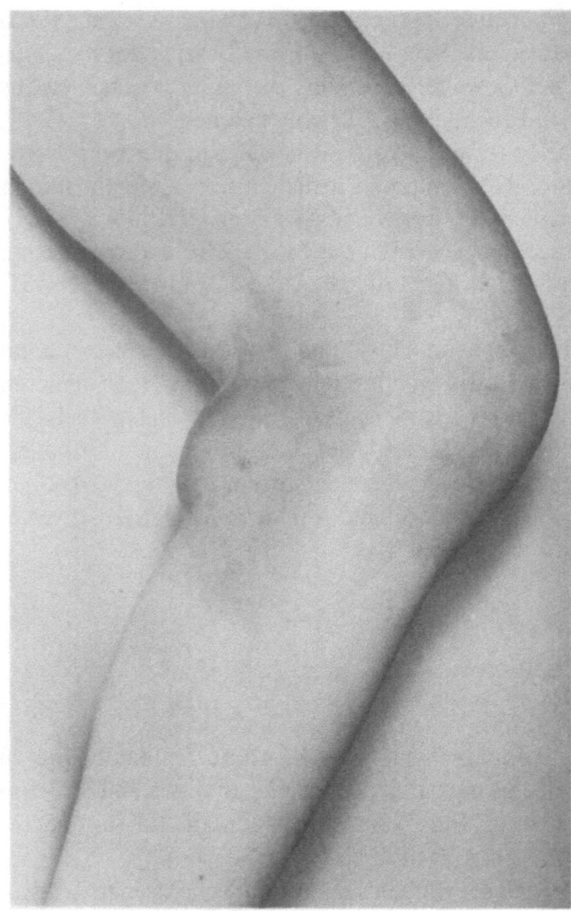

Große, prallgefüllte Bakerzyste bei einer Patientin mit Chronischer Polyarthritis.
(Bild: N. GSCHWEND, *Klinik Wilhelm Schulthess, Zürich)*

Dementsprechend findet man hier alle Stadien der exsudativ-produktiven Entzündung, Synovialzellproliferation, lympho-plasmozytäre Infiltrate und CP-Nekrosen.

Sehnenscheiden

Sehnenscheiden sind um Sehnen herumgelegte Schleimbeutel (o BRAUS u. ELZE, 1954). Auch hierbei bewegen sich zwei Synovialflächen durch einen Flüssigkeitsfilm getrennt gegeneinander und ermöglichen so das reibungslose Gleiten der Sehnen über festen Unterlagen.

Beteiligung der Sehnenscheiden bei Chronischer Polyarthritis

Im Rahmen der Chronischen Polyarthritis können die Sehnenscheiden der Fingerbeuger bereits früh miterkranken. Die Sehnenscheiden erweitern sich dabei, von Exsudat gefüllt, sackförmig und wölben sich von außen deutlich erkennbar vor. Wenn eine Tendovaginitis längere Zeit besteht, kann die Synovitis auf die Sehnen übergreifen. Die kollagene Faserstruktur kann dabei so weitgehend zerstört werden, daß die Sehne rupturiert (Abb. 190).

Auch das Karpaltunnelsyndrom ist Folge einer Tenosynovitis, die häufig im Rahmen der Chronischen Polyarthritis auftritt. Durch den von den umliegenden Handwurzelknochen gebildeten und vom Ligamentum carpi transversum nach volar abgeschlossenen Karpaltunnel ziehen Sehnen und Sehnenscheiden der Fingerbeuger und des Nervus medianus (Abb. 191). Schwellen die entzündeten Sehnenscheiden an, so führt dies zu einer Einengung des Tunnels und zu einer Kompression des Nervus medianus. Folgen sind Funktionsbeeinträchtigung der Finger und erhebliche Schmerzen im Innervationsgebiet, ferner Daumenballenatrophie und Sensibilitätsverlust. Rechtzeitige operative Entfernung der entzündlich veränderten Sehnenscheiden und Dekompression des Nervus medianus vermögen das Auftreten stärkerer Ausfallserscheinungen zu verhindern (Abb. 191).

Histologisch zeigen Bursen und Sehnenscheiden grundsätzlich gleichartige Veränderungen, wie wir sie an der Synovialis des Gelenkes beschrieben haben.

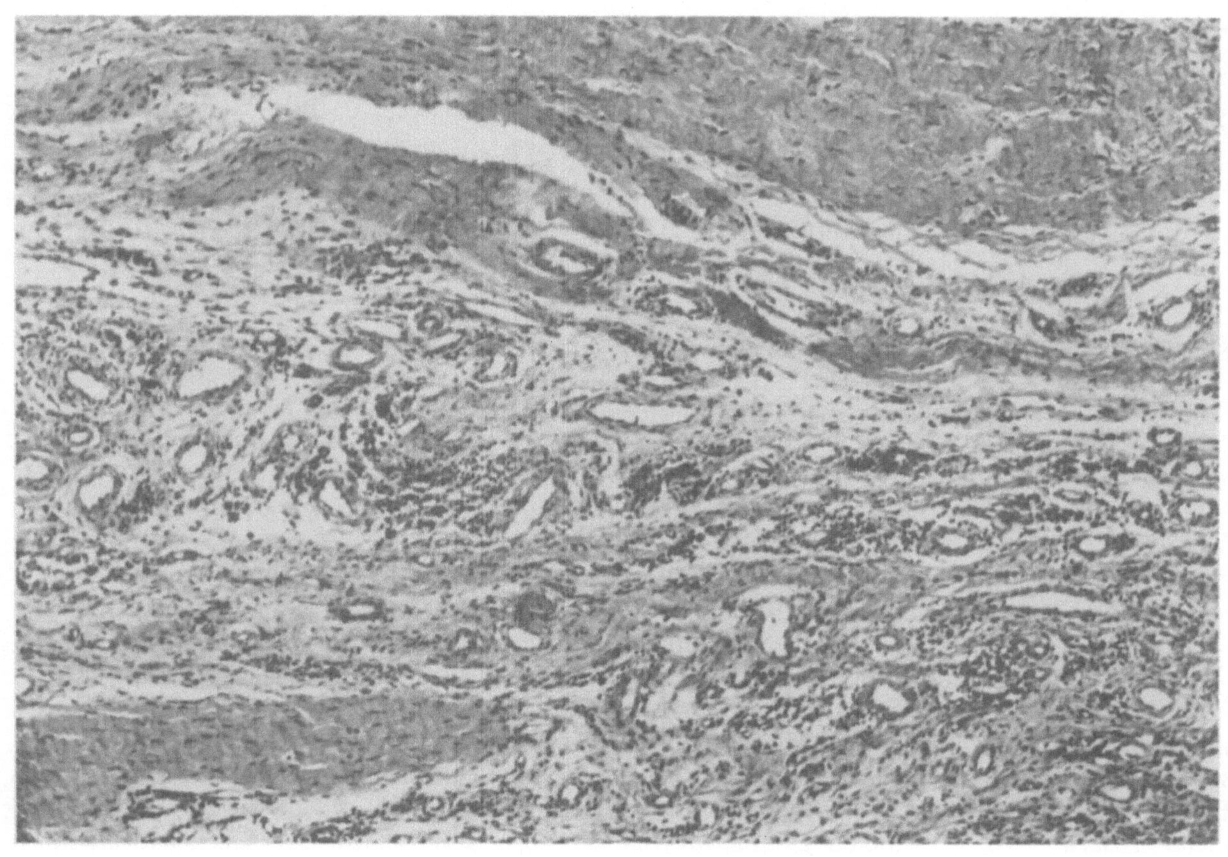

**Abb. 190
Chronische
Polyarthritis**

Gefäßreiches Narbengewebe mit Lymphozyten und Plasmazellen im Rahmen einer chronischen Tendinitis, die zur Sehnenruptur führte

Ausgeprägter Medianuskompressionseffekt nach Tenosynovektomie unter dem resezierten Ligamentum c.t. mit Auftreibung des Nerven distal und proximal. (Cobraneck-Phänomen nach VAINIO*). (*WESSINGHAGE, 1970)

**Abb.191
Chronische Polyarthritis**

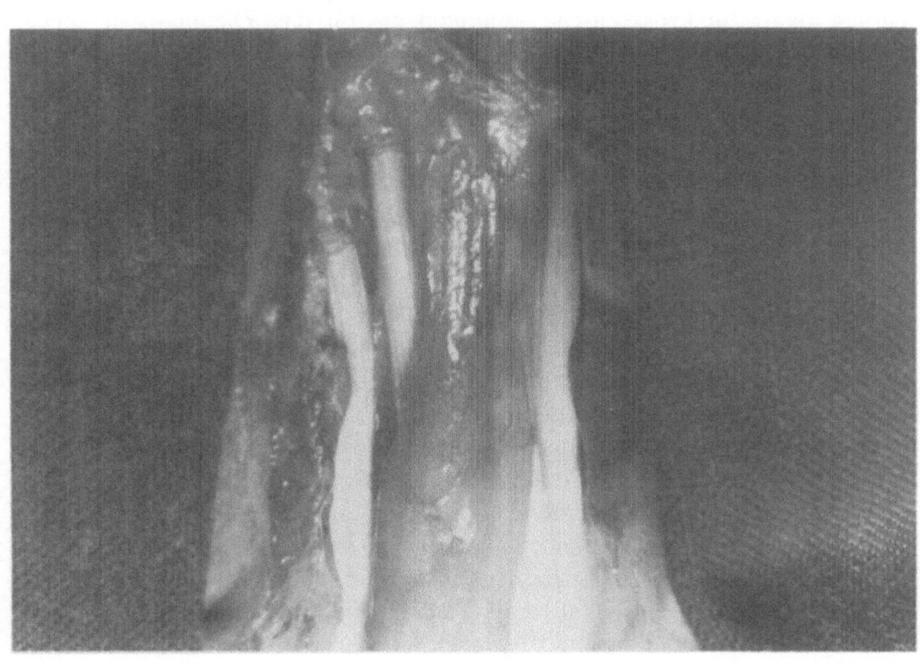

Neben exsudativ-proliferativ-entzündlichen Prozessen finden sich bei seropositiven Patienten nicht selten CP-Nekrosen mit charakteristischer Palisade.

5.4. Hautknoten

Erste Beschreibungen

Bereits 1812 beschreibt W. Ch. Wells rheumatische Hautknoten (Abb. 192). Auch Hilliers (1868) und ○ Jaccoud (1874) waren Hautknoten als Teilerscheinung bekannt. Die erste ausführliche Schilderung stammt von Meynet, der 1875 in der Medizinischen Gesellschaft von Lyon einen 14jährigen Knaben vorstellte, bei dem im Verlauf eines „gelenkrheumatischen" Schubes zahlreiche, den Sehnen aufsitzende, linsen- bis erbsengroße Knötchen an Hand-, Arm-, Fußgelenken, an der Stirn- und Kopfschwarte und entlang der Wirbelsäule aufgetreten waren. Sie waren innerhalb weniger Tage aufgeschossen und verschwanden bald darauf wieder. Seit dieser Schilderung durch Meynet wurden solche Knoten im Verlauf eines „Gelenkrheumatismus" oft gefunden und bald auch anatomisch untersucht. Von Rehn wurde erstmals die Bezeichnung „Rheumatismus nodosus" geprägt.

„Rheumaknoten" sowohl bei Rheumatischem Fieber als auch bei Chronischer Polyarthritis

Heute wissen wir, daß es sich hierbei um zwei verschiedene Phänomene handelt, nämlich die subkutanen Knoten beim Rheumatischen Fieber und die entsprechenden Knoten bei der Chronischen Polyarthritis. Schon bei der Erstbeschreibung durch Meynet handelt es sich zweifellos um einen Patienten mit Rheumatischem Fieber, bei dem multiple Hautknoten in einem einzigen Schub aufschossen. Der Begriff „Rheumatismus nodosus" dagegen hat sich als typisches Hautphänomen der Chronischen Polyarthritis eingebürgert.

Unitarische Betrachtungsweise von Klinge

Diese Verwirrung erklärt sich daraus, daß bis in die dreißiger Jahre unseres Jahrhunderts der sog. Gelenkrheumatismus als eine einheitliche Erkrankung mit akuter und chronischer Verlaufsform galt. Noch 1933 sieht ○ Klinge in seinen ausführlichen pathologisch-anatomischen Studien beide Krankheiten unter einem einheitlichen nosologischen Aspekt. Zu dieser Fehlbetrachtung haben gerade die subkutanen Knoten viel beigetragen. Klinge und seine Schüler hielten sie für das gemeinsam verbindende Stigma zwischen „akutem Gelenkrheumatismus" (Rheumatischem Fieber) und „chronischem Gelenkrheumatismus" (Chronischer Polyarthritis).

Der Nachweis von Fibrin und einer granulierenden Randreaktion in beiden Knotentypen verleitete zu dem Schluß, die Veränderungen in den subkutanen Knoten als das makroskopische Analogon des für das Rheumatische Fieber gültigen Klinge-Zyklus „Fibrinoid — Granulom — Narbe" anzusehen.

Unterschiedliche histologische Struktur bei RHF- und CP-Knoten

Auf diese Weise wurden die Hautknoten zu Stützen einer unitarischen Betrachtung zweier grundsätzlich verschiedener Krankheiten. Wir wissen jedoch, besonders nach den Untersuchungen von ○ Collins (1937, 1949), ○ Keil (1938) und ○ Bywaters *et al.* (1958), daß beide Knoten sich nicht nur in der Form des Auftretens (beim Rheumatischen Fieber flüchtig, bei der Chronischen Polyarthritis lange bestehend), sondern auch in ihrer morphologischen Struktur wesentlich unterscheiden.

Vorkommen und Sitz des Knotens bei Chronischer Polyarthritis

Subkutane Knoten treten bei etwa 20% der Patienten mit Chronischer Polyarthritis auf. Es verdient dabei besondere Beachtung, daß bei diesen Patienten im allgemeinen der Rheumafaktoren-Nachweis positiv ist. Die subkutanen Knoten bevorzugen mechanisch exponierte Stellen. Ihr typischer Sitz ist über den Processus olecrani und der Ulnakante. Seltener findet man sie in der Gegend über dem Hinterhaupt, dem Sitzbein, dem Oberschenkel und dem Schienbein. Sie liegen ferner über den Köpfchen der Finger- und Metakarpalknochen. Es

Bedeutung mechanischer Faktoren

kann kein Zweifel daran bestehen, daß durch eine mechanische lokale Traumatisierung die Entstehung der Knoten begünstigt wird. Bei den oben angeführten Prädilektionsstellen liegen Haut und Faszie ungepolstert zwischen mechanischem Außendruck und darunterliegenden Knochen.

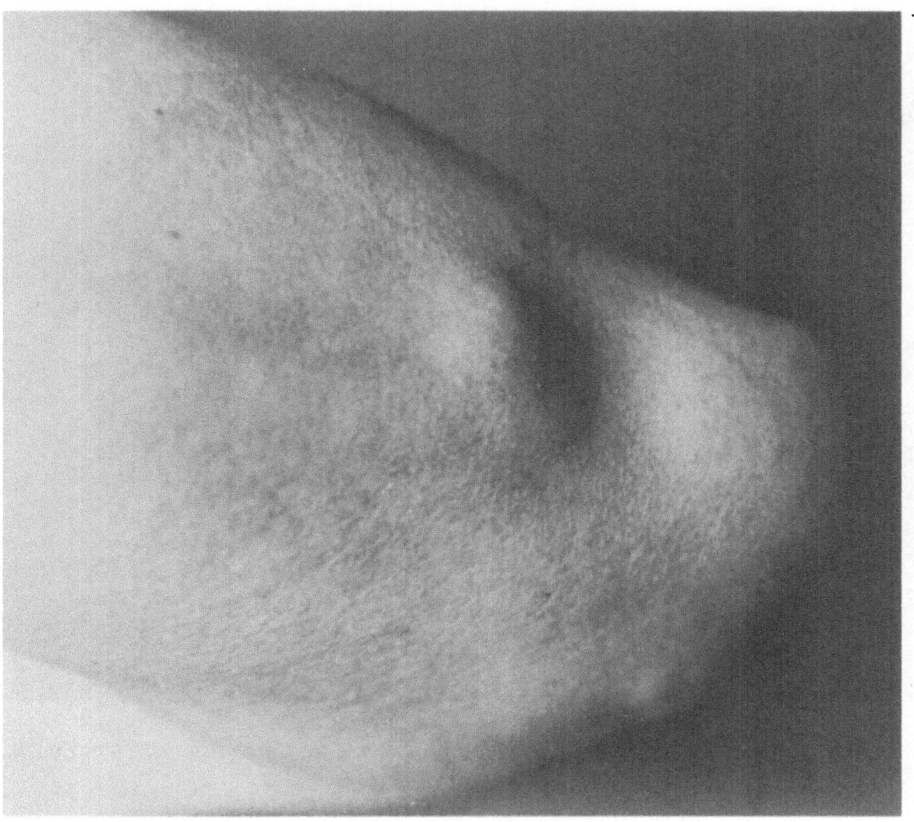

Rheumatismus nodosus an der Vorderkante der Ulna. Außerdem besteht eine Bursitis olecrani

Subkutane CP-Nekrose (Rheumaknoten) mit Vorwölbung gegen die Kutis

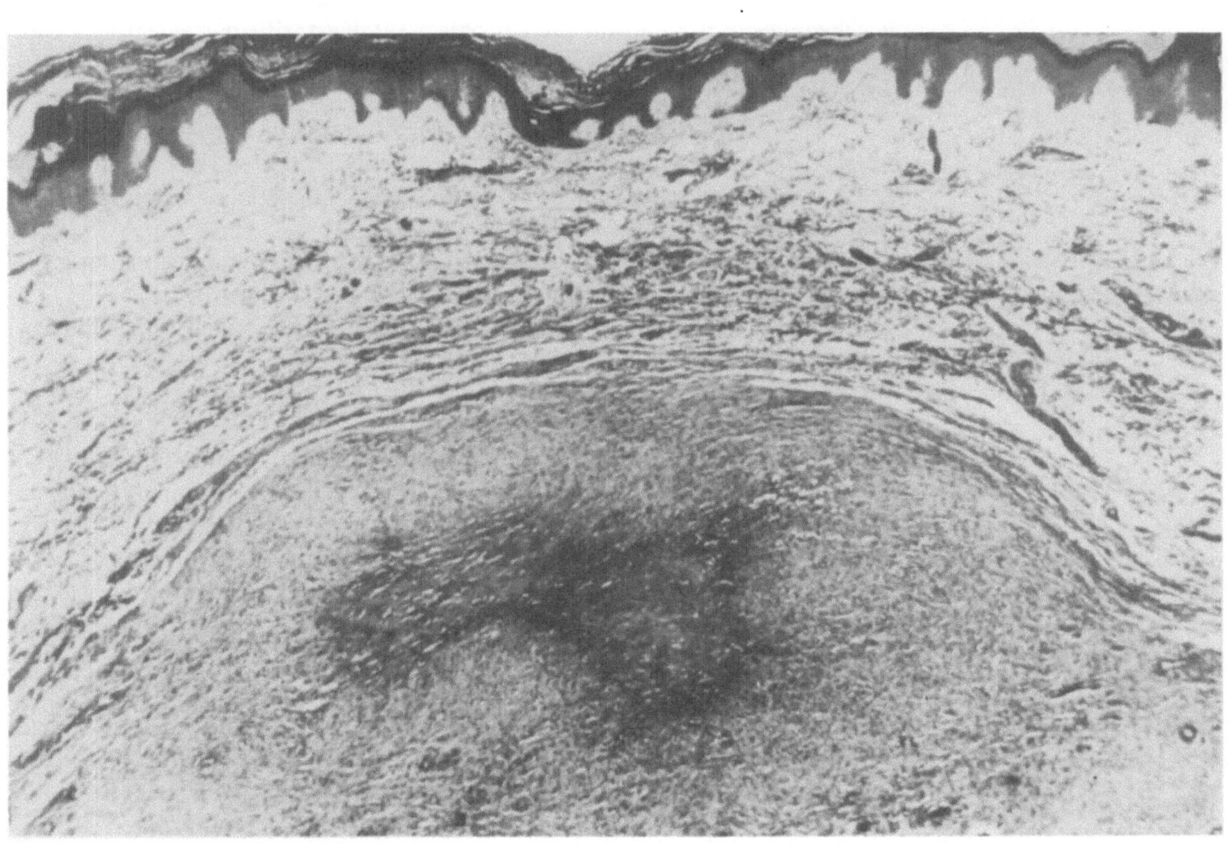

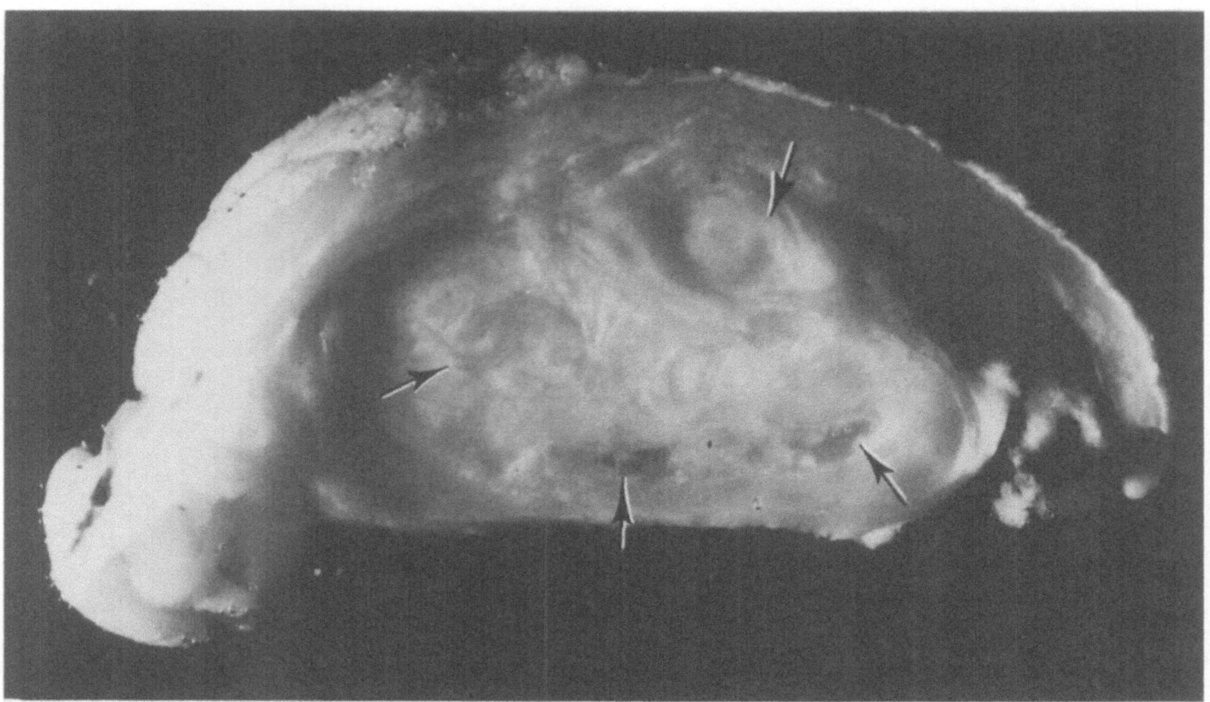

Abb. 194
Chronische Polyarthritis

Schnittfläche eines subkutanen Rheumaknotens mit mehreren nekrotischen Zentren (Pfeile)

Bekannt ist die Entstehung von Rheumaknoten an mechanisch stark belasteten Stellen der Finger. Strenggenommen handelt es sich bei den Hautknoten, die im Rahmen der Chronischen Polyarthritis auftreten, um Prozesse, die sich überwiegend in der Subkutis und den darunterliegenden Faszien ausbilden, seltener dagegen im tiefen Korium selbst (Abb. 193). Die Bezeichnung „Hautknoten", „Rheumaknoten" oder „Rheumatismus nodosus" verdienen sie lediglich, weil sie die Hautoberfläche vorwölben und so äußerlich sichtbar werden.

Wir sehen das eigentlich spezifische Stigma in der zentralen Nekrose und der umgebenden Zellpalisade. Da dieses Bild grundsätzlich in den verschiedenen Geweben gleichartig und für die Chronische Polyarthritis das eigentliche Charakteristikum ist, sprechen wir im allgemeinen von „CP-Nekrosen" (○ FASSBENDER, 1970).

Die subkutanen Knoten wachsen langsam und sind im allgemeinen indolent. Ihre Konsistenz nimmt mit dem Alter der Veränderung zu. Die Schnittfläche des Knotens hat eine weißlich-gelbe Farbe. Das Zentrum kann weich und unter Umständen verflüssigt sein (Abb. 194).

Histologischer Bau des Rheumaknotens

Mikroskopisch läßt ein einzelner Knoten oft mehrere, unregelmäßig große Nekrosefelder erkennen, die miteinander konfluieren können.

Allgemein werden im Rheumaknoten folgende drei Zonen unterschieden:
1. das nekrotische Zentrum,
2. der umgebende Zellwall,
3. das faser- und gefäßreiche Randgebiet.

Das nekrotische Zentrum ist weitgehend homogen. In frühen Fällen erkennt man noch ursprüngliche lokale Strukturen. Man findet Kerntrümmer, Kollagenfaserreste und streifenförmige Fibrineinlagerungen (Abb. 195–197). Darüber hinaus enthält die Nekrose Neutralfette, Phospholipide und Cholesterin sowie Glykosaminglykan, welches mit der Alzianblautechnik nachzuweisen ist, und andere Plasmaproteine, proteolytische Enzyme und Enzyme lysosomaler Herkunft (○ MALDYK u. KALCZAK 1968; BURSTONE, 1956).

Elektronenoptische Befunde am nekrotischen Zentrum

Elektronenoptische Untersuchungen der Nekrosen (○ GIESEKING et al., 1969) haben die lichtmikroskopischen Befunde grundsätzlich bestätigt: In einem mehr oder weniger dichten Netzwerk aus Fibrin finden sich Zellfragmente, Kerntrümmer und spärliche Reste von kollagenen Fasern. Granulozyten, Bakterien oder Pilze konnten mit keiner bekannten Methodik nachgewiesen werden.

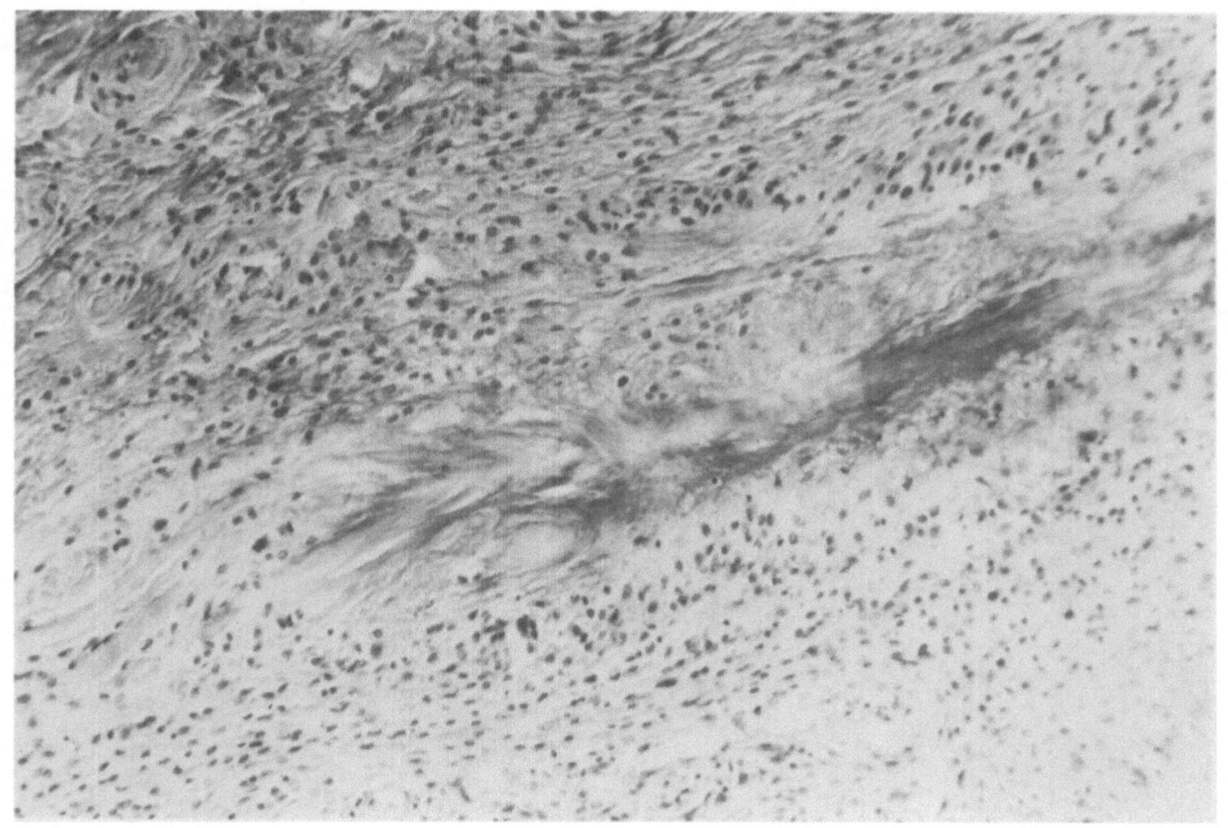

CP-Nekrose einzelner Kollagenfaserbündel in der Subkutis mit umgebender Bindegewebszellpalisade

Abb. 195
Chronische Polyarthritis

*Randgebiet einer CP-Nekrose. Man erkennt in der Nekrose abgestorbene Faser-
bündel. Die scharf abgesetzte Zellpalisade wird durch die Rißbildung besonders
deutlich*

Abb. 196
Chronische Polyarthritis

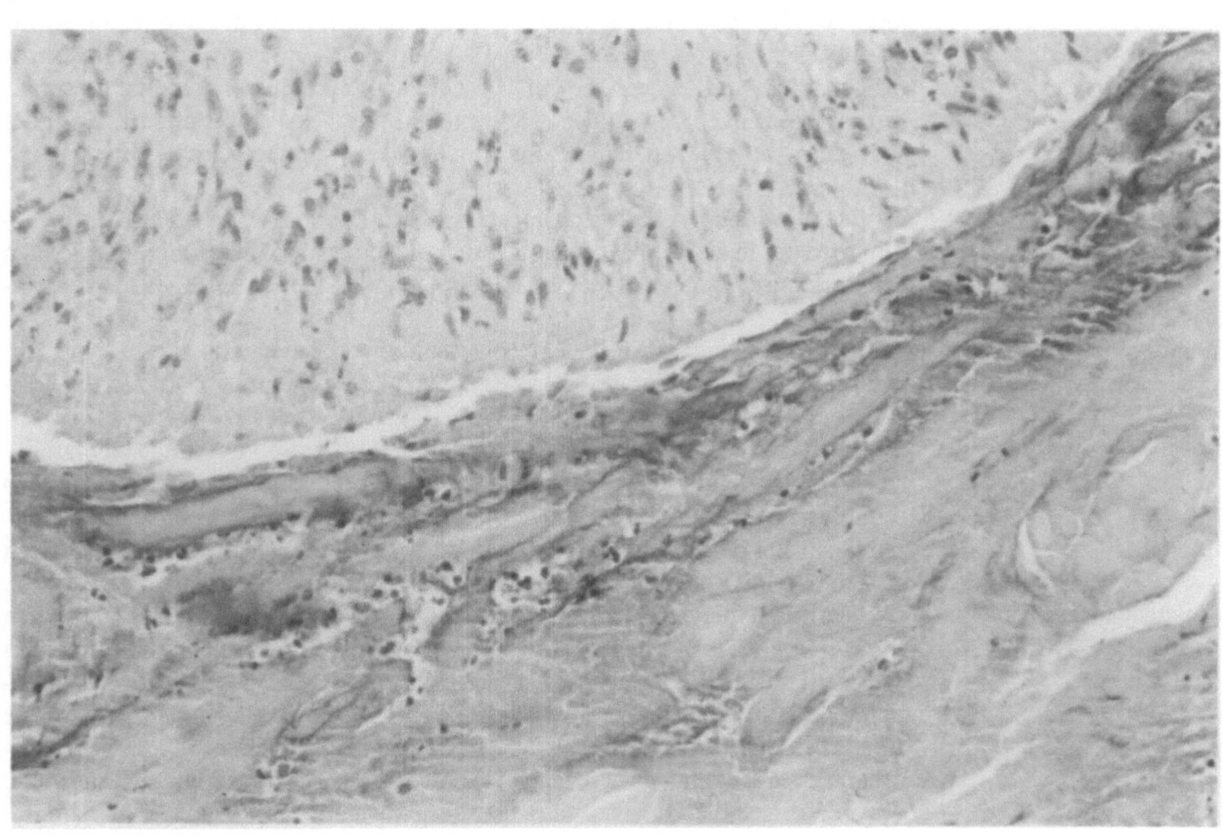

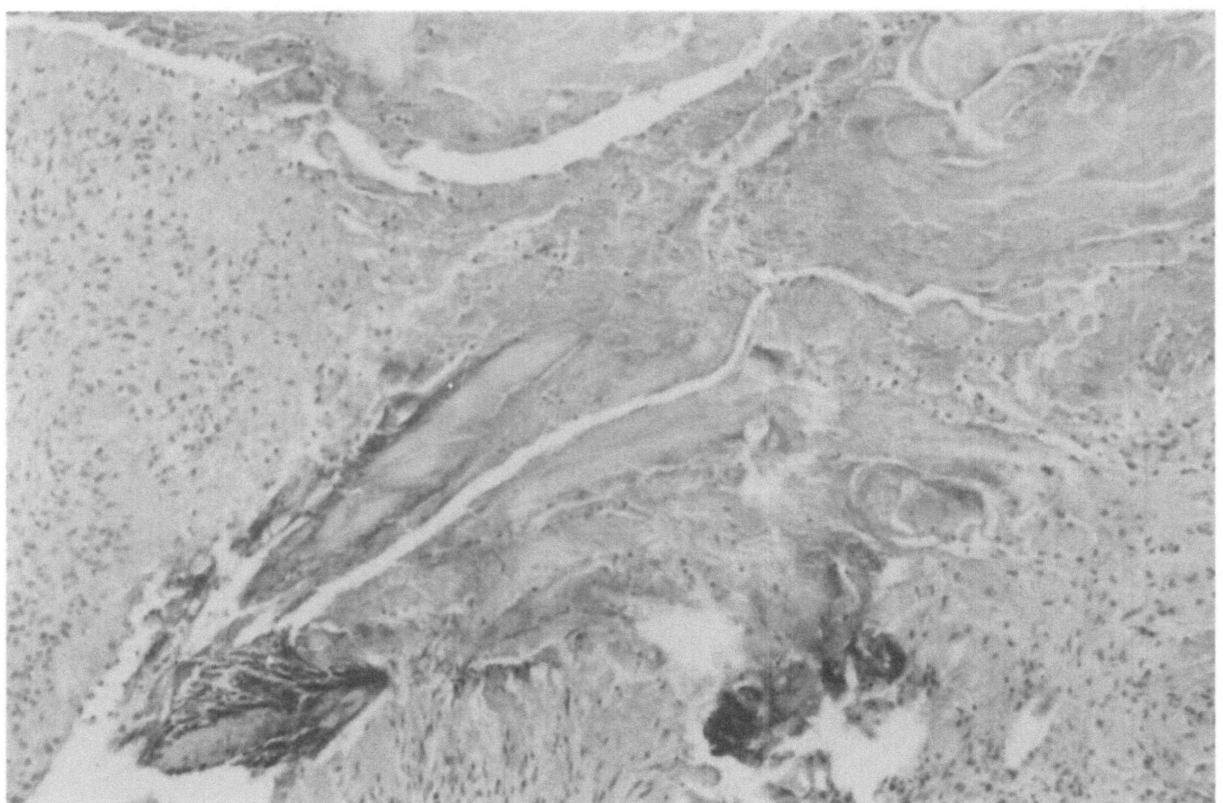

Ältere CP-Nekrose. Man erkennt im Zentrum nekrotische, dystrophisch verkalkte Kollagenfaserbündel

Charakteristische Zellpalisade

Das besondere Gepräge erfährt der Rheumaknoten durch die umgebende Schale aus dichtgelagerten, länglichen Bindegewebszellen. Diese Zellen sind radiär zum nekrotischen Kern hin gerichtet. Sie liegen, wenn der Zellwall voll entwickelt ist, in Form einer dichtgeschlossenen Palisade Zelle an Zelle (Abb. 198). Die Kerne variieren in Form und Größe, sie sind überwiegend oval bis länglich. Gelegentlich sieht man vereinzelte Mitosen. Die scharfe Trennlinie zwischen dem äußerst vitalen, bindegewebigen Zellsaum und dem nekrotischen Kern ist besonders eindrucksvoll. Man findet keine einsprossenden Fibroblasten oder Angioblasten. So entsteht der Eindruck, daß ein unbekannter Faktor das Eindringen der Bindegewebszellen in die Nekrose verhindert. Es bildet sich eine scharfe Grenzfläche, die jahrelang eine bindegewebige Organisation des toten Kerns verhindern kann.

Die schroffe Grenze zwischen totem Zentrum und höchst vitaler Zellformation wird durch die Beobachtungen von O LETTERER (1967) verständlich, wonach eine Immunreaktion entweder eine Zelle tötet oder aber zu verstärkter Proliferation anregt.

Schicksal der Nekrose

Im Laufe der Zeit kann die Nekrose verflüssigen, selten verkalken. Oberflächlich gelegene Herde können ulzerieren und den toten Inhalt nach außen abstoßen (Abb. 199).

Aus dem Gesagten ergibt sich, daß die CP-Nekrose vom umgebenden Gewebe wie ein Sequester behandelt wird, der durch eine dichte Zellschale aus radiär gelagerten Bindegewebszellen gegen den übrigen Organismus abgeschlossen wird. Bei den Palisadenzellen scheint es sich überwiegend um Histiozyten zu handeln, die eine deutliche Phosphataseaktivität erkennen lassen.

Entstehungsmechanismus der CP-Nekrose

Der Entstehungsmechanismus der CP-Nekrose war lange strittig. Unter dem Einfluß von KLINGE wurde eine Fibrindurchtränkung, ähnlich der fibrinoiden Verquellung im Bindegewebe des Herzmuskels, als Entstehungsursache angenommen. Ein solcher Vorgang bietet jedoch keine Erklärung für das totale Absterben der örtlichen Strukturen. Er würde darüber hinaus das Einsprossen organisierender Bindegewebszellen und die baldige Resorption und Vernarbung des Gewebsschadens eher begünstigen statt verhindern.

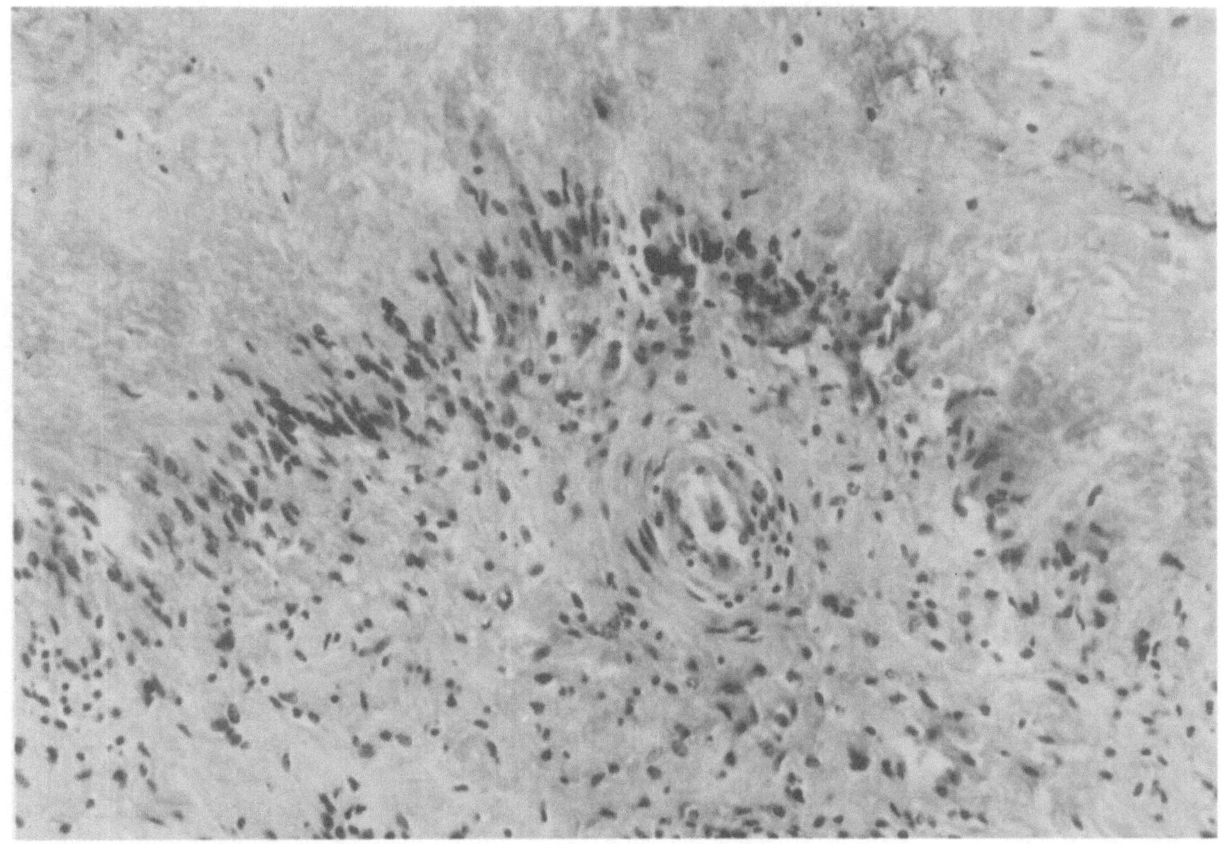

Dichte histiozytäre Zellpalisade am Rand der CP-Nekrose. (Hautknoten)

Abb. 198
Chronische Polyarthritis

Beginnende Verflüssigung der Nekrose, die von Granulozyten diffus durchsetzt wird

Abb. 199
Chronische Polyarthritis

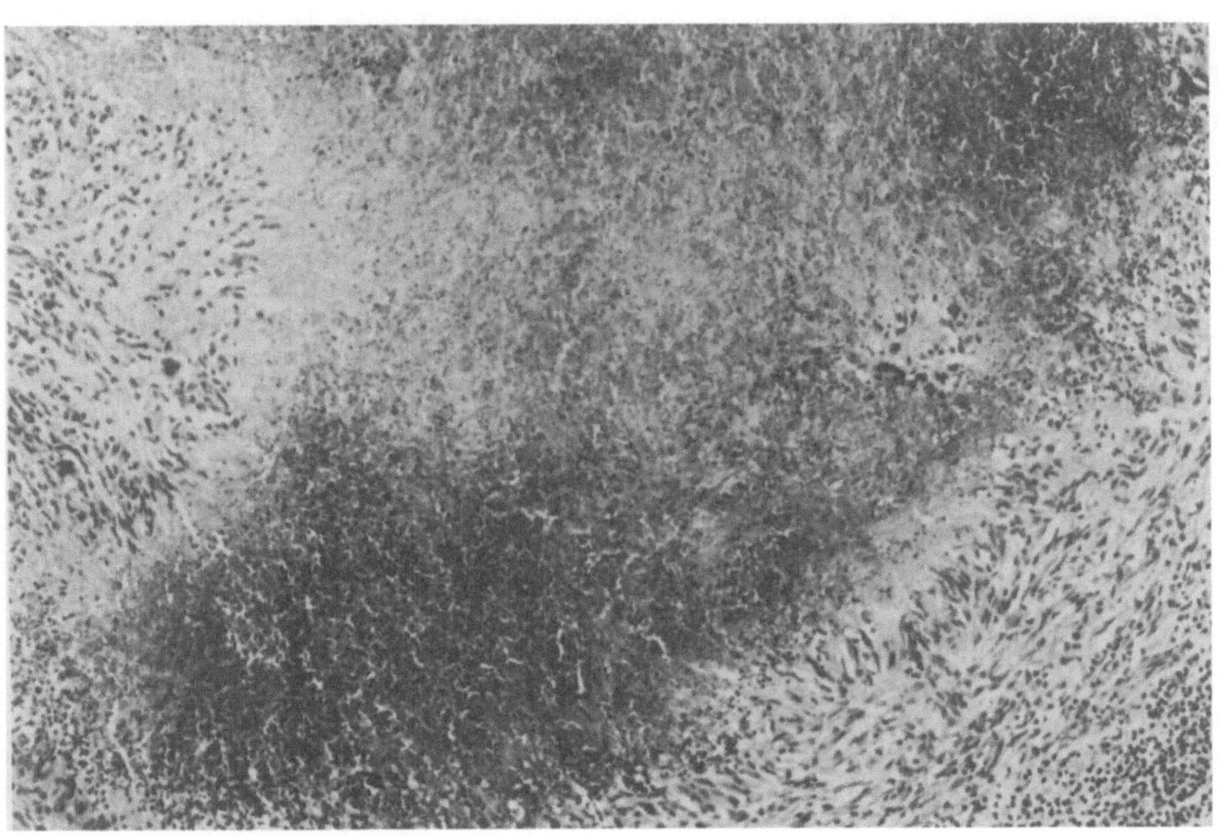

Wir glauben dagegen, daß Fibrininsudation und fibrinoide Verquellung der kollagenen Fasern wohl zur Ausbildung der Hautknoten beim Rheumatischen Fieber führen; der Fibringehalt der CP-Nekrose ist dagegen gering und wahrscheinlich auf eine sekundäre Gefäßschädigung, welche die Gewebsläsion begleitet, zurückzuführen.

Es wurde weiterhin versucht, den Gewebstod auf eine lokale Ischämie als Folge örtlicher Arterienverschlüsse zurückzuführen (○ BANNATYNE, 1896; ○ SOKOLOFF *et al.*, 1953a; ○ SOKOLOFF, 1963).

Die Richtigkeit dieser Infarkttheorie läßt sich am besten an CP-Nekrosen anderer Lokalisation überprüfen. So unterscheiden sich beispielsweise die dem subkutanen Knoten analogen Nekrosen im Herzmuskel von einem Herzinfarkt bereits durch ihre Form. Es ist weiterhin zu bedenken, daß beim Infarkt die absterbenden Herzmuskelfasern von einem Granulozytensaum umgeben werden, der bei der CP-Nekrose fehlt.

Der ischämische Infarkt wird vom Organismus nicht als Sequester behandelt, sondern im Gegenteil so schnell wie möglich resorbiert, organisiert und bindegewebig repariert.

Im Sehnengewebe konnten wir das herdförmige Absterben einzelner, verstreut liegender Kollagenfasern beobachten (Abb. 200 u. 201). Ein solcher isolierter Faseruntergang ist durch keinen entsprechenden Gefäßverschluß zu erklären.

Es wäre auch denkbar, daß die CP-Nekrose Folge einer toxischen oder infektiösen Schädigung ist. Für eine solche Theorie bieten die bisherigen Untersuchungen jedoch keinerlei Anhaltspunkte.

Nachdem für alle anderen Entstehungstheorien keine oder nur unzureichende Beweise sprechen, halten wir eine immunologische Ursache für wahrscheinlich. Die Untersuchungen von ○ ZUCKER-FRANKLIN (1968) sprechen dafür, daß die amorphen Massen im Zentrum Antigen-Antikörper-Komplexe enthalten. ○ NOWOSLAWSKI und BRYZOSKO (1967) fanden mit Immunfluoreszenztechnik im Innern der Nekrose IgG-IgM-Komplexe. Das Material liegt in Körnchen- und Klumpenform zwischen den erweiterten Spalten abgestorbener Kollagenfibrillen und bindet Rheumafaktoren und Meerschweinchenkomplement.

Wir glauben deshalb, daß der Gewebsuntergang in der CP-Nekrose Folge einer Autoimmunreaktion ist. Das IgG spielt dabei wahrscheinlich die Rolle des Autoantigens, die Rheumafaktoren diejenige des Autoantikörpers. Diese Erklärung steht in guter Übereinstimmung mit der klinischen Erfahrung, daß bei Patienten mit CP-Nekrosen der Nachweis der Rheumafaktoren grundsätzlich positiv ist.

Der nekrotische Kern der CP-Nekrose kann aus verschiedenartigen Geweben bestehen. Neben kollagenen Fasern kann die Nekrosezone Herzmuskelfasern, Gefäßwandstrukturen und Lungengewebe enthalten. Die Bindegewebszellpalisade dagegen zeigt grundsätzlich ein einheitliches Bild. Für die zentripetale Orientierung der Bindegewebszellen scheint ein Faktor verantwortlich zu sein, der in dem unterschiedlichen Material der verschiedenen Nekrosen enthalten ist. Wie bereits gesagt, glauben wir, daß es sich hierbei um IgG-IgM-Komplexe handelt. Einen interessanten Befund konnten wir im Stratum synoviale eines Patienten mit hochflorider, seropositiver Chronischer Polyarthritis erheben. Im mesenchymoid transformierten Synovialstroma fanden wir kleine, abgelöste Knorpelfragmente, die von einer dichten Zellpalisade schalenförmig umschlossen wurden (Abb. 202). Das tote Knorpelfragment spielte dabei die Rolle des nekrotischen Kerns. Die Zellpalisade entsprach völlig dem für die CP-Nekrose typischen Muster. Wir sehen hierin ein Modell für die Entstehung dieses Phänomens, weil hier mit Sicherheit eine entzündliche Genese oder eine primäre Fibrininsudation auszuschließen ist. Es ist dagegen wahrscheinlich, daß die Knorpelsubstanz Immunkomplexe enthält und die radiäre Zellformation immunologisch entstanden ist.

Die in der Bindegewebskapsel der Nekrose gelegenen Blutgefäße enthalten nach NOWOSLAWSKI Fibrin, ebenfalls mit IgG beladen, welches eine spezifische Affinität zu den Rheumafaktoren und zum Komplement erkennen läßt.

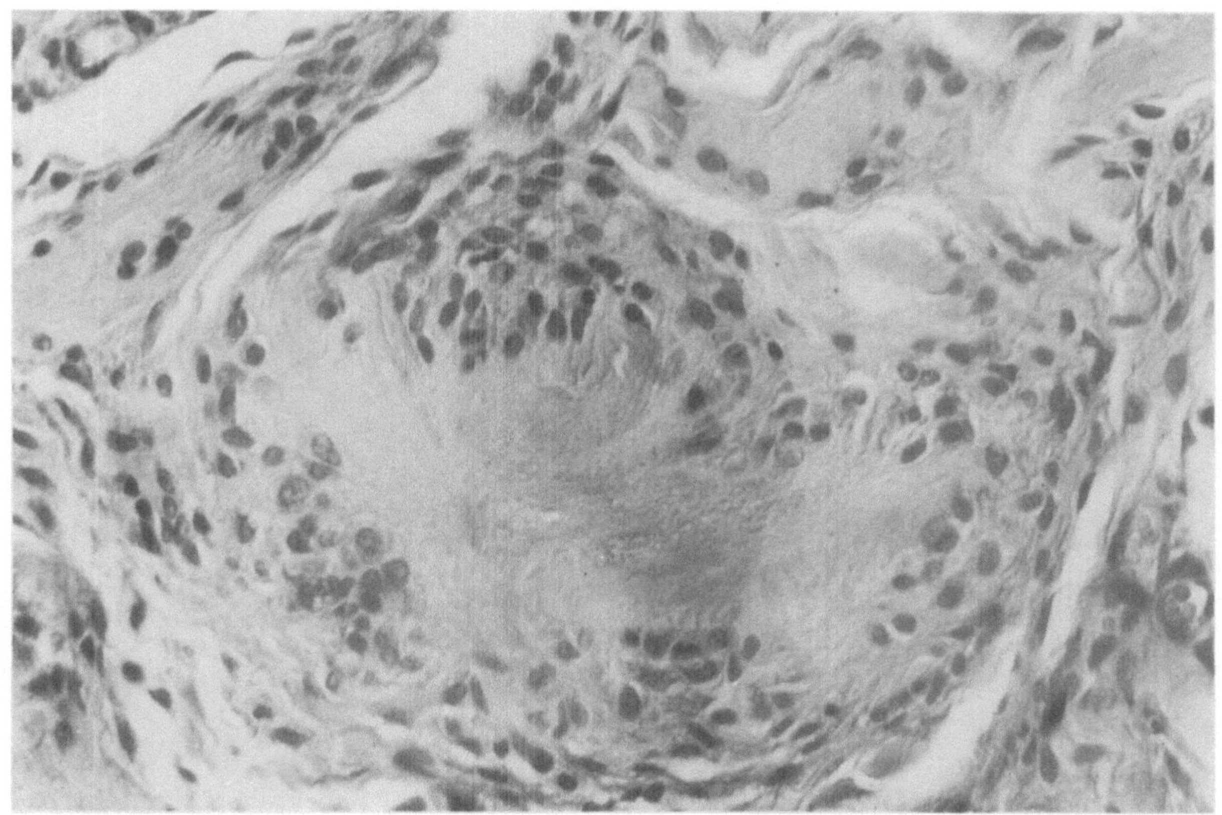

Fortgeschrittene CP-Nekrose einzelner Kollagenfaserbündel in einer Sehne mit bereits ausgeprägter bindegewebszelliger Randreaktion

Abb. 200
Chronische Polyarthritis

CP-Nekrose eines einzelnen Kollagenfaserbündels in einer Sehne mit voll ausgeprägter Bindegewebszellpalisade

Abb. 201
Chronische Polyarthritis

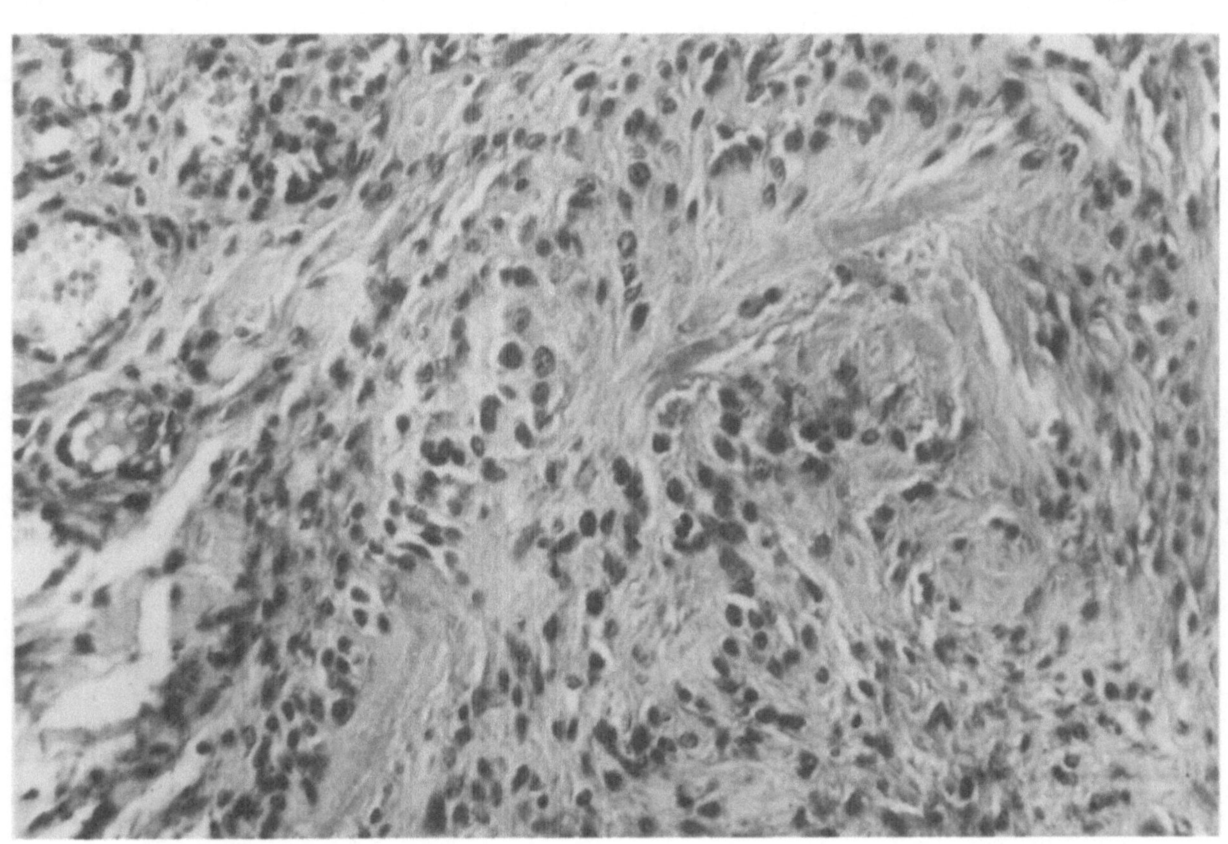

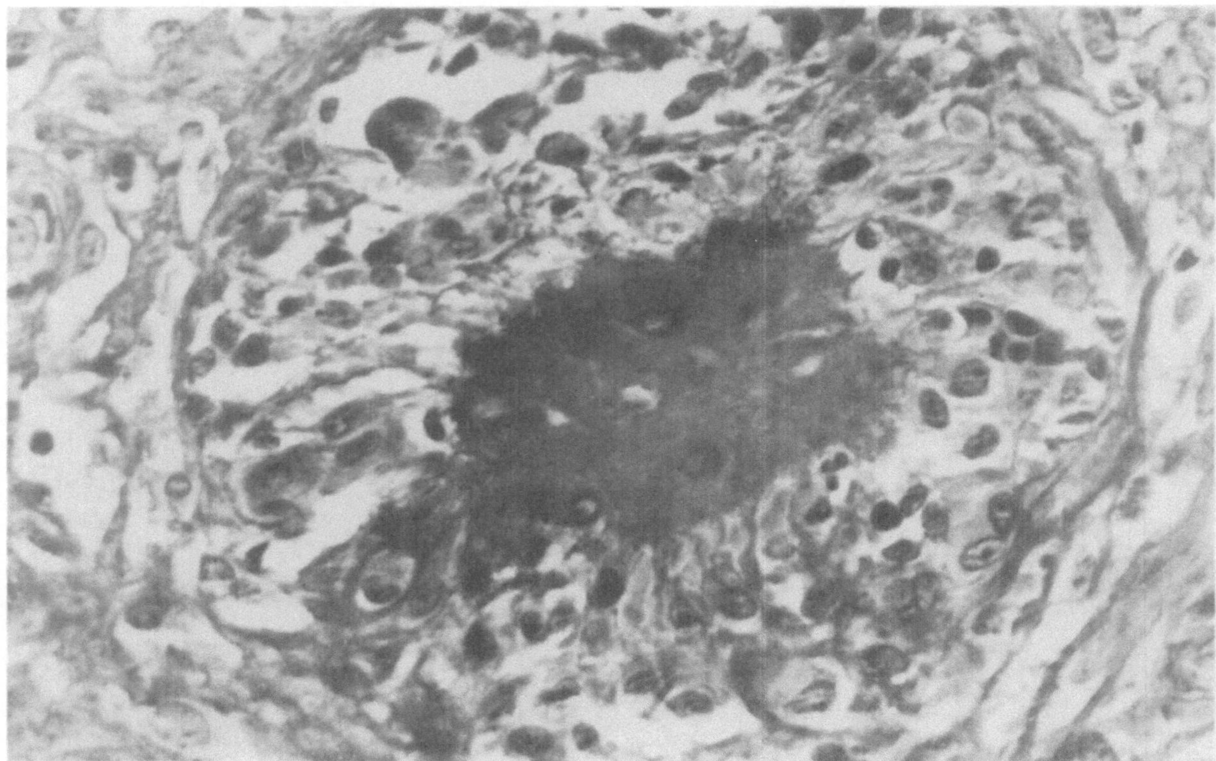

Abgestorbenes Knorpelfragment im mesenchymoid transformierten Synovial-stroma bei seropositiver Chronischer Polyarthritis. Das Knorpelstück wird nach dem Muster der CP-Nekrose von gewucherten Bindegewebszellen palisadenartig umschlossen

Differentialdiagnose der CP-Nekrose

Differentialdiagnostisch muß die CP-Nekrose gegen ähnliche Knotenbildungen bei anderen Erkrankungen abgegrenzt werden. Der „Rheumaknoten" beim Rheumatischen Fieber unterscheidet sich von der CP-Nekrose durch seine geringere Größe, sein schnelleres Entstehen und Verschwinden und seine geringe Konsistenz. Statt des nekrotischen Kerns sieht man mikroskopisch eine streifenförmige Fibrineinlagerung im kollagenen Gewebe. Statt der typischen, dichtgeschlossenen Zellpalisade wird das Zentrum von unregelmäßig liegenden Bindegewebszellen umlagert.

Der subkutane Knoten bei der juvenilen Chronischen Polyarthritis gleicht makro- und mikroskopisch demjenigen beim Rheumatischen Fieber. Berücksichtigt man, daß bei der juvenilen Chronischen Polyarthritis die Rheumafaktoren in 80% der Fälle nicht nachweisbar sind, dann gewinnt die Tatsache, daß echte CP-Nekrosen hierbei nicht auftreten, besonderes Interesse. Die These von der pathogenetischen Bedeutung der Rheumafaktoren für die Entstehung der Nekrose wird dadurch zusätzlich erhärtet.

Differentialdiagnostische Schwierigkeiten kann die Abgrenzung gegenüber dem Granuloma anulare bereiten.

Granuloma anulare

Das Granuloma anulare zeigt Strukturen, die den CP-Nekrosen der Haut, den Rheumaknoten, weitgehend ähneln und die zu einer Verwechslung Anlaß geben können. Auch hier findet sich eine mehr oder weniger ausgeprägte zentrale Nekrose, umgeben von einer stürmischen Bindegewebszellproliferation.

Unterscheidungsmerkmale gegenüber der CP-Nekrose

Im Gegensatz zur subkutanen Lage des Rheumaknotens ist die Kutis typischer Sitz des Granuloma anulare. Die voll ausgeprägten Nekrosezonen können sich in beiden Fällen zum Verwechseln ähnlich sehen. Oft zeigt das Granuloma anulare jedoch nur eine fleckförmige, unvollständige Degeneration der kollagenen Fasern mit Einlagerung von metachromatischer, schleimartiger Substanz. Dieser inkompletten Form des Granuloma anulare fehlt eine Histiozytenpalisade. Sie ist deshalb vom Rheumaknoten gut zu unterscheiden. Aber auch beim Vollbild des Granuloma anulare ist die Zellpalisade, die einige Fremdkör-

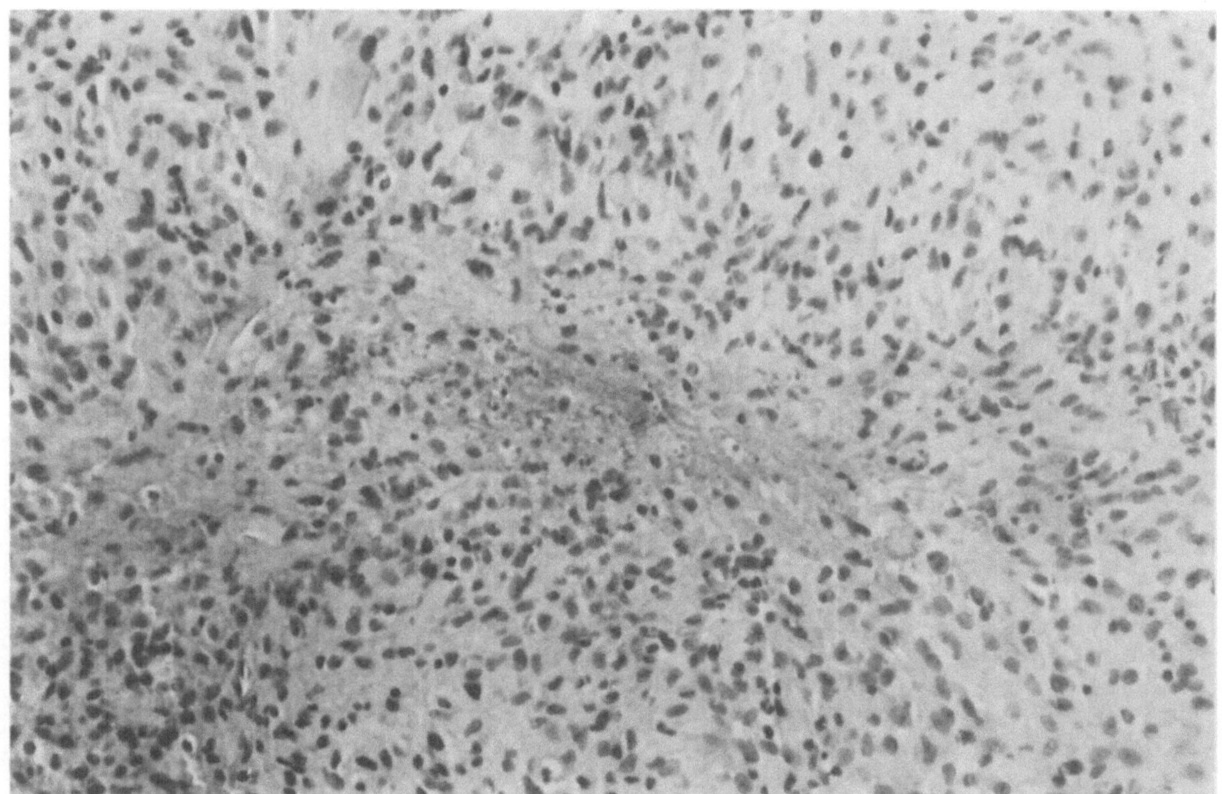

Granuloma anulare, umgeben von proliferierenden Bindegewebszellen mit angedeuteter Palisadenbildung

perriesenzellen enthalten kann, nicht so regelmäßig ausgebildet, wie das für die CP-Nekrose typisch ist (Abb. 203). Ein weiteres Merkmal des Granuloma anulare ist eine mantelförmige Lymphozyteninfiltration um neugebildete Blutgefäße in unmittelbarer Nachbarschaft des Knotens (Abb. 204).

Darüber hinaus können gelegentlich bei Kindern (o DRAHEIM *et al.,* 1959), sehr selten dagegen bei Erwachsenen, subkutane Knoten auftreten, die den Rheumaknoten zum Verwechseln ähnlich sind. Die Knoten sitzen bei Kindern vorwiegend an mechanisch exponierten Stellen wie Tibia, Olecranon und Hinterhaupt.

o AKERS *et al.* (1966) berichten von einem 52jährigen Patienten, bei dem im Laufe von 20 Jahren immer wieder subkutane Knoten mit der typischen Struktur der Rheumaknoten aufgetreten sind, bei dem aber weder klinisch noch serologisch irgend ein Hinweis auf das Vorliegen einer Chronischen Polyarthritis oder einer anderen rheumatischen Erkrankung bestand. Die Deutung solcher Prozesse ist schwierig. Es liegt nahe, vor allem bei Kindern, an subkutane Formen des Granuloma anulare zu denken. Was jedoch wenig besagt, weil Ursachen und Entstehungsmechanismus des Granuloma anulare bis heute noch im Dunkeln liegen und eine immunologische Genese grundsätzlich nicht auszuschließen ist.

Auf eine gewisse Ähnlichkeit der CP-Nekrose zu mykotischen Granulomen im Gefolge einer Candidiasis-Infektion haben o GARDNER *et al.* (1962) hingewiesen. Diese Granulome haben ihren Sitz in Herz und Lunge. Im Gegensatz zur typischen CP-Nekrose enthält der Wall jedoch ungewöhnlich viele mehrkernige Riesenzellen.

Abschließend möchten wir folgendes feststellen: Die einzige morphologische Veränderung, die für die Chronische Polyarthritis als charakteristisch, wenn nicht als spezifisch gelten kann, ist die CP-Nekrose mit ihrem typischen Palisadenwall. Der subkutane Rheumaknoten kann dabei als Prototyp für sämtliche CP-Nekrosen gelten, die außer an den bereits genannten Prädilektionsstellen in der Synovialis, den Sehnen, den Sehnenscheiden, der Herzmuskulatur, dem

Morphologisches Charakteristikum der Chronischen Polyarthritis

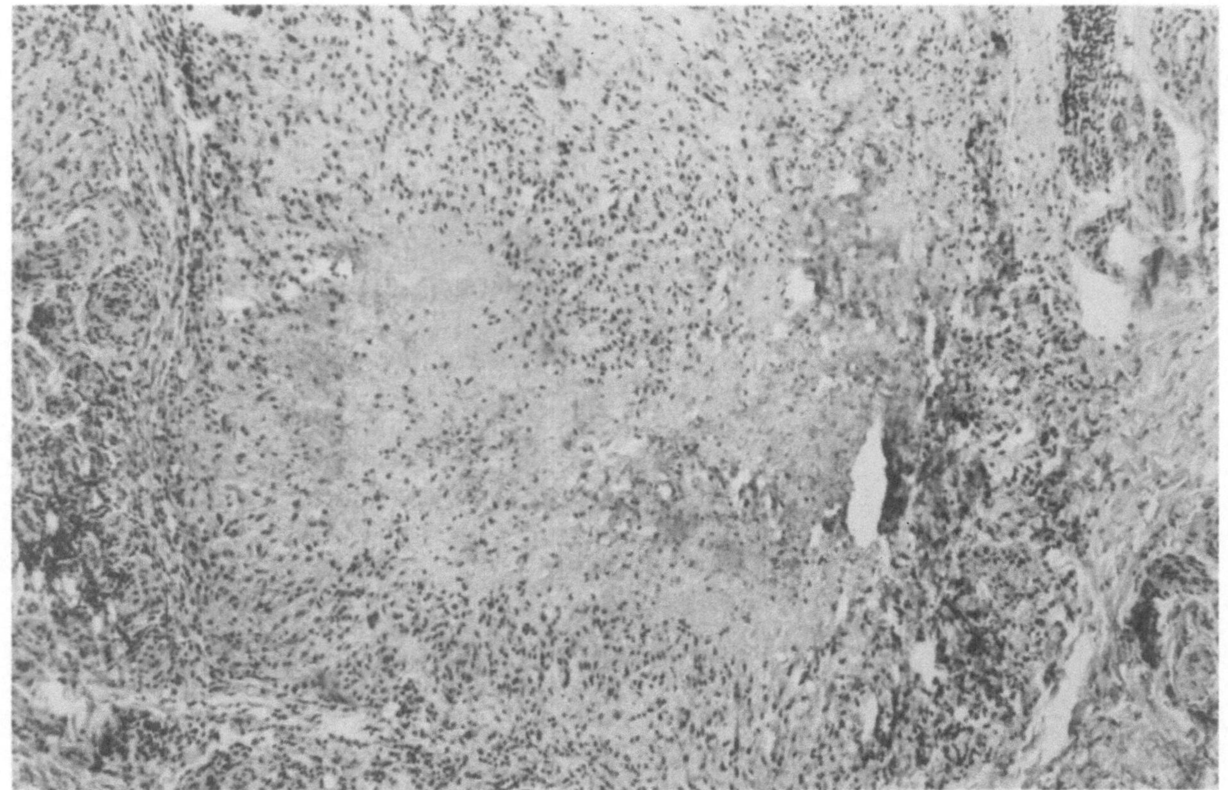

Granuloma anulare. Übersicht: Im Zentrum ein ausgedehnter Nekrosebezirk, umgeben von einem stark proliferierenden Bindegewebe. Außen finden sich Gefäßneubildungen und Lymphozyteninfiltrate

Primär nekrotisierender, nicht entzündlicher Mechanismus

Perikard, der Lunge, der Pleura, der Dura mater, den Perineuralscheiden und der Sklera des Auges vorkommen.

Die CP-Nekrosen verdienen deshalb besonderes klinisches Interesse, weil hier im Rahmen der als entzündlich definierten Chronischen Polyarthritis zerstörende Prozesse auftreten, die in keiner Beziehung zu einem entzündlichen Vorgang stehen.

Der primäre, immunologisch bedingte Gewebsuntergang ist deshalb der antiphlogistischen Therapie nicht zugänglich. Die Existenz dieser nekrotisierenden Prozesse muß unsere pathogenetischen Vorstellungen von der Chronischen Polyarthritis erheblich erweitern. Einmal, weil die CP-Nekrosen Gelenkflächen und übrige Ufergewebe der Spalträume überschreiten und tiefergelegene Strukturen zerstören und zum anderen, weil hierbei die konventionellen Entzündungsmechanismen keine Rolle spielen.

5.5. Herz

Erste Berichte über Veränderungen des Herzens bei Chronischer Polyarthritis

Während der klinische und morphologische Schwerpunkt beim Rheumatischen Fieber eindeutig auf der Beteiligung des Herzens liegt, verbindet sich mit dem Begriff der Chronischen Polyarthritis zunächst lediglich die Vorstellung einer chronischen Gelenkerkrankung. Lange Zeit galt deshalb die Meinung, daß Herzveränderungen nicht zur Chronischen Polyarthritis gehören.

Eine Mitbeteiligung des Perikards ist seit langem bekannt. Aber erst die Arbeiten von O BAGGENSTOSS und ROSENBERG (1941) lenkten die klinische Aufmerksamkeit auf Herzveränderungen als extraartikuläre Manifestation der Chronischen Polyarthritis.

Bei dem Stand unseres heutigen Wissens fassen wir die Chronische Polyarthritis als eine Allgemeinerkrankung auf, die sich zwar zuerst und am eindrucksvollsten an den Gelenken manifestiert, die aber grundsätzlich die verschiedenen Organe mitbefallen kann, darunter auch alle Schichten des Herzens.

Angaben über „Herzbeteiligung" bei der Chronischen Polyarthritis schwanken zwischen 5 und 55% (○ SOKOLOFF, 1953c, 1960, 1966; ○ LEBOWITZ, 1963). In Anbetracht der verschiedenartigen Veränderungen und ihres sehr unterschiedlichen klinischen Stellenwertes ist deshalb eine summarische Angabe über „Herzbeteiligung" wenig sinnvoll. So werden unter diesem Oberbegriff beispielsweise Veränderungen an Perikard, Myokard und an den Herzklappen zusammengefaßt, wobei unbedingt zu unterscheiden ist, ob diese Prozesse zu Lebzeiten diagnostiziert oder aber ob sie klinisch irrelevant waren und erst bei der Obduktion aufgedeckt wurden.

Summarische Angaben über „Herzbeteiligung" wenig informativ

Wir haben darauf hingewiesen, daß bei der Chronischen Polyarthritis die exsudativ-proliferativ-entzündlichen Prozesse an den Ufern der mesodermalen Höhlen ablaufen, während die nekrotisierenden Prozesse in der Tiefe der Gewebe liegen. Dementsprechend hat der Prozeß an der Oberfläche des Herzbeutels exsudativ-entzündlichen Charakter, während sich in der Tiefe des Myokards die CP-Nekrosen ausbilden können.

Topik entzündlicher und nekrotisierender Prozesse am Herzen

Um die Bedeutung der „Herzbeteiligung" bei der Chronischen Polyarthritis sowohl vom klinischen als auch vom pathologisch-anatomischen Standpunkt zu würdigen, sind also differenzierte Angaben über Sitz und Art der Veränderung sowie ihre klinische Manifestation erforderlich.

Perikarditis und deren Restzustände sind bei der Chronischen Polyarthritis häufig. Die Angaben darüber in der Literatur schwanken zwischen 20 und 50% (○ BAGGENSTOSS u. ROSENBERG, 1941: 5 von 25 obduzierten CP-Patienten; ○ YOUNG u. SCHWEDEL, 1944: 19 von 38; ○ EGELIUS *et al.,* 1955: 7 von 13; ○ SOKOLOFF, 1964: etwa 40%). Wir selbst fanden bei der Autopsie von 9 Kindern mit Chronischer Polyarthritis siebenmal Zeichen einer abgelaufenen Perikarditis ○ (1967).

Häufigkeit der Perikarditis bei Chronischer Polyarthritis

Der Unterschied zum Rheumatischen Fieber ist graduell: d.h. der exsudative Prozeß verläuft bei der Chronischen Polyarthritis im allgemeinen nicht stürmisch, sondern schwelend und protrahiert. Dementsprechend sind die exsudierten Fibrinmassen geringer und vom angrenzenden Bindegewebe leichter zu organisieren. Im allgemeinen bleiben keine unbewältigten Fibrinreste zurück, die zu einer dystrophischen Verkalkung führen könnten. Ein „Panzerherz" gehört somit nicht zu den Folgezuständen der Chronischen Polyarthritis.

Schwelender Verlauf der Perikarditis

Der Organisationsprozeß erfolgt unter dem Einfluß des oszillierenden Herzens. Dementsprechend ist auch die Bindegewebsbrücke, die sich zwischen dem viszeralen und parietalen Perikardblatt ausprägt, locker und verschieblich (Abb. 205). Im Laufe der Zeit lagern sich in das lockere Narbengewebe, das beide Blätter verbindet, Fettzellen ein, welche die Verschiebefunktion der sich heranbildenden Perikardnarbe begünstigen. Auch die neugebildeten Blutgefäße passen sich dieser Funktion an (Abb. 206).

Zusammenfassend kann man sagen:
Die Perikarditis verläuft im Rahmen der Chronischen Polyarthritis schwach exsudativ und milde. Das Narbengewebe, welches sich bei dem zwangsläufig einsetzenden Organisationsprozeß entwickelt, besitzt die Struktur einer neuen Verschiebeschicht und stört die Funktion des Herzens gar nicht oder nur gering. So verwundert es nicht, wenn bei der Chronischen Polyarthritis die Perikarditis und ihre narbigen Folgen klinisch stumm sind und ihr Nachweis im allgemeinen dem Pathologen vorbehalten bleibt.

Geringe funktionelle Bedeutung der Perikardnarbe

Dem eintönigen makroskopischen Bild des lockeren Narbengewebes stehen mikroskopisch wechselnde Befunde gegenüber: das durchweg locker geschichtete Bindegewebe enthält oft Nester und Straßen von Lymphozyten und Plasmazellen. Vereinzelt kann man auch Granulozyten und frische Fibrinseen in Nachbarschaft neugebildeter Kapillaren und Venolen finden (Abb. 207). Die Zellinfiltration zieht in das subepikardiale Fettgewebe hinein. Wo eine Oberfläche noch erhalten ist, findet sich eine Transformation der Deckzellschicht: die Mesothe-

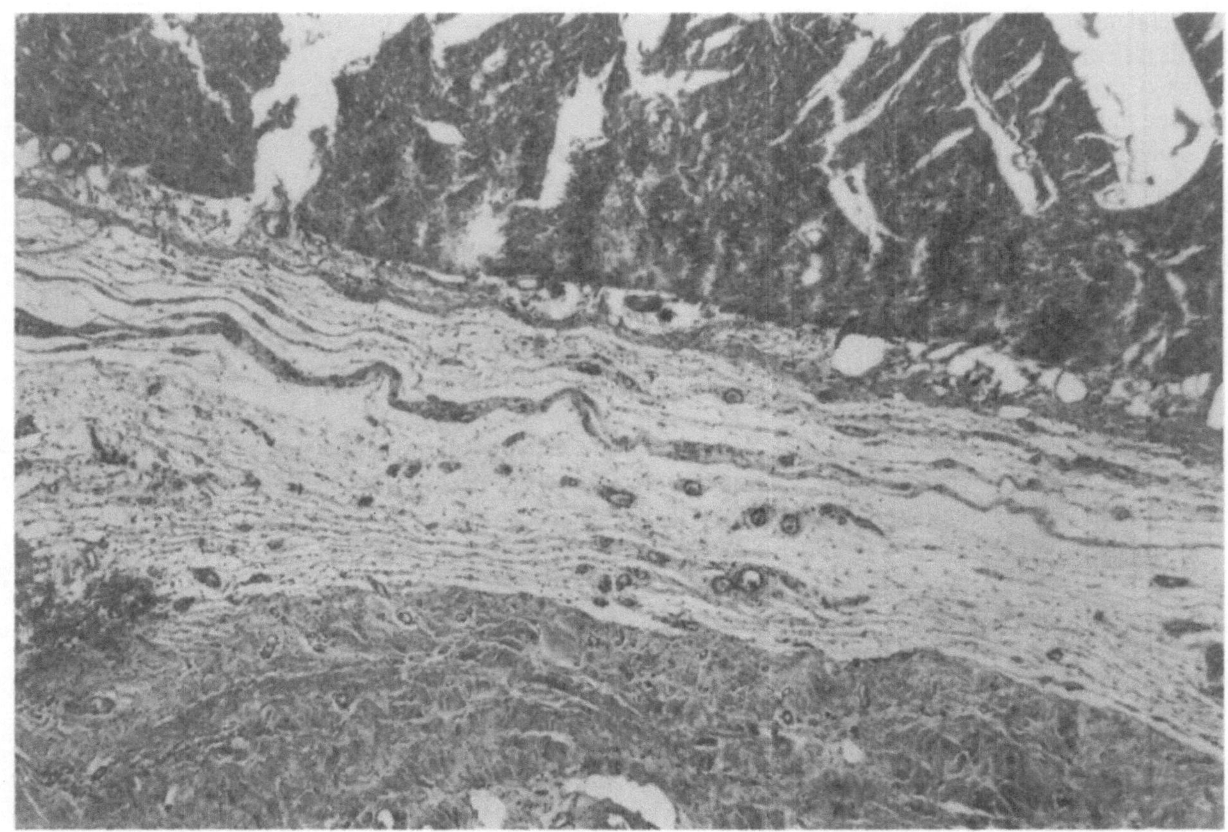

Abb. 205
Chronische Polyarthritis

Lockere Bindegewebsbrücke zwischen Epikard und Perikard nach abgelaufener Perikarditis

Abb. 206
Chronische Polyarthritis

Mäanderförmige Gefäßneubildung in lockerer Perikardnarbe

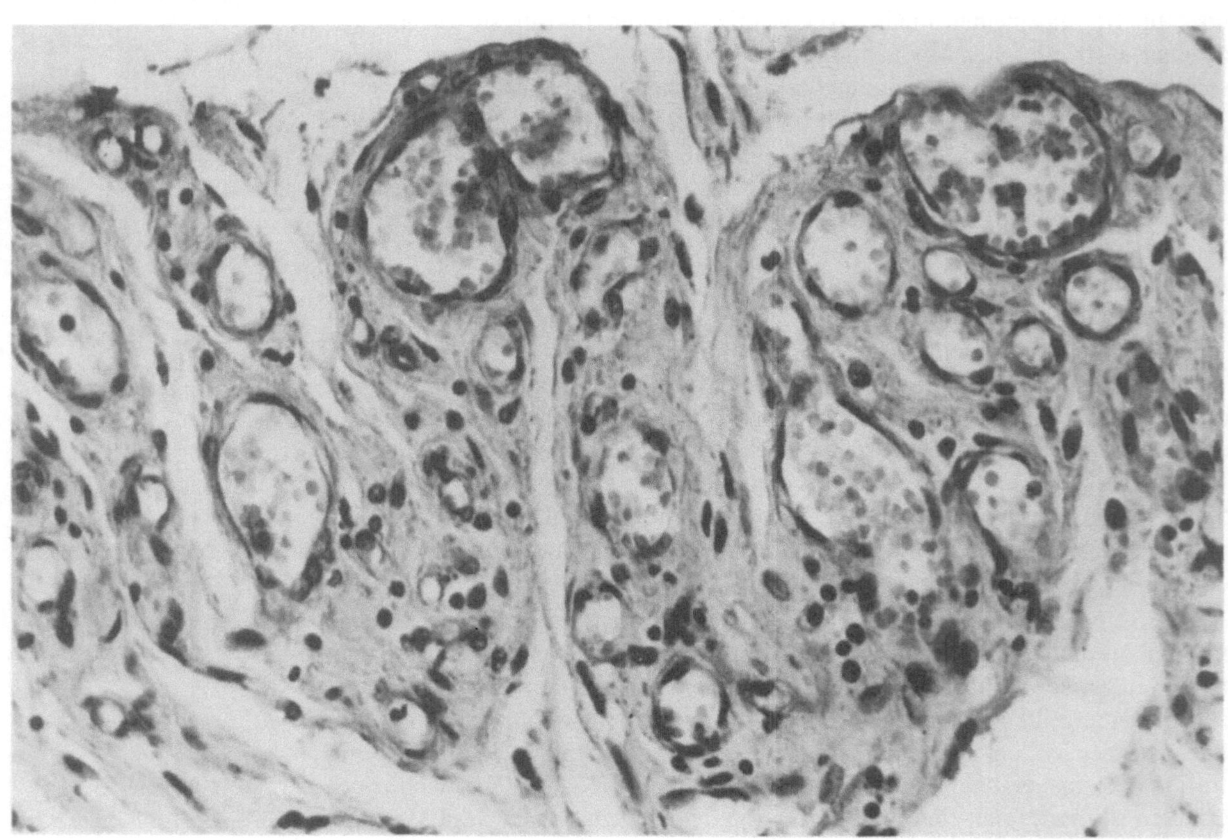

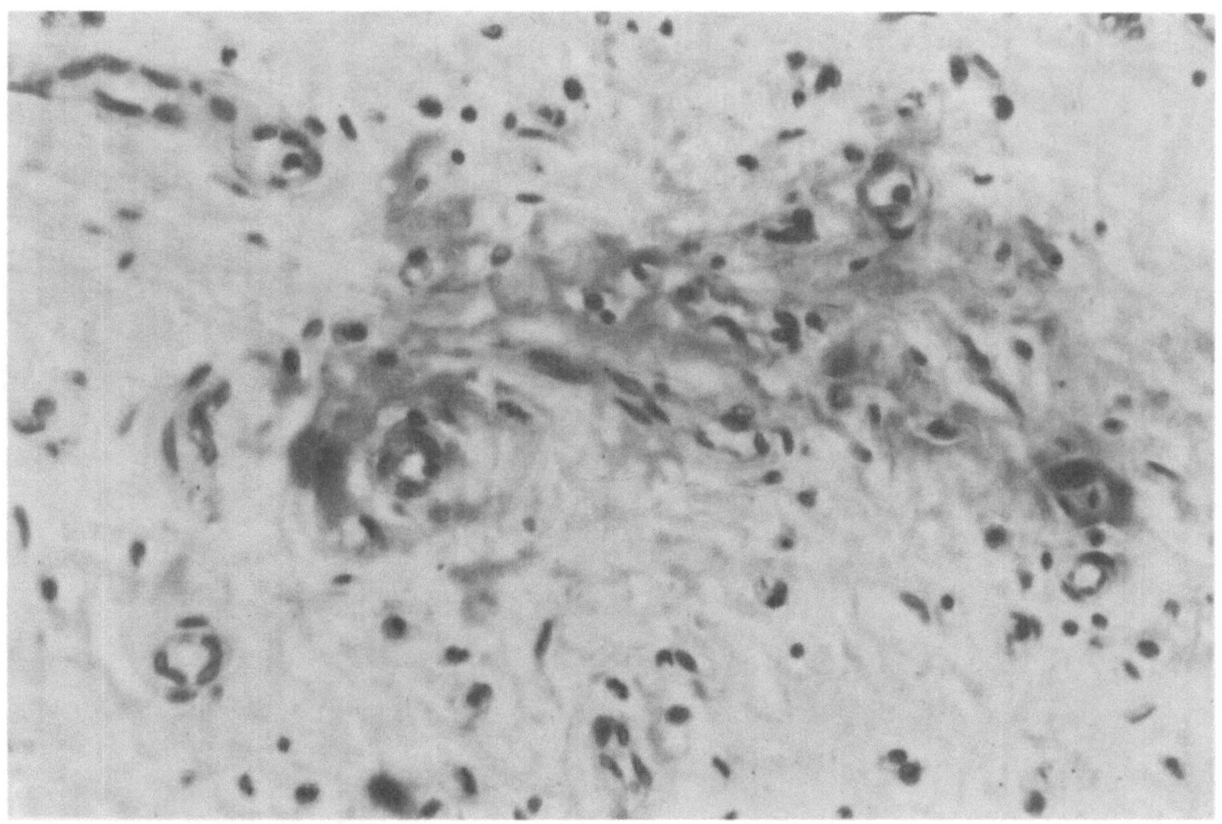

Frische Fibrinexsudation in Nachbarschaft neugebildeter Blutgefäße in einer Peri-
kardnarbe

Abb. 207
Chronische Polyarthritis

lien sind palisadenartig aufgerichtet und angeschwollen. Gelegentlich kann man
im lockeren Narbengewebe kleine Serosazysten mit breiten, großkernigen, an
einigen Stellen mehrschichtig gelagerten Mesothelzellen finden, wie dies auch
beim Rheumatischen Fieber beschrieben wird (s.S. 56).

Das Epikard kann in seltenen Fällen auch Sitz von typischen CP-Nekrosen
sein. Es können sich dabei deutlich sichtbare Knoten unter der Serosa vorwölben.
Das nekrotische Zentrum der Knoten besitzt eine gelbliche Schnittfläche. Die
Randreaktion besteht aus der typischen Zellpalisade (s.S. 150), deren volle Ausbildung vom Alter des Prozesses abhängt (Abb. 208).

Das Myokard kann im Rahmen der Chronischen Polyarthritis verschiedenartig beteiligt sein. Nicht selten bildet sich eine uncharakteristische, interstitielle
Myokarditis aus. Man findet dann Ansammlungen von Lymphozyten, Plasmazellen und Histiozyten, gelegentlich in Nachbarschaft kleiner Gefäße. Der linke
Ventrikel ist im Bereich der Mitralklappe besonders oft, der rechte Ventrikel
selten befallen.

Dort, wo sich die interstitielle Myokarditis abspielt, findet man gelegentlich
herdförmige Muskelfaseruntergänge (Abb. 209 u. 210). Die Veränderungen können so ausgeprägt sein, daß sie der Fiedlerschen Myokarditis ähneln können
(○ SOKOLOFF, 1964). Wir selbst sahen fleckförmige Muskelfaseruntergänge, umlagert von wenigen, ungeordneten Histiozyten, einigen Lymphozyten und wenigen, eosinophilen Granulozyten bei zwei Kindern mit juveniler Chronischer
Polyarthritis (Abb. 211). Beide Kinder starben unter den klinischen Zeichen
der Herzinsuffizienz (○ FASSBENDER, 1967).

Im Gegensatz zu den uncharakteristischen, primär und sekundär entzündlichen Veränderungen kann das Myokard im Rahmen der Chronischen Polyarthritis in gleicher Weise erkranken wie das Gewebe von Unterhaut, Gelenkkapsel, Sehne und Lunge, nämlich in Form der typischen CP-Nekrose („Rheumaknoten")(s.S. 148). Diese Myokardnekrosen übertreffen das Aschoffsche Granulom um ein Vielfaches an Größe. Sie erscheinen makroskopisch je nach Alter
gelblich-weiß.

Interstitielle
Myokarditis

CP-Nekrose
im Myokard

159

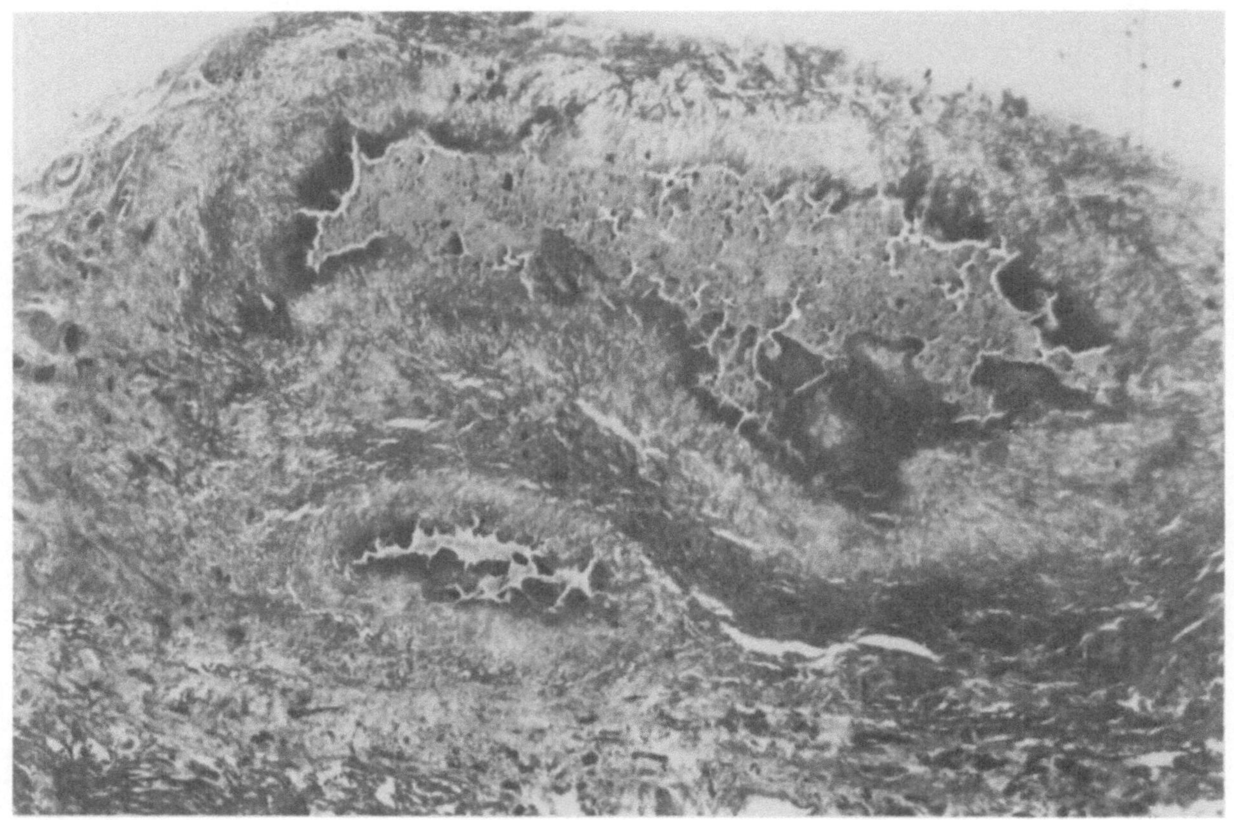

Abb. 208
Chronische Polyarthritis

*Große (oben) und kleine (darunter) CP-Nekrose mit Vorwölbung des Epikards.
Ein Teil des nekrotischen Materials ist bereits verkalkt*

Abb. 209
Chronische Polyarthritis

Diffuse Myokarditis mit Atrophie der Muskelfasern und interstitiellem Ödem

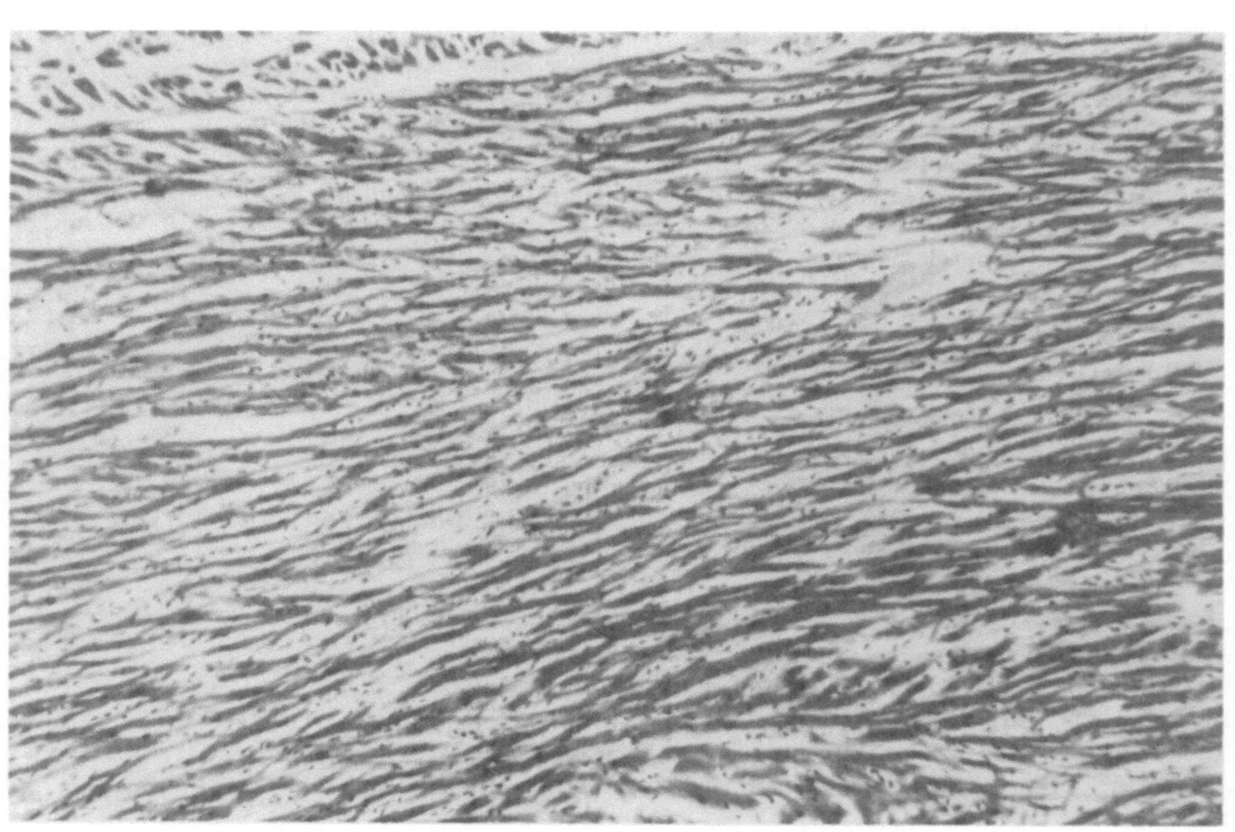

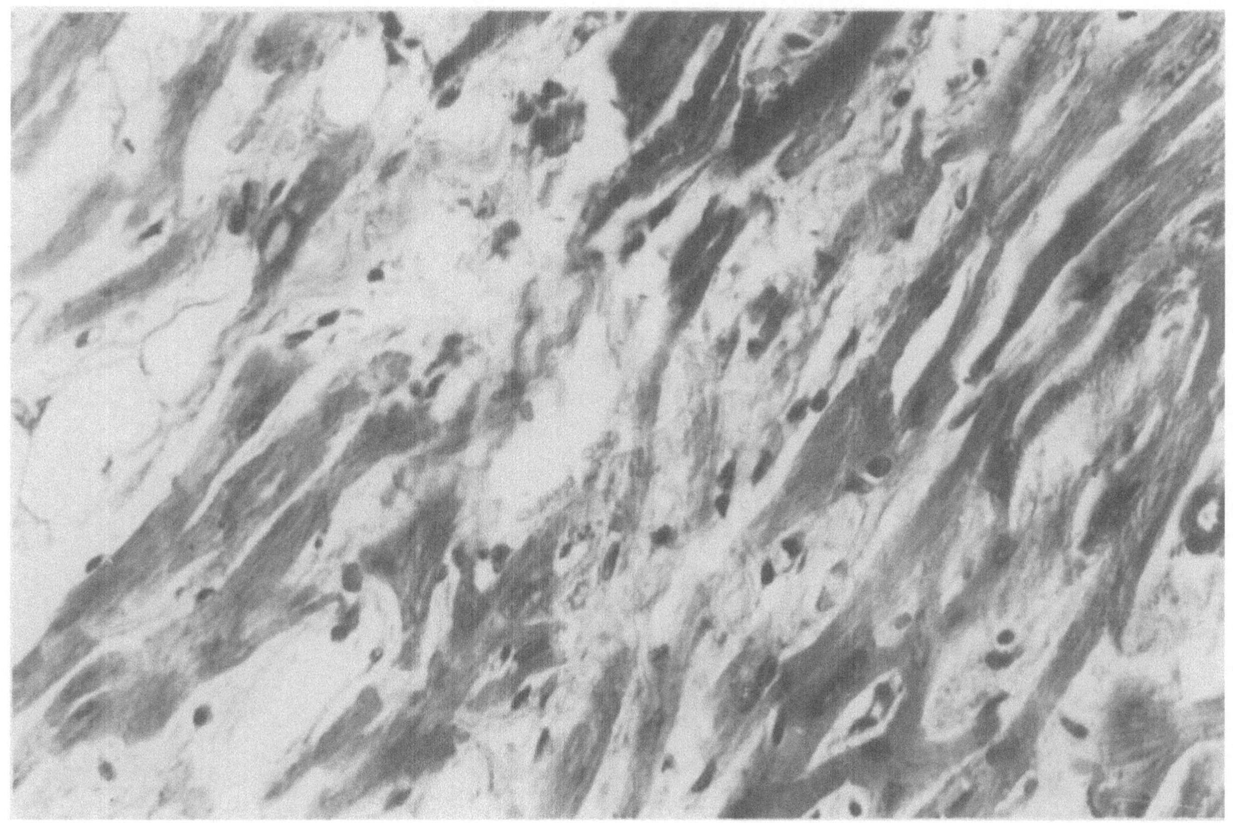

Abb. 210
Chronische Polyarthritis

Abb. 211
Chronische Polyarthritis

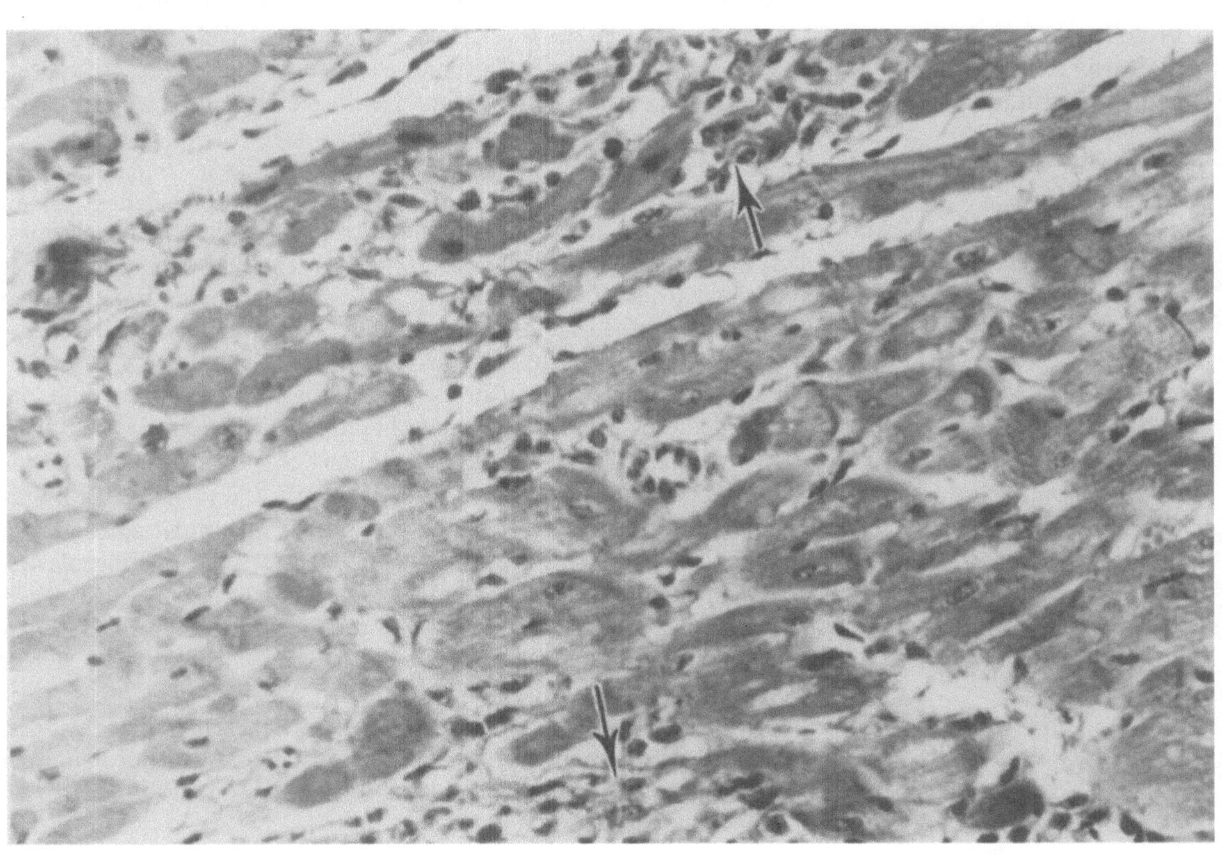

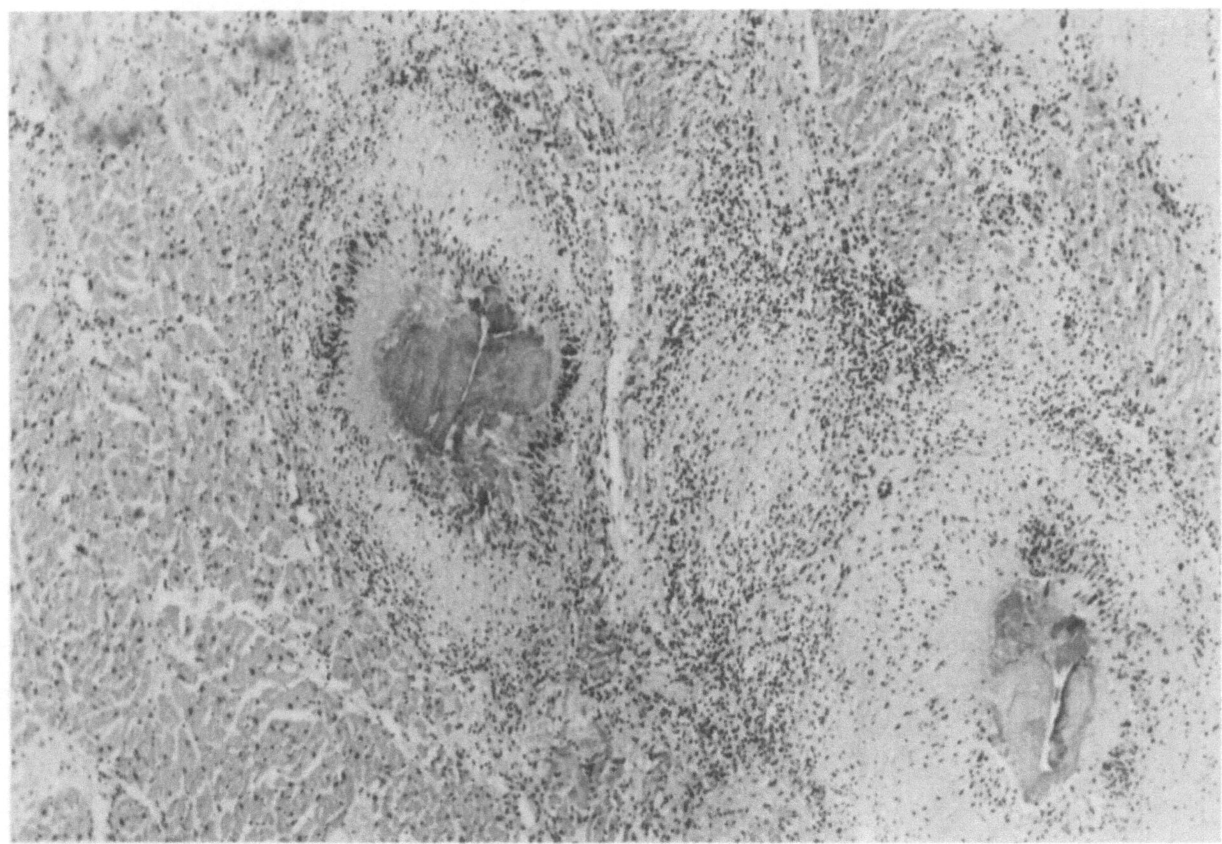

Zwei CP-Nekrosen im Myokard. Im Zentrum abgestorbene Muskelfasern mit umgebender Bindegewebszellpalisade und Fibrose

Die Nekrosen wurden erstmals von ○ BAGGENSTOSS und ROSENBERG (1941) beschrieben. Sie werden im Bereich des Epikards, des Myokards und des Klappenrings gefunden. Die Häufigkeit dieser Knoten ist schwer zu bestimmen. Die Berichte über ihren Nachweis bei CP-Patienten reichen von 2 von 19, 7 von 36, 5 von 100 bis 10 von 43 obduzierten Fällen (○ SOKOLOFF, 1964).

Übergreifen der Myokardnekrose auf Herzklappenstruktur

Die Knoten bevorzugen im Myokard den linken Ventrikel und lassen keine topographische Beziehung zu den Koronargefäßen erkennen (Abb. 212). Gelegentlich ist der Klappenring in eine solche Nekrose einbezogen, wodurch sich Auswirkungen auf die Klappenfunktion ergeben können.

Schicksal der Myokardnekrose

Je nach Alter des Prozesses lassen sich in der nekrotischen Zone noch abgestorbene Herzmuskelfasern nachweisen, die sich mit Kalksalzen beladen können (Abb. 213). Im Laufe der Zeit kann der nekrotische Kern durch ein zellarmes, faserreiches, kollagenes Narbengewebe ersetzt werden. Die Organisation der Nekrose und ihr narbiger Umbau erfolgen jedoch, wenn überhaupt, erst nach Monaten oder Jahren, in scharfem Gegensatz zu der schnell einsetzenden Resorption, Organisation und Vernarbung des Herzinfarktes.

Histologisches Bild der Myokardnekrose

Das für die Chronische Polyarthritis morphologische Gepräge erhält die Nekrose durch den umgebenden Zellwall (Abb. 214). Dieser zeigt je nach Alter des Prozesses ein unterschiedliches Bild: am Rande der frischen Nekrose beginnen sich die örtlichen Bindegewebszellen zu einem Wall zu formieren. Im Stadium der Blüte sieht man die voll entwickelte Palisade aus radiär zur Nekrose orientierten länglichen Bindegewebszellen, bei denen es sich um Fibroblasten und Histiozyten handelt. Diese Zellen besitzen ein lang ausgezogenes, schwach eosinophiles Zytoplasma und einen ovalen, chromatinreichen Kern. Die Zellen liegen lückenlos aneinander und schirmen den nekrotischen Kern wie einen Sequester kapselförmig gegenüber dem erhaltenen Muskelgewebe ab. Es erscheint uns dabei bemerkenswert, daß die Grenze zwischen dieser hochvitalen Zellformation und der toten Innenzone haarscharf gezogen ist, und daß in diesem Stadium kein Eindringen von Bindegewebszellen oder Angioblasten in die Nekrose zu beobachten ist.

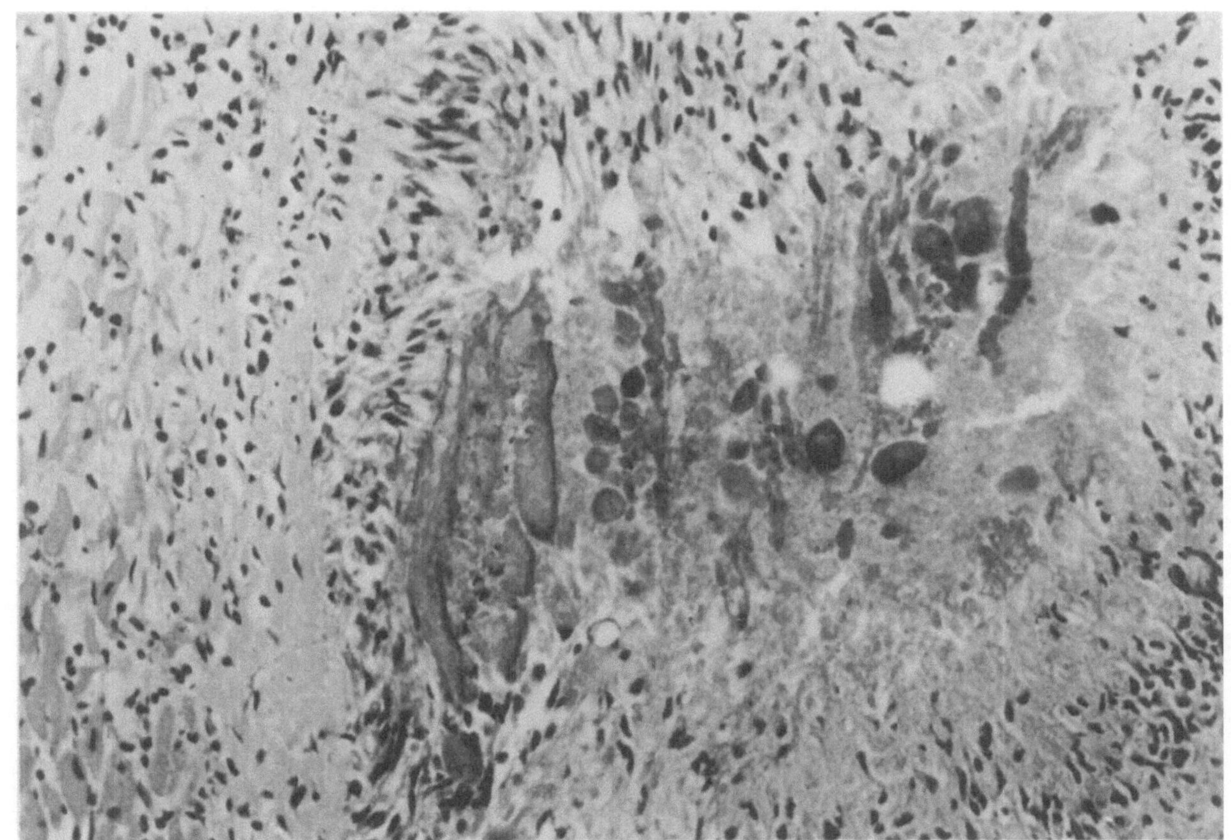

CP-Nekrose im Myokard. Im Zentrum erkennt man noch einzelne abgestorbene, dystrophisch verkalkte Muskelfasern. Die Zellpalisade beginnt zu verblühen

Abb. 213
Chronische Polyarthritis

Ältere CP-Nekrose im Myokard. Das schollige Zentrum besteht aus abgestorbenen und dystrophisch verkalkten Herzmuskelfasern. Die Zellpalisade verblüht bereits stellenweise. Außen hat sich eine Narbenkapsel aus Bindegewebsfasern entwickelt

Abb. 214
Chronische Polyarthritis

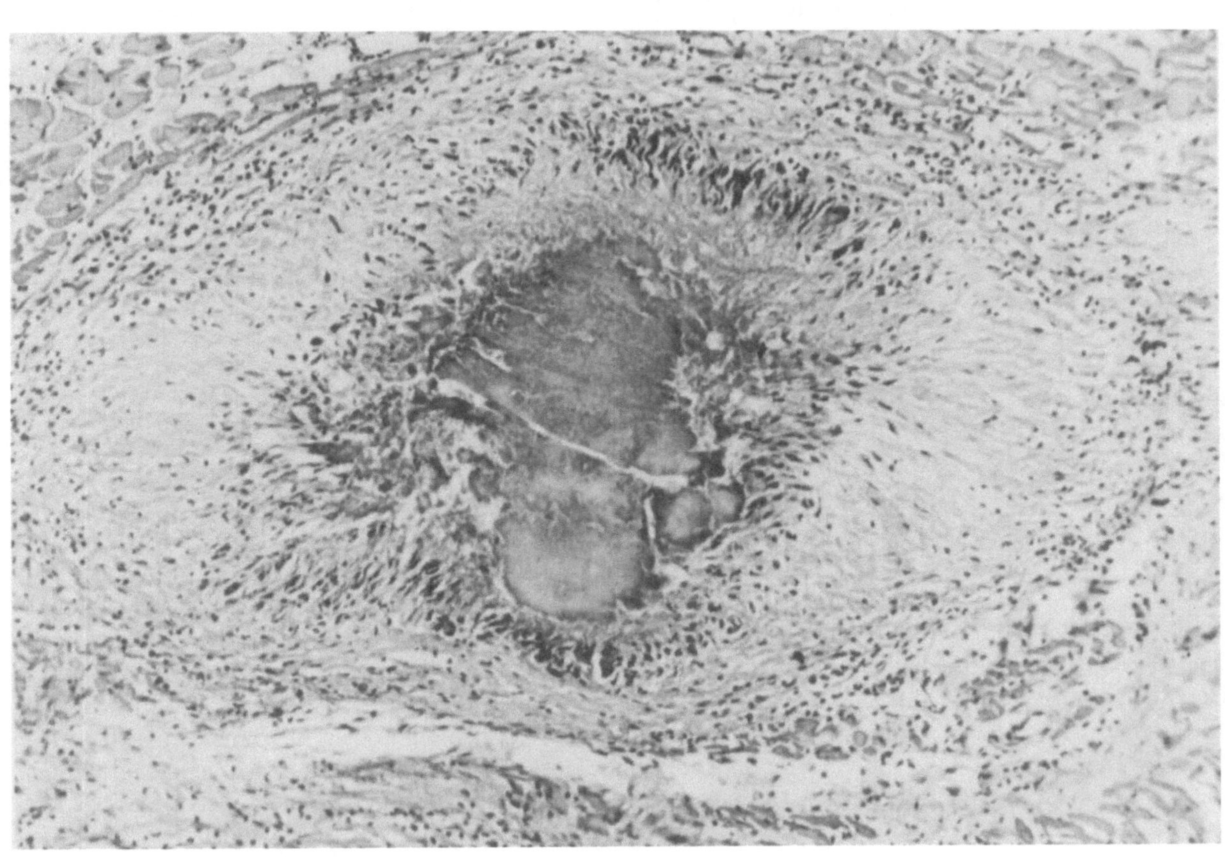

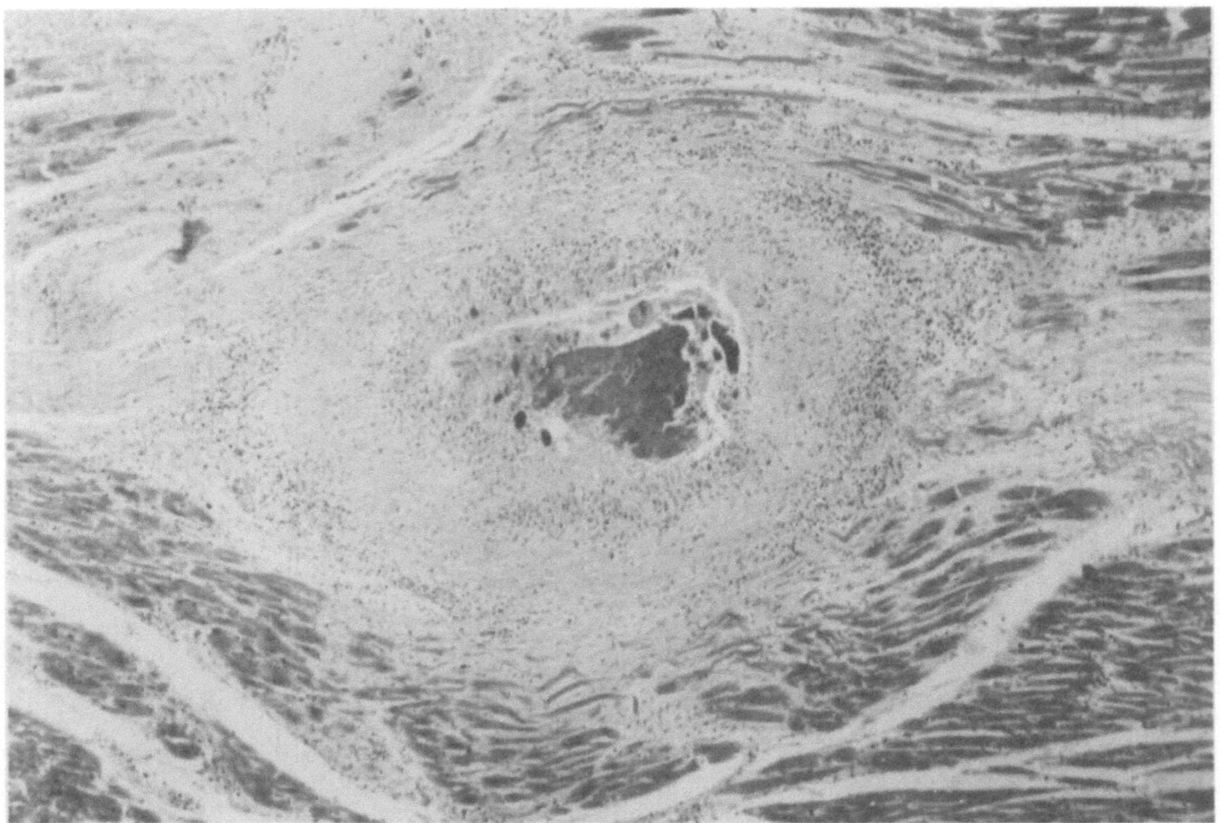

Abb. 215
Chronische Polyarthritis

Alte, vernarbende CP-Nekrose im Myokard. Im Zentrum verkalkte Muskelfaserreste, umgeben von weitgehend verblühter Bindegewebszellpalisade und ausgedehnter Vernarbung

Im Laufe der Zeit verblüht die Zellpalisade. Die Bindegewebszellen können sich nach Resorption des nekrotischen Gewebes zu normalen Fibroblasten und Fibrozyten zurückbilden. Die eigenartige, kugelförmige Gestalt der verbleibenden Narbe ist ein Hinweis auf ihre Entstehung aus einer CP-Nekrose (Abb. 215 u. 216). Sie ist um ein Vielfaches größer als die Narbe, die das Aschoffsche Granulom hinterläßt, und unterscheidet sich in Form und Größe von der üblichen Infarktnarbe.

Wir selbst konnten die Entstehung kleinster Herzmuskelnekrosen beobachten. Hier liegen im Zentrum ein bis zwei abgestorbene Herzmuskelfasern, in deren Umgebung sich die ortsständigen Bindegewebszellen bereits erkennbar zur Palisade formieren (Abb. 217).

Klinisch und elektrokardiographisch können unter Umständen die Herzmuskelnekrosen das Bild eines Infarktes vortäuschen (SCHILLING, 1970a).

Endokarditis gehört nicht zur Chronischen Polyarthritis

Die Beteiligung des Endokards im Rahmen der Chronischen Polyarthritis ist mit der Endokarditis beim Rheumatischen Fieber in keiner Weise vergleichbar. Die Klappenschäden beim Rheumatischen Fieber resultieren aus einer Endothelläsion, die wiederum eine Fibrinwärzchenbildung mit Klappenverlötung zur Folge hat.

Eine Endocarditis verrucosa gehört nicht zum Bild der Chronischen Polyarthritis. Sie kann allenfalls als marantische Komplikation bei schwerkranken CP-Patienten auftreten. Dagegen können sich die typischen CP-Nekrosen im subendokardialen Gewebe, also auch im Stroma der Herzklappen, ausbilden und auf diese Weise zu einer Verdickung und Versteifung der Klappen führen. Klappeninsuffizienz und -stenose können die Folgen sein (Abb. 218).

CP-Nekrosen im Herzklappenstroma

Beim Einschnitt ins Endokard sieht man makroskopisch gelbliche Knoten, die mikroskopisch das stereotype Bild des Rheumaknotens mit zentraler Nekrose und Randwall aus radiär gerichteten Bindegewebszellen zeigen. Wie bei allen

164

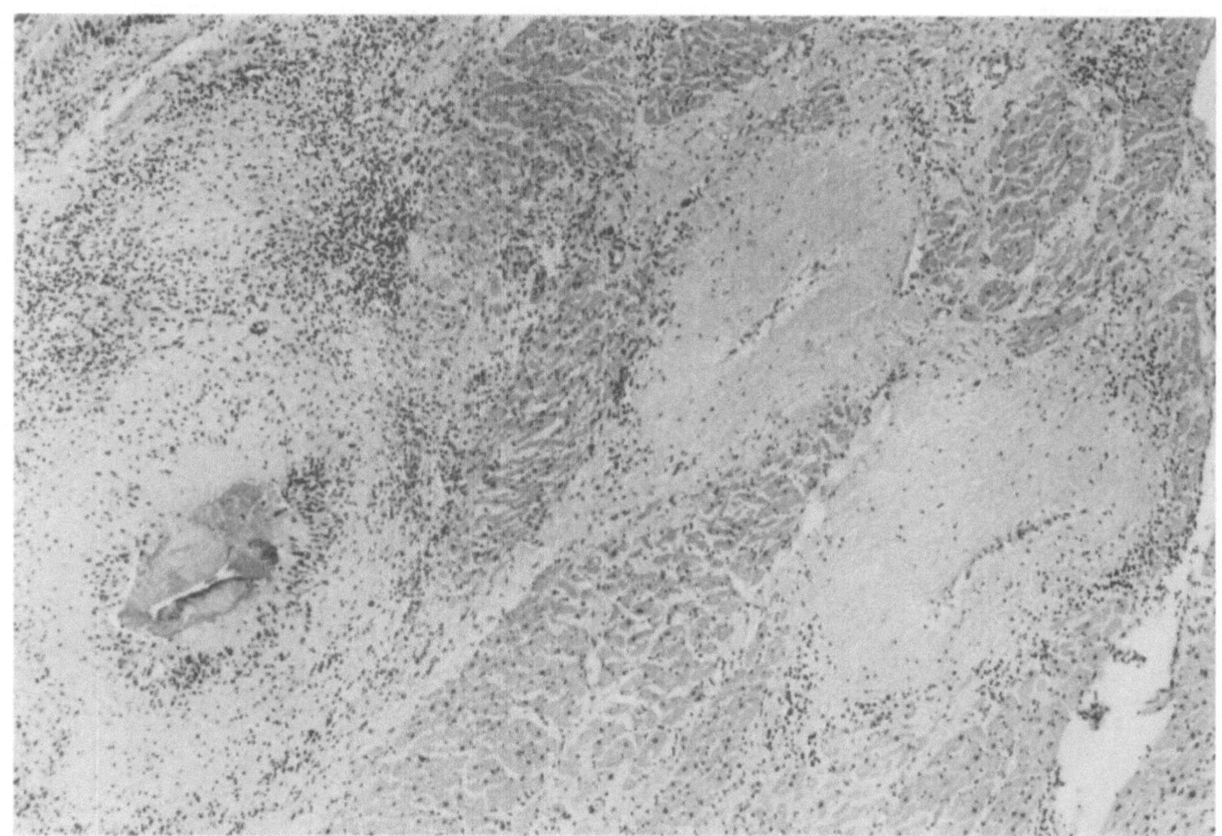

Die linke CP-Nekrose läßt im Zentrum noch abgestorbene Herzmuskelfasern und Teile einer Zellpalisade erkennen. Rechts zwei völlig narbig umgewandelte CP-Nekrosen

Abb. 216
Chronische Polyarthritis

Beginnende CP-Nekrose im Herzmuskel. Im Zentrum zwei abgestorbene Muskelfasern (dazwischen Rißbildung). Am Rande beginnt sich eine Bindegewebszellpalisade zu formieren

Abb. 217
Chronische Polyarthritis

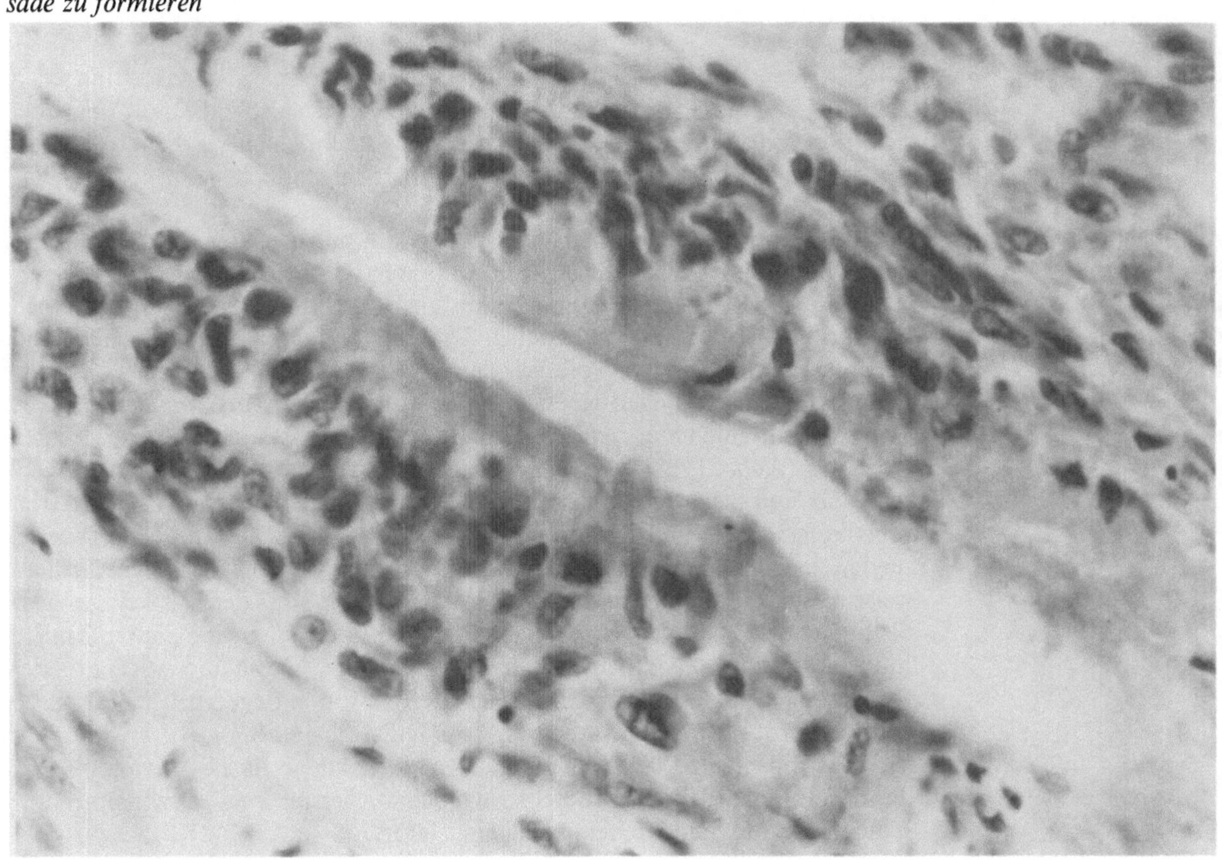

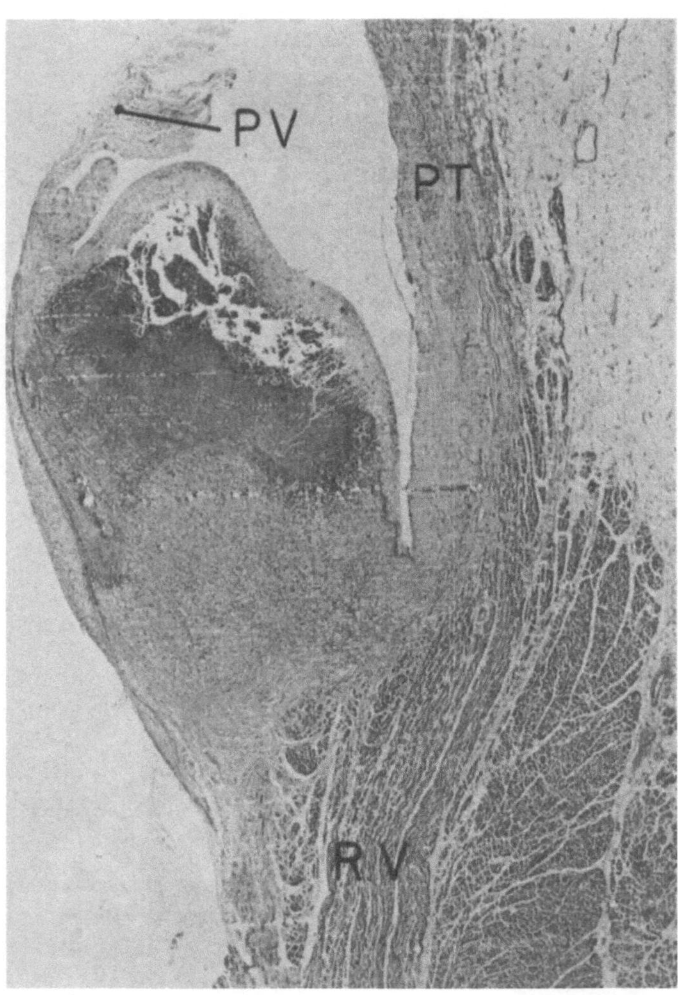

CP-Nekrose im subendokardialen Gewebe mit Übergreifen auf die benachbarte Herzklappe. PV: Pulmonalklappe. (ROBERTS, 1968)

Amyloidablagerungen im Herzen bei juveniler Chronischer Polyarthritis

CP-Nekrosen ist die Ausbildung der bindegewebszelligen Randreaktion auch hier vom Alter des Prozesses abhängig. Es handelt sich also um eine Klappendestruktion von der Innenseite des Gerüstes her. Die Bezeichnung „Endokarditis" wäre schon deshalb unkorrekt, weil kein primär entzündlicher Prozeß und keine primäre Endokardläsion vorliegen.

Wir fanden bei der Autopsie von 4 Kindern mit juveniler Chronischer Polyarthritis, die im Alter zwischen 7 und 16 Jahren verstorben waren, eine Einlagerung von Amyloid in der Herzmuskulatur (○ FASSBENDER, 1967). Die Krankheit bestand bei diesen Kindern zwischen $3^1/_2$ und 12 Jahren. In allen Fällen war eine mehrjährige Therapie vorausgegangen.

Amyloideinlagerungen sahen wir vorwiegend in der Muskulatur des linken Herzens, weiterhin unter dem gesamten Endokard der Kammern und des rechten Vorhofes (Abb. 219). Drei der Kinder verstarben an akutem Herzversagen. Amyloid fand sich hierbei auch im Muskelgeflecht des Sinusknotens, des Atrioventrikularknotens und der Purkinje-Fasern (Abb. 220). Die Muskelfaserbündel zeigten eine ringförmige Amyloideinlagerung in die Sarkolemmschläuche, stellenweise so stark, daß nur ein dünner, zentralliegender Rest der Muskelfaser verbleibt (Abb. 221). Regelmäßig fanden wir bei diesen Fällen eine plattenförmige Einlagerung von Amyloid in der Intima, selten in der Media und Adventitia der Herzvenen (Abb. 222). Die kleinen Herzarterien waren dagegen bis auf Spuren von kongorot-positivem Material in der Media amyloidfrei.

Wir beobachteten weiterhin bei unseren Fällen kleine, flache Amyloidplatten, die das Endokard der Vorhöfe vorwölbten. Auch in den Herzklappen war stellenweise Amyloid streifenförmig eingelagert.

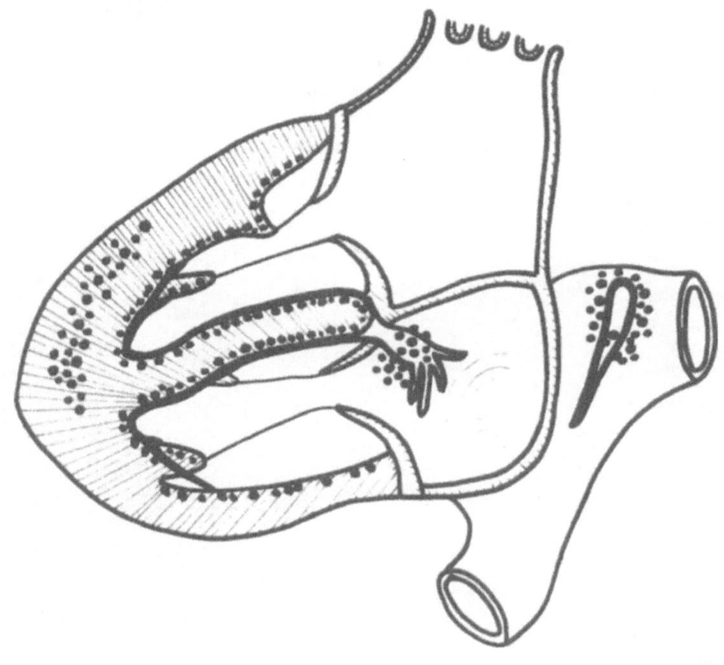

*Fundorte von Amyloid in Herzen von 9 Kindern mit juveniler Chronischer Polyar-
thritis*

Abb. 219

*Polarisationsoptische Aufnahme von Amyloideinlagerungen in Faserbündeln des
Reizleitungssystems eines 16jährigen Kindes mit juveniler Chronischer Polyarthritis*

Abb. 220

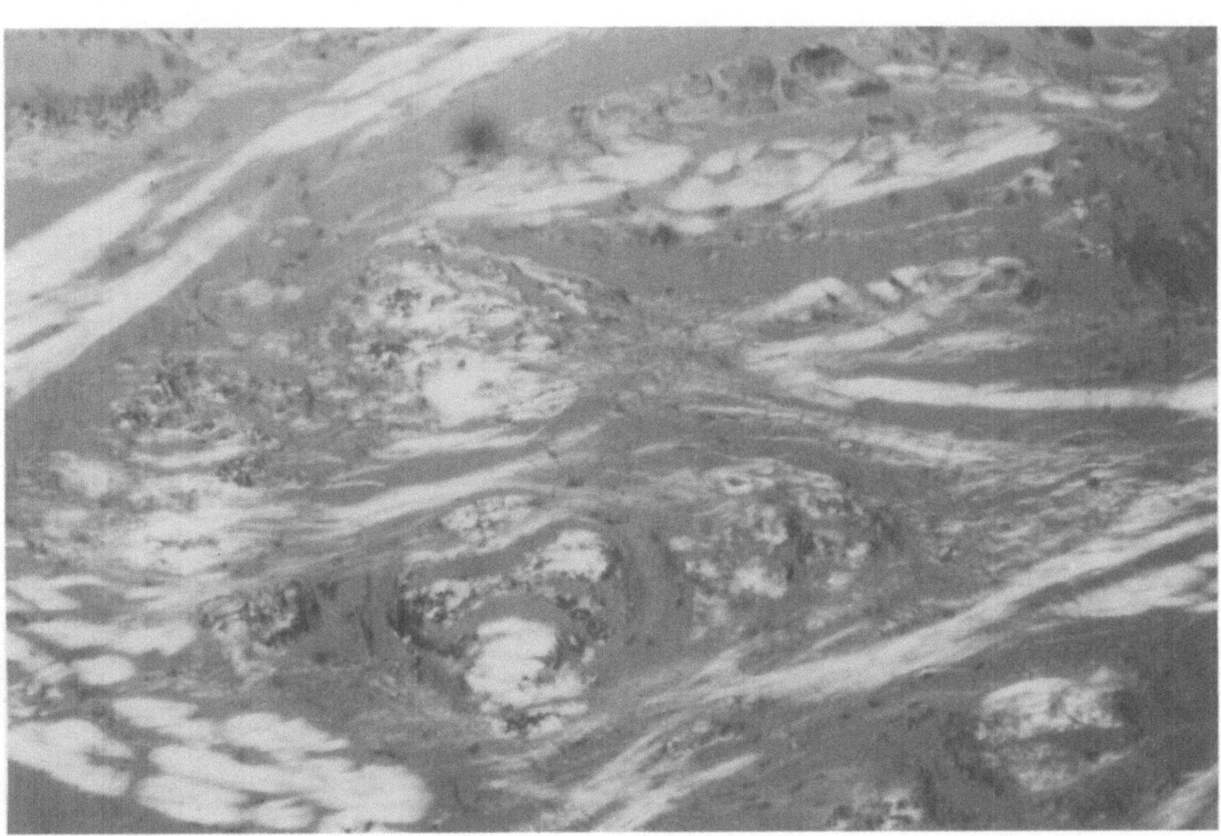

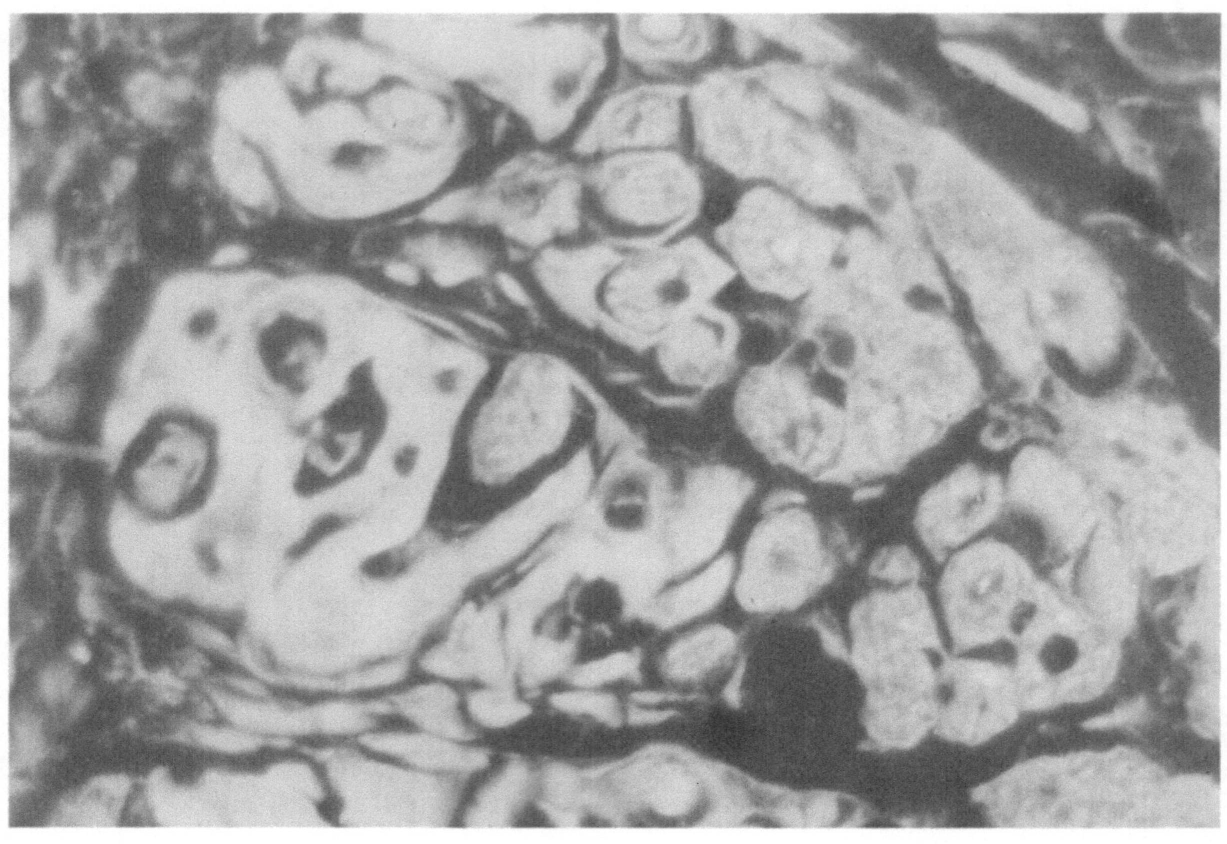

Abb. 221 *Polarisationsoptische Aufnahme von mantelförmigen Amyloidablagerungen im Herzen eines 7jährigen Kindes mit juveniler Chronischer Polyarthritis*

Abb. 222 *Amyloidablagerung in der Adventitia einer Herzvene (Pfeil)*
Chronische Polyarthritis

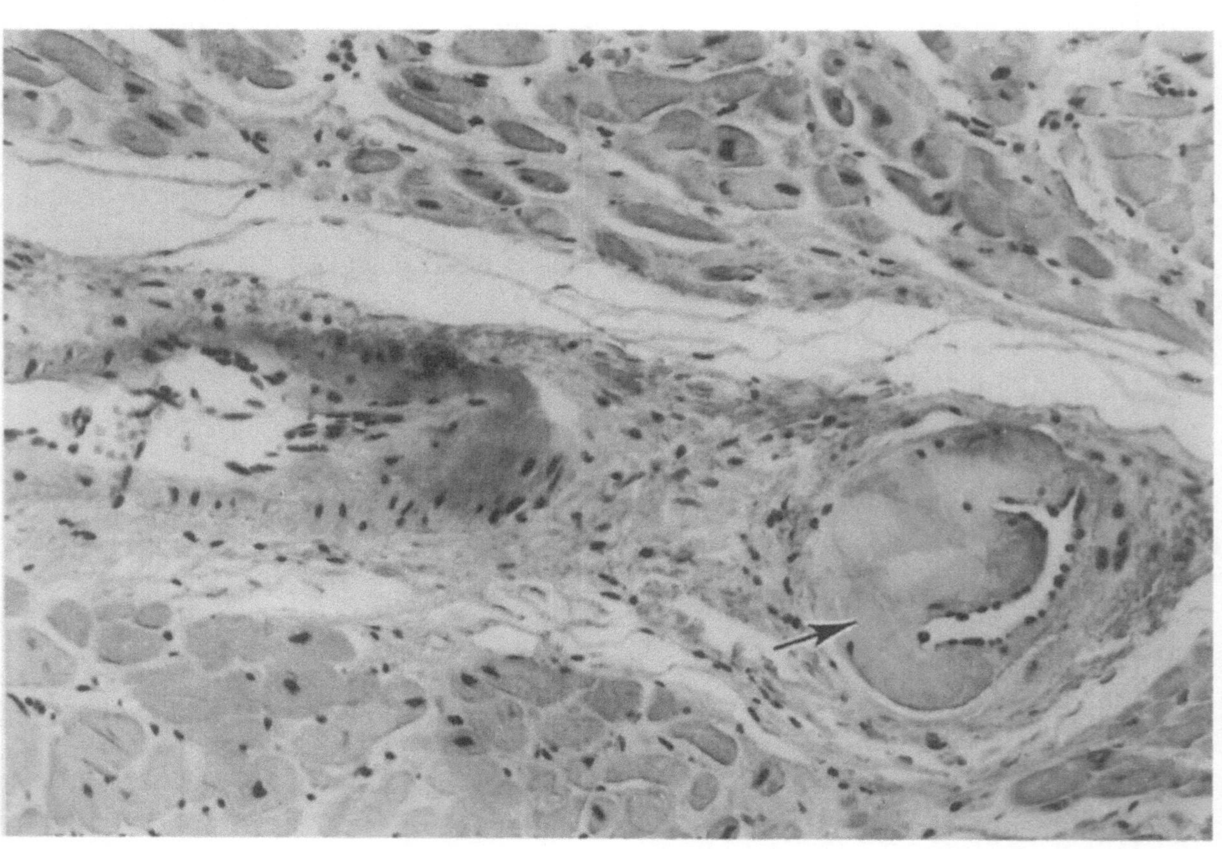

Am häufigsten entwickelt sich eine Amyloidose im Gefolge einer langdauernden infektiösen Erkrankung, wie beispielsweise bei Osteomyelitis, Bronchiektasen und chronischer Tuberkulose.

Die Chronische Polyarthritis steht hinter dieser Gruppe an 2. Stelle. Die Angaben über die Häufigkeit einer Amyloidose bei Chronischer Polyarthritis schwanken zwischen 9 und 24%. Die Streubreite dieser Angaben ist wahrscheinlich auf die unterschiedliche Diagnostik zurückzuführen. Einerseits kann die Amyloidose klinisch symptomarm verlaufen und sich so der Beobachtung entziehen, andererseits gestattet der Einsatz moderner Untersuchungsmethoden, wie vor allem die Rektumschleimhautbiopsie, eine weitgehend sichere diagnostische Aussage.

Patienten mit juveniler Chronischer Polyarthritis erkranken besonders häufig an einer Amyloidose. Wir selbst fanden bei einem Drittel der von uns obduzierten Kinder mit juveniler Chronischer Polyarthritis eine ausgeprägte Amyloidose (○FASSBENDER, 1967). Diese hohe Quote stimmt mit den Beobachtungen anderer Autoren überein.

Im allgemeinen unterscheidet man 4 Typen der Amyloidose:

1. Die primäre Amyloidose. Hier fehlen erkennbare Beziehungen zu chronisch-entzündlichen Erkrankungen. Das Amyloid befällt hierbei bevorzugt die Blutgefäße, das Herz, die Zunge und den Gastrointestinaltrakt. Die Kongorotfärbung der abgelagerten Substanz und die Metachromasie mit Methylviolett können schwach oder negativ ausfallen.

2. Die sekundäre Amyloidose. Sie tritt als Begleiterscheinung einer chronischen Entzündung oder Eiterung auf. Das Amyloid lagert sich dabei vor allem in Leber, Niere, Milz und Nebenniere ab. Kongorotfärbung und Metachromasie sind positiv.

3. Als Paramyloidose wird das Auftreten von Amyloid beim Plasmozytom bezeichnet. Verteilung der Ablagerung und färberische Eigenschaften entsprechen dem Typ 1.

4. Lokales Amyloid in Form sog. Amyloid-Tumoren kann in Haut, Larynx und anderen Geweben auftreten. Die färberischen Eigenschaften entsprechen auch hier der primären Amyloidose.

Es hat sich jedoch gezeigt, daß eine scharfe Trennung zwischen primärem und sekundärem Typ gelegentlich unmöglich ist und daß Überlappungen vorkommen. Die Einordnung der Chronischen Polyarthritis beispielsweise in dieses Schema stößt insofern auf Schwierigkeiten, als einerseits die Amyloidose hierbei Folge und Begleitphänomen einer chronisch-entzündlichen Grunderkrankung ist, andererseits aber der Verteilungstyp über denjenigen der sekundären Form hinausgeht. Wir fanden autoptisch bei 4 Kindern mit juveniler Chronischer Polyarthritis ausgeprägte Einlagerungen von Amyloid im Endo- und Myokard. Herzbeteiligung gehört jedoch in den Rahmen der primären Amyloidose. Es bleibt unklar, warum bei der juvenilen Form der Chronischen Polyarthritis der für die Erwachsenen typische Rahmen der sekundären Amyloidose gesprengt wird.

○ MISSMAHL (1965) teilt die Amyloidose nach der Art ihrer strukturellen Anlagerung ein. Er unterscheidet

1. eine periretikuläre und

2. eine perikollagene Form der Amyloidose.

Bei der Chronischen Polyarthritis lagert sich das Amyloid im allgemeinen an den retikulären Fasern ab. Die Amyloidose des Herzens dagegen sprengt auch hier diesen Rahmen, denn sie entspricht dem perikollagenen Typ (Abb. 223 u. 224).

Bei der Chronischen Polyarthritis steht klinisch der Amyloidbefall der Niere im Vordergrund. Die Symptomatik reicht von geringer Albuminurie über das Vollbild der Nephrose bis zur Schrumpfniere. Der Hochdruck kann im Fall der Amyloidschrumpfniere fehlen. Demgegenüber hat die Einlagerung von Amy-

**Amyloidose
bei Chronischer
Polyarthritis**

**4 Typen der
Amyloidose**

**Schwierigkeiten
bei der Einordnung
der Chronischen
Polyarthritis in das
Amyloidose-Schema**

**Nierenamyloid
klinisch
im Vordergrund**

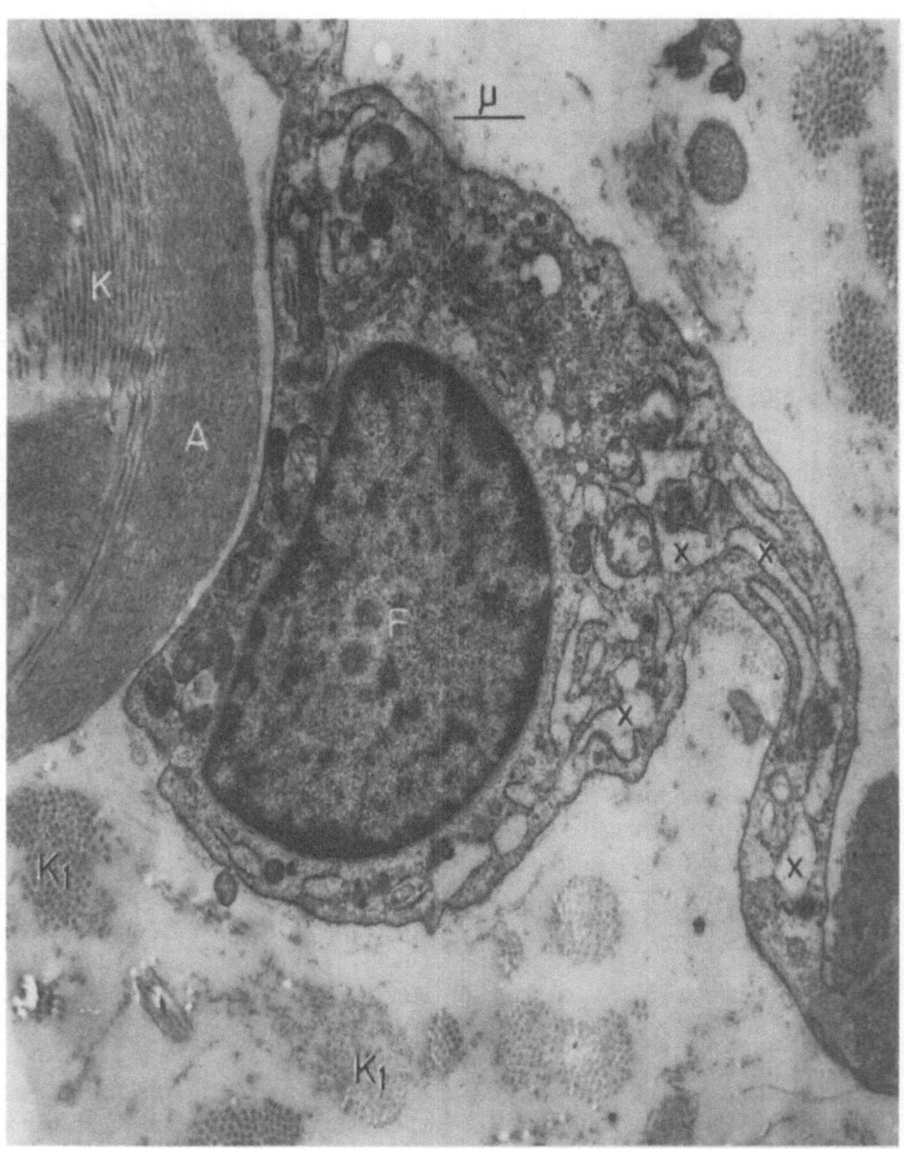

Abb. 223

Periretikuläre Amyloidablagerung in einer Rektumbiopsie bei familiärem Mittelmeerfieber. (A: Amyloid, F: Fibroblast mit rauhem endoplasmatischem Retikulum, K: Kollagenes Bindegewebe). Vergr. ca. 7700:1. (Bild: H. J. MERKER, Anatomisches Institut der Universität Berlin)

loid in Leber und Milz für den Patienten keine oder nur geringe Bedeutung. Auch die Amyloidose der Nebenniere führt zu keiner erkennbaren Insuffizienz des Organs.

In der Niere lagert sich das Amyloid vorwiegend an der Basalmembran der kleinen Arterien und Kapillaren der Glomerula ab. Elektronenoptisch zeigt das Amyloid eine enge Beziehung zu den Zellen des Mesoangiums und den Endothelien des Glomerulums. Mit zunehmendem Ausmaß der eingelagerten Substanz geht das Glomerulum zugrunde, bis schließlich eine weitgehend homogene, eosinophile Kugel anstelle des Nierenkörperchens zurückbleibt. Das Amyloid lagert sich auch an der Basalmembran der Tubuli ab.

Eine Nadelbiopsie ist zum Nachweis und zur Beurteilung einer Nierenamyloidose deshalb besonders geeignet, weil durchweg alle Glomerula mehr oder weniger verändert sind, so daß kein Trefferproblem entsteht.

In der Leber liegt das Amyloid im Gitterfasergerüst zwischen Parenchymzellen und Kupfferschen Sternzellen. Das dazwischenliegende Parenchym kann atrophieren. Insgesamt nimmt dabei die Leber an Größe zu. Die Läppchenstruktur ist bei makroskopischer Betrachtung durch das eingelagerte Material überbetont. Dünne Scheiben des Organs können bei hochgradiger Amyloidose transpa-

Amyloid in Leber, Milz und Nebennieren

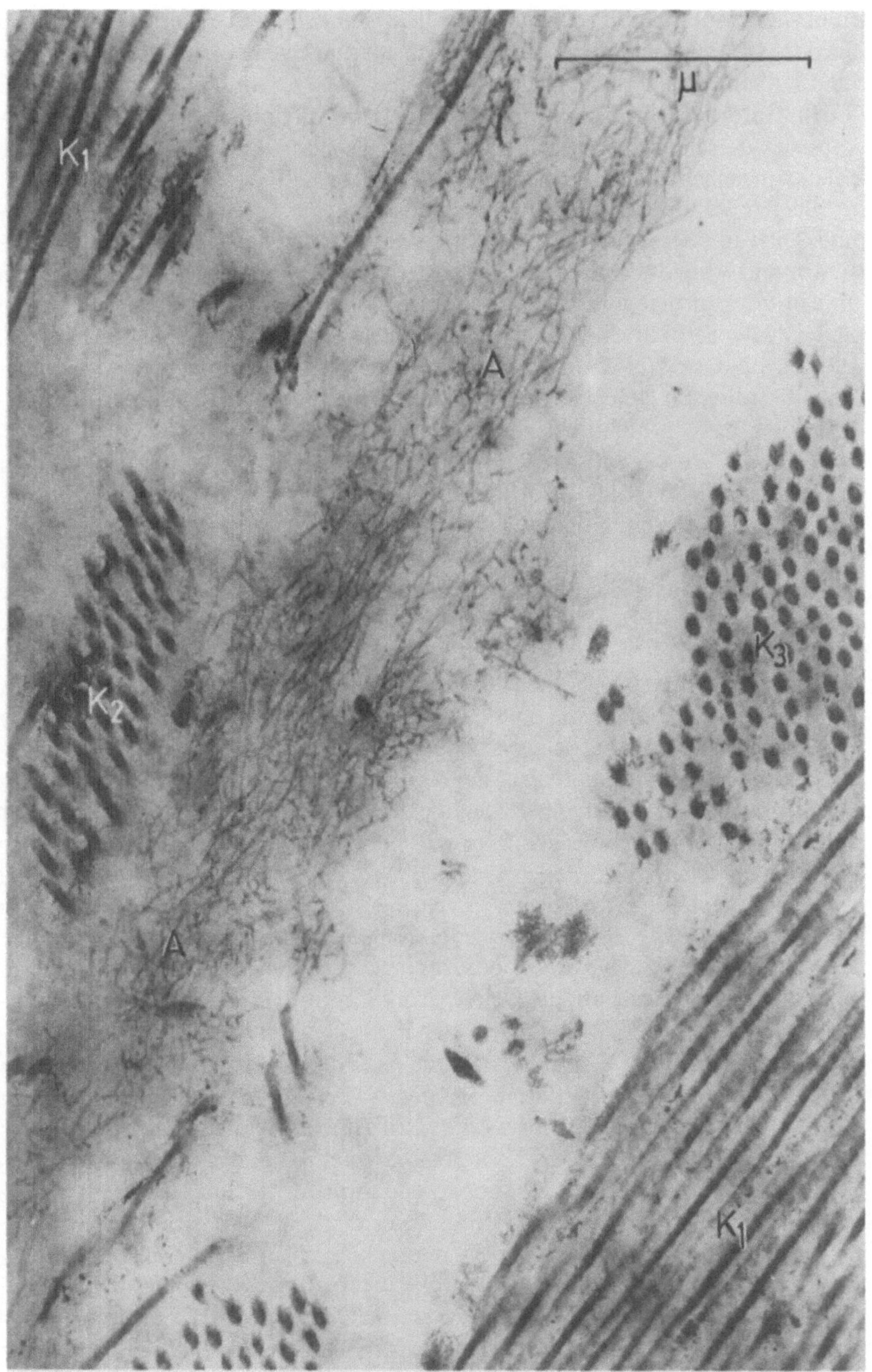

Perikollagene Amyloidablagerung in einer Rektumbiopsie bei sekundärer Amylo-idose (A: Amyloid, K: Kollagene Fasern). Vergr. ca. 45500:1. (Bild: H.J. MERKER, *Anatomisches Institut der Universität Berlin)*

Abb. 224

rent erscheinen. Trotz dieser eindrucksvollen Veränderungen bleibt das Organ genügend funktionstüchtig, ohne das Leben des Patienten zu gefährden.

Auch in der Milz schlägt sich das Amyloid im Gitterfasergerüst nieder. Werden die Follikel bevorzugt, so liegen auf der Schnittfläche weiße Knötchen, es entsteht die „Sagomilz". Lagert sich das Material dagegen diffus in der roten Pulpa ab, so bekommt die Schnittfläche ein hellrot glänzendes Aussehen, dünne Scheiben des Organs werden transparent („Schinkenmilz").

Durch Einlagerung von Amyloid können die Nebennieren erheblich an Größe zunehmen. Die makroskopisch grau-weiße Substanz lagert sich im Gitter-fasergerüst der Nebennierenrinde ab und kann je nach Ausmaß die Zona glome-

171

rulosa, fascicularis und reticularis befallen. Ähnlich wie bei der Leber können die dazwischenliegenden Parenchymzellen zugrunde gehen, ohne daß dabei eine klinisch auffällige Organinsuffizienz eintritt.

Im Gefolge eines Plasmozytoms können sich Amyloidmassen in der Gelenkkapsel niederschlagen und von dort hochgradige Destruktionen des Gelenkknorpels verursachen (o UEHLINGER, 1973).

Bei der lichtoptischen Standardtechnik erscheint Amyloid homogen eosinophil. Die van Gieson-Färbung gestattet eine Abgrenzung, da sie Kollagen intensiv rot und Amyloid gelb bis gelb-orange darstellt. Kongorot wird physikalisch an den Glykoproteinanteil des Amyloids gebunden. Da aber elastische Fasern und andere Strukturen kleiner Gefäße auch zur Kongorot-Bindung neigen, können auf diese Weise Amyloidablagerungen vorgetäuscht werden. Das Material gibt weiterhin eine positive PAS-Reaktion und verhält sich gegenüber Methylviolett metachromatisch.

Die polarisationsoptische Technik brachte interessante neue Einblicke in die Natur des Amyloids. Die Substanz verhält sich positiv doppelbrechend. Nach Kongorotfärbung sieht man einen intensiv grünen Dichroismus.

Dieses polarisationsoptische Verhalten legte bereits den Gedanken nahe, daß dieses scheinbar homogene Material eine organisierte Struktur besitzt. Diese Vermutung wurde durch elektronenoptische Studien bestätigt (o LETTERER et al., 1960).

Sowohl das humane als auch das im Tierexperiment erzeugte Amyloid lassen feine Fibrillen erkennen, die eine Dicke von 40 bis 150 Å und eine Länge von 1 000 Å besitzen. Daneben lassen sich im Amyloid noch rundliche Partikel nachweisen, die sich aus 5 ringförmig angeordneten globulären Untereinheiten zusammensetzen. Ihr Durchmesser liegt bei 90 Å. Die verschiedenen Formen der Amyloidablagerungen weisen darauf hin, daß bei der Amyloidbildung ortsständige und mesenchymale Zellen eine Rolle spielen. Hierbei kann ein Abbau von Immunglobulinen vorliegen, aber auch eine Umformung oder Fehlbildung der Grundsubstanz, die eine Fibrillenbildung aus Monomeren ermöglicht. Die Amyloidfibrillen sind in eine Grundsubstanz eingebettet, die neben den üblichen sauren Mukopolysacchariden ein Heparinsulfat mit geringem Sulfatanteil enthält (o MISSMAHL, 1969).

Interessant ist die Tatsache, daß die beschriebenen Fibrillen sich bereits als Teil des normalen Alterungsprozesses der Zelle aggregieren können (o WRIGHT et al., 1969). Die exzessive intrazelluläre Synthese dieses Materials könnte auf die Störung eines immunologischen Inhibitionsmechanismus zurückgeführt werden. Da vieles dafür spricht, daß im Amyloid auch Immunglobuline enthalten sind (GLENNER et al., 1971), ist es denkbar, daß es im Rahmen der Chronischen Polyarthritis wie auch anderer chronischer Entzündungen zu einer Störung der Zellfunktion und zu einer Beschleunigung der Zellalterung kommt, die ihren Ausdruck in der Amyloidsynthese findet.

Ein Zusammenhang zwischen Antikörper-Bildung und Amyloid ließ bereits um die Jahrhundertwende die Entwicklung von Amyloid bei Pferden, die zur Gewinnung eines Diphtherieantitoxins langfristig hyperimmunisiert wurden, vermuten.

× CAESAR (1960) fand bei seinen elektronenoptischen Untersuchungen enge Beziehungen zwischen Antikörper-produzierenden Plasmazellen und amyloider Substanz. o KOCHEM (1966) gelang die Bindung von Meerschweinchenkomplement an Amyloidablagerungen im Glomerulum (Abb. 225). Die immer wieder vermuteten Beziehungen zwischen Amyloidose und Immunglobulinbildung werden heute in Defekten oder Funktionsstörungen des Immunsystems gesucht, wobei die Vermehrung des IgD eine wesentliche Rolle zu spielen scheint (MEYER ZUM BÜSCHENFELDE u. KNOLLE, 1974).

Die Amyloidose bei Chronischer Polyarthritis befällt mit großer Regelmäßigkeit die Schleimhaut des Rektums. Es bietet sich somit eine gut zugängliche Biopsiemöglichkeit, die den Patienten wenig belastet und sich durch eine hohe Trefferquote auszeichnet. Nach o MISSMAHL (1972) gelingt bei generalisierter Amyloidose in 80% der Fälle der Amyloidnachweis aus der Rektumschleimhaut.

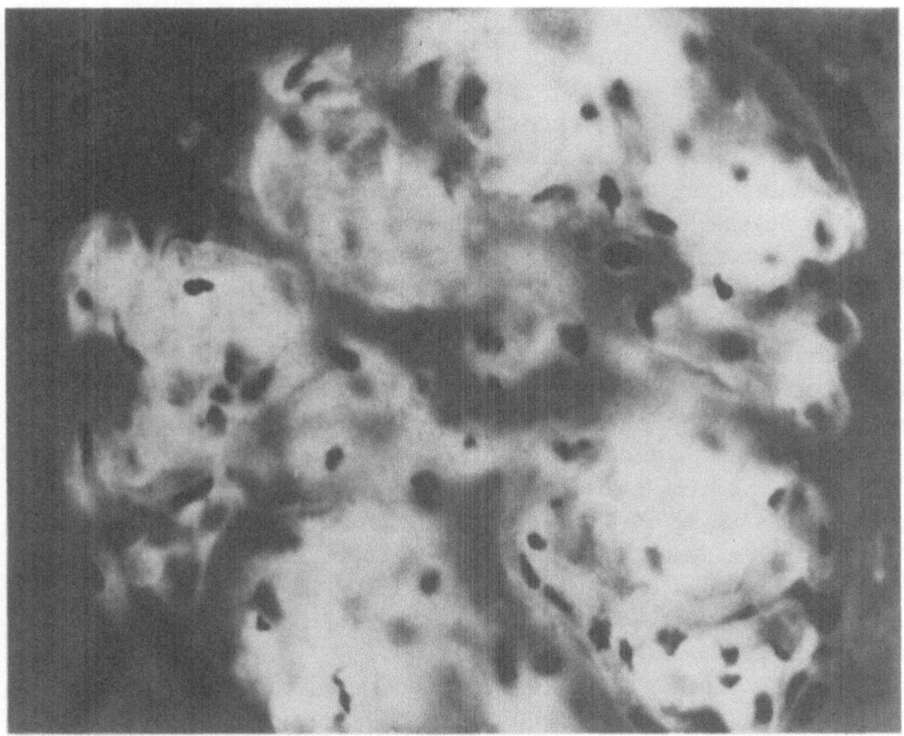

*Nachweis komplementbindender Komplexe in einem Glomerulum, starke Vergrö-
ßerung. Deutlich negativ-schwarzes Hervortreten der Kerne.* (KOCHEM, 1966)

Aufgrund experimenteller Studien erörterten o TEILUM *et al.* (1954) und
× LATVALAHTI (1953) die Förderung der Amyloidbildung unter Glukokortiko-
steroideinfluß. Spätere Untersucher (o PARKINS u. BYWATERS, 1959) konnten
dagegen keinen Zusammenhang zwischen Glukokortikosteroidgaben und
Amyloidose bei CP-Patienten feststellen. Ein abschließendes Urteil über diese
Frage kann jedoch deshalb nicht gefällt werden, weil für exakte vergleichende
Untersuchungen die Zahl der unbehandelten Kontrollfälle zu klein ist.

**Amyloidentstehung
und
Glukokortikosteroid-
Therapie**

5.7. Blutgefäße

Die Pathomechanismen der Chronischen Polyarthritis können alle Teile des
Gefäßsystems in Mitleidenschaft ziehen. Klinisches Interesse gewannen die Ge-
fäßerkrankungen nach dem Auftreten von Finger- und Zehengangrän bei CP-
Patienten.

**Erste Beobachtungen
von Gefäßprozessen
bei „Rheumatischen
Erkrankungen"**

In der alten Rheuma-Literatur werden Gefäßentzündungen zwar gelegentlich
erwähnt, doch handelt es sich dabei um akute Arteriitiden bei Rheumatischem
Fieber (VON ROMBERG, 1894; o ASCHOFF, 1904; COOMBS, 1908/09; o GEIPEL,
1909; o WÄTJEN, 1921; o FAHR, 1938). o V. GLAHN und PAPPENHEIMER (1926)
berichten anhand von 26 „Rheuma"-Fällen über sklerosierende Mesaortiden
und 1927 über Periarteriitis nodosa-ähnliche Prozesse in Lunge, Nieren, perire-
nalem und adrenalem Gewebe, Kolon, Ovar, Hoden, Pankreas und Zoekum.
Man hat allerdings Bedenken, ob es sich dabei nicht um eine echte Periarteriitis
nodosa gehandelt hat, da den Autoren als einziges, abgrenzendes Kriterium
für die rheumatische Arteriitis das Fehlen von Thromben, Infarkten und Aneu-
rysmen dient, Veränderungen, die jedoch sowohl bei Periarteriitis nodosa als
auch bei der Arteriitis des Rheumatischen Fiebers zu finden sind. o TALALAJEW
(1929) spricht von einem kardiovaskulären Typ des Rheumatismus. KLINGE
wendet bei der Analyse seiner Rheumafälle dem Gefäßsystem große Aufmerksamkeit zu. Er reiht die rheumatische Entzündung, vor allem der Aorta, aber

173

auch der anderen Arterien, in den Zyklus des übrigen rheumatischen Gewebsschadens „Fibrinoide Verquellung – Granulom – Narbe" ein. In seiner Kasuistik finden sich 2 chronisch-rheumatische Fälle (Fall 37 und 38), bei denen es sich wahrscheinlich um Chronische Polyarthritiden handelt. KLINGE erwähnt bei einer 36jährigen Frau „Atheromatose und ausgeprägte, beetartige Sklerose der Aorta und größeren Arterien". Bei einer 83jährigen Frau sagt der Befund „Schwere allgemeine Atherosklerose" allerdings wenig. Da KLINGE aber Rheumatisches Fieber, Sekundär und Primär Chronische Polyarthritis als grundsätzlich pathogenetisch einheitlich ansieht, ist heute nachträglich für unsere Fragestellung daraus keine Klarheit mehr zu gewinnen. o RÖSSLE (1933) geht von der allergisch-hyperergischen Genese aus und integriert in den Begriff der „rheumatischen Arterienerkrankungen" Rheumatisches Fieber, „Polyarthritis chronica vasculosa", Endophlebitis hepatica und Periarteriitis nodosa.

Gefäßprozesse bei Chronischer Polyarthritis

Im anglo-amerikanischen Schrifttum, weniger von der unitarischen Richtung RÖSSLE-KLINGE geprägt, gewinnt die „rheumatoide Arthritis" früh ihre Sonderstellung (GARROD, 1859). o DAWSON und BOOTS (1930) beschrieben entzündliche Gefäßveränderungen in subkutanen Rheumaknoten bei „rheumatoider Arthritis" (Chronische Polyarthritis), ebenso o KEIL (1938).

o BENNET et al. (1940) glaubten, daß sich die Hautknoten aus einer primären rheumatoiden Arteriitis entwickeln.

1951 beschrieben o SOKOLOFF et al. eine Arteriitis in der Skelettmuskulatur von CP-Patienten, deren morphologisches Bild demjenigen der Periarteriitis nodosa entsprach.

oGRAEF et al. (1949) und in größerem Maße oCRUICKSHANK (1954) berichteten über Koronararteriitiden. CRUICKSHANK fand sie unter 72 CP-Obduktionen 18mal. Besondere Bedeutung verdient die retrospektive Untersuchung von o SINCLAIR und CRUICKSHANK (1956): Unter 90 CP-Obduktionen fanden sich 16mal Arteriitiden. Darunter 4 Fälle, die sowohl hinsichtlich Schwere als auch Ausbreitung der Prozesse ganz dem morphologischen Bild der Periarteriitis nodosa entsprachen. Entsprechende Einzelbeobachtungen stammen von ELLMAN und BALL (1948). OGRYZLO (1953), o ROBINSON et al. (1953) und o WEINBERGER (1953) beschrieben 6 Fälle, die klinisch bereits durch Hautulzerationen und Fingergangrän die später autoptisch verifizierte Gefäßerkrankung verrieten.

Glukokortikosteroid-Therapie und Gefäßprozesse

Hier war keine Glukokortikosteroid-Medikation vorausgegangen! Auch unter den 10 von o BYWATERS (1950) publizierten CP-Fällen mit Arteriitiden befanden sich 6 nicht-steroid-behandelte Patienten. Es handelte sich um spätere Nachuntersuchungen, da erst nach Einführung der Glukokortikosteroid-Behandlung diese Veränderungen klinisches und morphologisches Interesse gewannen.

Nach diesem Zeitpunkt wurden Gefäßprozesse bei Chronischer Polyarthritis in zunehmendem Maße beobachtet. Es lag deshalb nahe, die therapeutisch verabreichten Nebennierenrindenhormone für die gehäuften Gefäßmanifestationen anzuschuldigen.

o KEMPER et al. haben 1957 einen solchen Zusammenhang bejaht. o SOKOLOFF kommt jedoch 1964 aufgrund vergleichender Studien zu der Überzeugung, daß Glukokortikosteroide als Ursache der Gefäßerkrankungen nicht in Frage kommen. Eine Ansicht, der sich auch GARDNER anschließt.

Charakteristik der Gefäßprozesse bei Chronischer Polyarthritis

Überblickt man die umfangreiche Literatur über Gefäßprozesse bei Chronischer Polyarthritis, so stellt man folgendes fest:

1. Verändert sind kleine Organ- und Muskelgefäße, und zwar vorwiegend Arterien, gelegentlich aber auch Venen.

2. Grundsätzlich werden die Prozesse als entzündlich definiert.

3. Das pathologisch-histologische Bild wird durch folgende Variable modifiziert:
a) Art und Bau des Gefäßes
b) Schweregrad des Prozesses
c) Dauer der Gefäßerkrankung
d) Einflüsse einer medikamentösen Therapie.

Aus dem Gesagten ergibt sich, daß im Rahmen der Chronischen Polyarthritis völlig unterschiedliche Veränderungen an Arterien und Venen auftreten müssen,

die das gesamte Spektrum pathologisch-anatomischer Möglichkeiten von gering-
fügiger Intimaproliferation, adventitieller Infiltration über Medianekrose bis
zur Gefäßsklerose umspannen.

Um die Vielfalt der morphologischen Prozesse zu ordnen, wurden folgende
Klassifizierungsversuche unternommen:

A. von o BYWATERS (1950)

1. Primäre Intimaproliferation
2. Elastika-Duplikation
3. Maligne Phase — Ausbildung von Wandnekrosen.

B. von o KEMPER, BAGGENSTOSS und SLOCUMB (1957)

1. Perivaskuläre oder adventitielle Ansammlungen von Granulozyten und Plasmazellen ohne Nekrose
2. Infiltration aller Gefäßwandschichten mit Lymphozyten und Histiozyten.
Geringe Fibrininsudation mit Schwellung der Kollagenfasern ohne eigentliche
Nekrose
3. Akute Arteriitis mit granulozytären Wandinfiltraten und Gefäßwandnekrose.
Im subakuten Stadium mit Fibroblasten. Die letzte Form entspricht morphologisch der Periarteriitis nodosa. Die Intima proliferiert bei allen drei Formen.

C. von o FASSBENDER (1967)

1. Perivaskuläre Infiltratmäntel aus Lymphozyten und Plasmazellen
2. Konzentrische Hyperplasie von Intima und Media
3. Pan- und Periphlebitis
4. Pan- und Periarteriitis
5. Totale Wandnekrose mit histiozytärer Palisade.

Die 3 Klassifizierungsversuche spiegeln die Schwierigkeit wider, die Dynamik
des Gefäßprozesses zu erfassen und Einblicke in den Charakter der Erkrankung
zu gewinnen. Es bleibt vielmehr bei einer deskriptiven Gruppenbildung aufgrund
von Einzelbeobachtungen.

*Blutgefäße des Stratum synoviale. Die Endothelzellen springen z.T. knopfartig
in das Gefäßlumen vor. (Dünnschnitt)*

**Abb. 226
Chronische Polyarthritis**

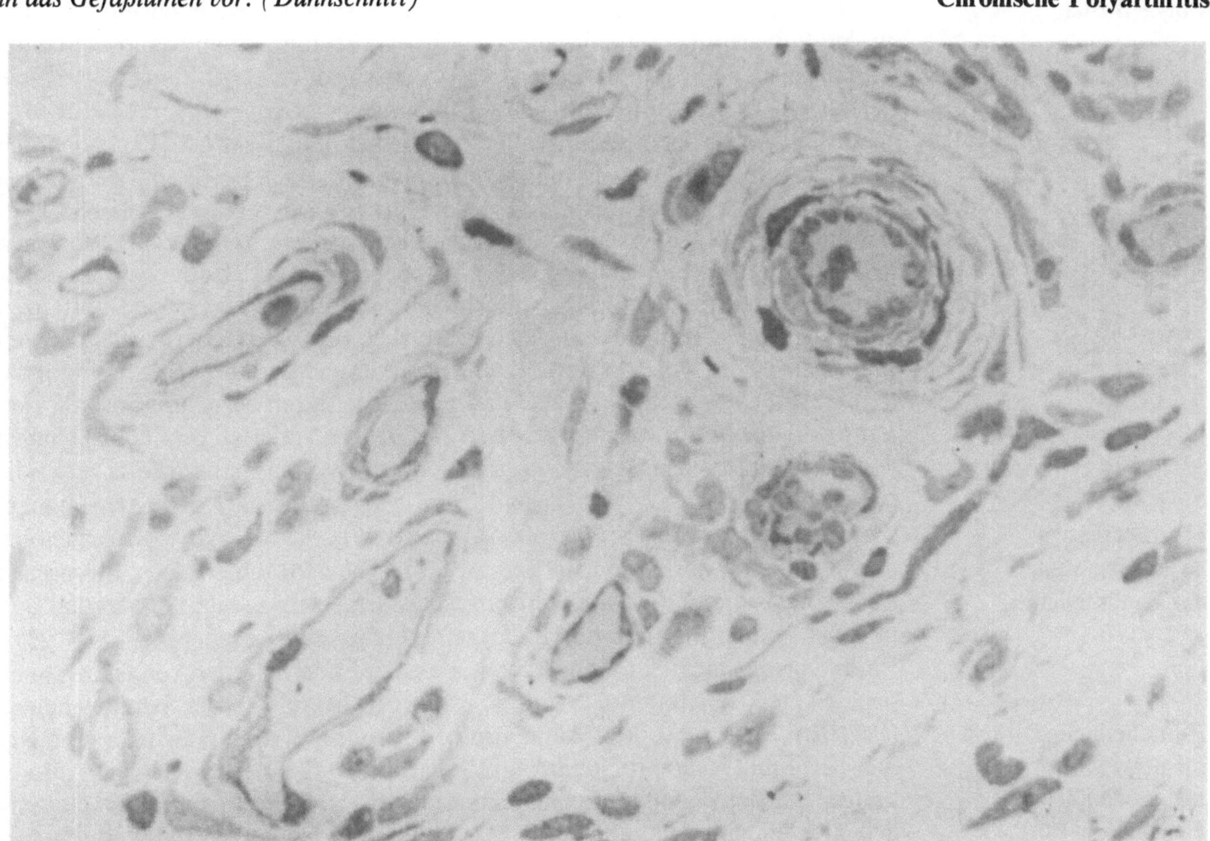

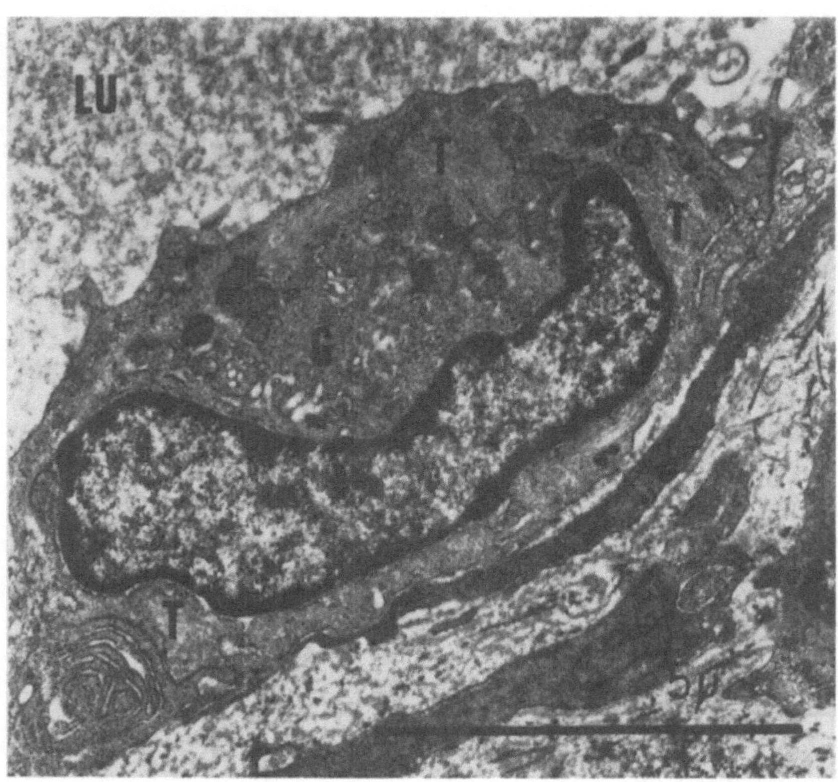

Abb. 227
Chronische Polyarthritis

Kapillare im Stratum synoviale. Fibroblastenartige Anschwellung der Kapillaren-
dothelzelle mit zahlreichen Golgi-Apparaten (G) und Tonofilamentbündeln (T).
LU: Lumen. (Elektronenoptische Aufnahme). (BIERTHER u. WEGNER, 1971)

**Analyse
der Gefäßprozesse
bei Chronischer
Polyarthritis**

Wir versuchen im folgenden, die Gefäßveränderungen bei Chronischer Polyarthritis vor dem Hintergrund der Grundmechanismen dieser Krankheit zu
analysieren, wie wir sie z.Z. sehen.

Die Kapillaren, Arterien und Venolen im Stratum synoviale zeigen bei Chronischer Polyarthritis Veränderungen, die bereits lichtoptisch an Semidünnschnit-
ten auffallen: Die Endothelzellen sind unterschiedlich stark geschwollen, ihre
Zellkerne springen knopfartig in das Gefäßlumen vor (Abb. 226 u. 227). Elektronenoptisch sahen meine Mitarbeiter o BIERTHER und WEGNER (1971) deutlich
verdickte Endothelzellen mit rauhem endoplasmatischem Retikulum, ferner eine
Vermehrung des Golgi-Apparates, also Hinweise für eine sekretorische Umwandlung (Abb. 228). Andere Endothelzellen wiederum enthalten Lysosomen
und Tonofilamentbündel (Abb. 229). Mitochondrien und Kerne sind unverändert. An den Arteriolen drängen geschichtete, basalmembranartige Substanzen
die umliegenden Perizyten und glatten Muskelzellen und deren Ausläufer vom
Endothelrohr ab. Die Arteriole kann im weiteren Verlauf völlig obliterieren
(Abb. 230). Die verschmälerten Gefäßzellen liegen dann beziehungslos in lockerer, zirkulärer Anordnung, eingebettet in amorphes Material. Schließlich bleiben
von den Gefäßzellen kleinste, kontrastierbare Zytoplasmabezirke zurück, die
noch Mitochondrien, Zytolysosomen und Membranvesikel enthalten können.

**Fibroblastäre
Transformation
der Endothelien**

Die Untersuchungen von BIERTHER und WEGNER an Arteriolen, Venolen
und Kapillaren der Synovialis zeigen, daß sich im Rahmen der Chronischen
Polyarthritis die Endothelzellen fibroblastenartig umwandeln können und daß
in einem späten Stadium das Endothelrohr zugrunde gehen kann (Abb. 231).
Ein entsprechendes lichtoptisches Verhalten der Endothelzellen können wir auch
bei kleinen Arterien und Venen des Stratum synoviale und der Sehnenscheiden

**Endothellücken
als Startpunkt
der entzündlichen
Exsudation**

feststellen (Abb. 232). Man kann also bei Chronischer Polyarthritis mit einiger
Sicherheit mit einem primären Angriff auf das Gefäßendothel rechnen. Auswirkungen an den Kapillaren sind Plasmaaustritte als Folge einer Erweiterung
des Interzellularspaltes und damit Startpunkt der exsudativen Entzündung. Der

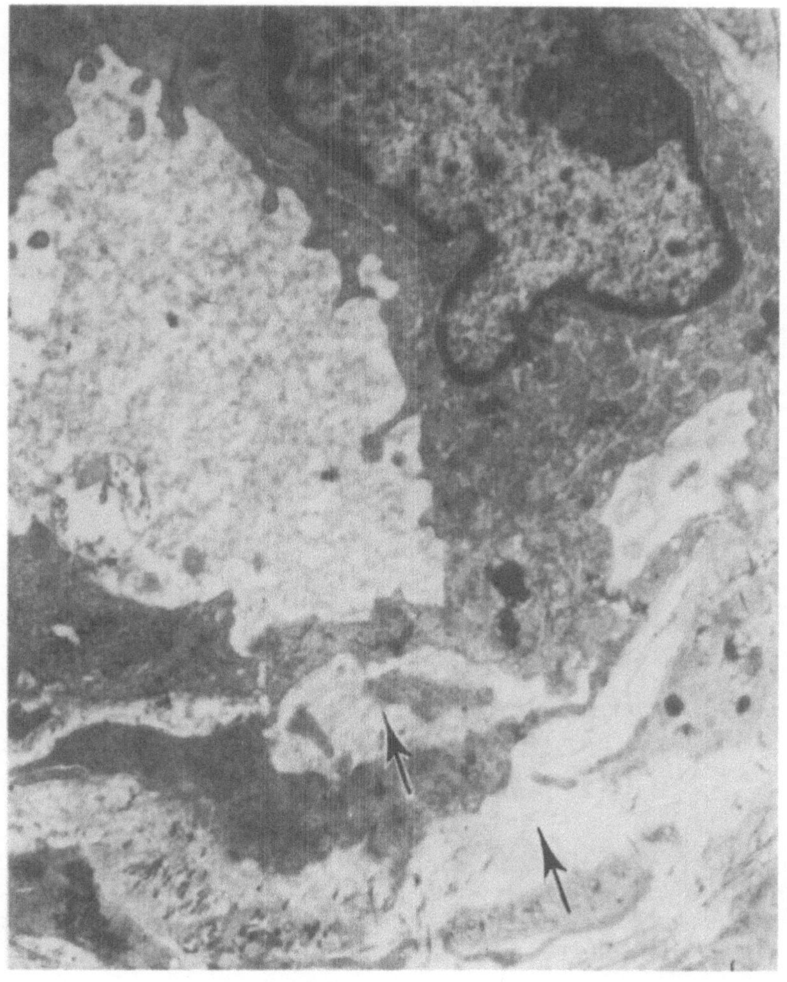

*Venole im Stratum synoviale. Die Endothelzelle selbst ähnelt durch reichlich ausge-
bildetes endoplasmatisches Retikulum und viele Mitochondrien einem Fibroblasten.
Spaltbildung im Bereich der Ausläufer zweier Endothelzellen und Austritt von
Blutplasma (Pfeil). (Elektronenoptische Aufnahme).* (BIERTHER u. WEGNER,
1971)

Abb. 228
Chronische Polyarthritis

Exsudataustritt aus den geschädigten Kapillaren läßt sich in den gelenkszintigraphischen Untersuchungen von HENNE, PFANNENSTIEL und PIXBERG (1973) mit
^{99}m Tc-markiertem Pyrophosphat bzw. Polyphosphat eindrucksvoll verfolgen
(Abb. 111 u. 112). Die übrigen Gefäße trifft grundsätzlich die gleiche Noxe.
Der Effekt wird in größeren Gefäßen aber modifiziert, erstens durch zeitlich
kürzeren und weniger intensiven Kontakt mit den Endothelzellen, zweitens
durch den solideren Wandbau der Arterien und Venen.

Sämtliche Blutgefäße sind in ihrer ersten Anlage einfache Endothelrohre,
von einer zarten Basalmembran umsponnen und von Perizyten umlagert. Dieser
Primitivzustand ist in den Kapillaren noch erhalten. In der Arteriolenwand
ist die Basalmembran stärker ausgeprägt, und zu den Perizyten treten einzelne
spindelförmige Muskelzellen hinzu. Bei kleinen Arterien wird die Basalmembran
zur Elastica interna und nimmt den Charakter einer gefensterten Membran
mit längsgerichteten Fasern an. Die Muskelzellen formen sich zu einem geschlossenen Rohr, das außen von Bindegewebszellen, der Tunica adventitia, umlagert
wird. Das Gefäßinnenrohr entspricht also im gesamten Gefäßsystem bis zur
Elastica interna dem Bau der Kapillaren (Abb. 233).

Wenn auch wegen des geringen und zeitlich kurzen Kontaktes zwischen
Noxe und Gefäßrohr die Gefährdung der Arterien- und Venenintima geringer
ist, so ist doch eine Schädigung der Endothelzellen grundsätzlich immer dann
möglich, wenn ein neuer Krankheitsschub das Gefäßnetz des Patienten trifft.

**Endothelschädigung
bei Arterien und
Venen**

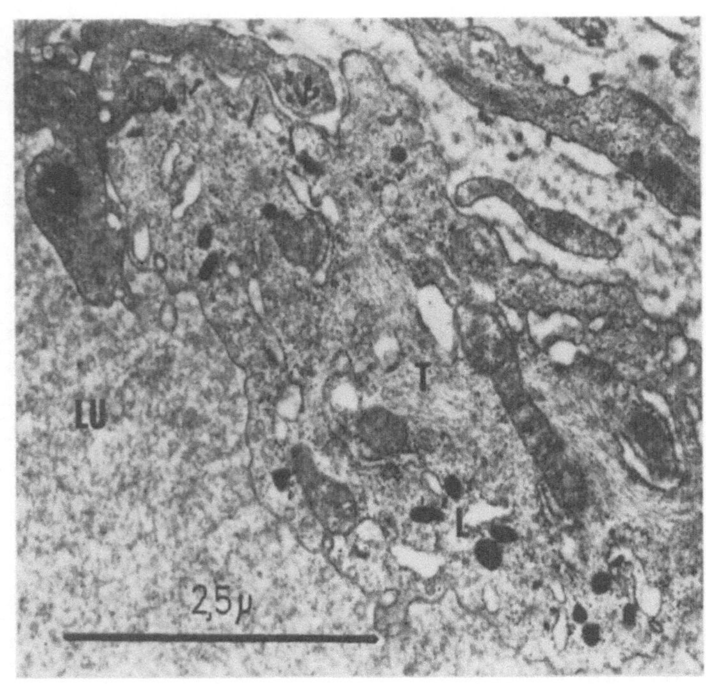

Abb. 229
Chronische Polyarthritis

Kapillarendothelzelle mit zahlreichen Lysosomen (L). T: Tonofilamente, LU: Gefäßlumen. (Elektronenoptische Aufnahme). (BIERTHER u. WEGNER, 1971)

Abb. 230
Chronische Polyarthritis

Geschädigte Arteriole. LU: Lumen. Neben den Endothelzellen zeigen auch die Überreste der glatten Muskelzellen (M) Membranvesikulationen. Geschichtete Basalmembranen drängen die einzelnen Zellen auseinander. (Elektronenoptische Aufnahme). (BIERTHER u. WEGNER, 1971)

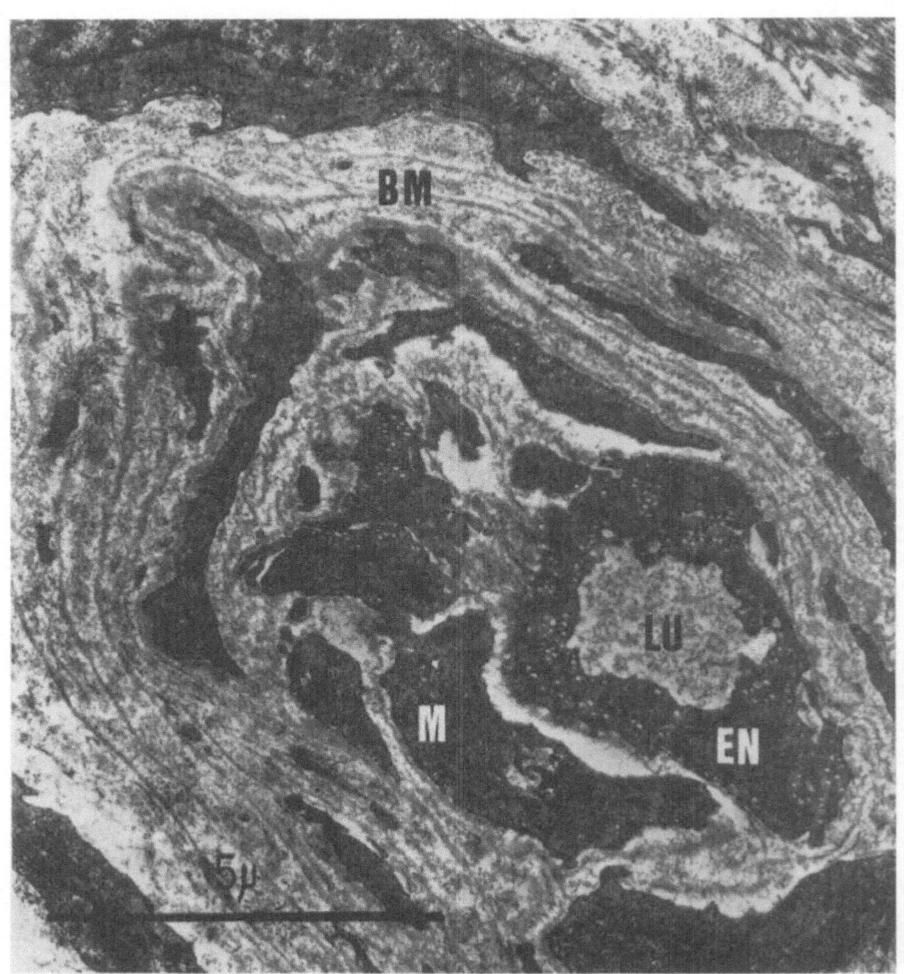

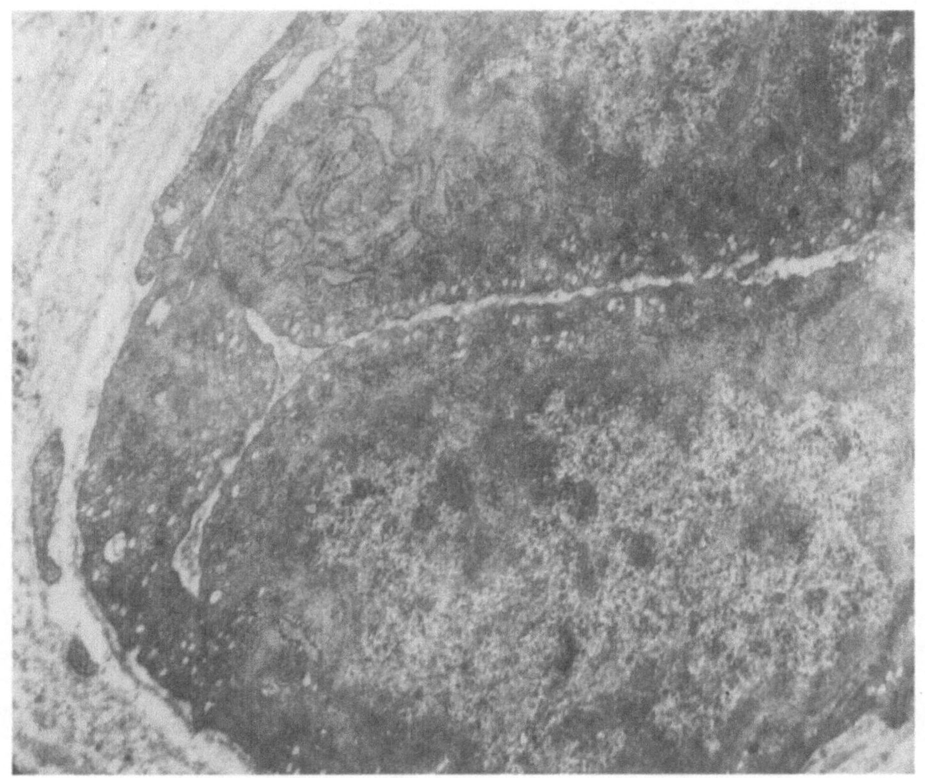

Kapillare im Stratum synoviale. Beidseitig des spaltförmigen Lumens zwei Endothelzellen mit angeschnittenen Kernen. Auffallend der Reichtum an rauhem endoplasmatischem Retikulum. Links: Geschichtete Basalmembranen. (Elektronenoptische Aufnahme). (BIERTHER u. WEGNER, 1971)

Abb. 231
Chronische Polyarthritis

Knopfartige Anschwellung der Endothelzellen in einer Vene des Stratum synoviale

Abb. 232
Chronische Polyarthritis

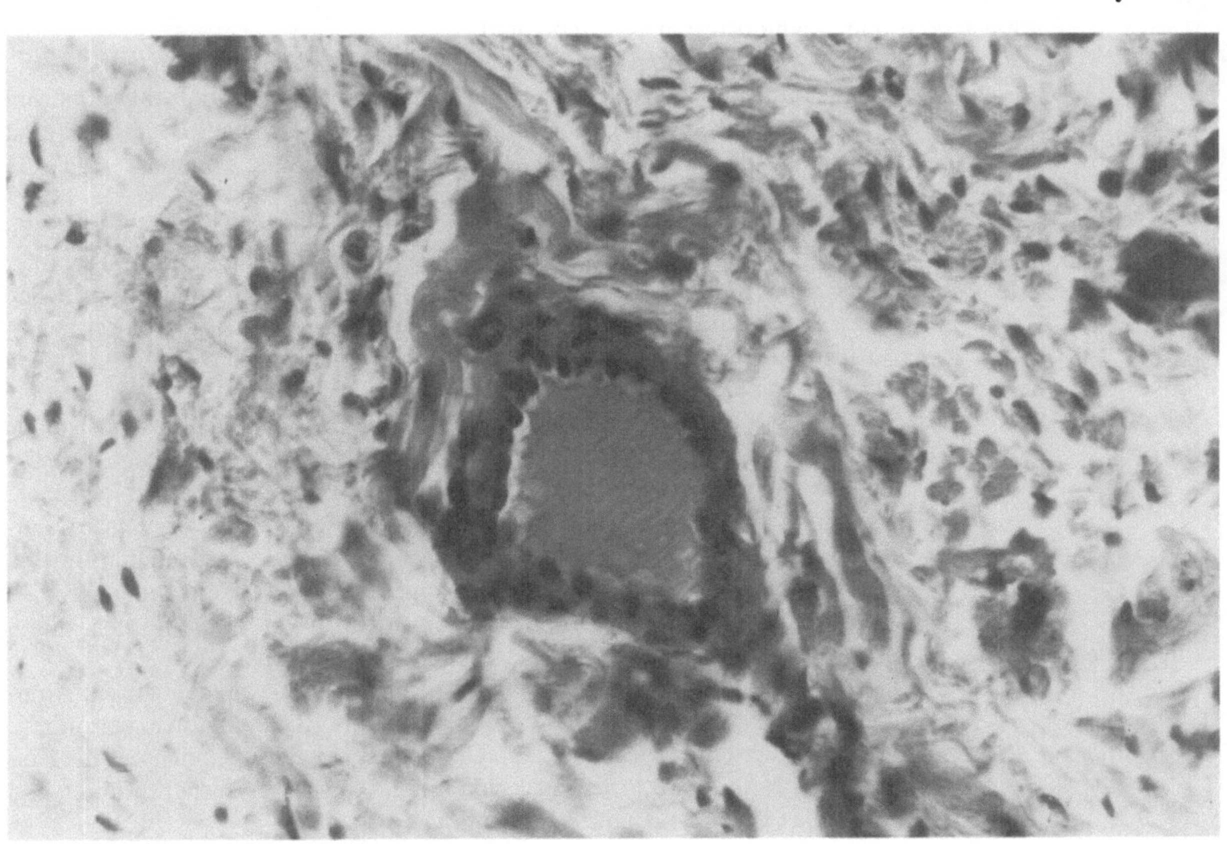

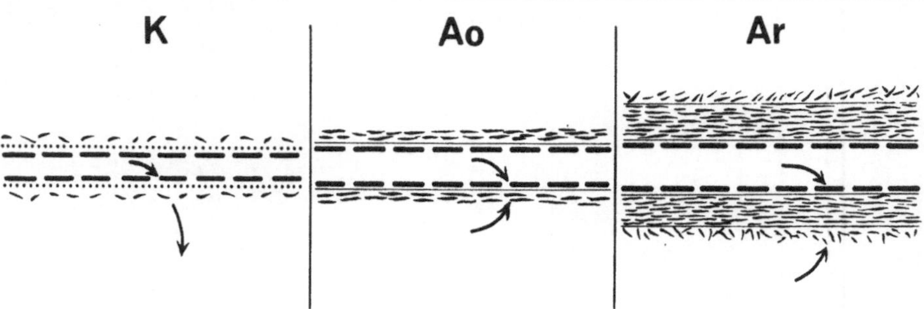

Abb. 233

Systematik der Gefäßprozesse: Kapillaren, Arteriolen und Arterien ist eine endotheliale Auskleidung gemeinsam. Aus der Basalmembran der Kapillare wird über lockere Muskelzellagen in der Arteriole die Media der Arterie. Die Pfeile kennzeichnen die Zugangswege für Blut- und Lymphbestandteile

Wie Abb. 234 zeigt, können auch die Endothelzellen der Arterien knopfförmig anschwellen, als Ausdruck einer Zelltransformation, die nach den elektronenoptischen Kapillaruntersuchungen zu einem Auseinanderrücken der Endothelzellausläufer und damit zur Extravasatbildung führt. Dies ergibt eine zwanglose Erklärung für die Intimaprozesse an kleinen Arterien und Venen. Anstelle der Exsudation tritt hier die Insudation in die innere Gefäßschicht. Ob es dabei lediglich zu einer Schwellung der Endothelzellen kommt oder aber ob Endothelzellen proliferieren und unter zunehmender Faserbildung und Intimaverdickung das Gefäßlumen einengen, ist eine Frage der graduellen Schädigung.

Proliferation der Intima

Die intimale Zellwucherung wird einmal durch den proliferativen Reiz der Noxe selbst (fibroblastäre Transformation) und zum anderen aber auch durch die trophische Wirkung des Insudates erklärt, das zwischen den Ausläufern der geschädigten Endothelzellen austreten kann (Abb. 235).

Sonderstellung der Mediaprozesse

Völlig anders sind dagegen die Veränderungen in der Media zu beurteilen. Hier steht kein zur Proliferation disponiertes Zellpotential zur Verfügung wie in der Intima. Den Muskelring der Media könnte man als „Parenchym" definieren, das wohl Schaden erleiden, aber nicht reagieren kann. Man muß hierbei folgende Prozesse unterscheiden, welche die Media passiv erleidet:
1. eine Zellinfiltration der Media und
2. eine eosinophile Homogenisierung der Muskelschicht.

Eine Infiltration durch Granulozyten und Lymphozyten kann vom Blutstrom her nach Durchwanderung der Intima oder aber über die Vasa vasorum und den perivaskulären Lymphspalt der Adventitia zustande kommen (Abb. 236 u. 237).

Der eosinophilen Homogenisierung der Media liegt bei der Chronischen Polyarthritis ein Absterben der Muskelzellen zugrunde. Während beim Rheumatischen Fieber die Gefäßwand mit Fibrin durchtränkt wird und die örtlichen Strukturen sekundär zugrunde gehen, handelt es sich bei der Chronischen Polyarthritis um eine primäre Nekrose, in die vom Gefäßlumen her zusätzlich etwas Fibrin eindringen kann.

„Nekrotisierende Arteriitis"

Für diese Form der Veränderung hat sich die Bezeichnung „nekrotisierende Arteriitis" eingebürgert. Dieser Name impliziert die pathogenetische Vorstellung, daß hierbei Wandstrukturen als Folge einer Entzündung zugrunde gehen. Wir glauben jedoch nicht, daß die Medianekrose Folge einer vorgängigen Entzündung ist. Einmal sehen wir Arteriitiden mit hochgradiger Zellinfiltration der Wandung ohne Ausbildung einer homogenen Nekrose. Zum anderen finden wir relativ frische Medianekrosen ohne Anwesenheit von Granulozyten, durch deren lysosomale Enzyme eine Gewebszerstörung denkbar wäre.

Primäre Medianekrose: Äquivalent der Chronischen Polyarthritis

Wir sehen in der von der Media ausgehenden Gefäßwandnekrose ein Äquivalent der CP-Nekrose, wie sie beispielsweise im Rheumaknoten vorkommt. Dieses Phänomen ist ebenso wie alle CP-Nekrosen wahrscheinlich auf die Einwirkung von Autoantikörpern bzw. von Immunkomplexen zurückzuführen und nicht Folge einer vorgängigen Entzündung.

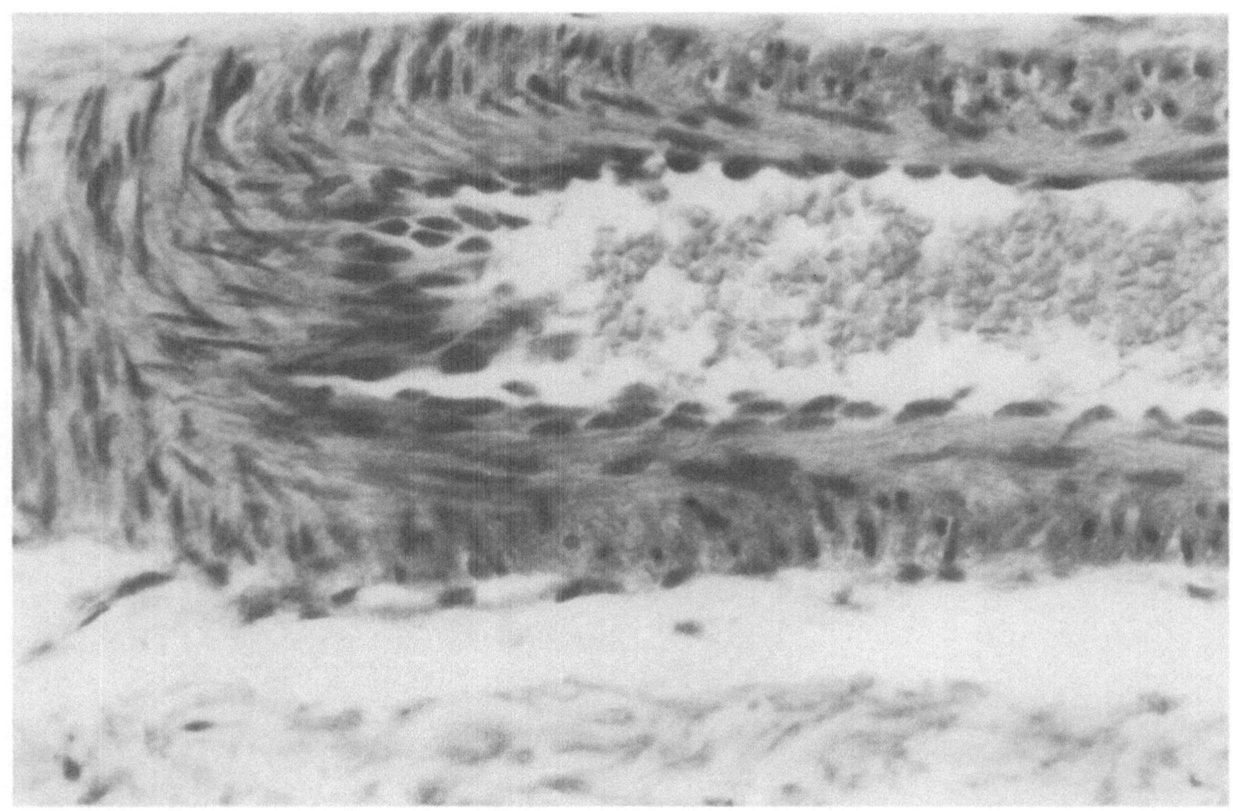

Knopfartige Anschwellung der Endothelzellen in einer Arterie des Stratum synoviale

Abb. 234
Chronische Polyarthritis

Anschwellung der Endothelzellen von kleinen Synovialarterien

Abb. 235
Chronische Polyarthritis

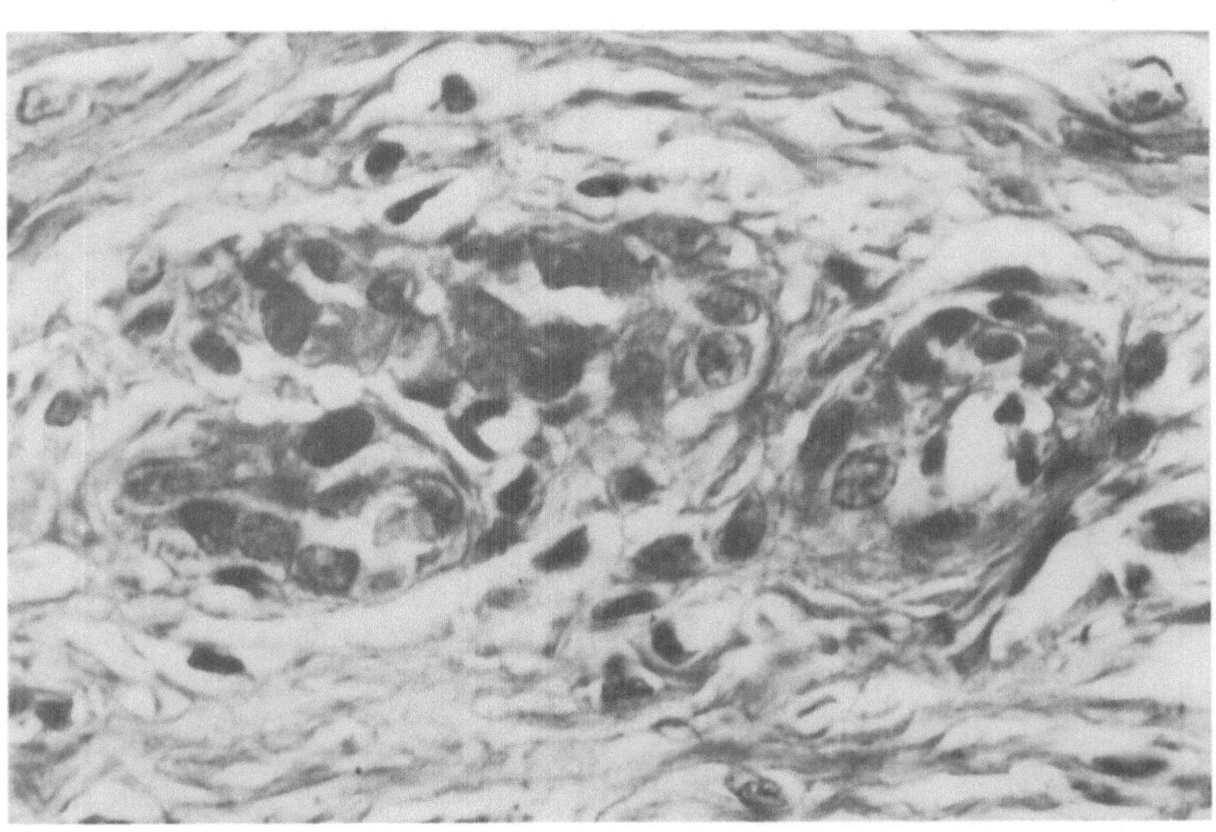

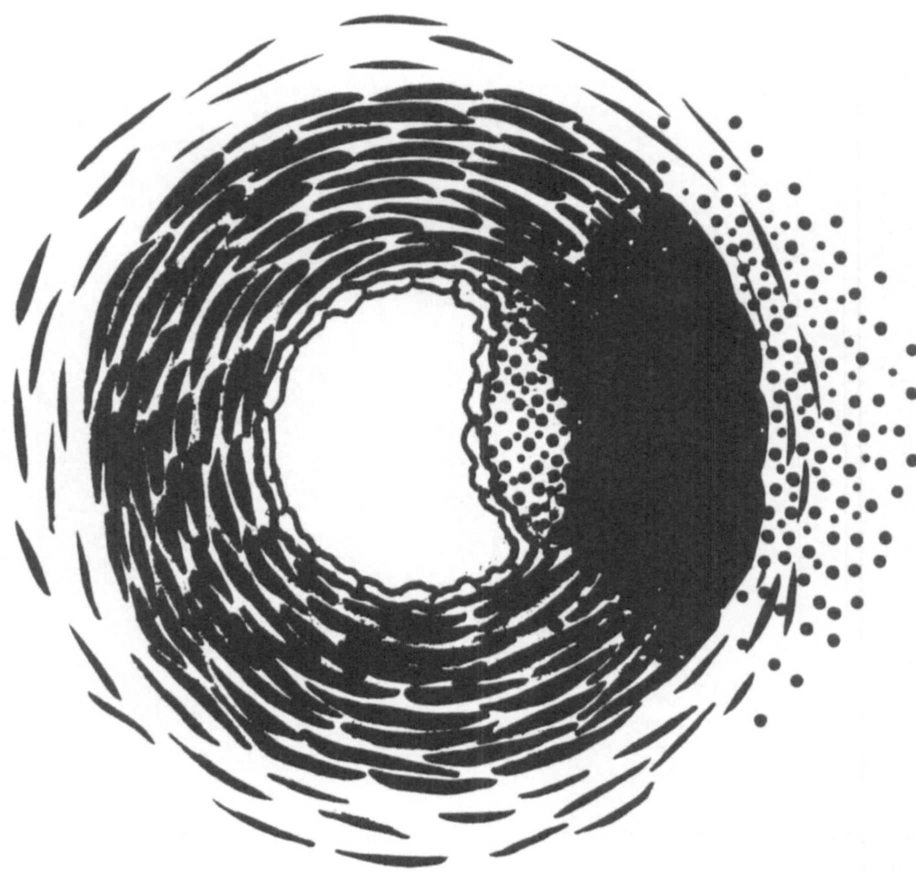

Abb. 236

Schematische Darstellung der Gefäßwandprozesse. Die Nekrose der Media wird innen von einer Intimaproliferation und außen von einer Granulozyteninfiltration und einer Proliferation ortsständiger Bindegewebszellen begleitet

Abb. 237
Chronische Polyarthritis

Kleine Skelettmuskelarterie. Im linken Teil granulozytäre Durchsetzung der Media. Rechts Medianekrose (Pfeil)

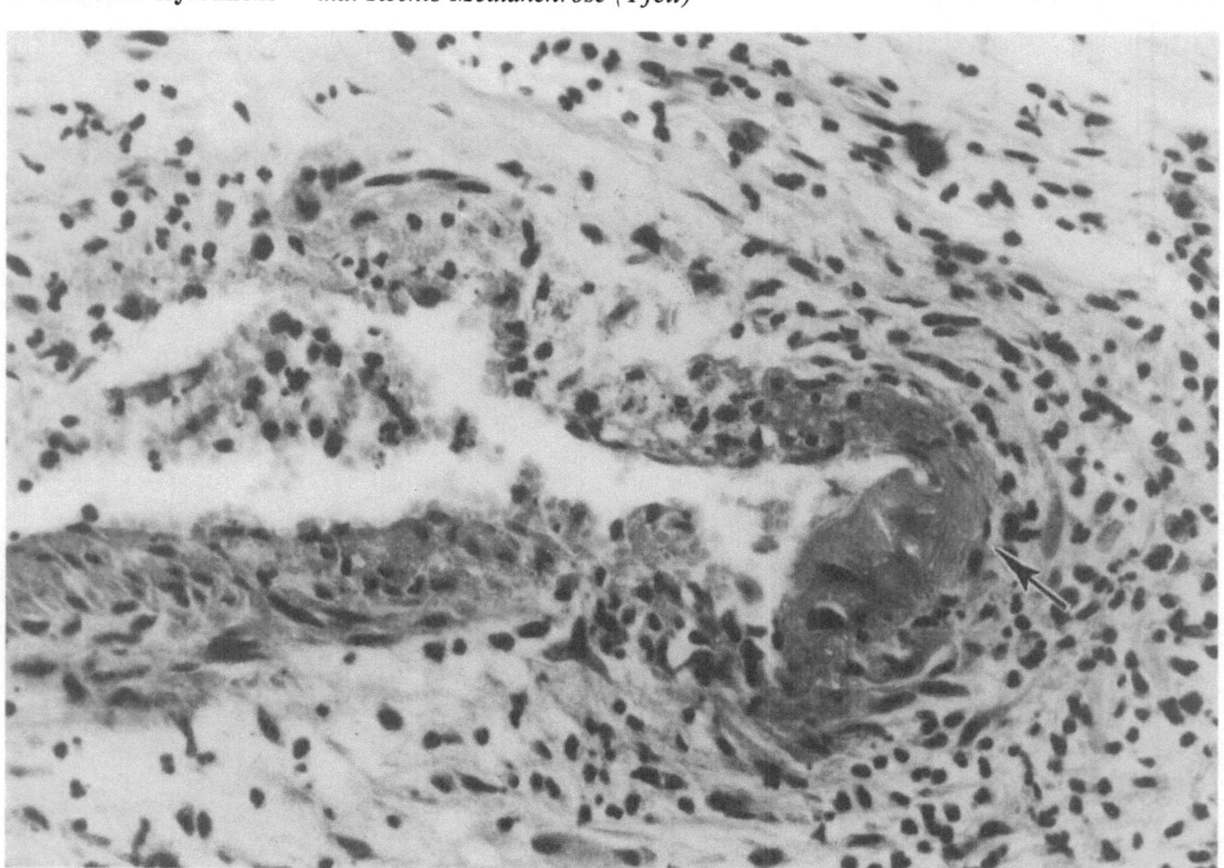

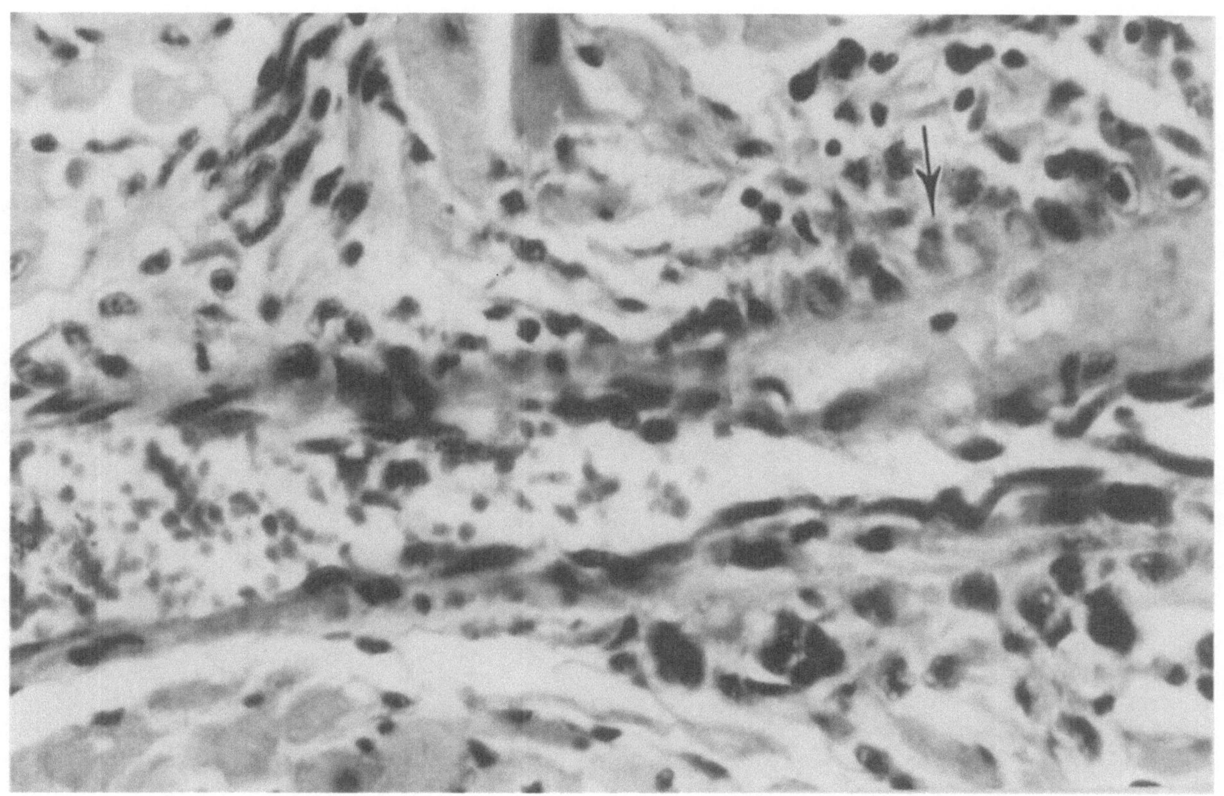

Links erhaltene, rechts nekrotische Media einer Herzmuskelarterie. Rechts oben beginnende Palisadenbildung (Pfeil)

Abb. 238
Chronische Polyarthritis

Totale Wandnekrose eines kleinen Arterienastes, von einer Arterie abgehend, deren Media weitgehend nekrotisch ist

Abb. 239
Chronische Polyarthritis

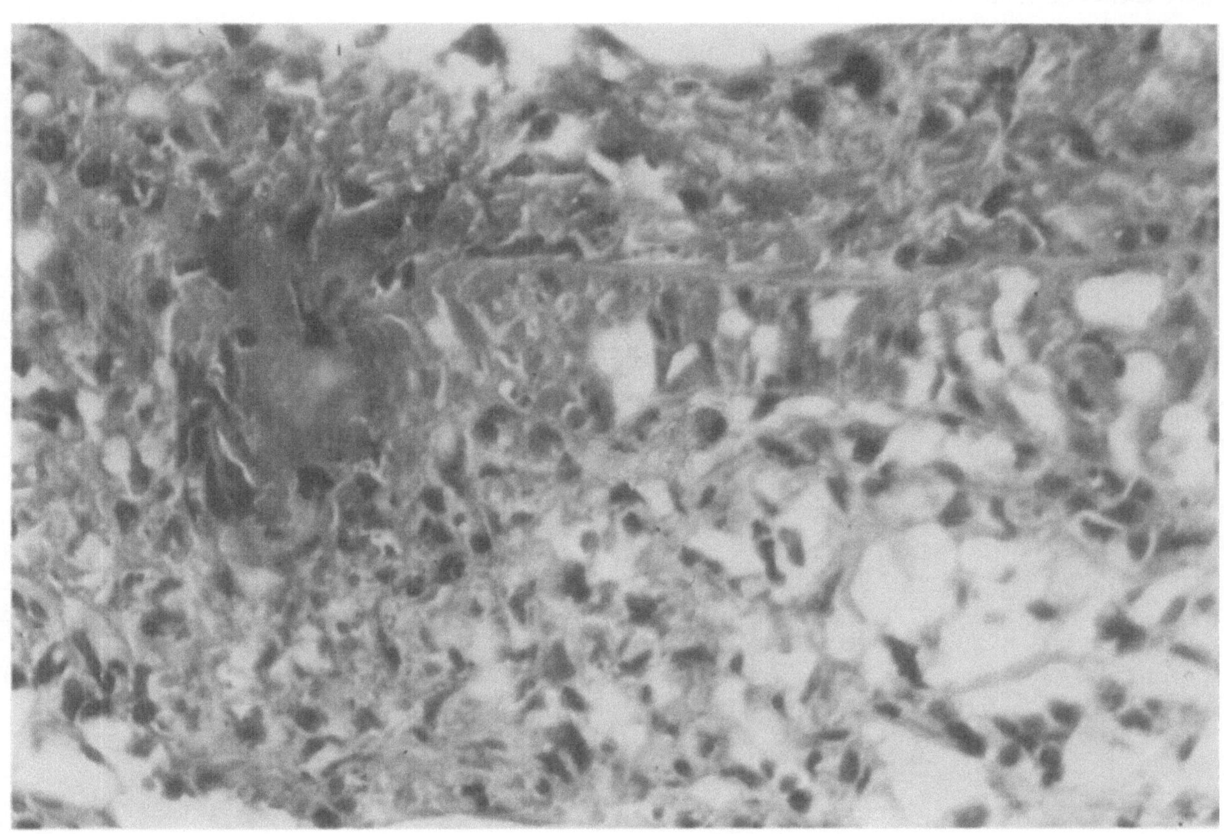

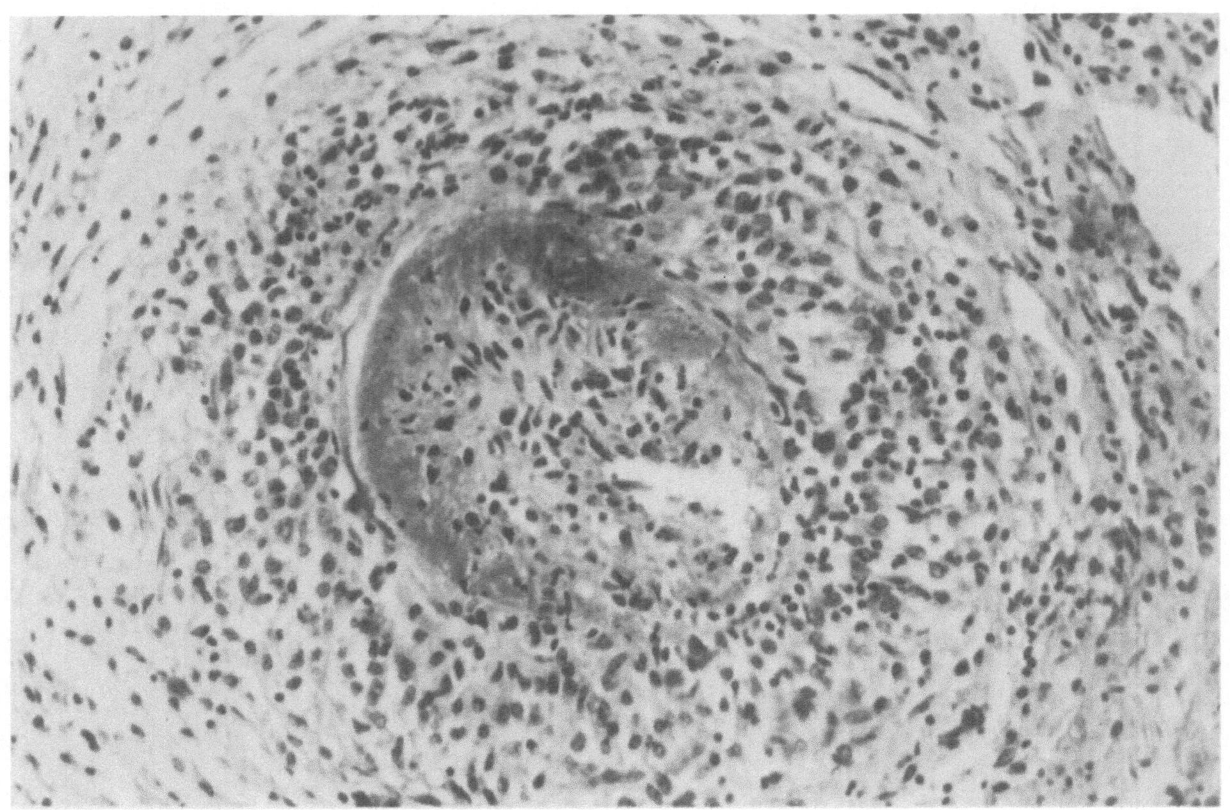

Abb. 240
Chronische Polyarthritis

Halbmondförmige Medianekrose mit reaktiver Proliferation der anliegenden Intima und Adventitia in einer kleinen Arterie der Nebennierenkapsel

Abb. 241
Chronische Polyarthritis

Reaktive Intimaproliferation bei teilweiser Nekrose der Media in einer mittleren Skelettmuskelarterie

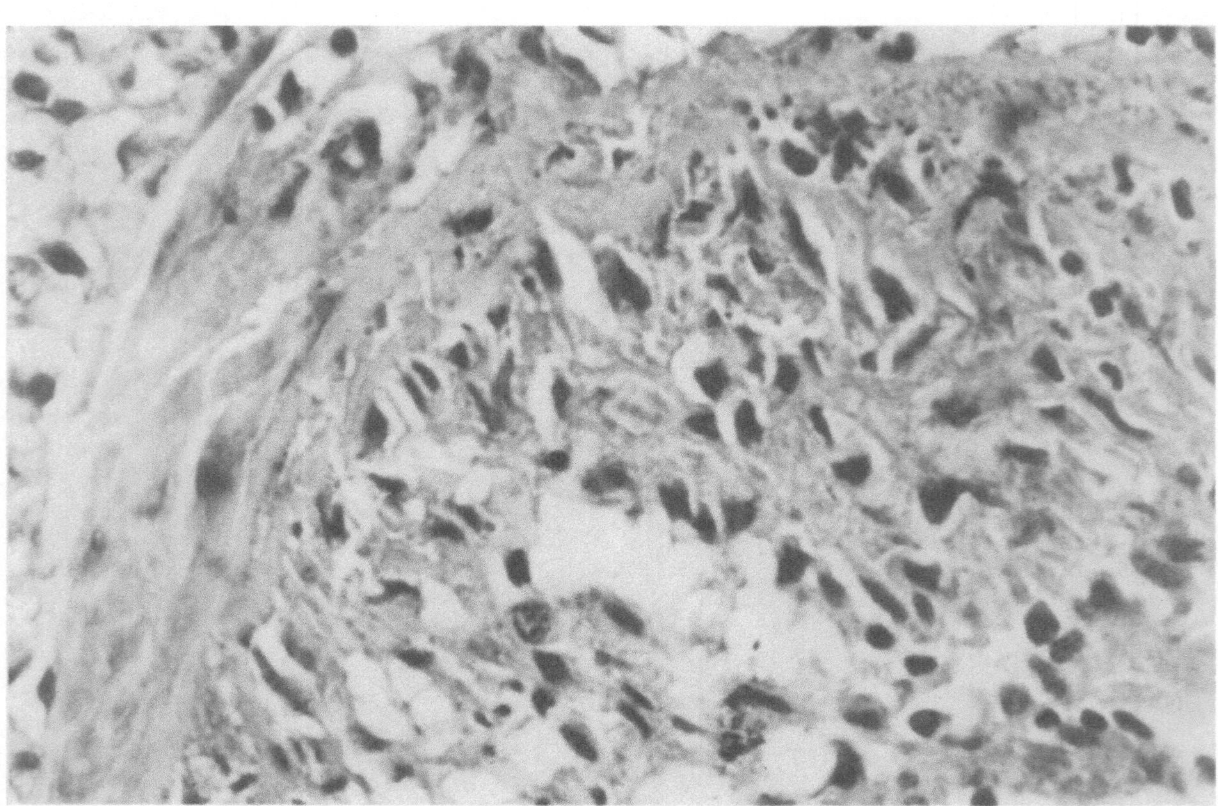

Diesen Nekrosen können winzige fleckförmige Bezirke in der Media, größere Wandsegmente, aber auch die gesamte Zirkumferenz des Gefäßrohres anheim-fallen (Abb. 238 u. 239). Im allgemeinen reagiert die Intima auf die Medianekrose mit einer mehr oder weniger ausgeprägten Zellproliferation (Abb. 240 u. 241. Eine hinzutretende Thrombose kann das Gefäß daraufhin verschließen (Abb. 242–244). In ausgeprägten Fällen beginnen darüber hinaus die adventitiellen Bindegewebszellen zu wuchern und sich radiär zur toten Gefäßwand in Form einer Palisade anzuordnen (Abb. 245–247). Es können dabei Bilder entstehen, die, abgesehen von der andersartigen Struktur des Substrates, völlig demjenigen des Rheumaknotens entsprechen (Abb. 248). Dieses palisadenartige Verhalten der unreifen Bindegewebszellen ist naturgemäß nicht voll ausgeprägt, wenn die Nekrose zu klein ist oder wenn eine starke reaktive Wucherung des adventitiellen Gewebes, untermischt mit chemotaktisch angelockten Granulozyten, einsetzt. Die voll entwickelte Nekrose mit monstranzartiger Histiozytenpalisade entspricht dagegen völlig dem Muster der primären CP-Nekrose (Abb. 249). Man kann auch in diesem Fall feststellen, daß die Grenze zwischen totem Gefäßwandgewebe und Histiozyten scharf ist und daß von der umgebenden Bindegewebszellpalisade wie auch bei den übrigen Nekrosen lange Zeit kein Organisationsversuch ausgeht. Die Gefäßnekrose wird vielmehr sequesterartig abgeriegelt (Abb. 250).

Unsere Vorstellung von der grundsätzlichen pathogenetischen Identität der nekrotisierenden Prozesse in Gefäßmedia, Herzmuskel, Sehne, Haut usw. wird weiterhin durch die Beobachtung gestützt, daß bei Patienten mit Arteriennekrosen die Anwesenheit von Rheumafaktoren obligatorisch ist. Selbst bei Kindern mit juveniler Chronischer Polyarthritis, bei denen die Rheumafaktoren in ca. 80% der Fälle fehlen, war der Waaler-Rose-Test in den wenigen Fällen positiv, bei denen wir Arteriennekrosen nachweisen konnten. Sogar bei einem 12jährigen Kind, bei dem wir in einer Hautexzision eine Arteriennekrose fanden, war der Waaler-Rose-Test positiv, obwohl bei diesem Kind keinerlei Gelenksymptoma-

Kleine Skelettmuskelarterie mit segmentartiger Medianekrose (Pfeil), Intimaproliferation und Thromben, sowie adventitieller und periarterieller Reaktion, von Lymphozyten untermischt

Abb. 242
Chronische Polyarthritis

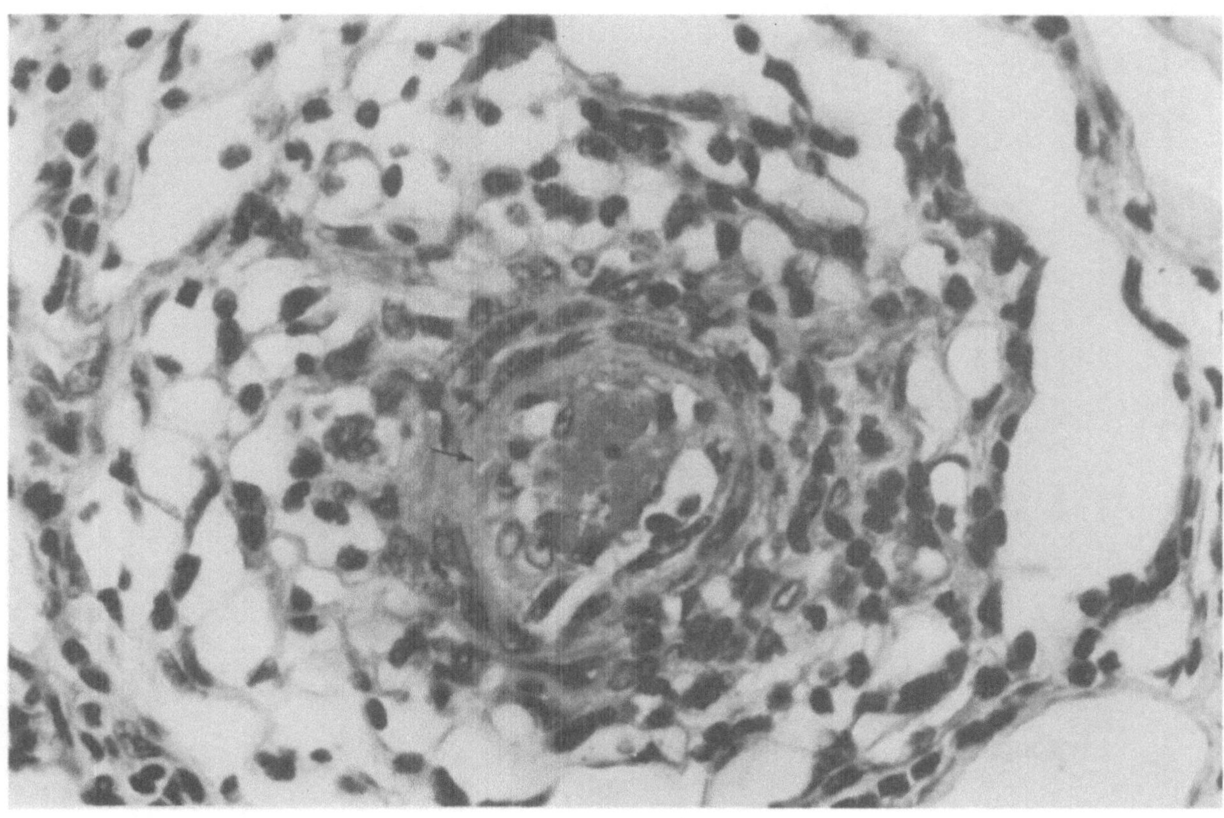

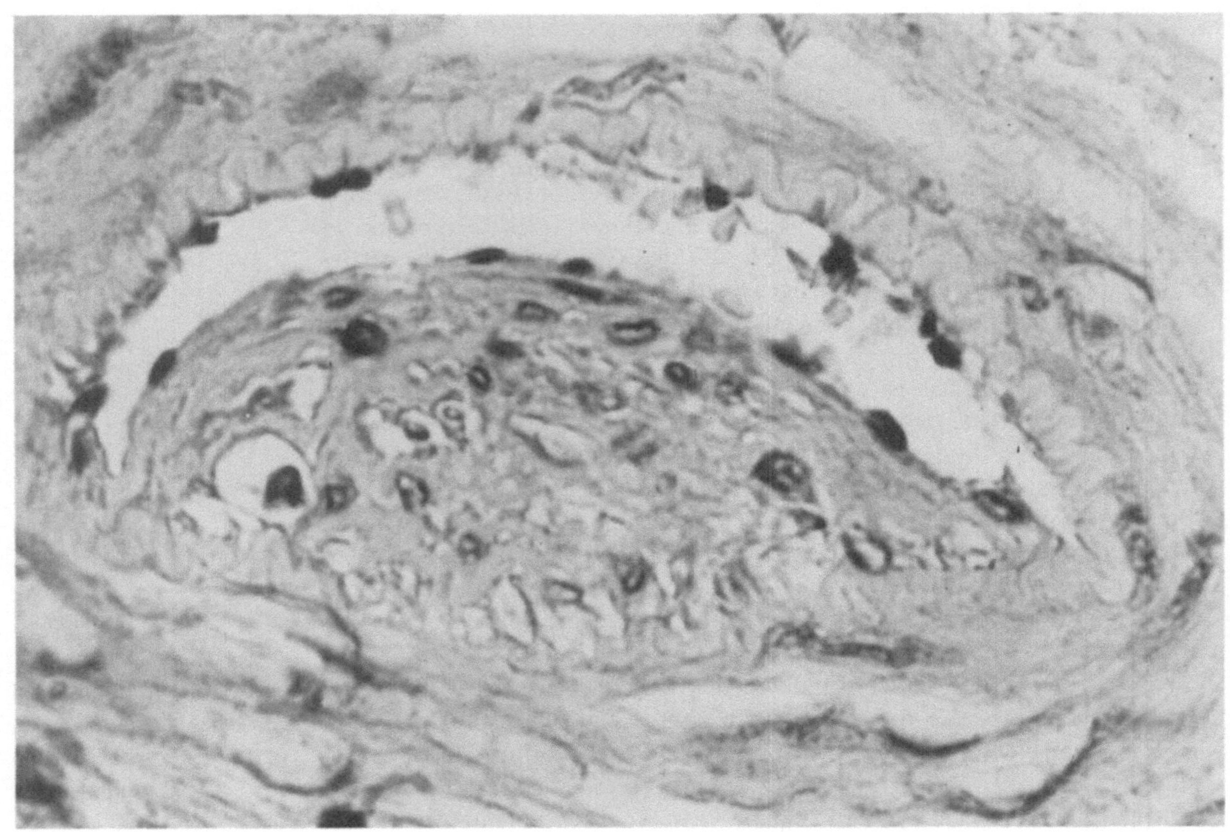

Abb. 243
Chronische Polyarthritis

Kleiner organisierter Thrombus im Bereich einer partiellen Intimaproliferation einer mittleren Vene

Abb. 244
Chronische Polyarthritis

Völlig obliterierte Arterie in der Subkutis nach abgelaufener Intimaproliferation

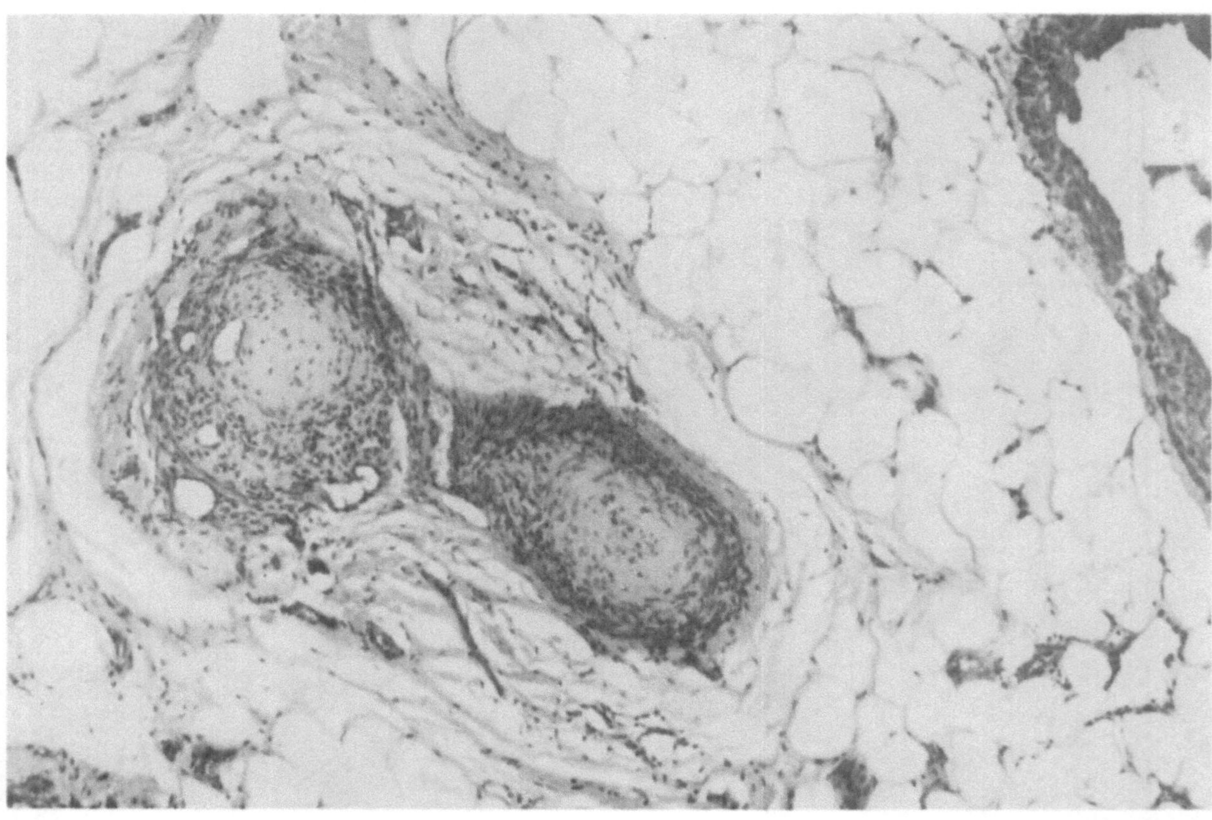

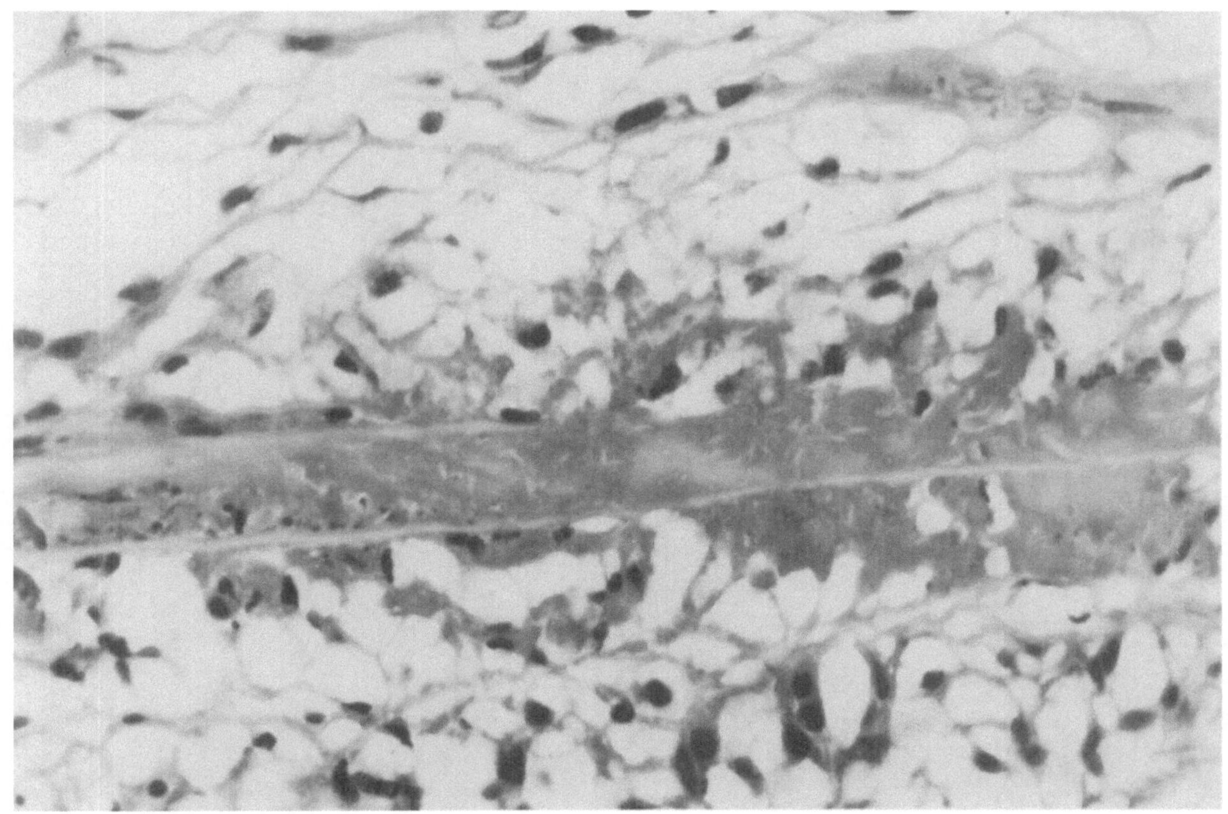

Frische Nekrosezone entlang der Elastica interna in einer mittleren Arterie. Die umgebenden Bindegewebszellen beginnen zu proliferieren und sich radiär auf die Nekrose einzustellen

Abb. 245
Chronische Polyarthritis

Frische Totalnekrose einer kleinen Nierenarterie. Die Zellpalisade ist rechts oben voll ausgebildet und beginnt sich am übrigen Gefäßrohr zu formieren

Abb. 246
Chronische Polyarthritis

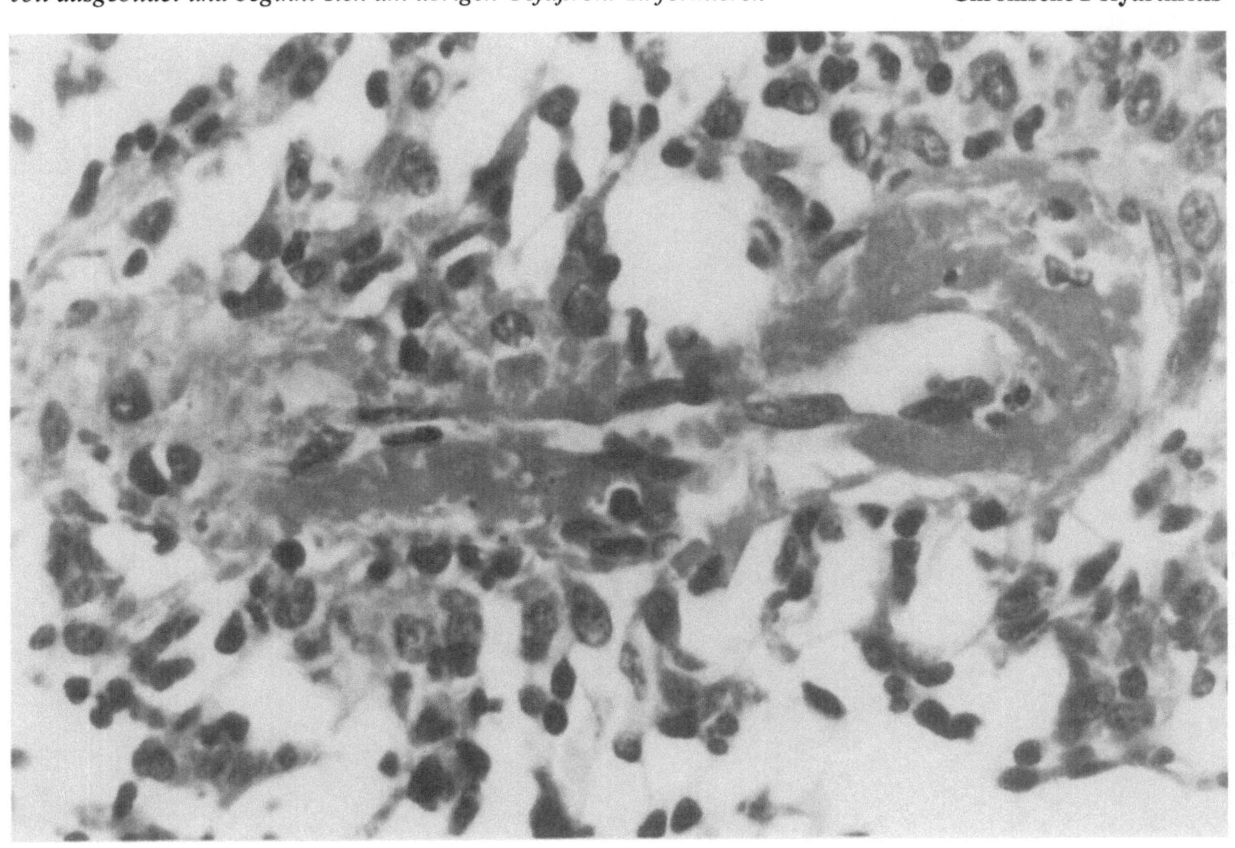

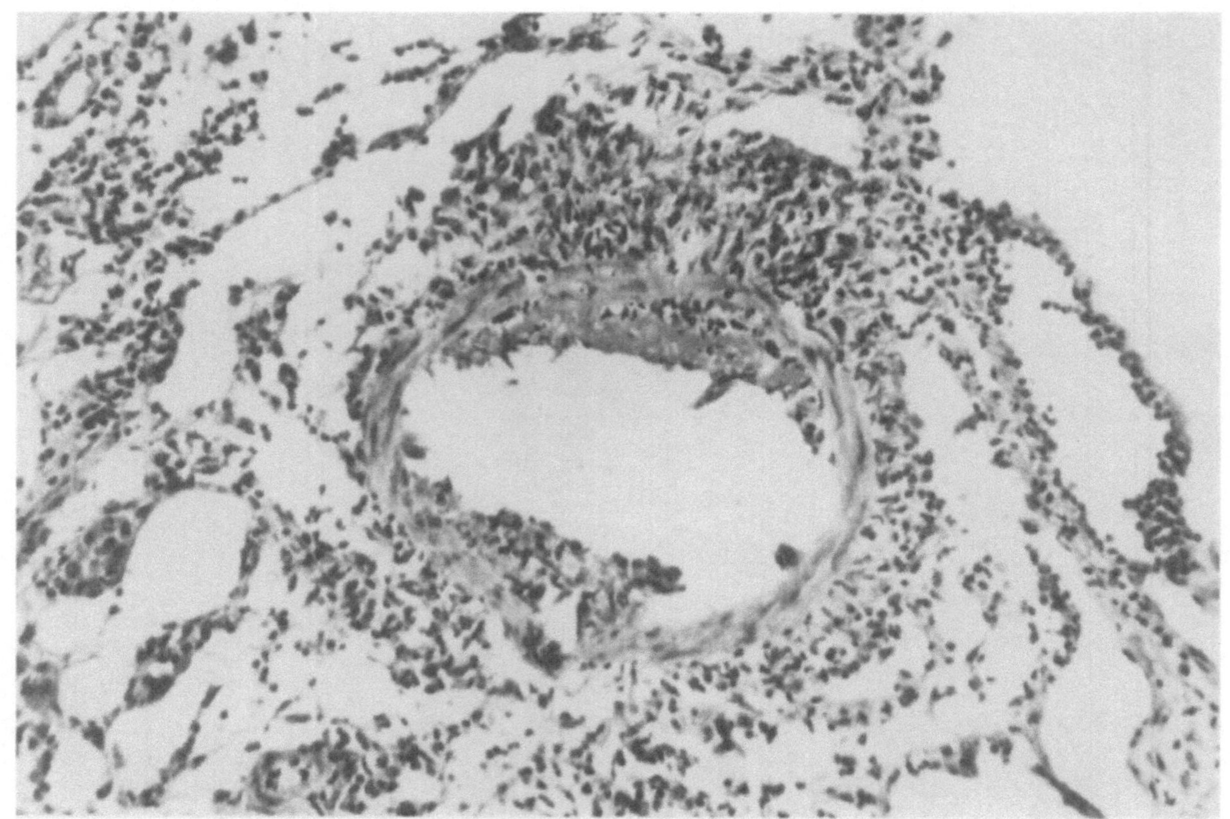

Abb. 247
Chronische Polyarthritis

Segmentförmige Medianekrose einer Nierenvene. Die Nekrose wird innen von einem örtlichen Thrombus und oben außen von einer partiellen Zellpalisade umgeben

Abb. 248
Chronische Polyarthritis

Totale Nekrose aller Wandschichten einer Nierenarterie bei erhaltenem Lumen. Weitgehend ausgebildete Zellpalisade

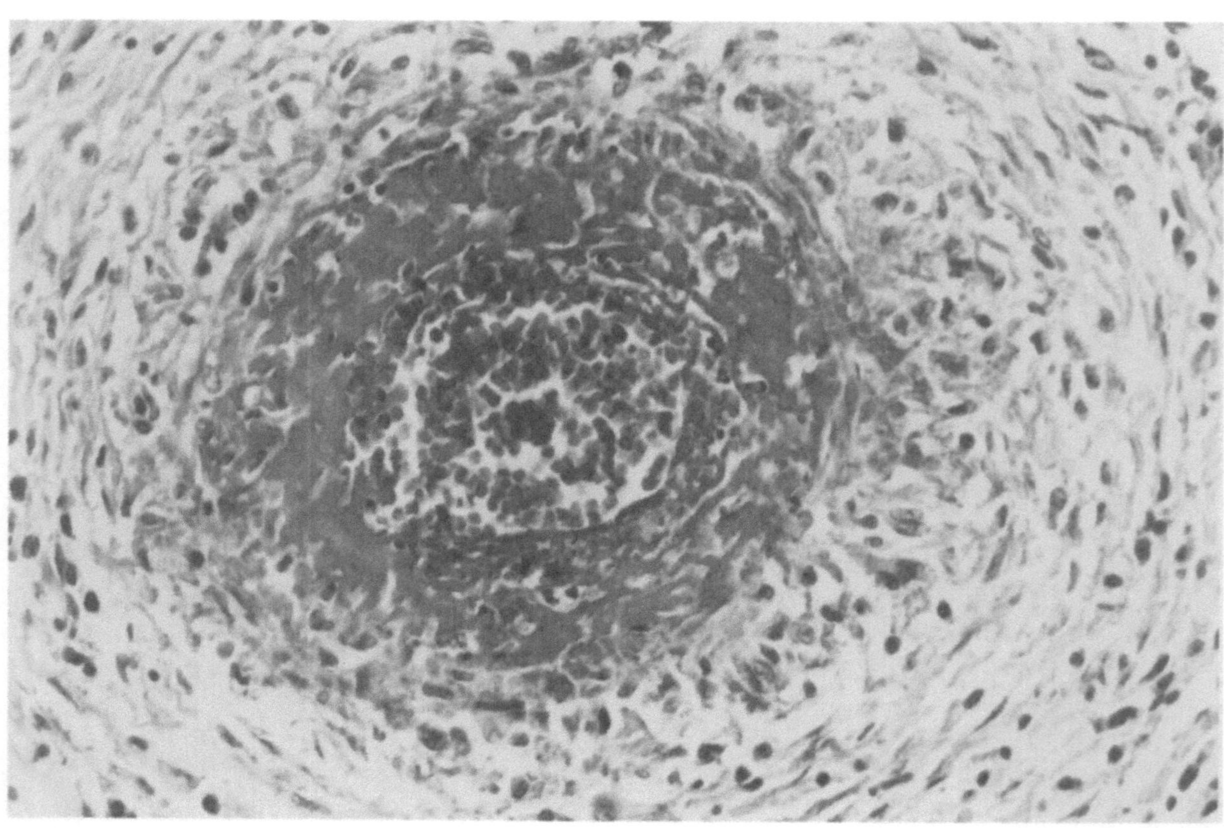

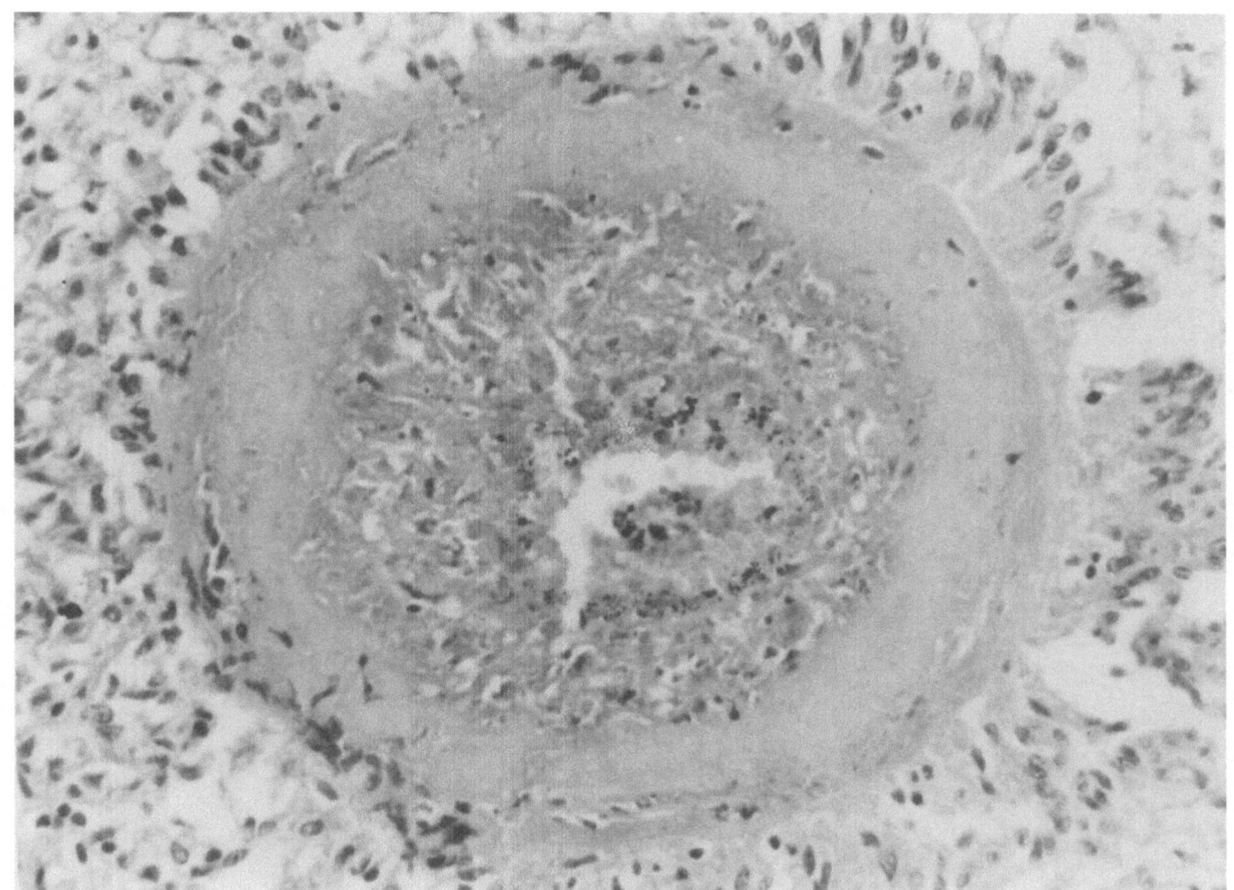

*Totale Nekrose aller Wandschichten einer Arteria interlobularis in der Niere.
Man erkennt die monstranzartige Zellpalisade und die Proliferation der umgebenden Bindegewebszellen*

Abb. 249
Chronische Polyarthritis

*Ausschnitt aus Abb. 249. Man erkennt die scharfe Grenze zwischen totem Arterien-
rohr und Zellpalisade (Pfeil)*

Abb. 250
Chronische Polyarthritis

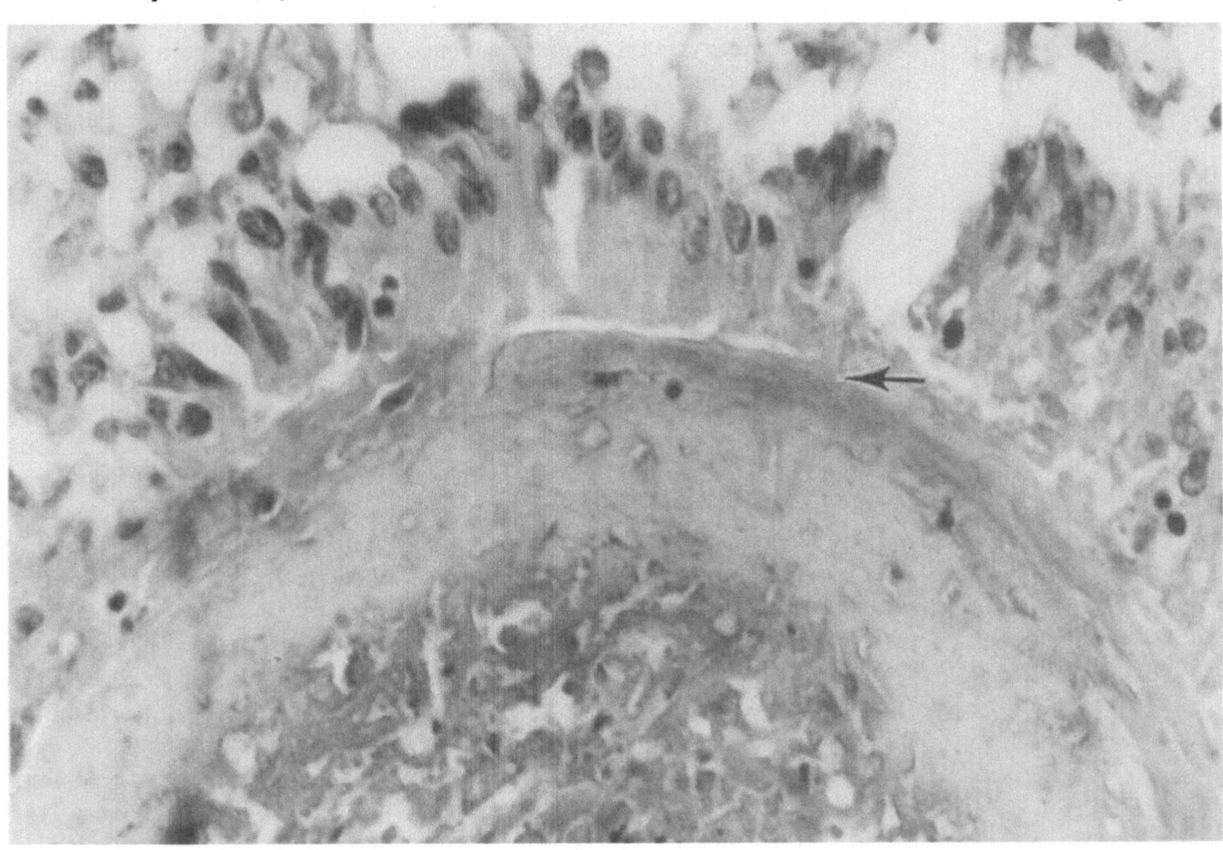

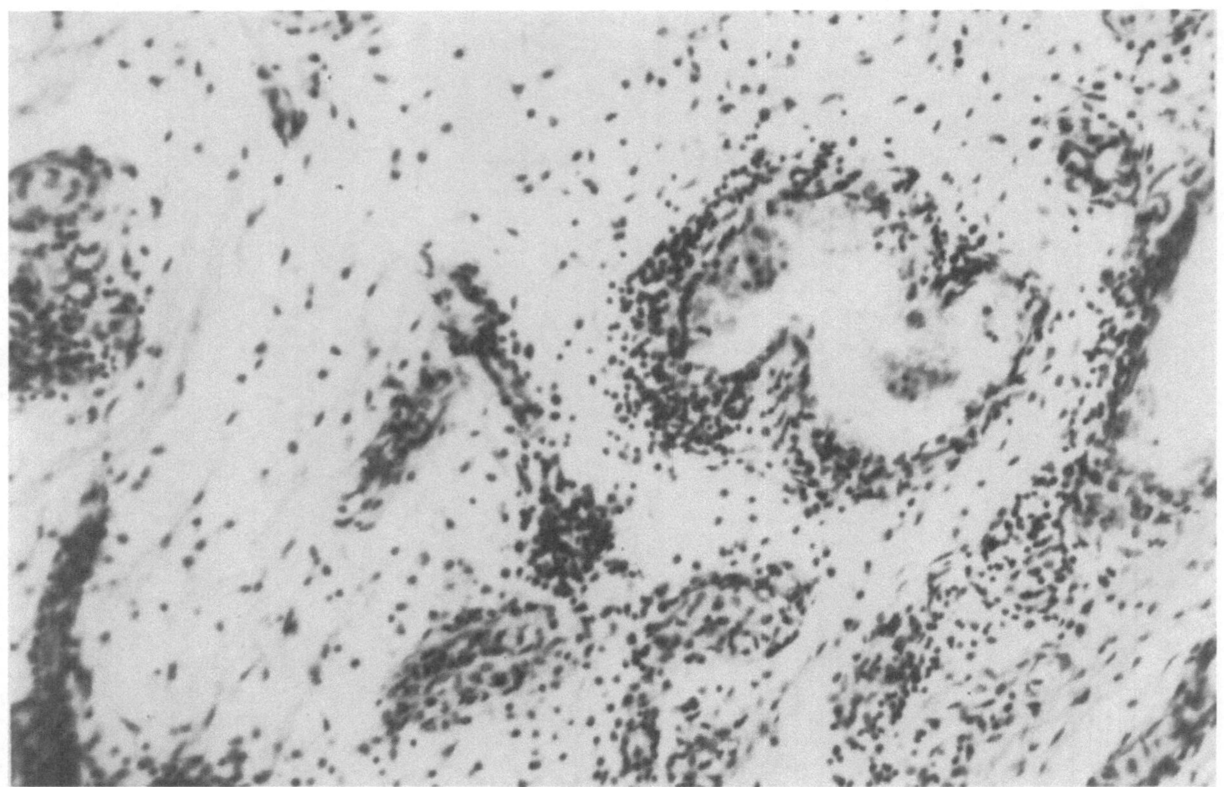

Mantelförmige Lymphozyteninfiltrate um kleine Blutgefäße

Perivaskuläre Lymphozyteninfiltrate

Bedeutung perivaskulärer Lymphspalten für die Lymphozytenansammlung

Rolle der perivaskulären Lymphspalten für den Transport von Immunglobulin

tik bestand. Wir sind deshalb geneigt, den Rheumafaktoren selbst eine entscheidende Rolle beim primären Absterben der Gewebsstrukturen beizumessen.

Häufigster Befund bei banalen Entzündungen ist eine mantelförmige Ansammlung von Lymphozyten um kleine Blutgefäße (Abb. 251). Diese sog. perivaskuläre Infiltration bedarf aber einer eingehenden Analyse. Im allgemeinen wird die Lymphozytenansammlung auf entzündliche Vorgänge am Gefäß selbst bezogen. Wenn diese Annahme zu Recht besteht, dann müßten Media und elastische Membran vom Blutstrom her von einem Stoff durchdrungen werden, welcher die Lymphozyten anlockt. Bei erhaltener Gefäßwandstruktur ist ein solcher Mechanismus aber kaum denkbar. Die perivaskuläre Ansammlung wird jedoch verständlich, wenn man berücksichtigt, daß die Blutgefäße von extravasalen Saftbahnen des Lymphgefäßsystems umgeben werden. Diesen perivaskulären Spalträumen fehlt eine Endothelauskleidung. Sie sind zellarm, enthalten aber einige Retikulumzellen und werden von O FÖLDI (1972) dem lymphoretikulären Gewebe zugerechnet. In ihnen wird Gewebsflüssigkeit den im dichten Bindegewebe „wartenden" Lymphkapillaren zugeleitet. Es ist deshalb verständlich, daß sich in der Nachbarschaft aller Arten von Entzündungen rückströmende Lymphozyten in den perivaskulären Spalträumen des Gefäßsystems ansammeln können und im histologischen Bild als „perivaskuläre Infiltrate" eine entzündliche Gefäßreaktion vortäuschen können.

Wir sehen in der perivaskulären Lymphozytenansammlung daher lediglich die Folge eines im benachbarten Gewebe ablaufenden entzündlichen Prozesses und keine entzündliche Gefäßreaktion.

Dem perivaskulären Lymphspalt messen wir jedoch noch eine weitergehende Bedeutung zu. Nach O GRAU (1972) geschieht der Abfluß der Körpergewebsflüssigkeit in der Weise, daß die venösen Schenkel der Blutkapillaren mit der Hauptmasse der abzuführenden Flüssigkeit kristalloid gelöste und kleinmolekulare Stoffe aufnehmen, während die Lymphkapillaren neben flüssigen besonders körperliche Stoffe mit einem Molekulargewicht über 20000 abführen (× BARNES u. TRUETA, 1941).

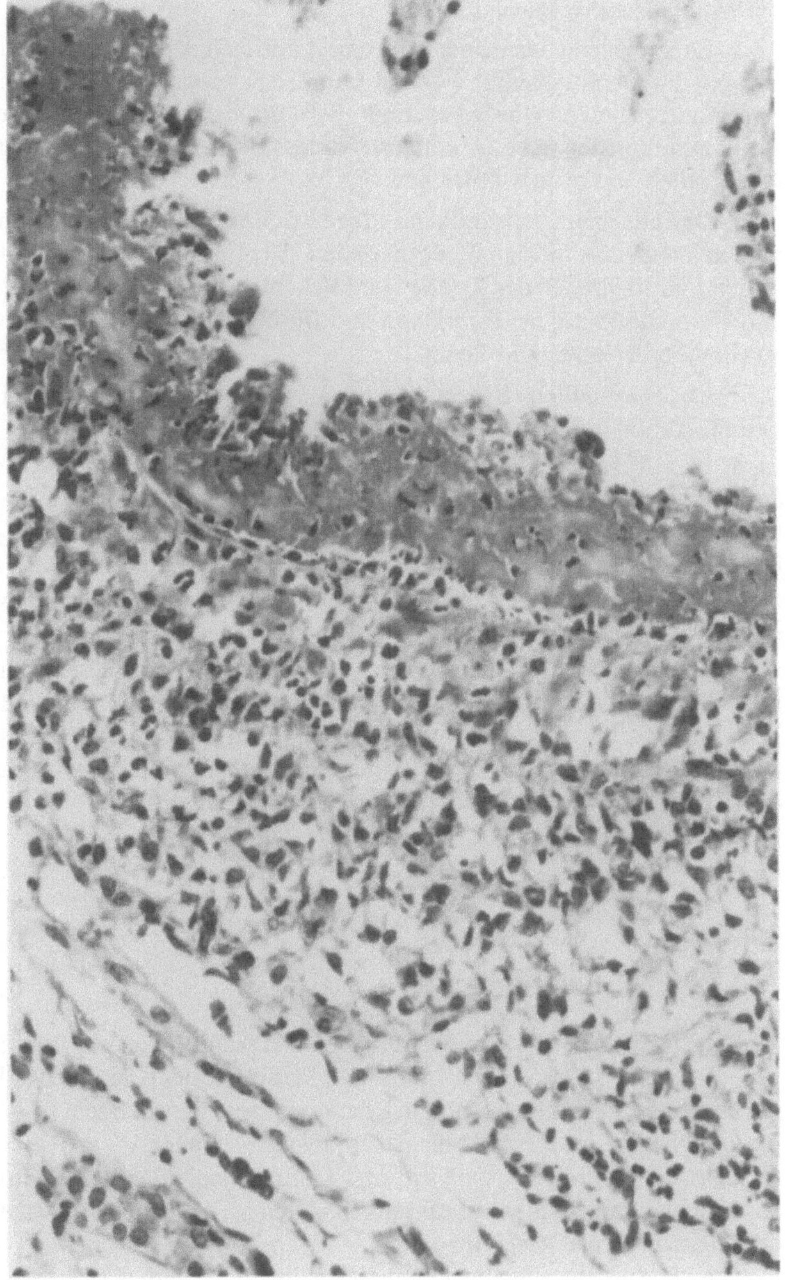

Medianekrose an mittlerer Skelettmuskelarterie mit hochgradiger reaktiver Proliferation der umgebenden Bindegewebszellen. Außen einige Lymphozyten

Es ist also damit zu rechnen, daß große Immunglobuline über perivaskuläre Lymphbahnen abgeleitet werden und so in Kontakt mit der äußeren Zirkumferenz des Gefäßrohres treten können.

Theoretisch ergeben sich daraus zwei Kontaktflächen mit der gefäßlosen Media, an denen sich immunologische Reaktionen abspielen können: eine innere, vom Blutstrom über das Endothelrohr und eine äußere, vom Lymphstrom über das lockere adventitielle Gewebe.

Auf nekrotisierende Prozesse der Media kann die Intima mit einer Zellproliferation reagieren, sofern nicht das gesamte Gefäßrohr abgestorben ist. Zusätzlich können von der Blutbahn her sekundär Granulozyten und Fibrin in die Nekrose eindringen. Im adventitiellen und perivaskulären, retikulären Gewebe dagegen steht ein weit größeres Potential an reagiblen Bindegewebszellen bereit (Abb. 252). Eine Proliferation von Histiozyten und Fibroblasten ist somit morphologischer Ausdruck einer Mediaschädigung. Das Vollbild einer solchen Reaktion stellen die monstranzartige Histiozytenpalisade und die total nekrotische Gefäßwand dar.

Reaktionen der
übrigen Gefäßwand auf
primäre Medianekrosen

Wir stellen also folgendes fest:

1. Entsprechend den beiden Pathomechanismen der Chronischen Polyarthritis kann das Gefäßsystem sowohl im Rahmen des allgemeinen Entzündungsprozesses mitreagieren, wobei der Endothelzelltransformation eine wegweisende Rolle zufällt, oder aber es können Wandstrukturen dem Immunangriff zum Opfer fallen und primär absterben.

2. Der allgemein entzündliche Prozeß der Chronischen Polyarthritis spielt sich obligatorisch an den Endothelzellen der Kapillaren und fakultativ auch an den Endothelzellen der Arterien und Venen ab. Die Folgen sind Extravasation und Exsudatbildung bei Kapillaren und Intimaproliferation, u.U. bis zur Obliteration bei Arterien und Venen.

3. Der entzündliche Prozeß kann von Intima und Adventitia in Form einer Zellinfiltration auf die Media übergreifen.

4. Das Absterben der Media jedoch ist nicht Entzündungsfolge, sondern auf direkte Einwirkung von Autoantikörpern bzw. Immunkomplexen zurückzuführen. Der Angriff auf die Media kann vom Blutstrom her über die Intima und zusätzlich vom Lymphstrom her über die Adventitia erfolgen. Das Vollbild der Gefäßnekrose entspricht mit seiner monstranzartigen Bindegewebszellpalisade der primären CP-Nekrose in anderen Geweben.

5. Die Bezeichnung „nekrotisierende Arteriitis" ist aus diesem Grund unkorrekt, da wohl die Nekrose zu einer zellulären Reaktion, nicht aber eine vorgängige Entzündung zur Gefäßwandnekrose führt. Ebenso wie die übrigen CP-Nekrosen ist das Auftreten der primären Zerstörung der Media grundsätzlich an das Vorhandensein der Rheumafaktoren gebunden.

5.8. Lunge

Im Gegensatz zu früheren Auffassungen (o ARONOFF *et al.*, 1955; GIBBERD, 1965; SHORT *et al.*, 1957) sind Lunge und Pleura bei der Chronischen Polyarthritis relativ häufig befallen. Sind die Rheumafaktoren vorhanden, so ist die Lunge wesentlich öfter miterkrankt als in seronegativen Fällen.

Bei der Chronischen Polyarthritis kann einmal die Pleura, zum anderen das Lungenparenchym selbst erkranken. Auch hier kann der Prozeß entzündlich oder nekrotisierend verlaufen.

Am häufigsten sind die Pleuren beteiligt. Es handelt sich dabei um eine unspezifische, fibrinöse Pleuritis, deren Erguß selten so stark ist, daß er klinisch in Erscheinung tritt. Das Fibrin wird organisiert, es verbleibt eine uncharakteristische, fibröse Verlötung beider Pleurablätter von mehr oder weniger großer Ausdehnung. Die funktionelle Bedeutung dieser Verwachsung ist dementsprechend gering. So kommt es, daß eine abgelaufene Pleuritis im allgemeinen erst bei der Obduktion aufgedeckt wird. Dem entspricht der relativ häufige Befund von Pleura-Verwachsungen in Sektionsstatistiken (nach o TALBOTT und CALKINS, 1964, in 51% der Fälle) gegenüber seltenen Beobachtungen einer klinisch manifesten Pleuritis bei Chronischer Polyarthritis. Gelegentlich sind im Pleuraerguß Rhagozyten nachzuweisen (CARMICHAEL, 1967). Zytologisch finden sich im Ausstrich polymorphe Granulozyten, abgelöste Deckzellen und gelegentlich mehrkernige Riesenzellen und ein amorphes Material. Dieses reagiert mit Anti-IgM-Seren und gibt eine positive Präzipitation mit IgM und IgG. Mit dieser Methode läßt sich nach Auffassung von BODDINGTON *et al.* (1971) eine CP-Pleuritis gegen andere entzündliche Ergüsse abgrenzen.

Bei verstorbenen Polyarthritikern finden sich nicht selten uncharakteristische Bronchopneumonien. Sie sind Ausdruck der verminderten Resistenz, die einmal auf die Krankheit selbst, zum anderen auf die Therapie mit Glukokortikosteroiden und Immunsuppressiva zurückzuführen ist, da hierbei die Unterdrückung der zellulären Körperabwehr infektionsbegünstigend wirkt.

Diesen unspezifischen Erkrankungen von Lunge und Pleura steht das Auftreten typischer CP-Nekrosen gegenüber. Es handelt sich dabei um Knoten, deren Durchmesser selten mehr als 2 cm beträgt und die vorwiegend im Bereich der Pleura oder in der Nähe des Interlobulärspaltes liegen. Während der Einzelknoten klinisch unbedeutend ist, kann das Zusammenfließen mehrerer Nekroseherde zur Atelektase größerer Lungenbezirke führen. Der Einbruch eines solchen Knotens in den Pleuraraum vermag eine CP-Pleuritis und eventuell einen Pneumothorax auszulösen.

Die gelblich-weißen Knoten zeigen histologisch den gleichen Aufbau wie die CP-Nekrosen in Subkutis (s.S. 148), Sehne, Herzmuskel (s.S. 162) und Perikard: ein zentraler nekrotischer Kern wird von einem Mantel aus radiär gestellten Bindegewebszellen umgeben. Auch hier unterliegen Form und Größe einem Wandel, der vom Alter des Prozesses abhängt. Die Lungenherde selbst können jahrelang röntgenologisch nachweisbar sein. Das nekrotische Zentrum kann jedoch einschmelzen und verflüssigen. Interessant ist die übereinstimmende Beobachtung, daß diese Form der CP-Nekrosen im allgemeinen an das Vorhandensein der Rheumafaktoren gebunden ist. Bei den meisten dieser Patienten findet man außerdem subkutane Knoten.

Da der röntgenologische Nachweis eines solchen Lungenknotens differentialdiagnostisch gegen Tumormetastasen oder Tuberkulome abgegrenzt werden muß, kann das Vorhandensein der Rheumafaktoren und möglicher anderer CP-Nekrosen die Diagnose weitgehend sichern.

CAPLAN beschrieb 1953 das gemeinsame Auftreten von pulmonalen Rundherden und Chronischer Polyarthritis bei Kohlenbergarbeitern. Gegenüber einem Vergleichskollektiv von 14000 gelenkgesunden Bergarbeitern leiden CP-kranke Bergleute um 60% häufiger an einer Pneumonokoniose, die durch schubweise entstehende Rundherde charakterisiert ist.

Die Lungenherde sind röntgenologisch scharf begrenzt, haben einen Durchmesser von 0,5–5 cm und liegen in der Peripherie beider Lungen (Abb. 253 u. 254). Der histologische Aufbau dieser Rundherde entspricht demjenigen der übrigen „Rheumaknoten" bei Chronischer Polyarthritis. Zusätzlich liegt in den Randbezirken histiozytär gespeichertes Kohlepigment.

Das Verhalten der Rheumafaktoren verdient hierbei ein besonderes nosologisches Interesse: Grundsätzlich sind die Rheumafaktoren beim Caplan-Syndrom positiv. Nach den Beobachtungen von DICKMANS (1955), FRITZE (1959) und SCHROEDER *et al.* (1962) können gleichartige Lungenknoten auch bei Bergleuten

Schnittoberflächen von zwei Lungenknötchen. (CASTLEMAN, 1967)

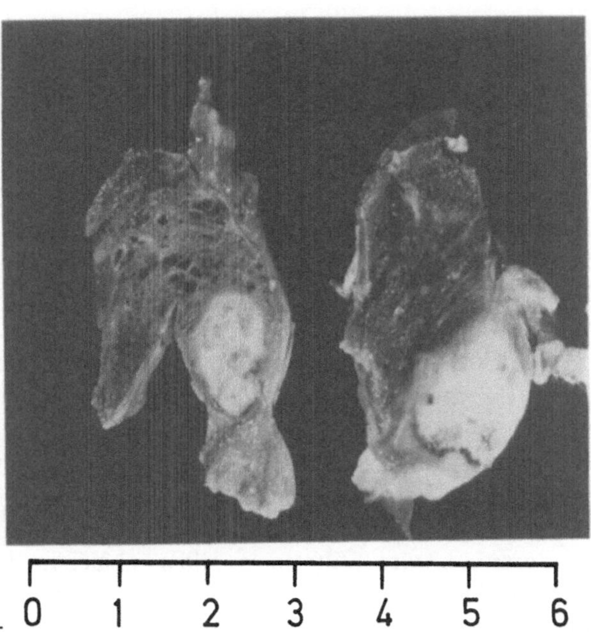

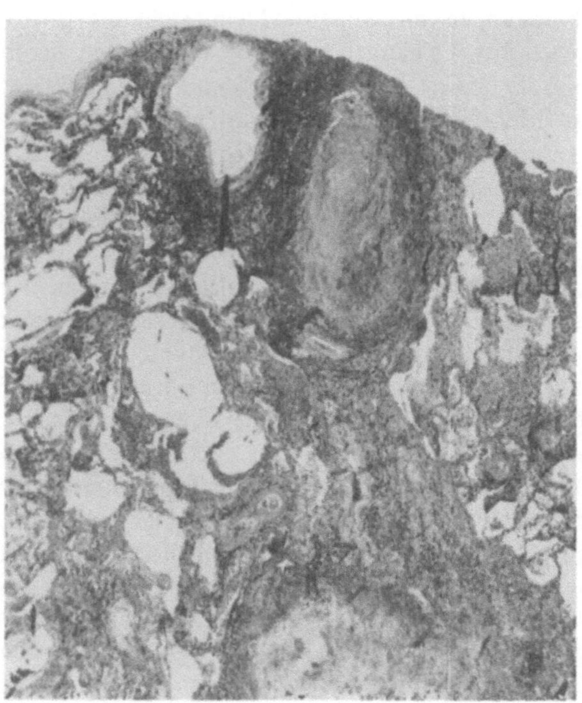

Kleiner Knoten im Lungeninterstitium. (CASTLEMAN, 1967)

ohne manifeste Gelenkerkrankung auftreten. Die Rheumafaktoren waren bei 78% dieser Patienten positiv (FRITZE, 1964).

Diese Befunde lassen folgende Deutungen zu:

1. Staubexposition induziert die Ausbildung der Rheumafaktoren.

2. Präexistente Rheumafaktoren disponieren bei Staubexposition zu Ausbildung von Lungenknoten.

Mit intraperitonealen und intravenösen Quarzstaubinjektionen gelang es zwar SCHROEDER *et al.* (1962), bei Meerschweinchen Silikoseknoten in Lunge, Leber, Milz und Peritoneum zu erzeugen, jedoch ohne immunologische Reaktion. Von den Autoren wird angenommen, daß sich die „noduläre Lungenfibrose" nur bei denjenigen Bergleuten entwickelt, bei denen die Rheumafaktoren asymptomatisch vorhanden sind. Eine Klärung dieser Zusammenhänge steht bis heute aus. Sie könnte wesentliche Fortschritte in der Beurteilung der pathogenetischen Bedeutung der Rheumafaktoren erbringen.

5.9. Auge

Etwa 1% der Patienten mit Chronischer Polyarthritis leiden unter Augenerkrankungen. Die Entzündungen der Sklera stehen dabei an erster Stelle. Grundsätzlich sind dabei zwei verschiedene Formen zu unterscheiden:

1. die oberflächliche Episkleritis,
2. die eigentliche Skleritis.

Entzündliche Prozesse der Sklera

Die Episkleritis kann verschiedene Ursachen haben und zeigt zur Chronischen Polyarthritis nur eine lockere Beziehung. Sie ist durch oberflächliche Gefäßinjektionen der Konjunktiva und Episklera gekennzeichnet. Unter der Bezeichnung „Skleritis" dagegen verbergen sich pathologische Veränderungen von unterschiedlichem Charakter. Es können hierbei rein entzündliche Prozesse vorkommen, die histologisch durch ein geringes Ödem und lympho-, plasmo- oder granulozytäre Infiltrate vor allem in Nachbarschaft kleiner Gefäße gekenn-

Nekrotisierende Prozesse der Sklera

zeichnet sind. Die Pathogenese der „granulomatösen Skleritis" ist demgegenüber wesentlich problematischer. In der Literatur ist von multiplen „Granulomen"

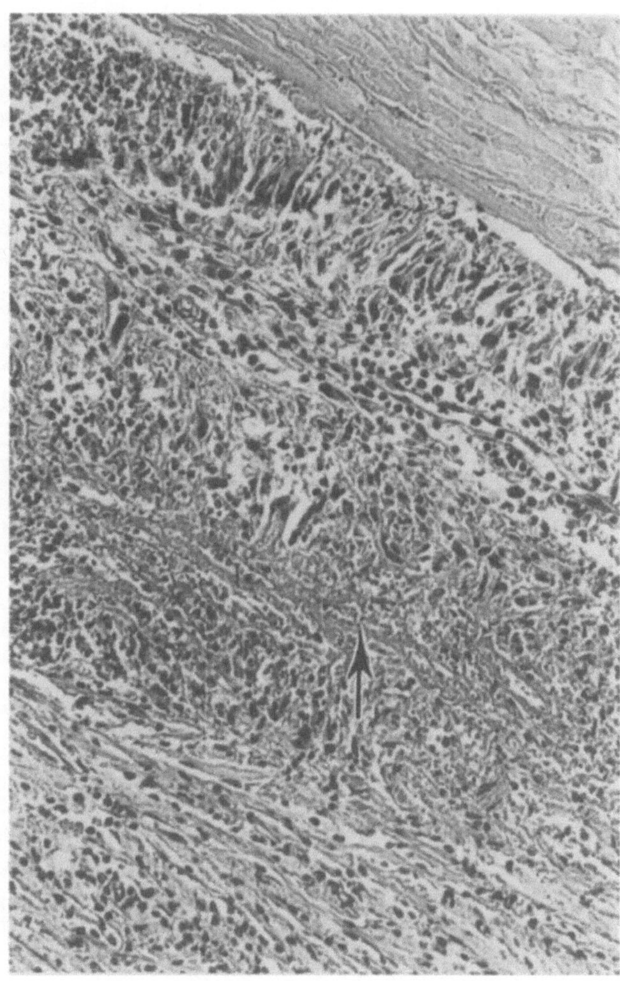

Skleromalacia perforans (granulomatöse Skleritis). Zentrale Nekrose (Pfeil) mit Bindegewebszellpalisade in der Sklera. (LÜDERS u. KLEMENS, 1963)   **Abb. 255**

mit starker Nekrosetendenz die Rede (REMKY, 1972). Die nekrotischen Zentren werden von Lymphozyten, Histiozyten und neugebildeten Gefäßen umgeben. o GÄRTNER (1959) beschreibt Gefäßwandhomogenisierung mit Histiozytenwucherung und Riesenzellen. Kern dieser „granulomatösen" Skleraprozesse sind Nekrosen (Abb. 255). Sie bestimmen den Verlauf der Augenerkrankung und haben ihr die Bezeichnung „Scleromalacia perforans" und „Scleritis nodularis necroticans" eingetragen (FRANCESCHETTI u. BISCHLER, 1950; o GÄRTNER, 1959). Beide Namen umschreiben grundsätzlich den gleichen schwerwiegenden, oft zum Verlust des Augenlichtes führenden Prozeß, abgewandelt durch eine etwas verschiedenartige Manifestation (Abb. 256).

Die unterschiedliche Erkrankungsmöglichkeit der Sklera wird verständlich, wenn man den Bau dieser Bulbusschicht berücksichtigt:

Das lockere, episklerale Gewebe an der Außenfläche ist besonders gefäßreich. Es ist daher für Entzündungen disponiert. Dementsprechend spielen sich in dieser Schicht diejenigen Prozesse ab, die das Suffix „-itis" verdienen. Die Sklera selbst dagegen besteht aus einem zellarmen, straffen Geflecht kollagener Fasern und ist ausgesprochen gefäßarm. Als Schauplatz entzündlicher Vorgänge ist die Sklera deshalb wenig geeignet. Wir wissen aber von anderen Geweben mit ähnlich sehniger Struktur, daß sie bevorzugter Sitz von primären CP-Nekrosen sind.

Dem entspricht auch das histologische Bild dieser „granulomatösen" Prozesse. Der zentrale nekrotische Bezirk ist von einer geschlossenen Palisade aus Bindegewebszellen umgeben. Es handelt sich also um eine Veränderung, welcher das typische Muster der CP-Nekrose zugrunde liegt und die sich in der Sklera wie in ähnlich gebautem Sehnengewebe manifestiert. Wir haben deshalb keinen

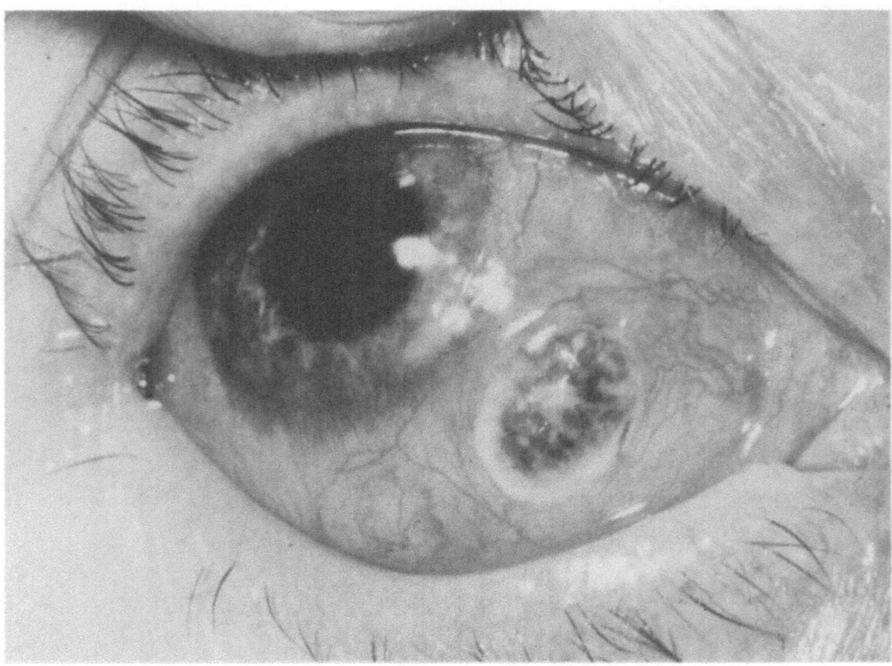

Skleromalacia perforans. Ausgestanztes Ulkus der Sklera. (WITMER, 1970)

Zweifel, daß es sich bei der „Scleromalacia perforans" bzw. der „Scleritis nodulosa necroticans" im Gegensatz zur Episkleritis um einen primär nekrotisierenden Prozeß handelt, und daß die entzündlichen Randerscheinungen sekundär entstehen. Diese Ansicht wird gestützt durch die klinische Erfahrung, daß die „granulomatösen" Skleraerkrankungen grundsätzlich bei Patienten mit positiven Rheumafaktoren vorkommen, die oft auch noch „Rheumaknoten" anderer Lokalisation aufweisen.

Uveitis anterior

Die vordere Uvea erkrankt bei der juvenilen Chronischen Polyarthritis in etwa 5% der Fälle. Die Uveitis anterior, ein eindeutig entzündlicher Prozeß, ist nicht an das Vorhandensein der Rheumafaktoren gebunden. Sie hat eine ausgesprochene Neigung zur hinteren Synechie mit der Linsenvorderfläche, einem frühen Auftreten einer Cataracta complicata und einer bandförmigen subepithelialen Verkalkung der Kornea im Bereich der Lidspalten. Die Erkrankung stellt bei den Kindern eine ernste Komplikation mit der Gefahr beidseitiger Erblindung dar.

Iridozyklitis

Bei der Spondylitis ankylopoetica tritt eine chronisch rezidivierende Iridozyklitis in 20% der Fälle auf. Charakteristisch ist dabei eine meist einseitige fibrinöse Exsudation, die Granulozyten mit phagozytierten Kokken enthalten kann. Der gleichzeitig erhöhte ASL-Titer im Kammerwasser läßt an eine zusätzliche Streptokokkeninfektion denken, die sich möglicherweise bei einer durch das Grundleiden veränderten Abwehrsituation der Uvea aufpfropft (REMKY, 1972).

5.10. Lymphknoten

Die Ergebnisse klinisch-serologischer, pathologisch-anatomischer und experimenteller Untersuchungen sprechen dafür, daß der Chronischen Polyarthritis ein immunologischer Mechanismus zugrunde liegt (s.S. 110). Eine Beteiligung des lymphatischen Apparates — dem Ausgangsort zellulärer und humoraler Reaktionen — an den Vorgängen bei der Chronischen Polyarthritis ist deshalb grundsätzlich zu erwarten.

Generalisierte Lymphknotenschwellung

Nach o MOTULSKY *et al.* (1952) geht die Chronische Polyarthritis in 50–75% der Fälle mit einer generalisierten Lymphknotenschwellung einher. Beim Felty-

Laufende Nr.		1	2	3
Lymphozyten		936	939	870
Basophile Stammzellen		–	1	–
Germinoblasten	groß	4	4	17
	mittel	–	7	19
	klein	–	2	12
Plasmoblasten		–	–	1
Proplasmazellen		1	–	1
Plasmazellen		9	4	4
Retik. Reizzellen	groß	6	5	15
	mittel	22	12	27
	klein	–	3	5
Retikulumzellen (groß und mittel)		7	4	4
Histiozyten (+Monoz.)		2	5	15
Kerntrümmerphagen		–	–	–
Epitheloidzellen		1	1	2
Gewebsmastzellen		1	1	–
Blutmastzellen		–	1	–
Eosinophile		–	2	–
Neutrophile		11	9	8

Drei Adenogramme von Lymphknoten bei primär chronischer Polyarthritis, Angaben in °/₀₀. *(*LENNERT, 1961)*

Abb. 257

und Still-Syndrom ist die Lymphknotenvergrößerung besonders deutlich ausgeprägt. Nach der Erfahrung von o LENNERT (1961) sind die Lymphknoten der Axilla und Leiste am stärksten vergrößert. Die Anschwellung kann so erheblich sein, daß der Verdacht auf eine maligne Erkrankung des lymphatischen Systems geweckt wird. Nach LENNERT messen die einzelnen Knoten bis 5 cm im Durchmesser. Ihre Konsistenz ist mittelfest bis markig, die Schnittfläche meist hellgrau, gelegentlich gerötet.

Das histologische Bild der Lymphknoten zeigt folgende Charakteristika (nach o MOTULSKY *et al.*, 1952; o LENNERT, 1961):

1. Es finden sich bei der Chronischen Polyarthritis im allgemeinen Sekundärknötchen, die so zahlreich und so groß sein können, daß der Eindruck eines M. Brill-Symmers entsteht (Abb. 258 u. 259). Die Sekundärknötchen ent-

Histologische
Charakteristika

*Starke follikuläre, lymphatische Hyperplasie. Sinuskatarrh. (Axillärer Lymphknoten). (*LENNERT, 1961)*

Abb. 258
Chronische Polyarthritis

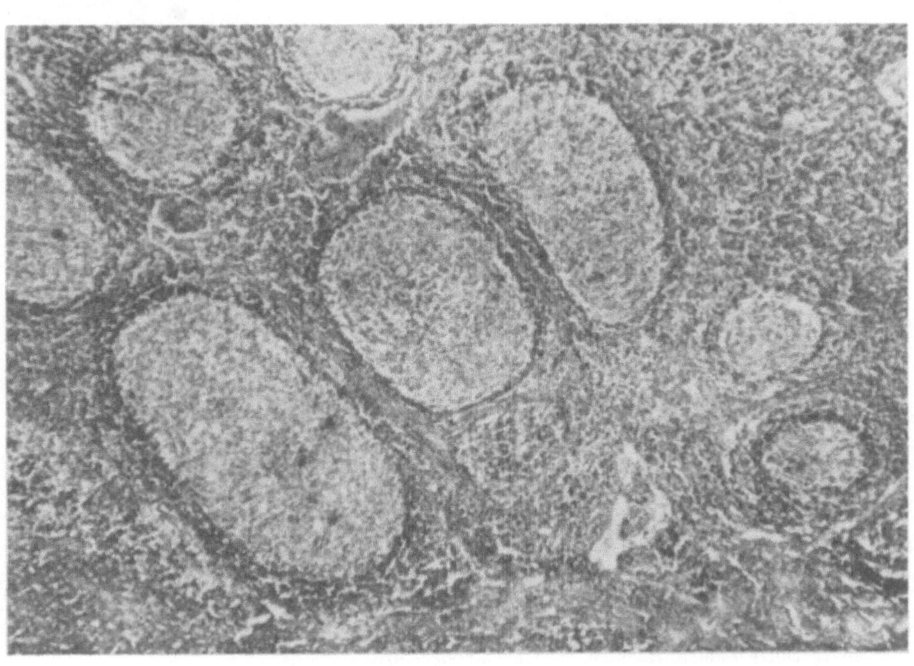

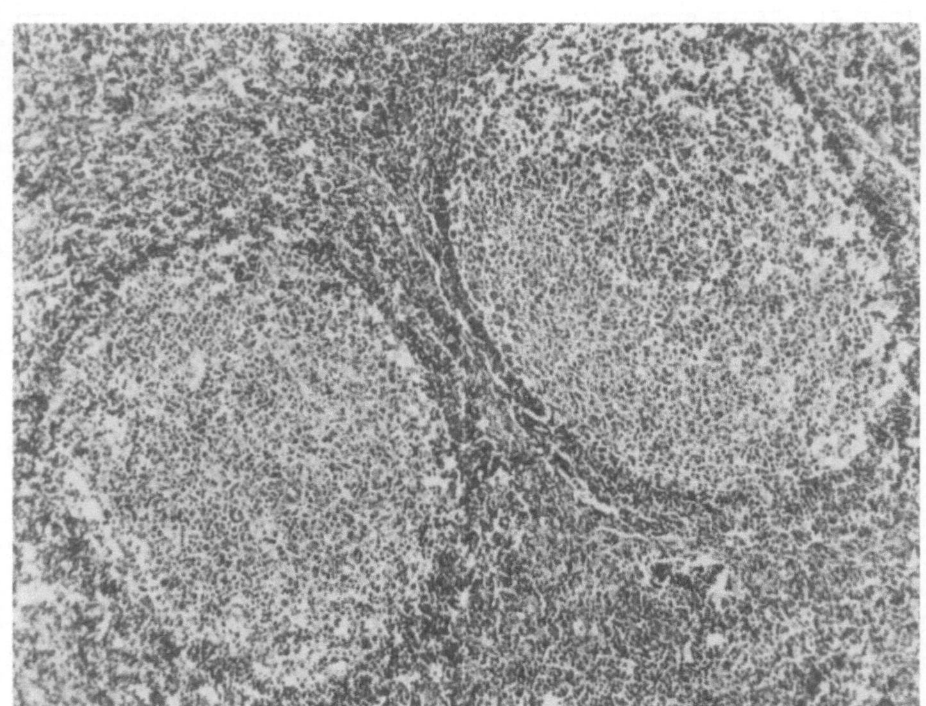

Abb. 259
Chronische Polyarthritis

Follikuläre Hyperplasie. Große Sekundärknötchen in einem Leistenlymphknoten

Abb. 260

Lymphknoten bei Chronischer Polyarthritis (9 Fälle). (LENNERT, 1961)

E.-Nr.	Alter, Geschlecht	Lokalisation	Größe	Follikuläre lymphatische Hyperplasie	Diffuse lymphatische Hyperplasie	Sinuskatarrh	Sinusleukozytose	Mastozytose[a]	Plasmozytose	Klinische Besonderheiten
8687/52	61, ♀	Axilla	zwetschgengroß	+ + + +	∅	∅	∅	(+) 1455	∅	general. Lkn.-Schwellung
6084/54	69, ♀	Axilla	kirschgroß	+ + + + + Plasmazellen!	∅	+	+ + +	(+) 1259	+	tumorartige Lkn.-Pakete axill. u. ingu.
553/56	56, ♀	Axilla	kirschkerngroß	+	+	(+)	∅	+ 5128	(+)	
554/56	48, ♀	Axilla	kirschgroß	+ +	+	+	(+)	(+) 2319	+	
6071/56	49, ♂	Axilla	kirschgroß	+ + + +	∅	(+)	+	ver. 100	∅	
13070/56	61, ♀	Leiste	kirschkerngroß	+ +	∅	(+)	+	(+) 1120	(+)	
7682/53	39, ♂	Axilla	kirschgroß	+ +	∅	+	∅	+ + 13604	+ +	Felty-Syndrom
4247/54	36, ♂	Axilla	kirschgroß	+	∅	+ + Ery!	+ +	(+) 2278	+ +	Felty-Syndrom
10972/53	33, ♀	Milzhilus	haselnußgroß	+ + + +	∅ +	∅	∅	ver.	∅	Felty-Syndrom

[a] Die angegebenen Zahlen bedeuten Mastzellenmenge/cm².

halten Plasmazellen und Germinoblasten, sie bestehen also vorwiegend aus kleinen Zellformen. Es handelt sich demnach um eine follikuläre lymphatische Hyperplasie.

2. Regelmäßig findet sich ein geringer bis mäßig ausgeprägter Sinuskatarrh mit starker Schwellung der Sinusretothelien. Die Sinus enthalten neutrophile Granulozyten in großer Zahl und einige Gewebsmastzellen. Diese Granulozytenansammlung ist nach LENNERT für die Chronische Polyarthritis recht charakteristisch.

3. Die Pulpa der Lymphknoten zeigt eine lymphatische und plasmazelluläre Hyperplasie.

4. LENNERT fand PAS-positive Substanzen in Form kugelförmiger Gebilde in den Sinusretothelien, die als Hinweis auf eine Chronische Polyarthritis zu werten sind.

MOTULSKY *et al.* sahen oft geringe Lymphozyteninfiltrate in der verdickten Lymphknotenkapsel und in der Lymphknotenumgebung.

Im Ausstrich (Adenogramm) von drei unkomplizierten Polyarthritiden sah LENNERT eine Vermehrung der Germinoblasten und Plasmazellen.

Die beschriebenen Merkmale sind insgesamt für die Chronische Polyarthritis nicht spezifisch. Sie sind vielmehr Ausdruck einer chronischen Immunleistung, die dem lymphatischen System im Laufe der Erkrankung abgefordert wird.

Die Kenntnis der beschriebenen Charakteristika ist jedoch für eine differentialdiagnostische Abgrenzung gegen maligne Lymphadenopathien und den M. Brill-Symmers von erheblicher Bedeutung.

5.11. Autoimmunfaktoren

Im Laufe der Chronischen Polyarthritis können im Serum Rheumafaktoren und antinukleäre Faktoren auftreten. Dabei handelt es sich um Immunglobuline, über deren Entstehungsmechanismus zwar weitgehend Klarheit herrscht, deren pathogenetische Rolle im Rahmen der Grundkrankheit jedoch umstritten ist.

Rheumafaktoren sind Immunglobuline, die überwiegend der IgM-Klasse angehören. Es handelt sich dabei um Autoantikörper, die gegen autologes IgG entstanden sind. Daneben können auch Rheumafaktoren der IgG-Klasse selbst und der IgA-Klasse vorkommen. Ihr Name darf jedoch nicht darüber hinwegtäuschen, daß die Rheumafaktoren für die Chronische Polyarthritis nicht spezifisch sind, daß vielmehr vergleichbare Antiglobuline auch bei anderen chronischen Krankheiten auftreten können.

Die Rheumafaktoren werden von Plasmazellen gebildet. Sie können sowohl örtlich, beispielsweise in der Synovialis, als auch generalisiert im gesamten lymphatischen System entstehen. Dementsprechend sind Rheumafaktoren häufig auch in der Synovialflüssigkeit nachzuweisen. Rheumafaktor-IgG-Komplexe können von Granulozyten und Makrophagen aufgenommen werden und sind als feinkörnige Einschlüsse in den sog. Rhagozyten (R.A.-Zellen) nachweisbar. Ähnliche Körnchen finden sich auch in Exsudatzellen bei Arthritiden anderer Genese. In diesen Fällen lassen sich in den Einschlüssen jedoch keine Rheumafaktoren nachweisen.

Auch die antinukleären Faktoren, zu denen der LE-Zell-Faktor zählt, sind Immunglobuline mit Antikörpereigenschaften. Als Antigen wurde ein Komplex von DNS und Histon ermittelt. Die im Rahmen der Chronischen Polyarthritis auftretenden antinukleären Faktoren gehören überwiegend der IgM-Klasse an.

Wie bereits gesagt, ist die Frage noch offen, ob die bei der Chronischen Polyarthritis nachweisbaren Immunglobuline eine pathogenetische Bedeutung besitzen, oder ob es sich dabei lediglich um Epiphänomene handelt, die im Laufe der Erkrankung auftreten. Für ihre Rolle als Randerscheinungen sprechen

Rheumafaktoren

Rheumafaktoren
in Rhagozyten

Antinukleäre
Faktoren

Pathogenetische
Bedeutung der
Immunglobuline

Versuche an Kaninchen (× ABRUZZO *et al.*, 1961) und Pferden (× PODLIACHOUK *et al.*, 1965), bei denen durch langfristige Immunisierung mit verschiedenen Bakterien die Bildung von Rheumafaktoren ausgelöst werden konnte. Bei Menschen können sie im Rahmen verschiedener chronischer Erkrankungen auftreten. Antinukleäre Faktoren können bei Menschen und im Tierexperiment durch Gaben von Hydralazin provoziert werden. × BIELSCHOWSKY *et al.* wiesen 1959 das Auftreten von LE-Zell-Faktoren bei NZB/BL-Mäusen nach. Die Hoffnung, auf diesem Wege einer genetischen Bindung von antinukleären Faktoren auf die Spur zu kommen, wurde jedoch enttäuscht. Es stellte sich nämlich heraus, daß die Entstehung der Autoimmunfaktoren abhängig von der jeweiligen Umgebung der Tiere und wahrscheinlich auf eine Virusinfektion zurückzuführen ist.

Wenn auch die Frage der pathogenetischen Rolle der Autoimmunfaktoren bei Chronischer Polyarthritis zur Zeit noch offen bleiben muß, so geben doch folgende Fakten zu denken:

1. Das Auftreten synovitischer Prozesse im Rahmen der Chronischen Polyarthritis ist nicht an das Vorhandensein der Rheumafaktoren gebunden.

2. Die Rheumafaktoren treten im allgemeinen erst etwa 1 Jahr nach Einsetzen der Krankheit auf.

3. Die nekrotisierenden Prozesse der Chronischen Polyarthritis, die als das charakteristische morphologische Stigma gelten können, setzen im allgemeinen das Vorhandensein der Rheumafaktoren voraus.

4. Antinukleäre Faktoren treten bei Chronischer Polyarthritis überwiegend gemeinsam mit den Rheumafaktoren auf. Sie sind dementsprechend ebenfalls eng mit den nekrotisierenden Prozessen korreliert.

In Anbetracht dieser Situation kann man wohl mit einiger Gewißheit sagen, daß die Autoimmunfaktoren im Rahmen des entzündlichen Prozesses der Chronischen Polyarthritis als Randphänomen entstehen, daß sie aber für die Ausbildung der primär nekrotisierenden Prozesse der Chronischen Polyarthritis die eigentliche Voraussetzung bilden. Wir glauben, daß der primäre Untergang unterschiedlicher Gewebearten (Sehne, Muskel, Gefäß, Lunge), dem keine Entzündung vorausgeht, auf die direkte Einwirkung dieser Autoimmunfaktoren zurückzuführen ist.

5.12. Morphologische Diagnostik

Vor allem Erkrankungen eines einzelnen Gelenkes können erhebliche differentialdiagnostische Probleme aufwerfen, die mit klinischem, röntgenologischen und serologischen Mitteln allein nicht zu lösen sind. Es liegt in solchen Fällen nahe, eine Klärung des Prozesses mit Hilfe der histologischen Untersuchung zu erstreben. Einer bioptischen Beurteilung der Gelenkinnenhaut stehen aber folgende Schwierigkeiten gegenüber:

1. ist das histologische Bild des entnommenen Gewebsstückes nur im Idealfall repräsentativ für das gesamte Stratum synoviale eines Gelenkes;

2. ist die morphologische Ausdrucksfähigkeit des Gewebes zu beschränkt, um unterschiedliche Entzündungsursachen durch entsprechende qualitative Merkmale erkennen zu lassen.

Die Schwierigkeit, insbesondere bei einer Blindbiopsie unter Anwendung relativ kleiner Nadeln, wie etwa der Parker-Pearson-Nadel, repräsentatives Synovialgewebe zu gewinnen, muß deshalb dem Untersucher größte Zurückhaltung bei der diagnostischen Abklärung auferlegen. Es können grundsätzlich nur positive histologische Befunde bewertet werden.

Das Problem der qualitativen Einförmigkeit zwingt bei entzündlichen Prozessen aber dazu, auch quantitative Veränderungen in die diagnostische Beurteilung einzubeziehen.

Relativ günstig ist die diagnostische Situation, wenn immunologische oder bakterielle Ursachen bzw. die Einlagerung von anorganischen Substanzen dem entzündlichen Prozeß ihren morphologischen Stempel aufdrücken.

So sind der Befund von Tuberkeln im Synovialgewebe oder der kulturelle Tb-Bazillennachweis in der Synovialis diagnostisch beweiskräftig. Bruzellose und Sarkoidose können zu Verwechslungen Anlaß geben, da beide zur Ausbildung gleichartiger epitheloidzelliger Granulome führen.

Bei Gicht ist der Nachweis von doppeltbrechenden Kristallen in der Synovialflüssigkeit differentialdiagnostisch gegenüber Kalziumpyrophosphatkristallen bei Chondrokalzinose abzugrenzen. Wie beim Gichtanfall findet man in der Gelenkflüssigkeit typische Phagozytose von Mikrokristallen in zahlreichen Granulozyten, die man von den Mononatriumkristallen des Gichtanfalles unterscheiden kann. Bei der Chondrokalzinose oder Pseudogicht handelt es sich um Kalziumpyrophosphatkristalle, die im Gegensatz zu den Uratkristallen stumpf enden und auch als kleine Plättchen auskristallisieren können. Die Kalziumpyrophosphatkristalle können den Rand der phagozytierenden Zelle überragen. Man kann die beiden Kristallarten auch polarisationsoptisch unterscheiden. Der Mononatriumuratkristall ist negativ doppeltbrechend und parallel zur Kompensatorachse gelb-, senkrecht zu ihr blauleuchtend, der Kalziumpyrophosphatkristall ist positiv doppeltbrechend und verhält sich dementsprechend farblich umgekehrt. Das Stratum synoviale enthält bei der Gicht reichlich Granulozyten und nur wenige Plasmazellen und Lymphozyten.

Hämosiderin findet man häufig bei der Chronischen Polyarthritis in verstreut liegenden Histiozyten des Stratum synoviale gespeichert. Ein Zusammenhang mit vorgängigen intraartikulären Manipulationen ist nicht immer ersichtlich. Große Mengen von Siderophagen dagegen prägen mit das morphologische Bild der sog. villo-nodulären Synovitis.

Morphologische Charakteristika wie epitheloidzellige Granulome, Uratkristalle und Hämosiderinablagerungen sind jedoch herdförmig und nicht Bestandteil der diffusen Entzündungsreaktion. Ihr Nachweis bleibt deshalb ein Trefferproblem, so daß eine Ausschlußdiagnose bei negativem Biopsiebefund nicht gestellt werden kann.

Andersartig sind dagegen die Probleme, die sich bei der bioptischen Beurteilung des Synovialgewebes bei Chronischer Polyarthritis ergeben. Die Synovitis an sich folgt den Gesetzen der exsudativ-produktiven Entzündung. Am Rande wird der Entzündungsprozeß einmal von einer lymphozytären und plasmazellulären Infiltration und zum anderen von einer Proliferation der ortsständigen Bindegewebszellen begleitet. Beide Phänomene sind mehr oder weniger Bestandteil jeder chronischen, sterilen Synovitis und für die Chronische Polyarthritis nicht spezifisch. Lymphozyten und Plasmazellen lassen sich beispielsweise gelegentlich sogar in einer Begleitsynovitis bei Arthrose nachweisen. GARDNER sah sie selbst nach stumpfen Gelenktraumen. Einzig spezifisches Merkmal für den Synovialprozeß bei Chronischer Polyarthritis ist dagegen die CP-Nekrose mit ihrer typischen Bindegewebszellpalisade (s.S. 136). Diese Nekrose ist kein Entzündungsphänomen, sondern Produkt eines wahrscheinlich immunologisch bedingten Prozesses. Da man aber nur in seltenen Fällen damit rechnen kann, eine solche Nekrose bioptisch zu treffen, ist ein negativer Befund diagnostisch nicht zu verwerten. Man ist also bei der überwiegenden Mehrzahl der Biopsien darauf angewiesen, die an den verschiedenen Synovialstrukturen ablaufenden Entzündungsvorgänge für die Diagnostik graduell auszuwerten.

Der Rückgriff auf die histologische Beurteilung unspezifischer Entzündungsphänomene zwingt jedoch zu folgenden Überlegungen: Die morphologische Manifestation der sterilen, unspezifischen Entzündung wird durch folgende Faktoren modifiziert:

1. durch die Struktur des Stratum synoviale

2. durch die Dauer der Erkrankung

3. durch den Schweregrad der Erkrankung

4. durch die Aktivität des Prozesses zum Zeitpunkt der Biopsie

5. durch die Zeitspanne zwischen dem letzten Entzündungsschub und der Gewebeentnahme

6. durch Art und Dauer der Therapie.

Diese 6 Variablen beeinflussen das jeweilige histologische Bild und sind für seine Vielgestaltigkeit verantwortlich. Wir haben deshalb das Material von ca. 2000 Synovektomien bei Patienten mit Gelenkerkrankungen verschiedener Genese daraufhin überprüft, inwieweit bestimmte morphologische Merkmale mit der serologisch gesicherten Chronischen Polyarthritis korreliert sind.

Nach unseren Beobachtungen treten Lymphozyten und Plasmazellen bei Chronischer Polyarthritis zwar bevorzugt im Stratum synoviale auf, da wir sie jedoch auch häufig bei Kontrollfällen sehen, messen wir ihnen nur eine relativ geringe diagnostische Bedeutung zu.

Palisadenartige Proliferation der Deckzellen und Riesenzellbildung zeigen in unserem Material dagegen eine gewisse erkennbare Korrelation zur Chronischen Polyarthritis.

Auffällig erscheint uns eine Proliferation der ortsständigen Bindegewebszellen des Synovialstromas. Es treten dabei Bilder auf, die im Extremfall einem mesenchymalen Zellverband ähneln. Wir sprechen deshalb von einer „mesenchymoiden Transformation" (s.S. 102) des Stromas (s. Abb. 126). Diese Veränderung zeigt eine wesentlich stärkere Korrelation zur Chronischen Polyarthritis als die Proliferation der Deckzellen.

Nekrosen in der Tiefe des Synovialstromas oder des Stratum fibrosum mit typischer Histiozytenpalisade kommen ausschließlich bei Chronischer Polyarthritis vor. Die Rheumafaktoren sind in diesen Fällen grundsätzlich nachweisbar. Wir fanden in unserem Material von 773 seropositiven CP-Patienten 59mal eine typische CP-Nekrose, während das Synovektomiematerial von 365 seronegativen CP-Patienten nur 2mal Nekrosen enthielt. Im Material von Nicht-Polyarthritikern sahen wir Nekrosen dieser Art niemals. In Nadelbiopsien gelang uns kein eindeutiger Nekrose-Nachweis.

Gestützt auf die Auswertung unserer Beobachtungen unterscheiden wir deshalb morphologische Merkmale unterschiedlicher Wertigkeit:

Morphologische Merkmale 1. Ordnung:
    CP-Nekrosen;

Morphologische Merkmale 2. Ordnung:
    Proliferation der Bindegewebszellen des Synovialstromas („Mesenchymoide Transformation");

Morphologische Merkmale 3. Ordnung:
    Proliferation der Synovialdeckzellen und Lymphozyten- und Plasmazellinfiltrate.

Zusätzliche Aussagekraft besitzt der Nachweis von Fibrinauflagerungen. Ihr Alter läßt einen Rückschluß auf den Zeitpunkt des letzten exsudativen Krankheitsschubes zu. Der Proliferationsgrad von Deck- und Stromazellen ist nach unseren Beobachtungen ein Indikator für die Aktivität des Prozesses.

Wir haben das uns zur Verfügung stehende Synovektomiematerial mit der Prozeßaktivität des jeweiligen Patienten korreliert. Bei der statistischen Auswertung fiel uns auf, daß in denjenigen Fällen, in denen klinische und serologische Merkmale für eine gesteigerte Aktivität der Krankheit sprachen, die Zellen des Synovialstromas besonders stark gewuchert waren, während die lymphoplasmozytäre Infiltration zurücktrat. Im Gegensatz dazu erschien uns die lympho-plasmozytäre Infiltration bei geringerer Prozeßaktivität besonders stark. Daraus ergibt sich ein reziprokes Verhalten von bindegewebszelliger Proliferation und lymphozytärer Infiltration. Lymphozyten und Plasmazellen treten demnach nicht auf der Höhe der synovitischen Entzündung, sondern vielmehr in der Remissionsphase auf.

Um eine einheitliche Auswertung und Klassifizierung zu erreichen, haben wir die uns relevant erscheinenden Kriterien nach Vorhandensein und Grad der Ausprägung mit 0–3 beurteilt und in einer sechsstelligen Klassifikationszahl zusammengefaßt. Auf diese Weise lassen sich Zeichen eines exsudativen Schubes, Aktivitätsgrad, Schweregrad der Erkrankung, Beteiligung der Blutgefäße sowie das Vorhandensein morphologischer Merkmale der Chronischen Polyarthritis

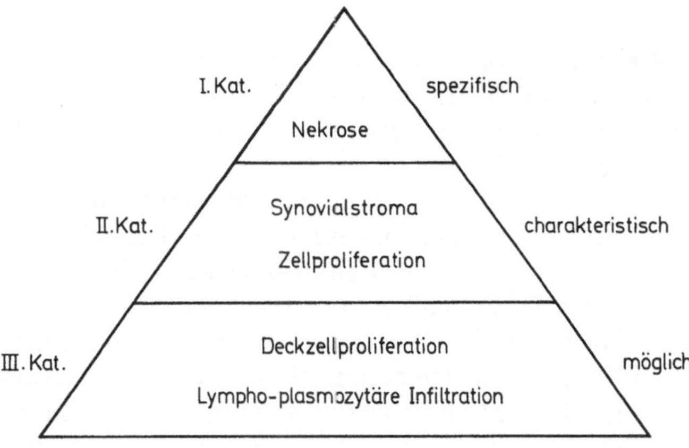

Hierarchische Gliederung der morphologischen Merkmale der Chronischen Poly-arthritis

Abb. 261

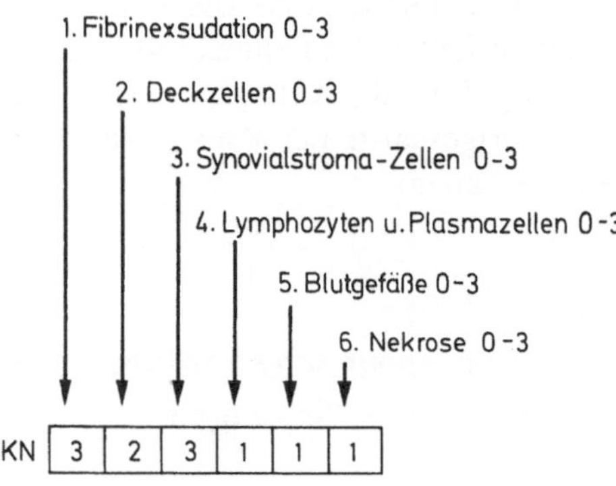

Die sechs Konstituenten der Synovialklassifikation

Abb. 262

ablesen. Die Klassifikationszahl ermöglicht außerdem vergleichende Beobachtungen von pathologischen Synovialveränderungen (Abb. 261 u. 262).

Weitergehende Einblicke vermittelt die Immunhistologie. Mit ihrer Hilfe lassen sich die Rheumafaktoren bereits im Synovialgewebe nachweisen, bevor sie im Serum auftreten. Nach den Beobachtungen von GARDNER ist bei der Chronischen Polyarthritis IgG früh und IgM später im Synovialgewebe zu finden. Ein Fehlen der Immunglobuline schließt aber dennoch eine Chronische Polyarthritis nicht aus, wie umgekehrt ihr Nachweis kein absoluter Beweis für eine solche Erkrankung ist.

Ist die Gelenkentzündung abgeklungen und das Synovialgewebe fibrosiert, so sind auch die Immunglobuline im allgemeinen nicht mehr nachweisbar.

Zur Zeit muß man den Stand der morphologischen Synovialdiagnostik noch als unbefriedigend betrachten, soweit sie sich nicht auf spezifische Strukturen stützen kann. Andererseits läßt sich mit zunehmender Erfahrung auf diesem Gebiet eine wachsende Aussagekraft der Biopsiediagnostik erreichen, wenn folgende Voraussetzungen erfüllt werden:

1. Systematisierung der histologischen Befunde,

2. Korrelation der histologischen Befunde mit klinisch-serologischen Merkmalen des Patienten unter Anwendung statistischer Methoden.

Auf diese Weise wird es möglich sein, die Synovialbiopsie nicht nur für die Diagnostik, sondern auch für die Beurteilung von Krankheitsverlauf und Therapieerfolg nutzbringend einzusetzen.

**Immunhistologischer
Nachweis
der Rheumafaktoren**

**Derzeitiger Stand
der Synovial-
diagnostik noch
unbefriedigend**

Die Kenntnis von Pathogenese und pathologisch-anatomischem Substrat der Chronischen Polyarthritis bildet die Grundlage für Überlegungen, die dem Einsatz einer wirksamen Therapie vorausgehen müssen. Theoretisch ergeben sich dabei folgende Ansätze:

Kapillaren

1. Der primären Kapillarläsion liegt, wie es heute scheint, eine Endothelschädigung durch Immunkomplexe zugrunde. Der frühest mögliche Ansatz einer Therapie könnte demnach darin bestehen, daß durch Verwendung geeigneter Substanzen der Immunkomplex gesprengt wird.

2. Die für die Fibrinexsudation verantwortliche, gesteigerte Kapillarpermeabilität ist grundsätzlich beeinflußbar durch antiphlogistische Substanzen.

Resorption

3. Es wäre weiterhin eine fermentative Therapie denkbar, welche eine Resorption des exsudierten Fibrins aus dem Gelenkspalt begünstigt, um die Stimulierung der Zellproliferation zu vermeiden.

Zellproliferation

4. Das mesenchymoid transformierte, tumorähnliche Bindegewebe des Synovialstromas ist für die Zerstörung des Gelenkknorpels wesentlich verantwortlich. Dieser zellreiche Gewebsverband verdient deshalb bei der Behandlung der Chronischen Polyarthritis besondere Aufmerksamkeit. Die Zellverbände sind einer antiproliferativen und zytostatischen Therapie zugänglich.

Kollagenbildung

5. Die fibröse Ankylose schließlich ist das Produkt der zu Fibroblasten gereiften Zellen des Pannusgewebes.

Eingriffe in die Kollagensynthese der gereiften Fibroblasten könnten deshalb trotz fortgeschrittener Knorpelzerstörung eine gewisse Beweglichkeit des Gelenks erhalten.

5.14. Therapeutische Einflüsse auf morphologische Strukturen und ihre Nebenwirkungen

Das histologische Bild des entzündlich gereizten Stratum synoviale unterliegt dem Einfluß zahlreicher zu Therapiezwecken eingesetzter Substanzen.

Einwirkung einfacher Antiphlogistika

Die Wirkung der meisten Antiphlogistika wurde in einschlägigen Entzündungsversuchen studiert. Ihr vornehmlicher Ansatzpunkt ist die pathologisch gesteigerte Kapillarpermeabilität. In dem Maße, wie eine Verminderung des Plasmaaustritts aus der Endstrombahn gelingt, verringert sich das lichtoptisch erkennbare Exsudatfibrin.

Phenylbutazon

Beim Einsatz von Phenylbutazon muß mit folgenden Nebenwirkungen gerechnet werden: Diese Substanz kann sowohl im Rahmen einer klinischen Behandlung als auch im Tierexperiment zur Ausbildung einer Schilddrüsenhyperplasie führen. Untersuchungen des Jodstoffwechsels ließen eine Hemmung der Jodaufnahme in der Schilddrüse erkennen. Dabei bilden Phenylbutazon und Jod wahrscheinlich Komplexe, was eine verminderte Thyroxinbildung zur Folge hat.

Auf dem Wege über die hypothalamisch-hypophysäre Rückkopplung kommt es zu einer vermehrten Ausschüttung von thyreotropem Hormon und nachfolgender Schilddrüsenhyperplasie.

SCHULTZE-RONHOF und KÖLLE (1964) beobachteten bei Kindern mit juveniler Chronischer Polyarthritis, die mit Phenylbutazon behandelt wurden, in 31,3% aller Fälle das Auftreten einer Struma. Eine Abhängigkeit von Dauer und Höhe der Medikation war dabei nicht zu erkennen.

Indometazin

Indometazin, ein Indolderivat, gilt als ausgesprochen wirksames Medikament bei Spondylitis ankylopoetica, Chronischer Polyarthritis, Arthritis psoriatica und Begleitsynovitis bei Arthrosen. Der Wirkungsmechanismus des Indometazins ist noch nicht völlig geklärt, er dürfte über eine Antiphlogestie hinausgehen und wahrscheinlich auch die Zellproliferation hemmen.

Gelegentlich werden nach Indometazinbehandlung Magenbeschwerden geäußert; Magengeschwüre gelten als Gegenindikation. Im Tierexperiment ließen sich mit dieser Substanz jedoch keine Magenerosionen oder Ulzera erzeugen.

Der Therapie mit Goldsalzen liegt eine vieljährige, gute Erfahrung bei Chronischer Polyarthritis zugrunde. Die Goldbehandlung gilt als sog. Basistherapie und wird im frühen Stadium der Behandlung eingesetzt. Ihr Wirkungsmechanismus ist nach wie vor unbekannt.

In einigen Fällen können folgende schwerwiegende Nebenwirkungen auftreten:
1. Erythrodermie
2. Neuritis
3. Knochenmarkaplasie mit Anämie, Agranulozytose und Leukopenie
4. Nephritis.
Diesen Nebenwirkungen liegt wahrscheinlich eine Medikamentenallergie zugrunde.

Antimalariamittel, vor allem das Chloroquin, gelten ebenfalls als sog. Basistherapeutika bei der Chronischen Polyarthritis. Ihr Wirkungsmechanismus ist bis heute ungeklärt. Antimalariamittel können zu vorübergehenden reversiblen Sehstörungen führen, die auf punktförmige Einlagerungen eines Metaboliten des Medikaments in die Kornea zurückzuführen sind. Nach mehrjähriger Chloroquin-Behandlung kann sich eine Retinopathie einstellen, die zu erheblichen Gesichtsfeldeinschränkungen des Patienten führen kann. Dabei sind die Gefäße, vor allem die Arteriolen, verengt. Der Nervus opticus kann athrophieren. Die Pathogenese dieser Erkrankung ist noch ungeklärt.

Die Wirkung der Glukokortikosteroide ist dagegen wesentlich komplexer, da sie in alle Phasen des entzündlichen Geschehens eingreifen und sich damit von den einfachen Antiphlogistika unterscheiden. Die therapeutisch erwünschte Wirkung geht mit glykogenspeicherndem Effekt einher und ist somit an die Stoffwechselleistung gebunden (SKIDMORE u. TRNAVSKY, 1967).

Gestützt auf tierexperimentelle Studien sind von den Glukokortikosteroiden folgende Wirkungen zu erwarten:
1. Verminderung der Kapillarpermeabilität
2. Hemmung der Fibroblastenaktivität
3. Dämpfung der Antikörperbildung durch hemmenden Einfluß auf das lymphatische Gewebe.
Alle drei Komponenten vermögen an verschiedenen Punkten in den Pathomechanismus einzugreifen. Andererseits begünstigen sie aber auch durch Depression die entzündliche und immunologische Abwehr sowie die Entwicklung und Ausbreitung bakterieller und viraler Infektionen.

Bei langdauernder Therapie mit Glukokortikosteroiden muß mit folgenden unerwünschten Nebenwirkungen gerechnet werden:

1. Glukokortikosteroid-Therapie stört den Regelkreis zwischen Hypothalamus, Hypophysenvorderlappen und Nebennierenrinde durch die exogene Zufuhr des Endprodukts. Daraus resultiert eine Hemmung des entsprechenden hypothalamischen Zentrums. Die Folgen sind verminderte ACTH-Sekretion und verminderte Nebennierenrinden-Stimulierung, was seinen Ausdruck in einer gleichmäßigen Atrophie der Nebennierenrinde findet. Nach monatelanger Glukokortikosteroid-Therapie kann diese Atrophie so ausgeprägt sein, daß ein Auffinden des papierdünnen, paarigen Organs im perirenalen Fettgewebe unter Umständen schwierig sein kann.

2. Wenn die Glukokortikosteroid-Langzeittherapie in entsprechend hoher Dosierung erfolgt, so kann sich ein Cushing-Syndrom und unter Umständen sogar das Vollbild des M. Cushing entwickeln (Abb. 263). In jahrelanger Erfahrung wurde für die verschiedenen Glukokortikosteroide folgende Cushing-Schwellendosis ermittelt (nach BOCK 1961):

Cortison	50 mg
Cortisol	40 mg
Prednison	10 mg
Dexamethason	2 mg.

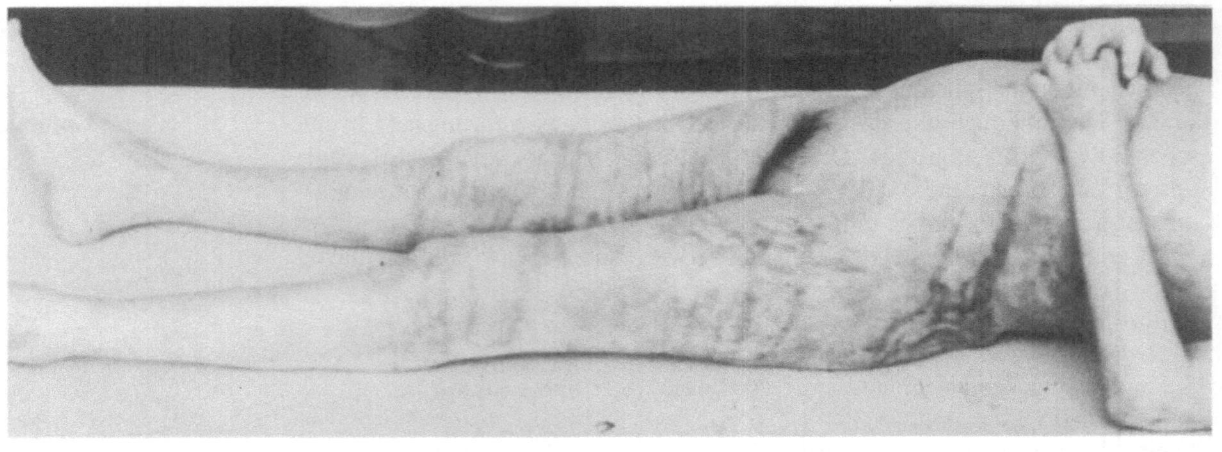

Cushing-Syndrom mit ausgedehnter Striaebildung bei einem 14jährigen Mädchen nach Glukokortikosteroid-Langzeitbehandlung

Schwere Osteoporose des Stammskeletts mit Keil- und Frischwirbelbildung bei Hyperkortizismus. (UEHLINGER, 1966)

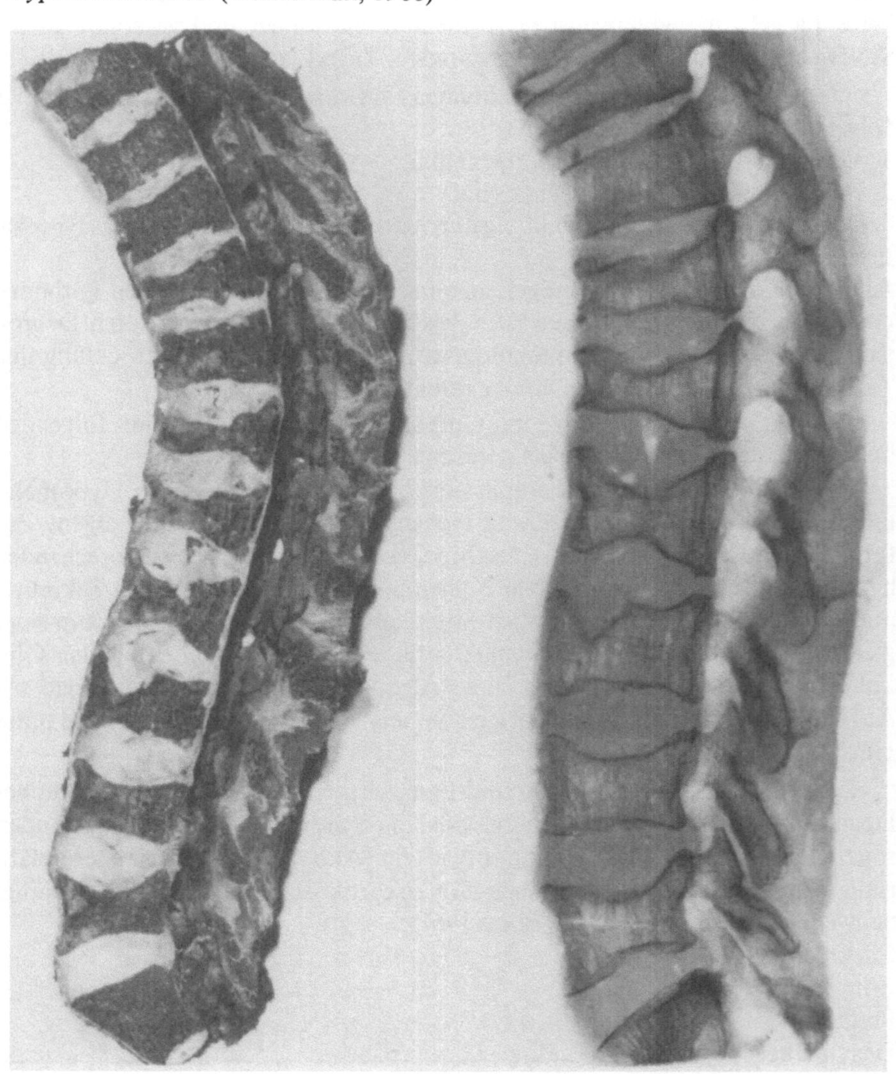

3. Langzeitgabe von Glukokortikosteroid-Präparaten führt ebenso wie der M. Cushing zu Osteoporose des Stammskeletts (Abb. 264), die in Extremfällen, wie wir sie bei Kindern mit M. Still sahen, zu Spontanbrüchen führen kann. JESSERER wies 1963 darauf hin, daß bei Steroidosteoporose der Knochen nicht nur eine Rarefizierung, sondern auch eine abnorme morphologische und chemische Struktur aufweist.

ELLEGAST (1966) bestätigt röntgenologisch, daß sich die steroidbedingten Struktur- und Formveränderungen der Wirbelkörper von der Involutionsosteoporose unterscheiden, da neben der Balkenatrophie auch eine abnorme Knochenausbildung nachzuweisen ist.

Da auf den Einsatz von Glukokortikosteroiden, besonders bei Kindern mit M. Still, oft nicht verzichtet werden kann, muß mit einer Verzögerung des Wachstums gerechnet werden. Es sind dabei die Skelettreifung verlangsamt und der Epiphysenschluß verzögert. Wird die Behandlung vor Abschluß des physiologischen Skelettwachstums beendet, so ist die Störung reversibel.

4. Ebenfalls nach Glukokortikosteroid-Medikation können aseptische Knochennekrosen vorzugsweise im Bereich von Femur und Tibia entstehen (Abb. 265 u. 266). Sie werden auf Fettembolien oder abnorme Haftfähigkeit der Erythrozyten zurückgeführt. Dabei sterben Knochenmark und zugehörige Knochenspongiosa ohne erkennbare Beziehung zu Menge und Dauer der Glukokortikosteroid-Therapie ab. Auch nach lokaler Applikation von Glukokortikosteroiden in das entzündete Gelenk muß mit Nebenwirkungen gerechnet werden. Wir sahen ausgedehnte, mit Kalksalzen beladene Nekrosen in Knorpel und Stratum synoviale nach intraartikulären Glukokortikosteroid-Injektionen (Abb. 267 u. 268).

Völlig neue Gedankengänge liegen dem Einsatz antimetabolischer zytostatischer Substanzen bei der Chronischen Polyarthritis zugrunde. Angestrebt wird hierbei Immunsuppression durch Zerstörung von immunkompetentem lymphatischem Gewebe, das für die bei der Chronischen Polyarthritis vermutete pathologische Antikörperbildung verantwortlich gemacht wird. Betrachtet man aber die hochgradige Neubildung von unreifen Bindegewebszellen, die wir als „Mesenchymoide Transformation" bezeichnet haben, so zeigt sich ein anderer wesentlicher Angriffspunkt der immunsuppressiven Therapie (Abb. 126). Die unreifen Zellformen im mesenchymoid transformierten Gewebe, das wir rein deskriptiv als „tumorähnlich" bezeichnen, haben einen gesteigerten Stoffwechsel und sind deshalb für zytostatische Substanzen besonders sensibel. Ihre Zerstörung aber bedeutet eine direkte Einwirkung auf den für die Knorpeldestruktion verantwortlichen Zellverband. Anhand unserer morphologischen Beobachtungen halten wir diesen zytostatischen Mechanismus bei der „immunsuppressiven" Therapie für wesentlich, wenn nicht entscheidend.

Nebenerscheinungen einer Behandlung mit Zytostatika sind Schädigung der Infektionsabwehr, verzögerte Wundheilung und Schädigung der Keimepithelien. Für die Behandlung gelten ähnliche Kautelen wie bei der Röntgenbestrahlung.

Der therapeutische Einsatz von D-Penicillamin geht von anderen Gedankengängen aus. Die Substanz ist ein Chelatbildner mit besonderer Bindungsfähigkeit für Kupfer-Ionen. Vieles spricht aber auch dafür, daß D-Penicillamin Proteinkomplexe durch Entkopplung der Disulfid-Brücke sprengt. Es ist denkbar, daß ein solcher Mechanismus IgG- und IgM-Moleküle depolymerisiert, wobei ihr Antikörpercharakter verlorengeht.

Darüber hinaus sind von dieser Substanz aber auch morphologische Rückwirkungen zu erwarten, da experimentelle Erfahrungen dafür sprechen, daß D-Penicillamin die Kollagenbildung auf der Stufe des Tropokollagens hemmt (× RUIZ-TORRES, 1968). Die Folge wäre bei der Chronischen Polyarthritis eine verminderte Fibroplasie bei unverminderter Knorpelzerstörung. Der Einsatz von D-Penicillamin ist allerdings ebenfalls durch Nebenwirkungen belastet. So kann im Laufe der Behandlung ein nephrotisches Syndrom auftreten, das auf einer Immunkomplex- und Antibasalmembrannephritis beruht (HENNINGSEN et al., 1973). CAMUS und CROUZET (1973) beobachteten unter anderem bei Patienten, die wegen einer Chronischen Polyarthritis mit D-Penicillamin behandelt

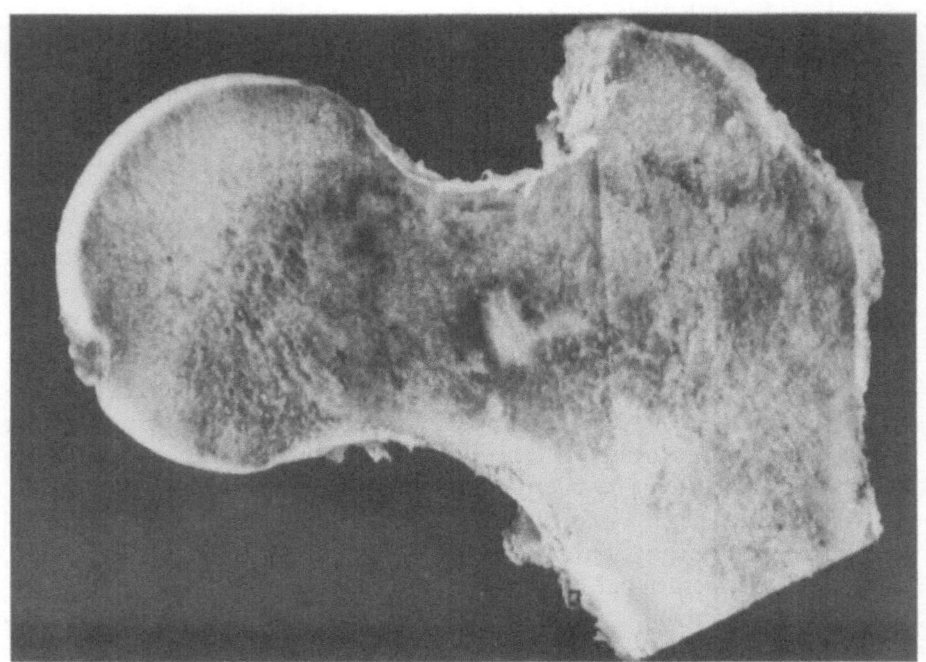

Abb. 265   *Knochennekrose im Oberschenkelhals nach Glukokortikosteroid-Therapie*

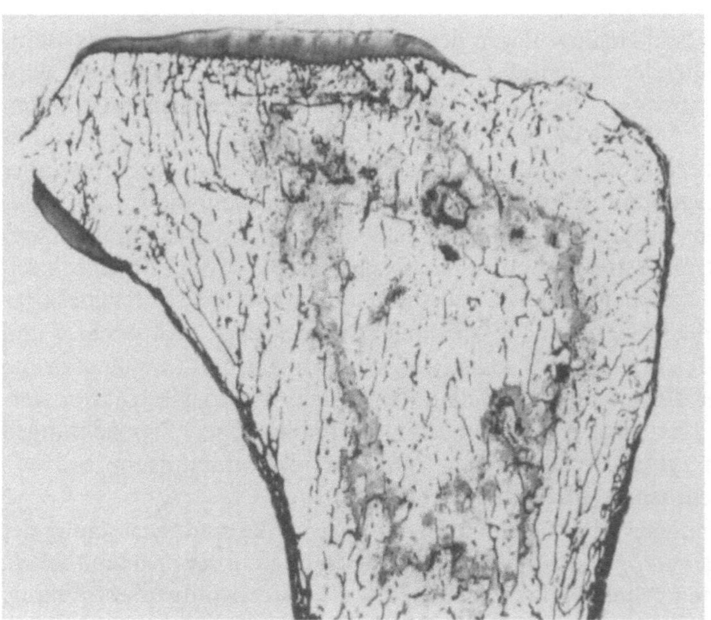

Abb. 266
Chronische Polyarthritis

Knochennekrose in der proximalen Tibiametaphyse nach Prednisonbehandlung.
(UEHLINGER, 1966)

wurden, in der Hälfte der Fälle die Entstehung von antinukleären Serumfaktoren und 2 manifeste LE-Syndrome. Es scheint darüber hinaus, daß der Einsatz dieser Substanz bei Patienten, bei denen antinukleäre Faktoren bereits vorliegen, mindestens aber bei systemischem Lupus erythematodes, kontraindiziert ist.

Neben den systemisch wirksamen Substanzen werden Stoffe in den Gelenkraum selbst injiziert, von denen ein Einfluß auf die Synovialveränderungen erwartet wird.

Lokale Einwirkung von Osmiumsäure

So wird mit Injektion von Osmiumsäure in das Gelenk eine Zerstörung des hyperplastischen Stratum synoviale im Sinne einer chemischen Synovektomie beabsichtigt. Wir sahen danach folgende Veränderungen am entzündeten Gelenkgewebe:

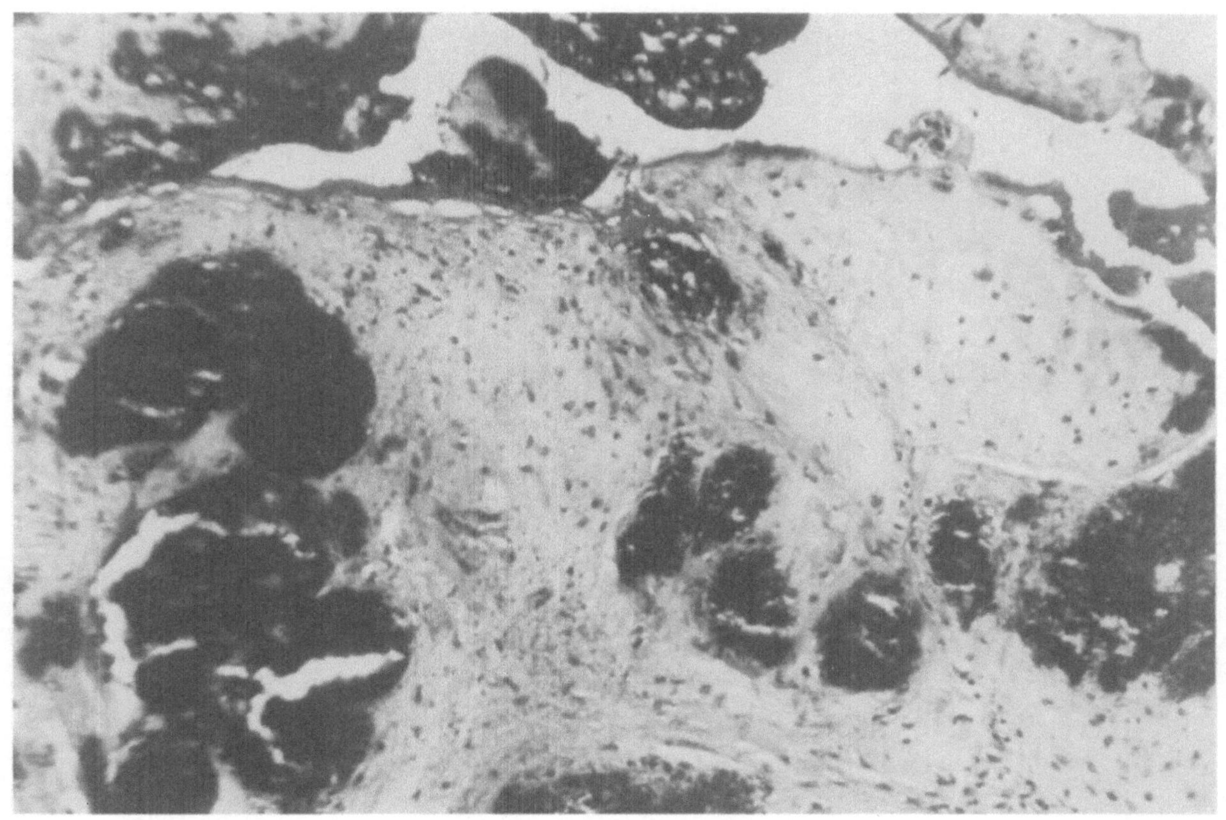

Knorpelnekrosen mit sekundärer Verkalkung nach intraartikulären Glukokortiko-steroid-Injektionen

Abb. 267
Chronische Polyarthritis

Hyalinose und Verkalkung von Synovialzotten nach intraartikulären Glukokorti-kosteroid-Injektionen

Abb. 268
Chronische Polyarthritis

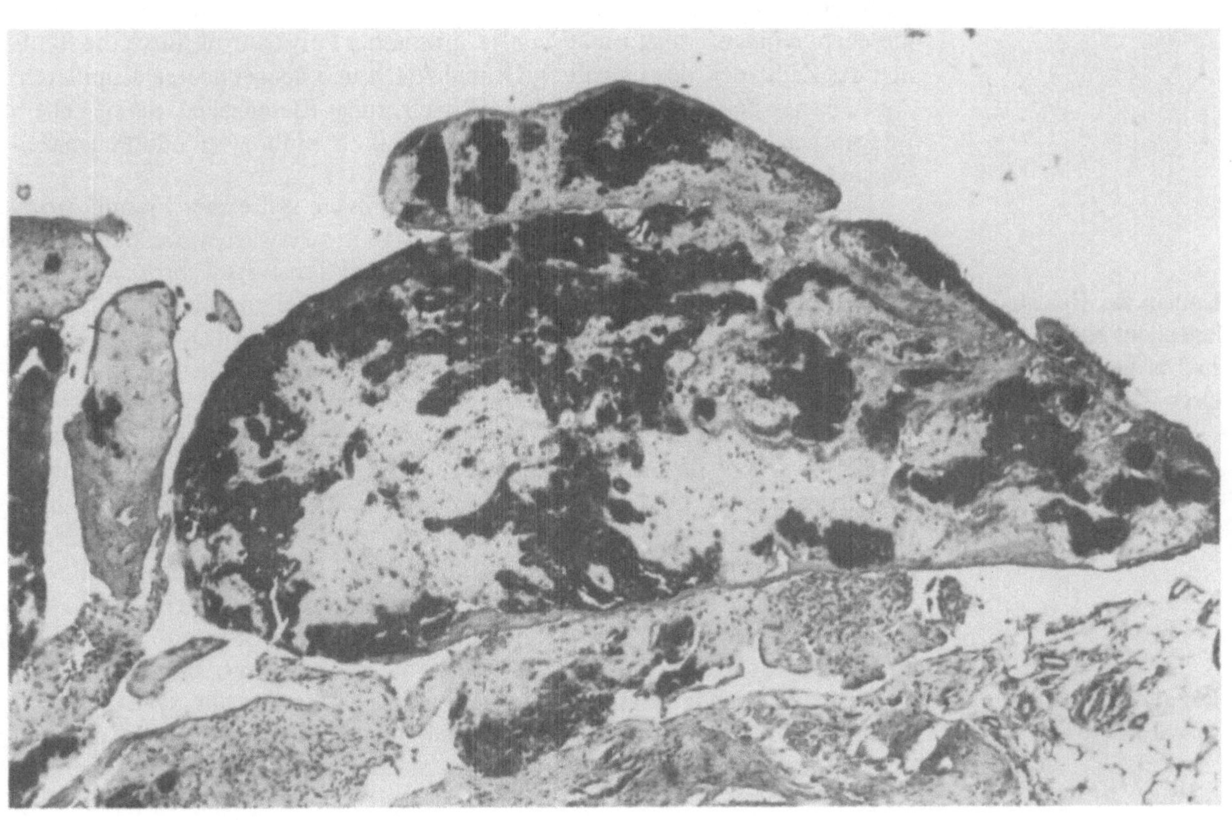

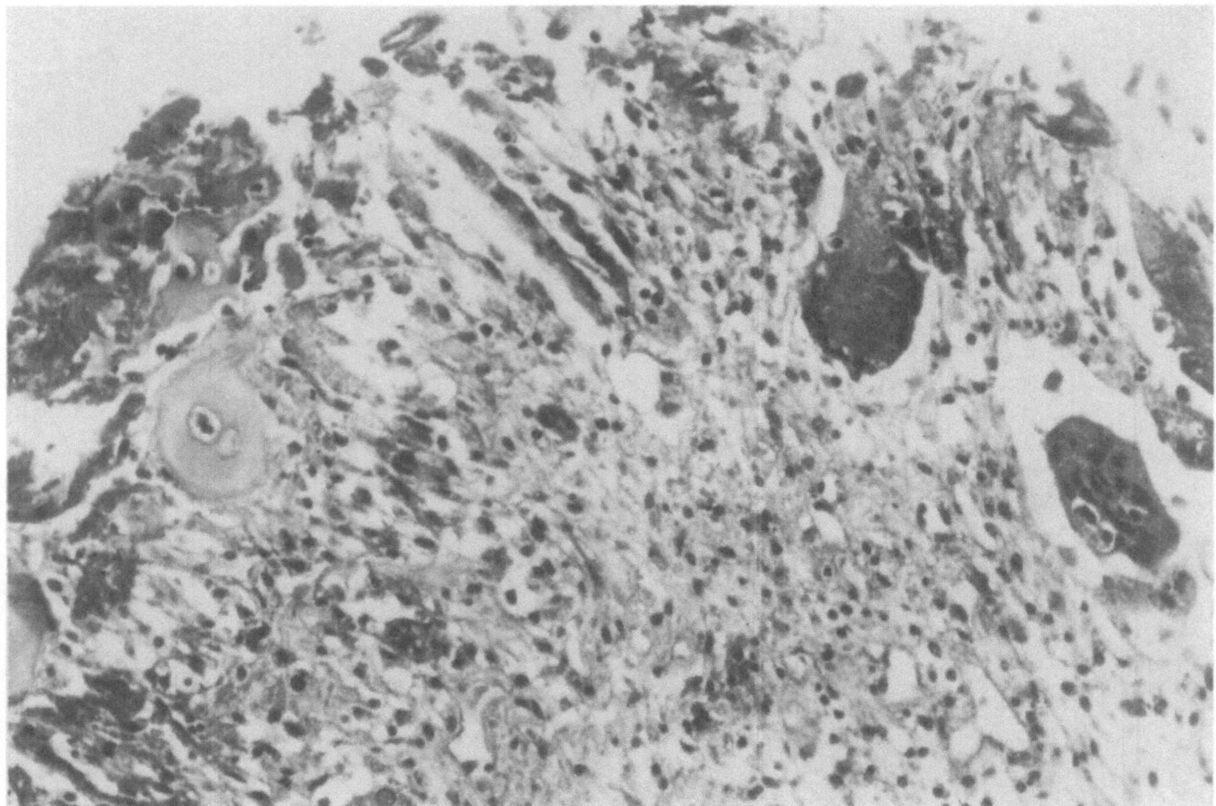

Abb. 269
Chronische Polyarthritis

*Zerstörtes Stratum synoviale nach intraartikulärer Injektion von Osmiumsäure.
Fremdkörperriesenzellen, Knorpelfragmente und Fibrinauflagerung*

Der typische Aufbau des Stratum synoviale ist zerstört. Eine Deckzellschicht ist nicht mehr zu erkennen. Gelegentlich finden sich noch feine, oberflächlich gelegene Fibrinstreifen (Abb. 269). Das Synovialstroma ist in hohem Maße mobilisiert. Das Bild unterscheidet sich jedoch von der von uns beschriebenen mesenchymoiden Transformation bei Chronischer Polyarthritis durch die Buntheit des Zellbildes, den Gehalt an Granulozyten und neugebildeten Kapillaren. Auffälligster Befund sind große, runde, vielkernige Riesenzellen, deren Zelleib gelegentlich kristalline Einschlüsse erkennen läßt. Lymphozyten und Plasmazellen sind nur noch ganz vereinzelt nachweisbar.

Das entzündete Stratum synoviale ist somit in ein zellreiches Fremdkörpergranulationsgewebe umgewandelt (Abb. 270). Es ist zu erwarten, daß das Granulationsgewebe im Laufe der Zeit in eine derbe, reaktionsträge Fibrose übergeht.

Umbau der Gelenkinnenhaut nach zahlreichen intraartikulären Injektionen

Bei einer Patientin mit Chronischer Polyarthritis, die im Laufe einer Krankheit mehrere Hundert Glukokortikosteroid- und andersartige Injektionen in ein Kniegelenk erhalten hatte, fanden wir groteske Veränderungen in der Gelenkinnenhaut. Ein Teil der stark hyperplastischen Synovialzotten war hyalinisiert und ohne Deckzellbelag (Abb. 271). An anderen Stellen bestand die Deckzellschicht, soweit sie nicht zugrunde gegangen war, fast ausschließlich aus Fremdkörperriesenzellen. Das Stratum synoviale zeigte eine Umwandlung in ein lipophages Granulationsgewebe (Abb. 272). Trotz dieser völligen Umstrukturierung der Gelenkinnenhaut lag an der Gelenkoberfläche frisches Fibrin. Ein Beweis dafür, daß trotz allem die Exsudation noch nicht zur Ruhe gekommen war. Kristalline Suspensionen von Glukokortikosteroiden können gelegentlich Fremdkörperreaktionen am Stratum synoviale hinterlassen (Abb. 273).

Lokale Einwirkung von 90 Y-Yttrium

Eine zerstörende Wirkung auf das hyperplastische Stratum synoviale wird ebenfalls von Y^{90} Yttrium erwartet. Auch hier sieht man, je nach Zeitpunkt der Entnahme, Schädigung und Atrophie der Deckzellen, zunehmende Fibrosierung des Stromas und Schwund von Lymphozyten und Plasmazellen (Abb. 274).

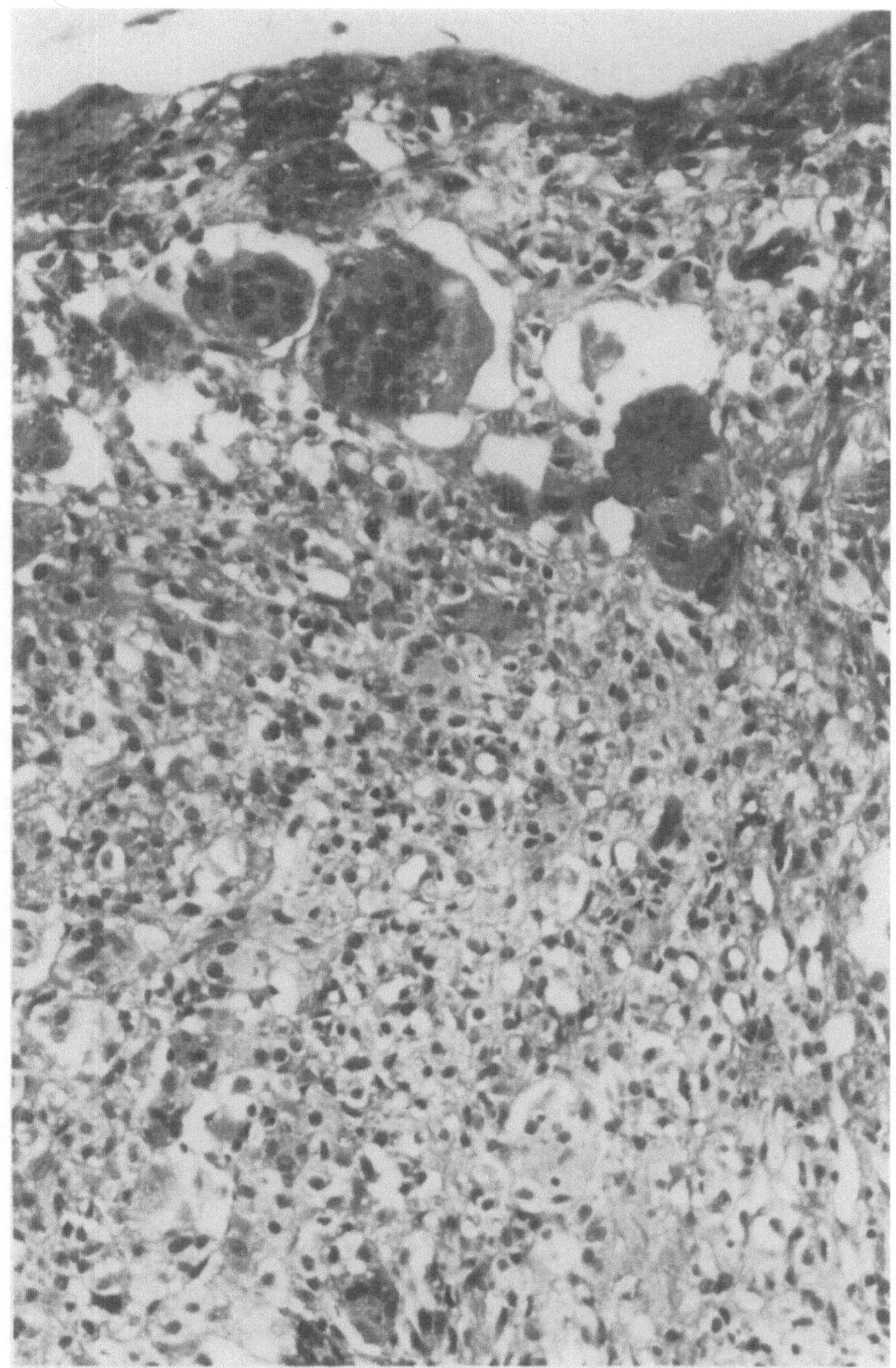

*Umwandlung des Stratum synoviale in Fremdkörpergranulationsgewebe mit viel-
kernigen Riesenzellen nach intraartikulärer Osmiumsäureinjektion*

**Abb. 270
Chronische Polyarthritis**

Interessant ist dabei, daß trotz der nachweisbaren Fibrinexsudation eine Reaktion der Deckzellen und Stromazellen, wie wir sie im normalen Entzündungsvorgang fanden, nicht erkennbar ist.

Grundsätzlich ist das Synovialgewebe, da es sich aus wenig differenzierten, basalen Zellschichten transformiert, ausgesprochen regenerationsfähig. Ein Nachwachsen der Gelenkinnenhaut wird jedoch um so schwieriger sein, je ausgeprägter die Fibrosierung des Stratum synoviale ist. Diese wiederum ist Folge und Restzustand der vorgängigen Exsudation als Reaktion auf den chemisch induzierten Zelluntergang.

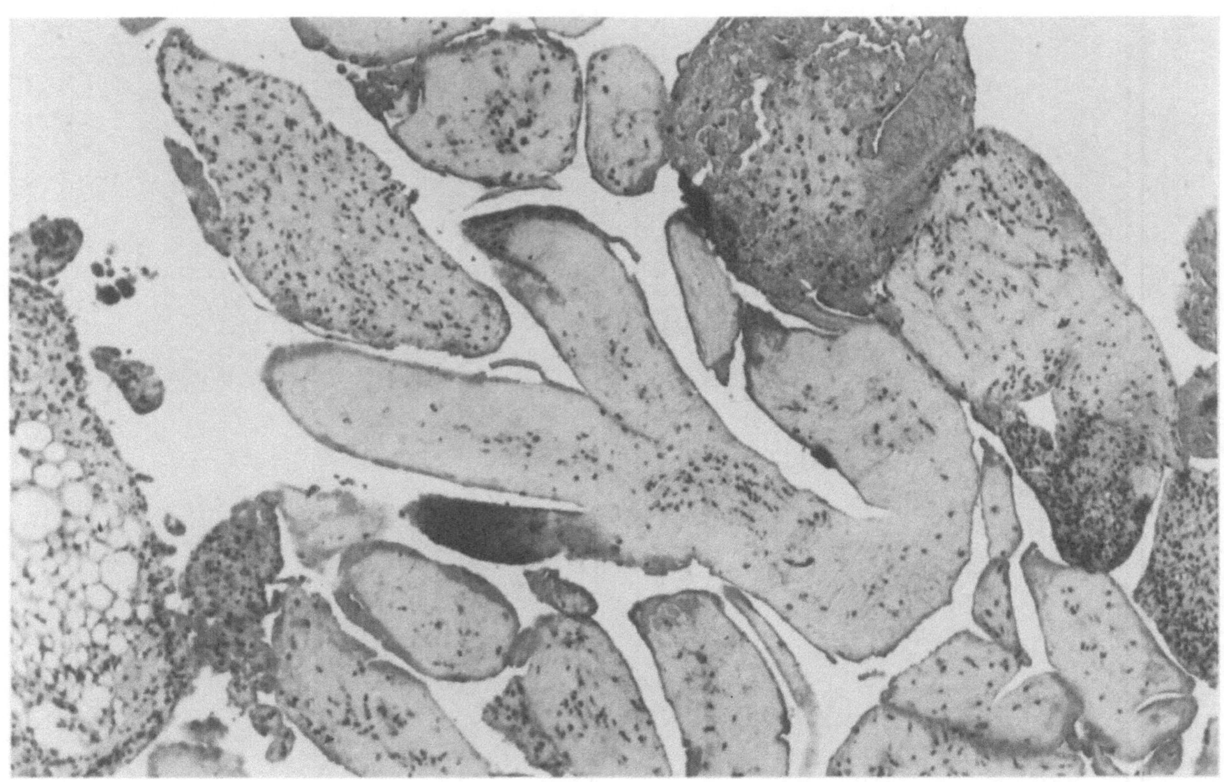

Abb. 271

Hyalinisierte hypertrophische Synovialzotten (rechts oben Fibrin) nach mehreren Hundert intraartikulären Injektionen bei einer Polyarthritikerin

Abb. 272

Die Deckzellen einer Synovialzotte sind überwiegend in Fremdkörperriesenzellen umgewandelt. Im Zottenstroma lipophages Granulationsgewebe. (Gleicher Fall wie Abb. 271)

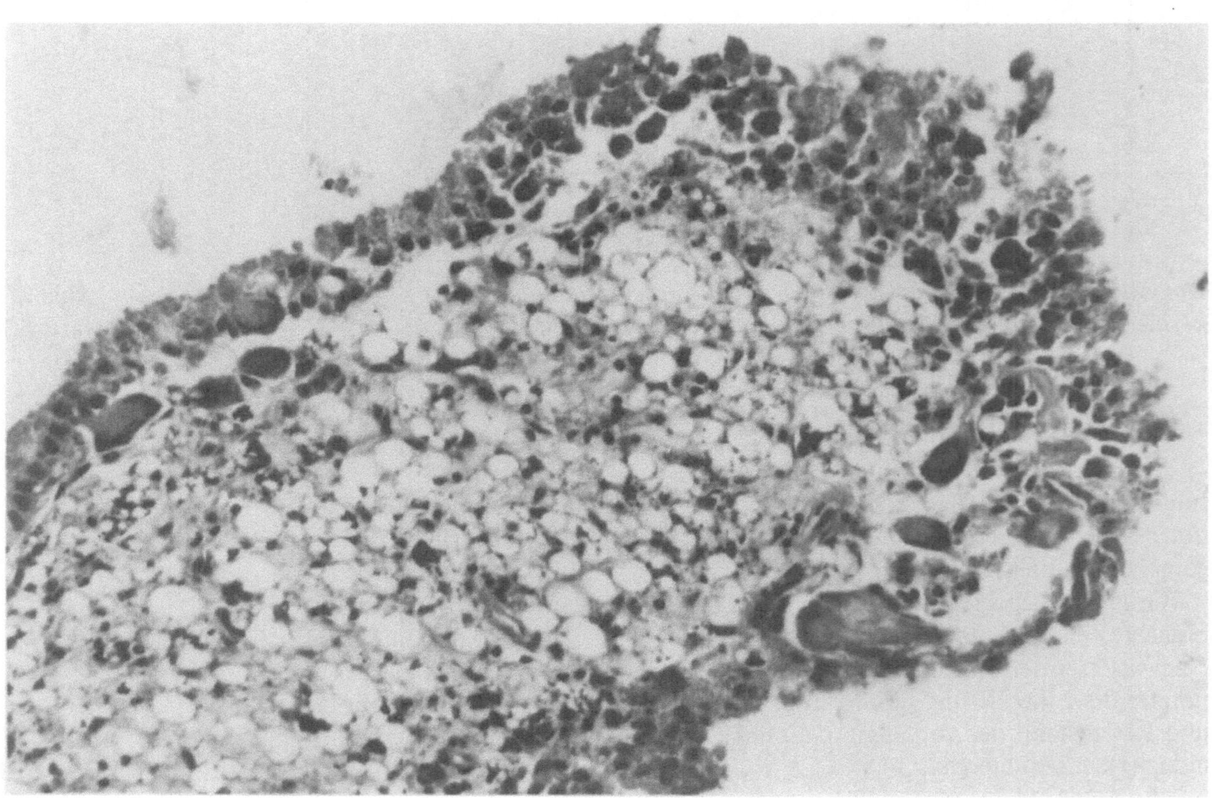

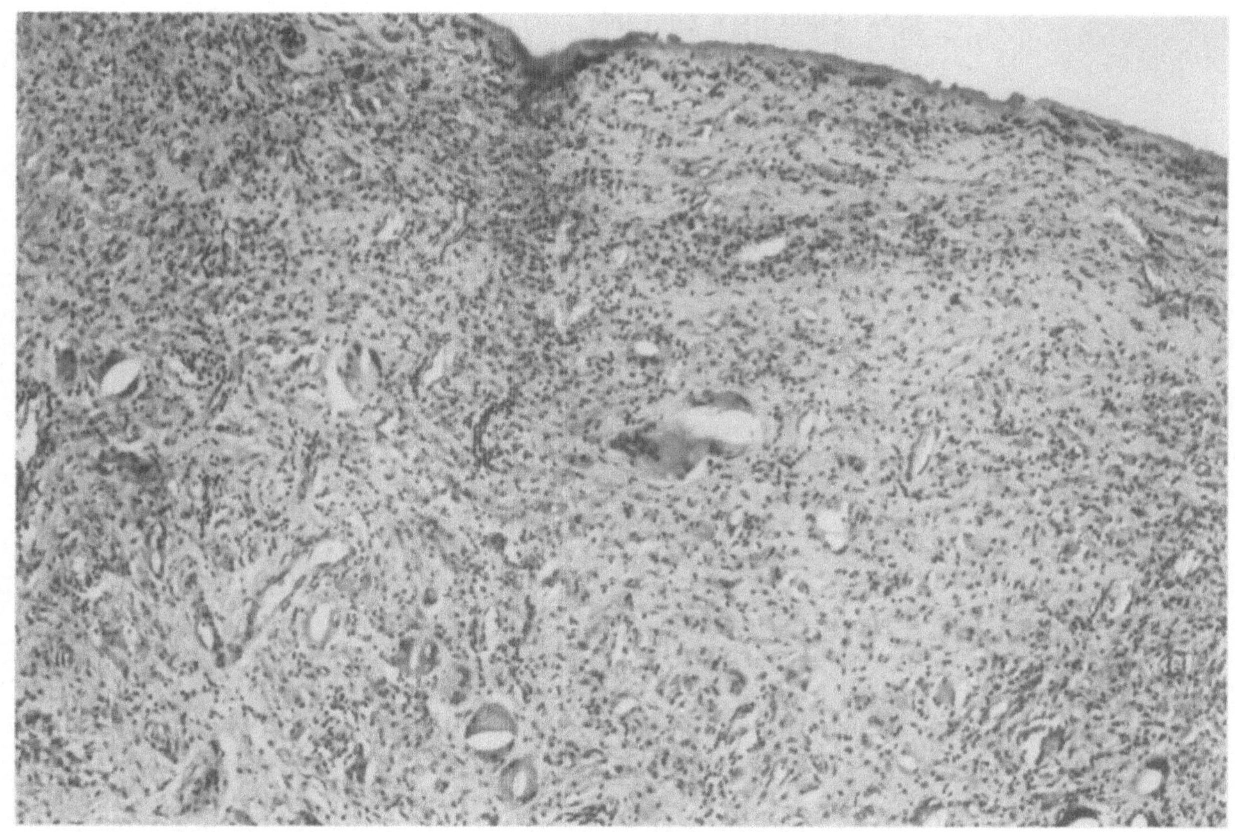

Fremdkörperriesenzellen im Synovialstroma nach Injektionen einer Kristallsuspension von Glukokortikosteroiden. Die weißen Spalten in den Riesenzellen entsprechen Kristallen

**Abb. 273
Chronische Polyarthritis**

Atrophisches Stratum synoviale nach Injektion von Y^{90} Yttrium. Die Deckzellschicht ist einstufig und flach, das Synovialstroma fibrös mit spärlichen Lymphozyten. In der Mitte ein abgesprengtes Knorpelstück unter der Deckzellschicht

**Abb. 274
Chronische Polyarthritis**

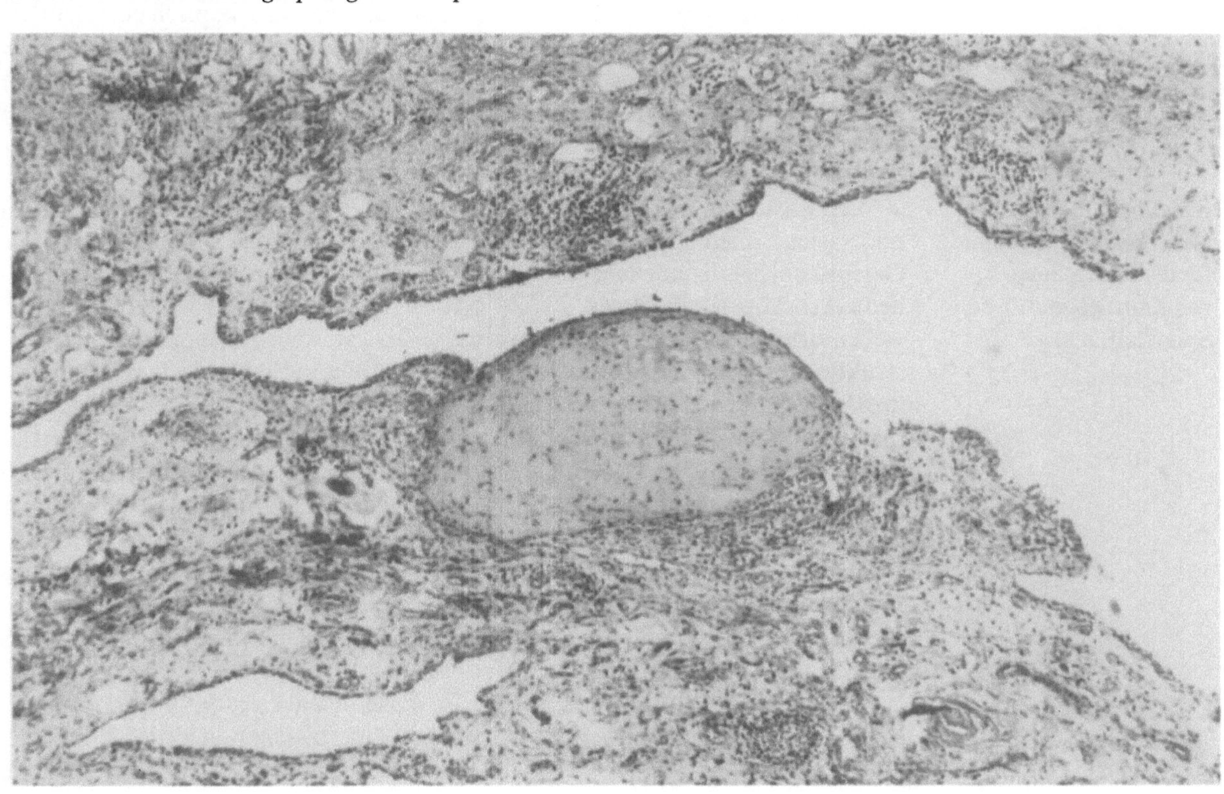

Die oft unbefriedigenden Erfolge der medikamentösen Therapie führten zur Einbeziehung operativer Maßnahmen in die Behandlung chronisch-entzündlicher Gelenkerkrankungen. Es sind drei Arten chirurgischer Eingriffe, die hierfür in Frage kommen:

1. Die Synovektomie
2. Die Arthroplastik
3. Die Arthrodese.

Synovektomie

Der Synovektomie gilt das besondere Interesse des Pathologen. Die operative Ausräumung der Gelenkinnenhaut wurde erstmals 1877 von VOLKMANN bei der Therapie tuberkulöser Gelenkerkrankungen praktiziert. Erst in den sechziger Jahren unseres Jahrhunderts wurde dieser Weg bei der Therapie der Chronischen Polyarthritis beschritten. Es ist das Verdienst von AIDEM, LONDON, VAINIO, VAUGHAM-JACKSON und GSCHWEND, die die Synovektomie auch kleiner Fingergelenke zu einer virtuosen, risikoarmen und erfolgreichen Methode entwickelt haben.

Bedeutung der Früh-synovektomie

Während dieser Eingriff ursprünglich nur in späten Stadien des arthritischen Prozesses indiziert schien, hat sich bald der Schwerpunkt der Synovektomie auf die Behandlung früher Krankheitsstadien verlagert. Der operative Eingriff bekommt dadurch weitgehend präventiven Charakter, weil die Ausräumung der entzündeten Gelenkinnenhaut Knorpel und Bandapparat vor dem Angriff der aggressiven synovialen Zellverbände schützt. In jedem Falle führt die Operation zunächst zu einer Verkleinerung der zur Exsudation und Proliferation befähigten Oberfläche und damit zu einer Verkürzung der Entzündungsfront.

Histologische Auswertung des synovektomierten Gewebes

Das bei der Synovektomie entnommene Gewebe bietet dem Pathologen hervorragende Möglichkeiten für das Studium des arthritischen Gewebsprozesses, den er mit der klinischen und serologischen Situation des Patienten zum Zeitpunkt der Operation zu korrelieren versucht (Abb. 275). Eine Einschränkung erfährt die Aussagefähigkeit des operativ entnommenen Materials allerdings durch die Frage, die man nach der Repräsentanz seiner morphologischen Veränderungen für den gesamten Gelenkprozeß stellen muß. Auf das Nebeneinander verschiedener morphologischer Bilder im gleichen Gelenk hat besonders o GEILER (1971) mit Recht hingewiesen.

Das operativ gewonnene Gewebe läßt oft schon makroskopisch eine Beurteilung des krankhaften Prozesses nach groben Kategorien zu, je nachdem, wie stark die Zottenvegetation ausgebildet ist und ob zerstörte Knorpelpartien dem Gewebe anhaften (Abb. 276 u. 277). Auch die mehr oder weniger gekörnte Oberflächenstruktur und die Farbe der Gelenkinnenhaut können gewisse Rückschlüsse auf exsudativ-proliferative Vorgänge zulassen.

Bedeutung der Rasterelektronenmikroskopie für die Beurteilung von Knorpel- und Synovialflächen

Die Rasterelektronenmikroskopie ist für die Beurteilung von Gelenkknorpel und Gelenkinnenhaut eine besonders geeignete Methode. Die Oberfläche des Gelenkknorpels ist nur scheinbar glatt. Untersuchungen mit dem Rasterelektronenmikroskop (o GARDNER, 1972; o RICHTER, 1972) decken vielmehr feine, wellenförmige Erhebungen auf (Abb. 278). Diese wellenförmige Oberflächenstruktur des Knorpels wurde von o GARDNER *et al.* (1971) durch intravitalmikroskopische Untersuchungen bestätigt. Es handelt sich dabei um Kollagenfaserbündel, die, von der Knorpelgrundsubstanz maskiert, an der Knorpeloberfläche arkadenförmig verlaufen. GARDNER weist zwar mit Recht darauf hin, daß man bei elektronenoptischen Untersuchungen am eröffneten Gelenk immer mit Artefakten rechnen muß und demnach submikroskopische Strukturen sowohl bei der Anwendung des Raster- als auch des Transmissionsverfahrens zurückhaltend gedeutet werden müssen. Dennoch ist die Rasterelektronenmikroskopie für die orientierende Beurteilung der Gelenkinnenfläche besonders gut geeignet.

An der Knorpeloberfläche gelingt es, Faserdemaskierung und Knorpeldestruktion bereits im Frühstadium flächenhaft zu erfassen. Auch für die Beurteilung der Synovialoberfläche bietet die Rasterelektronenmikroskopie interessante

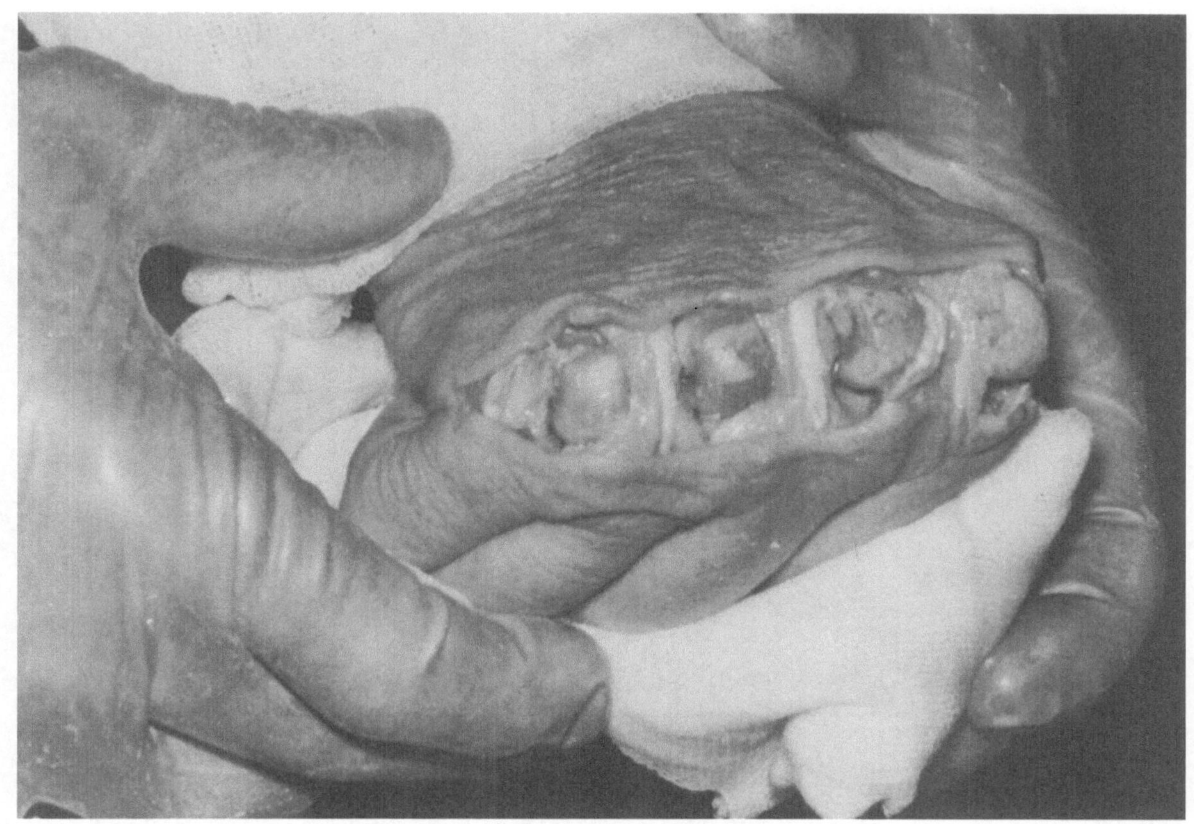

Operative Freilegung der destruierten Metakarpalköpfchen für die anschließende Resektion. (Bild: K. TILLMANN, Rheumaheilstätte Bad Bramstedt)

Abb. 275
Chronische Polyarthritis

Operativ entfernte Fingergelenkköpfchen

Abb. 275a
Chronische Polyarthritis

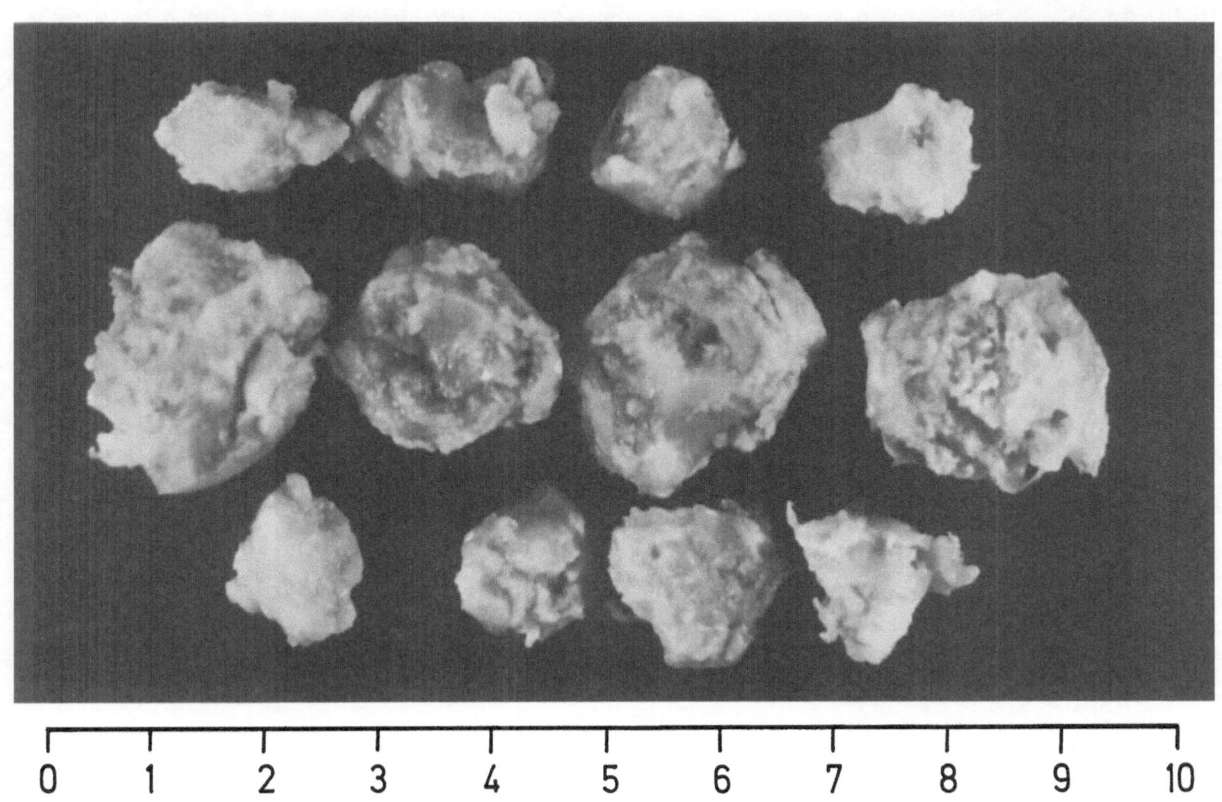

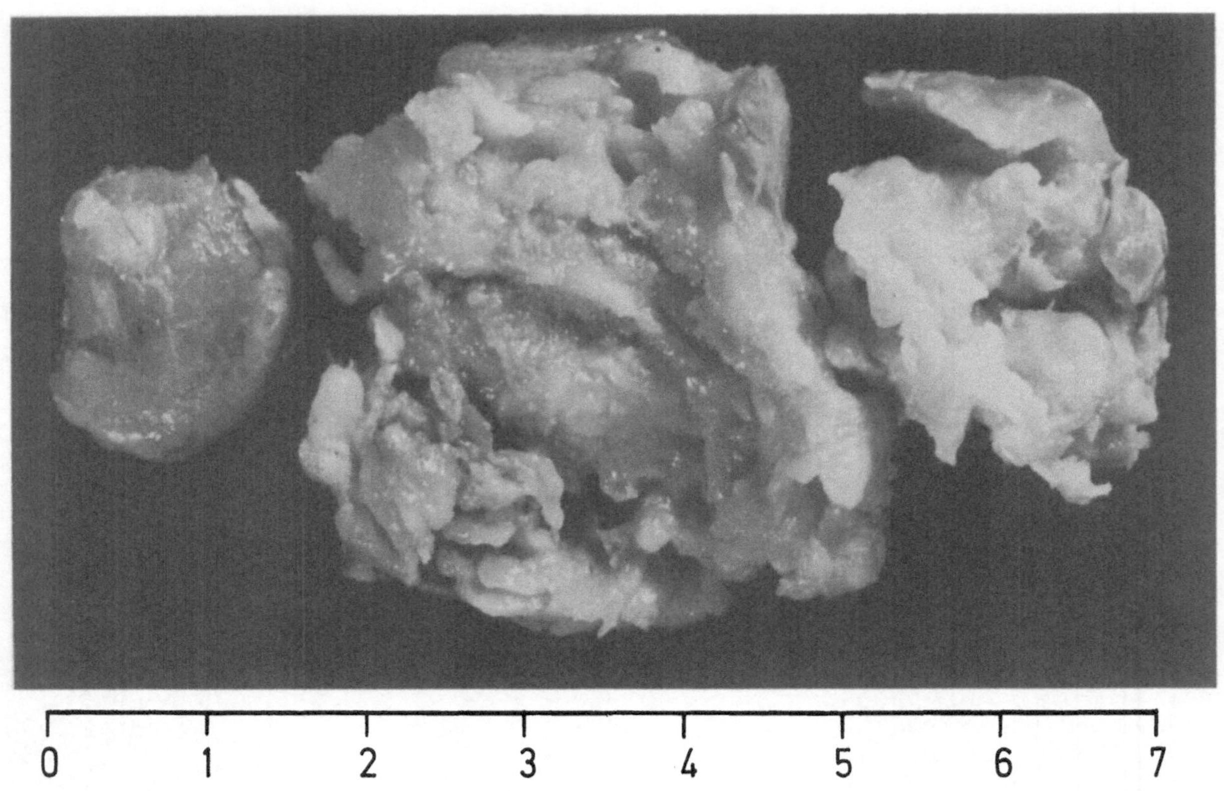

Abb. 276
Chronische Polyarthritis

Operativ entfernte Gelenkköpfchen. Stark verdickte Gelenkkapsel und Zottenhy-perplasie der Hand- und Fingergelenke

Abb. 277
Chronische Polyarthritis

Verdickte Gelenkkapsel mit Zottenhyperplasie

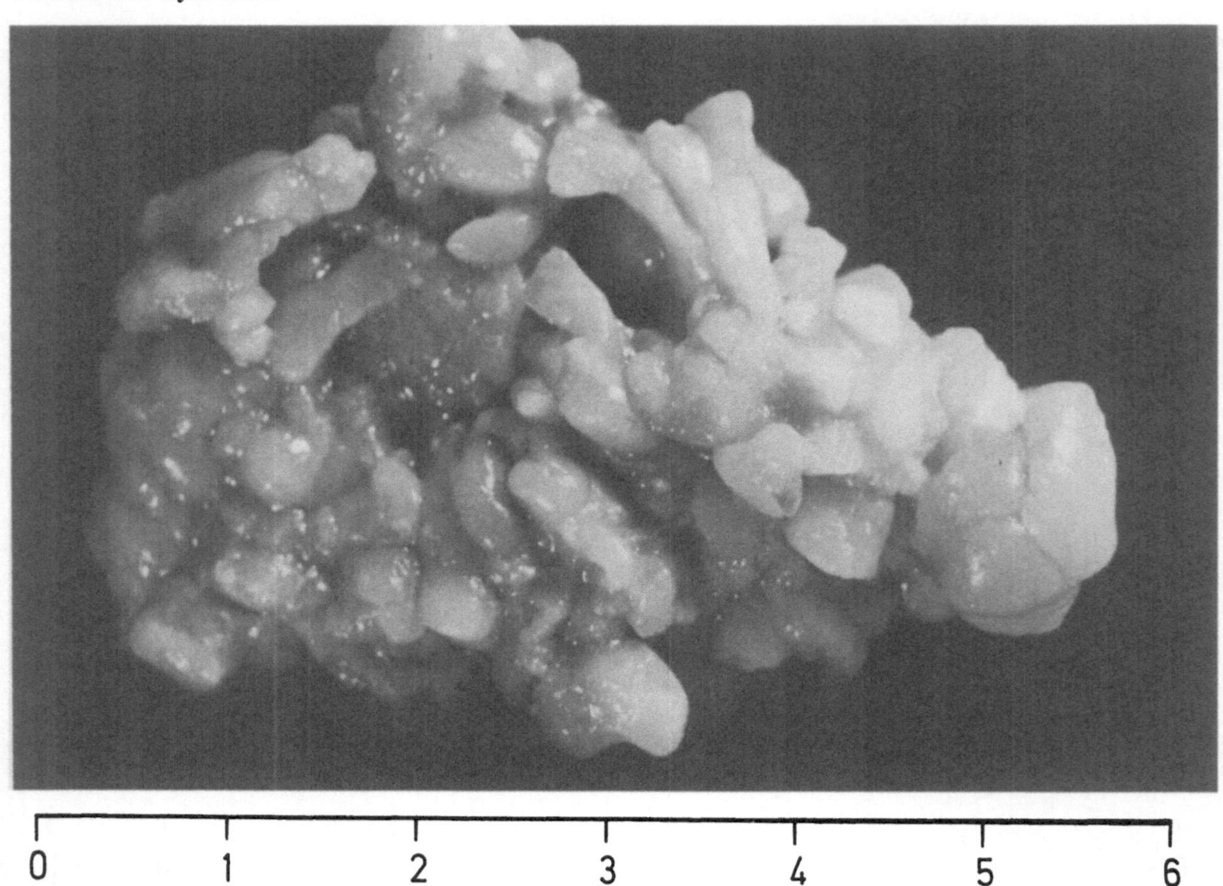

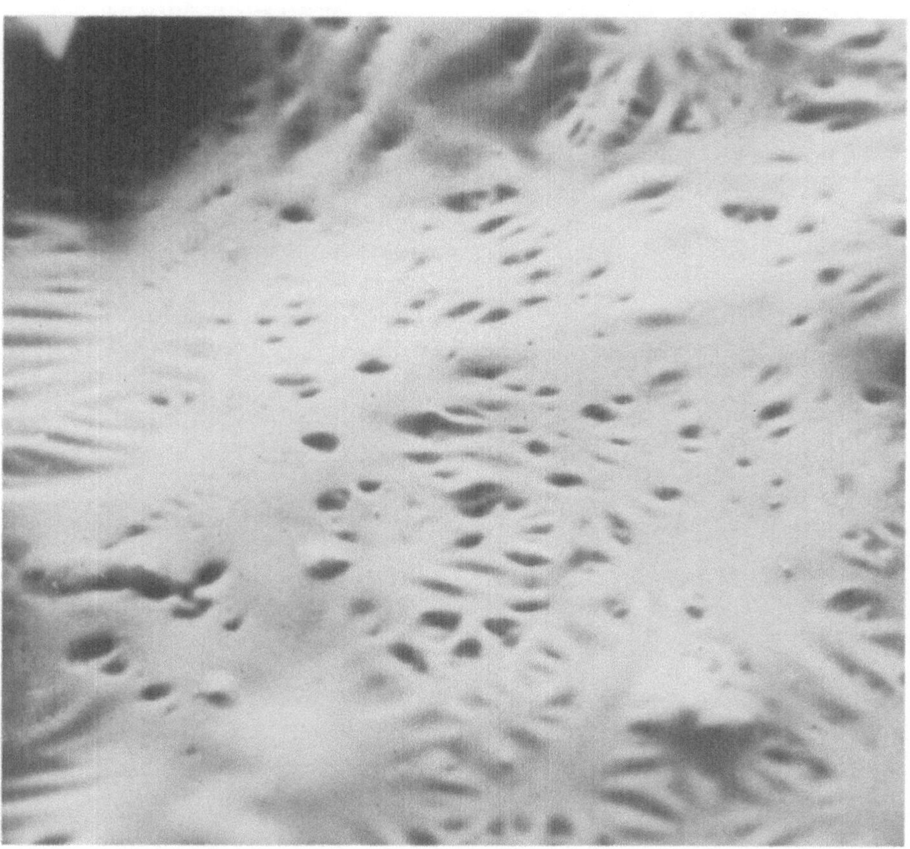

Rasterelektronenoptische Aufnahme eines weitgehend normalen Gelenkknorpels. Man erkennt zahlreiche, unter der Oberfläche gelegene Chondrozyten

Abb. 278

Aspekte. Man erkennt bei der Aufsicht auf das normale Stratum synoviale die Gliederung und Fältelung der Oberfläche und bei stärkerer Vergrößerung die Köpfe der Deckzellen, denen flockige Reste der Synovialflüssigkeit aufliegen können (Abb. 279–281). Bei Chronischer Polyarthritis sieht man eine Vergröberung der Synovialfalten und Zotten und findet im Anschluß an einen exsudativen Schub ein feines Fibrinnetzwerk, welches die Zelloberfläche mehr oder weniger dicht bedeckt (Abb. 282–284).

Insgesamt bietet das operativ gewonnene Synovialgewebe auch bei zurückhaltender Beurteilung gute Möglichkeiten für das Studium der arthritischen Prozesse. Die Aussagefähigkeit des operativ gewonnenen Materials kann über die lichtoptische Beurteilung hinaus durch Einsatz immunhistologischer, transmissions- und rasterelektronenoptischer Methoden erweitert werden. Die histologische Auswertung wird vor allem dann ergiebig, wenn bestimmte morphologische Merkmale mit der jeweiligen klinisch-serologischen Situation des Patienten korreliert werden (o FASSBENDER, 1970a).

Da es sich beim Stratum synoviale lediglich um funktionell ausdifferenziertes Bindegewebe handelt, bildet sich nach der Operation eine neue Gelenkinnenhaut, die sich histologisch aber von dem ursprünglich entzündlich veränderten Stratum synoviale unterscheidet: man findet nach einigen Monaten eine niedrige und zottenfreie Bindegewebsfläche. Die Innenfläche ist von einer meist flachen bis kubischen Deckzellschicht ausgekleidet (Abb. 285). Im allgemeinen bildet sich dann im Laufe der kommenden Monate wieder ein schmales Synovialstroma aus, welches eine größere Plastizität der Gelenkinnenhaut gestattet.

Regeneration der Gelenkinnenhaut

Das weitere Schicksal der Gelenkinnenhaut hängt weitgehend von dem Grad der postoperativen Fibrose ab. Ist sie stark ausgeprägt, so bietet sie kein geeignetes Terrain für spätere exsudativ-proliferative Prozesse (Abb. 286). Unterbleibt aber nach der Operation eine stärkere Neubildung von kollagenfasrigem Narbengewebe, so regeneriert ein neues, lockeres und gefäßreiches Stratum syno-

Rezidivsynovitis

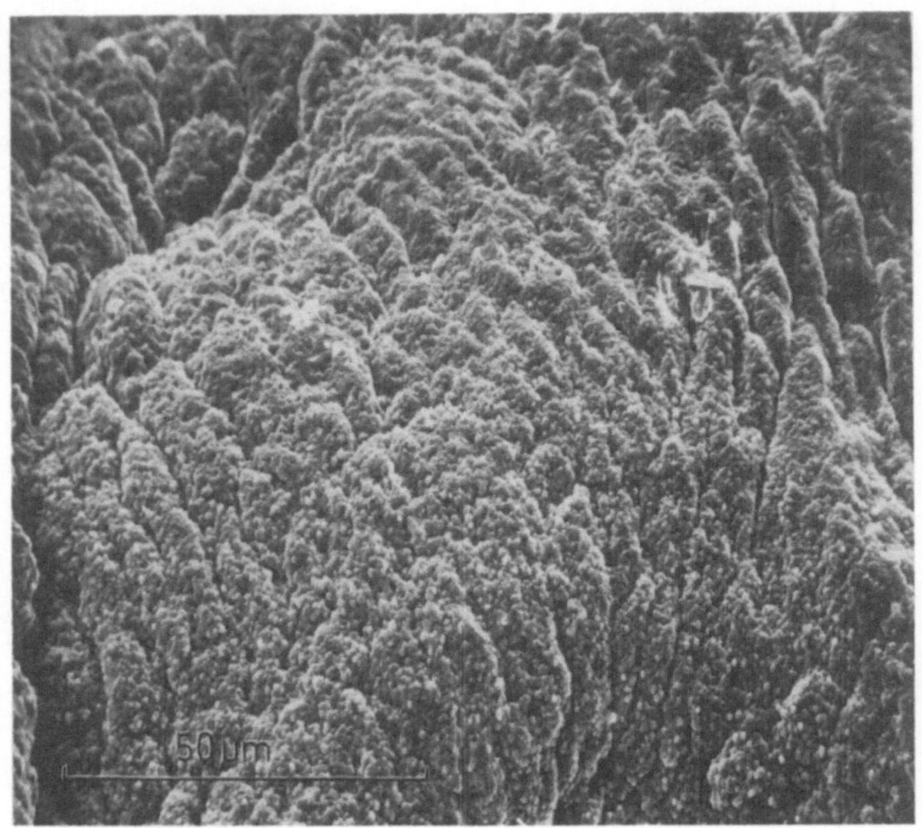

Abb. 279   *Normale Synovialis. Rasterelektronenoptische Darstellung der Oberfläche mit rei-
cher Gliederung und Fältelung. Maßstab: 50 μm*

Abb. 280   *Normale Synovialis. Ausschnitt aus Abb. 279. Diese Vergrößerung zeigt den lockeren Aufbau der M. synovialis. Maßstab: 50 μm*

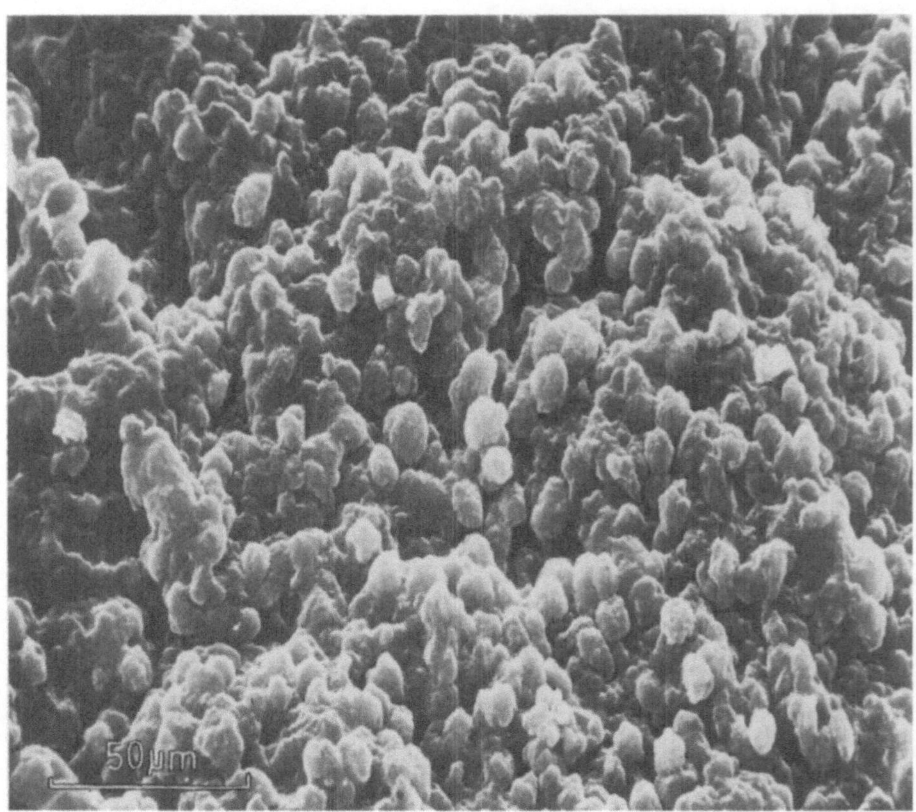

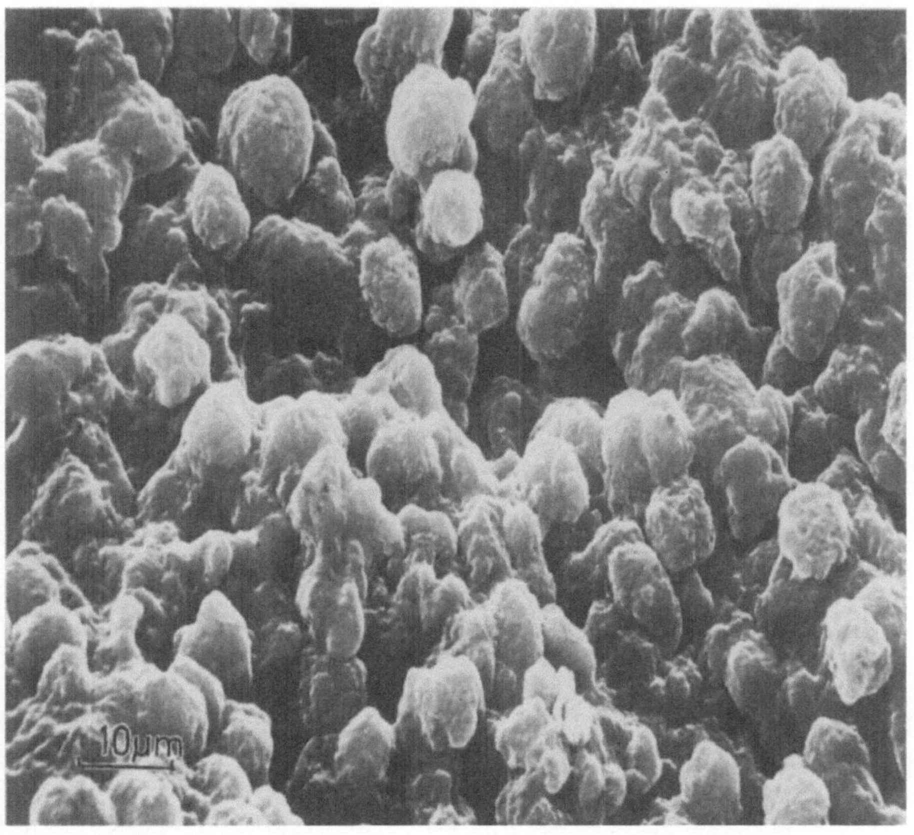

Normale Synovialis. Ausschnitt aus Abb. 280. Die einzelnen Zellen der M. synovialis sind nur geringfügig von Resten der Synovia bedeckt. Maßstab: 10 μm

Abb. 281

Synovitis: Aufsicht auf plumpe, wenig gegliederte Zotten. (Rasterelektronenoptische Aufnahme). Maßstab: 0,5 mm

Abb. 282
Chronische Polyarthritis

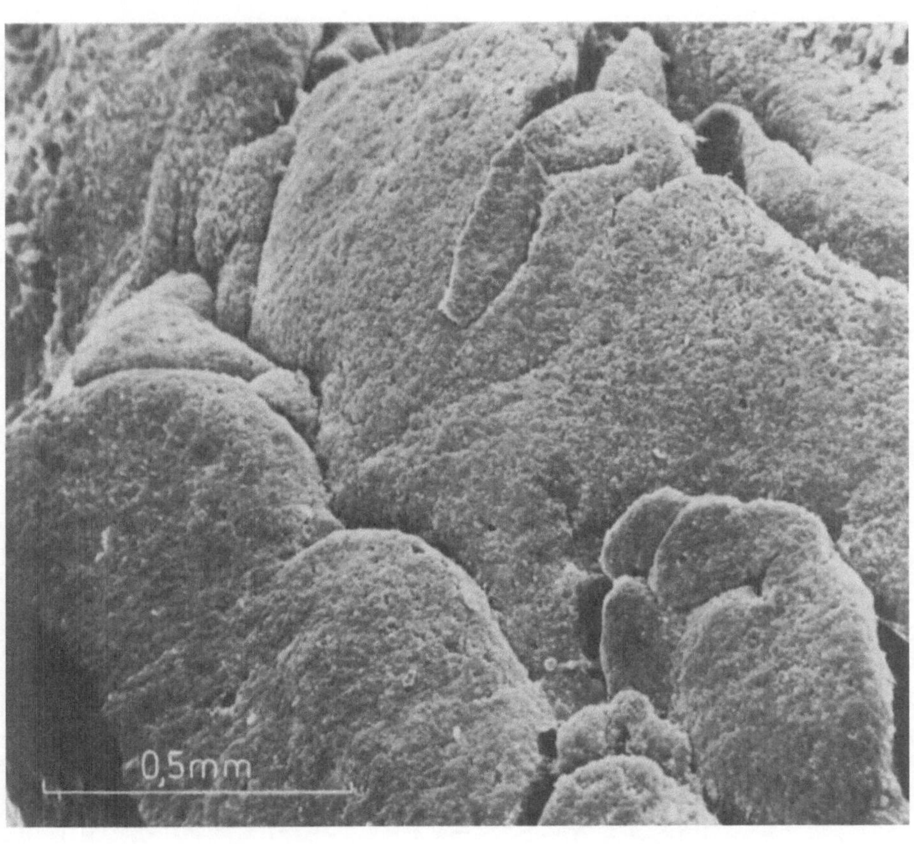

219

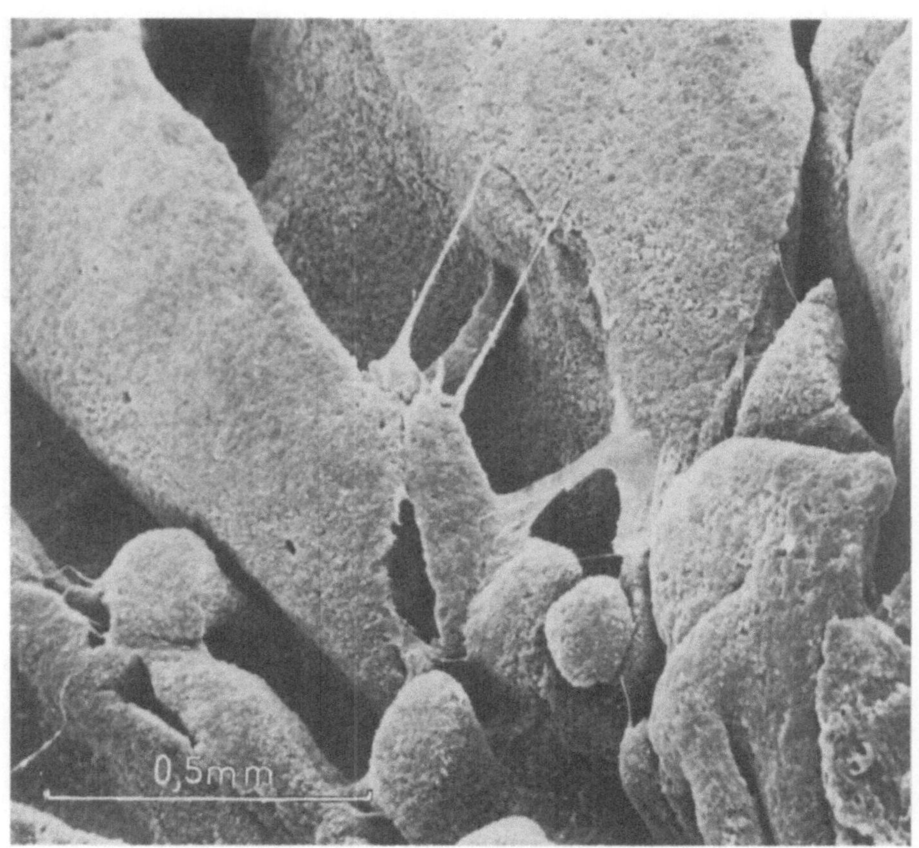

Abb. 283
Chronische Polyarthritis

Synovitis: Fibrinfäden verkleben einzelne Zotten untereinander. (Rasterelektro-nenoptische Aufnahme). Maßstab: 0,5 mm

Abb. 284
Chronische Polyarthritis

Gleiche Zottenform wie bei Abb. 282. Auf der Oberfläche zusammengerollte Fibrin-reste. Maßstab: 0,2 mm

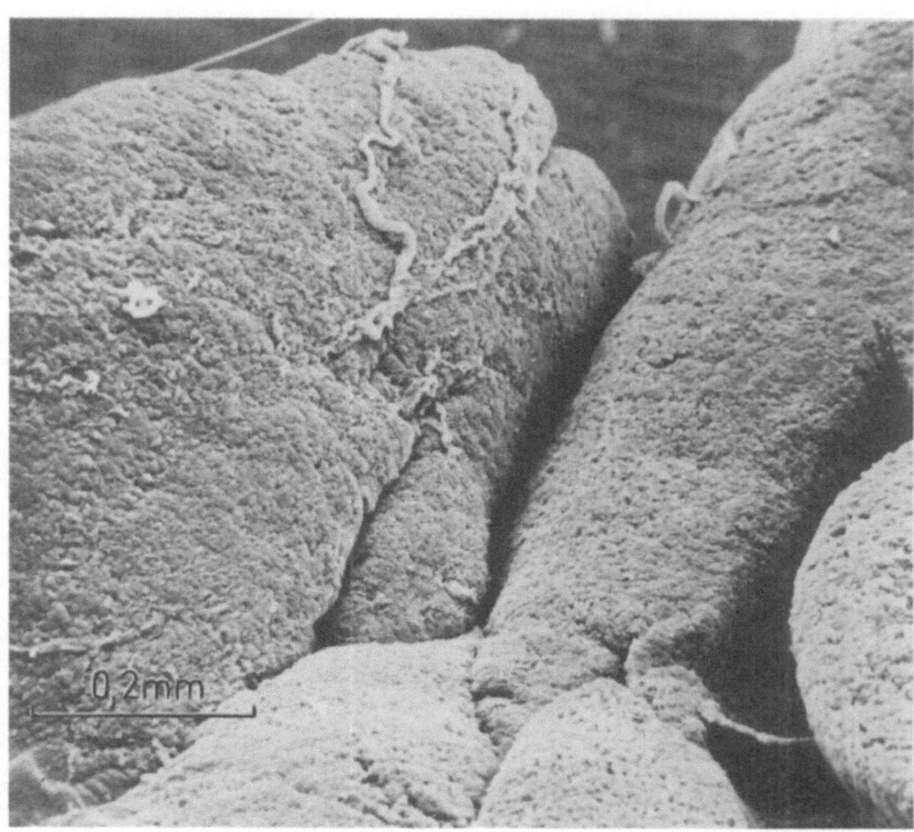

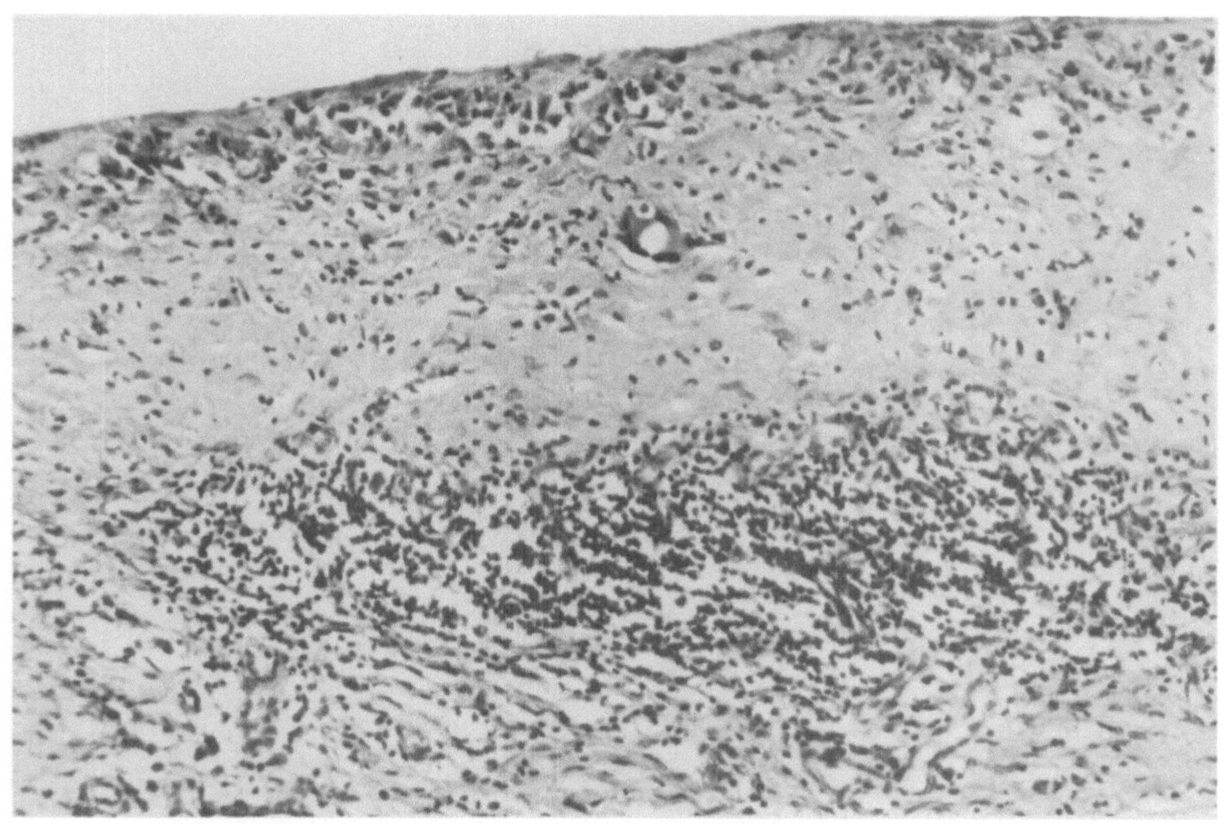

Stratum synoviale nach chirurgischer Synovektomie. Deckzellen einstufig flach, Synovialstroma narbig fibrös mit einigen Fremdkörperriesenzellen und Lymphozytenherden

Abb. 285
Chronische Polyarthritis

viale, an dem sich eine mehr oder weniger ausgeprägte Rezidivsynovitis abspielen kann (Abb. 287). In einem solchen Fall ist der Entzündungsprozeß kaum von einer genuinen Synovitis zu unterscheiden. Lediglich Knochensplitter, Fremdkörperriesenzellen und Siderophagen können Hinweise auf eine vorgängige Operation geben (Abb. 288).

Wir haben deshalb den Eindruck, daß der Heilungserfolg am Gelenk um so größer ist, je ausgeprägter die gefäßarme postoperative Narbenfibrose im Kapselgewebe ist.

Dem Eingriff liegen aber noch weitergehende Überlegungen und Erwartungen zugrunde. Es ist gesichert, daß sich in der Synovialflüssigkeit von CP-Patienten Granulozyten finden, die phagozytiertes IgG und IgM (wahrscheinlich Rheumafaktoren) und Komplement enthalten (o RAWSON *et al.,* 1965). Der phagozytierte Antigen-Antikörper-Komplement-Komplex leitet den Zerfall der Granulozyten und die Freisetzung ihrer Lysosomen ein. Es liegt nahe, die häufig im Stratum synoviale nachweisbaren Lymphozyten- und Plasmazellinfiltrate als Bildungsstätte dieser Immunglobuline anzusehen. Ein weiterer Schritt führt dann zu der Erwartung, mit der Synovektomie auch die Bildungsstätte der Antikörper und damit ein wesentliches pathogenes Prinzip zu entfernen. Man kann dieser Konzeption zustimmen, jedoch mit folgenden Einschränkungen:

1. Nicht ausschließlich bei der Chronischen Polyarthritis, sondern auch bei Synovitiden anderer Genese, ja, selbst bei einer entzündlich gereizten Arthrose können gelegentlich IgG und IgM in den Rhagozyten nachgewiesen werden. Auch muß mit einer Wirkung der freigesetzten lysosomalen Enzyme gerechnet werden. Vergleichbare Veränderungen treten dabei nicht auf.

2. Wie die morphologischen Befunde eindeutig zeigen, geht die zerstörende Wirkung auf den Gelenkknorpel von den aus dem Stratum synoviale proliferierenden Zellverbänden aus. Der enzymatische Einfluß der freigesetzten Lysosomen tritt demgegenüber weit an Bedeutung zurück.

Bedeutung
der postoperativen
Fibrose

Immunologische
Überlegungen
zur Synovektomie

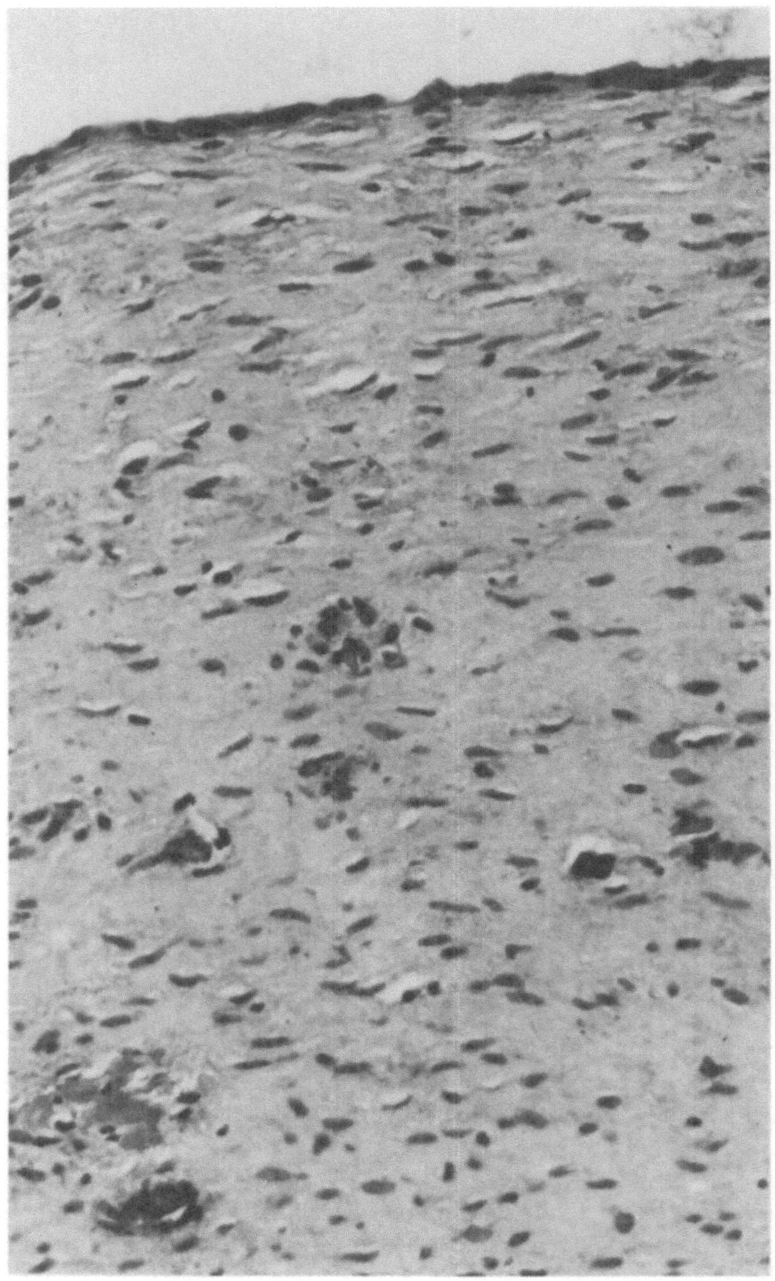

Zustand 3 Monate nach Synovektomie. An der Oberfläche hat sich eine flache, einstufige Deckzellschicht neu gebildet. Das Synovialstroma ist derb-fibrös und gefäßarm. Man sieht vereinzelte Knochensplitter mit Fremdkörperriesenzellen

3. Die Chronische Polyarthritis ist eine Allgemeinerkrankung mit überwiegender Manifestation an den Gelenken. Daraus ergibt sich, daß die Bedeutung der Lymphozytenherde im Stratum synoviale innerhalb des Antikörperbildungspotentials des Gesamtorganismus wenig ins Gewicht fällt.

Trotz gewisser Einschränkungen, die sich aus der Regenerationsfähigkeit der Gelenkinnenhaut und der Tatsache, daß es sich bei der Chronischen Polyarthritis um eine Allgemeinerkrankung handelt, ergeben, ist nach der heutigen Erfahrung die Frühsynovektomie eine aussichtsreiche Methode, um das operierte Gelenk vor weiterer Zerstörung zu schützen und den Organismus zumindest vorübergehend von einem Entzündungsherd zu befreien.

Arthroplastik

Die Arthroplastik hat vor allem nach der Entwicklung von Endoprothesen als Ersatz der Fingergelenke eine große Bedeutung in der operativen Therapie der Chronischen Polyarthritis gewonnen (Abb. 289).

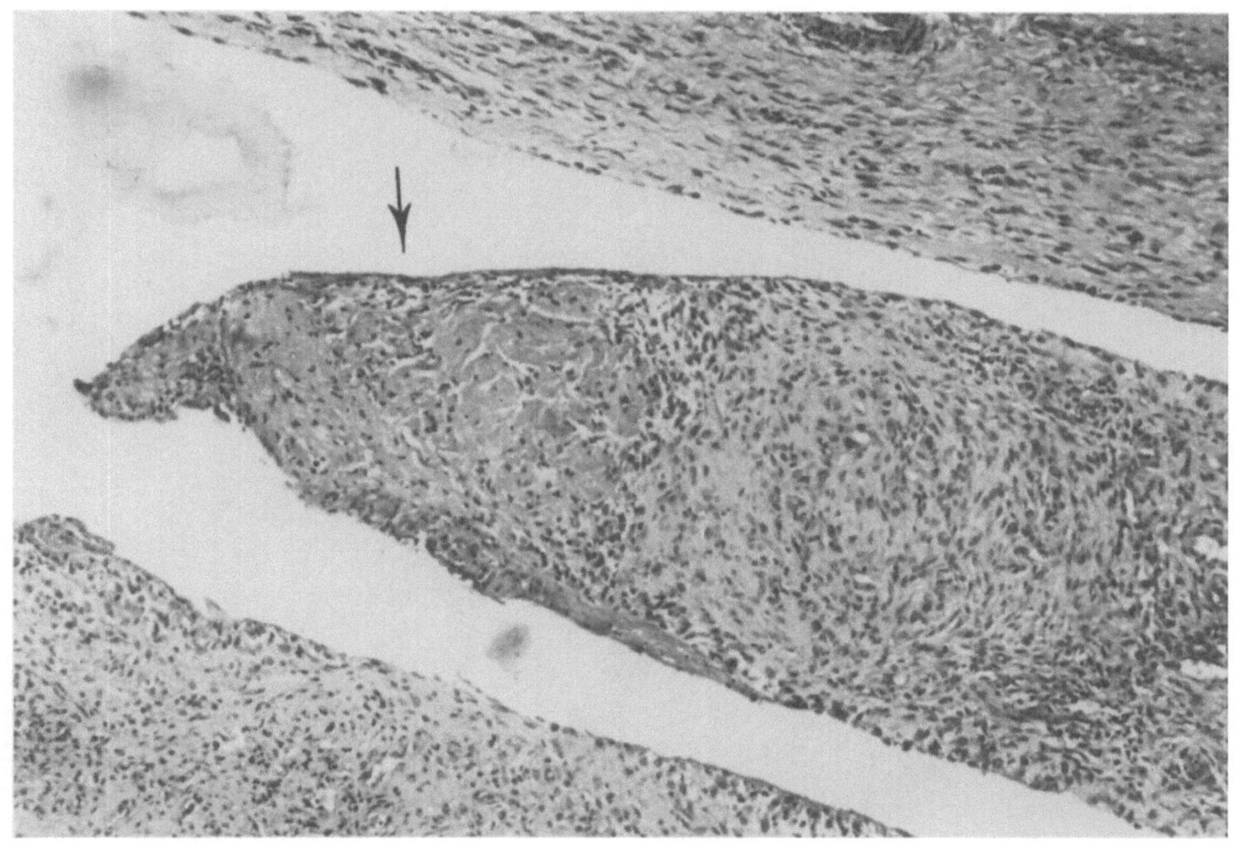

Rezidiv-Synovitis nach chirurgischer Synovektomie. Das Synovialstroma ist gering fibrosiert. Die Deckzellschicht ist teils kubisch, teils mehrstufig zylindrisch. An der Zottenspitze ältere Fibrinauflagerung (Pfeil)

Abb. 287

Rezidiv-Synovitis. An der Oberfläche mittelaltes Fibrin. Im angrenzenden lockeren Stratum synoviale Knochensplitter und Fremdkörperriesenzellen

Abb. 288

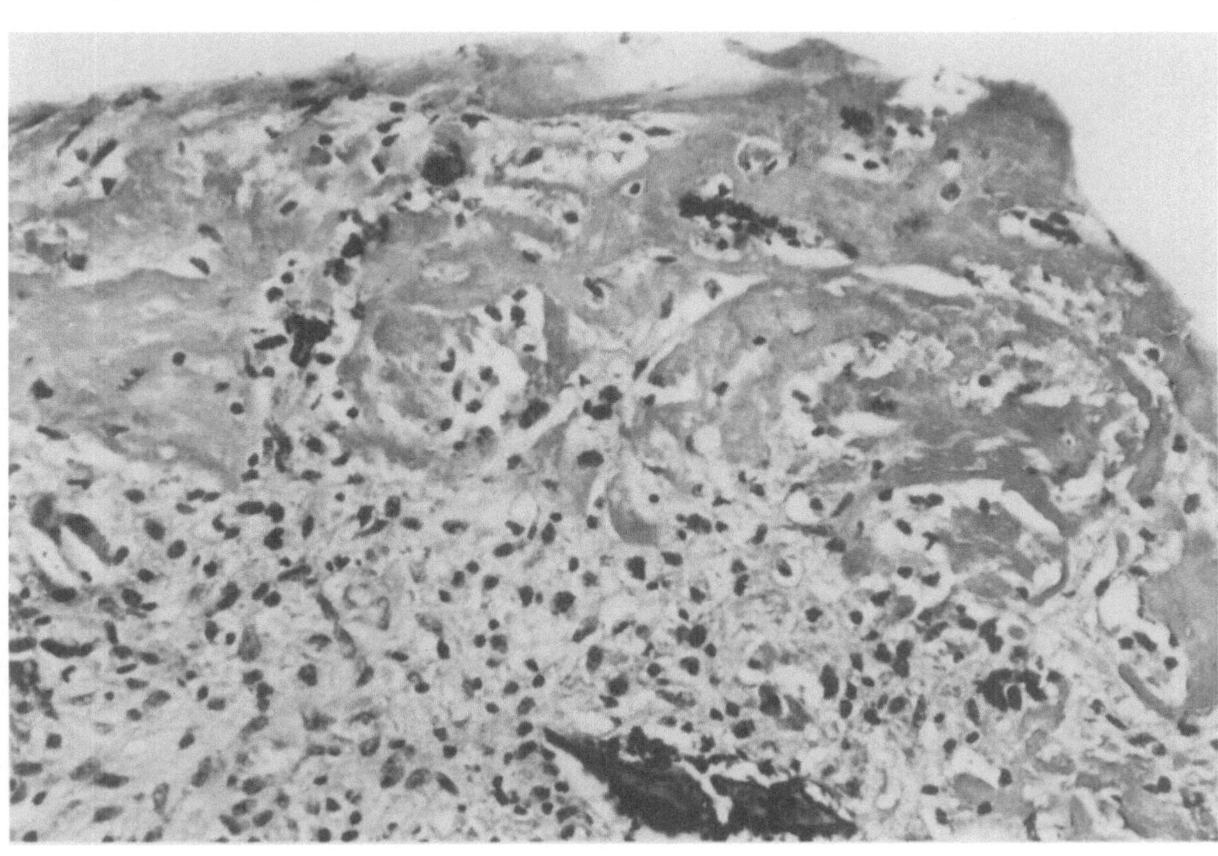

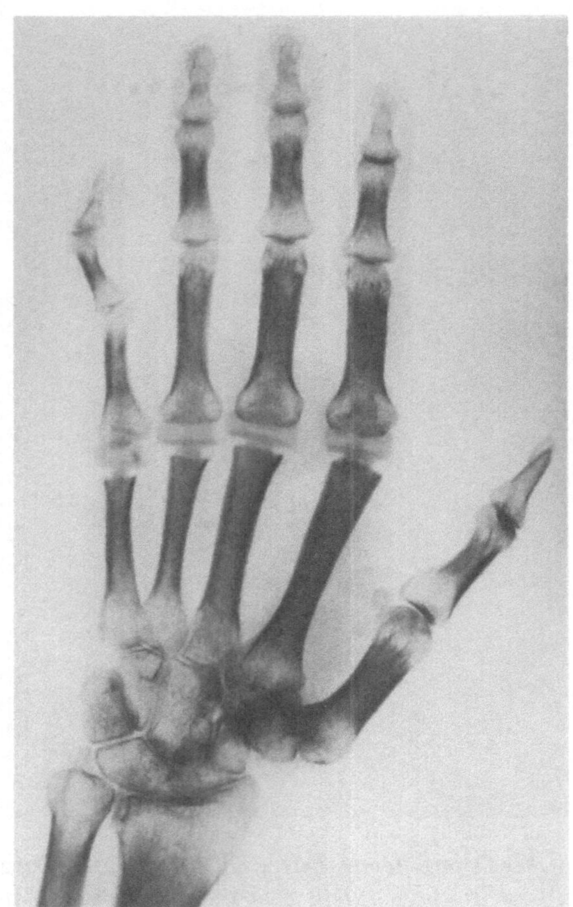

Abb. 289
Chronische Polyarthritis
Versorgung der operierten Fingermittel- und -endgelenke durch Swanson-Endoprothesen

Juvenile Chronische Polyarthritis und Morbus Still

Synonyma: Juvenile rheumatoide Arthritis und Still-Syndrom

Die Bezeichnung „Morbus Still", die auf die Beobachtungen von O CORNIL (1864) und STILL (1897) zurückgeht, umschreibt im anglo-amerikanischen Schrifttum allgemein die juvenilen Formen der Chronischen Polyarthritis. Die deutschen Pädiater dagegen, vor allem STOEBER und KÖLLE, trennen den „Morbus Still" als ein eigenständiges Syndrom ab. Nach KÖLLE (1970) heben folgende Charakteristika den Morbus Still von der juvenilen Chronischen Polyarthritis ab:

1. Hochfieberhafter Beginn der Krankheit
2. Anschwellung von Lymphknoten, Milz und Leber
3. Myokarditis und Perikarditis
4. Hochgradige Leukozytose
5. Erythema multiforme bei ca. 70% der Patienten.

Gegenüberstellung der Befunde der beim Kind vorwiegend differentialdiagnostisch zu berücksichtigenden Erkrankungen des rheumatischen Formenkreises. (KÖLLE, 1972)

Befunde	Rheumatisches Fieber	Still-Syndrom	Chronische Polyarthritis
Fiebertyp			
subfebril bis leicht febril	+	Ø	+
Continua	+ +	(+)	Ø
remittierend	Ø	+	Ø
intermittierend	Ø	+ + +!	Ø
Gelenke			
Arthralgie-flüchtige Polyarthritis	+ + +	Ø	Ø
anhaltende oder rezidivierende Polyarthritis	Ø	+ + +!	+ + +
anhaltende oder rezidivierende Monarthritis	Ø	(+)	+ +
im Verlauf auftretende Röntgenveränderungen	Ø	+ + +!	+ + +!
Herz			
Endokarditis	+ + +	Ø	Ø
Myokarditis	+ + +	+ +	+
Perikarditis	+ +	+ +	(+)
Andere Organbeteiligung			
Milzschwellung	Ø	+ + +	Ø
Lymphknotenschwellungen	(+)	+ + +	+
Leberschwellung	Ø	+ + +	(+)
Pleuritis, Peritonitis	(+)	+ +	Ø
Iridozyklitis	Ø	+	+ +
Haut			
Erythema anulare	+	Ø	Ø
Erythema multiforme	Ø	+ + +	(+)
subkutane Knötchen	+	+ +	+
Blut			
Anämie, leicht bis mäßig	+ +	+	+ +
Anämie, hochgradig	+	+ + +	(+)
Leukozytose, mäßig	+ +	+	+
Leukozytose, hochgradig	Ø	+ +	Ø
Leukopenie	Ø	(+)	+
Serologie			
Antistreptolysin-O-Titer erhöht	+ + +	+	(+)
C-reaktives Protein positiv	+ + +	+ + +	+ +
Rheumafaktor positiv	Ø	(+)	+

Ø nicht vorkommend; (+) gelegentlich auftretend; + keine Seltenheit; + + häufig auftretend; + + + meist vorliegend; + + +! Conditio sine qua non.

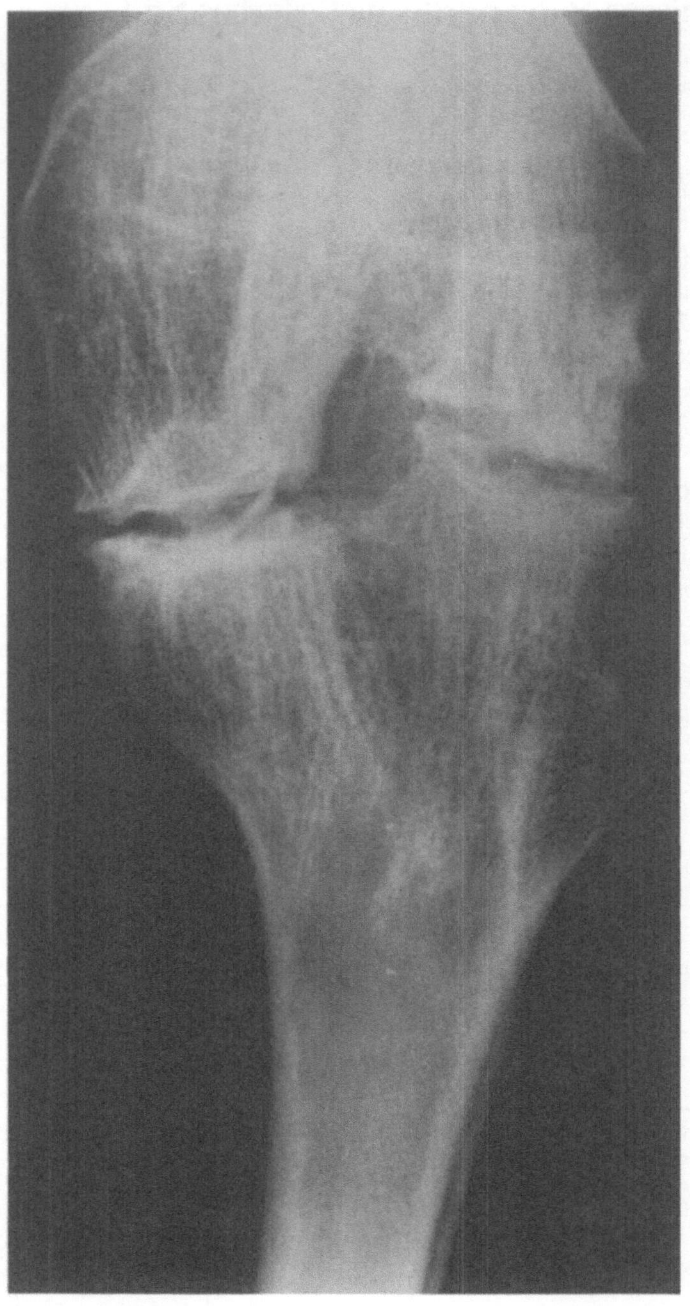

Ankylosierende Gonitis eines erwachsen gewordenen Patienten mit juvenil begonnener Chronischer Polyarthritis. Erhebliche Knorpeldestruktion (Gelenkspaltverschmälerung), arthrotisch reparierte Gelenkflächen und hypertrophisch reparierte Osteoporose

Nach einer mehr als zehnjährigen Langzeitbeobachtung von KÖLLE liegt die Sterblichkeit bei der einfachen juvenilen Chronischen Polyarthritis unter 1%, während die Mortalitätsrate bei Kindern mit Still-Syndrom 20% beträgt.

Nur bei 20% der Kinder mit juveniler Chronischer Polyarthritis und 10–15% mit Still-Syndrom sind Rheumafaktoren im Serum nachweisbar (KÖLLE, 1970). Auch nach jahrelangem Verlauf wird der Anteil der seropositiven Fälle nicht größer. Die Beobachtung, daß diejenigen Fälle von Still-Syndrom und juveniler Chronischer Polyarthritis, die in die adulte Form übergehen, auch im späteren Verlauf meistens seronegativ bleiben, könnte als Indiz dafür gewertet werden, daß es sich hierbei möglicherweise um eine Sonderform der typischen Chronischen Polyarthritis handelt.

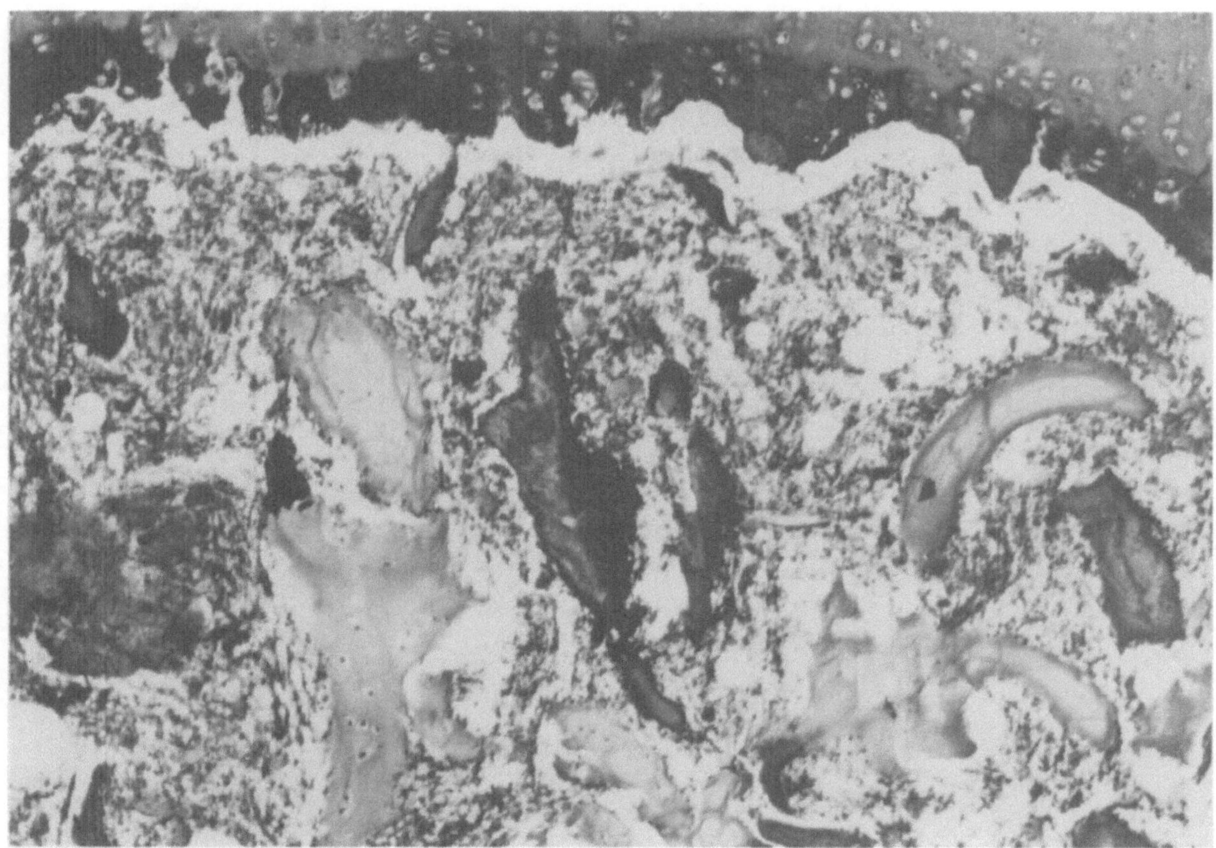

Subchondrales Granulationsgewebe mit Knochenfragmenten

Die juvenile Chronische Polyarthritis kann im Gegensatz zum Rheumatischen Fieber im frühesten Kindesalter beginnen. KELLEY (1960) berichtet von einem Kind, bei dem die Krankheit bereits am 2. Lebenstag einsetzte und dann kontinuierlich mit entzündlichen Gelenkerkrankungen in das Vollbild der juvenilen CP-Form überging.

Möglicher Beginn im frühesten Kindesalter

Sowohl bei der juvenilen Chronischen Polyarthritis als auch beim Still-Syndrom beginnt die Krankheit oft monartikulär an den großen Gelenken. Am häufigsten sind Knie-, Fuß- und Handgelenke befallen (Abb. 291).

Häufig monartikulärer Beginn

Das histologische Bild der Synovitis bei juveniler Chronischer Polyarthritis unterscheidet sich nicht grundsätzlich von demjenigen der Erwachsenen-Form. Wir haben jedoch den Eindruck, daß der Entzündungsprozeß bei der kindlichen Form insgesamt diskreter verläuft. Fibrinexsudation, Proliferation der Deckzellen und Wucherung der Synovialstromazellen sind im allgemeinen nur schwach ausgeprägt.

Histologisches Bild der Synovitis

Granulationsgewebe kann sich unter dem Gelenkknorpel entwickeln und das epiphysäre Wachstum beeinträchtigen, so daß die jugendlichen Patienten erheblich im Wachstum zurückbleiben können (Abb. 292).

Darüber hinaus weichen die juvenile Chronische Polyarthritis und das Still-Syndrom pathologisch-anatomisch in folgenden Punkten von der Erwachsenen-Form ab:

1. Eine Nierenbeteiligung gehört nicht zum gewöhnlichen Bild der Chronischen Polyarthritis. Die einzelnen bioptischen Beobachtungen über glomeruläre Endothelläsionen durch o BAGGENSTOSS und ROSENBERG (1943), o FINGERMAN und ANDRUS (1943), PIRANI und BENNETT (1951), o SINCLAIR und CRUICKSHANK (1956), von Arterio- und Arteriolosklerose durch oPASTERNAK, WEGELIUS und MÄKISARA (1967) lassen keinen sicheren Zusammenhang zwischen der Grundkrankheit und Nierenveränderungen erkennen. Dagegen können entzündliche und nekrotisierende Gefäßprozesse gelegentlich auch die Nieren in Mitleidenschaft ziehen (o SCHMID *et al.*, 1961).

Nierenveränderung selten bei Chronischer Polyarthritis des Erwachsenen

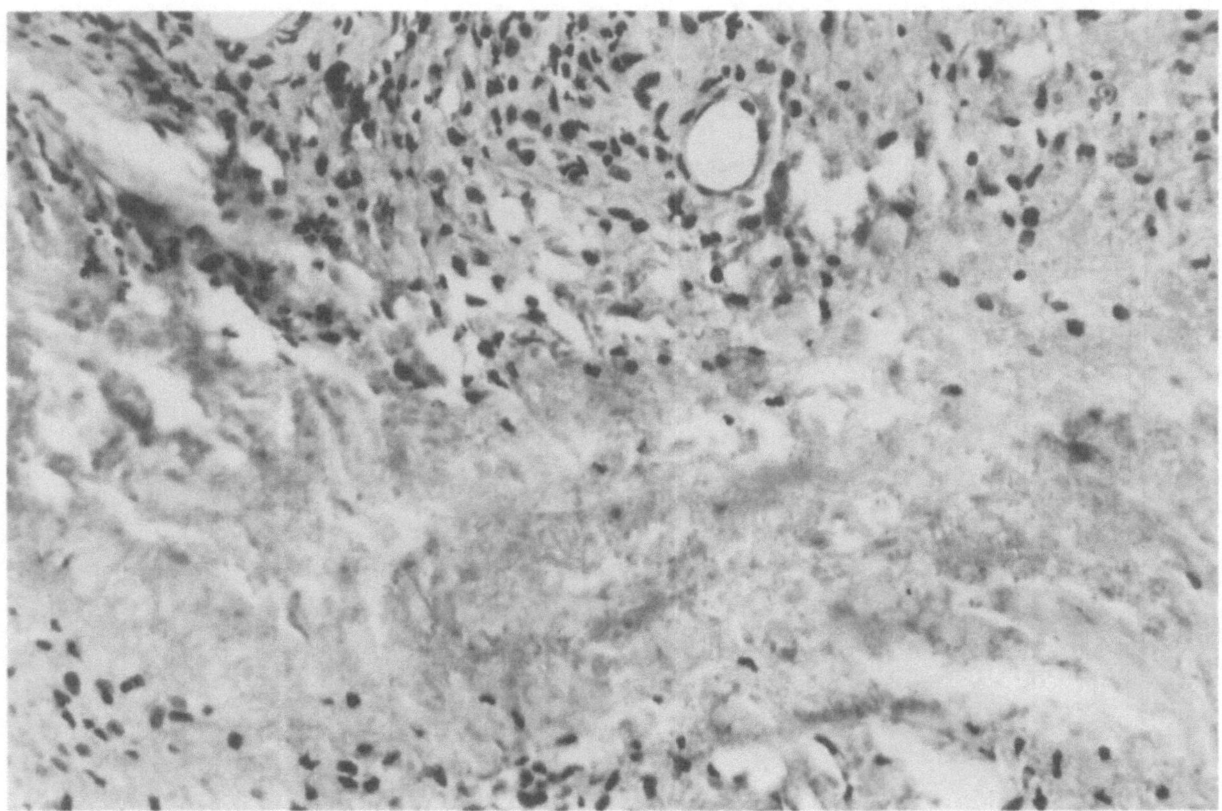

Abb. 293
Juvenile Chronische
Polyarthritis

Streifenförmige Nekrosezone von Bindegewebszellen ohne Palisade umgeben.
(Hautknoten)

Nierenveränderung häufig bei der juvenilen Form der Chronischen Polyarthritis

Bei der juvenilen Form der Chronischen Polyarthritis dagegen ist eine Nierenbeteiligung nach den Beobachtungen von o BYWATERS (1967) und uns o (1967) ausgesprochen häufig. Im Beobachtungsgut von BYWATERS lag bei 11 von 28 an juveniler Chronischer Polyarthritis verstorbenen Kindern ein Nierenversagen vor.

Wir fanden gemeinsam mit o RAPP und STOEBER (1973) unter 18 an den Komplikationen einer juvenilen Chronischen Polyarthritis im Alter von $3^1/_2$ bis 17 Jahren verstorbenen Kindern autoptisch fünfzehnmal pathologische Nierenveränderungen. Achtmal lag eine renale Amyloidose vor, davon verstarben vier Kinder an einer Amyloidschrumpfniere. Dreimal sahen wir eine nichteitrige, interstitielle Nephritis. Diese interstitiellen Entzündungen sind auf eine gesteigerte Infektanfälligkeit der Kinder vor dem Hintergrund der langdauernden Glukokortikosteroid-Therapie zu verstehen. Je einmal fanden wir embolische Nierenabszesse im Rahmen einer Sepsis und eine Hydronephrose. Bei einem $8^1/_2$jährigen Kind begann die Erkrankung im Alter von 2 Jahren. Nach langdauernder Glukokortikosteroid-Therapie entwickelte sich ein komplettes Cushing-Syndrom mit einem arteriellen Hochdruck von 240/140 mm Hg. Bei der Obduktion fanden wir eine Glomerulosklerose und Arteriolonekrose, die wir auf den kortikosteroidbedingten Hochdruck zurückführen.

Arterionekrose bei positiven Rheumafaktoren als seltener Befund bei juveniler Chronischer Polyarthritis

Besonders interessant scheint uns der Befund bei einem 14jährigen Mädchen: Mehrere kleinere Arterien im Nierenmark sind total nekrotisch umgewandelt. Das abgestorbene Gefäßrohr wird von einer dichten Palisade radiär gestellter Histiozyten umlagert. Es entsteht dadurch ein Bild, welches dem subkutanen Sehnenknoten analog ist (Abb. 249). Wir halten es für bemerkenswert, daß bei diesem Kind der Waaler-Rose-Test positiv war, obwohl nach den Untersuchungen von KÖLLE die Rheumafaktoren nur bei 15–20% der Kinder mit juveniler Chronischer Polyarthritis nachweisbar sind. Wir sehen hierin einen weiteren Hinweis für die pathogenetische Verknüpfung zwischen Rheumafaktoren und CP-Nekrosen.

228

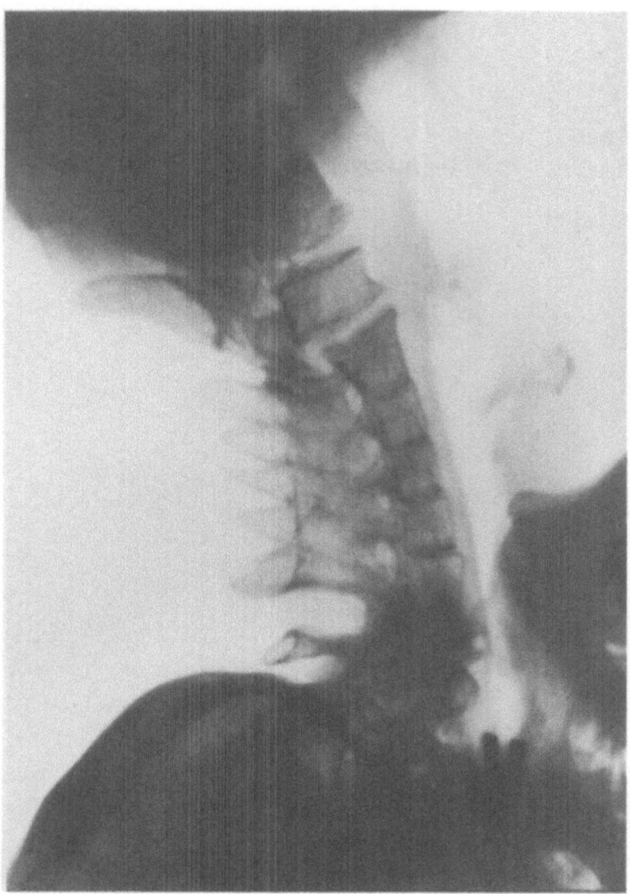

Spondylitis cervicalis bei juvenil begonnener Chronischer Polyarthritis einer jetzt 37jährigen Frau: Bandförmige Synostose der Intervertebralgelenke und Hypoplasie der Wirbelkörper und Bandscheiben von C 3–C 7

Abb. 294
Juvenile Chronische
Polyarthritis

2. Bei etwa 20% der Kinder mit Still-Syndrom (KÖLLE, 1970) und bei 10% mit einfacher juveniler Chronischer Polyarthritis (o BYWATERS, 1970) treten an exponierten Stellen subkutane „Rheumaknoten" auf. Diese Knoten sind kleiner, weicher und wesentlich flüchtiger als die Knoten bei Erwachsenen. Sie unterscheiden sich auch histologisch vom typischen CP-Knoten: Anstelle der zentralen Nekrose findet sich eine streifenförmige Fibrinzone, die von Bindegewebszellen sowie von einigen Granulozyten umlagert wird. Eine geschlossene Histiozytenpalisade, wie sie für die CP-Nekrose typisch ist, findet sich nicht (Abb. 293). Der Hautknoten bei der kindlichen Chronischen Polyarthritis ähnelt damit weitgehend demjenigen des Rheumatischen Fiebers (Abb. 99). An dieser Stelle sei daran erinnert, daß das Auftreten von CP-Knoten bei Erwachsenen grundsätzlich an das Vorhandensein der Rheumafaktoren gebunden ist und Kinder mit juveniler Chronischer Polyarthritis in über 80% der Fälle seronegativ sind.

3. Während die Chronische Polyarthritis des Erwachsenen in etwa 25% der Fälle die Halswirbelsäule in Form einer Zervikalarthritis, selten ankylosierend, befällt (SCHILLING *et al.*, 1963), findet man bei Kindern mit juveniler Chronischer Polyarthritis eine ankylosierende Spondylitis cervicalis bei jedem 2. Kind und in $^2/_3$ der Fälle, wenn das Still-Syndrom voll ausgeprägt ist (KÖLLE, 1973). SCHILLING *et al.* fanden unter 18 erwachsen gewordenen Patienten mit juveniler Chronischer Polyarthritis einschließlich Still-Syndrom 13mal typische Intervertebralgelenk-Synostosen mit Verblockung der oberen bis mittleren Segmente und Hypoplasie der zugehörigen Bandscheiben und Wirbelkörper (Abb. 294).

„Rheumaknoten"
bei juveniler
Chronischer
Polyarthritis

Spondylitis
der Halswirbelsäure

Sjögren-Syndrom

Das Sjögren-Syndrom umschreibt die Trias:
Xerophthalmie
Xerostomie
Chronische Polyarthritis.

Die einzelnen Symptome waren bereits im 19. Jahrhundert bekannt. Sie wurden 1925 von GOUGEROT, 1927 von HOUWER und 1933 von SJÖGREN zu einem Syndrom zusammengefaßt.

Das Sjögren-Syndrom befällt neunmal häufiger Frauen als Männer, und zwar um die Zeit der Menopause. Dem Leitsymptom, der Xerophthalmie, liegt eine sekretlose Kerato-Konjunktivo-Blepharitis zugrunde, die in Schüben verlaufen kann. Die Xerostomie wird in ungefähr 50% der trockenen Kerato-Konjunktivitiden und bei 88% der Sjögren-Patienten gefunden (MARTIN u. RADI, 1970). Da in diesen Fällen die Sekretion der serösen Parotisdrüse versiegt, sind Mund, Lippen und Zunge der Patienten trocken und der Schlund ist erkrankt. Außer der Parotis können auch die submaxillaren und sublingualen Drüsen befallen sein.

Die Chronische Polyarthritis beim Sjögren-Syndrom unterscheidet sich nicht von der als klassisch bekannten Form. Die Patienten sind überwiegend seropositiv. Dementsprechend kann der CP-Prozeß bei ihnen auch nekrotisierend verlaufen. Interessant sind Beobachtungen, daß anstelle der Chronischen Polyarthritis auch andere „Kollagenkrankheiten" wie Sklerodermie (○ BUNIM, 1961; KALDOR u. TÖRÖK, 1965; SHEARN, 1960), Dermatomyositis, Lupus erythematodes und Periarteriitis nodosa (HEATON, 1959; BENCZE u. LAKATOS, 1963) mit den übrigen Symptomen des Sjögren-Syndroms auftreten können. Die pathologisch-anatomischen Kenntnisse von den Drüsenveränderungen basieren auf bioptischen und autoptischen Befunden (Literatur bei ○ SEIFERT, 1966). SEIFERT und ○ GEILER (1958) sprechen von einer „myoepithelialen Sialadenitis", deren morphologischer Ausdruck die Trias: Parenchymalteration mit Atrophie der sezernierenden Endstücke, dyschylische Gangveränderungen und Sialektasien, eine starke lymphoide und plasmozytäre Zellinfiltration und eine Gerüstsklerose des Drüsenparenchyms ist.

Die myoepitheliale Drüsenentzündung tritt systematisch in den Speicheldrüsen (Parotis, Submandibularis, Sublingualis), aber auch in den Tränendrüsen auf. Sie ist in der Parotis am stärksten ausgeprägt. Darüber hinaus können jedoch auch das Pankreas, die muküsen und serösen Drüsen des Magens, der Atemwege und Genitalien befallen sein. BÖNI (1970) spricht von einer „Systemerkrankung der Drüsen mit äußerer Sekretion".

Den myoepithelialen Zellinseln kommt für das Sjögren-Syndrom eine große diagnostische Bedeutung zu (○ MORGAN, 1954; ○ LANGER, 1954). Sie entstehen aus polsterförmigen Proliferaten von Gangepithelien mit rundlichen Kernen und Myoepithelien mit länglichen, dunklen Kernen. Die Lichtung kleiner und mittlerer Speichelgänge wird von diesen Polstern zunächst eingeengt und später verschlossen (Abb. 295–298). Die myoepithelialen Inseln unterliegen mit der Zeit regressiven Veränderungen mit Hyalinisierung und kollagener Umwandlung der Basalmembran. Häufig finden sich zentral eingeschlossene PAS-positive Substanzen, die als eingedickte Sekretreste angesehen werden (SEIFERT). Die sezernierenden Azini können so hochgradig atrophieren, daß in der tumorartig angeschwollenen Speicheldrüse nur noch lymphozytäre Infiltrate und myoepitheliale Inseln zu finden sind.

Beobachtungen von ○ SOKOLOFF (1966) sprechen dafür, daß im Endstadium das Drüsenparenchym durch Fettgewebe ersetzt wird und daß in dieser Phase auch keine Lymphozyteninfiltration und Gangmetaplasie mehr angetroffen werden.

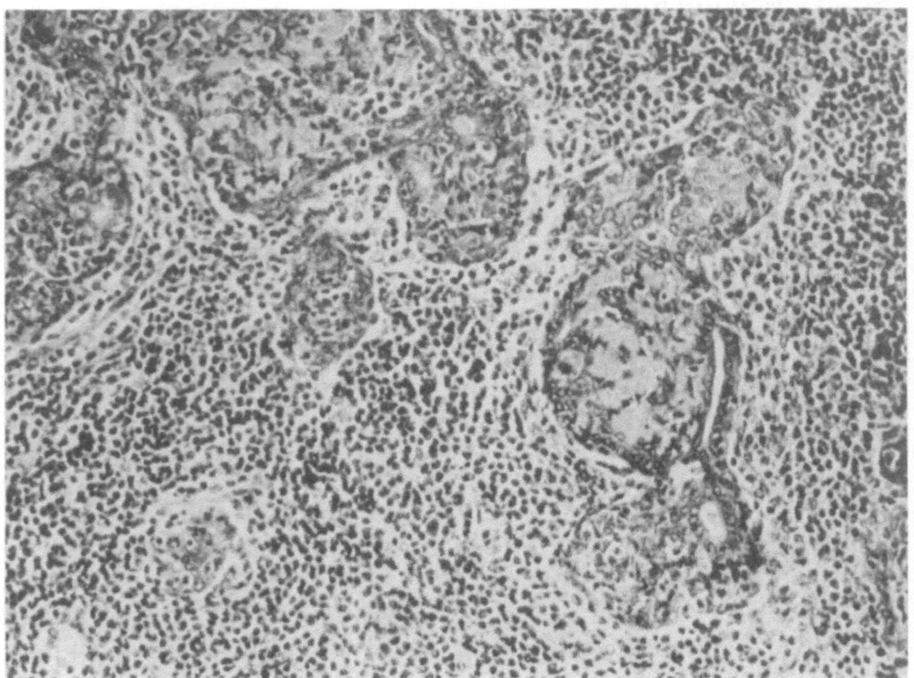

Chronische myoepitheliale Parotitis bei Sjögren-Syndrom (48 J. alte Frau): Dichte lymphozytäre Infiltration des Parotisgewebes mit Einschluß myoepithelialer Zellinseln. (SEIFERT, 1971 a)

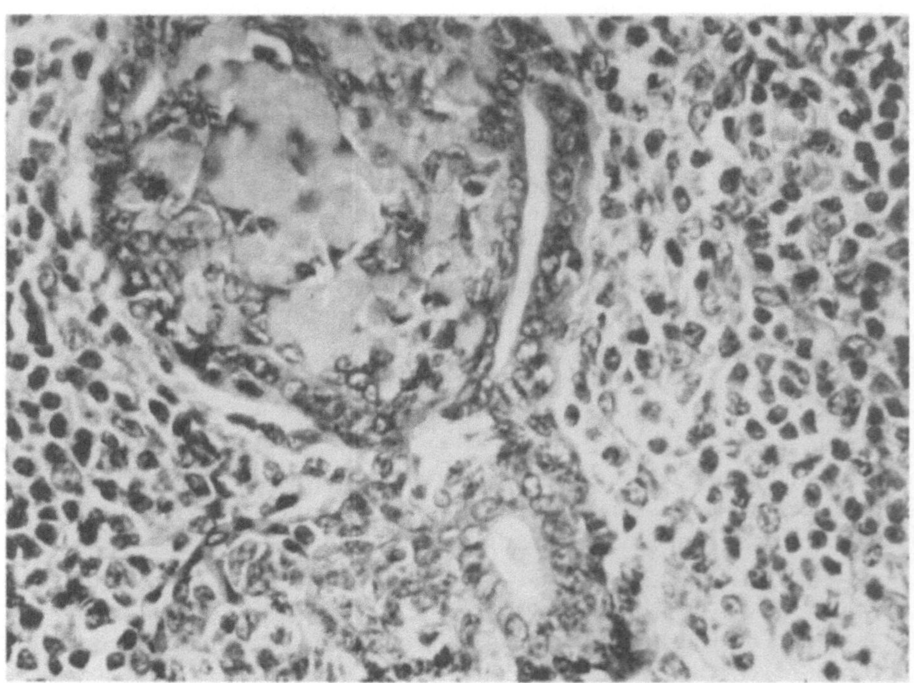

Abb. 296

Ausschnitt aus Abb. 295. Myoepitheliale Zellinsel mit Gangresten und hyalinen Abscheidungen. (SEIFERT, 1971 a)

Pathomechanismus der Sialadenitis

Ein pathogenetischer Zusammenhang des Sjögren-Syndroms mit der Chronischen Polyarthritis ist nicht ohne weiteres ersichtlich. Die morphologischen Veränderungen verdienen im Grunde die Bezeichnung „Sialadenitis" nur im Rahmen des derzeit üblichen, überdehnten Entzündungsbegriffes. Eindeutige Entzündungszeichen mit exsudativ-proliferativen Merkmalen fehlen. Die lymphoplasmozytäre Infiltration tritt im Gefolge der Parenchymatrophie auf und muß als Ausdruck eines Immunprozesses gewertet werden. Dafür sprechen auch

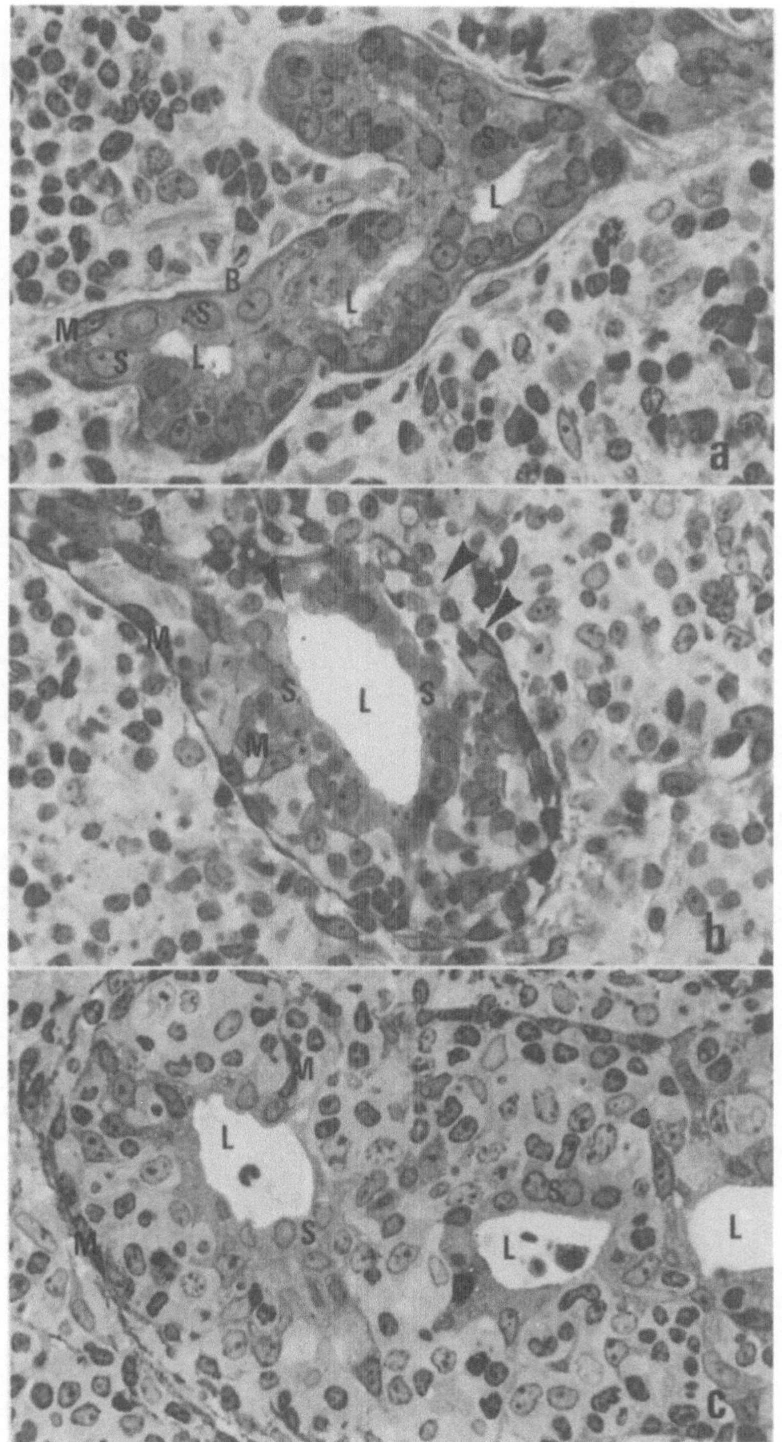

Myoepitheliale Sialadenitis (Semidünnschnitte): **Abb. 297**
a) Schaltstück mit typischem Aufbau. L: Lumen, S: Schaltstückepithelien, M:
Myoepithelien, B: Basalmembran. Lymphozytäre Infiltration des Interstitiums.
b) Myoepitheliale Zellinsel: zentral erweitertes Schaltstücklumen (L) mit unvoll-
ständiger Epithelbegrenzung (Pfeil). Proliferierende Myoepithelien (M), Basal-
membran (B). Umschriebene Basalmembranauflösung mit beginnender lymphozy-
tärer Infiltration (Doppelpfeil).
*c) Myoepitheliale Zellinsel mit verstärkter lymphozytärer Infiltration. (*DONATH
u. SEIFERT*, 1972)*

die Anwesenheit der Rheumafaktoren, häufige Hypergammaglobulinämie und
der Nachweis antinukleärer Faktoren bei den meisten Patienten (o BUNIM, 1961).
CP-Nekrosen wurden in den exkretorischen Drüsen nicht beschrieben.

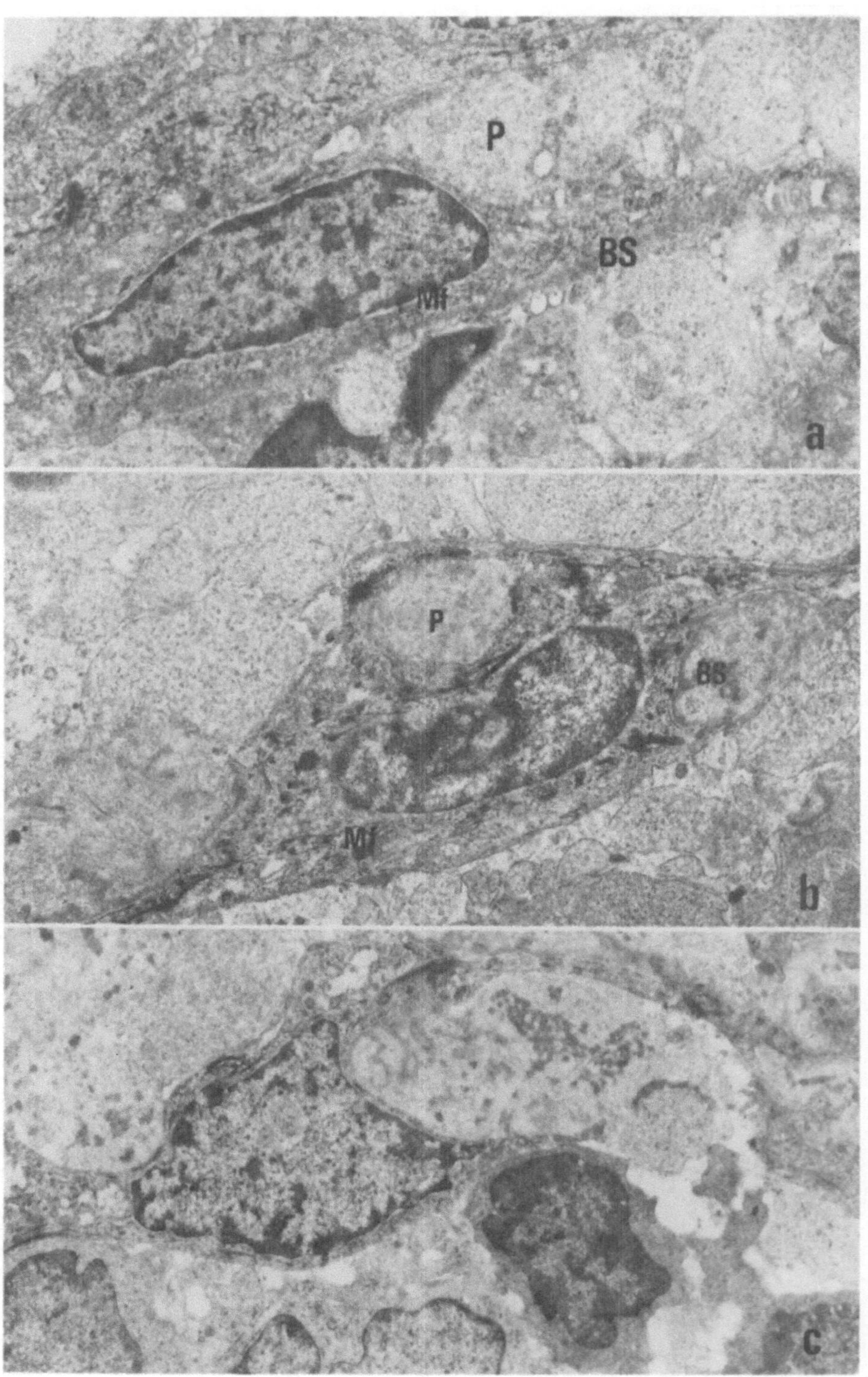

Abb. 298

Myoepitheliale Sialadenitis mit Myoepithelzellen des Inselzentrums.
a) Myoepithelzelle mit Protokollagen (P), basalmembranartige Substanz (BS),
Myofilamente (MF).
b) Myoepithelzelle mit intrazytoplasmatischen, membranbegrenzten, basalmem-
branartigen Substanzen (BS), z. T. Protokollagen (P), Myofilamente (MF).
c) Myoepithelzelle mit Ausschleusung der intrazytoplasmatisch gebildeten Sub-
stanzen. (Elektronenoptische Aufnahme). Vergr. ca. 9000:1. (DONATH u. SEIFERT,
1972)

Insgesamt überzeugt zur Zeit am ehesten die Auffassung, daß dem Sjögren-Syndrom ein Autoimmunmechanismus noch unbekannter Genese zugrunde liegt (○ SEIFERT, 1971).

Spondylitis ankylopoetica

*Synonyma: Spondylarthritis ankylopoetika, Spondylitis ankylosans,
Morbus Strümpell-Marie-Bechterew, Morbus Bechterew*

8.1. Einleitung

Die Bezeichnung „Spondylitis ankylopoetica" (Sp.a.) ziehen wir einer umstrittenen Autorenbezeichnung vor, da sie dem Charakter der Krankheit am ehesten gerecht wird und auch der im anglo-amerikanischen Schrifttum üblichen „ankylosing spondylitis" entspricht.

Wir definieren die Spondylitis ankylopoetica mit SCHILLING (1973b) folgendermaßen:

1. Als chronisch-entzündliches, rheumatisches Leiden des Bewegungsapparates mit Prozeßcharakter, meist unbekannter Ursache: chronisch, weil der einmal in Gang gekommene Prozeß sich auf unbestimmte Zeit unterhält;
rheumatisch im weiteren Sinne, weil die Symptomatik von Schmerz und Funktionsbehinderung am Bewegungsapparat beherrscht wird;
und auf den Kreis der entzündlich-rheumatischen Krankheiten im engeren Sinne eingeengt, weil lokale und systemische Entzündungszeichen vorherrschen.

2. Als Systemerkrankung bindegewebiger Skelett- und Organteile mit Schwerpunkt Achsenskelett bei teils destruktiver, teils metaplastisch-produktiver, ankylosierender Tendenz;
häufig mit arthritischer Beteiligung von Extremitätengelenken, seltener mit viszeralen Manifestationen;
abzugrenzen von der Chronischen (rheumatoiden) Polyarthritis einerseits und der Spondylosis hyperostotica andererseits.

Es handelt sich bei der Spondylitis ankylopoetica um ein sehr kompliziertes Krankheitsbild, das sich bis heute einer ätiologischen und weitgehend auch einer pathogenetischen Klärung entzieht. Während bei der Chronischen Polyarthritis exsudativ-produktive Entzündungsvorgänge die örtlichen Strukturen zerstören und zwangsläufig zur Vernarbung führen, spielen bei der Spondylitis ankylopoetica auch metaplastische Vorgänge eine Rolle. Ab- und Anbau von Knorpel- und Knochengewebe führen zu einem strukturellen Skelettumbau und geben der Krankheit damit ihr besonderes klinisches Gewicht.

Wie undurchsichtig die pathogenetischen Zusammenhänge bei der Spondylitis ankylopoetica sind, zeigt sich schon allein darin, daß selbst ihre entzündliche Natur bestritten (○VAN SWAAY, 1950; OTT u. WURM, 1957), andererseits aber die Spondylitis ankylopoetica als „Rheumatoid spondylitis" der Chronischen Polyarthritis zugerechnet wird (○CRUICKSHANK, 1951). Eine Erklärung für den unbefriedigenden Stand des Wissens und die daraus resultierenden unterschiedlichen Auffassungen bieten folgende Tatsachen:

1. Da die Spondylitis ankylopoetica nicht tödlich verläuft und im Laufe des Lebens zum Stillstand kommt, werden Autopsiebefunde selten und, wenn überhaupt, überwiegend an ausgebrannten Fällen erhoben;

Diagnostische Kriterien der Spondylitis ankylopoetica. (SCHILLING, 1969)

1. Tiefsitzender Rückenschmerz nach längerer Ruhelage
2. Behinderte Entfaltung der LWS beim Bücken
3. Periphere Arthritis, Oligoarthritis der unteren Extremitäten; } > 50 %
   stammnahe Arthritis, zum Thorax gehörende Arthritiden }
4. Humorale Entzündungskonstellation
5. Thoraxschmerz, eingeschränkte Atembreite
6. Iritis (Uveitis)
7. Fersenschmerz
8. Zur Frühdiagnose entscheidend: Rö. I. S. arthritis
9. Alter, Geschlecht, familiäre Belastung

**Definition
der Spondylitis
ankylopoetica**

**Umstrittene Grund-
mechanismen**

Abb. 299

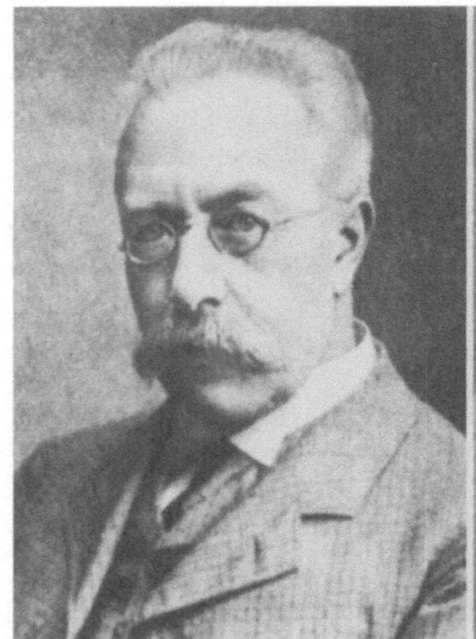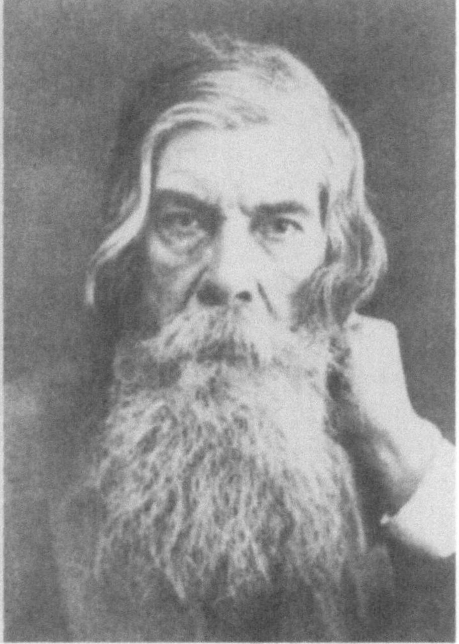

<table>
<tr><td>Abb. 300</td><td>A. Strümpell, 1853–1925, Internist in Leipzig</td></tr>
<tr><td>Abb. 301</td><td>W. von Bechterew, 1857–1927, Neurologe in Petersburg</td></tr>
</table>

**Geschichte
der Spondylitis
ankylopoetica**

2. kann sich die Spondylitis ankylopoetica klinisch und morphologisch so verschiedenartig manifestieren, daß wir bei dem Versuch, einen einheitlichen Pathomechanismus für die Erklärung der Krankheitsphänomene zu finden, auf erhebliche Schwierigkeiten stoßen.

In der Medizingeschichte spielt das führende Merkmal der Spondylitis ankylopoetica, die Wirbelsäulenankylose, die Rolle eines „Leitfossils". Prähistorische Skelettfunde zeigen gelegentlich Veränderungen, die früher als Spondylitis ankylopoetica gedeutet wurden, bei denen es sich aber um die hyperostotische Form der Spondylosis deformans handelt. RUFFER und RIETTI (1911, 1912) beschrieben erstmals die Wirbelsäulendeformierung an einem menschlichen Skelett aus der 3. ägyptischen Dynastie im 3. Jahrtausend v. Chr., bei der es sich um den ersten gesicherten Sp.a.-Befund beim Menschen handelt. Die erste pathologisch-anatomische Beschreibung der Krankheit findet man bei dem Iren ○B. CONNOR, der 1695 ein „ungewöhnliches Skelett" beschrieb, „dessen Wirbel mit den Rippen . . . bis hinab zum Kreuzbein zu einem einzigen Knochen vereinigt waren, ohne Gelenkung oder Knorpel".

Erste klinische Beschreibungen im 19. Jahrhundert stammen aus England, darunter der eingehende klinische und pathologisch-anatomische Bericht von ○FAGGE (1877) über einen 34jährigen Mann mit kyphotischer Versteifung der Wirbelsäule, Brustkorbstarre und Hüftgelenkankylose. Die Priorität von FAGGE geriet jedoch in Vergessenheit.

Im deutschen Schrifttum wurde die Spondylitis ankylopoetica erstmals von dem Leipziger Internisten STRÜMPELL (Abb. 300) (1884) erwähnt. Dabei handelt es sich um 3 junge Männer, bei denen außer einer Wirbelsäulenversteifung Arthritiden der unteren Extremitäten und eine versteifende Coxitis bestanden. Diese Form der Spondylitis ankylopoetica kann nach SCHILLING (1973) als die Spondylarthritis ankylopoetica jugendlichen Typs gelten.

Der Petersburger Neurologe v. BECHTEREW (Abb. 301) hat diesem spondylarthritischen Typ zwei weitere Fälle hinzugefügt (1899). Die Tradition der sog. Bechterewschen Krankheit gründet sich aber auf seine Publikation aus dem Jahre 1893 über 5 Patienten, von denen jedoch wahrscheinlich nur einer eine echte Spondylitis ankylopoetica hatte.

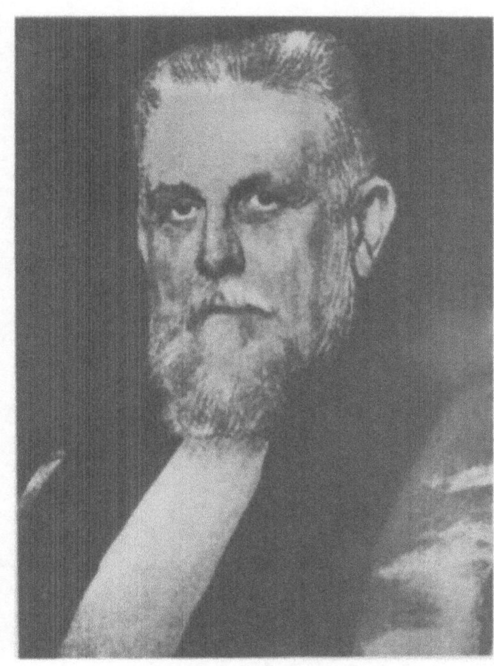

P. Marie, 1853–1940, Kliniker in Paris

In Frankreich beschrieben 1897 der Kliniker MARIE (Abb. 302) *et al.* die Krankheit, die sie zusammen mit dem Pathologen o LERI (1899) als eine primär infektiös-toxische Osteopathie mit Porose und sekundärer kompensatorischer Bandverknöcherung definierten und vom Gelenkrheumatismus als Morbus sui generis mit Bevorzugung des männlichen Geschlechts abgrenzten. Seitdem hat sich für das Leiden weitgehend die Bezeichnung „Strümpell-Marie-Bechterew-sche Krankheit" eingebürgert.

Strümpell-Marie-Bech-terewsche Krankheit

Die spondylarthritische Komponente der Spondylitis ankylopoetica wurde vor allem durch den Orthopäden o GÜNTZ (1933) und den Pathologen o KLINGE (1933) betont. Bei dem von GÜNTZ obduzierten Fall war der Prozeß noch wenig fortgeschritten und auf eine Entzündung der Intervertebralgelenke beschränkt, während Verknöcherungen der Zwischenwirbelscheiben noch nicht ausgebildet waren. KLINGE schließlich spricht von einer fibrinoid-granulierenden Synovitis der Wirbelgelenke, die er analog der rheumatischen Entzündung der Gliedmaßengelenke als „Gelenkrheumatismus der Wirbelsäule" in den unitari-schen Rheumabegriff integriert, eine Definition, die sich bis heute als „rheuma-toid spondylitis" erhalten hat. Von OPPENHEIMER (1943) schließlich wurde die Spondylitis ankylopoetica als eine „rheumatoide Arthritis" der Intervertebralge-lenke beschrieben, der alle anderen Veränderungen nachgeordnet wurden.

Einreihung der Spondylitis ankylo-poetica in den „Gelenkrheumatismus" durch Klinge

In den letzten 20 Jahren verdichteten sich die Kenntnisse von der Spondylitis ankylopoetica vor allem durch die Untersuchungen der Rheumatologen und Röntgenologen, gelegentlich in Zusammenarbeit mit Pathologen. So beschrieben ROMANUS und YDÉN (1955) Veränderungen der Wirbelvorderkante als „Spondy-litis anterior". JAQUELINE fand 1956 für die gemeinsame Zerstörung von Band-scheiben und Wirbeln die Bezeichnung „Spondylodiszitis". FORESTIER und ROBERT grenzten 1934 die für die Spondylitis ankylopoetica typischen Ossifika-tionen als Syndesmophyten gegenüber den Osteophyten ab, und KREBS (1934) beschrieb die Iliosakralveränderungen als Frühdiagnostikum der Krankheit (Abb. 303).

Erweiterung und Ausbau des noso-logischen Begriffs

Im anglo-amerikanischen Schrifttum wurden bis heute maßgebende Beiträge von o CRUICKSHANK (1951, 1956, 1960), HART (1953, 1966), SHARP (1957, 1965) und WILKINSON und BYWATERS (1957) erarbeitet. In der Schweiz wurde die Spondylitis ankylopoetica von den Rheumatologen BÖNI und KAGANAS (1954) und dem Pathologen o AUFDERMAUR (1953) eingehend analysiert und dargestellt.

237

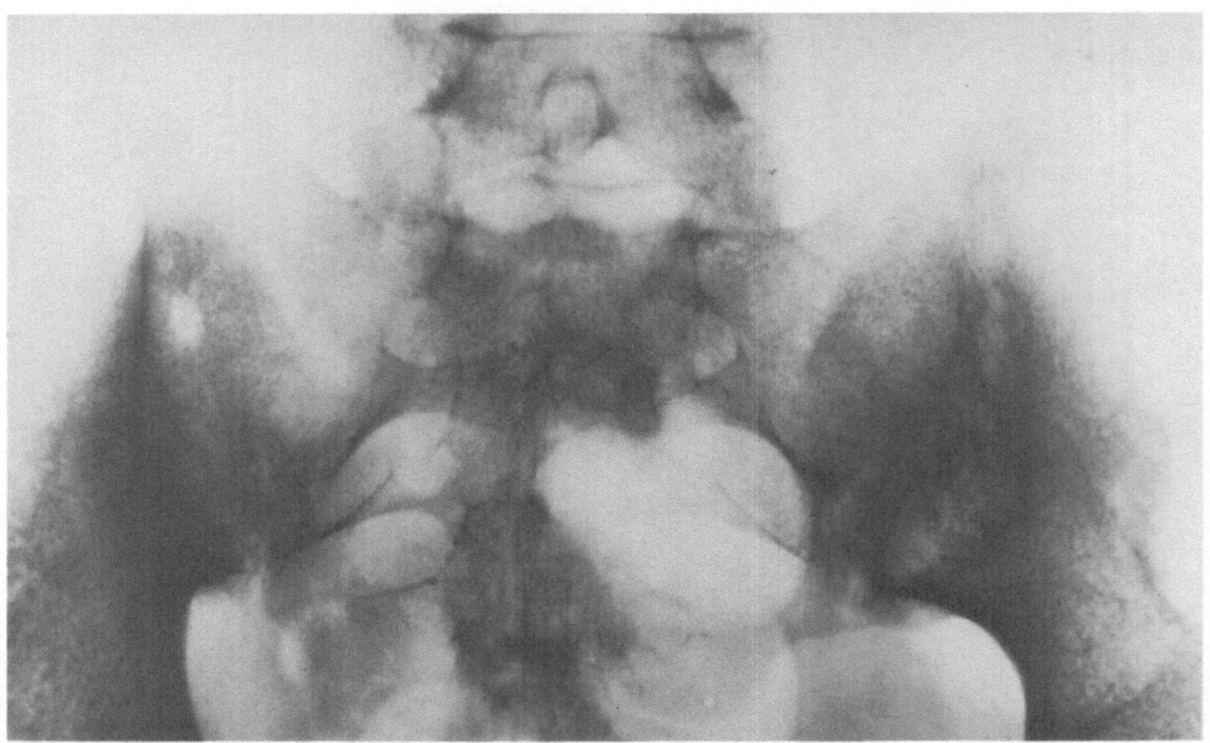

Doppelseitige Iliosakralarthritis bei adoleszenter Spondylitis ankylopoetica. 17jähriger Junge, Beginn des Prozesses im 14. Lebensjahr. Breites iliosakrales Umbaufeld, Stadium II

Die Monographie „Spondylitis ankylopoetica" von OTT und WURM aus dem Jahr 1957 erbrachte schließlich ein für längere Zeit gültiges Konzept der Erkrankung, das durch die röntgenologisch orientierten Arbeiten von DIHLMANN (1967) und SCHILLING (1968, 1969a) ergänzt wurde.

1973 bringt SCHILLING in einer groß angelegten Studie, der die Beobachtungen an 600 Patienten mit Spondylitis ankylopoetica zugrunde liegen, eine umfassende Analyse und Deutung, die dem Stand unseres heutigen Wissens von dieser Krankheit entsprechen.

Abb. 304

Altersverteilung des Krankheitsbeginns der Spondylitis ankylopoetica (600 Fälle) und der chronischen Polyarthritis rheumatica (250 Fälle). (SCHILLING et al., 1969)

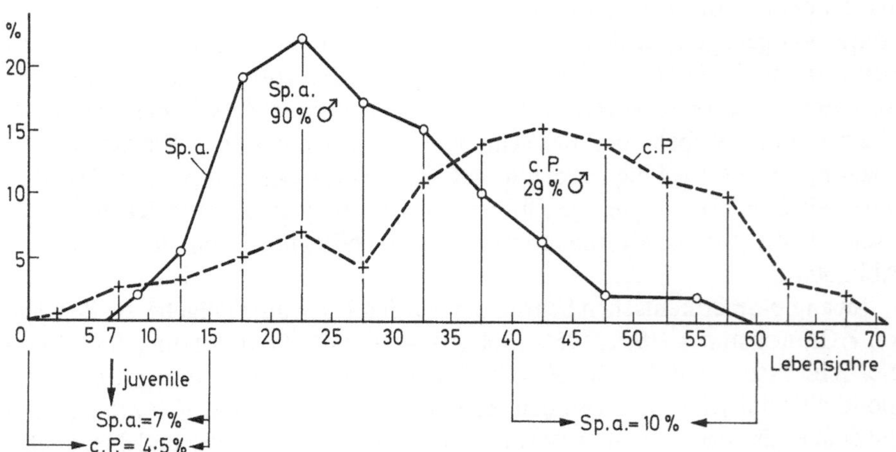

1. Iliosakralarthritis, ein → beidseitig, nicht sequestrierend
2. Syndesmophytenbildung, 3 Typen
3. Spondylitis anterior, Spondylodiszitis
4. Intervertebralarthritis, Frühporose, Verdichtung der Ligg. flava
5. Typische Om- und Koxarthritis
6. Tendoostitis (Becken, Fersenbein, Trochanter)
7. Symphysitis
8. Kostotransversalarthritis u. a.
9. Spondylitis cervicalis, atlanto-axiale Dislokation
10. Spätporose, Einbrüche, Diskusossifikation, Ankylose, Bambus

Röntgensymptome der Spondylitis ankylopoetica. (SCHILLING *et al.*, 1969)   **Abb. 305**

Nach übereinstimmenden Beobachtungen besitzt die Spondylitis ankylopoetica eine Morbidität von $1–2^0/_{00}$ und bevorzugt eindeutig das männliche Geschlecht: 90% der Sp.a.-Patienten sind Männer. Das Manifestationsalter der Krankheit liegt in 80% der Fälle zwischen dem 15. und 40. Lebensjahr mit einer deutlichen Häufung im 3. Jahrzehnt.

Bei der Spondylitis ankylopoetica spielt nach den statistischen Untersuchungen von COSTE *et al.* (1966) im Gegensatz zur Chronischen Polyarthritis der genetische Faktor eine wesentliche Rolle. In Sp.a.-Familien liegt die Erkrankungshäufigkeit mit durchschnittlich 4% 20fach über der allgemeinen Morbidität. EMERY und LAWRENCE (1967) fanden eine beidseitige Iliosakralarthritis röntgenologisch sogar bei 16% der Verwandten 1. Grades von Sp.a.-Kranken. Nach STECHER und AUSENBACHS (1955) liegt eine heterozygote Erbanlage mit autosomal-dominantem Gen, dessen Penetranz für Frauen abgeschwächt ist, vor. Für die genetische Disposition sprechen auch neuere Befunde, wonach bei Patienten mit Spondylitis ankylopoetica, aber auch bei Spondylitiden anderer Genese, wie z.B. beim chronischen Reiter-Syndrom (SCHILLING, 1974), das Histokompatibilitätsantigen HL-A 27 nachgewiesen werden konnte. Fast gleichzeitig haben im Jahr 1973 BREWERTON *et al.*, SCHLOSSTEIN *et al.* und SCHÜRER über die hochsignifikante Häufung von HL-A 27 bei der Spondylitis ankylopoetica berichtet. Dieses genetische Merkmal ist im Mikro-Lymphozyten-Zytotoxizitätstest in 88–96% der Sp.a.-Fälle und nur in 7% der Kontrollgruppen nachweisbar.

Aus dem bereits Gesagten — Manifestationsalter, Morbidität, Geschlechtsbevorzugung, Erblichkeit — ergeben sich bereits wesentliche Punkte, in denen sich die Spondylitis ankylopoetica von der Chronischen Polyarthritis unterscheidet. Hinzu kommen unterschiedliche Manifestationsschwerpunkte der Gelenkprozesse: Peripher und zentripetal bei der Chronischen Polyarthritis, vertebral und stammnah zentrifugal bei der Spondylitis ankylopoetica. Immunpathologische Phänomene wie Rheumafaktoren und antinukleäre Faktoren fehlen.

Aus dem schleichenden, nicht tödlichen Charakter der Spondylitis ankylopoetica ergibt sich, daß morphologische Befunde überwiegend mit röntgenologischen Mitteln gewonnen werden müssen und autoptische Befunde selten sind. Dementsprechend leiden alle Deutungen, die sich lediglich auf Obduktionsbefunde stützen, darunter, daß es sich hierbei im allgemeinen um inaktive Spätbefunde handelt, die keinen oder nur einen ungenügenden Einblick in die Dynamik des Krankheitsprozesses gewähren. Die Einbeziehung röntgenologischer Beobachtungen ist deshalb für Analyse und Deutung der komplizierten morphologischen Prozesse bei der Spondylitis ankylopoetica unerläßlich.

Epidemiologie der Spondylitis ankylopoetica

Abgrenzung gegenüber der Chronischen Polyarthritis

Bedeutung der Röntgenologie für die Analyse der Spondylitis ankylopoetica

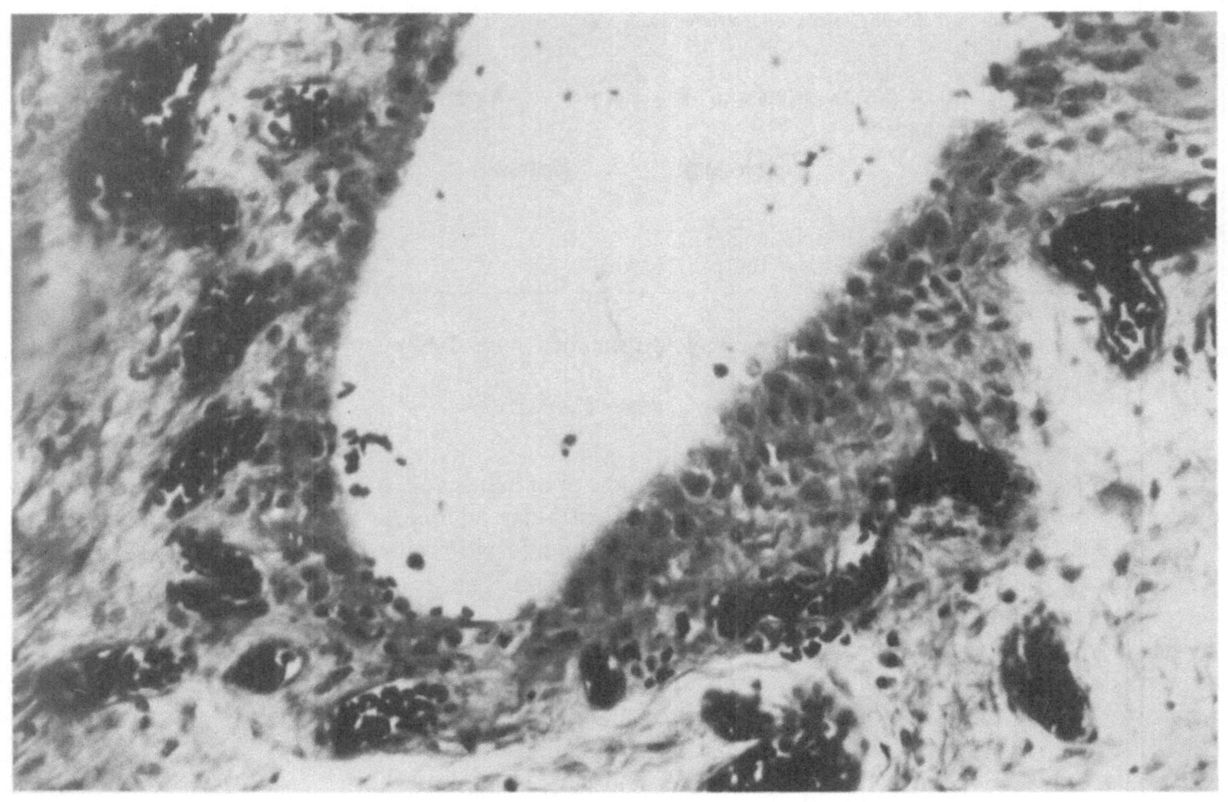

Deckzellproliferation des Stratum synoviale. (Zwischenwirbelgelenk)

Fibröse Ankylose mit ausgeprägter Osteoporose eines Zwischenwirbelgelenkes

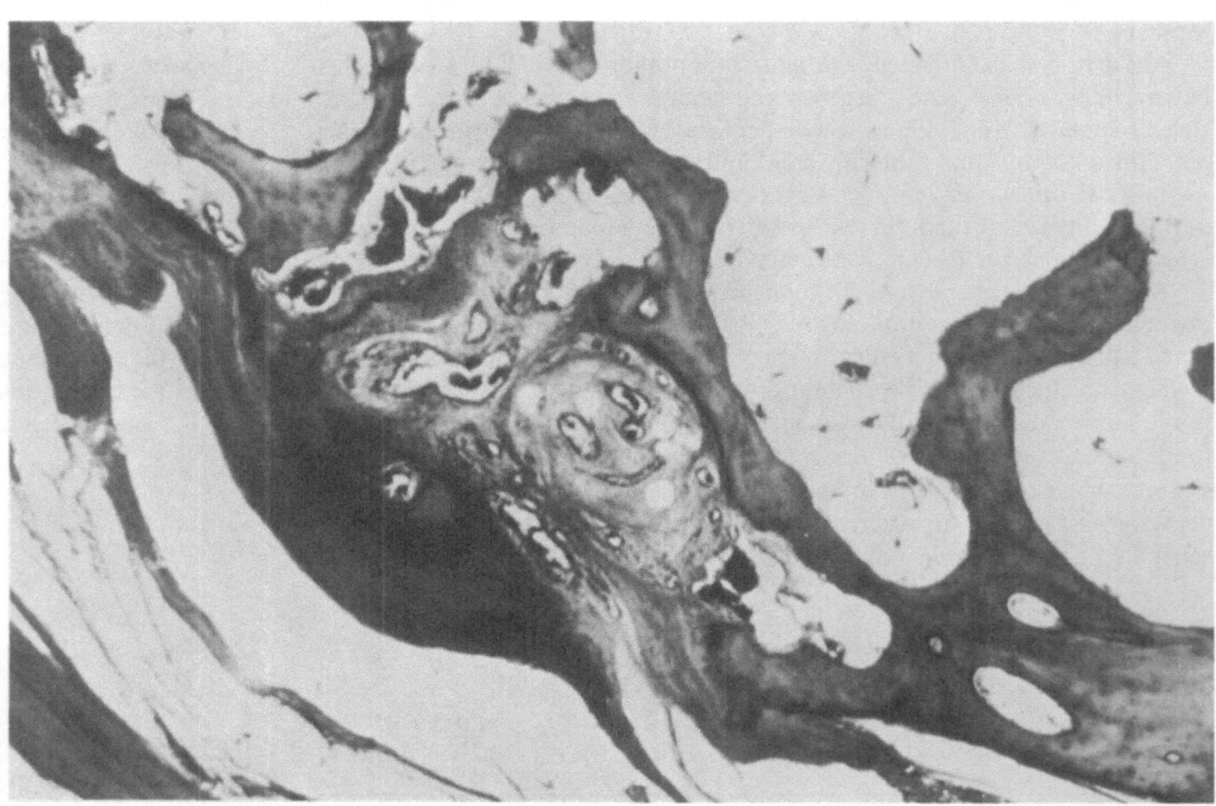

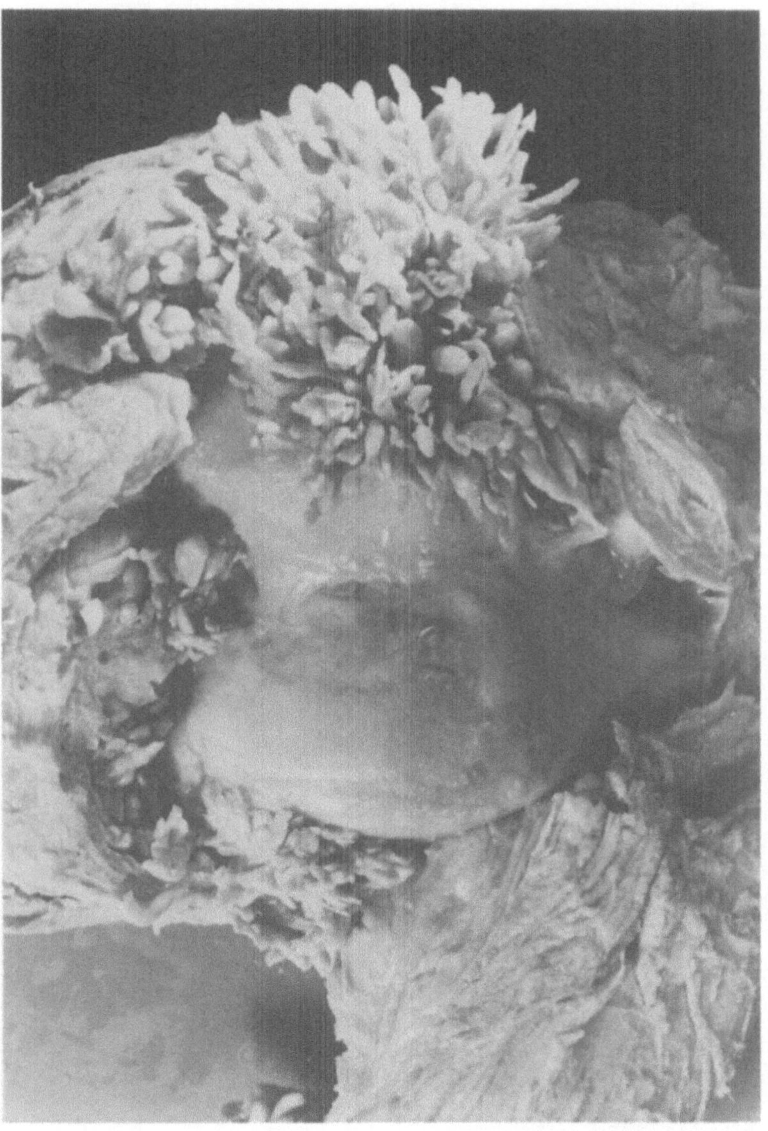

Blumenkohlartige Hyperplasie der Synovialzotten bei weitgehend erhaltener Gelenkkapsel eines Kniegelenkes

8.2. Periphere Gelenke

In etwa 30% der Fälle kann die Spondylitis ankylopoetica mit einer Mono-, Oligo- oder Polyarthritis, vorwiegend der unteren Extremitäten, beginnen (SCHILLING). Nach einer längeren Remission oder mehreren Rezidiven beginnt das präspondylitische Stadium, in dem sich der Prozeß an den Iliosakralgelenken manifestiert. Es kann sich nun die versteifende Phase anschließen, in der sich die Spondylitis ankylopoetica von kaudal nach kranial am Stammskelett entwickelt.

Aus dem, was bisher gesagt wurde, ergibt sich, daß der Spondylitis ankylopoetica folgende Pathomechanismen zugrunde liegen müssen:

1. Ein arthritischer Prozeß, der sich an den großen Gelenken der Extremitäten und den Iliosakralgelenken und Intervertebralgelenken abspielt.

2. Ein Prozeß, der durch Knochenab- und -anbau gekennzeichnet und für die Umstrukturierung des Achsenskeletts verantwortlich ist.

Gerade die an den Gelenken ablaufenden Entzündungsprozesse haben die Spondylitis ankylopoetica in nosologische Nähe der Chronischen Polyarthritis gebracht und ihr das Synonym „Rheumatoide Spondylitis" eingetragen. Verantwortlich hierfür sind die histologischen Beschreibungen von KLINGE, CRUICK-

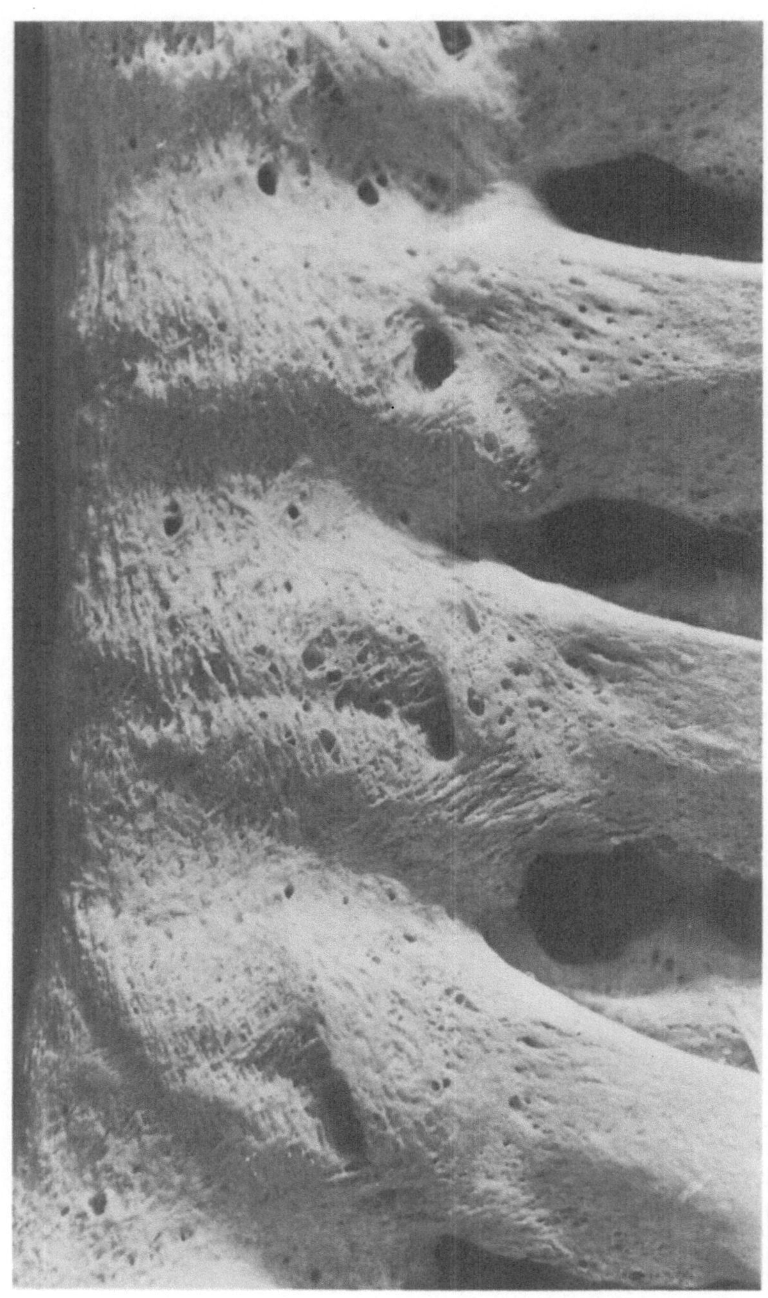

Totale Ankylosierung von Wirbelkörpern und Kostovertebralgelenken im Bereich der Brustwirbelsäule. Man erkennt die durchlaufende Knochenstruktur

SHANK und anderen. Die synovitischen und arthritischen Prozesse werden hier mit denjenigen der Chronischen Polyarthritis gleichgesetzt. Diese Beurteilung basiert auf der Vorstellung von einer für die Chronische Polyarthritis charakteristischen Synovitis. Wir haben auf die Schwierigkeit hingewiesen (s.S. 201), von entzündlichen Veränderungen der Synovialis auf die zugrunde liegende Erkrankung zu schließen. Die in der Literatur (○CRUICKSHANK, 1951; ○GEILER, 1969) wiedergegebenen synovitischen und arthritischen Prozesse müssen vielmehr als uncharakteristische entzündliche Veränderungen angesehen werden, wie sie im Rahmen verschiedenartiger Erkrankungen an Gelenkspalten ablaufen können. Fibrinaustritt, Synovialzellproliferation und lympho-plasmazelluläre Infiltration sind lediglich Ausdruck einer unspezifischen Synovitis (Abb. 306). Dennoch zeigen die Gelenkprozesse bei der Spondylitis ankylopoetica einige Besonderheiten:

1. Im Gegensatz zur Arthritis anderer Genese verläuft der Entzündungsprozeß sehr diskret und torpide. Man hat den Eindruck, als ob das Verhältnis

von Exsudation zu Proliferation stark zu Gunsten der Bindegewebsreaktion verschoben ist. Soweit in dem für eine histologische Untersuchung zugänglichen Gelenkmaterial (vorwiegend Wirbelgelenke) noch Fibrinexsudatreste nachzuweisen sind, sind sie spärlich und stehen in keinem Verhältnis zu den ungewöhnlich starken Reaktionen des ortsständigen Bindegewebes. Die Gewebsreaktion ist, soweit dies an dem zugänglichen Material zu beurteilen ist, weniger durch eine Proliferation der ortsständigen Zellelemente als durch eine hochgradige Fibroplasie gekennzeichnet (Abb. 307). Wahrscheinlich ist diese Bindegewebsreaktion auch eine Erklärung für die traubenartige Hyperplasie der Synovialzotten, die man gelegentlich in großen Gelenken bei Spondylitis ankylopoetica findet (Abb. 308).

2. Dieser überschießenden Fibroplasie kann eine chondroide Metaplasie mit enchondraler Ossifikation folgen. Auf diese Weise können Gelenke völlig knöchern durchgebaut werden (Abb. 309).

8.3. Kleine Wirbelgelenke

○ VAN SWAAY (1950), ○ AUFDERMAUR (1953) und andere Autoren beschreiben eine Knorpelproliferation, die zu Gelenkspaltverödung vor allem an den Intervertebralgelenken führen kann (Abb. 310). Einen ähnlichen Entstehungsmechanismus schuldigt WURM (1957) für die Ankylose des Sakroiliakalgelenkes an. Danach verkleben die freien Knorpelflächen miteinander und es entsteht eine synchondrotische Ankylose, in deren Bereich breitere und schmälere Knorpelpartien wechseln (Abb. 311 u. 312). VAN SWAAY sah in dieser Synchondrosenbildung den Hauptmechanismus der Spondylitis ankylopoetica, deren entzündliche Genese er ablehnt. AUFDERMAUR hält diese Knorpelwucherungen für Symptome

Zwischenwirbelgelenk im Bereich der Brustwirbelsäule. Zentrale Verschmelzung der knorpeligen Gelenkflächen (Pfeil), umgeben von zahlreichen Brutkapseln

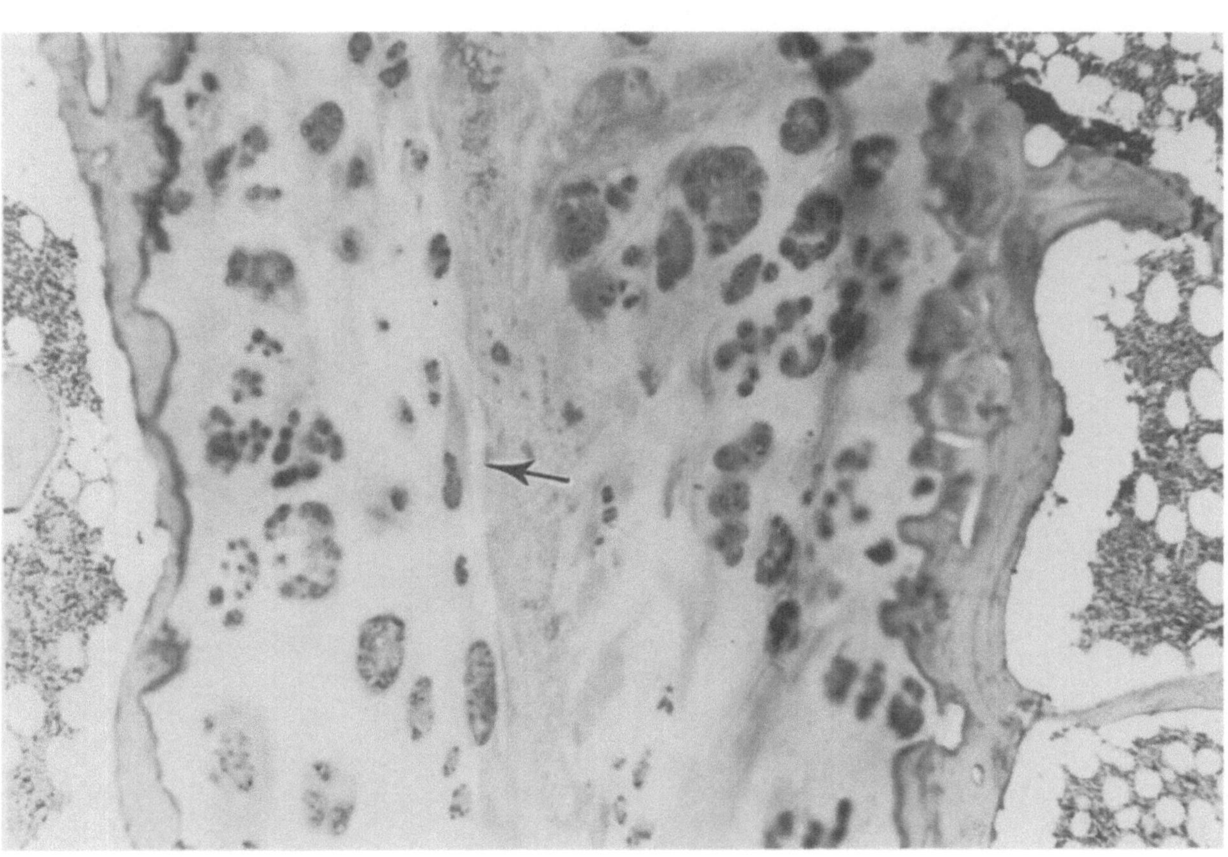

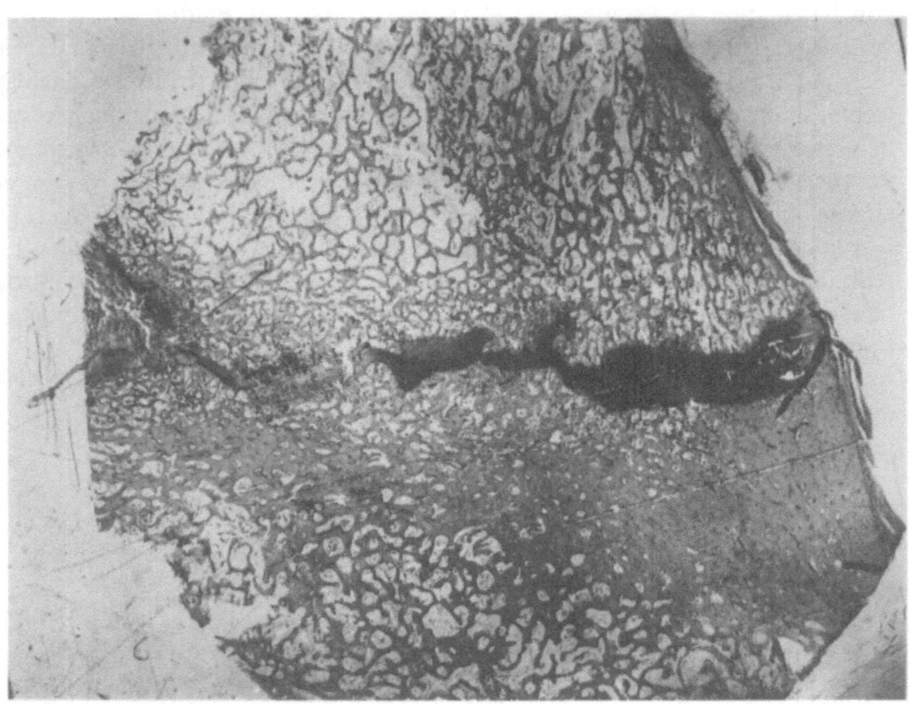

Abb. 311
Spondylitis
ankylopoetica

Vollzogene Synchondrose ohne periarthrale Verknöcherung. (Iliosakralgelenk).
(WURM, 1957)

eines primär entzündlichen Prozesses; eine Ansicht, die auch unseren eigenen Beobachtungen entspricht. Wir konnten in den Zwischenwirbelgelenken neben proliferativen und metaplastischen Vorgängen Fibrin als Rest einer exsudativen Entzündung feststellen (Abb. 313). Interessant ist der Befund von Ossifikationsvorgängen in der Kapsel kleiner Wirbelgelenke, die zu einer knöchernen Überbrückung ähnlich den Syndesmophyten führen können (Abb. 314 u. 315).

Abb. 312
Spondylitis
ankylopoetica

Vergrößerter Ausschnitt aus Abb. 311. Man erkennt eine Verschmelzung von sakralem Hyalinknorpel und iliakalem Faserknorpel

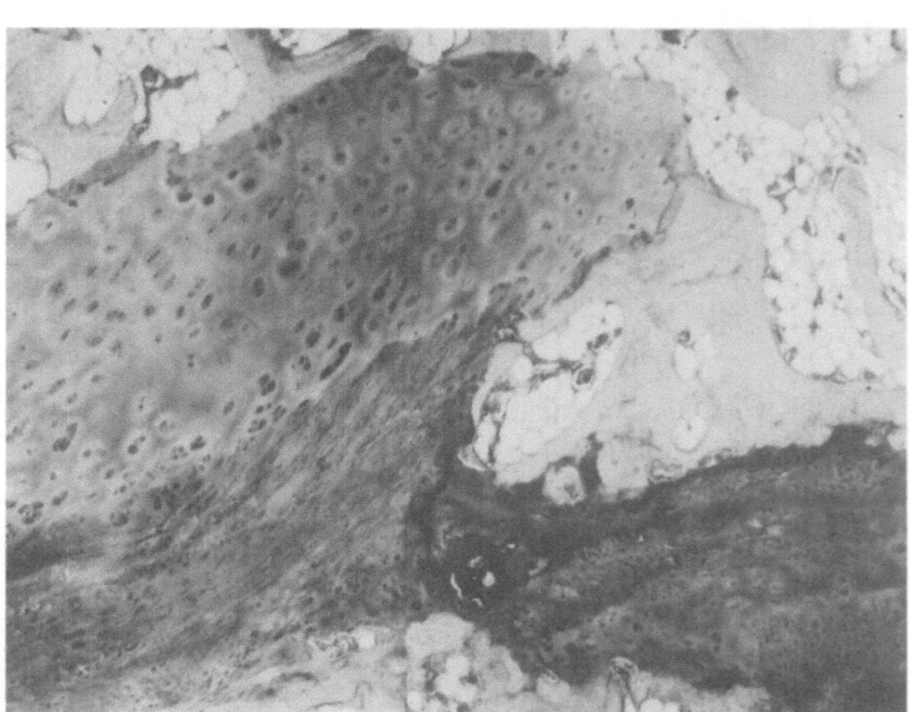

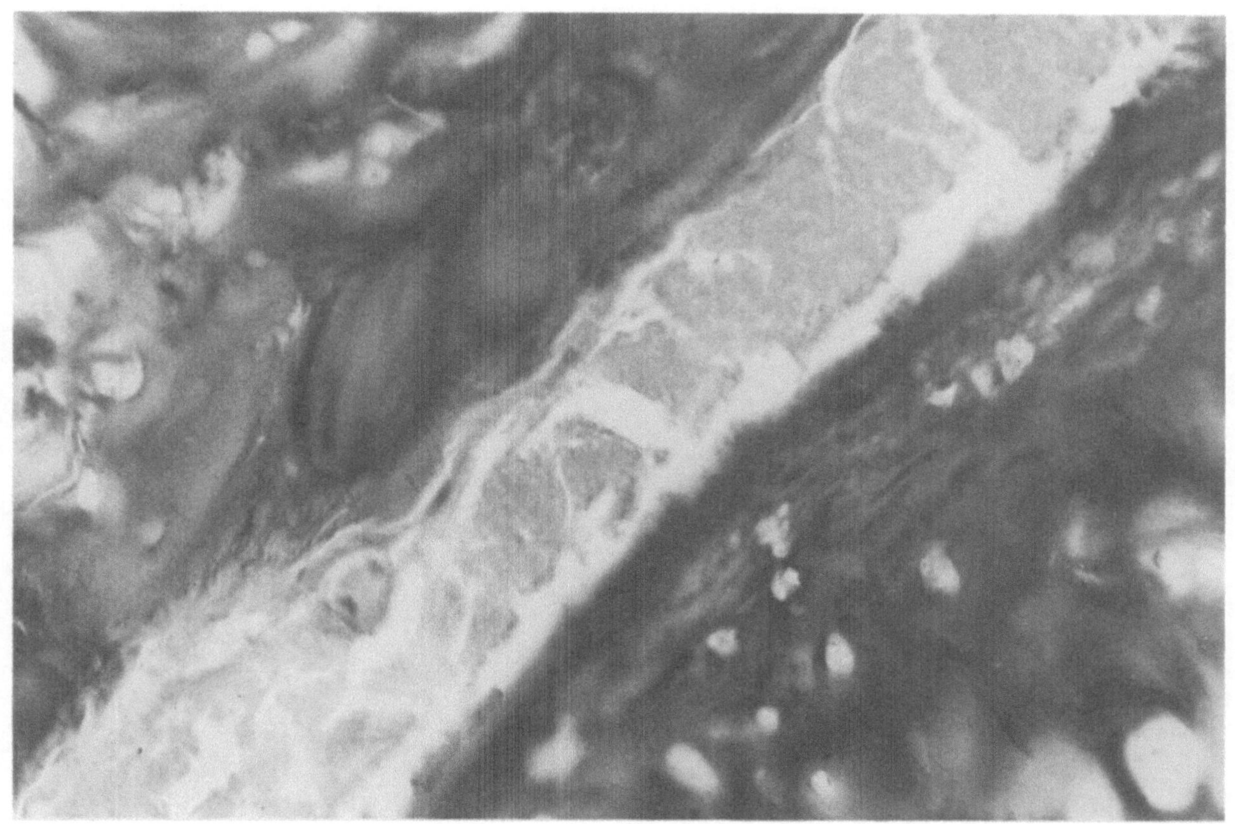

Fibrin im Gelenkspalt eines Zwischenwirbelgelenkes

**Abb. 313
Spondylitis
ankylopoetica**

Ossifikationsvorsprünge (Pfeil) in der Gelenkkapsel eines Zwischenwirbelgelenkes. (WURM, 1957)

**Abb. 314
Spondylitis
ankylopoetica**

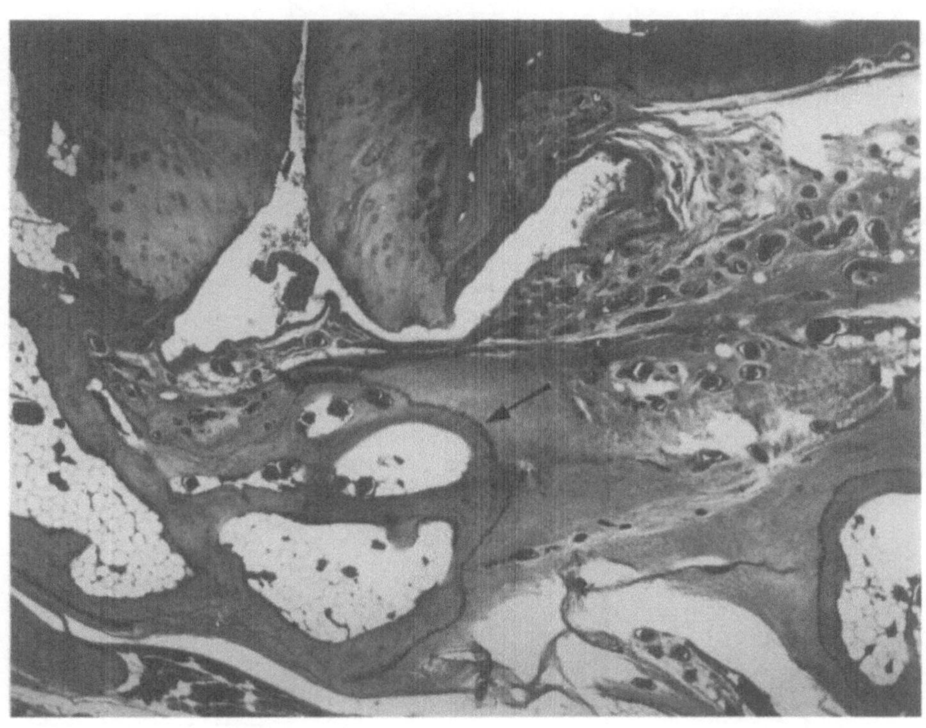

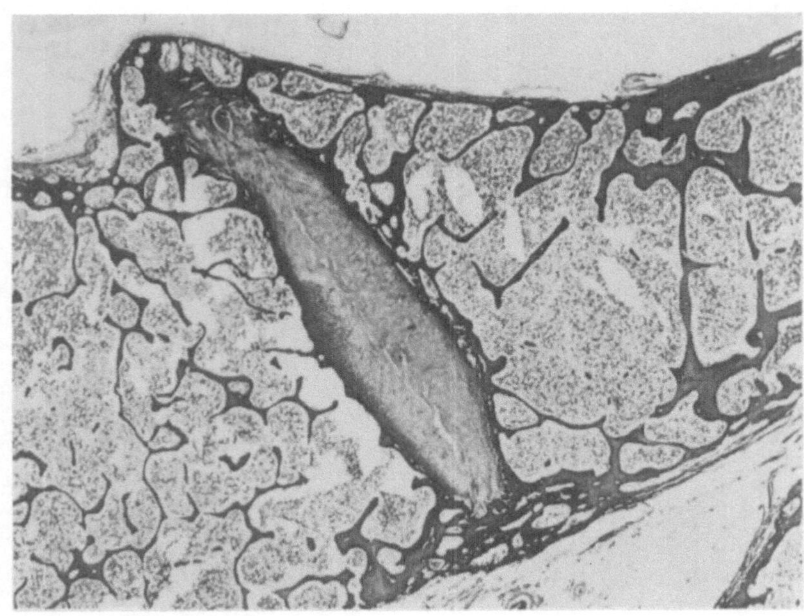

Rippenwirbelgelenk. Seitliche Gelenkpartien verknöchert. Zentrale Verschmelzung der knorpeligen Gelenkflächen. (AUFDERMAUR, 1953)

Typisches Bild einer Spondylitis ankylopoetica im Endstadium mit totaler Syndesmophytose („Bambusstab"). Wirbelsäule, dorso-lumbaler Übergangsbereich

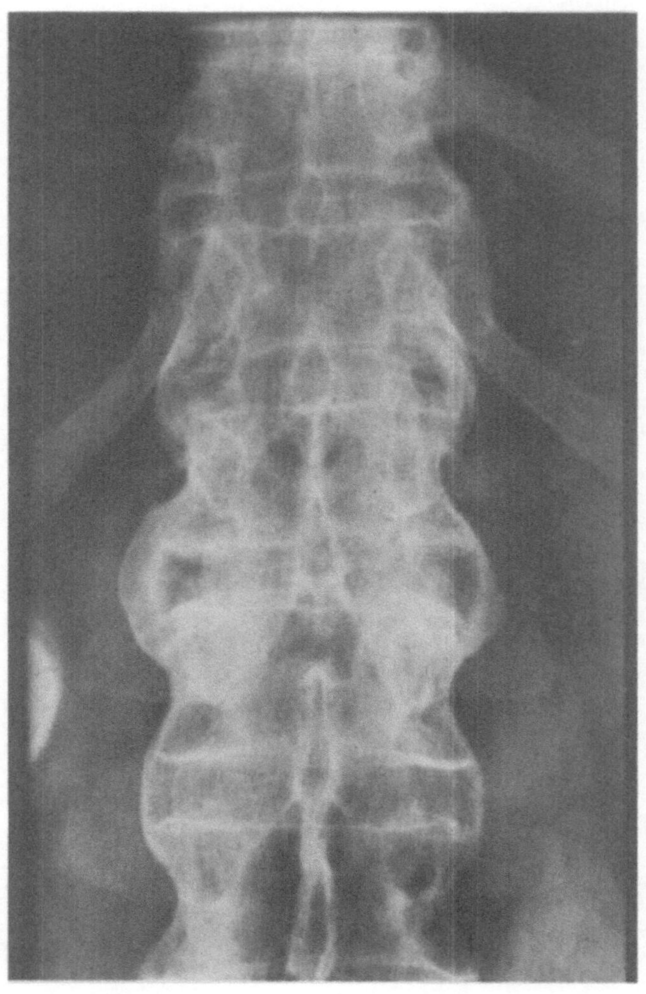

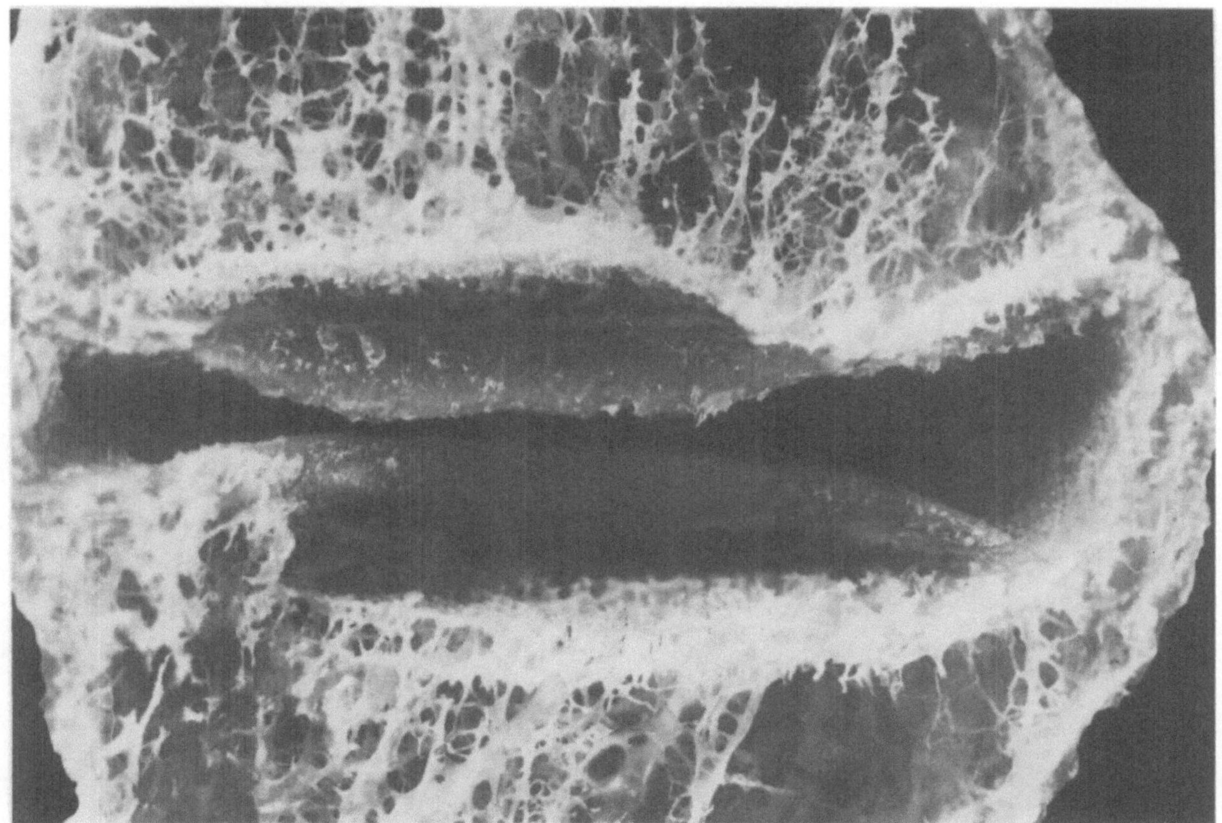

Syndesmophytenbildung zwischen zwei Wirbelkörpern mit Aussparung der zentralen Abschnitte des Anulus fibrosus und des Nucleus pulposus. Fortgeschrittene Osteoporose. (Mazerationspräparat)

Abb. 317
Spondylitis
ankylopoetica

Die arthritischen Prozesse im Rahmen der Spondylitis ankylopoetica zeichnen sich somit
1. durch ein Mißverhältnis zwischen Exsudation und Bindegewebsreaktion und
2. durch eine eigentümliche Neigung zu Fibroplasie, Metaplasie und sekundärer Knorpelverschmelzung aus.

8.4. Zwischenwirbelräume

Der Name „Syndesmophyt" stammt von FORESTIER und ROBERT (1934), die diese röntgenologisch führende Veränderung auf eine Verknöcherung des Bandapparates bezogen. Von VAN SWAAY und von OTT und WURM wissen wir jedoch, daß der Ort der Ossifizierung im allgemeinen der Anulus fibrosus ist (Abb. 316 u. 317). Seltener kann die Verknöcherung die subligamentäre Schicht des perivertebralen Bindegewebes befallen, und nur ausnahmsweise sind Teile des vorderen Längsbandes in den Prozeß einbezogen (SCHILLING) (Abb. 318). Die letzte Form ähnelt dann der Spondylosis hyperostotica (Abb. 319).

Wie die Ossifizierung bei der Syndesmophytenbildung verläuft, ist aus spärlichen histologischen Befunden, bei denen es sich durchweg um Spätveränderungen handelt, schwer zu rekonstruieren.

○ ENGFELD *et al.* (1954) ebenso wie OTT und WURM (1957) glauben, daß am Anfang des Verknöcherungsprozesses eine geringgradige Entzündung abläuft. Die Autoren können sich bei dieser Ansicht nur auf Indizien, wie Lymphozytenansammlungen im prävertebralen Gewebe und uncharakteristische Synovitiden an den kleinen Gelenken, stützen.

Syndesmophyten-
bildung

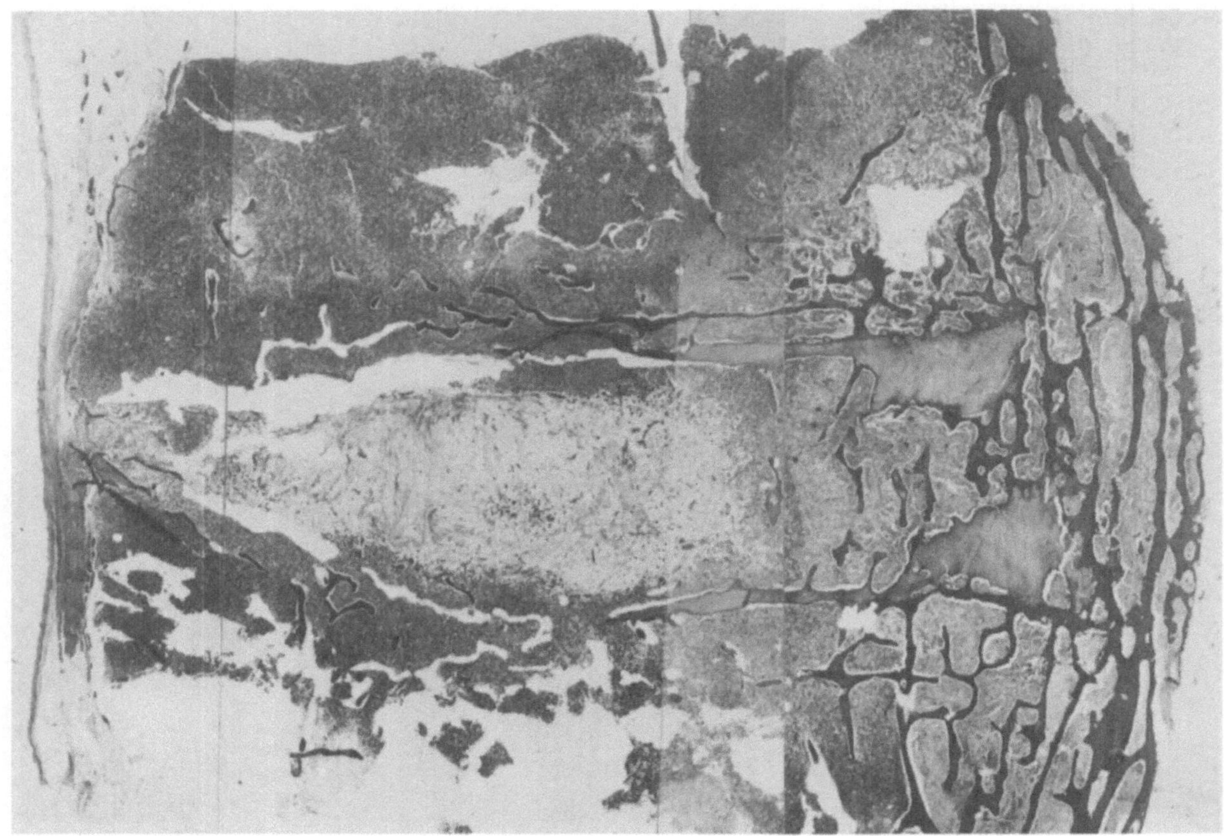

Abb. 318
Spondylitis
ankylopoetica

Großer Syndesmophyt mit Einbeziehung des vorderen Längsbandes und Verknöche-
rung des vorderen Anulus fibrosus

Während die Prozesse an den Zwischenwirbelgelenken auch nach unseren eigenen Beobachtungen durch die Fibrinaustritte eindeutig als entzündlich ausgewiesen sind, erscheint es uns heute problematisch, kleine Lymphozytenherde im lockeren oder straffen prävertebralen Gewebe als beweisendes Merkmal einer Entzündung anzusehen (Abb. 320).

Enchondrale Ver-
knöcherung der
Brustwirbelscheiben

Die Dynamik des Verknöcherungsprozesses selbst wurde von OTT und WURM eingehend analysiert und dargestellt. Demnach kommt es in den äußeren Schichten des Anulus fibrosus zunächst zu einer Kernschwellung der Fibrozyten, der eine chondroide Umwandlung des kollagenen Bindegewebes folgt. An den Randleistenkanten bildet sich ein typischer Säulenknorpel aus, der provisorisch verkalkt und von der Knochengrenze her durch einsprossende Gefäße aufgeschlossen wird. Die anschließende Ossifikation geht nach dem enchondralen Typ von den Gefäßkanälen aus (Abb. 321). Der neugebildete lamelläre Knochen hat die Struktur einer sklerotischen Spongiosa. Der Syndesmophyt bildet zunächst eine schmale Brücke von Wirbelkörper zu Wirbelkörper. Im Laufe der Zeit können im Bereich der übrigen Bandscheibe unregelmäßige, zierlich spongiöse Knochenbildungen auftreten (Abb. 322). Sie werden von Gefäßeinbrüchen eingeleitet, die vom Wirbelbereich ausgehen und gegen den Nucleus pulposus vordringen (Abb. 323). Um diese Gefäße entwickelt sich eine Spongiosa, die unter Auflösung des Bandscheibengewebes schließlich den ganzen Zwischenwirbelraum ausfüllen kann (Abb. 324).

Ankylosierung
der Wirbelsäule

Auf diese Weise können einzelne oder mehrere Bewegungssegmente ankylosieren (Abb. 325). Im Extremfall kann das gesamte Achsenskelett zu einer unbe-

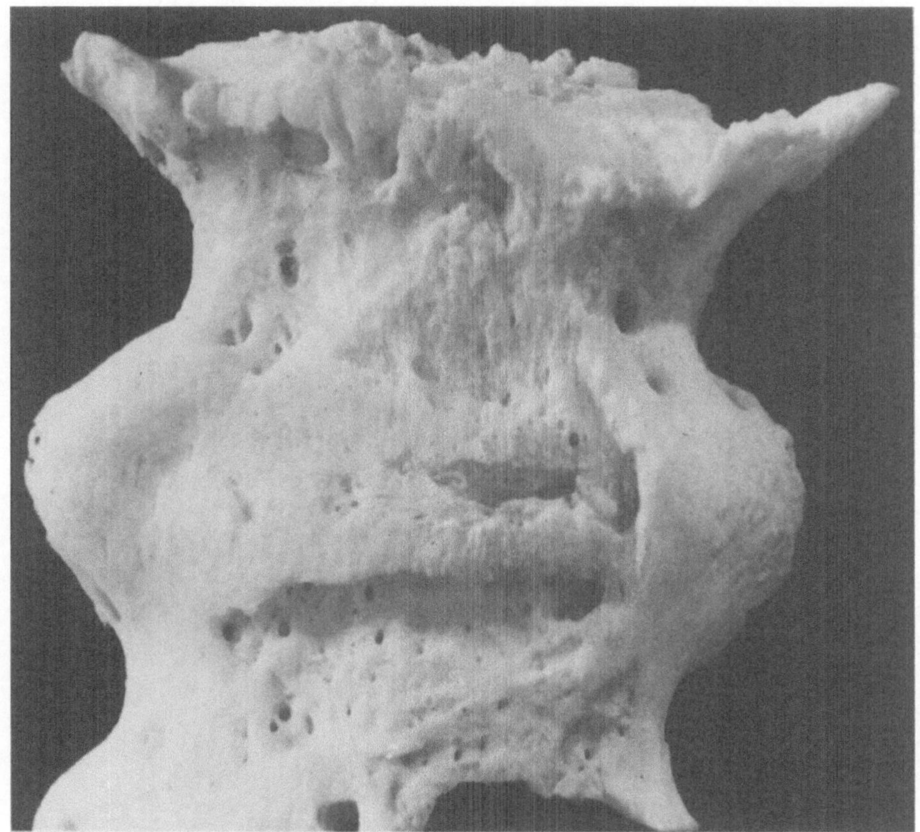

Stark vorspringende Syndesmophytenbildung unter Einbeziehung des Bandapparates. (Lendenwirbelsäule)

Abb. 319
Spondylitis
ankylopoetica

Lymphozyteninfiltrate im prävertebralen Bindegewebe. (Lendenwirbelsäule)

Abb. 320
Spondylitis
ankylopoetica

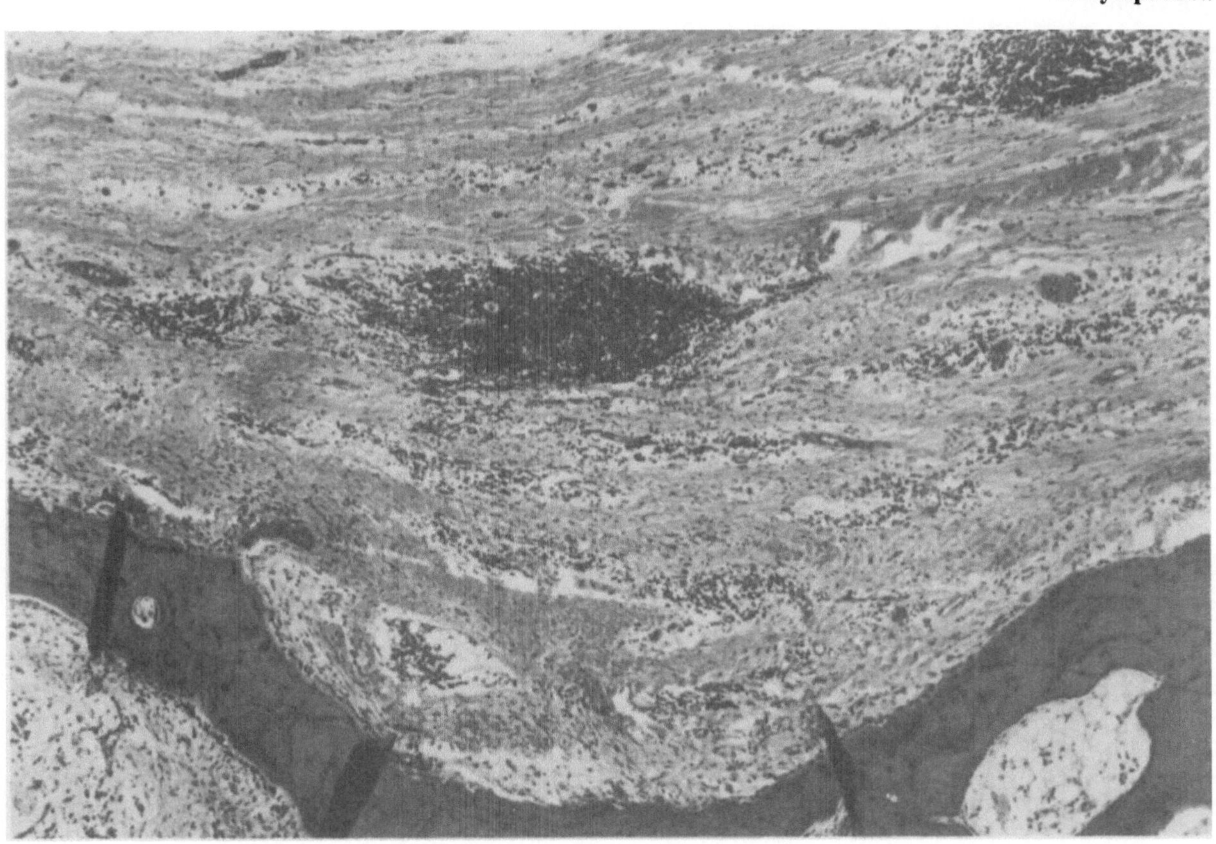

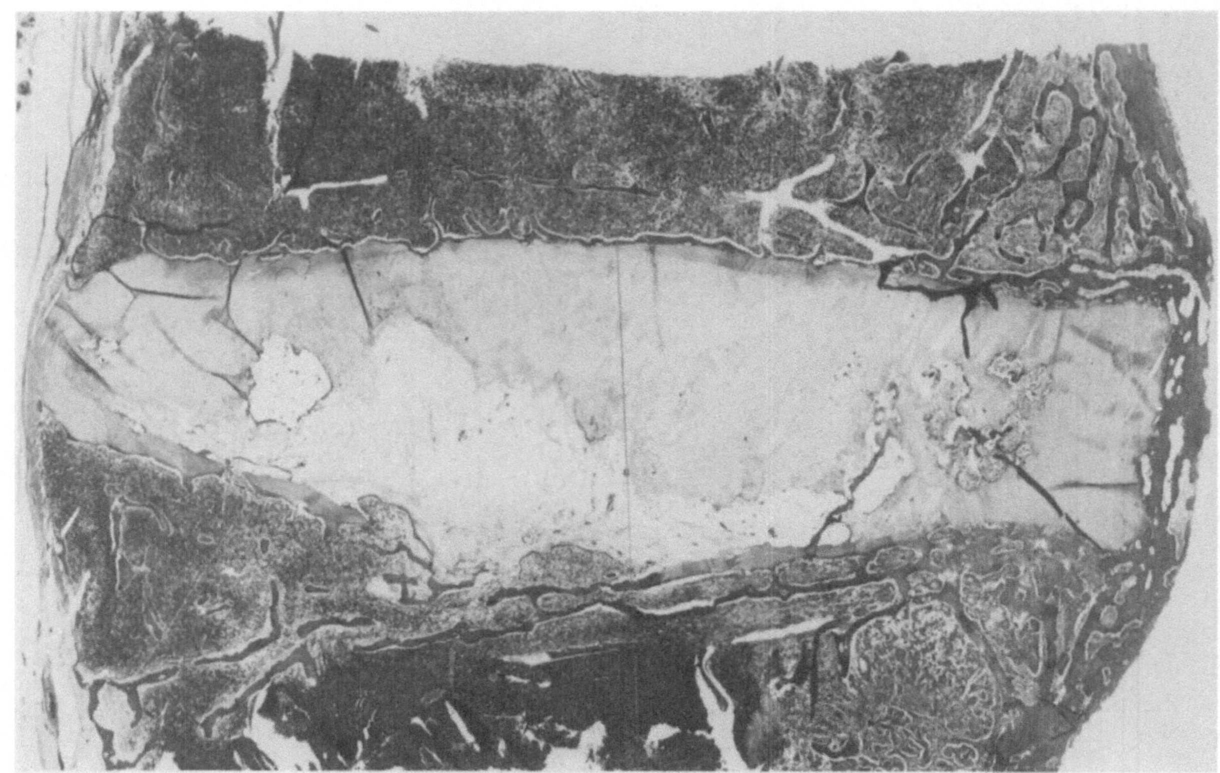

Abb. 321
Spondylitis
ankylopoetica

Schmaler Syndesmophyt und beginnende enchondrale Ossifikation der Zwischen-wirbelscheiben. Auflösung der Deckplatten und Osteoporose. (Lendenwirbelsäule)

Abb. 322
Spondylitis
ankylopoetica

Knöcherner Umbau der vorderen Zwischenwirbelscheibenhälfte. Deutliche Osteo-porose. (Lendenwirbelsäule)

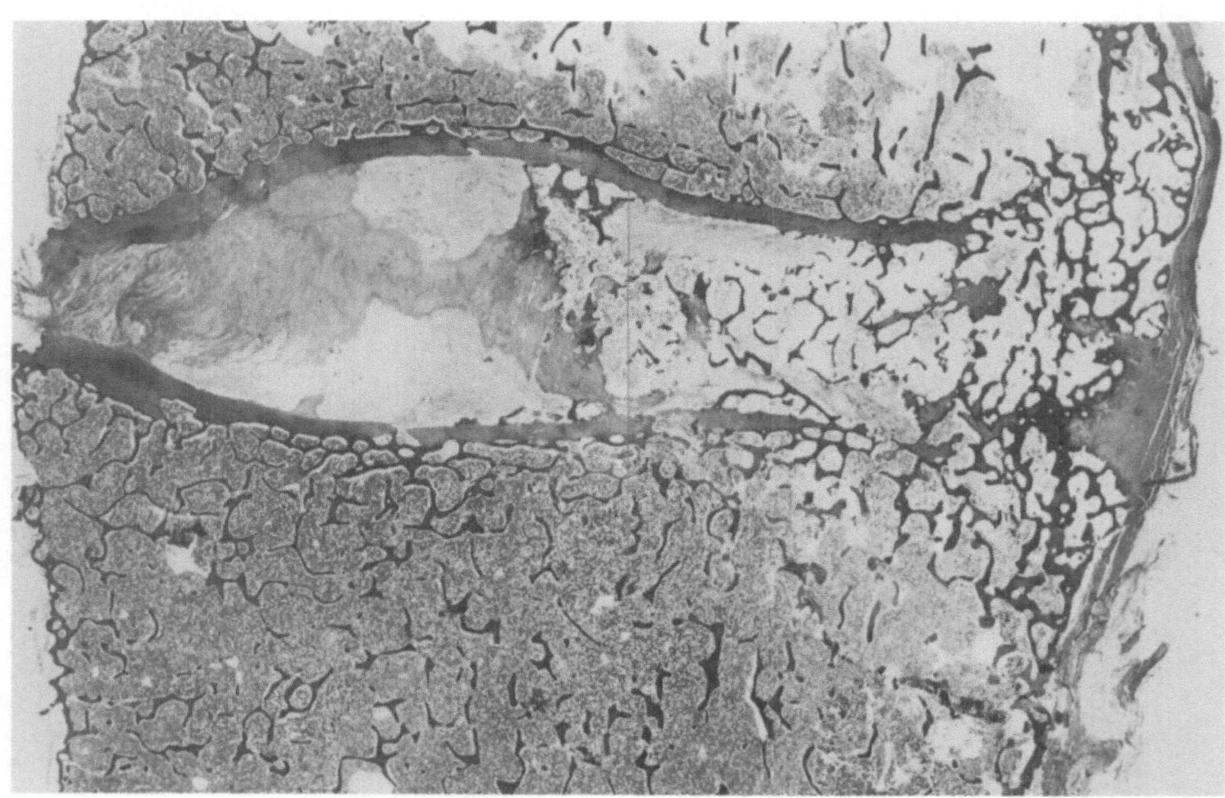

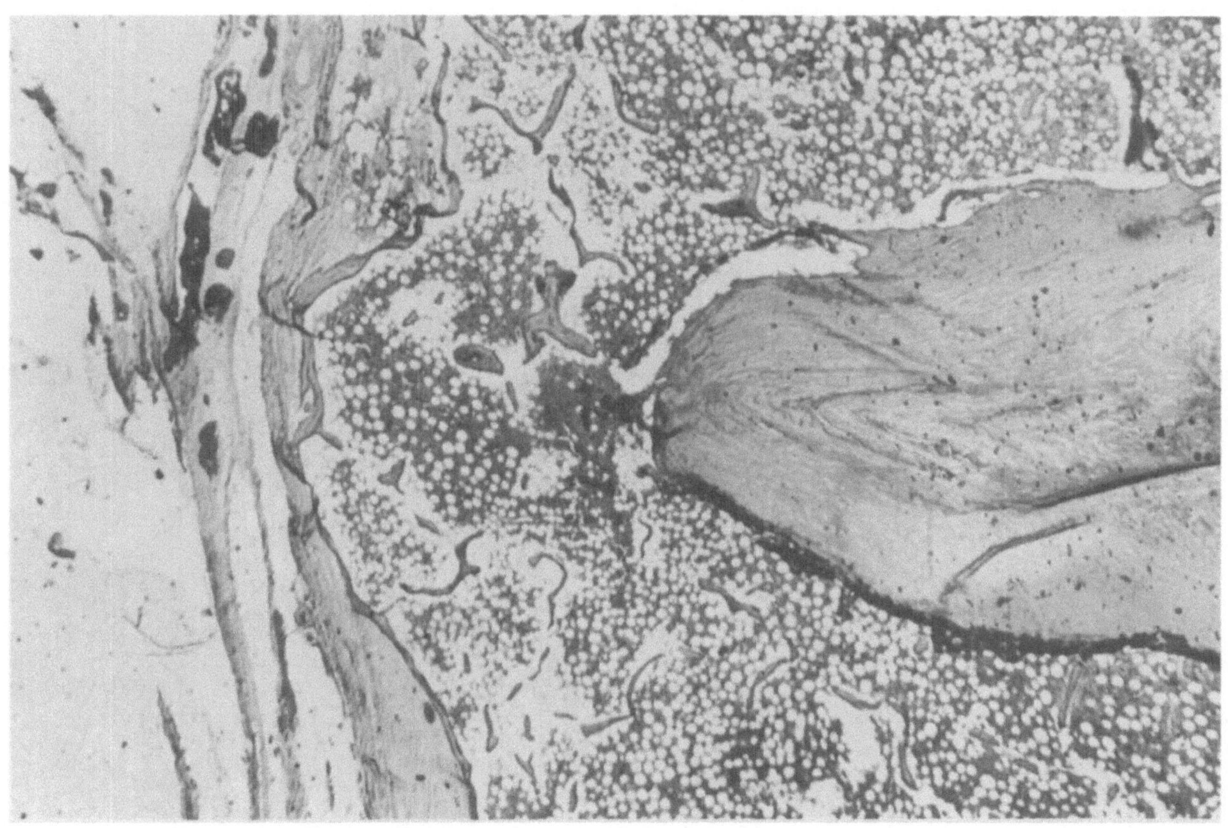

Verknöcherung des Randleistenanulus mit völliger Durchstrukturierung der Knochenbrücke. (Brustwirbelsäule)

Reste des Nucleus pulposus, von Knochenbälkchen ummauert. (Brustwirbelsäule)

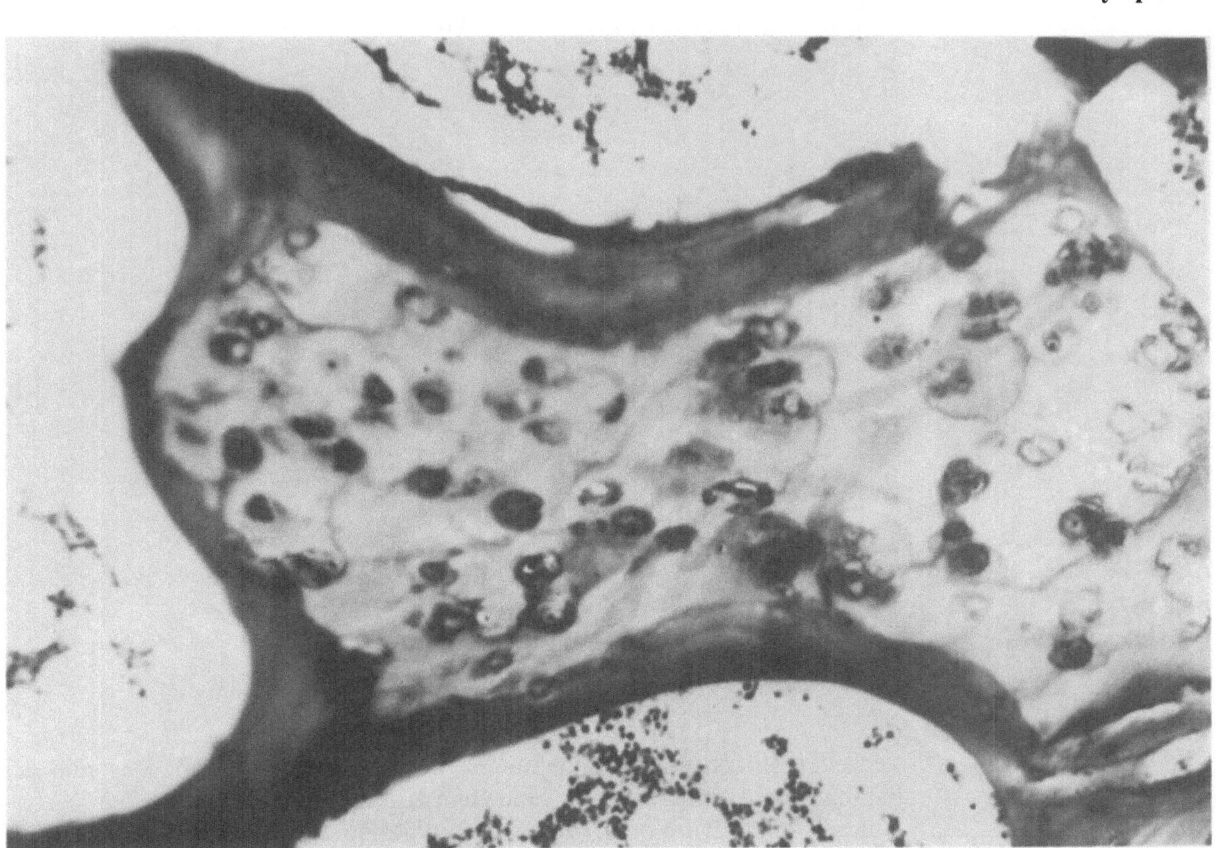

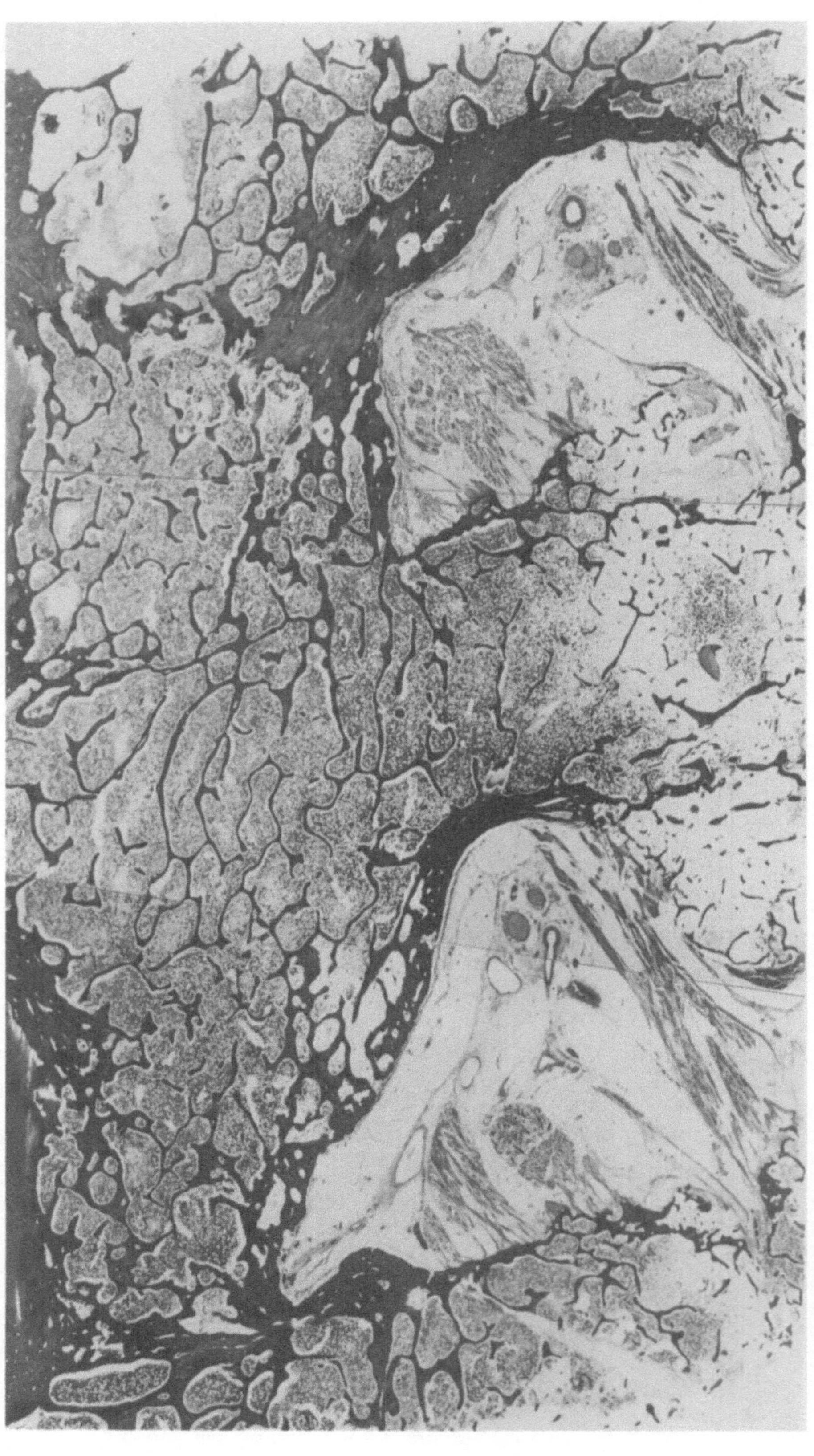

**Abb. 325
Spondylitis
ankylopoetica**

Ankylose dreier Brustwirbel mit knöchernem Durchbau im hinteren Wirbelbereich

weglichen Knochensäule umgewandelt werden (Abb. 326–328). Das Bild des
Bambusstabs kommt durch folgende Umstrukturierung der versteiften Wirbelsäule zustande: Die Vorderkanten werden geglättet, die Wirbel werden kasten-

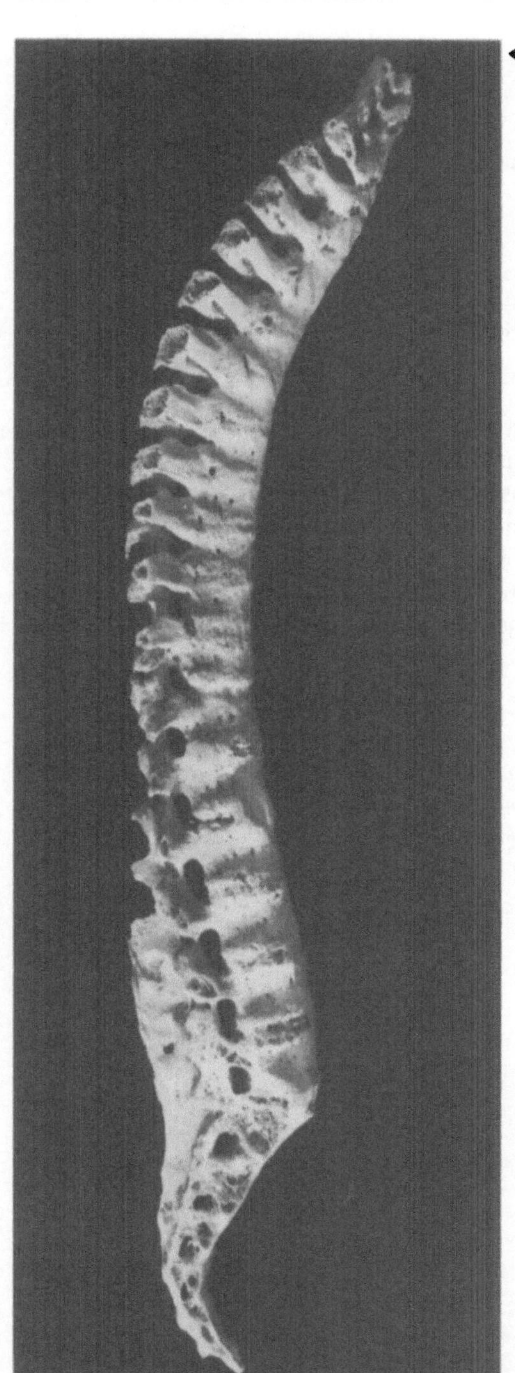

**Abb. 326
Spondylitis
ankylopoetica**

*Totale Ankylosierung der
Wirbelsäule und kleinen Ge-
lenke ("Bambusstab").
(Mazerationspräparat)*

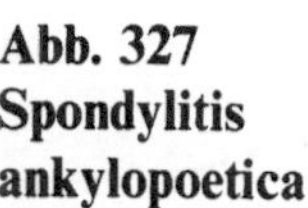

**Abb. 327
Spondylitis
ankylopoetica**

*Vollständige Ankylose der
Wirbelsäule. Man erkennt
den knöchernen Durchbau
aller segmentalen Elemente.
(Mazerationspräparat)*

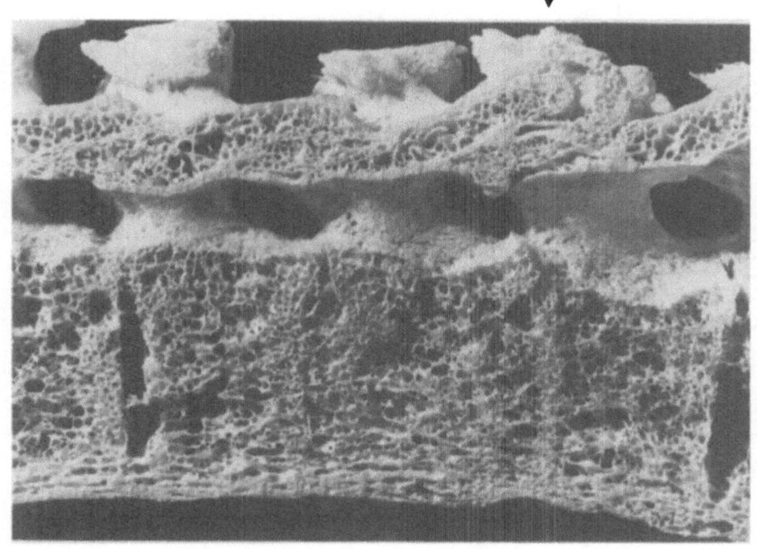

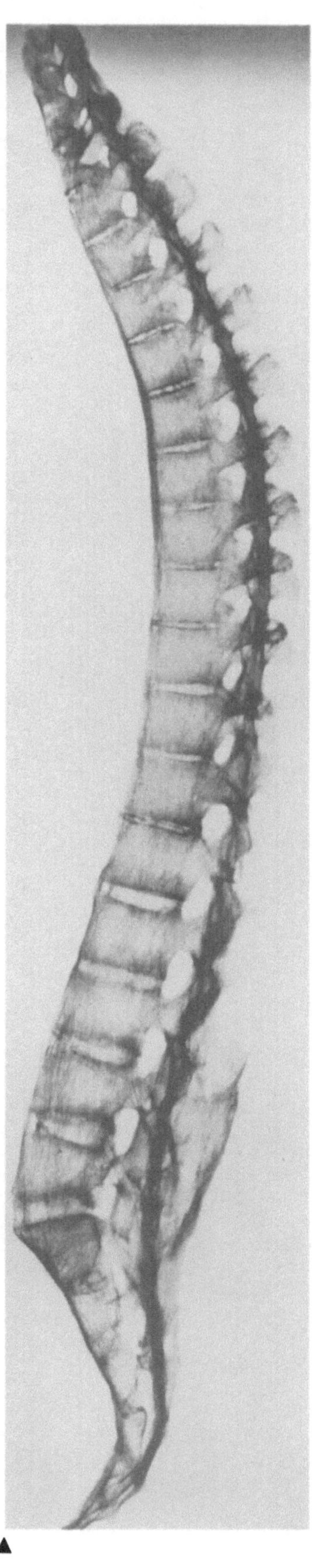

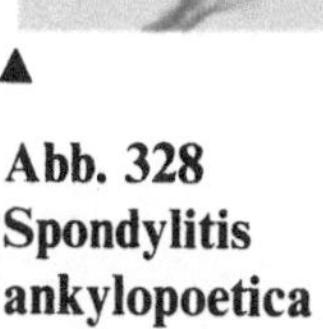

**Abb. 328
Spondylitis
ankylopoetica**

*Totale Ankylosierung der Wir-
belsäule und kleinen Gelenke
("Bambusstab"). (Gleiches
Präp. wie Abb. 326)*

förmig, die Wirbelsäulenkontur wird durch Syndesmophytenwülste unterbrochen. Dem Bewegungsverlust folgt eine mehr oder weniger ausgeprägte Osteoporose (Abb. 317).

8.5. Wirbelkörper

Neben den charakteristischen, metaplastisch-ankylosierenden Vorgängen am Stammskelett laufen in etwa 10% aller Fälle von Spondylitis ankylopoetica auch destruktive Prozesse an den Wirbelkörpern ab. Es handelt sich dabei um osteolytische Vorgänge, deren entzündliche Genese wahrscheinlich ist.

Bereits in frühen Stadien der Kankheit können destruktive Prozesse an der Wirbelkörpervorderfront im Lordosebereich in Form einer „Spondylitis anterior" ablaufen. Weitere Zerstörungen treten im Bereich des Intervertebralspaltes als „Spondylitis marginalis" und als „Spondylodiszitis" auf. Während die Spondylitis anterior sich über größere Abschnitte der Wirbelsäulenfront ausdehnen kann, ist die Spondylodiszitis meistens auf ein Bewegungssegment begrenzt (Abb. 329).

Abb. 329

Schema der disko-vertebralen Destruktionen
1. Spondylitis anterior (Konvexierung der vorderen Kontur)
2. Spondylitis anterior (Begradigung der vorderen Kontur)
3. Spondylitis marginalis (Randleistendestruktion)
4. Spondylitis marginalis („shining corner")
5. Tonnenwirbel
6. Diszitis
7. Diszitis
8. Spondylodiszitis
9. Spontanfraktur der Gelenkfortsätze bei spondylo-diszitischem Segmentkollaps

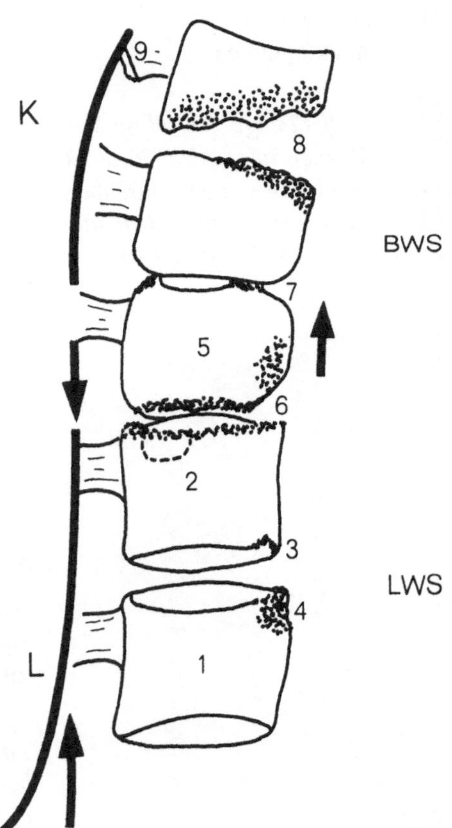

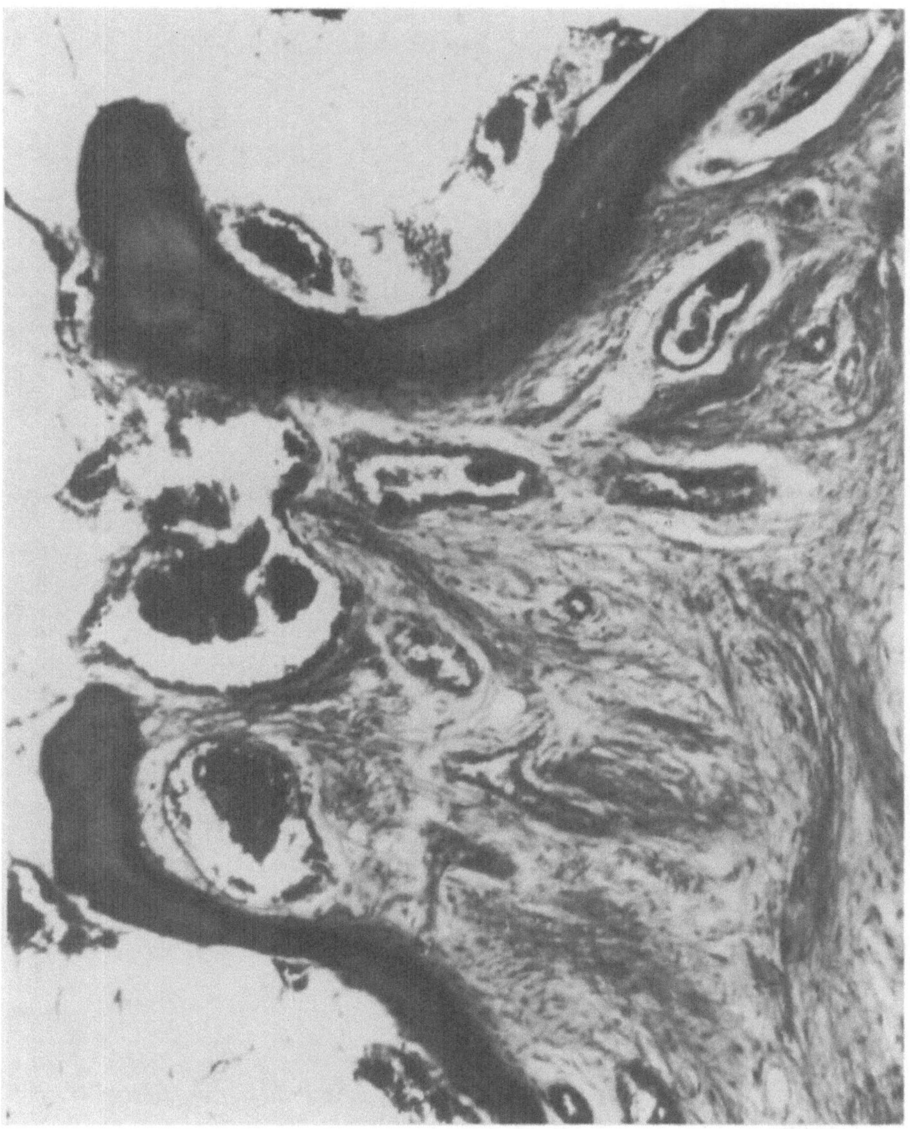

Fibrose und erweiterte venöse Hohlräume im Bereich einer durchbrochenen Wirbelfrontplatte

Inwieweit diesen osteolytischen Prozessen ein wirklicher Entzündungsmechanismus zugrunde liegt, ist anhand der bisher dokumentierten Befunde noch nicht überzeugend geklärt. Röntgenologisch und auch autoptisch fanden sich ein Abbau der Wirbelrandstrukturen und eine Sklerose des angrenzenden Knochengewebes.

Wir selbst sahen durchbrochene Kompaktastrukturen, Neubildung von bindegewebigem Knochen- und Narbengewebe. Zwischen den zellarmen kollagenen Faserbündeln fanden wir weite, venöse Hohlräume (Abb. 330).

In einem Fall sahen wir an der Wirbelvorderseite im Lendenbereich streifenförmige Fibrinexsudate und granulozytäre Infiltrate unter dem vorderen Längsband. Die kompakte Wirbelfront war hier angenagt und teilweise durchbrochen. Wir glauben, daß diese exsudativen Veränderungen diskret und flüchtig sind, sehen in ihnen aber einen Beweis für die entzündliche Genese der osteolytischen Prozesse und halten die Bezeichnung „Spondylitis anterior" für gerechtfertigt (Abb. 331–333).

Zusammenfassend können wir die Spondylitis ankylopoetica folgendermaßen charakterisieren:

1. Die Spondylitis ankylopoetica ist gekennzeichnet durch metaplastisch ossifizierende und durch osteolytisch destruierende Prozesse am Stammskelett.

2. Die verfügbaren Beobachtungen sprechen dafür, daß der Bandscheiben- und Kapselverknöcherung eine flüchtige entzündliche Phase vorausgeht, als

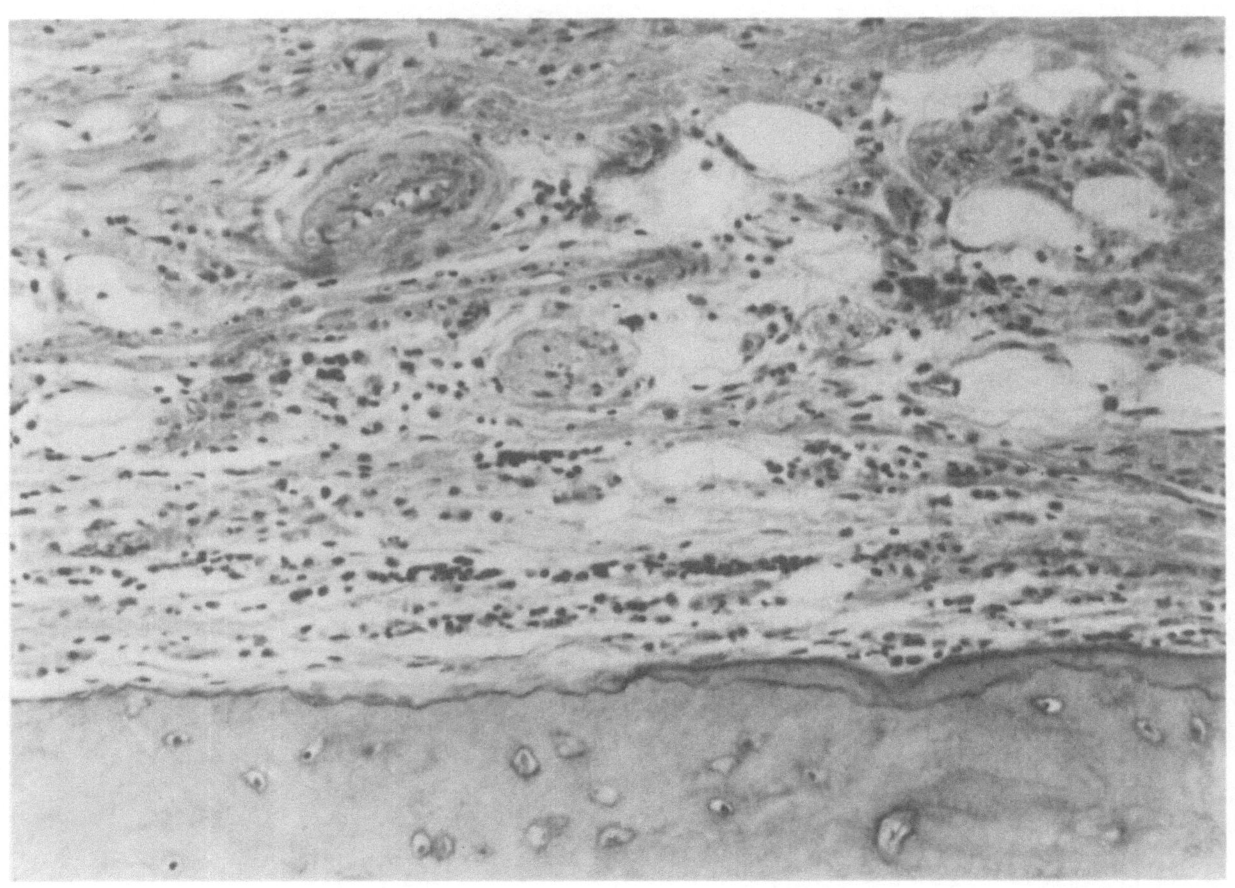

Abb. 331
Spondylitis anterior

Granulozyten im prävertebralen Bindegewebe mit kleinen Erosionen der Wirbel-vorderfront

Abb. 332
Spondylitis anterior

Prävertebrale Granulozyteninfiltrate in engem Kontakt mit der erodierten Wirbel-vorderkante

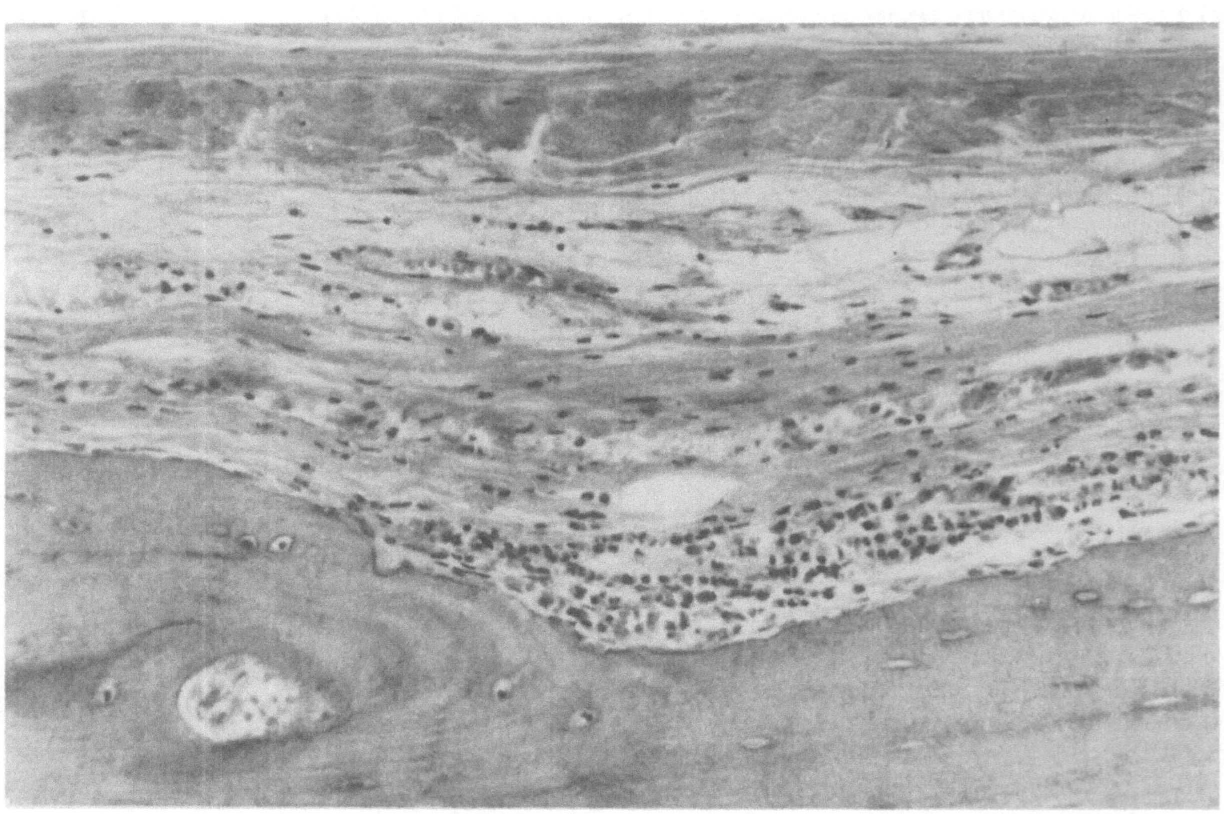

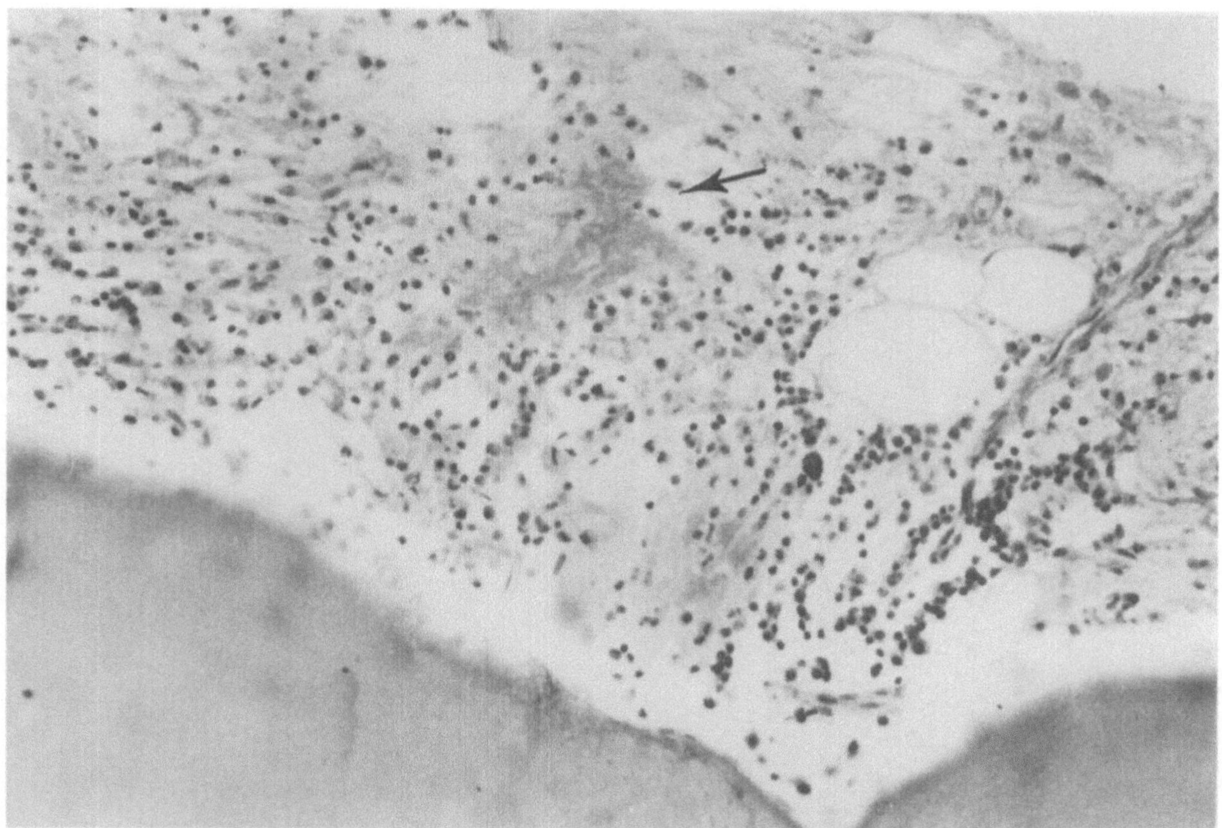

Fibrin (Pfeil) und Granulozyteninfiltrate in Kontakt mit der Wirbelvorderfront

Abb. 333
Spondylitis anterior

deren Spuren kleine Lymphozytenherde im prävertebralen Bindegewebe anzusehen sind. Das Charakteristikum der Spondylitis ankylopoetica liegt in einer proportionalen Verschiebung zwischen exsudativ-produktiv entzündlicher Phase und anschließender Fibroplasie zugunsten der letzteren. Die Ossifizierung folgt dem Muster der enchondralen Verknöcherung und ist am ehesten durch Aktivierung örtlicher metaplastischer Potenzen im Stammskelett zu erklären.

3. Die osteolytischen Prozesse an Wirbelkanten und -oberflächen müssen, auch wenn morphologische Beweise an den Spätfällen nicht mehr zu erheben sind, auf einen entzündlichen Initialprozeß zurückgeführt werden, dem dann Narben- und Knochenneubildung folgen.

4. Die Spondylitis ankylopoetica kann entweder überwiegend ossifizierend verlaufen, und zwar bei älteren Patienten, oder aber bei jüngeren überwiegend spondylarthritisch.

5. Sämtliche arthritischen Vorgänge an den großen und kleinen Gelenken sind durch ein ungewöhnliches Überwiegen der fibroplastischen über die exsudativ-proliferativen Prozesse gekennzeichnet.

8.6. Innere Organe

Die Prozesse am Stammskelett und den proximalen Gelenken im Rahmen der Spondylitis ankylopoetica sind gelegentlich von Erkrankungen innerer Organe begleitet.

Bei Patienten mit Spondylitis ankylopoetica wurden in etwa der Hälfte der Fälle Zeichen einer Aorteninsuffizienz beobachtet. Pathologisch-anatomisch finden sich dabei charakteristische Veränderungen, die man summarisch als Fibrose der Klappenbasis bezeichnen kann. Zwar sind die Aortenklappen vorwiegend befallen, gleichartige Veränderungen kann man aber, wenn auch selten, ebenfalls

Aorteninsuffizienz
bei Spondylitis
ankylopoetica

257

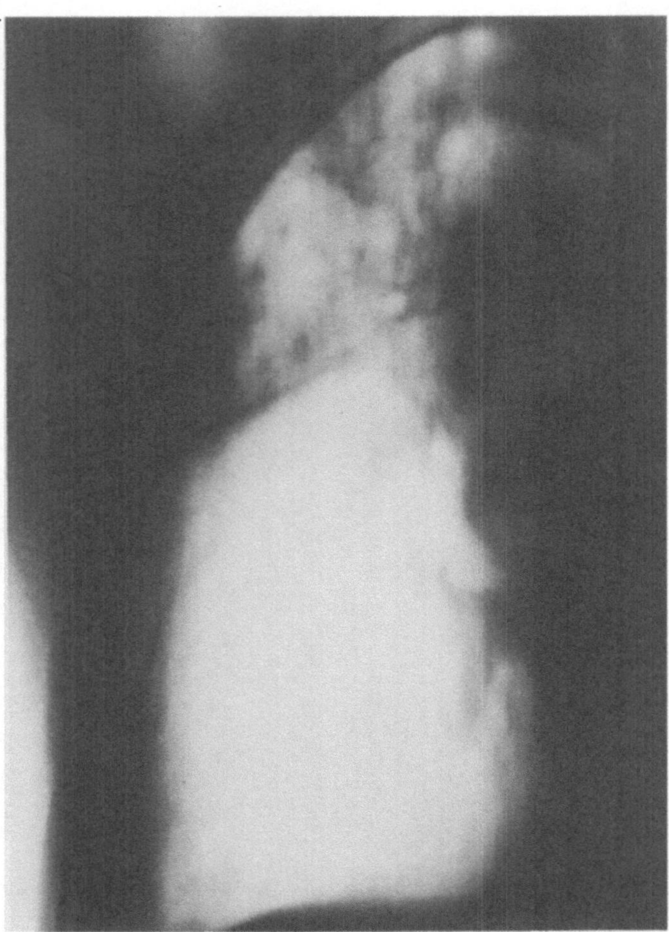

(Tomogramm). Zystische Fibrose des rechten Lungenoberlappens mit Pleura-schwarte bei einem 48jährigen Mann mit fortgeschrittener Spondylitis ankylopoe-tica. Spezifische und unspezifische Infekte wurden ausgeschlossen. Langsame Pro-gredienz innerhalb von 4 Jahren, auf linke Seite übergreifend

an der Mitralklappe beobachten (o DAVIDSON u. BAGGENSTOSS, 1963). Dem Prozeß fehlen morphologische Merkmale wie Aschoffsche Granulome, Fibrin-wärzchen oder CP-Nekrosen, wie sie für Rheumatisches Fieber oder Chronische Polyarthritis typisch sind. Charakteristisch ist dagegen der Befund von fibrösem Narbengewebe mit sekundärer Verlötung und gelegentlicher Verknöcherung im Bereich des Anulus fibrosus, wobei dieser Prozeß auf die Basis übergreift und in das Klappengewebe hineinbricht. Die Klappen sind dabei verdickt und ihre Ränder eingerollt. Obwohl die Klappentaschen auch einmal punktförmig verbunden sein können, fehlt grundsätzlich eine flächenhafte Verschmelzung der Ränder, wie das nach abgelaufener rheumatischer Endokarditis der Fall sein kann. In Nachbarschaft der Fibrose zeigen die Blutgefäße Mediaverdickung und Intimahyperplasie. In der Mitralklappe liegen neugebildete Blutgefäße.

Das fibröse Gewebe kann sich innerhalb des Herzskeletts ausbreiten und das Reizleitungssystem zerstören. Ein Herzblock kann die Folge sein (WEED et al., 1966). Bis jetzt wurden übereinstimmend lediglich ausgebrannte Narbenzu-stände gesehen. Floride Prozesse, die einen Einblick in die Pathogenese geben können, entzogen sich bis heute der Beobachtung. Das Fehlen aktueller morpho-logischer Entzündungszeichen in Herzskelett, Aorta und Herzklappe erinnert an die grundsätzlich gleichartige Situation im perivertebralen Gewebe bei der Spondylitis ankylopoetica. Auch hier sind die Veränderungen gekennzeichnet durch zellarme Fibrosierung und Gefäßneubildung. Einzelne spärliche Lympho-zytenbefunde dürfen dabei nicht als Kronzeugen einer abgelaufenen konventio-nellen Entzündung herangezogen werden.

Ich bin eher geneigt, zur Erklärung der generalisierten Fibrosierungstendenz, wie sie die Grundprozesse bei der Spondylitis ankylopoetica kennzeichnet, den

Klappenfibrose

Ungeklärte Entstehungsweise der Fibrose

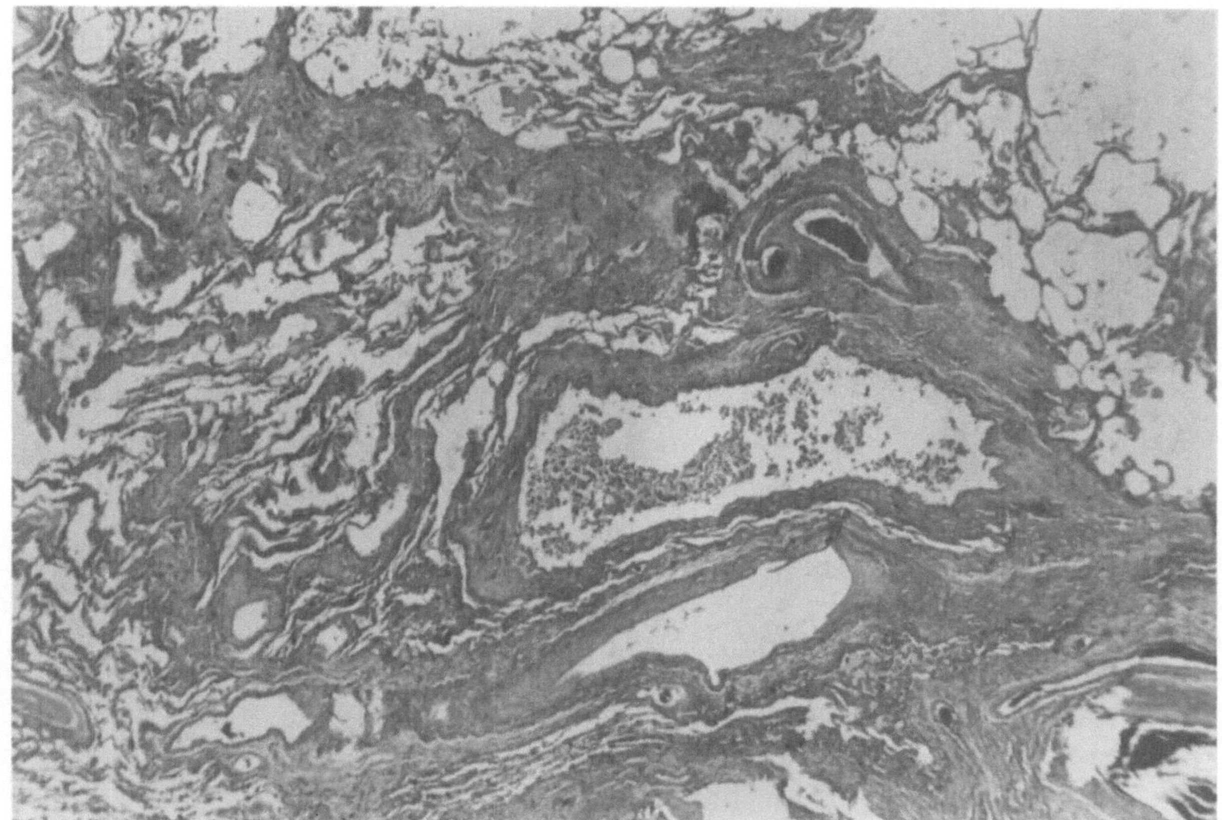

Fibrose des rechten Lungenoberlappens

weitgehend in Vergessenheit geratenen Begriff der „serösen Entzündung" von O RÖSSLE (1933) heranzuziehen. Bei der „serösen Entzündung" schließt sich an den Austritt des Blutserums eine Entwicklung kollagener Fibrillen an und führt zur Sklerose. Ein solcher Mechanismus wäre eine näherliegende Erklärung für die fibrosierenden Veränderungen bei der Spondylitis ankylopoetica als die Annahme, daß es sich hierbei um narbige Rückstände einer nie bewiesenen vorgängigen Entzündung vom konventionellen zellulären Typ, ähnlich der Chronischen Polyarthritis handelt. Die Spondylitis anterior macht hierbei eine Ausnahme.

Die klinische Bedeutung des ankylosierenden Prozesses liegt darin, daß alle Gelenke, die an der Atemexkursion des Brustkorbes beteiligt sind, befallen werden können. Die daraus resultierende Brustkorbstarre führt zur Überblähung der Lunge und zum chronischen Emphysem. Dieses wiederum kann zu pulmonaler Hypertonie und Überlastung der rechten Herzkammer führen.

Erst seit kurzem ist als weitere Komplikation der Spondylitis ankylopoetica eine zystische Fibrose der Lungenvorderlappen bekannt (Abb. 334 u. 335).

Als atypische Spondylitis ankylopoetica gelten jene Varianten des beschriebenen Krankheitsbildes, die bei Colitis ulcerosa und Enteritis regionalis, beim chronischen Reiter-Syndrom und bei Arthritis psoriatica auftreten können (Literatur bei SCHILLING, 1973 b).

Mögliche Rolle der serösen Entzündung bei der Entstehung sklerosierender Prozesse im Rahmen der Spondylitis ankylopoetica

Atypische Spondylitis ankylopoetica

Arthritis psoriatica

Synonyma: Psoriasis-Arthritis, Psoriasis-arthropatica

Etwa 3–5% der Patienten mit Chronischer Polyarthritis leiden an einer Psoriasis. Das Zusammentreffen der seropositiven Form mit Psoriasis entspricht der allgemeinen Erwartungshäufigkeit. Dagegen läßt das gehäufte Auftreten von seronegativer Polyarthritis bei Patienten mit Psoriasis einen deutlichen nosologischen Zusammenhang erkennen. So leiden nachweislich 33% aller Männer mit seronegativer Chronischer Polyarthritis an einer Psoriasis (SCHILLING, 1969b).

Als diagnostische Kriterien der Arthritis psoriatica wurden 1969 auf der Arbeitstagung über Arthritis psoriatica in Puerto de la Cruz folgende Merkmale definiert (MATHIES, 1970).

Hauptkriterien:

1. Früher Befall einzelner Fingerendgelenke und/oder Zehengelenke.

2. Befall aller Gelenke eines Fingers oder einer Zehe.

3. Dermatologisch gesicherte Psoriasis der Haut und/oder Nägel oder sichere Psoriasis in der nächsten Verwandtschaft.

4. Typische Röntgenbefunde an den Finger- und/oder Zehengelenken: Gleichzeitiges Bestehen von Knochendestruktionen und -proliferationen, Mutilationen (evtl. auch sonstige röntgenologische Erscheinungen), ossifizierende Periostitiden und Tendinitiden, osteolytische Defekte an der Tuberositas unguicularis, Fehlen einer gelenknahen Osteoporose trotz Destruktionen.

5. Röntgenbefund der Wirbelsäule: charakteristische Ossifikationen.

Nebenkriterien:

1. Früher Fersenschmerz.

2. Keine Rheumafaktoren, keine antinukleären Faktoren.

3. Klinische und/oder röntgenologische Beteiligung der Sakroiliakalgelenke.

4. Regellose Deviationen an Fingern und Zehen.

Serologisches Verhalten, Lokalisation und Gelenkveränderungen sprechen dafür, daß es sich bei der Arthritis psoriatica um eine Krankheit sui generis handelt, die sich deutlich gegenüber der Chronischen Polyarthritis abgrenzen läßt.

Im Gegensatz zur Chronischen Polyarthritis werden von der Arthritis psoriatica beide Geschlechter gleich stark befallen. Das Manifestationsalter liegt etwa 10 Jahre vor dem der Chronischen Polyarthritis. Im allgemeinen geht die Hauterkrankung dem Gelenkprozeß lange Zeit voraus. In seltenen Fällen kann es aber auch umgekehrt sein.

Während bei der Chronischen Polyarthritis in erster Linie die Fingermittelgelenke befallen sind, tritt die Arthritis psoriatica früh an den Finger- und Zehenendgelenken auf. Der Prozeß kann asymmetrisch verlaufen und mehrere Gelenke einer Gliedmaße „im Strahl" befallen. Ein solcher „Strahlbefall" eines einzelnen Fingers oder einer Zehe ist nach SCHACHERL und SCHILLING (1967) für die Arthritis psoriatica fast pathognomonisch!

An der Wirbelsäule können sich paraspinale Ossifikationen ausbilden, die offenbar in mittleren Schichten des paraspinalen Bindegewebes, vorwiegend lateral, lokalisiert sind und typischerweise keinen Anschluß an den Knochen finden (SCHACHERL u. SCHILLING, 1967) (Abb. 336). Relativ häufig sind auch die Kiefergelenke mitbefallen. Nie kommt es dabei zu einer Verknöcherung des Anulus fibrosus (o BYWATERS u. DIXON, 1965).

Unsere eigenen Untersuchungen stehen mit den bis heute berichteten pathologisch-anatomischen Befunden grundsätzlich in Einklang (o BAUER *et al.*, 1941; o COSTE, 1958):

1. Die Arthritis psoriatica beginnt mit einer geringgradigen Fibrinexsudation, die im späteren Verlauf der Erkrankung nur noch selten nachweisbar und im Gegensatz zur Chronischen Polyarthritis minimal ist. Dementsprechend ist auch die reaktive Proliferation der Synovialdeckzellen geringer.

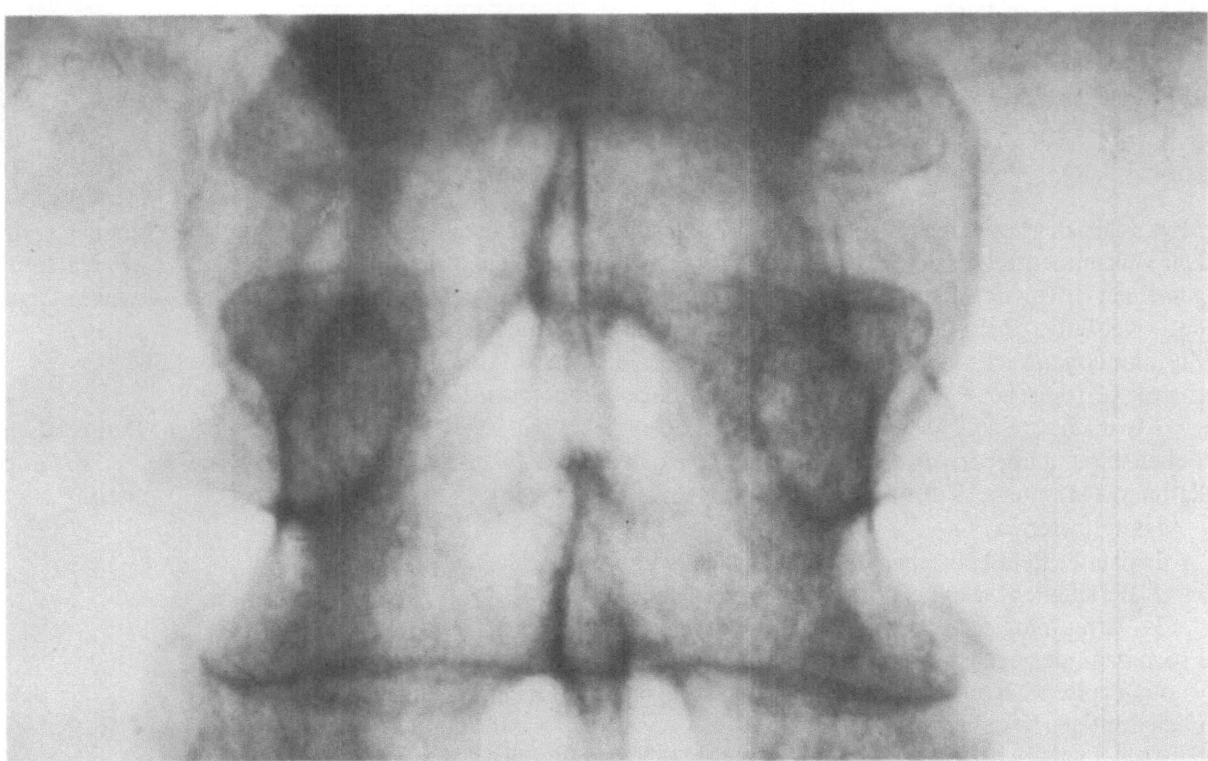

Typische laterale paraspinale Ossifikationen der Lendenwirbelsäule bei Arthritis psoriatica: feine, von Knochen und der Bandscheibe distanzierte Verknöcherungen, die den Intervertebralraum lateral überbrücken

2. Im Gegensatz zur Chronischen Polyarthritis neigt das proliferierende Synovialgewebe zu einer frühzeitigen Fibrosierung. Auch die Blutgefäße der Gelenkinnenhaut sind von vermehrten Kollagenfaserbündeln umgeben.

3. Die entzündliche Zellinfiltration, die bei der Chronischen Polyarthritis ihren Ausdruck in Ansammlungen von Lymphozyten und Plasmazellen findet, tritt bei der Arthritis psoriatica stark zurück. Gelegentlich finden sich im Narbengebiet kleine Lymphozytenherde. Plasmazellen sind selten. Granulozyten enthält nur das fibrinöse Exsudat im Gelenkspalt.

4. Während bei der Chronischen Polyarthritis ein von der gewucherten Synovialis ausgehender Zellverband den Gelenkknorpel vom Rande her durch zangenförmige Über- und Unterwucherung zerstört, dringt bei der Arthritis psoriatica das destruierende Gewebe innerhalb des Gelenkspaltes vor. Dabei kann der Knorpel eine Zeitlang erhalten bleiben, obwohl der Gelenkraum mit fibrösem Narbengewebe ausgefüllt ist (Abb. 337). Mit der Zeit geht aber auch der Knorpel zugrunde und der darunterliegende Markraum wird eröffnet (Abb. 338). Dieser Prozeß bahnt den Weg für die anschließende fibröse Ankylose (Abb. 339).

Tendenz zu knöcherner Ankylosierung

Darüber hinaus besteht bei der Arthritis psoriatica eine auffällige Neigung zur knöchernen Ankylosierung (Abb. 340). Mit Ausnahme der juvenilen Chronischen Polyarthritis kommt es bei keiner anderen Gelenkerkrankung so häufig zum völligen knöchernen Durchbau der Gelenke wie bei der Arthritis psoriatica (Abb. 341 u. 342). Er ist für diese Krankheit fast pathognomonisch. Dislokation und Subluxation sind häufig (Abb. 343).

Osteolyse und Endgliedverstümmelung

5. Ein besonders charakteristisches Merkmal der Arthritis psoriatica ist aber die ausgesprochene Tendenz zu Osteolyse und Endgliedverstümmelung. Im Gegensatz zu Arthritiden anderer Genese ist die Mutilierung der Finger- und Zehengelenke nicht nur durch die Gelenkzerstörung allein bedingt. Eigentümlich für die Arthritis psoriatica ist vielmehr ein zunehmender Schwund der gesamten Phalanx. Dabei werden am häufigsten das distale Ende des Fingerendgliedes sowie das des Mittelfußknochens zugespitzt, während das proximale Ende seine

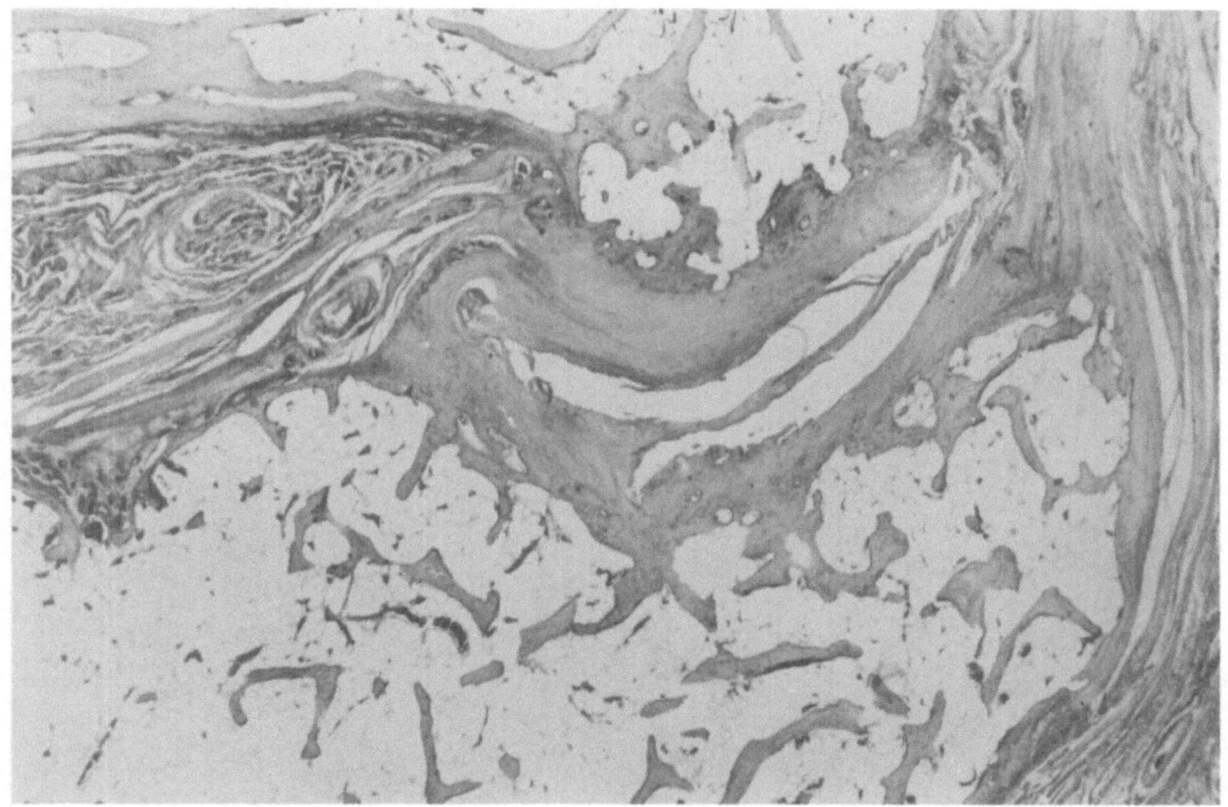

Fibröser Endzustand. Auf der unteren Gelenkfläche ist der Knorpel bereits zerstört und von fibrösem Gewebe bedeckt. Oben ist er noch erhalten. Ausgeprägte Osteoporose. (Zehengelenk)

Abb. 337
Arthritis psoriatica

Gelenkknorpel und subchondraler Knochen sind durch zell- und faserreiches pannöses Gewebe zerstört. Vorstadium zur fibrösen Ankylose. (Fingergelenk)

Abb. 338
Arthritis psoriatica

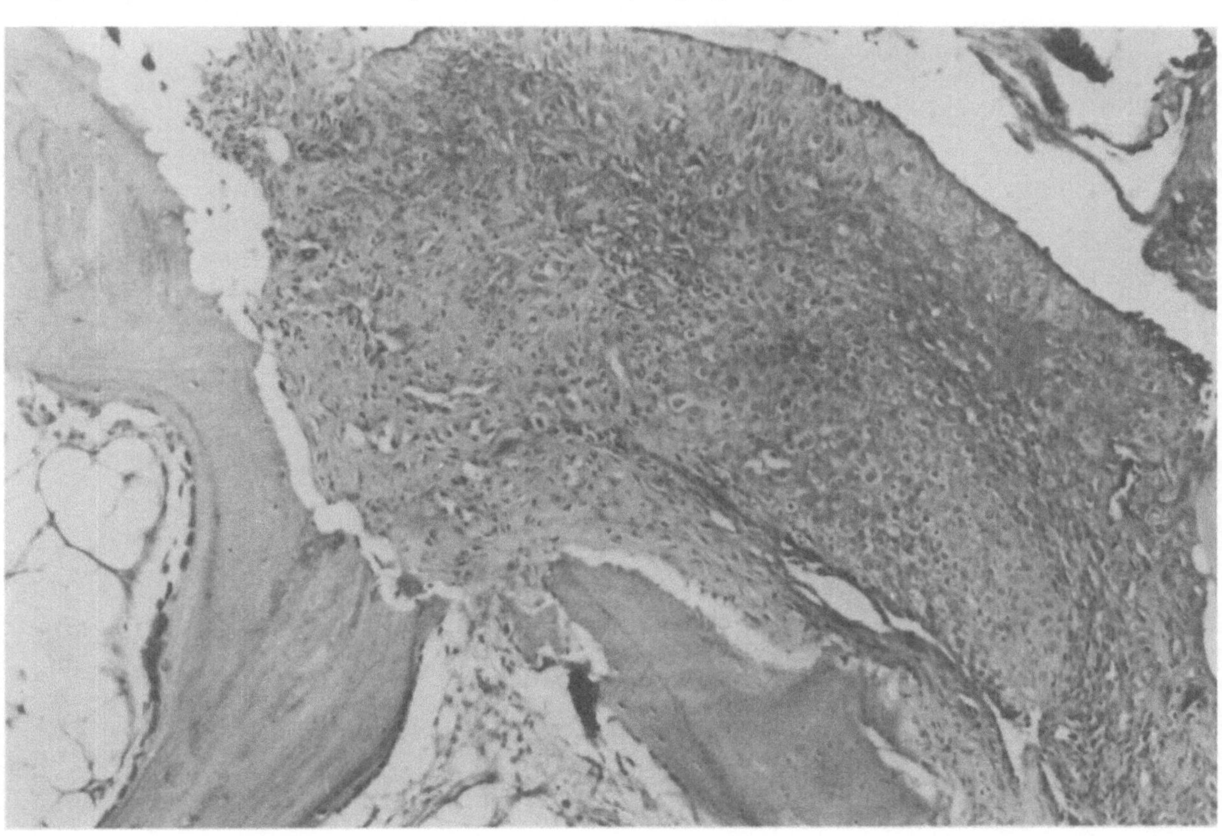

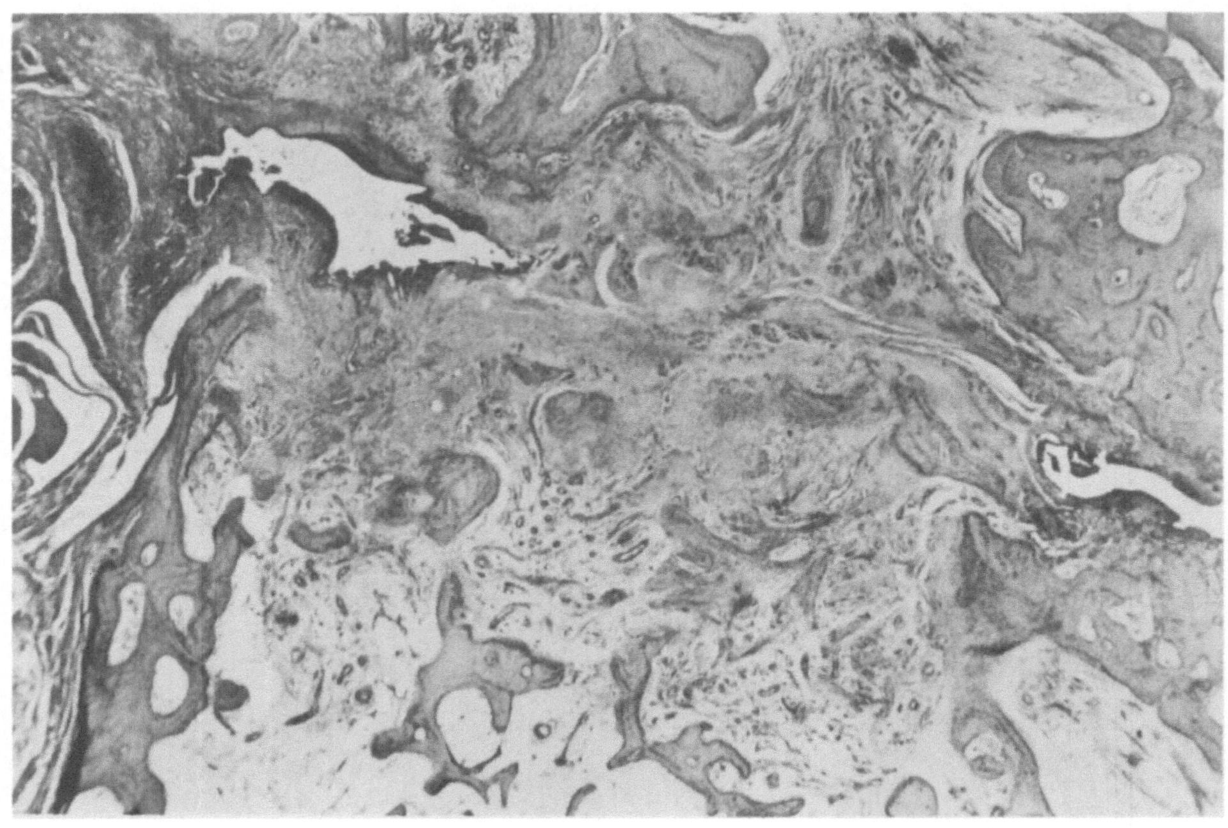

Abb. 339
Arthritis psoriatica

Fibröse Ankylose eines Fingergelenkes. Rechts und links Reste des ursprünglichen Gelenkspaltes, in dem der synovitische Prozeß weiterschwelt

Abb. 340
Arthritis psoriatica

an Zehen-, Mittelfuß- und Fußgelenken mit Deformierung und Subluxation einiger Zehenzwischengelenke, Synostosierung einiger Zehengrundgelenke, ossifizierende Proliferation an Kapsel- und Sehnenansätzen (entzündliche Enthesiopathie)

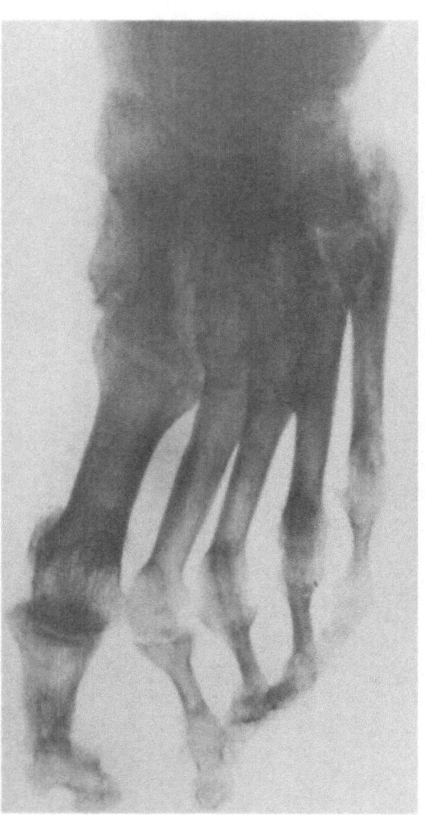

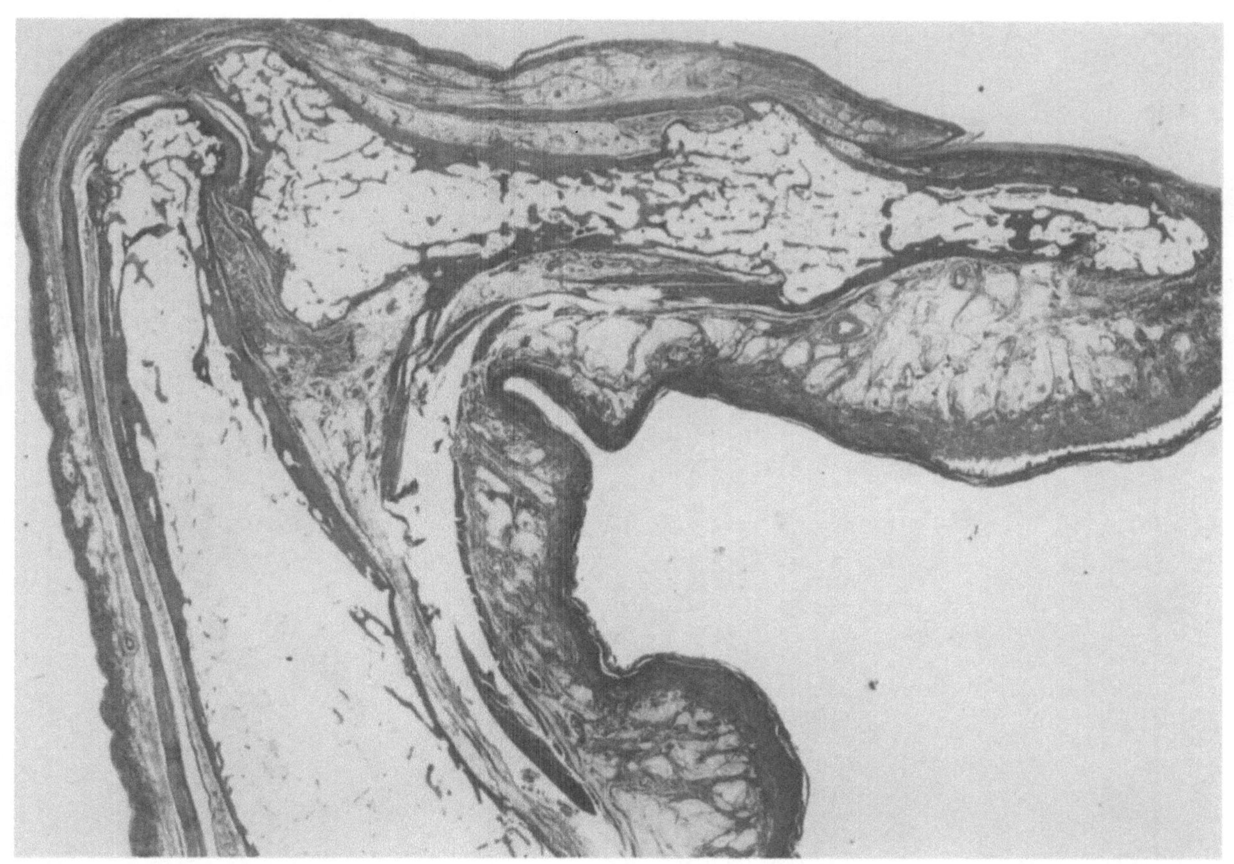

Fibröse Ankylose des Fingermittelgelenkes und pilzförmige knöcherne Ankylose des Fingerendgelenkes. Ab- und Umbau der Kortikalis mit periostaler Fibrose und Osteoporose

Abb. 341
Arthritis psoriatica

Fingergelenksubluxation. Fibröse Ankylose, Kortikalisumbau und hochgradige Osteoporose

Abb. 342
Arthritis psoriatica

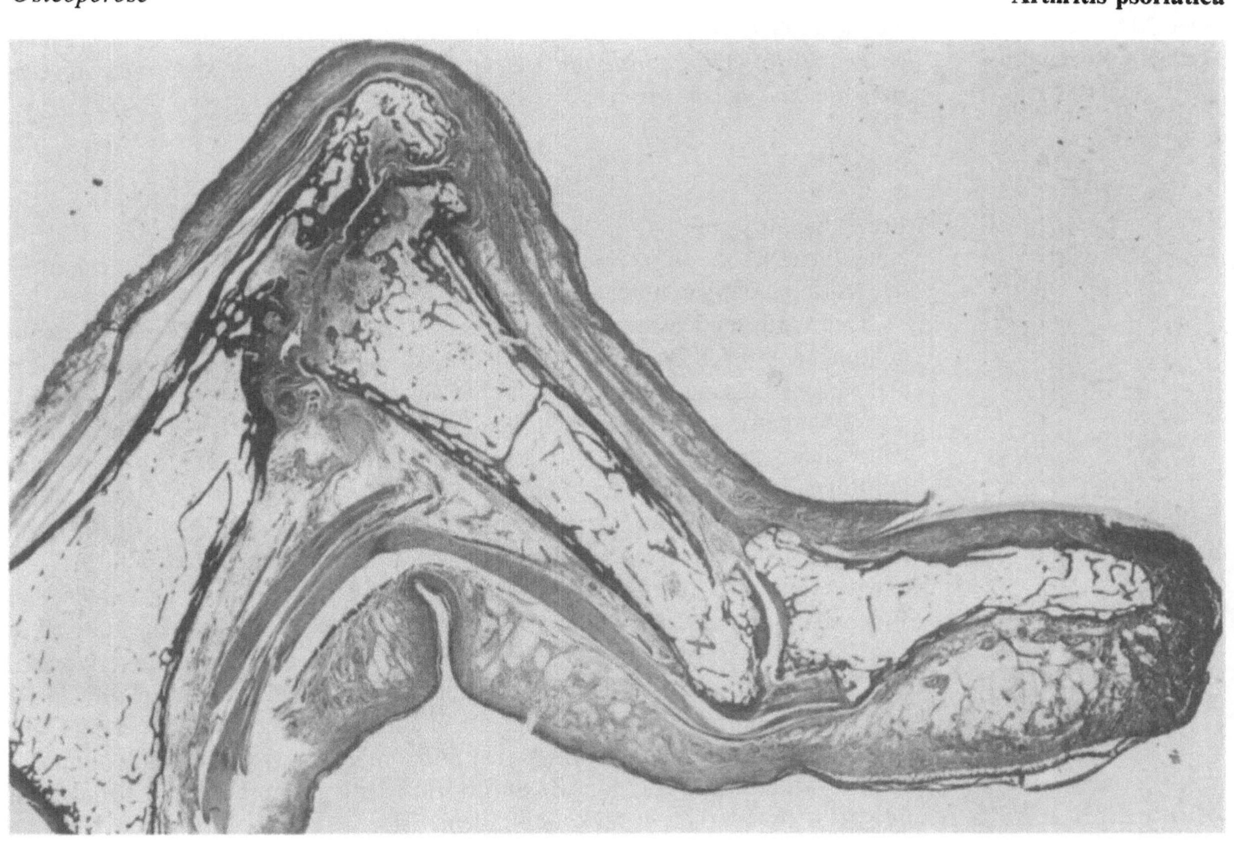

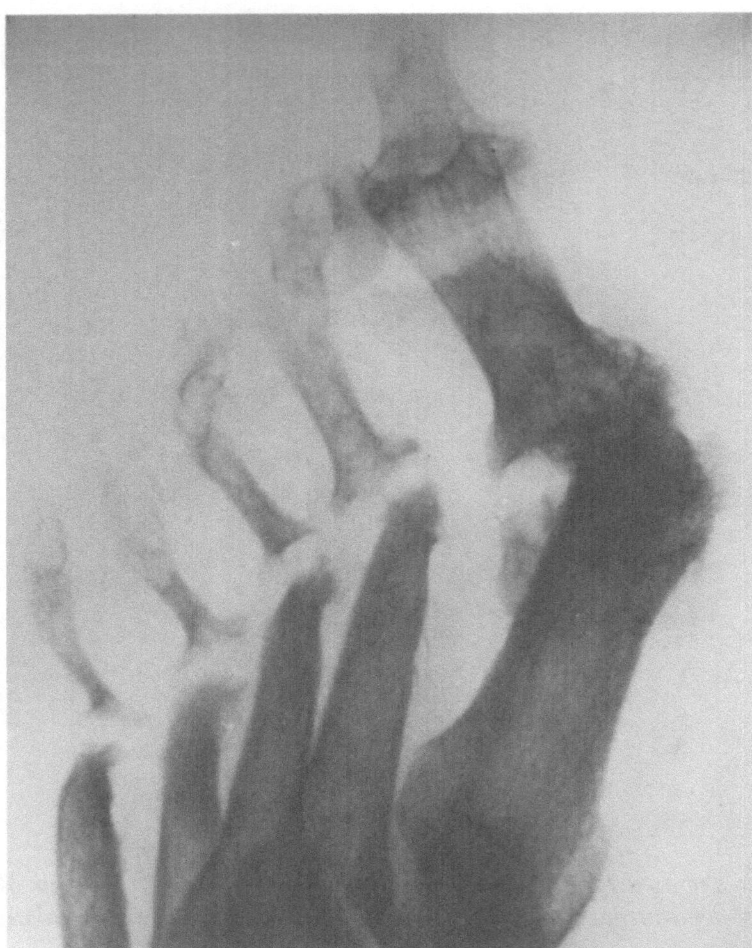
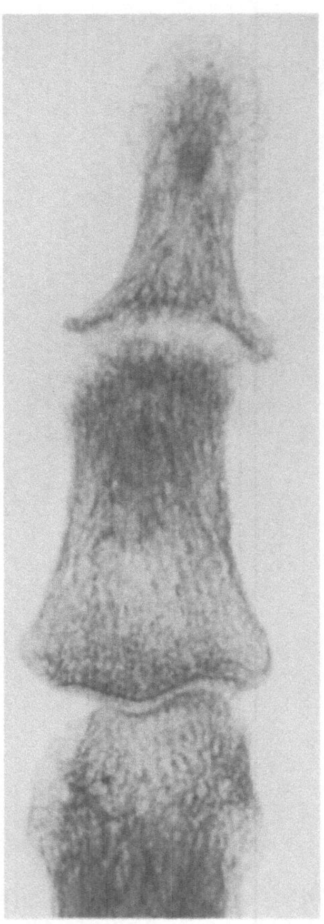

Abb. 344

Abb. 343
Arthritis psoriatica

Vorwiegend mutilierende Form einer fortgeschrittenen Arthritis psoriatica: Metatarsalköpfchen-Osteolyse mit Konturunschärfen, Subluxation und fibularer Deviation. Am Großzehengrundgelenk auch gröbere ossifizierende Proliferationen

Abb. 344
Arthritis psoriatica

Typische Arthritis psoriatica eines Daumenzwischengelenks. Fein- und unscharf gezähnelte Köpfchendestruktion, Gelenkspalterweiterung, hütchenförmige Abgrenzung der Endgliedbasis

Pathohistologie der psoriatischen Arthritis

Breite behält (Abb. 343 u. 344). Das Endglied bekommt dadurch die Gestalt eines Pilzes (Abb. 345). Sein proximales Ende sitzt dem distalen Gelenkanteil des Mittelphalangen hütchenförmig auf (Abb. 341 u. 342).

Den vorliegenden röntgenologischen und pathologisch-anatomischen Beobachtungen müssen demnach Mechanismen zugrunde liegen, die sowohl den arthritischen als auch den osteolytischen Prozeß erklären.

Wir haben das uns zugängliche histologische Material, welches fortgeschrittenen Fällen von Arthritis psoriatica entstammt, daraufhin untersucht und konnten folgende Beobachtungen erheben:

1. Wir fanden selbst in späten Stadien mit weitgehender Gelenkdestruktion im Bereich der Rezessus größere Mengen unterschiedlich alten Fibrins von einigen Granulozyten durchsetzt. Ein Hinweis also, daß noch in den letzten Wochen eine exsudative Phase abgelaufen ist (Abb. 346). Demgegenüber läßt das Stratum synoviale nur eine geringe Reaktion auf das Exsudat erkennen. Die Zotten sind nicht vermehrt und kaum vergröbert. Die Deckzellschicht ist mittelhoch und ein- bis zweistufig. Die Zellen des Synovialstromas sind nur gering vermehrt. Dazwischen kommen nur wenige Plasmazellen und vereinzelt auch Lymphozyten vor. Die Zellinfiltration tritt gegenüber der Chronischen Polyarthritis deutlich zurück. Auffallend ist eine starke Fibrose im Bereich

266

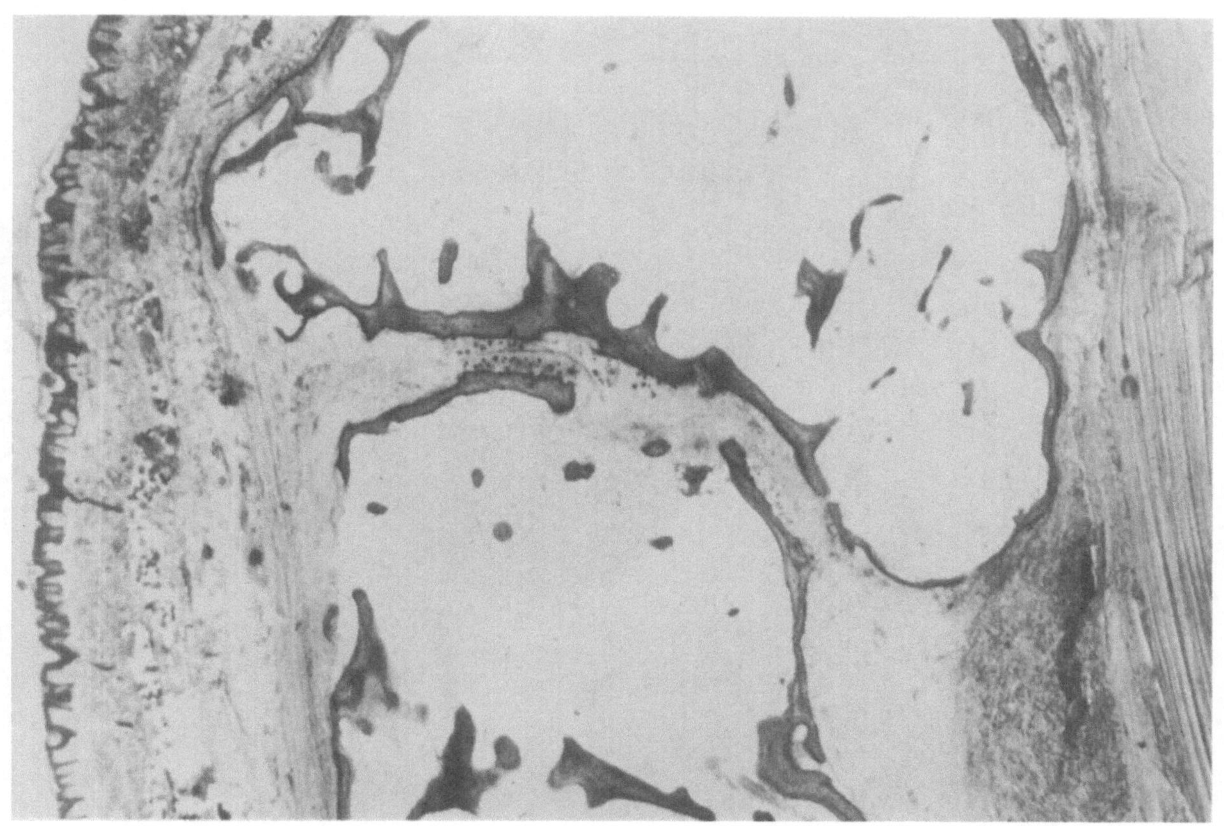

Pilzförmige Endgliedverstümmelung im Bereich des Fingermittelgelenks. Hochgradige Osteoporose

Abb. 345
Arthritis psoriatica

Älterer Fibrinrest rechts unten in einem Gelenkrezessus bei fortgeschrittener Gelenkdestruktion mit teilweise fibröser Ankylosierung. (Fingermittelgelenk)

Abb. 346
Arthritis psoriatica

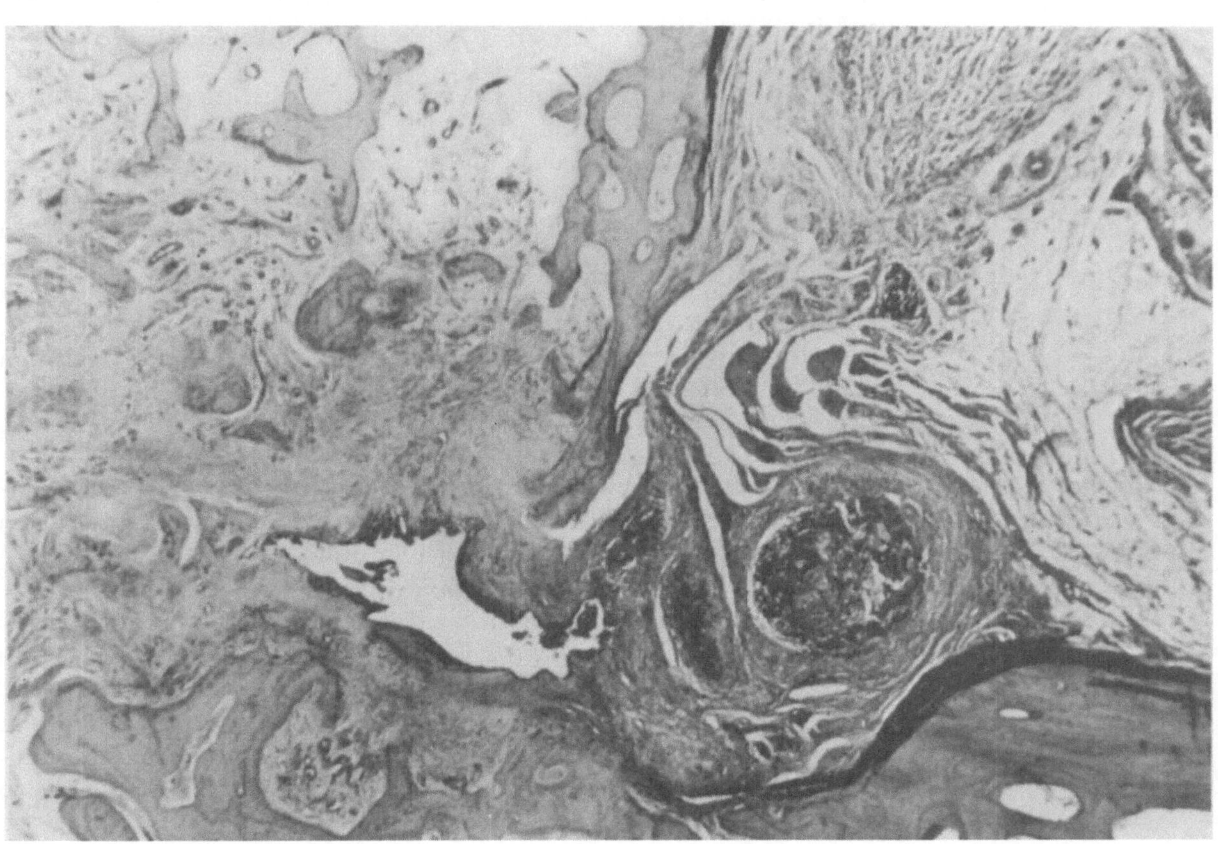

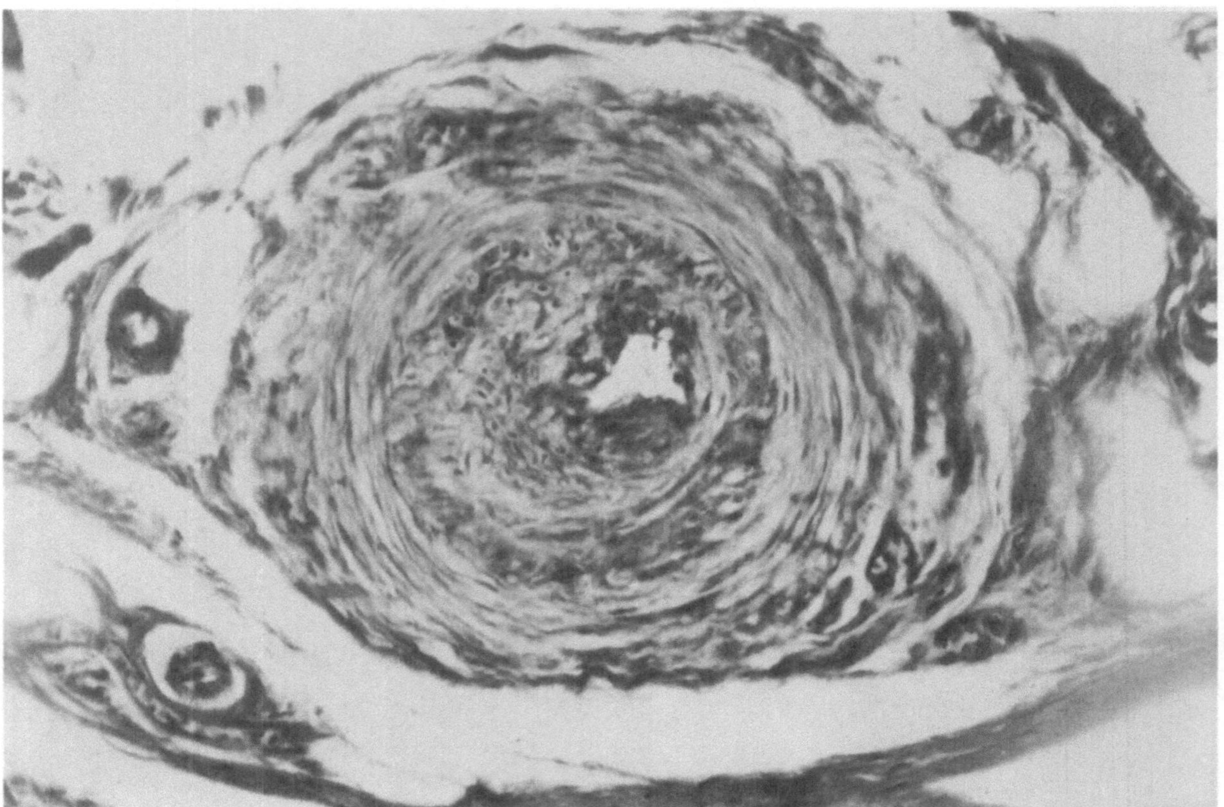

Arterie im Stratum fibrosum mit ausgeprägter Intimasklerose und allgemeiner Wandverdickung

der Rezessus und weiterhin eine ungewöhnliche Verdickung der Wände kleiner und mittlerer Arterien mit Einengung der Lichtung (Abb. 347). Diese konzentrische Sklerose der Arterien findet sich in den vernarbten Bezirken des Kapselgewebes. Beide Veränderungen dürften auf einen gemeinsamen fibrosierenden Prozeß zurückzuführen sein. In vernarbtem Gelenkgewebe bei Chronischer Polyarthritis fanden wir ebenfalls eine Sklerose der örtlichen Blutgefäße. Sie war jedoch weit weniger ausgeprägt.

○ BIERTHER *et al.* (1972) fanden bei elektronenoptischen Untersuchungen am Synovialgewebe von Patienten mit Arthritis psoriatica eine verringerte Neigung zur Fibrinphagozytose durch die an Lysosomen und Filopodien armen A-Zellen. Die B-Zellen enthalten Degenerationsvakuolen und zeigen eine Verminderung ihrer sekretorischen Aktivität (Abb. 348). Der Gehalt an kollagenen Fibrillen im Stratum synoviale ist gegenüber der Chronischen Polyarthritis deutlich vermehrt (Abb. 349). Das Kapillarnetz ist gegenüber dem normalen Stratum synoviale spärlicher ausgebildet. Man findet weite, gefäßlose Gewebsbezirke. Die Endothelien der Arteriolen sind geschwollen und die Gefäßwände von zirkulär verlaufenden Kollagenbündeln umschnürt (Abb. 350). Insgesamt entspricht auch das elektronenoptische Bild einem Überwiegen der fibroplastischen über die exsudativ-entzündlichen Vorgänge.

Pathohistologie der psoriatischen Osteolyse

2. Auffallendes Merkmal der Arthritis psoriatica ist der zunehmende Schwund distaler Phalangenabschnitte. Die Fingerglieder können dabei an ihren Enden zugespitzt und der Röhrenknochen im Röntgenbild wie „abgelutscht" erscheinen. Die Ursache des osteolytischen Kortikalisabbaues ist jedoch weder durch den synovitischen Prozeß noch durch den gelegentlichen Nachweis einzelner Osteoblasten zu erklären. Wir fanden an Fingerendphalangen bei fortgeschrittener Arthritis psoriatica einen eigenartigen Befund (○ FASSBENDER, 1974):

Die Kortikalis der Phalangen ist in Gelenknähe erheblich verdünnt und stellenweise durchbrochen. Sie zeigt mehrere, unregelmäßig verlaufende Kittlinien. Die äußere Kontur des Röhrenknochens ist unregelmäßig. Sie läßt kleine Defekte erkennen und erscheint wie angenagt (Abb. 351). Polarisationsoptisch

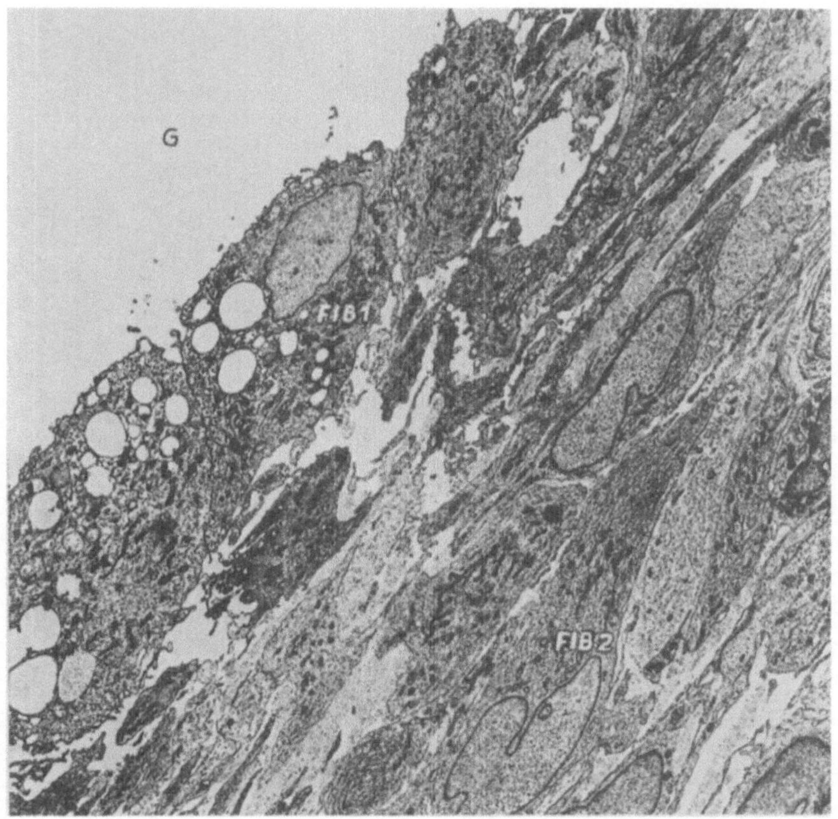

Vakuolär degenerierende Fibroblasten (FIB 1) der oberflächlichen Deckzell-schicht, die sich von der darunterliegenden Schicht des Stratum synoviale abheben. Die tieferliegenden Fibroblasten (FIB 2) zeigen keine Veränderung. G: Gelenk-spalt. (Elektronenoptische Aufnahme) Vergr. ca. 4000:1. (BIERTHER et al., 1973)

Abb. 348
Arthritis psoriatica

Übersicht über das Stratum synoviale. Die morphologischen Charakteristika der Fibroblasten (FIB) und Histiozyten (HI) sind zurückgebildet. Auffallend ist die starke Zunahme der Kollagenfibrillenbündel (FI). (Elektronenoptische Auf-nahme). Vergr. ca. 4000:1. (BIERTHER et al., 1973)

Abb. 349
Arthritis psoriatica

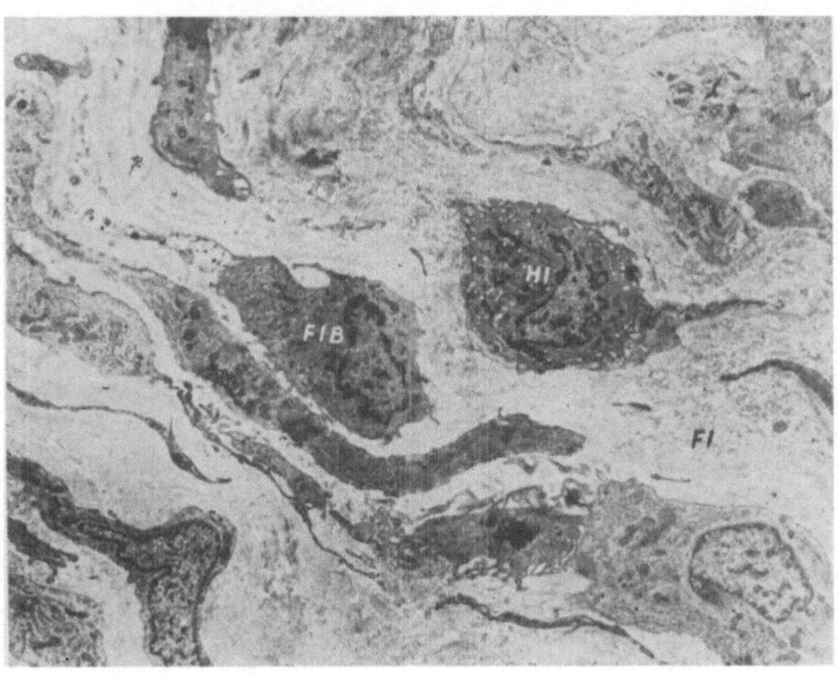

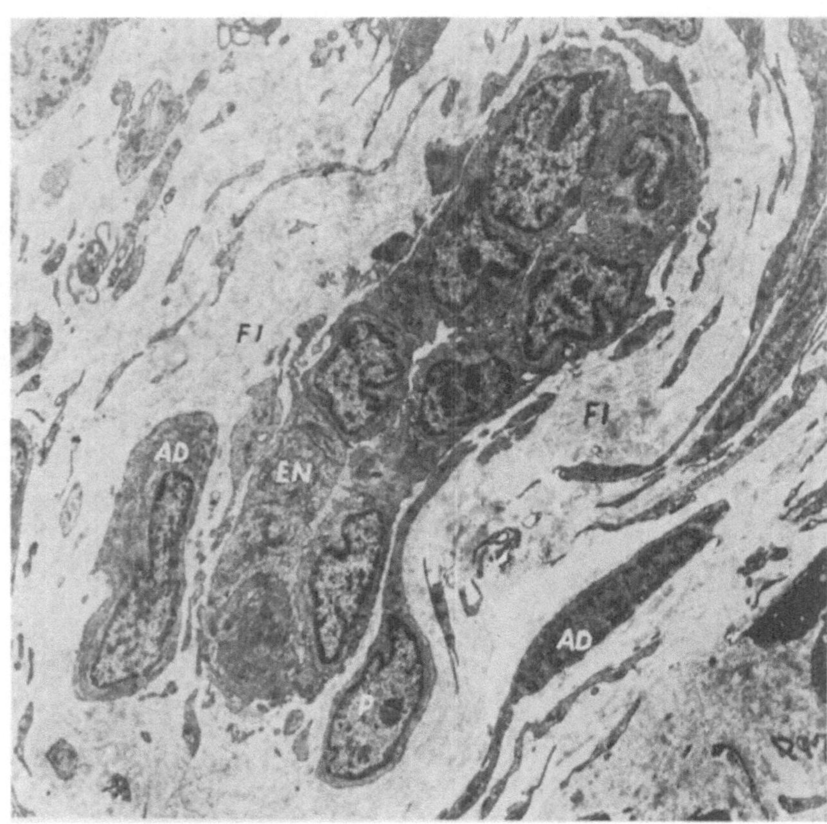

Abb. 350
Arthritis psoriatica

Längsschnitt einer Kapillare mit geschwollenen Endothelzellen (EN). Auffallend ist die starke Zunahme der Kollagenfibrillenbündel (FI) in Gefäßnähe. Die vaskulären Begleitzellen (AD) sind z.T. ausgezogen. (Elektronenoptische Aufnahme). Vergr. ca. 4000:1. (BIERTHER et al., 1973)

Abb. 351
Arthritis psoriatica

Angenagte Außenkontur einer Finger-Diaphyse mit Periostfibrose

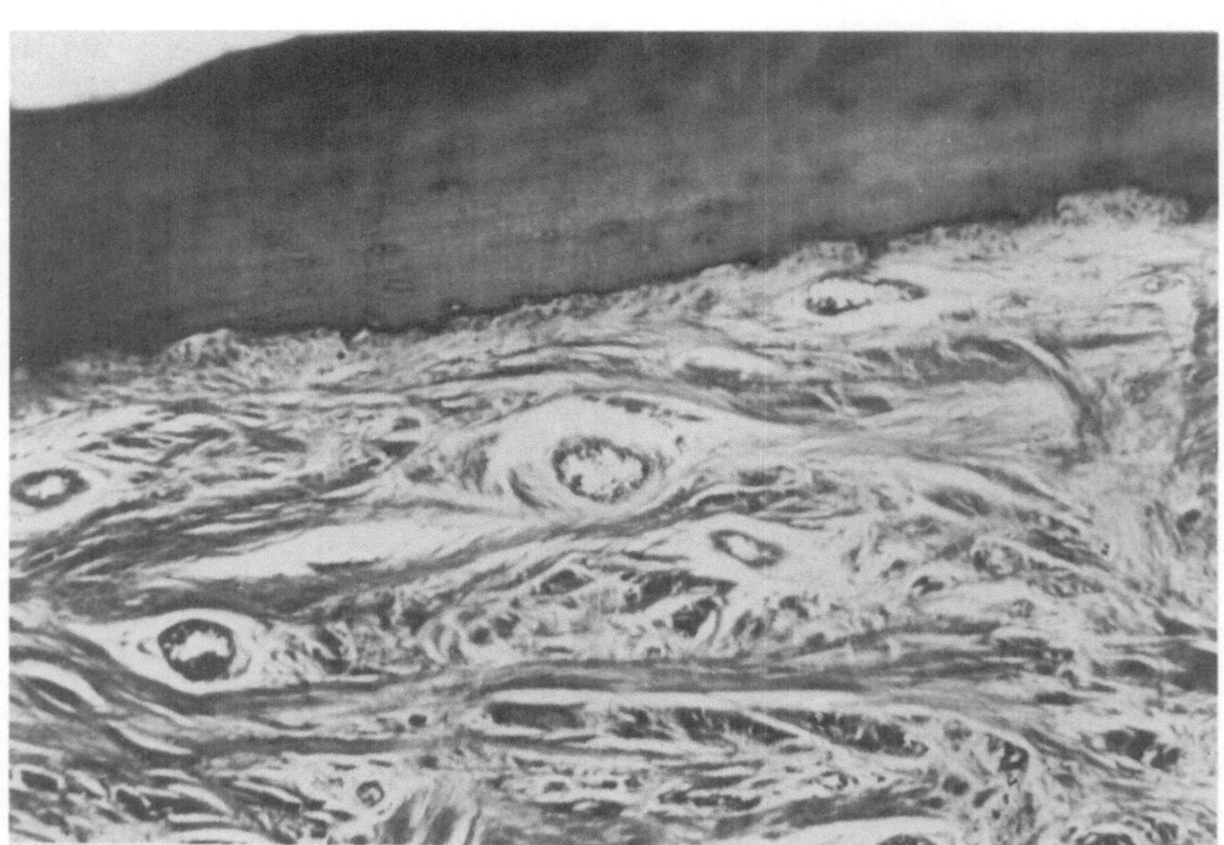

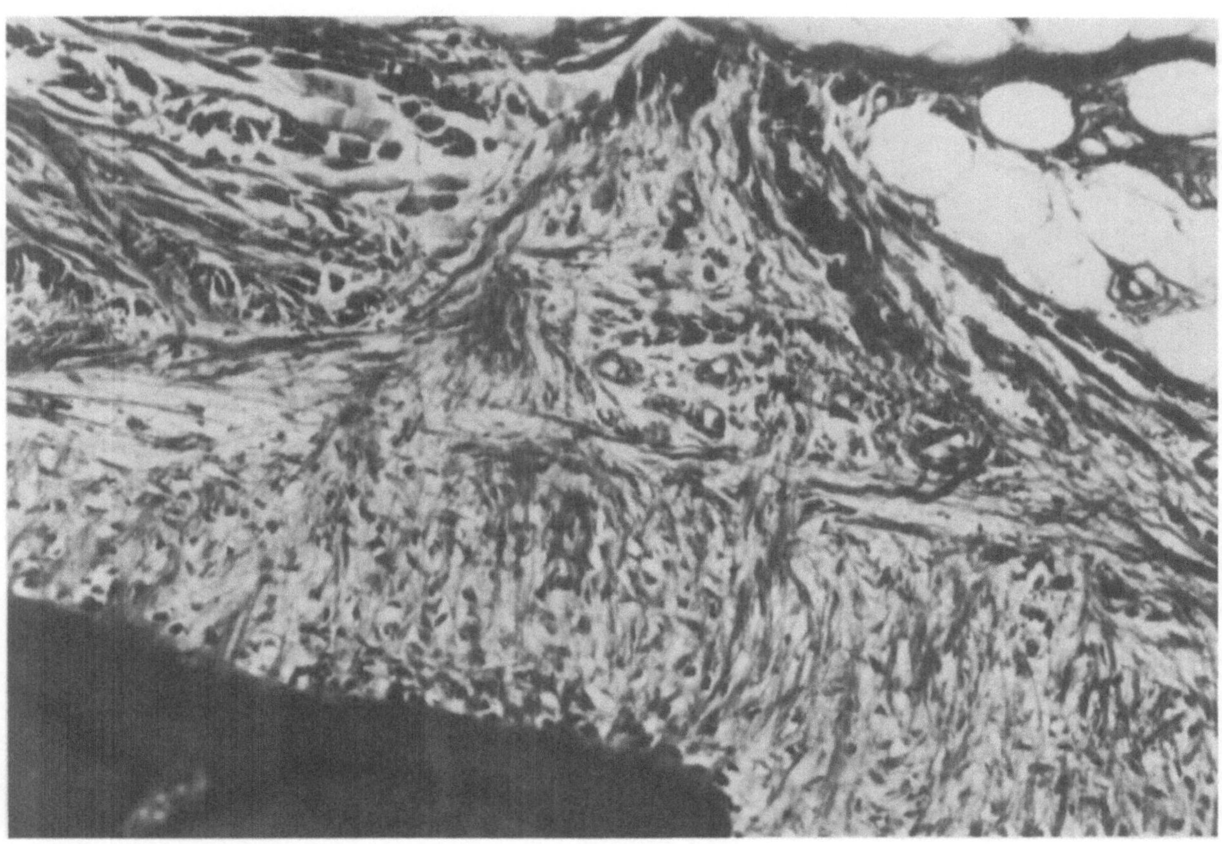

Mantelförmige Zellproliferation im Bereich des Periosts. Zwischen den mehrstufig angeordneten Osteoblasten und Bindegewebszellen radiär einstrahlende Sharpeysche Fasern

**Abb. 352
Arthritis psoriatica**

erkennt man völlig unregelmäßige, pagetoide Strukturen als Folge eines ungeregelten, überstürzten Ab- und Aufbaues. Auffälligster Befund ist eine mantelförmige Zellproliferation des umgebenden Periosts über weite Strecken der Kortikalis. Wir fanden hier eine etwa 0,1 mm breite Zone, deren innerste Schicht aus einer dichten Osteoblastenkette besteht. Nach außen schließen sich etwa 3–6 Lagen aus Fibroblasten an (Abb. 352). Dieser Zellmantel wird untergliedert durch radiär einsprossende Sharpeysche Fasern, die vom umgebenden fibrösen Bindegewebe her den Zellverband durchziehen und in die Tiefe der Kortikalis zu verfolgen sind (Abb. 353 u. 354). Granulozyten, Lymphozyten und Plasmazellen fehlen hier völlig.

Es handelt sich also um eine mantelförmige Wucherung der periostalen Bindegewebszellen, die für die flächenhafte Knochendestruktion der Phalangen verantwortlich ist. Dafür, daß dieser Prozeß in wechselnden Phasen verläuft, sprechen

1. die „angenagte" Oberfläche der Kortikalis,
2. die Osteoblastenketten und
3. der ungeordnete Umbau des Kortikalisknochens.

Wir glauben, daß dem Knochenabbau durch den periostalen Zellmantel eine, wenn auch geringe, Knochenneubildung durch eine kambiumähnliche Osteoblastenkette folgt. Der periostale Prozeß kommt nach einiger Zeit zum Stillstand, die Fibroblasten reifen zu Fibrozyten, die, in ein Narbengewebe eingebettet, als Reste des periostalen Prozesses verbleiben. Das periostale Narbengewebe tritt im Bereich einiger Kortikalisdurchbrüche mit dem Markraum in Verbindung.

Neben diesen Umbauvorgängen am Kortikalisknochen selbst findet man auch metaplastische Knochenneubildung im fibrösen Narbengebiet des zerstörten Gelenks (Abb. 355). Wir sahen isoliert liegende Knorpelbezirke, die einen kontinuierlichen Übergang in metaplastisches Knochengewebe zeigen. Diese

**Mantelförmige
Wucherung der
periostalen Zellen**

Narbige Ausheilung

Knochenneubildung

271

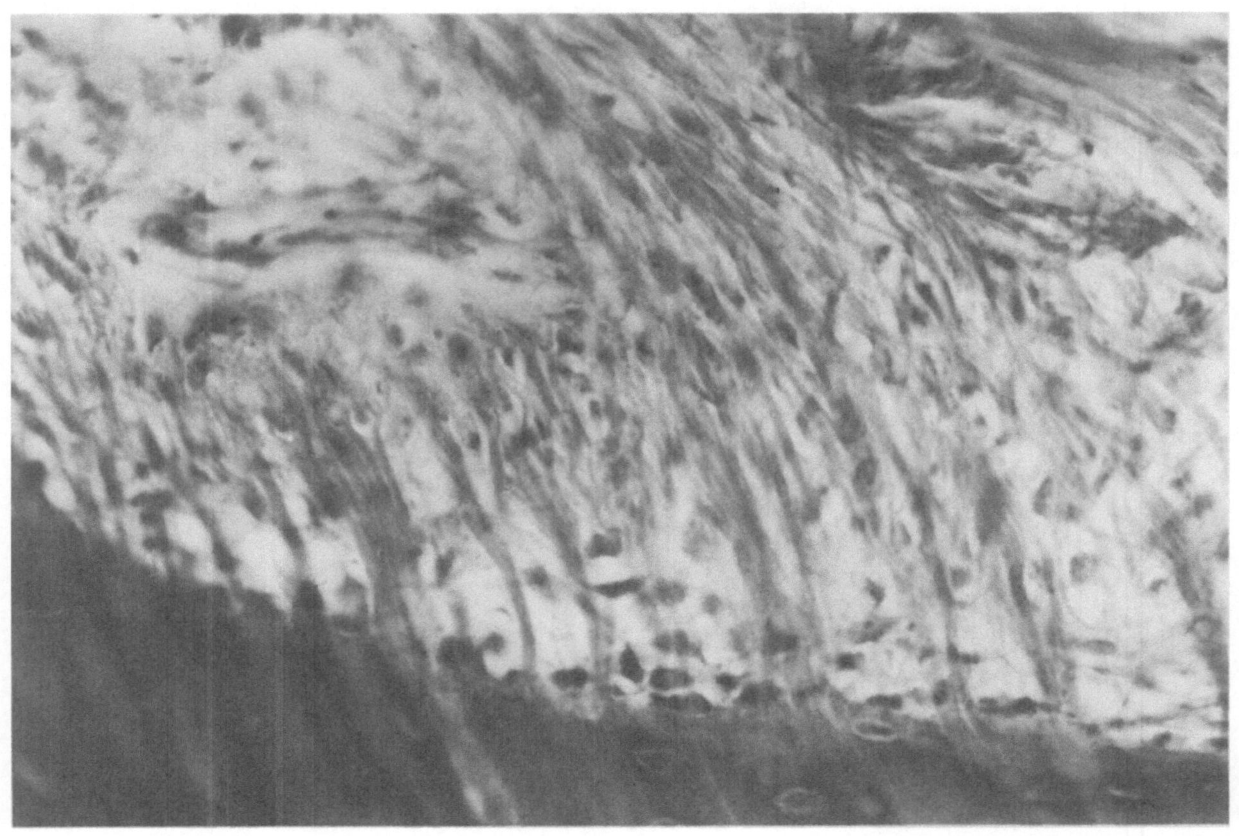

Freiliegende Sharpeysche Fasern. Dazwischen Osteoblasten und Fibroblasten. (Fingerendphalanx)

Freiliegende Sharpeysche Fasern im Bereich einer mantelförmigen Kortikalisdestruktion. Dazwischen einige Osteoblasten. (Fingerendphalanx)

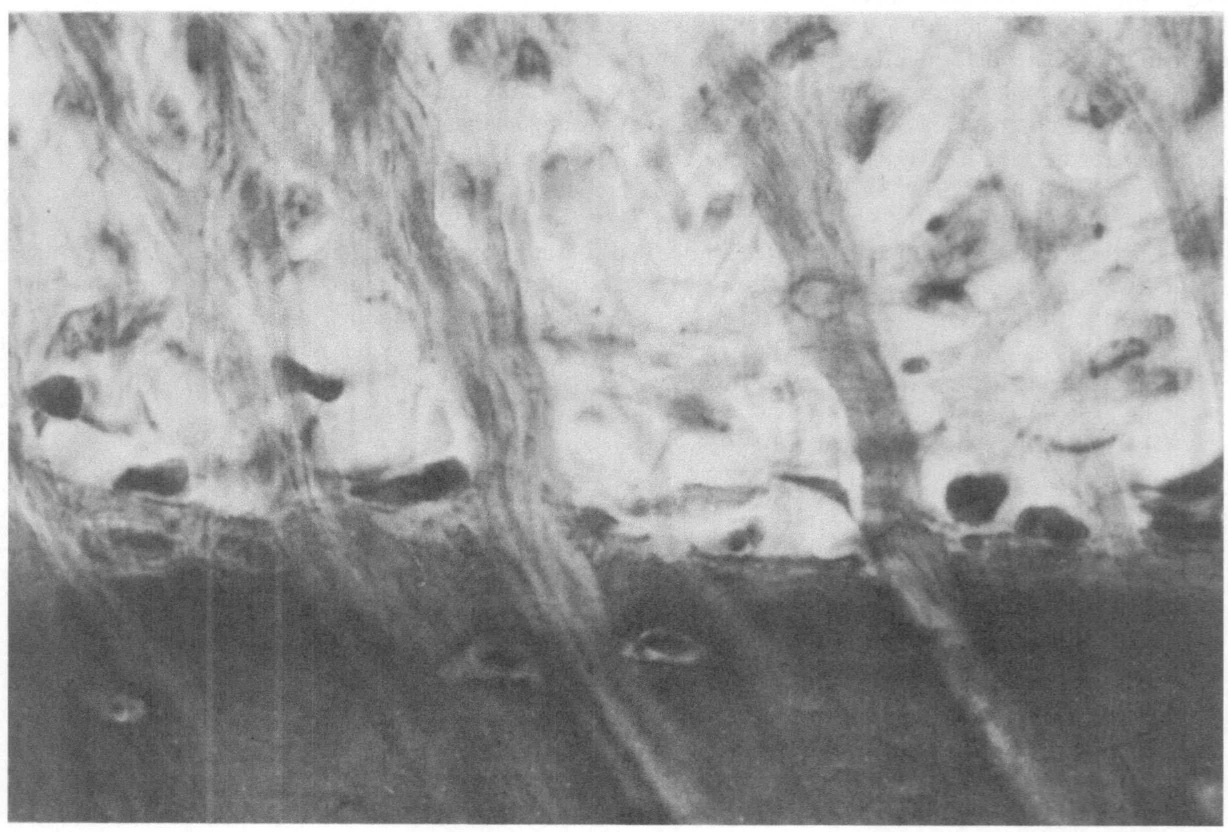

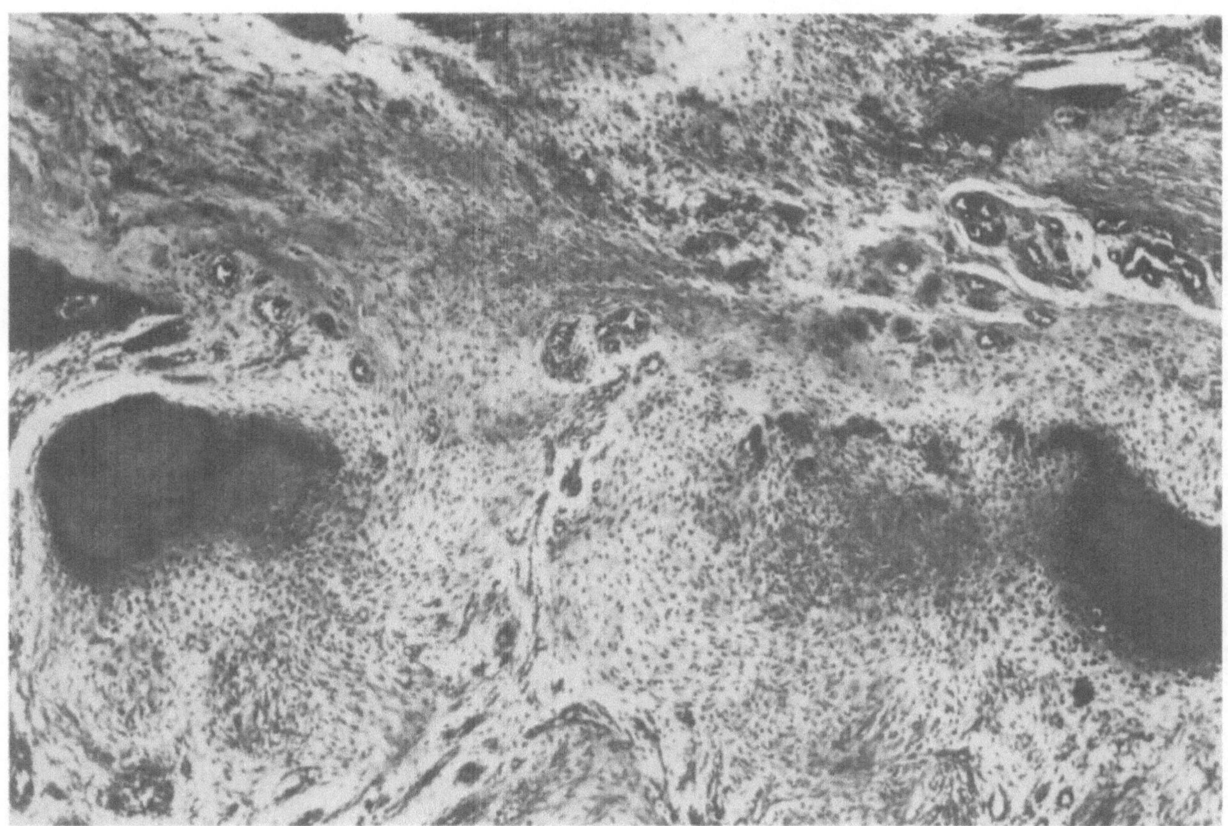

Abb. 355
Arthritis psoriatica

Gebilde werden von Chondroblasten und Osteoblasten umgeben. Zwischen den Osteoblasten sieht man gerichtete Sharpeysche Fasern, die in den metaplastischen Knochen einstrahlen. Diese Bilder sind insofern schwer zu deuten, als die Orientierung der Sharpeyschen Fasern keine Beziehung zu den Zugkräften des Bandapparates erkennen läßt (Abb. 356).

Wir sehen in diesen Bildern das morphologische Äquivalent der für die Arthritis psoriatica eigentümlichen Knochenab-, -um- und -neubildungsvorgänge, wie sie auch vom Röntgenbild her bekannt sind (SCHACHERL u. SCHILLING, 1967). Unklar bleibt das Verhalten der Sharpeyschen Fasern.

Gelenkzerstörung, Ankylose und periostale Osteolyse gehen mit einer hochgradigen Rarefizierung des spongiösen Knochens ohne Bevorzugung der gelenknahen Abschnitte einher (Abb. 341 u. 342).

Zusammenfassend stellen wir also fest, daß der Gelenkdestruktion und Osteolyse der Arthritis psoriatica zwei verschiedene Mechanismen zugrunde liegen:

Zwei unterschiedliche Pathomechanismen bei Arthritis psoriatica

1. Ein synovitischer Prozeß, für dessen exsudativen Beginn das ausgetretene Fibrin spricht. Die anschließende Proliferation des synovialen Gewebes ist jedoch deutlich geringer als dies bei der Chronischen Polyarthritis der Fall ist. Sie wird dagegen von einer wesentlich stärkeren Neubildung kollagener Fasern begleitet. Es überwiegt die Fibroplasie mit Sklerosierung des Stratum synoviale und sekundärem Untergang der Gelenkfläche.

2. Dem osteolytisch-mutilierenden Prozeß liegt eine mantelförmige, nichtentzündliche Proliferation des Periosts zugrunde, die zum schubweisen Abbau des kortikalen Knochens führt. Der destruktive Prozeß geht mit Phasen gesteigerter Osteoblastentätigkeit einher. Die Folge ist ein überstürzter Umbau des kortikalen Knochens, dessen negative Bilanz sich in der fortschreitenden Osteolyse der distalen Phalangenabschnitte ausdrückt. Daneben kommt es zu einer metaplastischen Knochenneubildung im fibrösen Narbenbereich des zerstörten Gelenks.

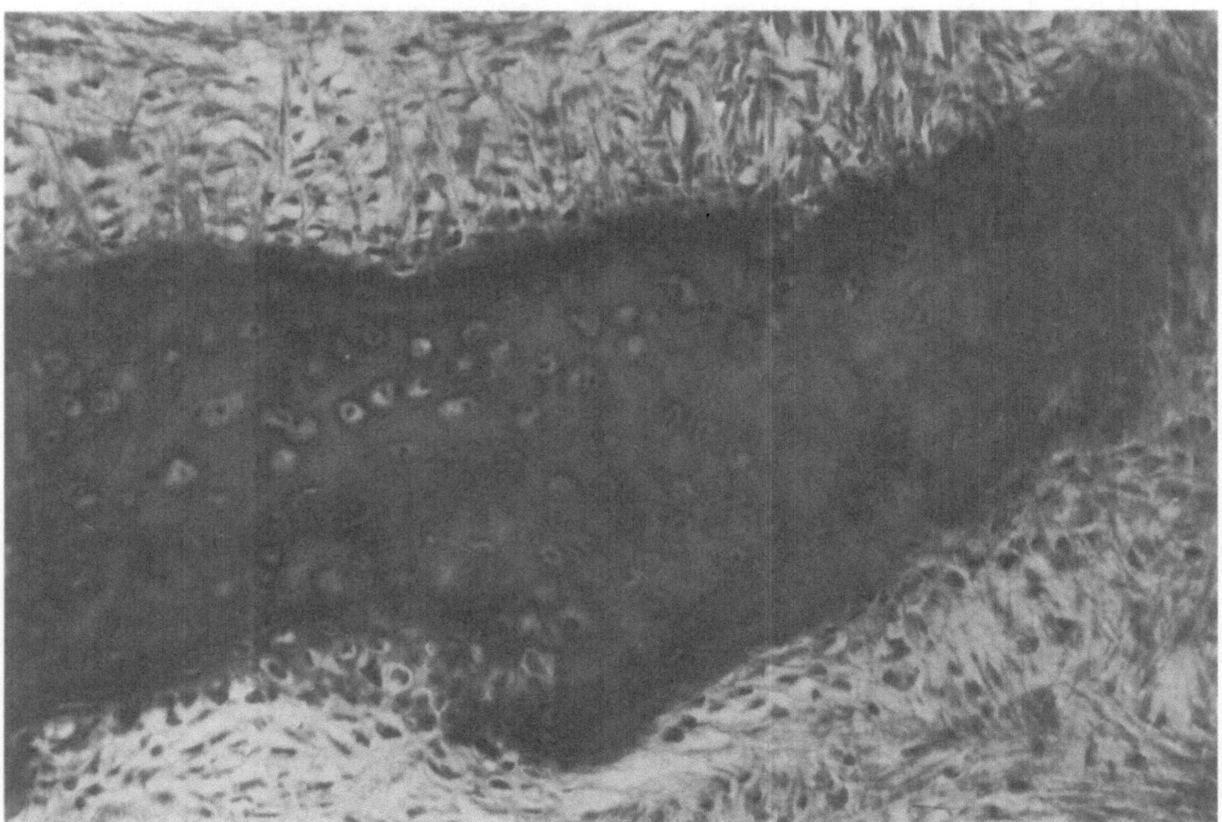

Abb. 356
Arthritis psoriatica

Metaplastische Knochenneubildung im fibrösen Narbengewebe. In der Neubildung geht der Zelltyp von links nach rechts von Chondroblasten in Osteoblasten über. Links unten: Perichondrium, rechts oben: gerichtete Sharpeysche Fasern mit dazwischenliegenden Osteoblasten. (Fingergelenk)

Die Frage bleibt offen, ob beiden Mechanismen eine biochemische Noxe zugrunde liegt, wie sie für die Psoriasis charakteristisch ist. Es wäre denkbar, daß sich ein gemeinsamer Faktor an den Strukturen der Synovialkapillaren und den Zellen des Periosts verschiedenartig manifestiert.

10

Synonyma: Arthritis urica

10.1. Einleitung

Das Wort „Gicht" scheint sich von dem lateinischen Wort „gutta" abzuleiten, aus der Überlegung heraus, daß der zugrunde liegende Giftstoff tropfenweise in den befallenen Gelenken abgelagert wird.

LÖFFLER und KOLLER (1955) leiten die Bezeichnung „Gicht" von jehen = sagen ab, da es eine Krankheit ist, die „besprochen" werden müsse. Es handelt sich bei der Gicht um eine auf einer vererbbaren, familiär verankerten Disposition beruhenden Erkrankung, die charakterisiert wird durch eine mit einer komplexen Störung des Purinstoffwechsels zusammenhängende Hyperurikämie, durch rezidivierende Attacken einer hochgradig schmerzhaften, akuten Arthritis sowie durch Ablagerungen von Mononatriumuratkristallen im artikulären, periartikulären und subkutanen Gewebe. Sowohl die manifeste Gicht als auch bereits die Hyperurikämie können durch viszerale Prozesse kompliziert werden. Da das Wesen der gichtigen Störung auch heute in vielen und wesentlichen Teilen noch ungeklärt ist, erscheint eo ipso eine schärfere Begriffsbestimmung zur Zeit unmöglich. Vor Manifestation der akuten Gichtarthritis besteht eine längerdauernde Hyperurikämie. Das Stadium der akut-rezidivierenden Gicht ist gekennzeichnet durch Anfälle, die unbehandelt einige Tage bis wenige Wochen anhalten, zwischen denen intermittierende Perioden klinisch vollständiger Remission bestehen. Erst in der letzten Erkrankungsphase — gewöhnlich 11 Jahre nach der ersten Attacke (GAMP *et al.*, 1965) — bildet sich die chronische Gichtarthropathie aus, wobei regelmäßig mehrere Gelenke befallen sind und an verschiedenen Stellen auch Gichttophi auftreten (Abb. 357).

SYDENHAM (1683) trennte als erster die Gichtarthritis von anderen Gelenkerkrankungen. Seine Beschreibung der akuten Gicht gilt heute noch als klassisch:

Nosologische
Definition
der Gicht

Erstbeschreibung
durch Sydenham

Gichtmanifestation und Stadieneinteilung. (HENCH, 1953)

Abb. 357

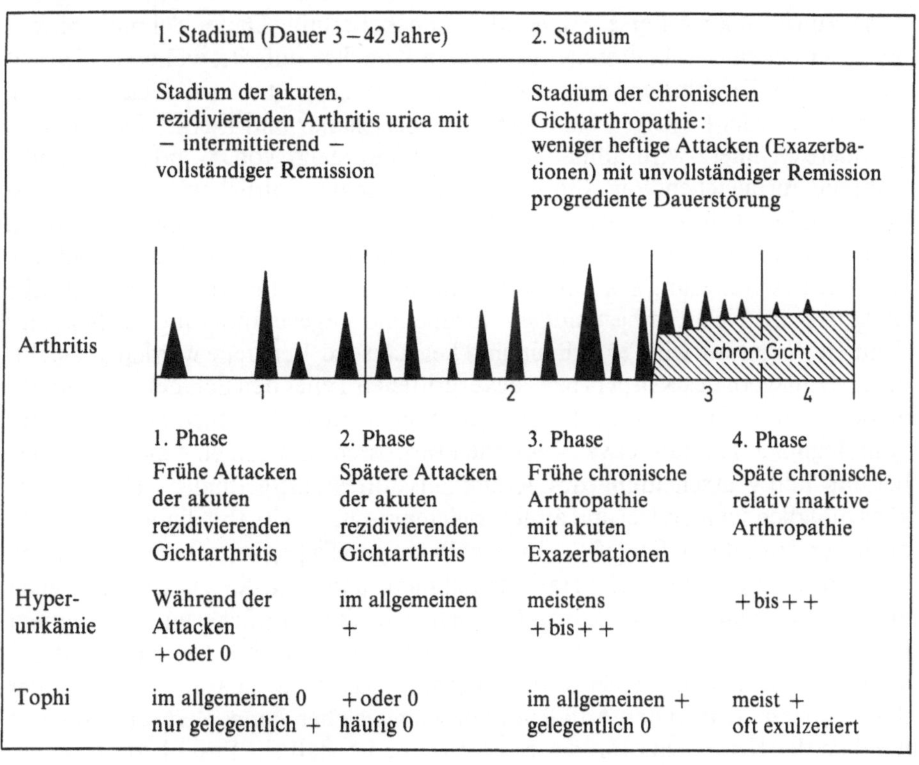

	1. Phase	2. Phase	3. Phase	4. Phase
	Frühe Attacken der akuten rezidivierenden Gichtarthritis	Spätere Attacken der akuten rezidivierenden Gichtarthritis	Frühe chronische Arthropathie mit akuten Exazerbationen	Späte chronische, relativ inaktive Arthropathie
Hyperurikämie	Während der Attacken + oder 0	im allgemeinen +	meistens + bis + +	+ bis + +
Tophi	im allgemeinen 0 nur gelegentlich +	+ oder 0 häufig 0	im allgemeinen + gelegentlich 0	meist + oft exulzeriert

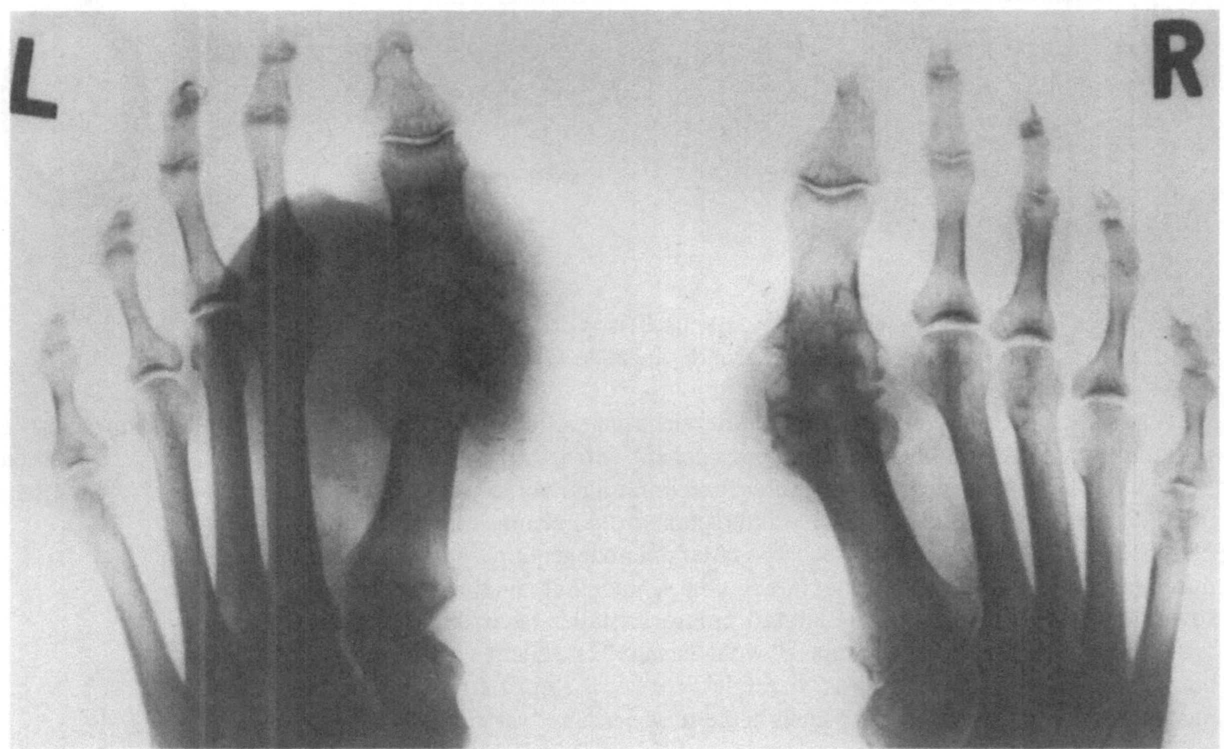

Abb. 358
Gicht

Tophöse Zerstörung der beiden Großzehengrundgelenke mit großen Weichteiltophi (Weichteilschatten) eines 56jährigen Mannes mit fortgeschrittener Gicht in chronischem Stadium

„Gewöhnlich tritt der Anfall folgendermaßen auf: ... Nachdem der Patient einige Wochen vorher an verdorbenem Magen oder Verdauungsbeschwerden gelitten oder das Gefühl von täglich sich steigernder Schwere und Aufblähung des Leibes verspürt hat, erscheint ganz plötzlich der eigentliche Anfall. Ihm geht .... am Tage vorher eine ganz unnatürliche Eßlust voraus. Gesund geht er zu Bette und überläßt sich dem Schlafe. Da wird er etwa in der zweiten Stunde nach Mitternacht von einem Schmerz geweckt, der meistens die große Zehe, zuweilen auch Ferse, Sohle oder Knöchel erfaßt. Dieser Schmerz gleicht dem, der bei einer Luxation der genannten Knochen auftritt, wobei der Patient zugleich die Empfindung hat, als ob kaltes Wasser über den leidenden Teil gegossen würde. Es folgen bald danach Frostschauer und Fieber. Der anfangs gelindere Schmerz wird allmählich stärker und steigt von Stunde zu Stunde, während im gleichen Verhältnisse der Frostschauer zurückgeht, ... Dazu ist der ergriffene Teil so außerordentlich und lebhaft empfindlich, daß der Patient weder das Gewicht der darauf liegenden Bettstücke noch die durch starke Schritte erzeugte Erschütterung des Zimmers ertragen kann. So bringt denn der Kranke eine qualvolle Nacht in beständiger Unruhe und Lageveränderung zu. Bei jeder Schmerzsteigerung wirft er sich hin und her, tausend Versuche werden gemacht, durch Umlagern des Körpers bzw. des ergriffenen Teiles den Schmerz zu lindern, jedoch ohne Erfolg. Erst in der zweiten oder dritten Morgenstunde, nachdem vom Beginn des Anfalls etwa 24 Stunden verflossen sind, hat eine mäßige Verarbeitung und Ausscheidung des Krankheitsstoffes stattgefunden. Der Patient wird plötzlich schmerzfrei und atmet erleichtert auf, ... Unter gelindem Schweißausbruch erfolgt nun Schlaf, ... Innerhalb einiger Tage greift der Schmerz auch auf den anderen Fuß über. Hat der Schmerz dann an der zuerst ergriffenen Seite nachgelassen, so verschwindet auch bald die Schwäche und der Patient hat das Gefühl, als ob er niemals gelitten hätte, vorausgesetzt, daß nicht am anderen Fuß dasselbe Spiel sich wiederholt, das nach Charakter und Dauer des Schmerzes dem ersten Anfall vollkommen gleichen kann. Zeitweise, solange nämlich der Krankheitsstoff so reich vertreten ist, daß ein Fuß nicht ausreicht, ihn zu beherbergen, können beide gleichzeitig von gleich heftigem Schmerz gequält werden. ... Haben nun beide Extremitäten ihre Feuertaufe einmal bestanden, dann pflegen die späteren Anfälle sowohl in bezug auf die Zeit des Auftretens wie in bezug auf die Dauer unregelmäßig sich zu verhalten. Nur in einem Punkt besteht eine gewisse Gleichmäßigkeit, nämlich darin, daß der Schmerz stets bei Nacht zunimmt, in der Frühe nachläßt. Und aus einer Reihe solcher kleinerer Anfälle setzt sich das gichtische Leiden zusammen, das je nach dem Alter des Patienten von längerer oder kürzerer Dauer ist ....“

Die Gicht bevorzugt ganz überwiegend das männliche Geschlecht (95%). Sie tritt vom 2. bis zum 6. Lebensdezennium mit zunehmender Häufigkeit auf, mit Bevorzugung des 4. Lebensjahrzehnts. Bei 98% der Gichtpatienten besteht ein Serum-Harnsäurewert von über 6,4 mg% (SCHILLING 1967, 1971, 1972). Die Hyperurikämie kann auf 2 Wegen zustande kommen:
1. über gesteigerte Harnsäureproduktion bei normaler Exkretion,
2. über verminderte Harnsäureexkretion mit normaler Harnsäureproduktion.

Unklar wie die Entstehung der Hyperurikämie sind auch die Faktoren, die zur Ablagerung der Natriumuratkristalle im Gewebe, zur Anreicherung des Harnsäurepools und schließlich zur Auslösung des Gichtanfalls führen. Außer der genetisch determinierten Disposition zur Hyperurikämie (Enzymdefekte?) bedarf es zur Manifestation exogener Faktoren, die alimentärer Natur sind (purinreiche Kost und Alkohol). Daraus erklärt sich das Verschwinden der Gicht zu Kriegszeiten und der enorme Anstieg der Gichtmorbidität in der Bundesrepublik Deutschland in den fünfziger Jahren und später mit einer Anhebung der ursprünglichen Größenordnung von wenigen Promille auf 2% der Männer (SCHILLING, 1967).

Bei der Gelenkmanifestation der Gicht scheinen mechanische Exposition der Gewebe und Mikrotraumen eine Rolle zu spielen.

Die Ersterkrankung bevorzugt in 70% der Fälle das Großzehengrundgelenk (Abb. 358).

Die heftige lokale Erkrankung, die mit allgemeinen Entzündungszeichen einhergeht, täuscht eine infektiös-eitrige Arthritis vor. Urate können sich aber auch extraartikulär in Schleimbeutel, Sehnen, Sehnenscheiden und Ohrknorpel ablagern. Für die Ausfällung in die Gewebe spielen örtliche Faktoren des Terrains eine Rolle wie Bradythrophie und pH-Wert der interstitiellen Gewebsflüssigkeit.

Dabei fällt die Harnsäure dort aus, wo das Bindegewebe saure, sulfatierte Mukopolysaccharide enthält.

10.2. Skelettsystem

Die Uratkristalle lagern sich an der Knorpeloberfläche des Gelenks in Form weißer, kalkspritzerartiger Auflagerungen ab und führen zu lokaler Nekrose (Abb. 359–361). Das Material dringt von dort in die Grundsubstanz ein und zerstört den Knorpel (Abb. 362). Die Gelenkerosion kann bis zur völligen Knorpeldestruktion fortschreiten (Abb. 363). Die Zerstörung der örtlichen Strukturen ist das Werk der Uratgranulome, die sich als Reaktion auf die Kristallablagerung ausbilden.

Die Urate üben auf das lokale Bindegewebe einen Fremdkörperreiz aus und locken Histiozyten an. Mit der Zeit wird das nekrotische Zentrum von einer dichten Schale aus ein- und mehrkernigen Makrophagen umgeben (Abb. 364).

Nach den elektronenoptischen Untersuchungen von o GIESEKING (1969) ist das zwischen den Kristallnadeln im Zentrum des Gichtknotens liegende organische Material völlig strukturlos (Abb. 365). Kollagene Faserreste sind nicht mehr zu erkennen. Die Elementarfibrillen der kollagenen Fasern sind in ihre

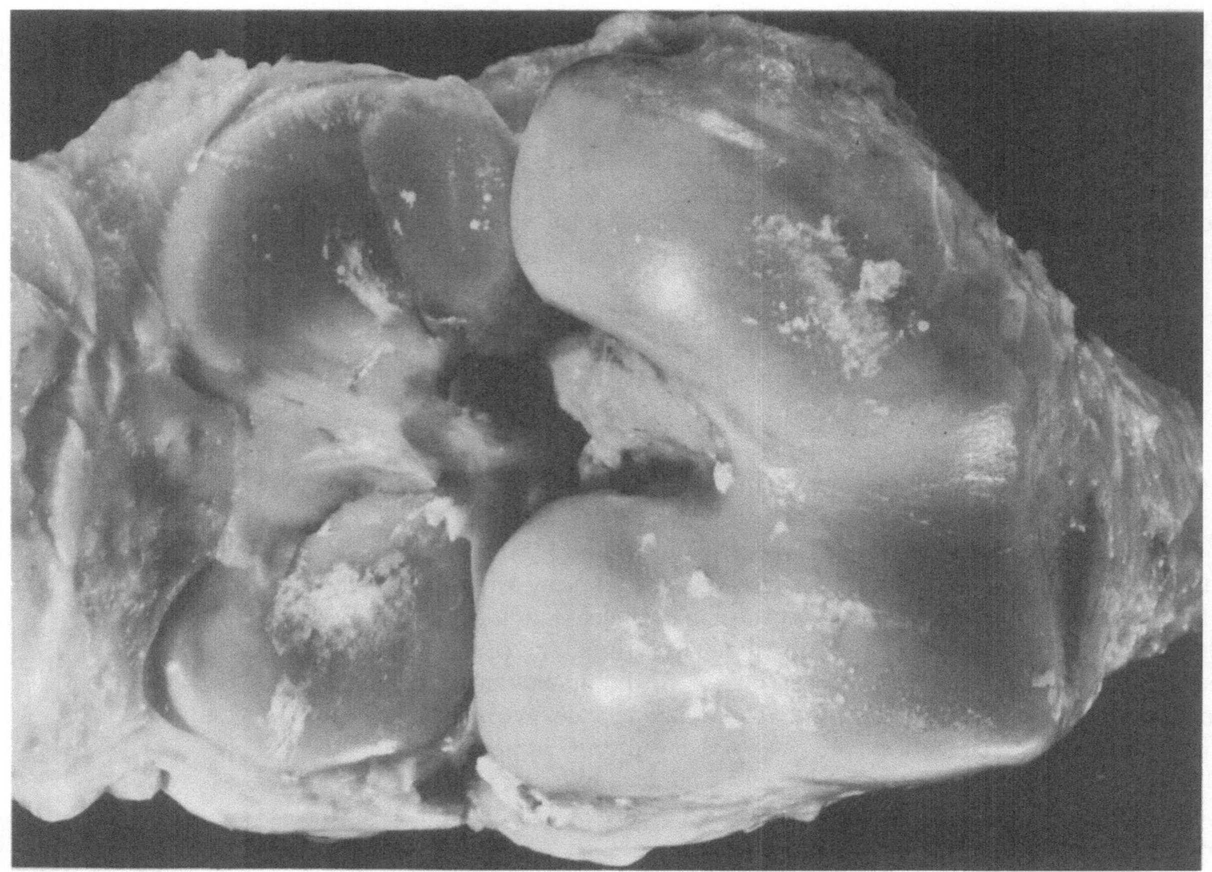

Abb. 359
Gicht

Harnsäureauflagerung auf den Knorpel des rechten Kniegelenks bei Gicht. (Bild: E. UEHLINGER, Pathologisches Institut der Universität Zürich)

Abb. 360
Gicht

Knorpeluntergang im Bereich einer Uratkristallauflagerung (Pfeil). Man erkennt den dunklen Saum der Makrophagen. (Fingergelenk)

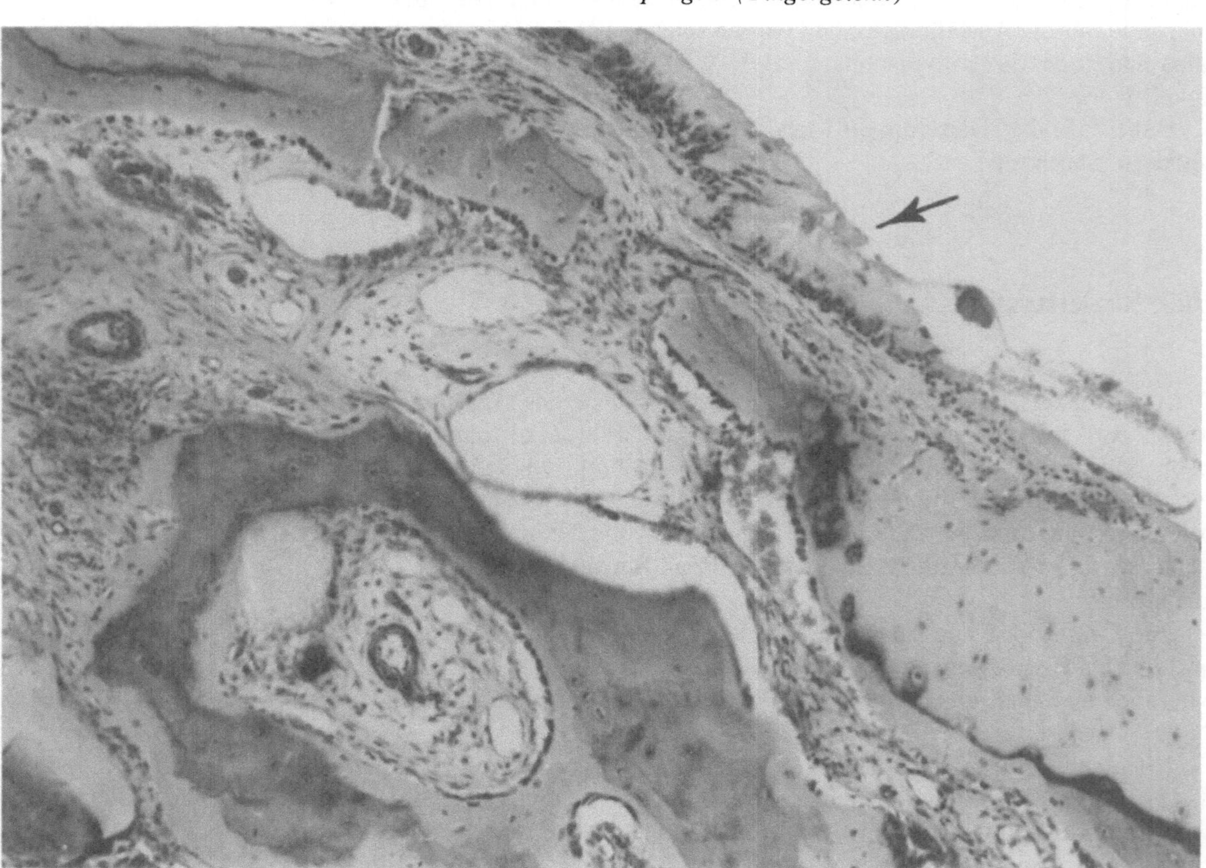

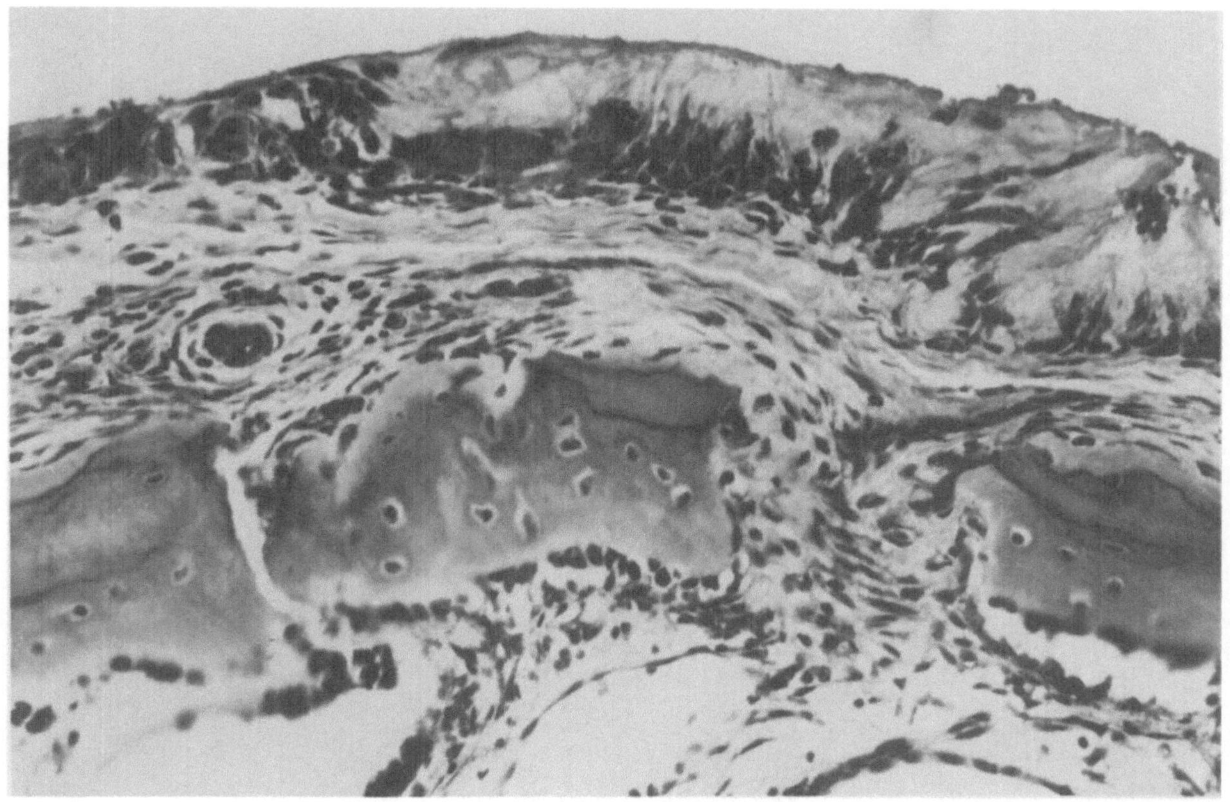

Ausschnitt aus Abb. 360. Auflagerung von Uratkristallen, die von Makrophagen umgeben werden, auf der Gelenkoberfläche. In diesem Bereich sind Knorpel und subchondraler Knochen teilweise untergegangen

Abb. 361
Gicht

Oberflächlich gelegene Uratgranulome mit Zerstörung von angrenzendem Knorpel und Knochen (Fingergelenk)

Abb. 362
Gicht

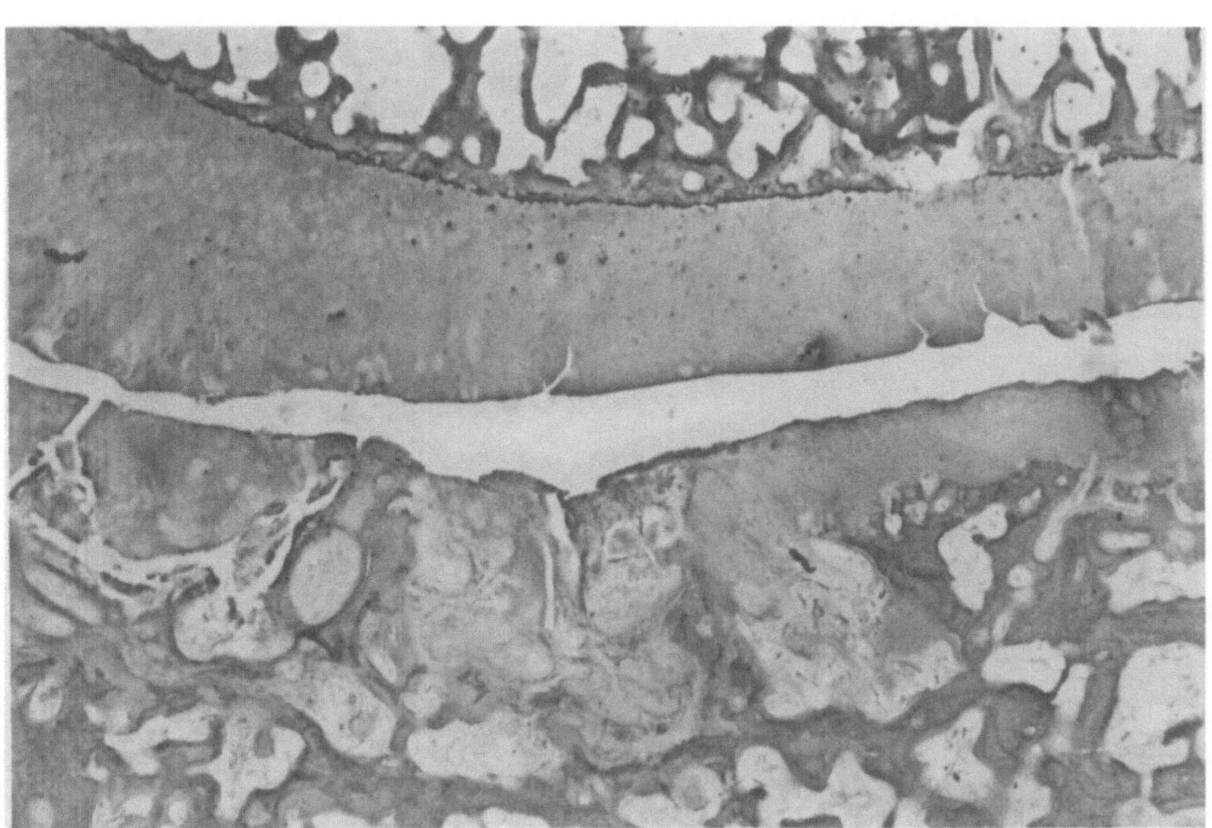

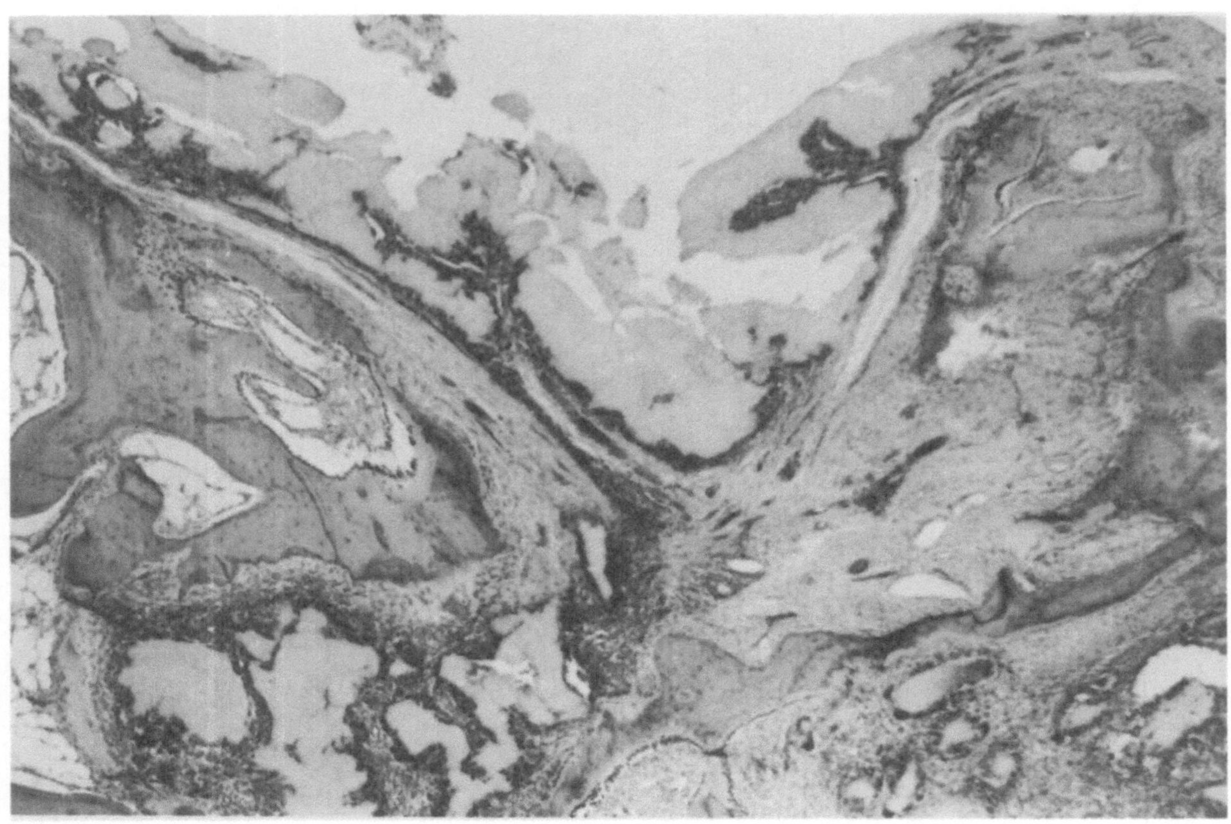

Abb. 363
Gicht

Breite Uratauflagerungen mit Fremdkörperreaktion anstelle des zerstörten Gelenkknorpels im Großzehengrundgelenk

Abb. 364
Gicht

Junge Uratgranulome, von Makrophagen und Fremdkörperriesenzellen umgeben. (Fingergelenk)

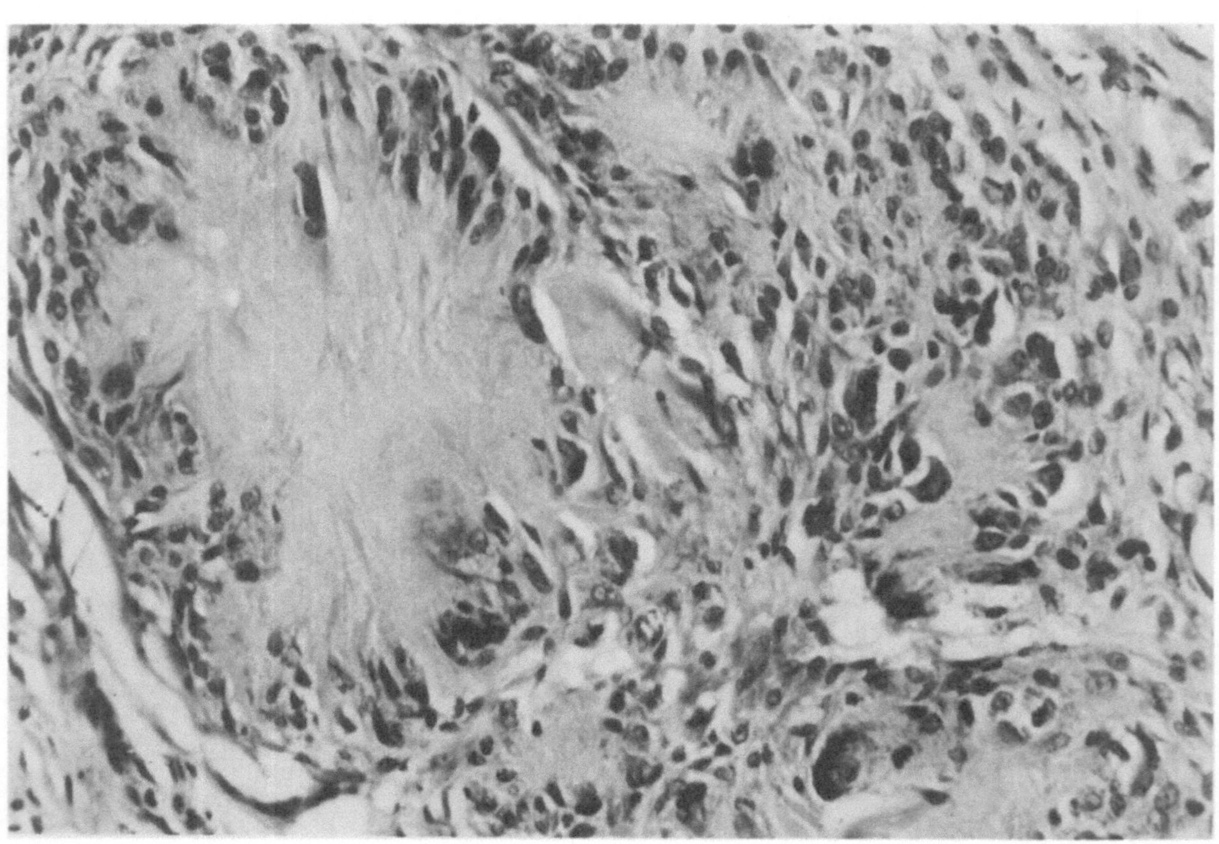

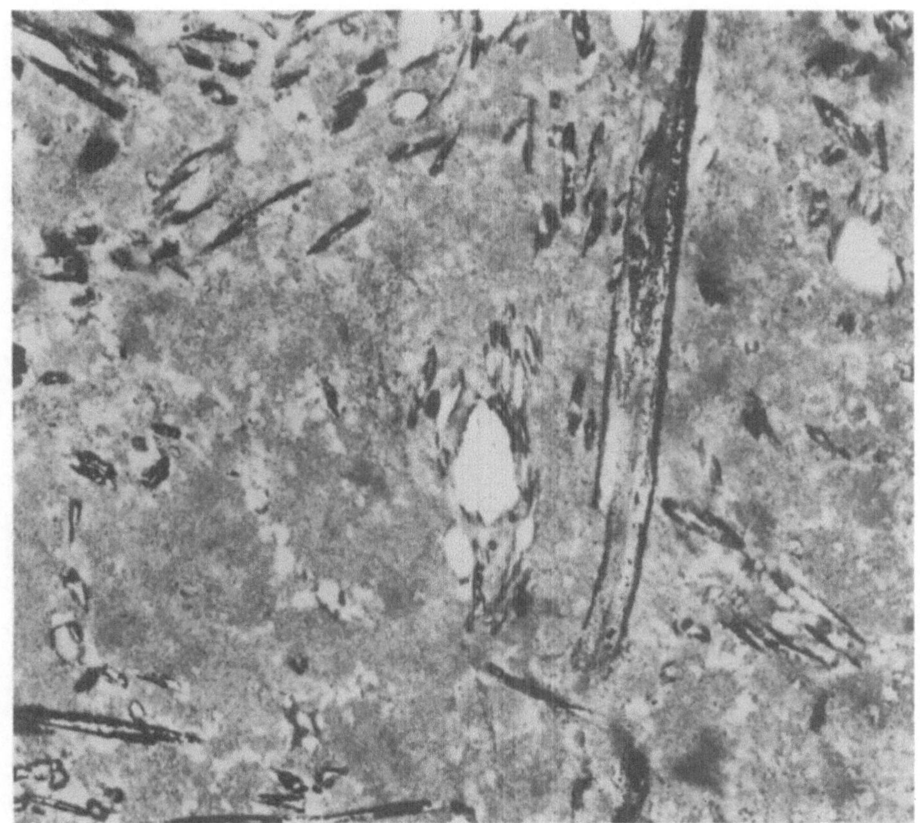

Weitgehend aufgelöste, amorph erscheinende organische Matrix zwischen den Kristallnadeln im Zentrum eines Gichtknotens. (Elektronenoptische Aufnahme). Vergr. 18000 : 1. (R. GIESEKING, Pathologisches Institut der Universität Münster)

Abb. 365
Gicht

Fibrolyse des kollagenen Fasergewebes in der Peripherie eines Gichtknotens. Die Elementarfibrillen der kollagenen Fasern sind hier in Protofibrillen aufgesplittert und mit einer kontrastreichen amorphen Substanz imprägniert, bei der es sich wahrscheinlich um Harnsäure handelt. (Elektronenoptische Aufnahme). Vergr. ca. 10000 : 1. (R. GIESEKING, Pathologisches Institut der Universität Münster)

Abb. 366
Gicht

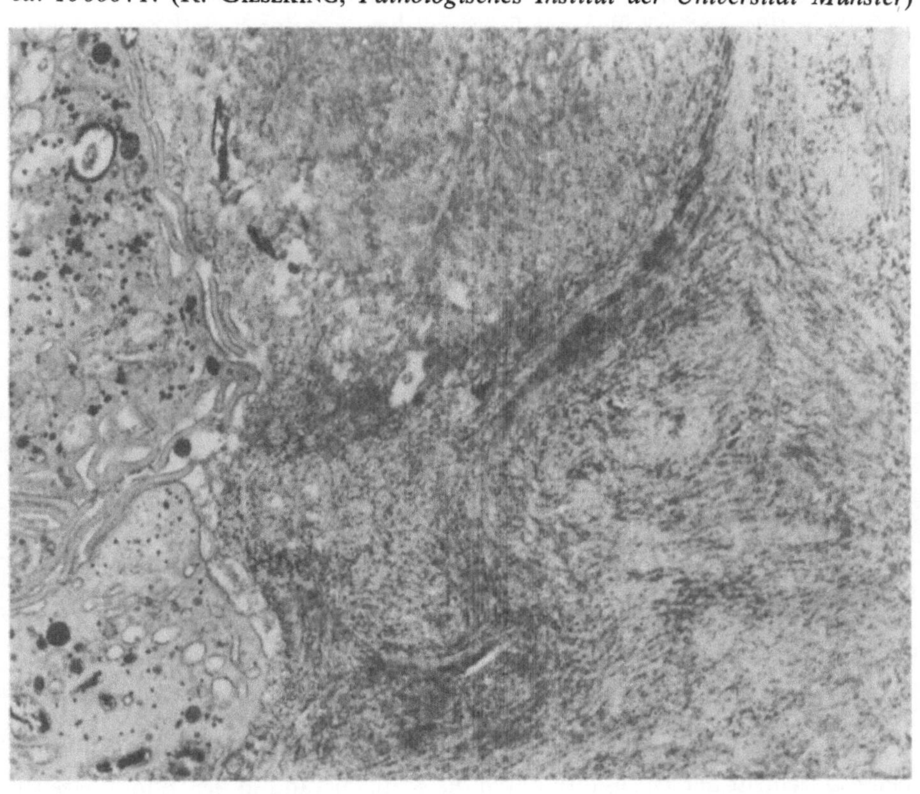

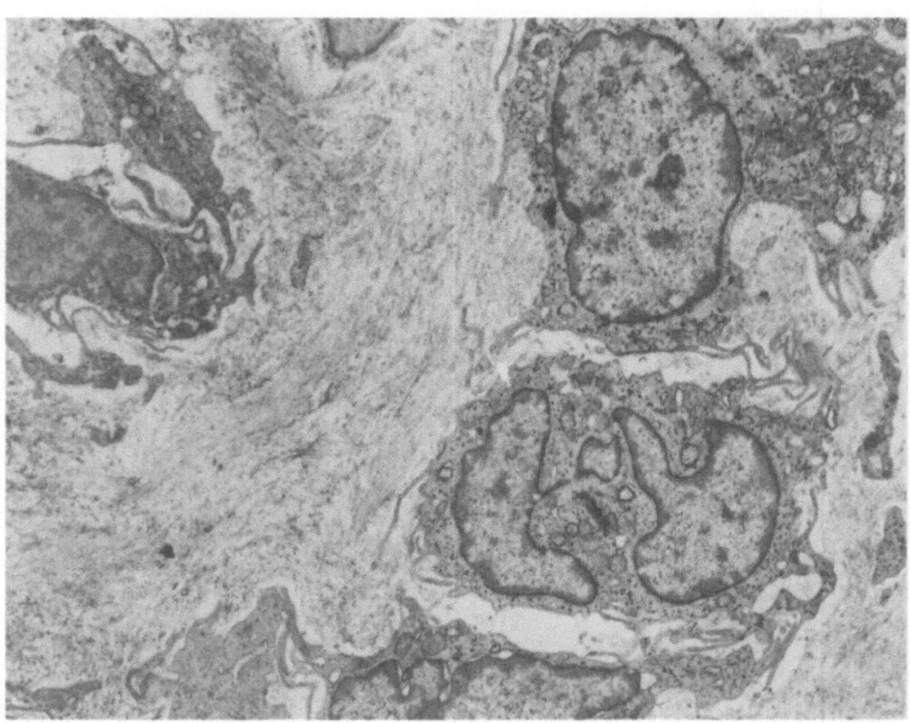

Ausschnitt aus der Randzone eines Gichtknotens. Mehrere aus der Blutbahn emigrierte Monozyten, die auf das Zentrum des Gichtknotens zuwandern und sich dabei zu phagozytierenden Histiozyten umwandeln. An der Zelloberfläche sind stellenweise schon lange Zytoplasmafortsätze ausgebildet. Das kollagene Fasergewebe zeigt in diesem Bereich bereits deutliche Zeichen der Fibrolyse. (Elektronenoptische Aufnahme). Vergr. ca. 6400 : 1. (R. GIESEKING, Pathologisches Institut der Universität Münster)

molekularen Bestandteile zerfallen. Die in Protofibrillen aufgesplitterten kollagenen Faserstrukturen sind mit amorphem Material imprägniert, bei dem es sich offenbar um gelöste Harnsäure handelt (Abb. 366). Man kann daraus schließen, daß die Auflösung des kollagenen Fasergewebes nicht durch die Kristalle verursacht wird, sondern bereits vor der Kristallbildung bestanden hat. GIESEKING hält die hierbei auftretende Fibrolyse für eine direkte Folge einer durch Harnsäureüberschwemmung bedingten Änderung der Wasserstoffionenkonzentration. Eine leichte Verschiebung des pH-Wertes im umgebenden Milieu ist nach ○SCHMITT, HALL und JAKUS (1942) bereits in der Lage, die gegenseitigen lateralen Bindungen der in den Elementarfibrillen zusammengefaßten Kollagenmolekülketten zu lösen. Die reaktiven Gewebsveränderungen dagegen sind Folge der kristallinen Harnsäureausfällung. ○ GIESEKING fand 1963 in den Randzellen des Gichttophus charakteristische, submikroskopische Strukturmerkmale typischer Histiozyten, deren Oberfläche eine ungewöhnlich große Menge dichtliegender, fransenförmiger Zytoplasmafortsätze aufweist (Abb. 367). Damit dringen die Histiozyten weit zwischen die Uratablagerungen im Zentrum des Gichtknotens vor. Die Kristalle zerfallen in Nähe der Zelloberfläche in feine, spieß- und bröckelförmige Fragmente. Diese Kristallbröckel werden von den Zytoplasmafortsätzen dicht umschlossen und mit den sie umgebenden, nach innen abgeschnürten Teilen der Zellgrenzmembran in das Zytoplasma aufgenommen. Das Zytoplasma der Histiozyten enthält danach zahlreiche Resorptionsvakuolen mit unterschiedlich großen Kristallbruchstücken. Intrazellulär werden die phagozytierten Kristallbestandteile in feine, elektronendichte, eckige Körnchen aufgespalten, die sich nach Platzen der Resorptionsvakuolen diffus im Zytoplasma verteilen (Abb. 368). GIESEKING vergleicht diese Endprodukte des intrazellulären Kristallabbaues in den Histiozyten mit den feingranulären Einschlüssen, die beim Durchtritt der Harnsäure durch die Kapillarwand in den Endothelzellen

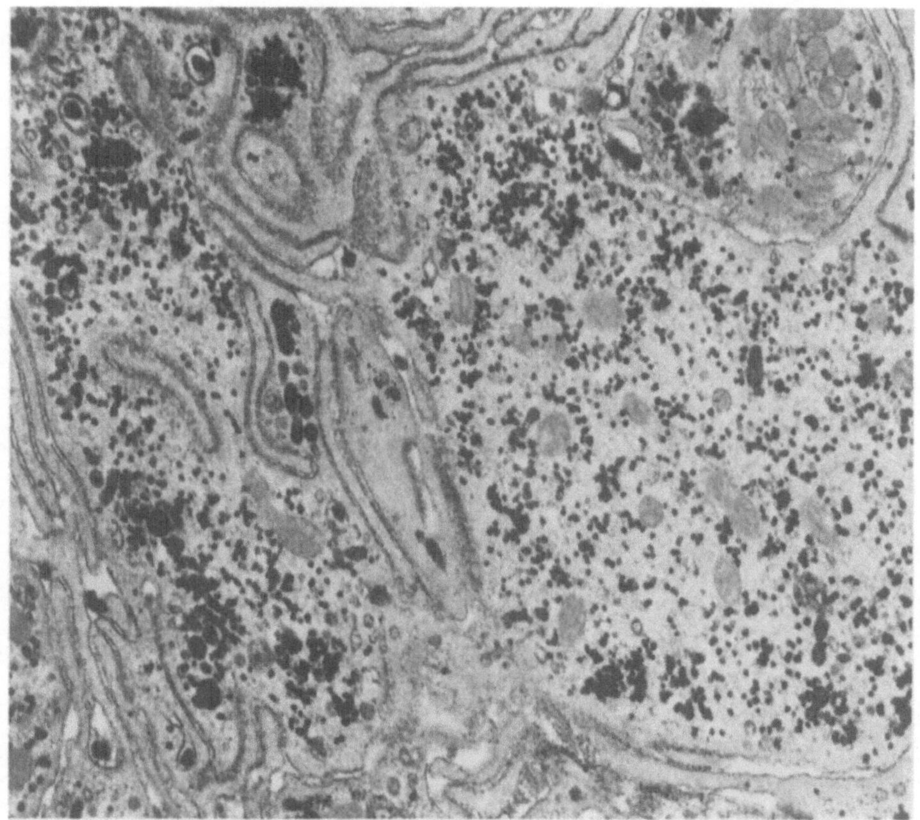

Schnitt durch den Histiozytenwall. Dichte Ansammlung kontrastreicher eckiger Körnchen im Zytoplasma von Histiozyten. Die Granulome stellen Endprodukte des intrazellulären Abbaues phagozytierter Uratkristalle dar. An der Zelloberfläche reißverschlußartig dicht ineinander verzahnte Zytoplasmafortsätze. (Elektronenoptische Aufnahme). Vergr. ca. 16000:1. (R. GIESEKING, Pathologisches Institut der Universität Münster)

erscheinen (Abb. 369). Im Milieu des Zytoplasmas entsteht also eine feinkörnige Harnsäurebindung, die sich von den extrazellulären, grobkristallinen, nadelförmigen Harnsäureabscheidungen deutlich abgrenzt.

Der zytotoxische Effekt der Uratkristalle zeigt sich darin, daß die dicht von Uratkristallen durchsetzte zentrale Zone des Gichttophus völlig zellfrei ist. Die den Tophus umgebenden Histiozyten strecken zwar ihre Zytoplasmafortsätze weit zwischen die Kristallnadeln aus, wandern aber nicht in die mit Kristallablagerungen angefüllte Zone ein. Die erste Reihe der Histiozyten, die mit den Kristallen in Verbindung tritt und auch gröbere Kristallteilchen phagozytiert, zeigt deutliche nekrobiotische Veränderungen, während Histiozyten am äußeren Wallrand keine Anzeichen von Degeneration erkennen lassen.

Granulozyten finden sich zwar reichlich in der Synovialflüssigkeit, besonders im akuten Gichtanfall, sie sind jedoch kein Bestandteil der eigentlichen Gewebsreaktion. In der Synovialflüssigkeit enthalten die Granulozyten phagozytierte Uratkristalle, deren Kanten glatt sind und die Zelle nicht überragen. Im Gegensatz dazu besitzen die Kalziumpyrophosphatkristalle bei der Chrondrokalzinose abgerundete Ecken, welche das Zytoplasma der phagozytierenden Zelle überragen.

Das nekrotische Zentrum des Uratgranuloms enthält büschelförmig gelagerte Uratnadeln (Abb. 370 u. 370a). Sie sind wasserlöslich und nach Formolfixation im allgemeinen nicht mehr nachweisbar. Nach Fixierung in Alkohol zeigen die nadelförmigen Kristalle eindrucksvolle Doppeltbrechung. Der Mononatriumkristall ist negativ doppeltbrechend und parallel zur Kompensatorachse gelb-, senkrecht zu ihr blauleuchtend. Auf diese Weise läßt er sich gegen Kal-

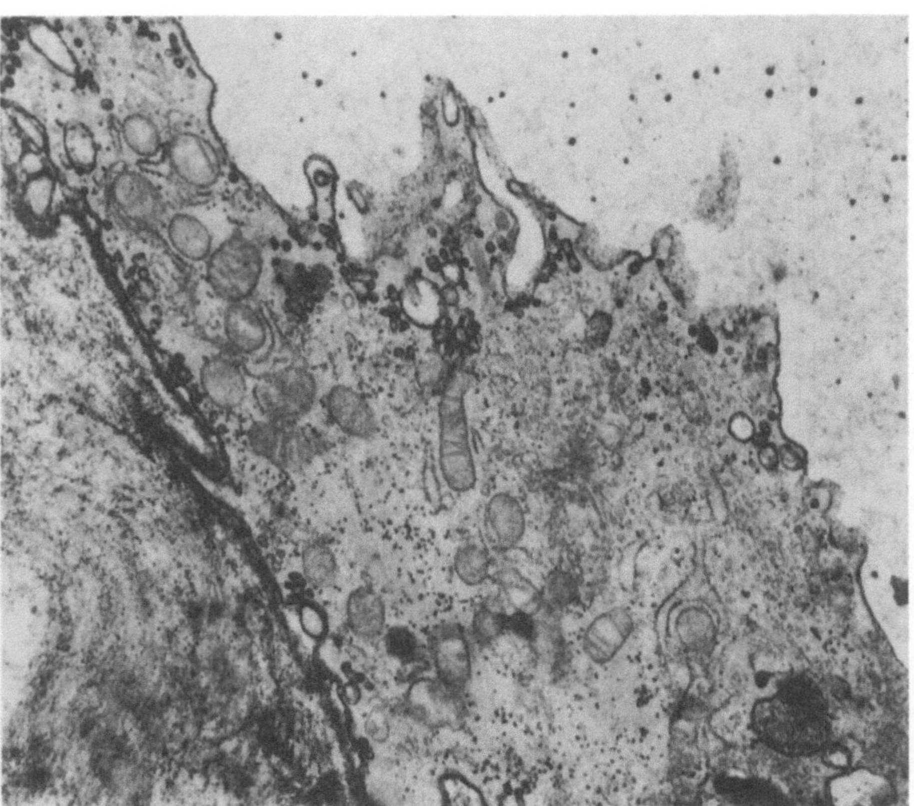

Zahlreiche Pinozytosebläschen im Endothel einer Kapillare aus der Randzone eines Gichtknotens. Die Pinozytosebläschen liegen besonders dicht an der inneren und äußeren Grenzmembran der Endothelzelle, sind aber auch inmitten des Zytoplasmas zu erkennen. Das kontrastreiche feinkörnige Material, das sowohl in der Kapillarlichtung als auch extravasal in der Umgebung der Kapillare vorliegt, ist auch innerhalb der Pinozytosebläschen nachweisbar und stellt offenbar kolloidal gelöste Harnsäure dar, die in Form der Zytopempsis durch das Kapillarendothel transportiert wird. (Elektronenoptische Aufnahme). Vergr. ca. 26000:1. (R. GIESEKING, Pathologisches Institut der Universität Münster)

ziumpyrophosphatkristalle bei der Pseudogicht abgrenzen. Diese sind positiv doppeltbrechend und verhalten sich farblich entsprechend umgekehrt.

Im Laufe der Zeit werden die Granulome von einer gefäß- und faserreichen Bindegewebskapsel umgeben und der Gichttophus makroskopisch sichtbar (Abb. 371).

Nosologische Bedeutung des Uratgranuloms

Die klinische Bedeutung des Uratgranuloms hängt von seinem jeweiligen Sitz ab. Bei subkutaner Lage kann der Tophus, dessen Kern zur Verkalkung neigt, ulzerieren und sich sekundär infizieren. Die Uratablagerung im Gelenkspalt wird im allgemeinen von einer Synovitis begleitet, die im Laufe von Monaten, den Gesetzen der chronischen Entzündung folgend, durch Pannusbildung und Fibrosierung zur weiteren Destruktion des Gelenks beiträgt. Nach Zerstörung des Gelenkknorpels und Einbruch in den benachbarten Knochen beschränkt sich das Granulomgewebe keineswegs auf den Markraum, sondern zerstört auch die benachbarte Spongiosa (Abb. 372). Dieser Prozeß erklärt die ausgedehnten Destruktionen bei Gichtarthritis (Abb. 373 u. 373a). Dabei können eigenartige Bilder dadurch entstehen, daß die angenagten Konturen der Knochenbälkchen von amorphem Tophusmaterial glättend umhüllt werden (Abb. 374). Darüber hinaus können Uratablagerungen vor allem in Periostnähe eine Knochenneubildung auslösen (Abb. 375). So entstehen Gebilde, die von Röntgenologen als „Tophus-Stachel" und „Erker" bezeichnet werden (DIHLMANN u. FERNHOLZ, 1974). Uratgranulome können alle Gelenke, mit ausgeprochener Bevorzugung der unteren Extremität, befallen.

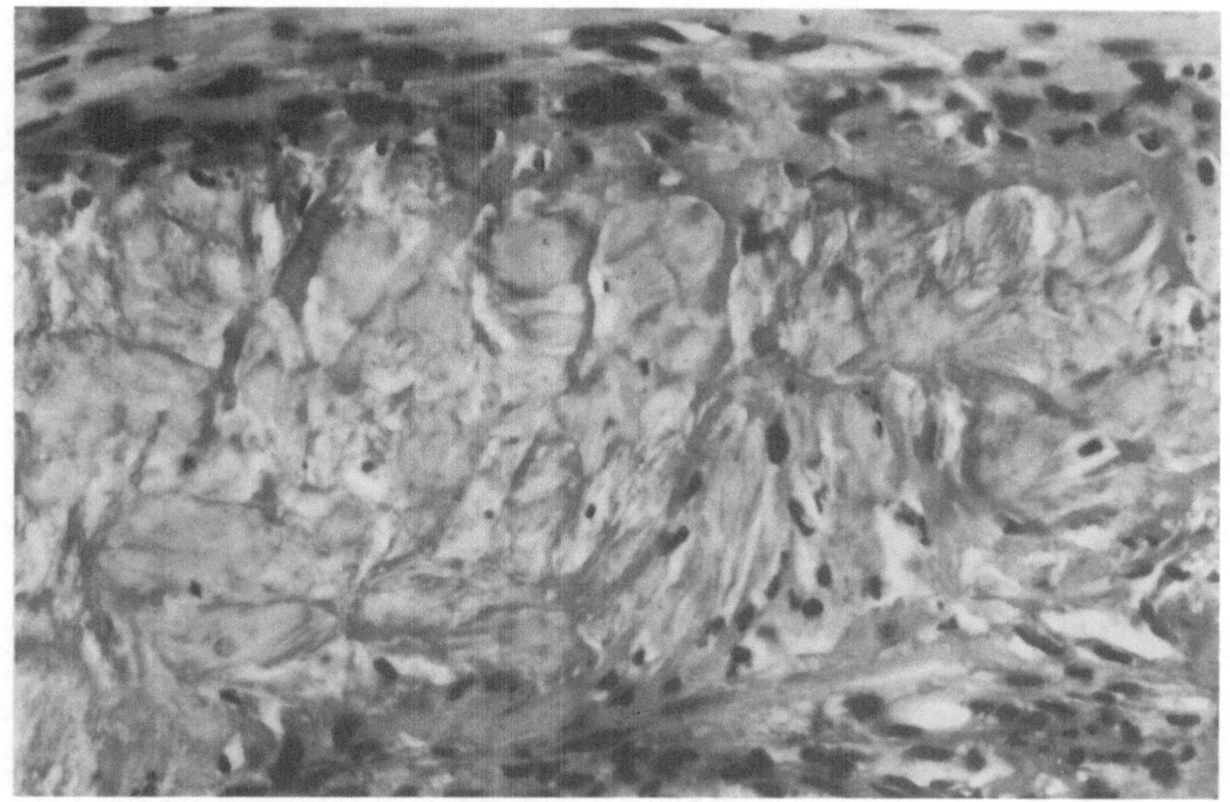

Büschelförmige Einlagerung von Uratkristallen in einem Tophus am Großzeh

Abb. 370
Gicht

Abb. 370 a
Gicht

Büschelförmige Einlagerung von Uratkristallen in einem Ohrtophus

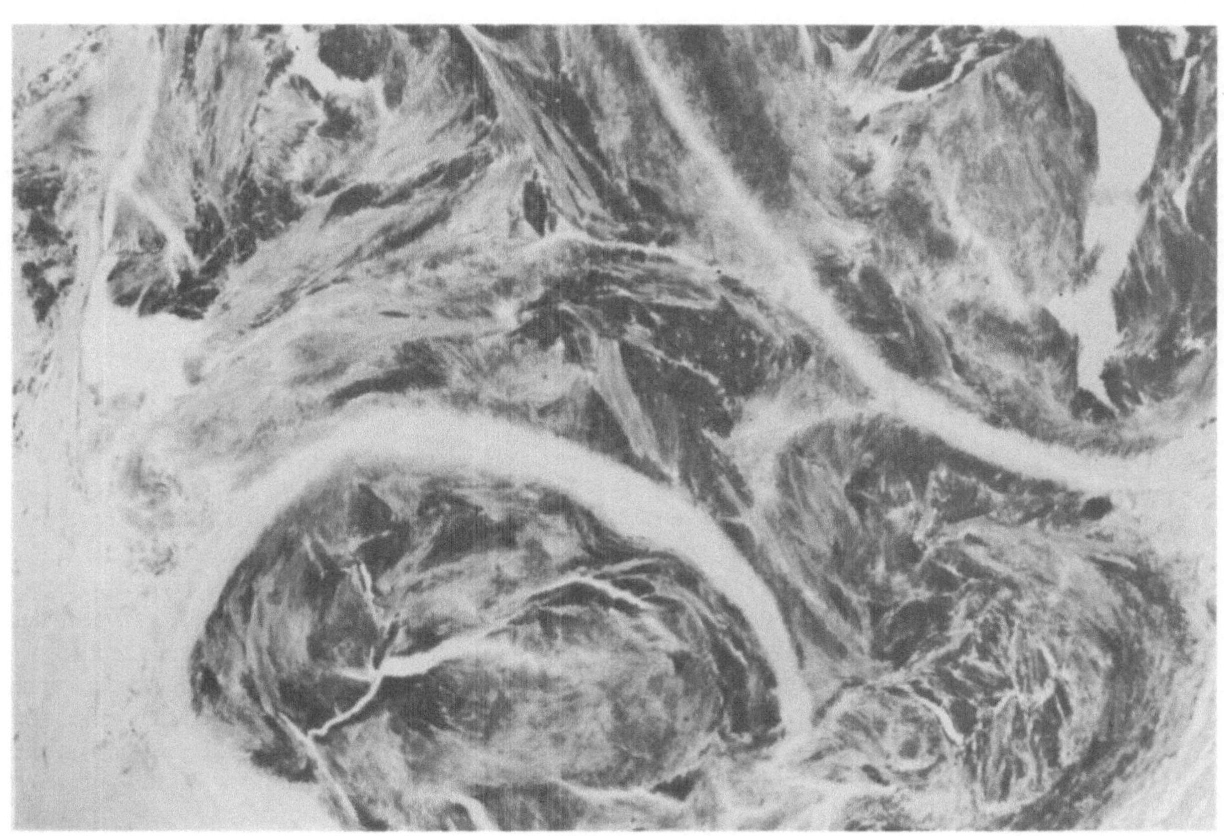

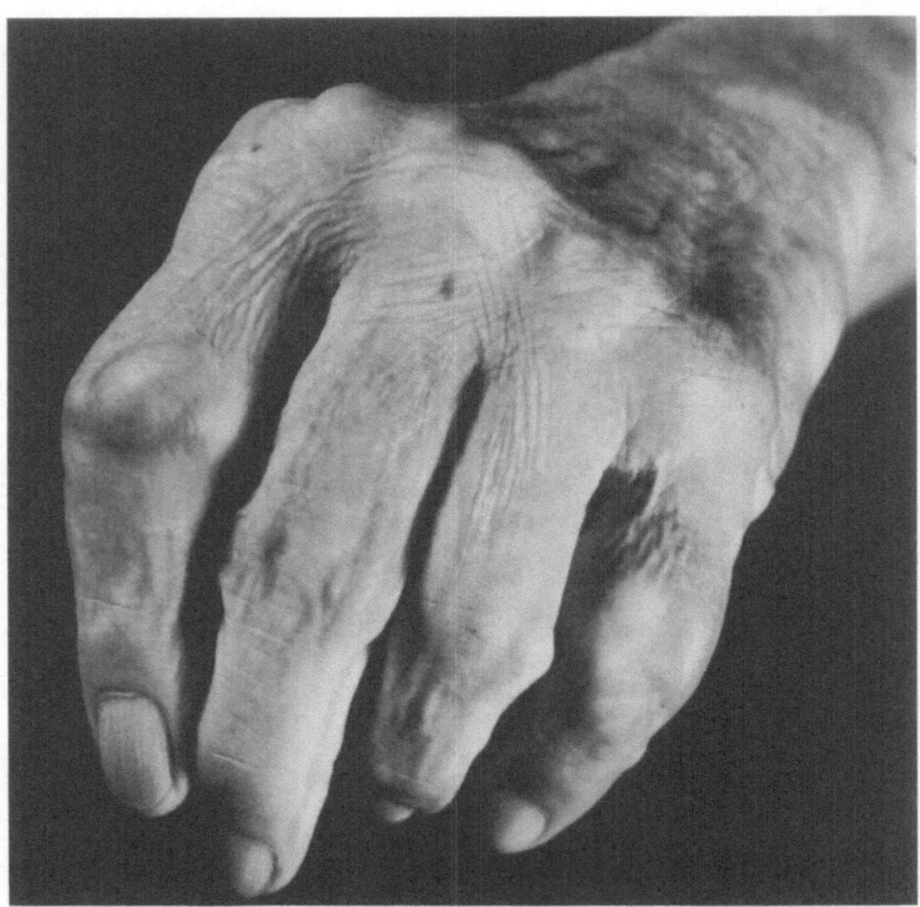

Abb. 371
Gicht

Subkutane Weichteiltophi an den Fingerstreckseiten eines 67jährigen Mannes in fortgeschrittenem Stadium. (Bild: E. UEHLINGER, *Pathologisches Institut der Universität Zürich)*

10.3. Niere

Während die erosive und destruktive Arthritis zwar das klinische Bild der Gicht beherrscht, kann eine Beteiligung der Niere für den Patienten zur lebensbedrohenden Komplikation werden.

Bereits vor der eigentlichen Gichtmanifestation im Bereich des Bewegungsapparates kann die Niere durch die klinisch stumme Hyperurikämie geschädigt werden. Infolge hoher Uratkonzentration bilden sich im Tubuluslumen kleine Tophi, die zu Harnrückstau und Nephrohydrose führen. Aber auch im Interstitium des Nierenmarks können sich Uratgranulome bilden (Abb. 376). Sowohl die Harnstauung als auch die leukotaktische Komponente des Urates begünstigen die Entwicklung einer interstitiellen Nephritis.

Unabhängig von diesem Prozeß kann sich in wenigen Fällen eine Gerüstsklerose des Glomerulums entwickeln, die wiederum eine arterielle Blutdrucksteigerung verursacht. Die Hypertonie zieht nun ihrerseits die Arteriolen der Niere in Mitleidenschaft, und es entwickelt sich zunehmend eine Arteriolosklerose. In deren Gefolge gehen weitere Glomerula zugrunde. Damit schließt sich der Circulus vitiosus, der Nierenschaden wird potenziert und die Hypertonie verstärkt. Auf diese Weise wird auch das Herz in Mitleidenschaft gezogen, das mit einer Hypertrophie des linken Ventrikels reagiert. Mit zunehmendem Hochdruck wächst die Gefahr einer relativen Koronarinsuffizienz für das hypertrophe Herz. Aber auch die Blutversorgung des Herzens selbst wird dadurch gefährdet, daß sich bei zahlreichen Hyperurikämikern eine Koronarsklerose entwickelt.

Es ist bis heute unklar, ob es sich hierbei lediglich um das Zusammentreffen verschiedener Komponenten eines konstitutionell bedingten Syndroms handelt,

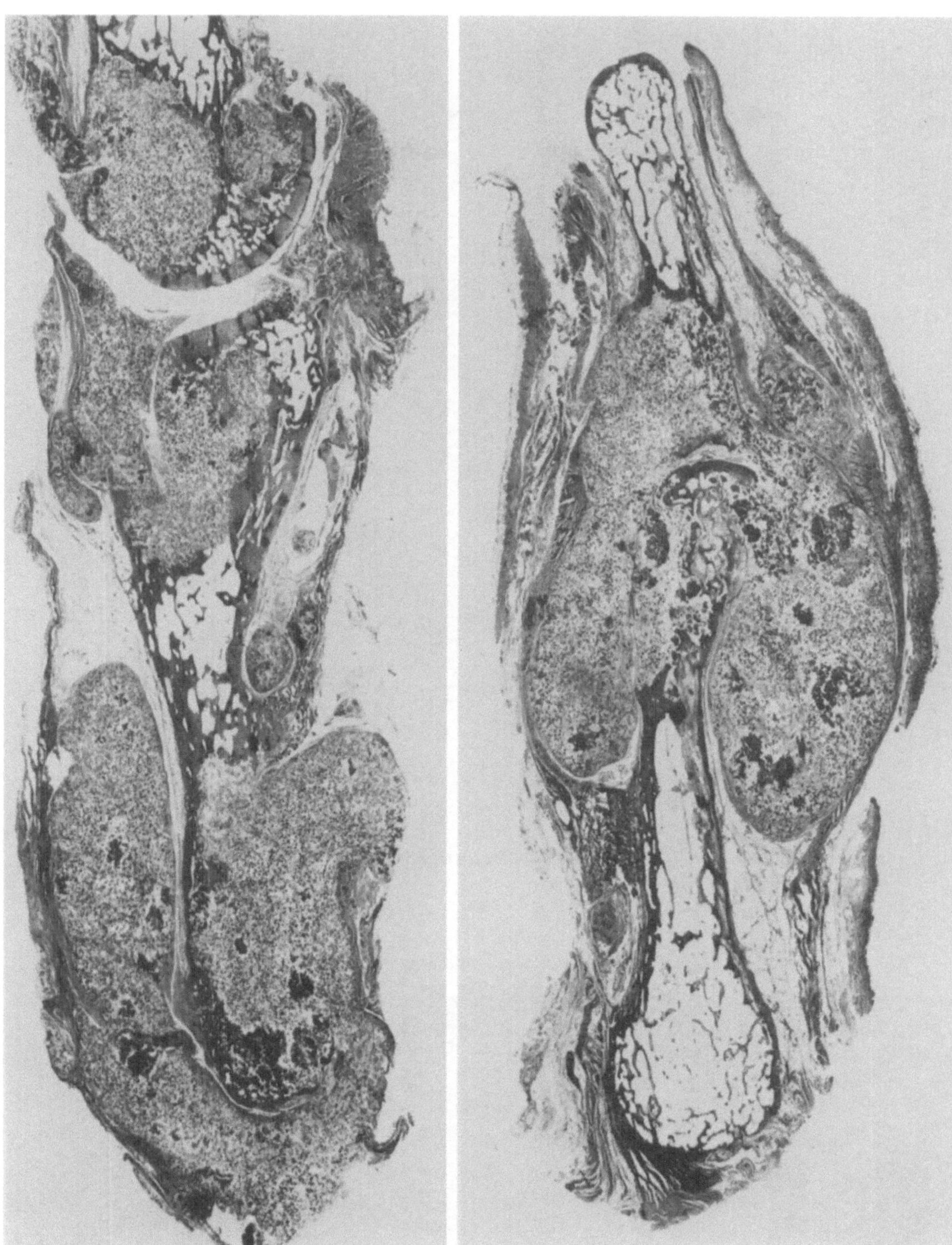

oder ob die Hyperurikämie selbst Ursache für diesen Gefäßprozeß ist. Die
Beobachtung einer Veränderung der Blutplättchen mit gesteigerter Haftfähigkeit
bei Hyperurikämikern (BLUHM u. RIDDLE, 1973) kann vielleicht für die Erklärung
der stenosierenden Gefäßveränderungen herangezogen werden.

Grundsätzlich können sich in alle bindegewebigen Strukturen Urate mit
entsprechender Fremdkörperreaktion einlagern, in Spätfällen gelegentlich auch
in Aorta, Myokard, Aorten- und Mitralklappe, Epiglottis, Stimmbänder und
in Wirbelkörper.

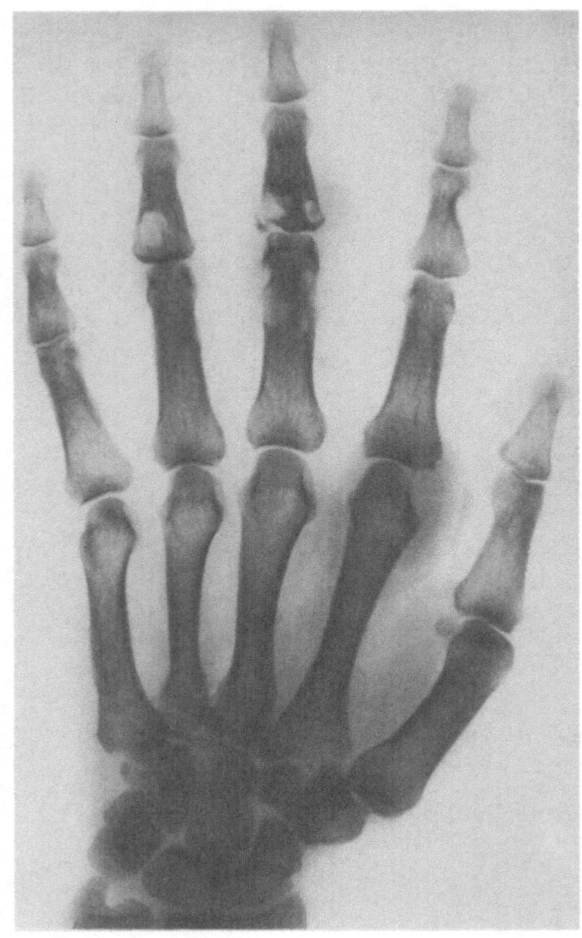

Abb. 373
Gicht

Gelenknahe tophöse Knochenzerstörungen und Weichteiltophi bei fortgeschrittener Gichtarthritis. (Finger)

Abb. 373 a
Gicht

Zerstörung der Spongiosabälkchen durch ein Uratgranulom

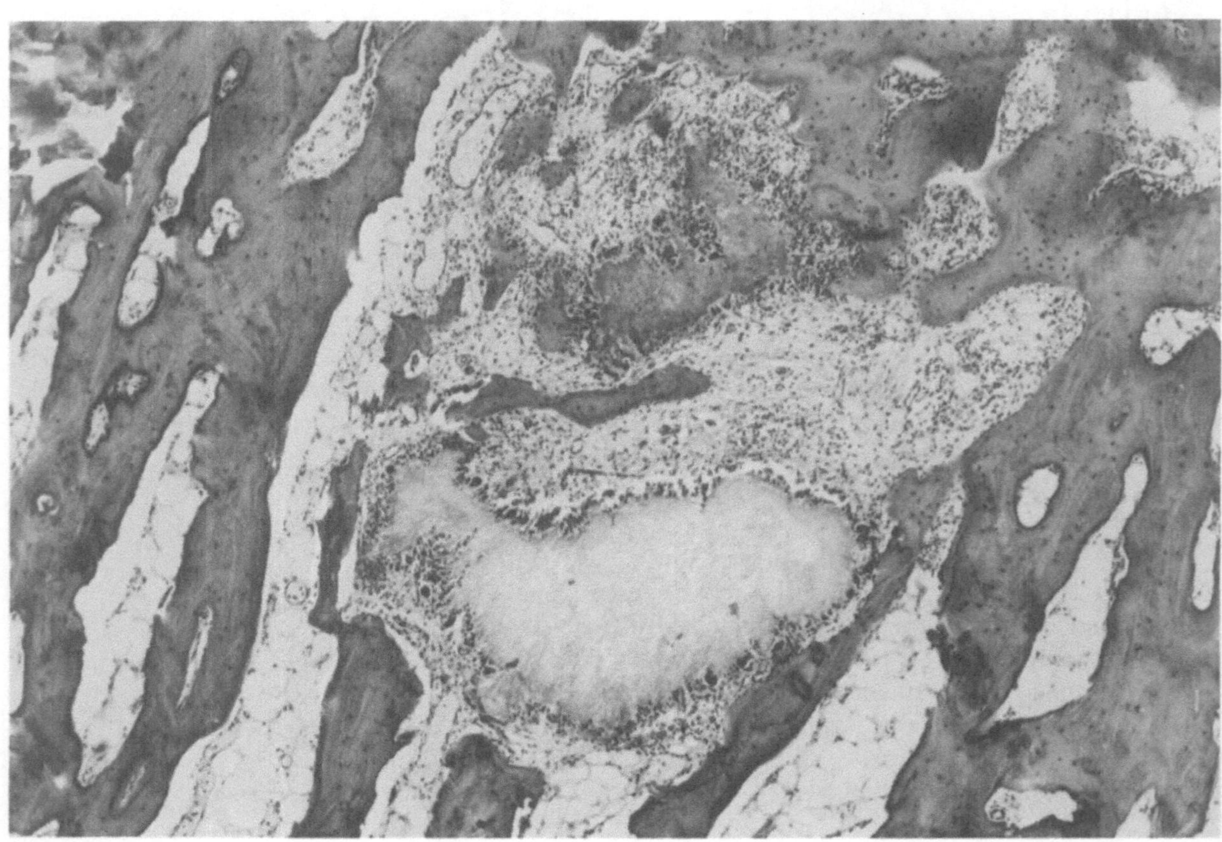

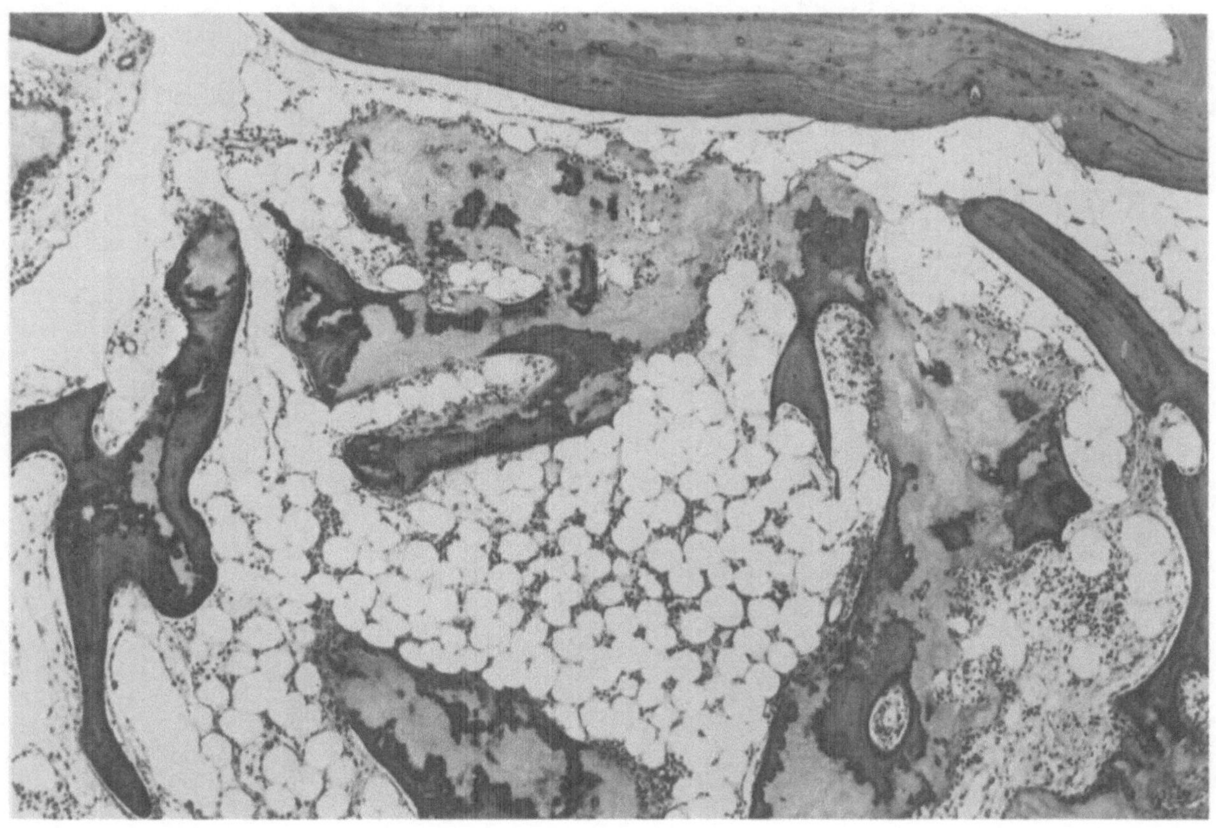

Teilweise Zerstörung der Knochenbälkchen mit angelagertem Tophusmaterial (hellgrau)

**Abb. 374
Gicht**

Knochenneubildung in Nachbarschaft eines periostnahen Uratgranuloms

**Abb. 375
Gicht**

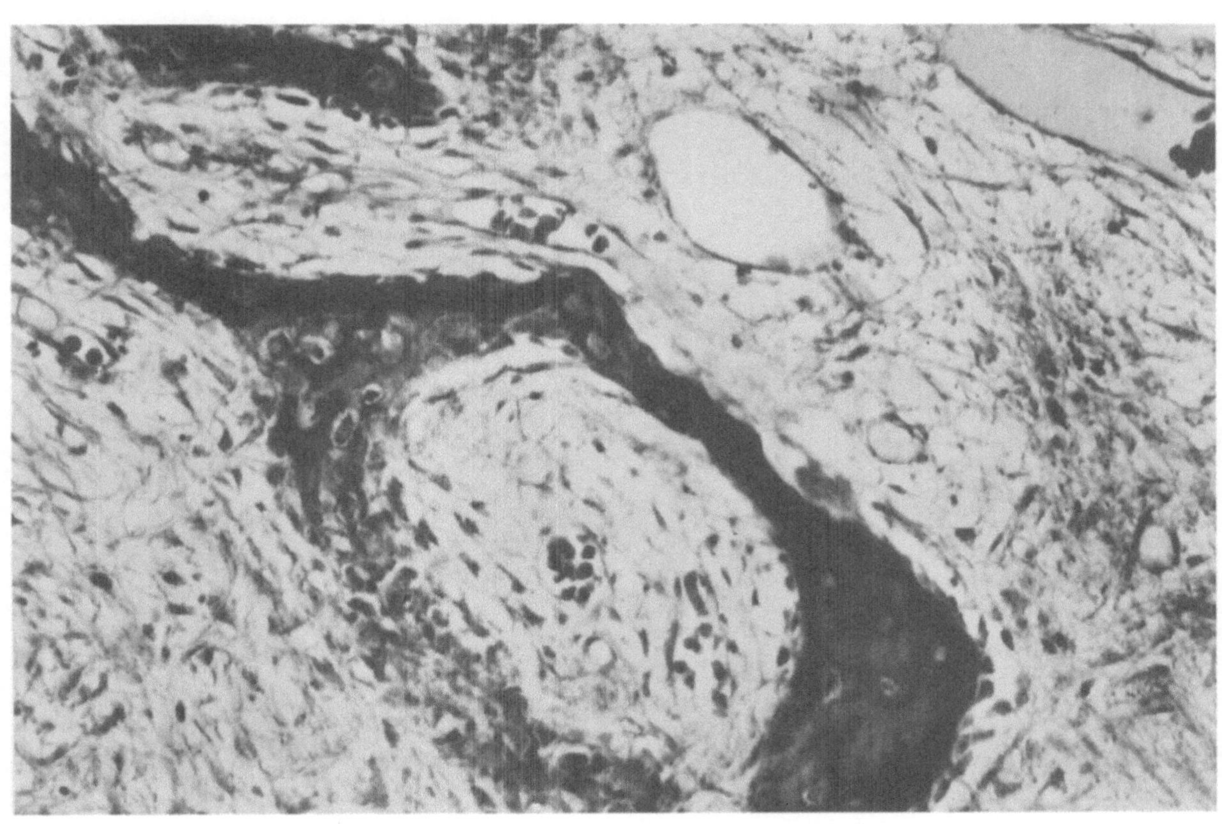

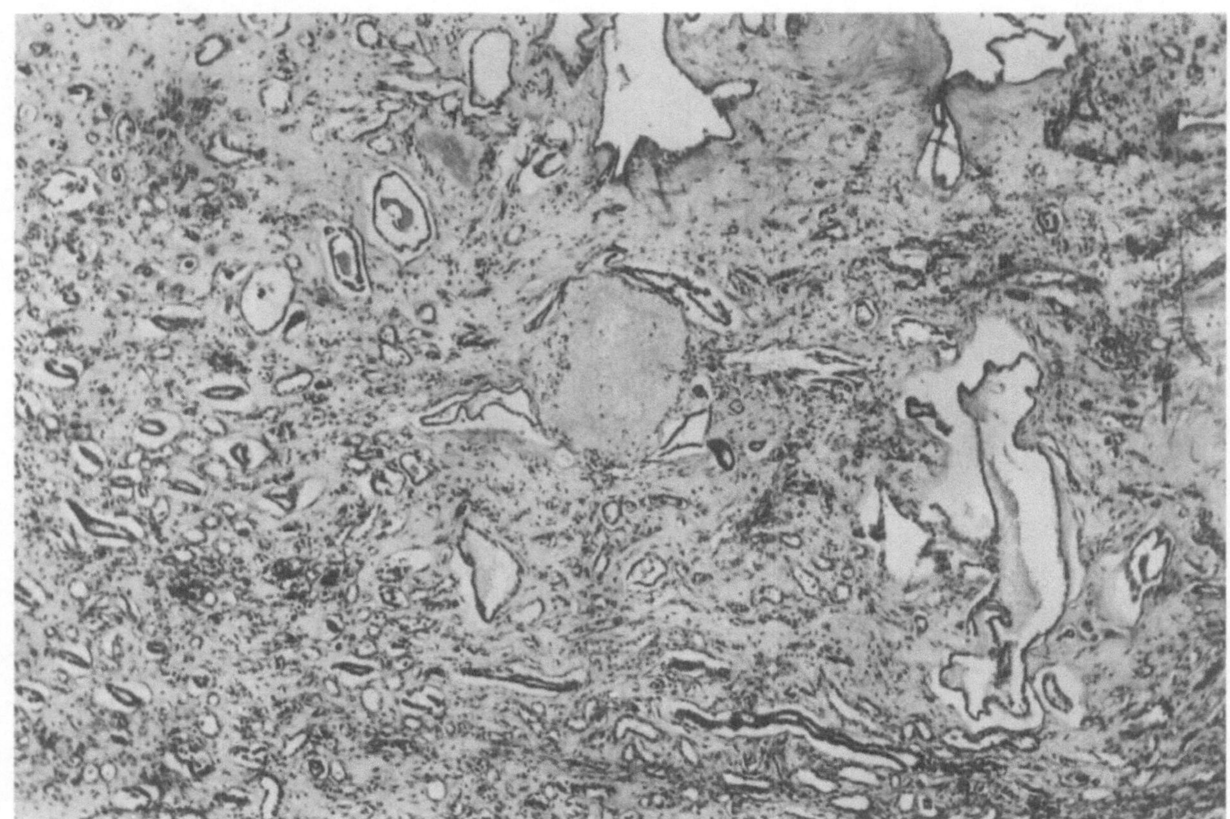

Abb. 376
Gicht

Kleiner Tophus im Nierenmark mit Nephrohydrose

Schicksal des Tophus   Der nekrotische Kern des Tophus neigt zur Verkalkung und Sequestrierung. Sekundärinfektionen und chronische Fisteleiterungen können hinzutreten und das Endstadium der Krankheit charakterisieren.

Chondrokalzinose

Synonym: Pseudogicht

11

Die Chondrokalzinose oder Pseudogicht ist, gemessen an der Uratgicht, eine seltene Erkrankung. Sie tritt familiär auf und zeigt keine Geschlechtsbevorzugung. Das Wesen der Chondrokalzinose besteht in einer röntgenologisch nachweisbaren Verkalkung von Gelenkstrukturen. Dabei lagern sich Kalziumpyrophosphat-Dihydratkristalle im hyalinen und Faserknorpel, seltener auch in Strukturen der Gelenkkapsel ab (Abb. 377–379). Die Chondrokalzinose bevorzugt Knie- und Hüftgelenke, Symphyse und Zwischenwirbelscheiben. Wesentlich seltener können auch Temporomandibulargelenk, Akromioklavikulargelenk, Sternoklavikulargelenk, Fußgelenk, Sakroiliakalgelenk und proximales Tibiofibulargelenk erkranken (ZITNAN u. SITAJ, 1963). Bei älteren Menschen kann der Prozeß auch auf Verkalkung der Menisken beschränkt bleiben.

Nach den Untersuchungen von o MOHR *et al.* (1974) lagern sich die Kristalle zunächst extrazellulär ab, und zwar in den kollagenen Fasern. Dem entsprechen auch unsere eigenen Beobachtungen (Abb. 380).

Die Frage, ob die Imprägnierung mit Pyrophosphatkristallen einen vorgeschädigten Knorpel voraussetzt, ist noch nicht völlig geklärt. Der Gedanke liegt wegen der Erkrankung überwiegend älterer Patienten nahe. Vieles spricht jedoch dafür, daß die Chondrokalzinose auch den gesunden Knorpel nicht verschont.

Die Pyrophosphatablagerungen färben sich mit Hämatoxilin intensiv blau an. Man sieht alle Übergänge von feinen, streifenförmigen Faserimprägnierungen bis zur massenhaften Ablagerung von amorphem Material in Knorpel und Gelenkkapsel.

Die Einlagerungen können Fremdkörperreaktionen mit Fremdkörperriesenzellbildung auslösen (Abb. 381). Reaktionen, wie sie als Uratgranulome den

Pyrophosphateinlagerung in einer hyperplastischen Synovialzotte. (Kniegelenk)

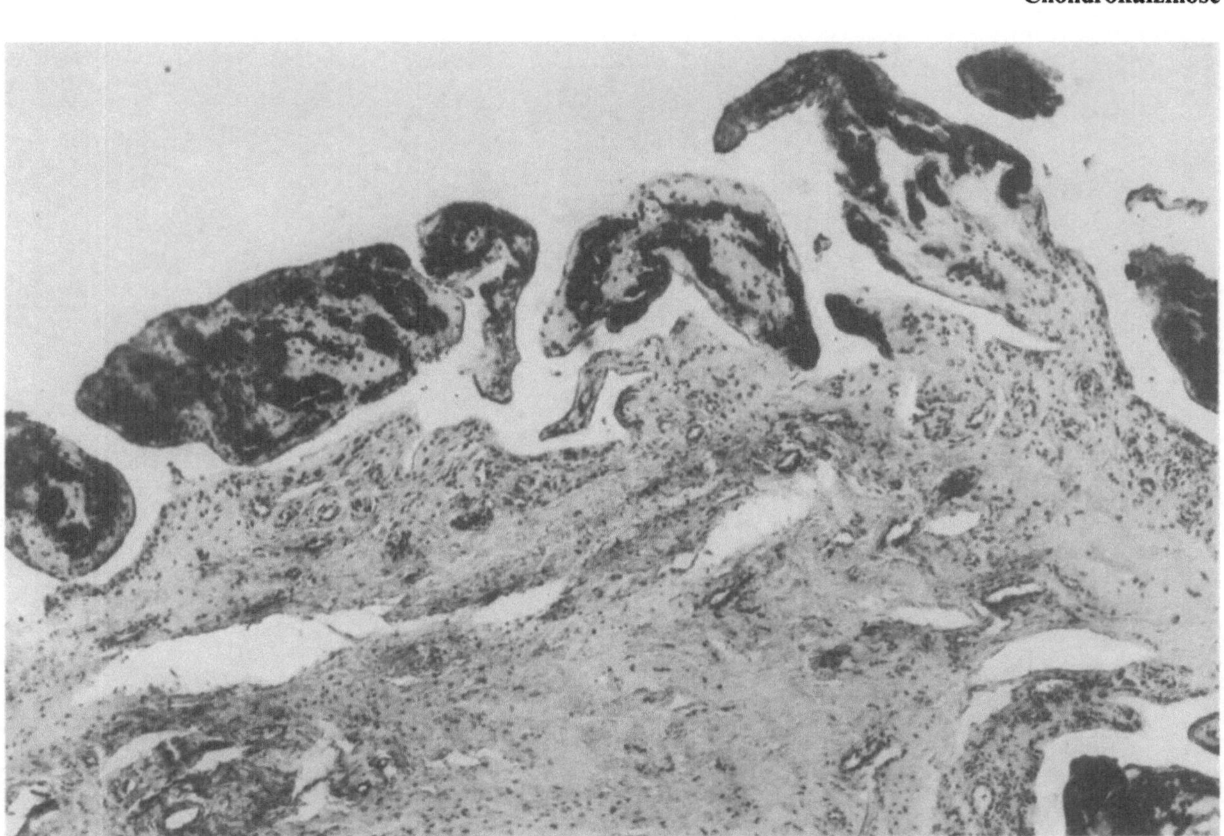

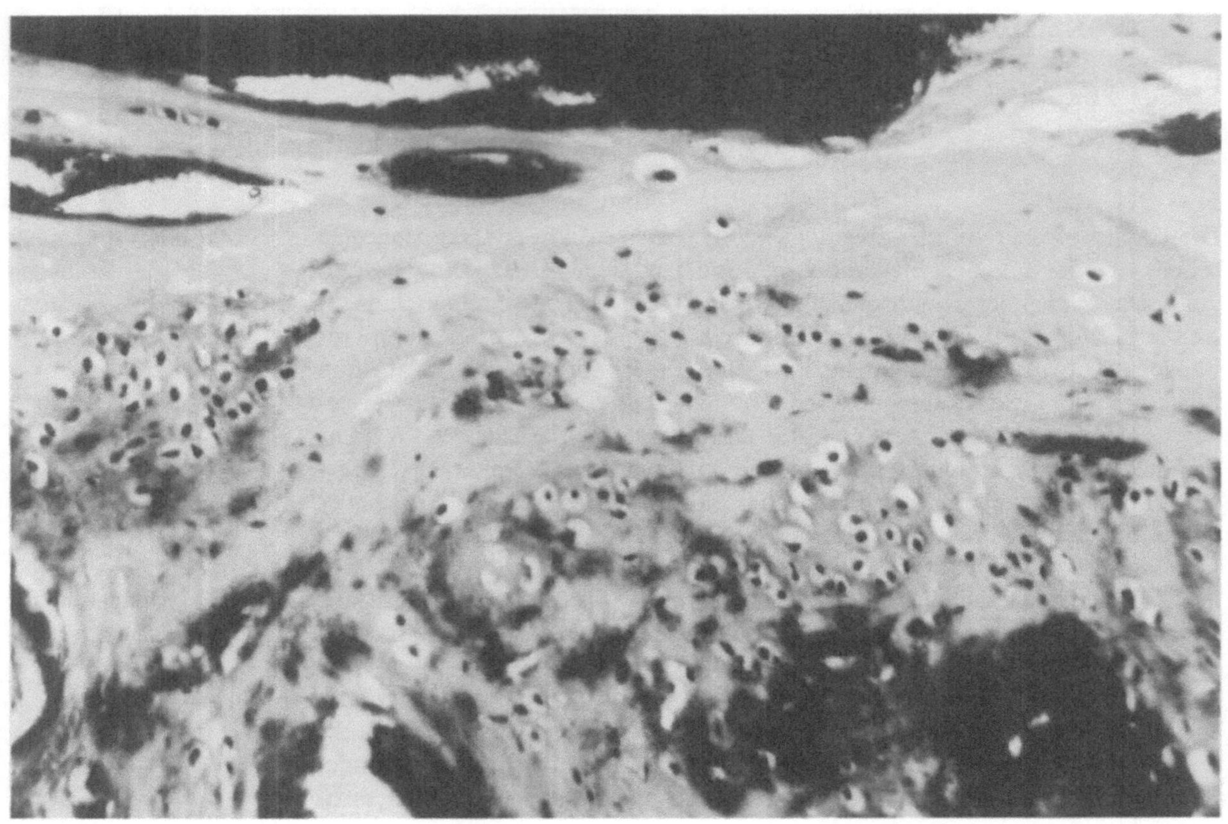

Abb. 378
Chondrokalzinose   *Pyrophosphateinlagerung im hyalinen Gelenkknorpel eines Kniegelenkes*

Abb. 379
Chondrokalzinose   *Büschelförmige Pyrophosphateinlagerung im Stratum synoviale eines Kniegelenkes*

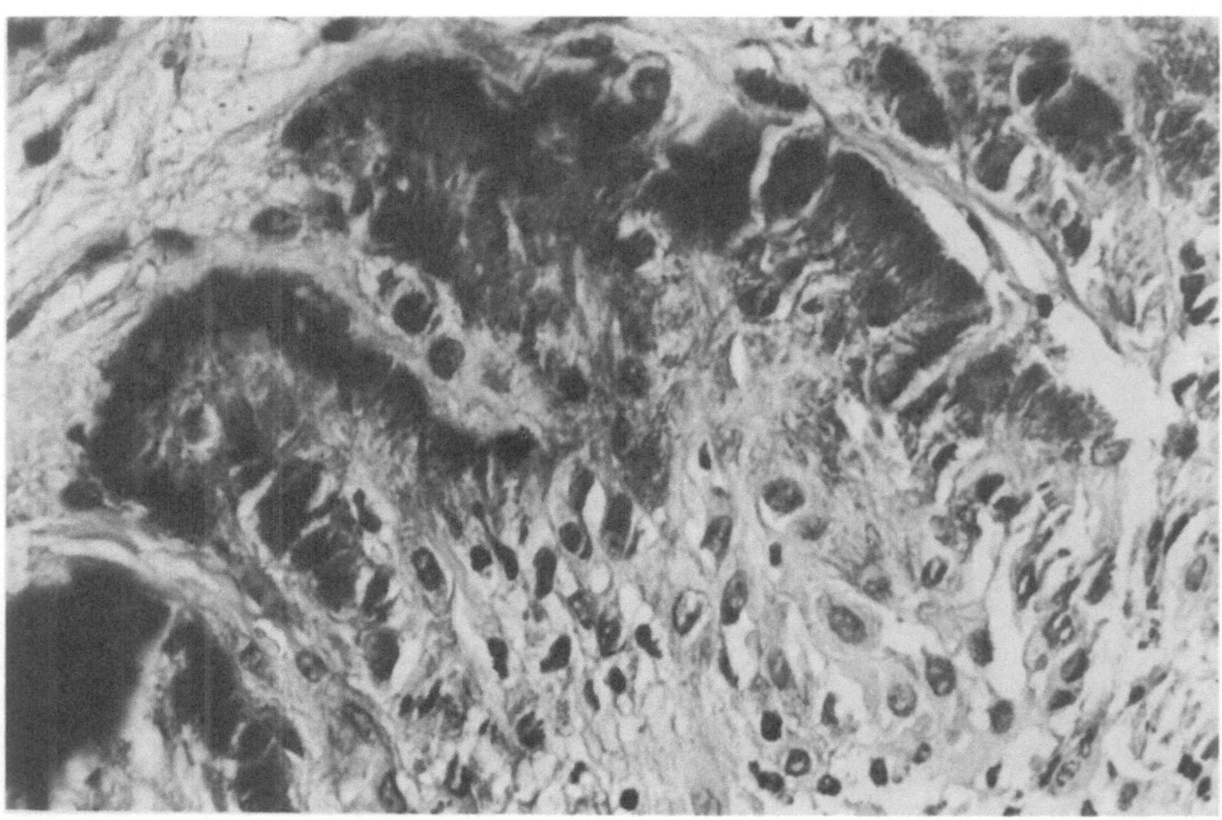

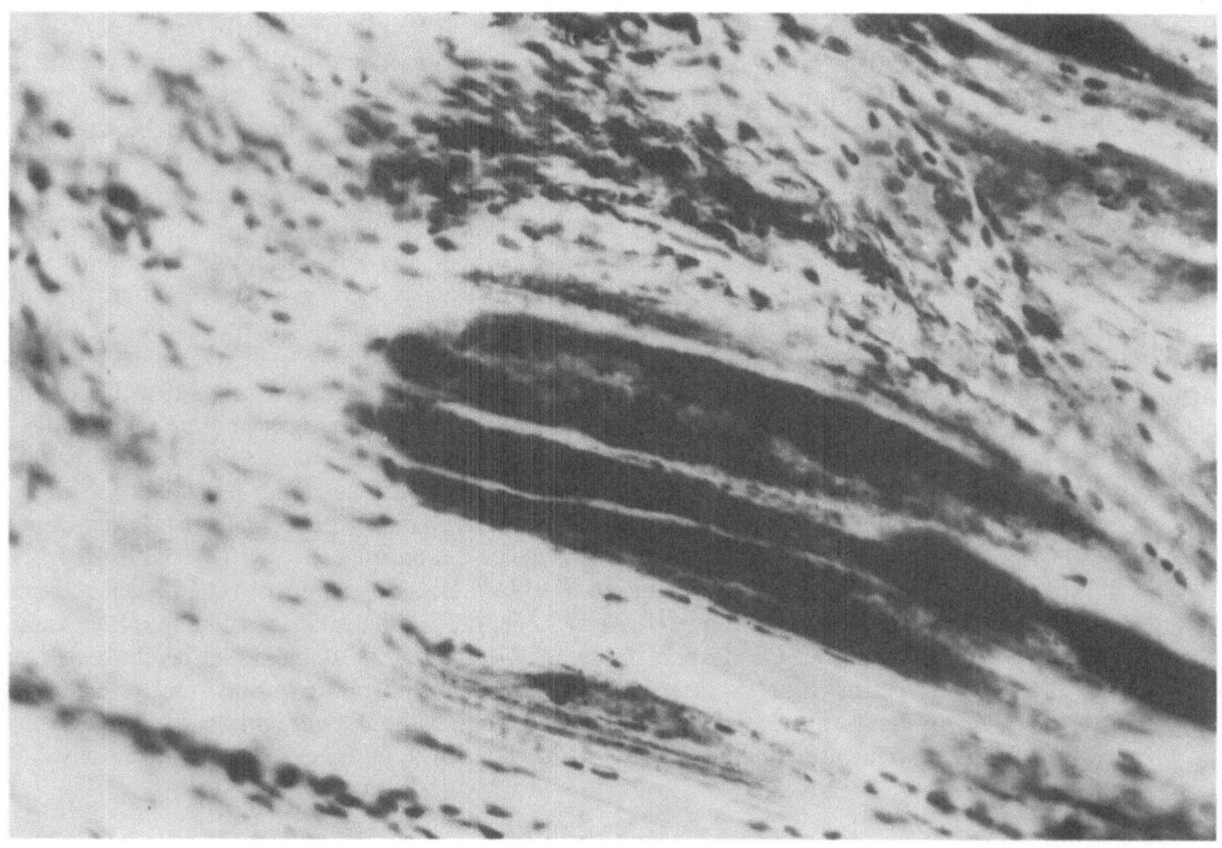

Pyrophosphatimprägnation von Kollagenfasern im Meniskus

**Abb. 380
Chondrokalzinose**

Pyrophosphateinlagerung mit Fremdkörperentzündung im Stratum synoviale eines Kniegelenkes

**Abb. 381
Chondrokalzinose**

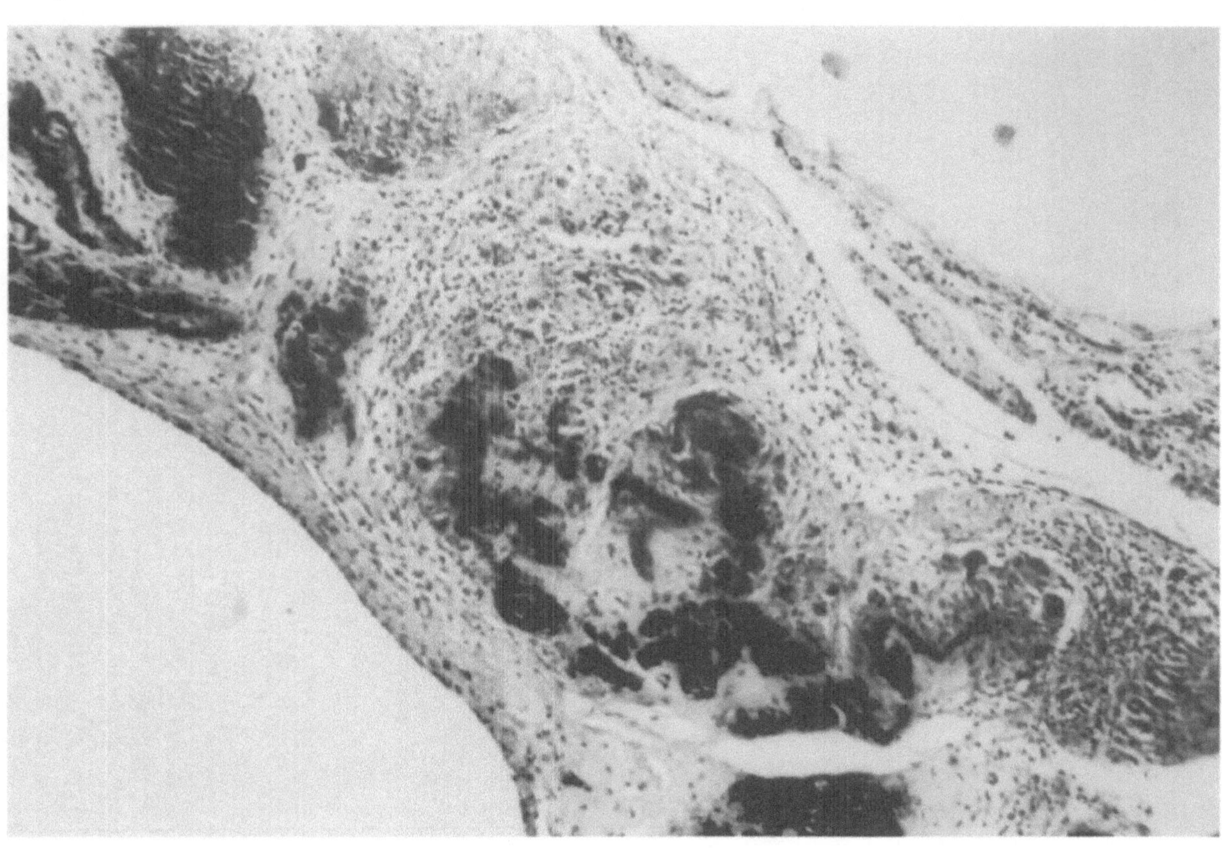

morphologischen Prozeß der echten Gicht charakterisieren, treten bei der Chondrokalzinose nicht auf. Häufig findet man jedoch in Knorpel, Synovialzotten und Stratum fibrosum ausgedehnte Depots, in deren Bereich die örtlichen Strukturen zugrunde gegangen sind, umschlossen von hyalinisiertem Bindegewebe ohne zelluläre Reaktion.

Die Pyrophosphateinlagerung in den Gelenkstrukturen kann klinisch stumm verlaufen. Sie kann aber auch von einer kristallinduzierten Synovitis begleitet werden, die in Einzelfällen so stürmisch und hochfieberhaft verlaufen kann, daß der Prozeß differentialdiagnostisch gegen einen akuten Gichtanfall oder ein Rheumatisches Fieber abgegrenzt werden muß. In diesen Fällen sichert das Gelenkpunktat die Diagnose, wenn es gelingt, in Granulozyten des entzündlichen Exsudates phagozytierte Kristallsplitter nachzuweisen, die im Gegensatz zu den Uratkristallen den Granulozyten nicht überragen und die sich polarisationsoptisch umgekehrt wie die Mononatriumuratkristalle der Gicht verhalten. Die Harnsäurekristalle sind negativ doppeltbrechend, der Kristall erscheint parallel zur Kompensatorachse gelb, während die Pyrophosphatkristalle der Chondrokalzinose in gleicher Position blau aufleuchten

Während die Uratgicht sowohl im Knorpel als auch im Knochen schwere Zerstörungen anrichtet und zu hochgradiger Gelenkdeformierung führen kann, bleibt die Chondrokalzinose auf Gelenkknorpel und -kapsel beschränkt. Der Prozeß führt zu Degeneration der örtlichen Strukturen und kann zu einer Arthrose überleiten. Die stürmisch-granulierende Begleitreaktion, die den destruierenden Prozeß der Uratgicht charakterisiert, fehlt der Chondrokalzinose.

Klinische Bedeutung der Pyrophosphateinlagerung

Morphologische Abgrenzung gegen die Uratgicht

Arthrose

Synonym: Osteoarthrose

Unter den Krankheiten des sog. rheumatischen Formenkreises steht die Arthrose zahlenmäßig mit an der Spitze. Im Gegensatz zum Rheumatischen Fieber, der Chronischen Polyarthritis und der Spondylitis ankylopoetica ist Entstehungs- und Manifestationsort der Arthrose ausschließlich das Gelenk.

Die Krankheit war bereits im Altertum bekannt. Sie wurde aber erst im 19. Jahrhundert von den entzündlichen Gelenkerkrankungen abgegrenzt. Das Wort „Arthrose" stammt von FRIEDRICH V. MÜLLER. Er hat es 1913 vorgeschlagen.

Erst in den letzten Jahrzehnten wird von dem eigentlichen Arthroseprozeß die präarthrotische Deformität abgegrenzt (HACKENBROCH, 1943). Es handelt sich dabei um morphologische und gelenkmechanische Normabweichungen, die früher als Produkt des deformierenden Arthroseprozesses galten, die in Wirklichkeit aber, wie dies beispielsweise bei der Hüftgelenksdysplasie der Fall ist, die pathogenetische Basis für die Entwicklung einer sekundären Arthrose darstellen.

Um eine Vorstellung von der Häufigkeit der Arthrose zu gewinnen, muß man die erhebliche Diskrepanz zwischen objektiv-anatomischen Gelenkveränderungen und der relativ seltenen klinischen Symptomatik berücksichtigen.

Epidemiologie

Wir sind mit OOTTE (1970) und anderen der Überzeugung, daß erst das Hinzutreten einer Begleitsynovitis dem anatomischen Prozeß Krankheitscharakter verleiht. Insofern charakterisiert die anglo-amerikanische Bezeichnung „Osteoarthritis" die Krankheit besser als es der Name „Arthrose" vermag, mit dem man lediglich die klinisch latente Knorpeldegeneration beschreibt.

Der Prozeß, modifiziert durch hereditäre Faktoren, befällt mit zunehmendem Lebensalter mechanisch besonders beanspruchte Gelenke, verursacht aber vergleichsweise selten Schmerzen, durch die er Krankheitswert erlangt.

Die Erkrankungshäufigkeit der einzelnen Gelenke geht aus einer epidemiologischen Studie von WAGENHÄUSER (1969) hervor. Die Häufigkeit des Gelenkbe-

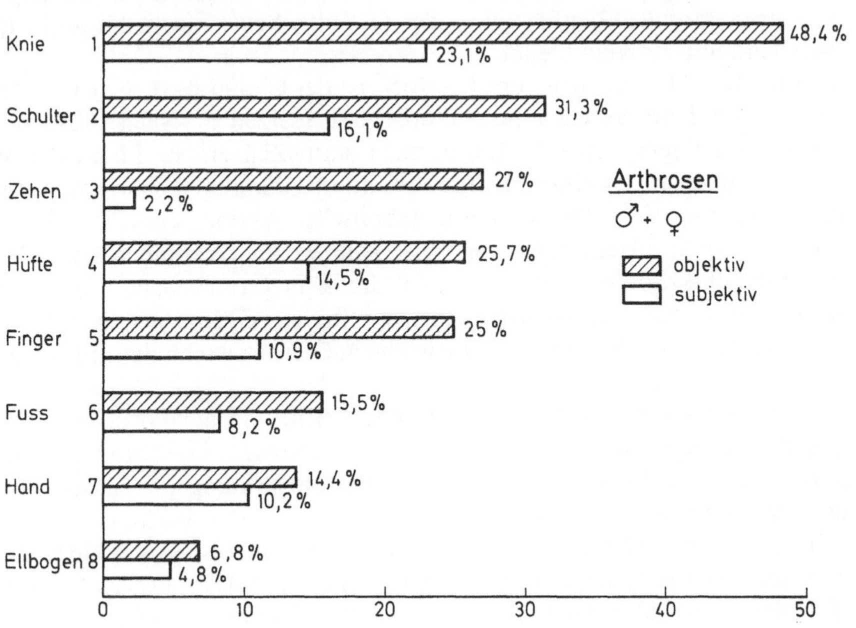

Häufigkeit der rheumatischen Beschwerden und der klinisch manifesten Arthrosen in den einzelnen Gelenksgruppen (Übersicht) (WAGENHÄUSER, 1969)

Abb. 382

"

falls zeigt demnach bei Männern folgende Reihenfolge:

1. Gonarthrosen (42,5%)
2. Omarthrosen (31%)
3. Coxarthrosen (25,5%)
4. Fingerarthrosen (21,8%)
5. Handgelenksarthrosen (14,5%)
6. Fußgelenksarthrosen (12,6%)
7. Zehengelenksarthrosen (10,2%)
8. Ellbogenarthrosen (9,7%)

Davon abweichend ergibt sich bei Frauen folgende Reihenfolge:

1. Gonarthrosen (52%)
2. Zehengelenksarthrosen (44,4%)
3. Omarthrosen (31%)
4. Fingerarthrosen (28,2%)
5. Coxarthrosen (25,7%)
6. Fußgelenksarthrosen (18,2%)
7. Handgelenksarthrosen (14,2%)
8. Ellbogenarthrosen (4%)

Strukturelle Schwäche des Gelenkknorpels

Die Häufigkeit der Arthrose wird verständlich, wenn man die mechanische Belastung, der diarthrotische Gelenkflächen ausgesetzt sind, in Zusammenhang mit der strukturellen Schwäche des hyalinen Gelenkknorpels betrachtet. Nachdem beim Erwachsenen der Gelenkknorpel durch die Verkalkungszone von den darunterliegenden Markgefäßen abgeschnitten ist, bleibt als einzige Versorgungsmöglichkeit für die Ernährung der Chondrozyten die Diffusion vom Gelenkspalt her. Diese Diffusionsstrecke ist lang und störanfällig: Von den Blutkapillaren des Stratum synoviale und den sezernierenden B-Zellen müssen die Nährstoffe mit der Synovialflüssigkeit den Weg durch die Knorpelgrundsubstanz zu den Chondrozyten finden. Dieser Diffusionsweg ist in erster Linie durch eine Qualitätsänderung der Knorpelgrundsubstanz gefährdet.

Diffusionsweg

Der hyaline Knorpel besteht aus den Chondrozyten und ihren Produkten, nämlich kollagenen Fasern und ungeformter Zwischensubstanz (Abb. 383 u. 384). Die Kollagenfasern bilden das Grundgerüst des Knorpels, welches in die umhüllenden Proteoglykane eingebettet ist und von ihnen soweit maskiert wird, daß der homogene Eindruck des hyalinen Knorpels entsteht (Abb. 385). Die spiegelglatte Oberfläche des Knorpels ermöglicht die reibungsarme und atraumatische Gleitbewegung des Gelenks. Seine Elastizität wirkt druckverteilend und stoßdämpfend.

Chondrozyt und Grundsubstanz

Metabolisches Zentrum des Knorpels ist der Chondrozyt. Nach × MANKIN (1963) sind Knorpelzellen postmitotische Dauerzellen. Nach Abschluß des Wachstums finden keine Teilungen mehr statt. Zellverluste können demnach nicht mehr ergänzt werden. Daraus resultiert eine altersabhängige Zellverarmung mit einer Vergrößerung der metabolischen Aktionsräume für die verbleibenden Chondrozyten. Auf diese Weise kann es zur Dekompensation der Elementartrophik kommen, die ihren Ausdruck in Grundsubstanzentmischung, -entquellung und Diffusionsbehinderung findet. Grundsubstanzaufbau und -abbau befinden sich normalerweise in einem Gleichgewicht, das mit zunehmendem Alter Störungen unterliegt.

Die Qualität der Grundsubstanz ändert sich, und der Diffusionsweg vom Gelenkspalt zum Chondrozyt wird zusätzlich erschwert. Die Durchdringungsfähigkeit der Grundsubstanz aber limitiert das Substratangebot für die Synthese der Proteoglykane. So kommt es zur verminderten Bildung ungeformter Grundsubstanz und zunehmender Demaskierung des kollagenen Fasergerüstes. Mit einer Freilegung der kollagenen Strukturen aber verliert der hyaline Knorpel diejenigen Qualitäten, die reibungsloses Gleiten der Gelenkflächen ermöglichen.

Demaskierung der Kollagenfasern als Startpunkt der Arthrose

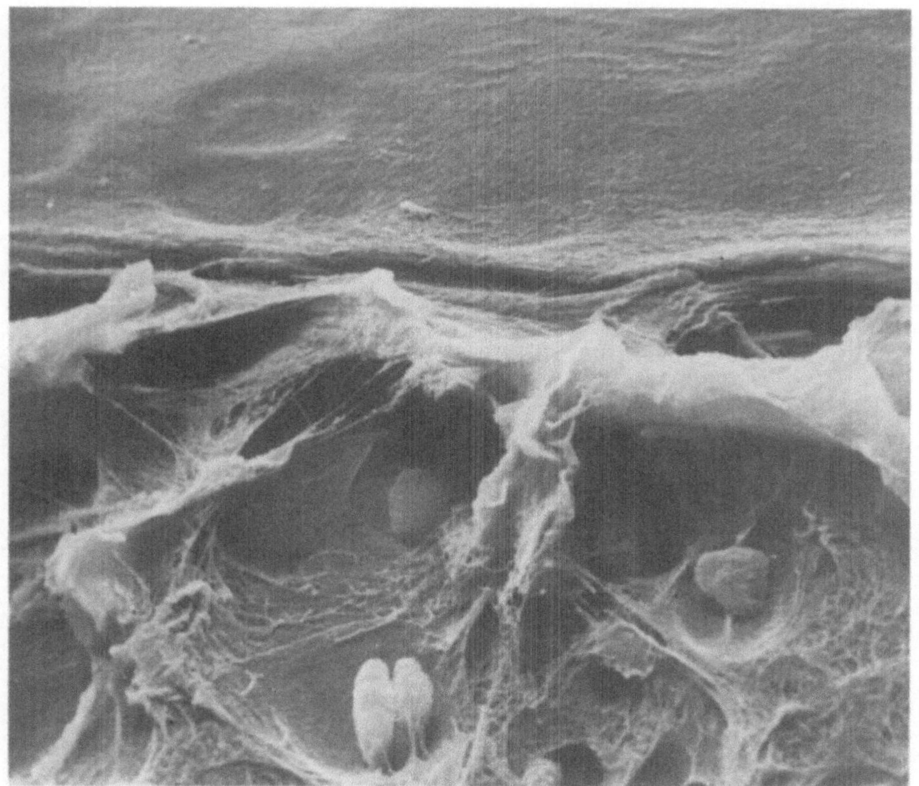

Fermentative Auflösung der Knorpelgrundsubstanz bei der Maus durch Hyaluronidase. Im oberen Bildteil erhaltene Knorpeloberfläche. Unten: Demaskierung der Kollagenfasern und Knorpelzellen. (Rasterelektronenoptische Aufnahme)   **Abb. 383**

Fermentative Auflösung der Knorpelgrundsubstanz bei der Maus durch Hyaluronidase: Man erkennt das demaskierte Kollagenfasergerüst. Links zwei Chondrozyten (Rasterelektronenoptische Aufnahme)   **Abb. 384**

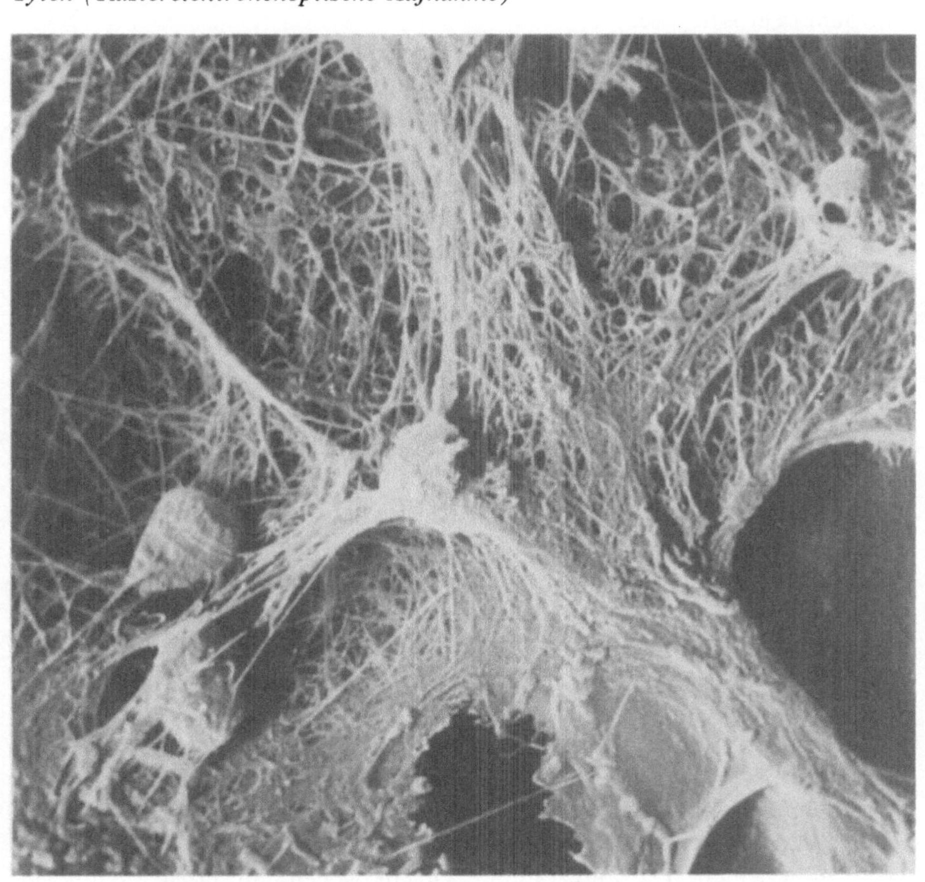

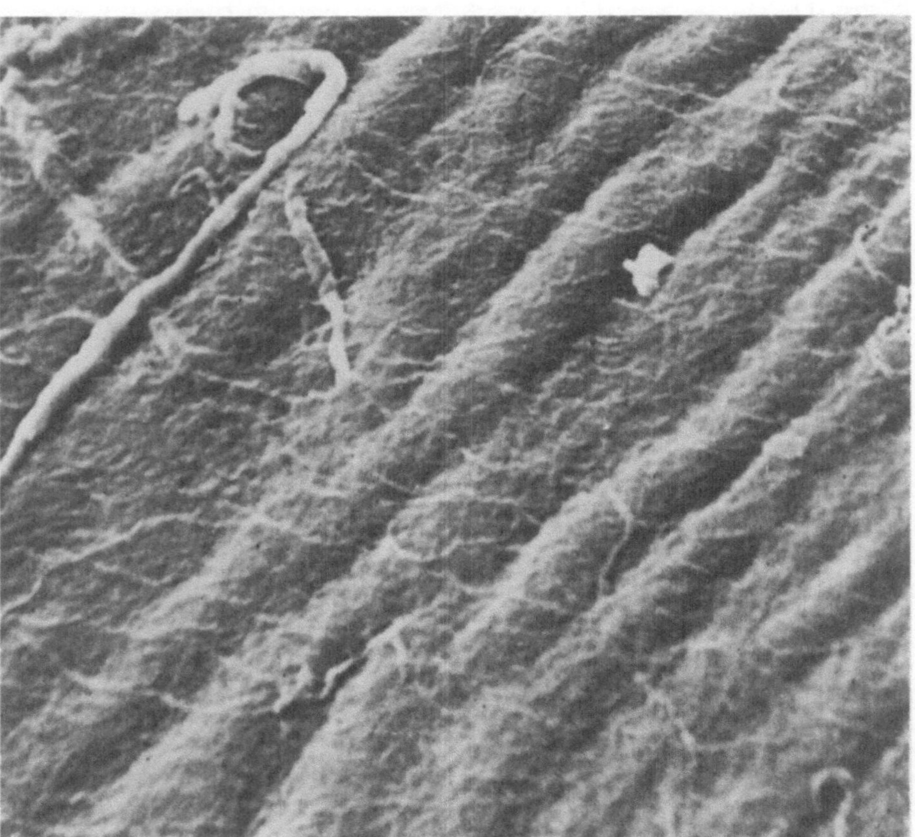

Abb. 385

Normale Knorpeloberfläche. Die Wellenstruktur entspricht den darunterliegenden Kollagenfaserbündeln. Links oben: zusammengerollte Synovialis. (Rasterelektronenoptische Aufnahme)

Von nun an bedeutet Gelenkbewegung Traumatisierung. Dies ist der eigentliche Startpunkt der Arthrose.

   o BENNET *et al.* (1942) beschreiben als früheste Veränderungen einer beginnenden Arthrose eine fokale Schwellung der Knorpelmatrix mit vermehrter Affinität zu Hämatoxilin. Außerdem kann man dabei eine feine Fettablagerung in der Matrix beobachten.

Zu diesen altersmäßig und konstitutionell bedingten, in der Knorpelstruktur selbst gelegenen Ursachen kommen wahrscheinlich noch andere auslösende oder begünstigende Faktoren für die Entstehung der Arthrose hinzu, von denen folgende zu nennen sind:

1. Genetische Disposition des Patienten.
2. Funktionsmechanische Störungen des Gelenks.
3. Initialschäden durch Einflüsse lysosomaler Enzyme auf die Knorpelgrundsubstanz. Hierbei könnte den synovialen A-Zellen eine besondere Rolle zufallen.
4. Subchondrale Knochennekrosen, die zu einem Verlust der verschieblichen Knorpelverankerung führen können.

Die Faserdemaskierung beginnt zunächst in der obersten Schicht des Knorpels. Die vorerst geringgradige Rauhigkeit der Gelenkoberfläche wird unter dem Einfluß der nun auftretenden Reibung zunehmend größer. Es entstehen Risse, die im Laufe der Zeit an Zahl und Tiefe zunehmen (Abb. 386).

Rißbildung im Gelenkknorpel

Entsprechend dem arkadenartigen Verlauf der Kollagenfasern beginnen die Einrisse zunächst parallel zur Oberfläche und enden in der Tiefe über der Knochenplatte.

So kommt es nach und nach zu einer Auffaserung der ehemals glatten Gelenkoberfläche, wobei fahnenartige Ausziehungen bei Gelenkbewegungen hin- und hergerissen werden (Abb. 387). Diese Knorpelfragmente werden eingeklemmt und abgerissen. Ein solches Bild erklärt die „Anlaufschmerzen" des Arthrose-Patienten. Die aufgerauhten Gelenkflächen mit ihren vielfältigen,

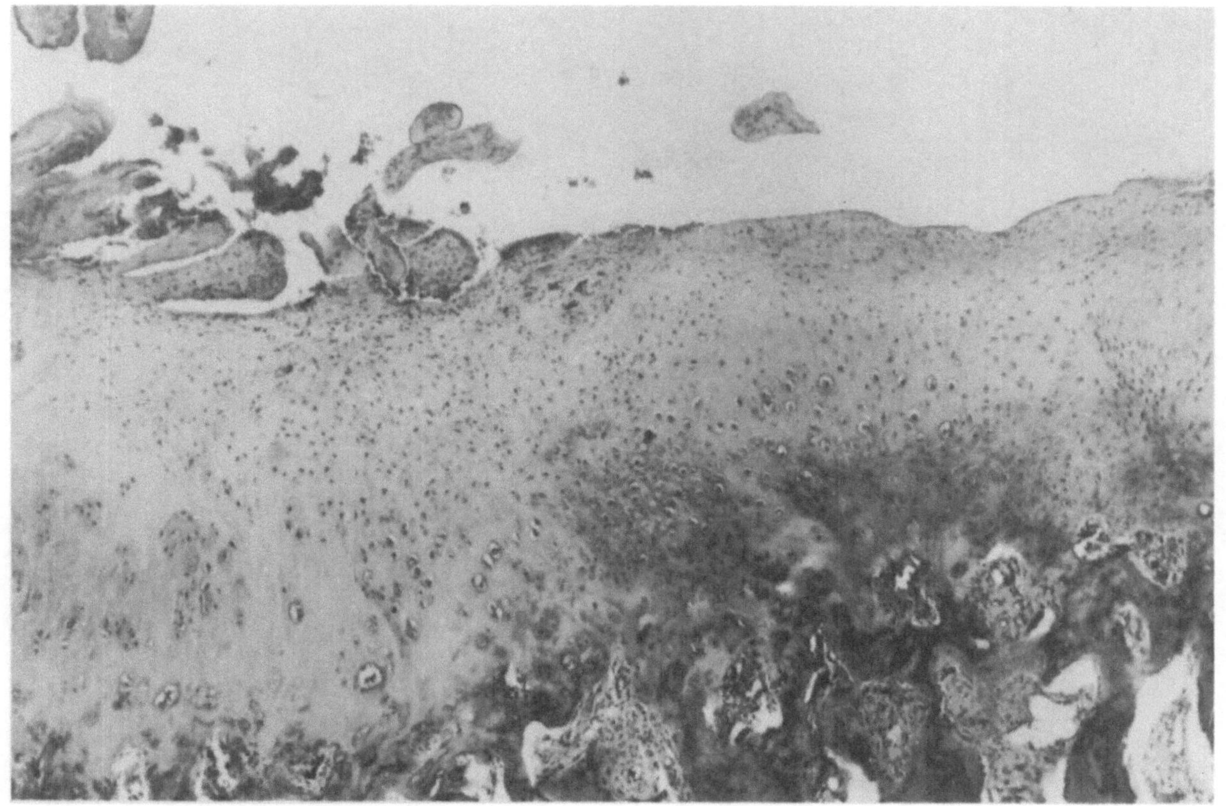

*Flache Einrisse an der Knorpeloberfläche mit beginnender Absprengung von Knor-
pelpartikeln. (Kniegelenk)*

**Abb. 386
Arthrose**

*Tiefe Einrisse im Gelenkknorpel mit fahnenartigen Abrissen von Knorpelsubstanz.
(Kniegelenk)*

**Abb. 387
Arthrose**

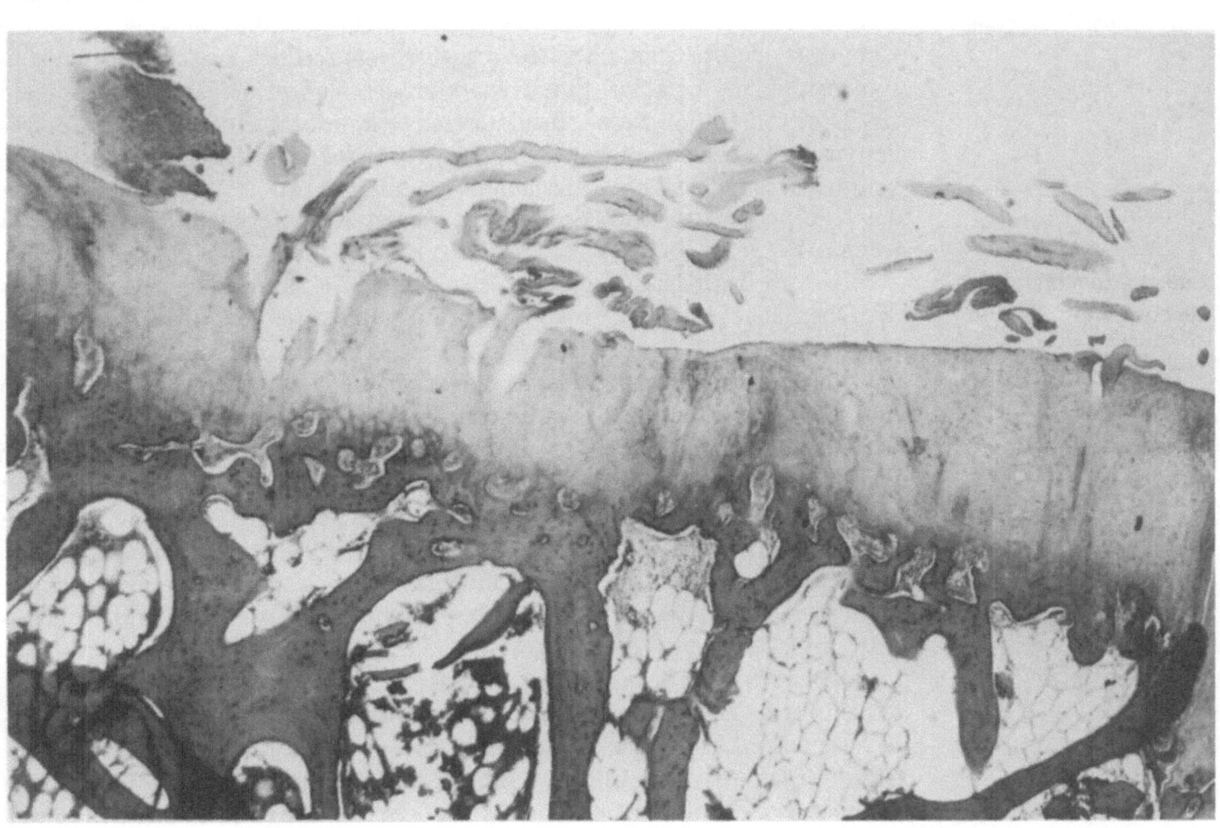

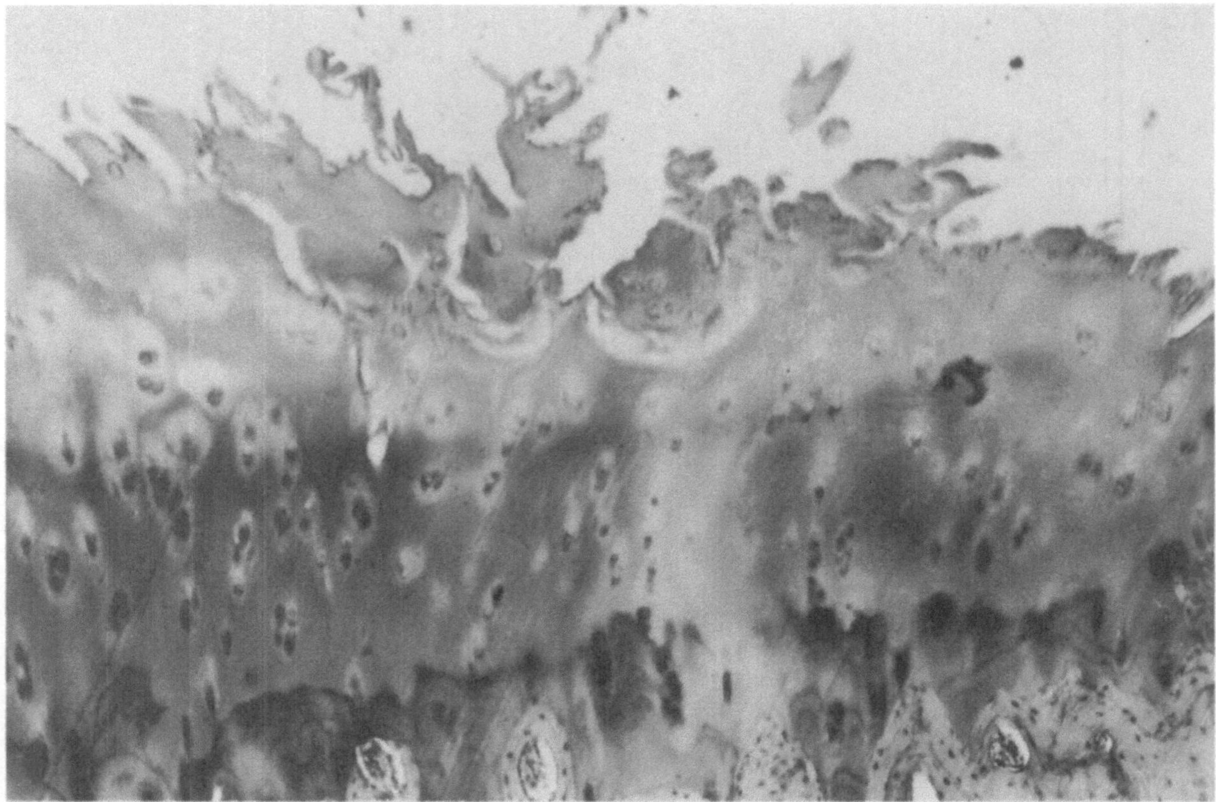

Durch zahlreiche Einrisse aufgerauhter Gelenkknorpel. (Hüftgelenk)

kleinen Ein- und Abrissen müssen nach einer Ruhepause durch die ersten Bewegungen zunächst wieder abgerieben und für die weitere Funktion geglättet werden (Abb. 388). Dieser bewegungsbedingte Glättungsprozeß bedeutet jedoch erneuten Abrieb und Verlust an Knorpelsubstanz. So kann der Untergang des fibrillär zerfaserten Knorpels in der Belastungszone unaufhaltsam bis zum völligen Untergang des Knorpels fortschreiten (Abb. 389). In Nachbarschaft der Einrisse findet man Nester, die aus zahlreichen dicht und unregelmäßig gelagerten Chondrozyten bestehen. Diese Zellregenerate sind jedoch zu keiner Grundsubstanzneubildung befähigt. Eine Reparatur der Knorpeldefekte bleibt deshalb aus. Die Proliferation dieser „Brutkapseln" steht wahrscheinlich mit der Vergrößerung der Knorpeloberfläche und dem verbesserten Zutritt der Synovialflüssigkeit zu den rißnahen Chondrozyten in Verbindung (Abb. 390). Vom Standpunkt der Knorpelstruktur muß also von einer frustranen Regeneration gesprochen werden.

„Brutkapsel"-Bildung

Die Lubrikationsfähigkeit der Gelenkflüssigkeit ist imstande, Rauhigkeiten der Oberfläche langfristig zu kompensieren. Der Abrieb des errodierten Knorpels wäre sonst in viel kürzerer Zeit komplett. Qualitätsveränderungen der Synovia, wie sie beispielsweise bei einer Begleitsynovitis auftreten, können deshalb für die Erhaltung des restlichen Knorpels verhängnisvoll sein.

Lubrikationsfähigkeit der Synovia

Zunehmender Abrieb und Schwund des Gelenkknorpels wird im allgemeinen von einer kompensatorischen Neubildung des subchondralen Knochens begleitet (Abb. 391). So kommt es, daß die voll ausgebildete Knorpelerosion schließlich auf einen sklerotisch verdickten, „eburnisierten" Knochen trifft (Abb. 392).

Subchondrale Osteosklerose

Der schwindende Knorpel gibt im Bereich der Belastungszone eine „nackte", glatte Knochenfläche frei, die unter dem Einfluß der Gelenkbewegung spiegelglatt und elfenbeinartig imponiert (Abb. 392a, 393 u. 394).

Die Gelenkknorpelzerstörung, wie sie einer solchen „Knochenglatze" entspricht, kann jedoch klinisch soweit symptomarm sein, daß das betroffene Gelenk weiterhin ausgiebig beweglich bleibt. Die nun artikulierende Knochenfläche ist im Gegensatz zum hyalinen Knorpel dieser Belastung auf die Dauer nicht gewachsen. Sie unterliegt einem Abschliff der lamellären Struktur, der so weit

„Knochenglatze"

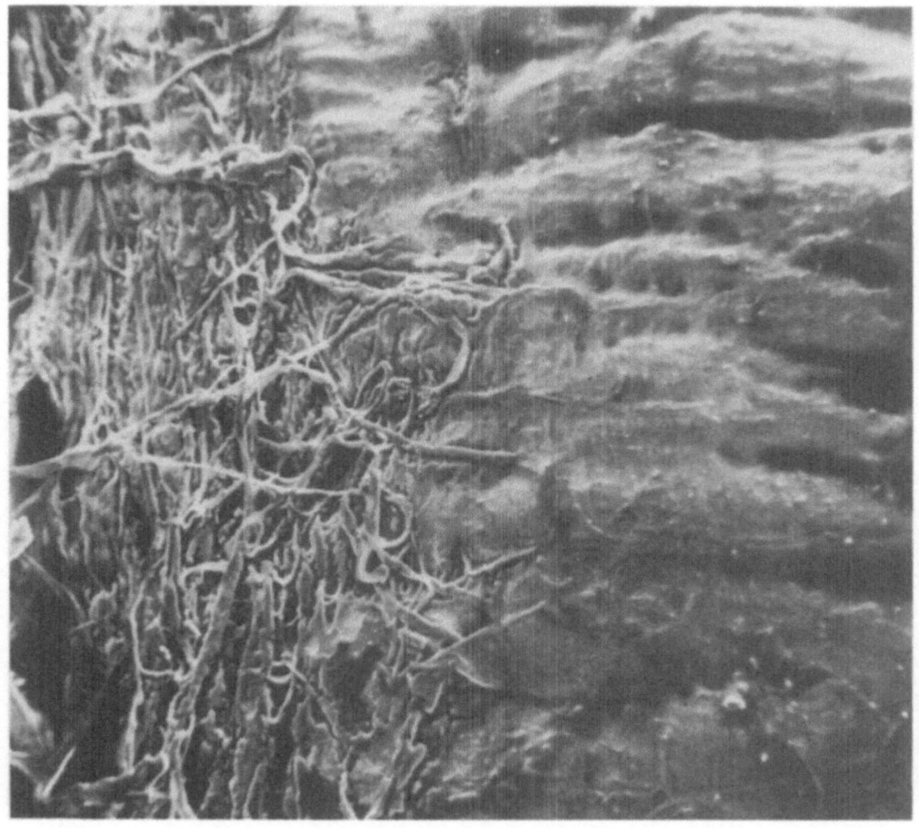

Rasterelektronenoptische Aufnahme eines arthrotischen Gelenkknorpels. Auf der linken Seite sind die Fasern demaskiert und aufgefasert. Rechts erkennt man die noch in Grundsubstanz eingebetteten kollagenen Faserbündel

**Abb. 389
Arthrose**

Einrisse im arthrotischen Gelenkknorpel mit zahlreichen „Brutkapseln". (Hüftgelenk)

**Abb. 390
Arthrose**

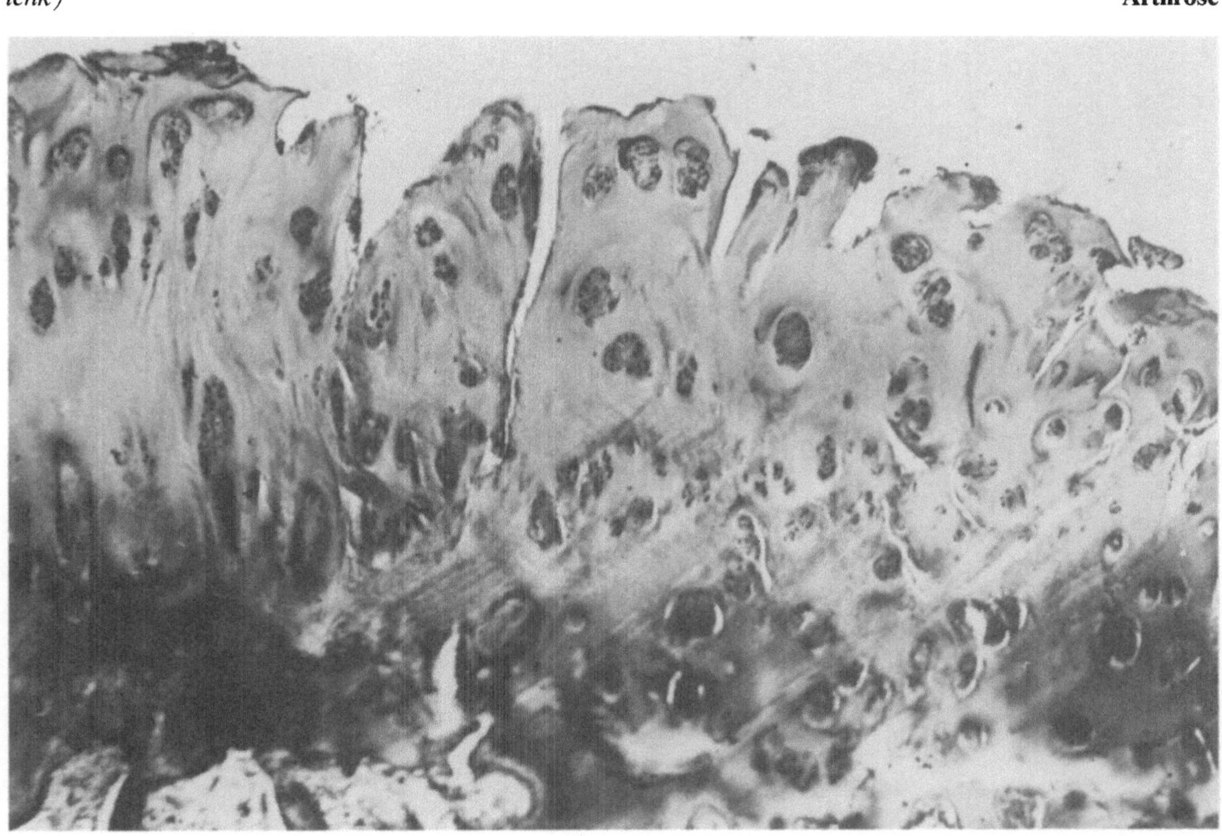

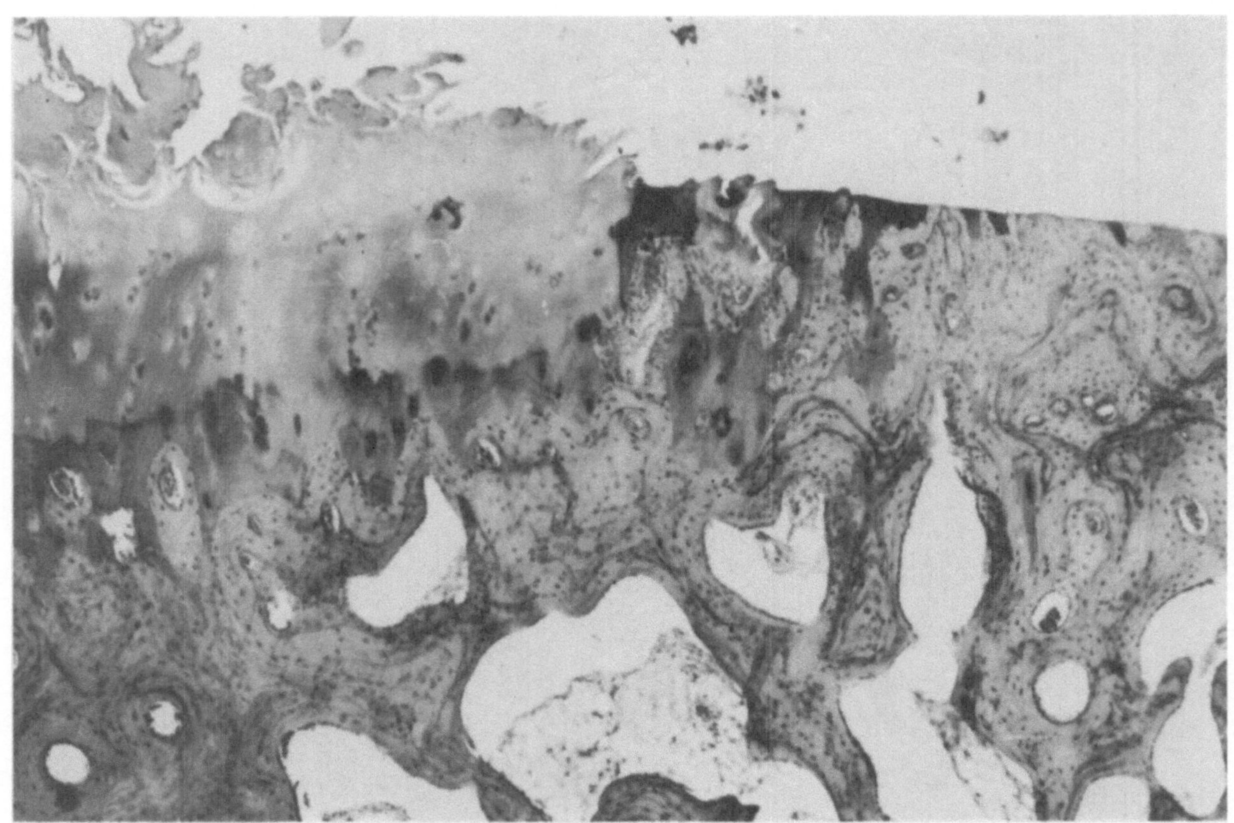

Abb. 391
Arthrose

Links Reste des bereits weitgehend zerstörten Gelenkknorpels, rechts totale Knorpelerosion mit subchondraler Osteosklerose. (Hüftgelenk)

Abb. 392
Arthrose

Eburnisierter Knochen mit zentralem Knorpelrest. (Hüftgelenk)

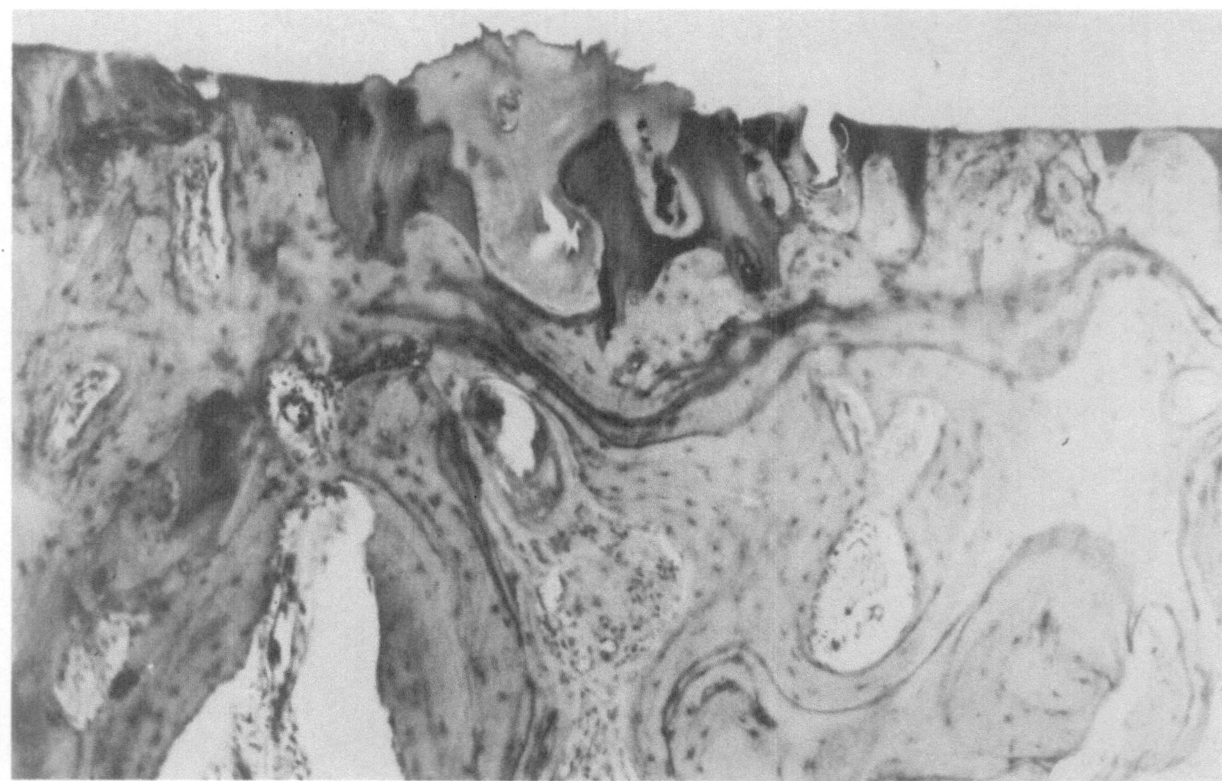

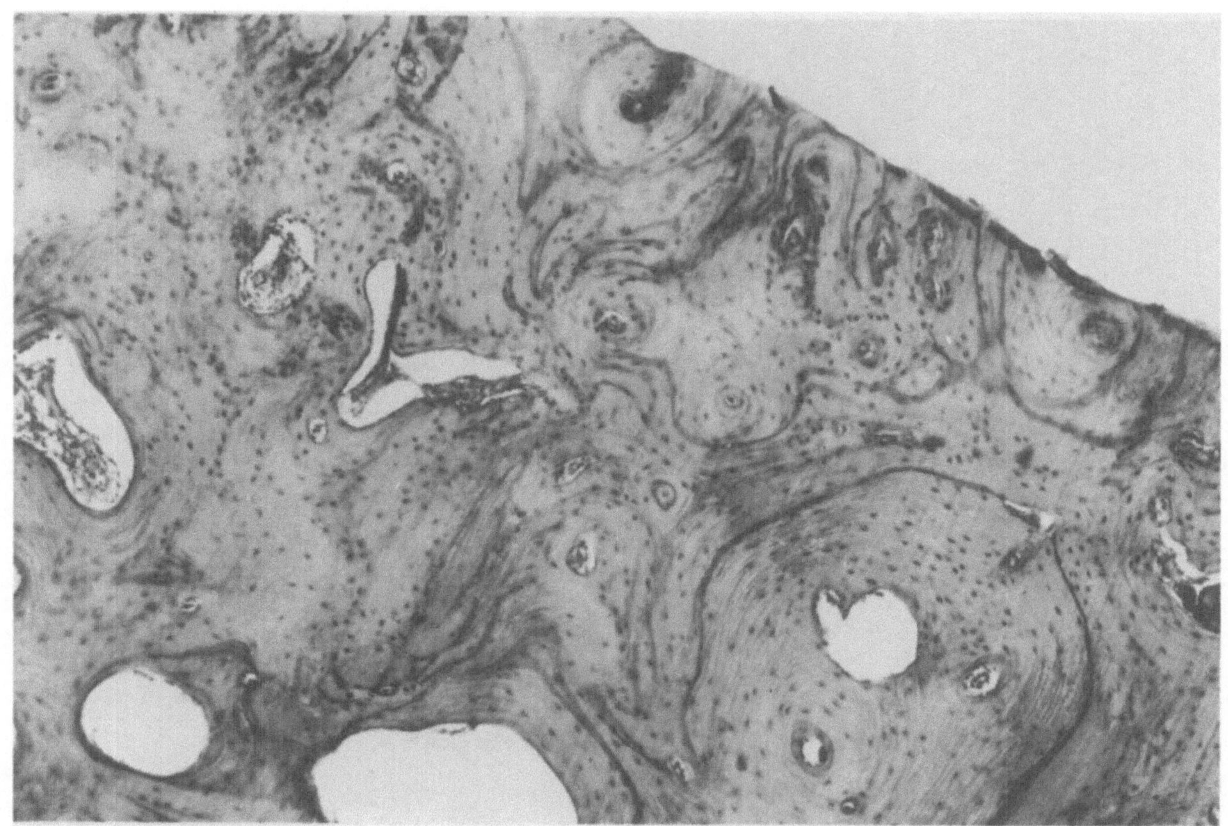

Eburnisation des Knochens im Bereich einer ,,Knochenglatze". Man sieht dichtlie-gende neugebildete Osteonen, die an der Oberfläche bereits angeschliffen sind. (Hüftgelenk)

Abb. 392a
Arthrose

Rasterelektronenoptische Aufnahme eines Gelenkknorpels, rechts noch erhalten, links weitgehend aufgefasert. Im Bereich der Knorpeldestruktion (Pfeil) wird an einer umschriebenen Stelle der subchondrale Knochen freigelegt

Abb. 393
Arthrose

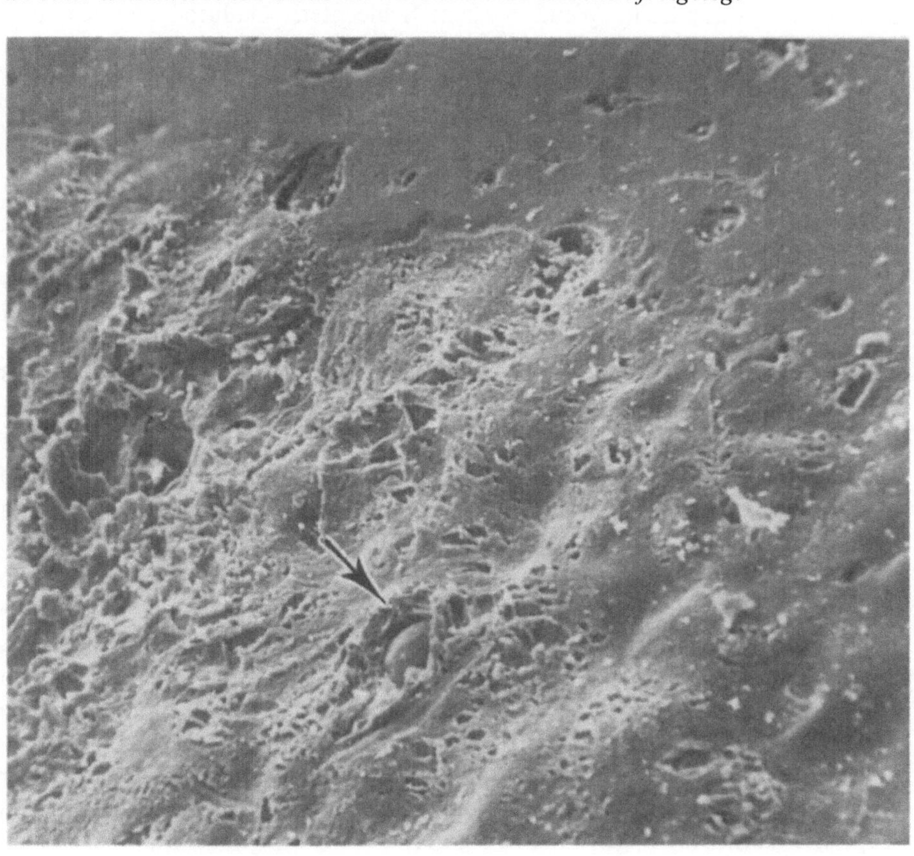

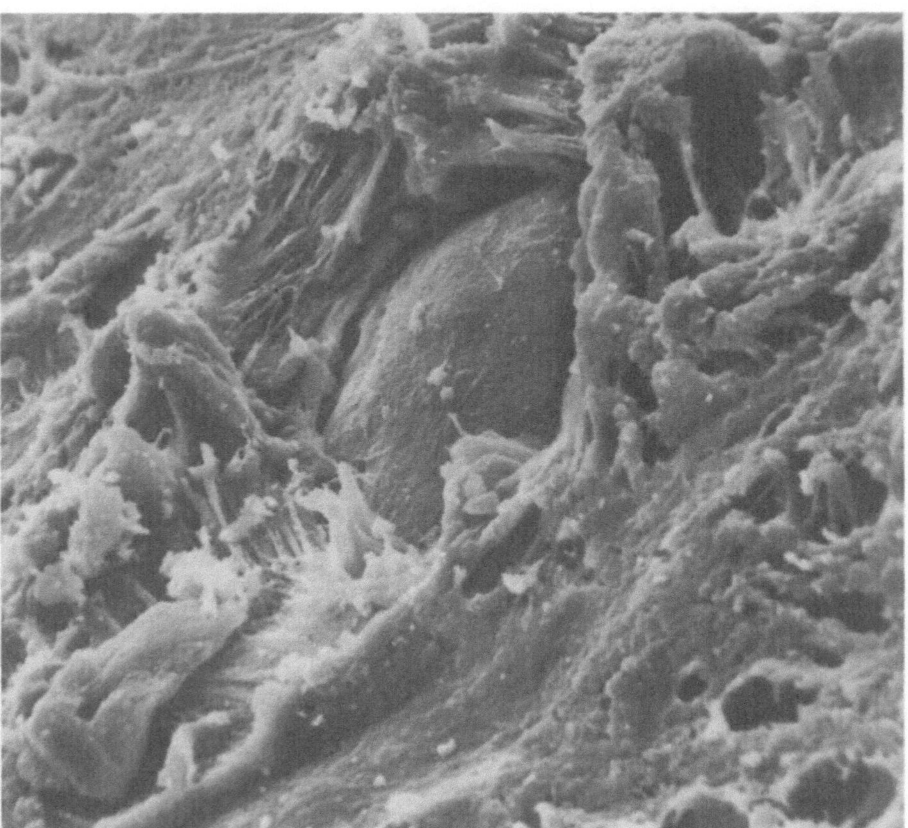

Ausschnitt aus Abb. 393. Man erkennt im Bereich des aufgefaserten und errodierten Knorpels den freigelegten subchondralen Knochen

Eröffnung des subchondralen Markraums

gehen kann, daß die Knochenfläche verdünnt und stellenweise durchbrochen wird. Dabei wird der darunterliegende Markraum eröffnet (Abb. 395–398).

Die Zerstörung des subchondralen Knochens bedeutet für das arthrotische Gelenk eine dramatische Wendung zum Schlechten! Dadurch nämlich, daß jetzt Markraum und Gelenkraum miteinander kommunizieren, tritt zu dem bisher degenerativen Prozeß ein neuer pathogenetischer Mechanismus hinzu: aus der Knochenwunde quillt das proliferativ-entzündliche Potential des Knochenmarks.

Ausgangsbasis für sekundäre Gelenkentzündung

Während der Knorpeluntergang bis zur Markraumeröffnung ausschließlich mechanisch-degenerativ verläuft, bietet das nun einsprossende gefäßreiche Bindegewebe anatomische Voraussetzungen für exsudativ-proliferative Entzündungsprozesse. Dementsprechend kann ein solches Gelenk klinisch die Zeichen einer floriden Arthritis bieten. Fibrin und Granulozyten können austreten und sich der Gelenkoberfläche anlegen (Abb. 399). Zusätzlich wird die Synovialflüssigkeit mit lysosomalen Enzymen angereichert. Eine besondere Bedeutung muß man jedoch dem Einbruch des Markbindegewebes selbst beimessen. Es füllt die Knochenwunde und Knorpelerosion aus und kann sich in Form eines Pannus über den noch verbliebenen Gelenkknorpel schieben. Das ohnehin geschädigte Knorpelgewebe wird so von der synovialen Versorgung abgeschnitten, und sein Untergang wird dadurch beschleunigt.

Pannusbildung aus Markbindegewebe

Bindegewebige Selbstheilung der Knorpelwunde

Andererseits bietet das einsprossende kollagene Bindegewebe eine gewisse Selbstheilungsmöglichkeit, indem es die kontinuierliche Oberfläche wieder herstellt (Abb. 400). Auf diese Weise können Knorpeldefekte durch faserreiches Bindegewebe überbrückt werden. Aber auch auf größeren Strecken können kollagene Narbenplatten den Knorpel ersetzen und eine neue Gelenkoberfläche bilden (Abb. 401–403). Dieser Prozeß wird jedoch durch die fortgesetzte Gelenkfunktion erschwert, welche die granulierenden Gewebsknospen immer wieder abreibt, für enzymreichen Detritus und Mikroblutungen in den Gelenkraum sorgt und damit eine Begleitsynovitis unterhalten kann.

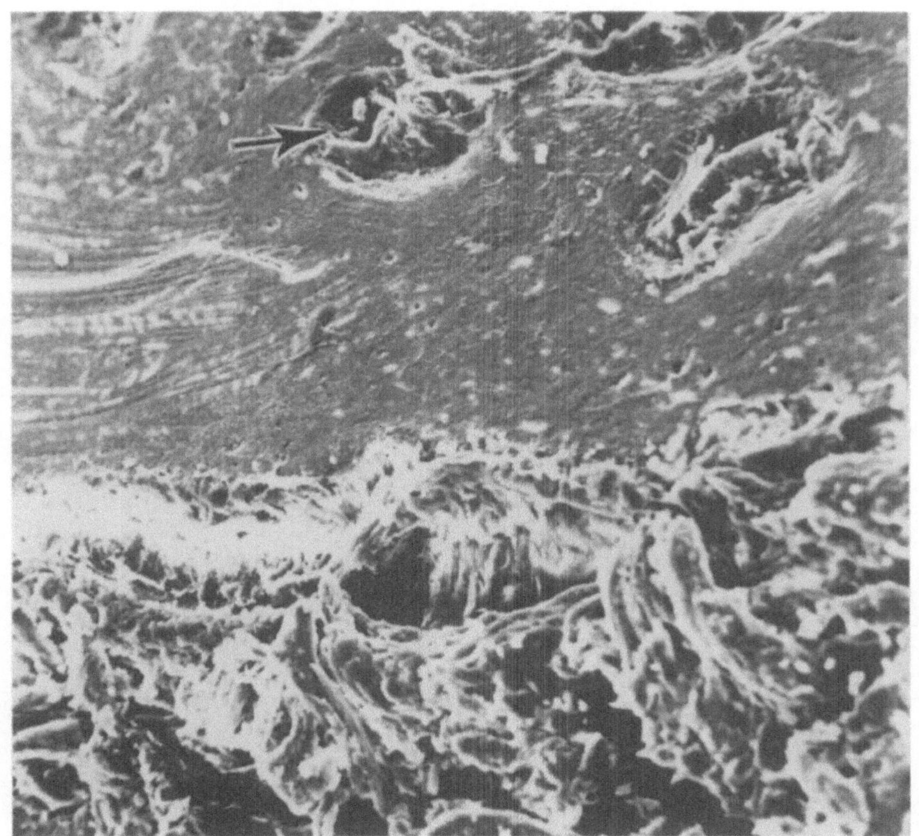

Untere Bildhälfte: Reste des aufgefaserten Knorpels. Obere Bildhälfte: ,,Knochenglatze", in deren Zentrum ein eröffneter Markraum aus dem Bindegewebe hervorquillt (Pfeil). (Rasterelektronenoptische Aufnahme)

**Abb. 395
Arthrose**

Ausschnitt aus Abb. 395. Man erkennt das an der Knochenwunde hervorquellende Bindegewebe des Markraums

**Abb. 396
Arthrose**

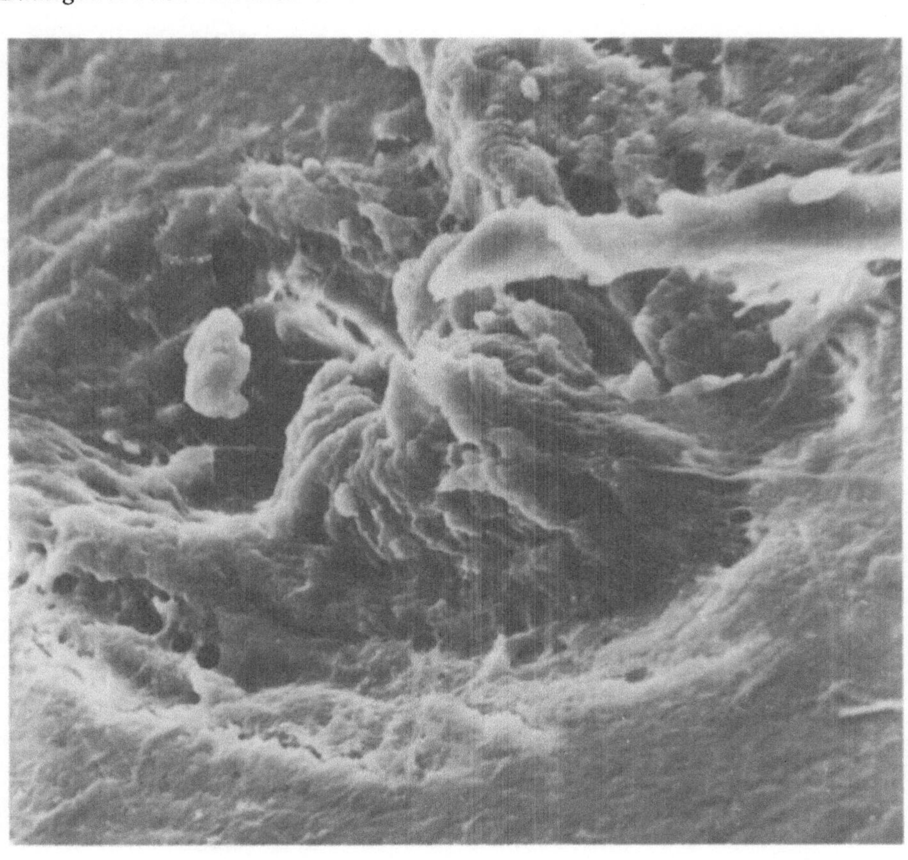

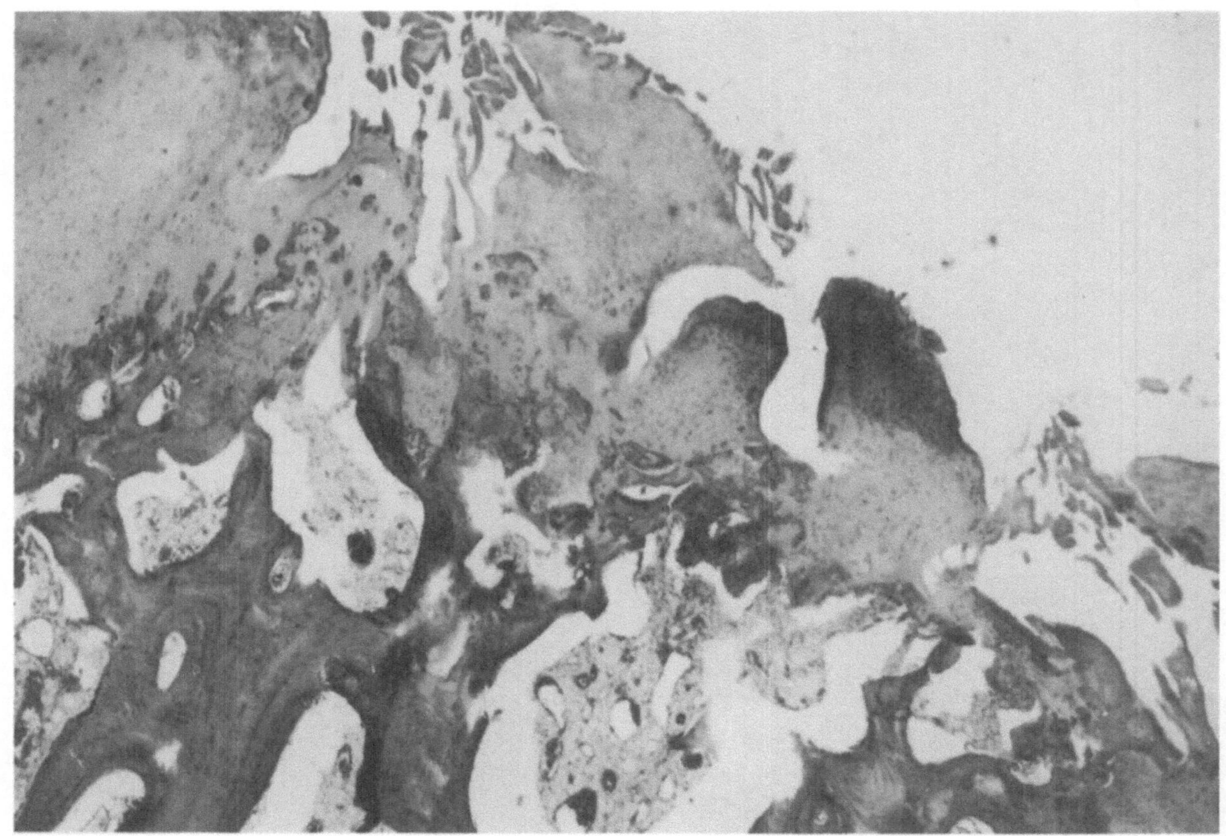

Abb. 397
Arthrose

Hochgradige Zerstörung des Gelenkknorpels. An einigen Stellen wird der subchondrale Knochen durchbrochen und der Markraum eröffnet. (Hüftgelenk)

Abb. 398
Arthrose

Zerstörung des subchondralen Knochens im Bereich einer ,,Knochenglatze". Ausbildung einer Geröllzyste im angrenzenden Markraum. (Hüftgelenk)

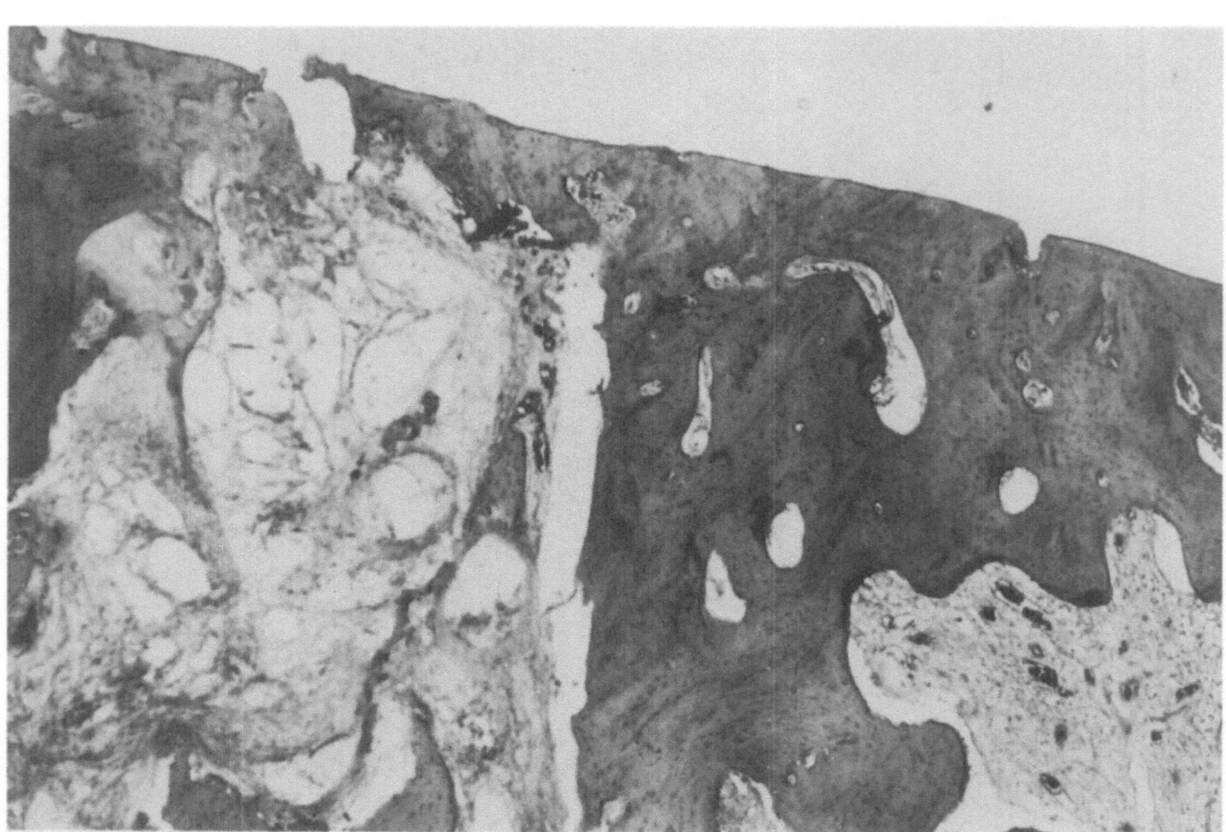

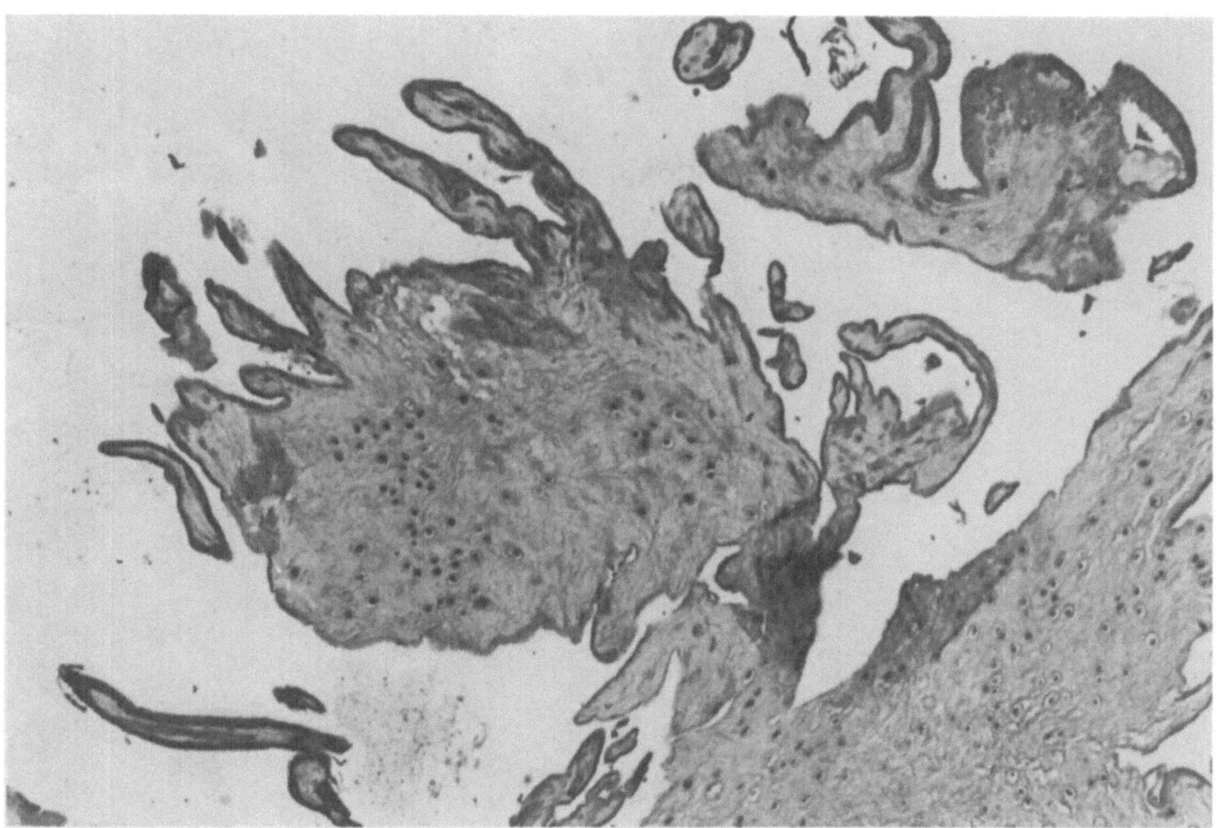

Frische fibrinöse Begleitentzündung. Der stark aufgefaserten Knorpeloberfläche liegt ein schmaler Fibrinfilm (dunkel) auf. (Kniegelenk)

Gegenüber dieser dem Knochenmark entstammenden bindegewebigen Proliferation tritt die Rolle der Synovialmembran für die Ausbildung eines Pannus an Bedeutung zurück. Immerhin bleiben die vielfältigen Vorgänge im arthrotischen Gelenk nicht ohne Rückwirkung auf die Gelenkinnenhaut. Untergehende Knorpelsubstanz und abgerissene Kollagenfasern belasten das Phagozytose-Potential der Deckzellen. Lysosomale Enzyme werden frei. So kann sich eine sterile Synovitis auf den degenerativ-arthrotischen Prozeß aufpfropfen.

Wie bereits gesagt, gewinnt dieser entzündliche Prozeß mit der Eröffnung des Markraums eine neue Dimension und wird klinisch und morphologisch wesentlich eindrucksvoller (Abb. 404).

Im Bereich der Knochenwunde steht der eröffnete Markraum unter dem Innendruck des Gelenkspalts, der sich über die Synovialflüssigkeit auf die Markhöhle auswirken kann. Folgen davon sind Druckatrophie der Knochenbälkchen und lokale, zystenartige Ausweitung des Markraums. Die Wand einer solchen Höhle wird im Laufe der Zeit von neugebildetem Knochen verstärkt. Die Pseudozyste wird dadurch röntgenologisch erkennbar.

Pseudozysten

Da im Rahmen des mechanischen Knorpel- und Knochenabriebs im Gelenkspalt abgelöstes, nekrotisches Material anfällt, ist es verständlich, daß sich eine zum Gelenkspalt hin offene Höhle damit anfüllt.

Geröllzysten

In einer solchen Geröllzyste kann man winzige Knochentrümmer, Fremdkörperzellen, Fibrin, Granulozyten und neugebildetes Narbengewebe finden (Abb. 405 u. 406). Die darin enthaltenen Abbauprodukte sind geeignet, ihrerseits die Begleitsynovitis anzufachen oder zu unterhalten.

In einem auf unterschiedlichem Wege entzündlich gereizten arthrotischen Gelenk kann das Stratum synoviale alle Stadien einer gering- bis mittelgradigen Synovitis zeigen. Man kann dabei feine Fibrinauflagerungen und mehrreihig angeordnete Deckzellen sehen. Im Synovialstroma können Lymphozyten, selten Plasmazellen liegen (Abb. 407). Mit anderen Worten: die Begleitsynovitis bei der Arthrose ist unter Umständen von einer CP-Synovitis morphologisch nicht sicher abzugrenzen. Diese Feststellung ist wichtig, da sie den Schwierigkeitsgrad

Begleitsynovitis

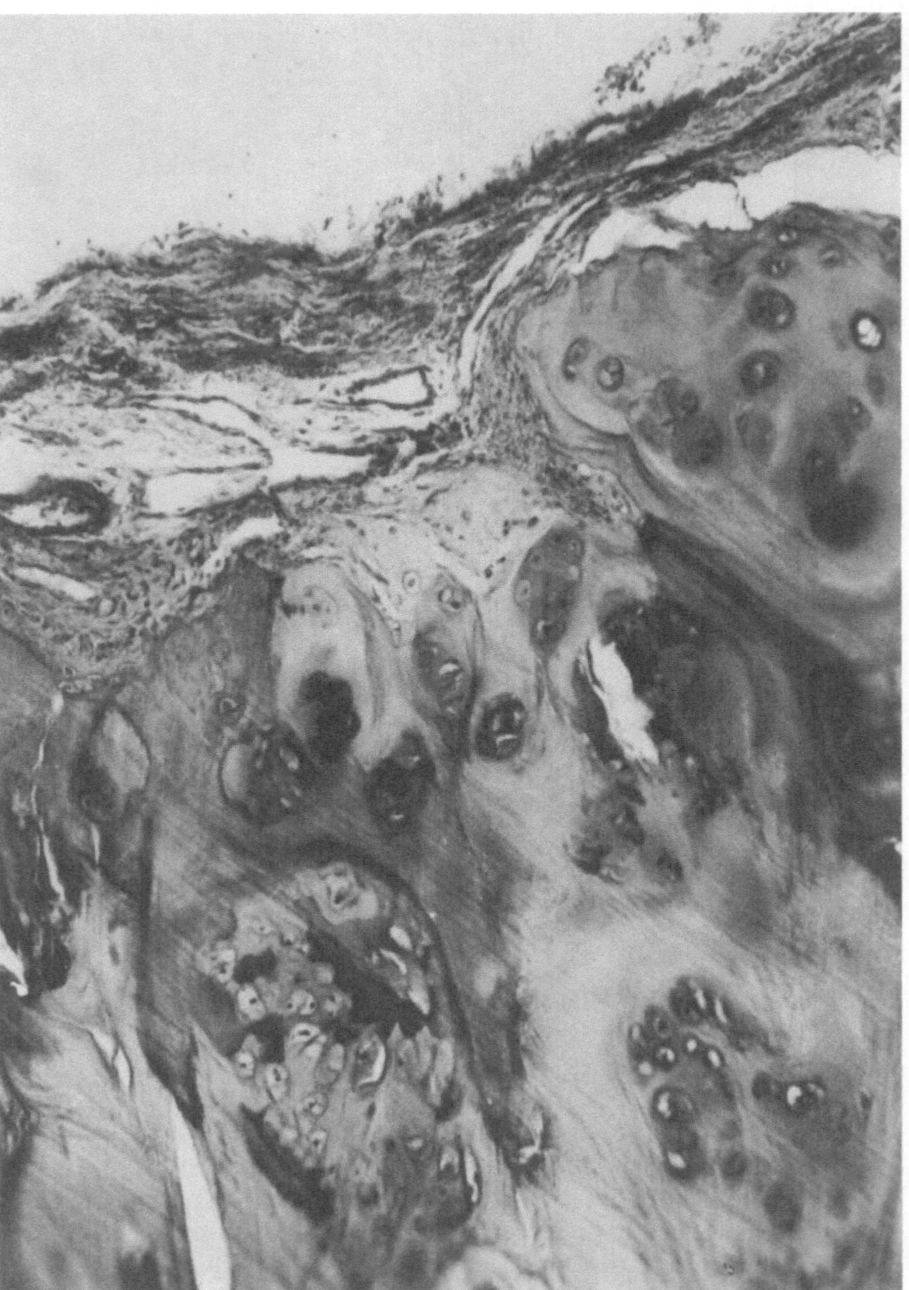

Abb. 400
Arthrose

Lockeres Narbengewebe deckt eine stark errodierte Gelenkfläche ab. Man sieht Knorpelreste mit „Brutkapseln". Dazwischen Überreste des weitgehend zerstörten subchondralen Knochens. (Hüftgelenk)

bei der Beurteilung von Probebiopsien selbst bei zwei pathogenetisch so entfernt liegenden Krankheiten erkennen läßt.

Randwulstbildung

Dem Knorpel- und nachfolgenden Knochenuntergang im Zentrum der Belastungszonen des Gelenks stehen hypertrophische Vorgänge an den Randpartien gegenüber, die vom mechanischen Druck verschont blieben (Abb. 407a).

Besonders am Hüftgelenk beobachtet man große Osteophyten (Abb. 408 u. 409). Sie sind das Produkt einer qualitativen Anpassung von gewuchertem Synovialgewebe im Bereich der Kapselumschlagfalte. Dabei entsteht zunächst metaplastischer Faserknorpel, der in einer zweiten Phase nach dem Muster der enchondralen Ossifikation verknöchert (Abb. 410). Wucherungsraum für weiteres Osteophytenwachstum entsteht durch zunehmende Subluxation. Auf diese Weise bleibt trotz erheblicher Wölbungsdefekte die Kongruenz zwischen Kopf und Pfanne erhalten. Die Formänderung ist der Funktion angepaßt. Sie resultiert aus Gewebsverlust in der Belastungszone und Neubildung im belastungs- und kontaktfreien Bereich.

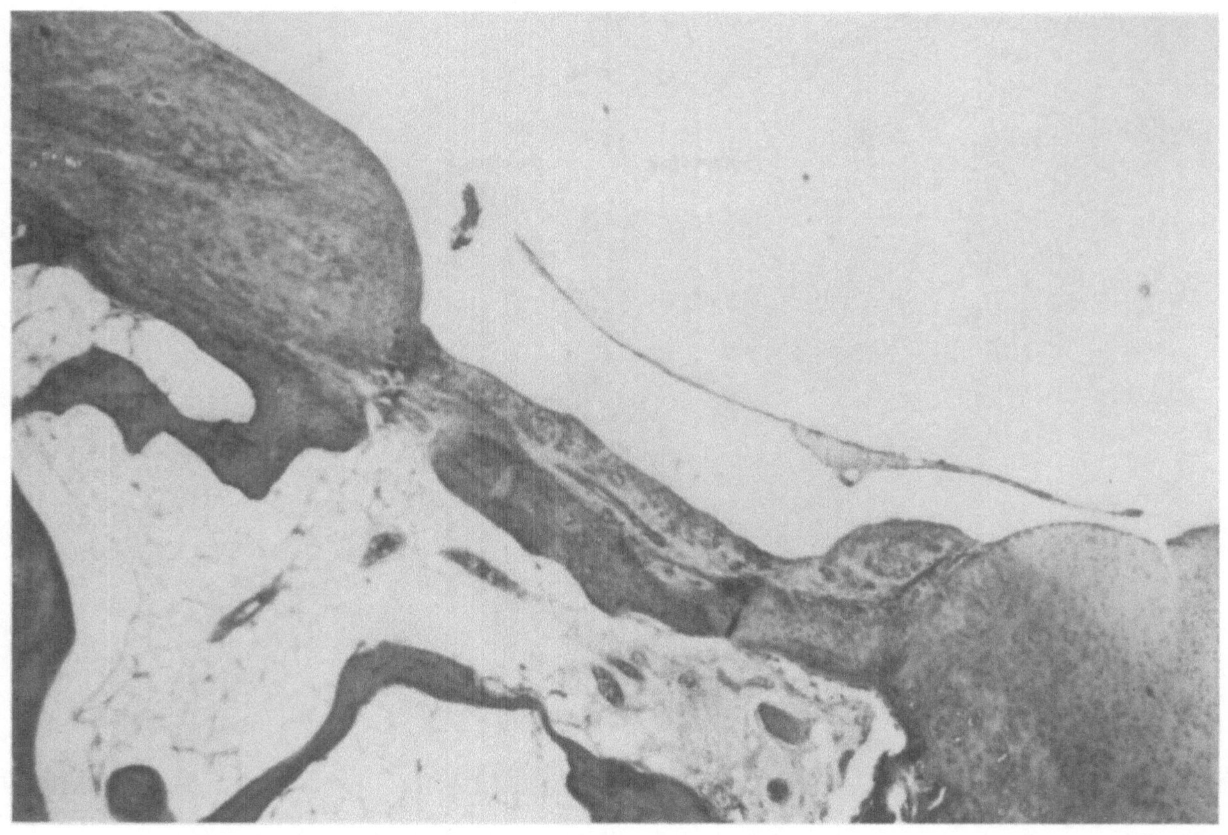

Narbige Bindegewebsbrücke über einem kleinen Knorpeldefekt. (Hüftgelenk)

Abb. 401
Arthrose

Neugebildete Gelenkoberfläche aus bindegewebiger Narbenplatte anstelle des untergegangenen Gelenkknorpels. (Hüftgelenk)

Abb. 402
Arthrose

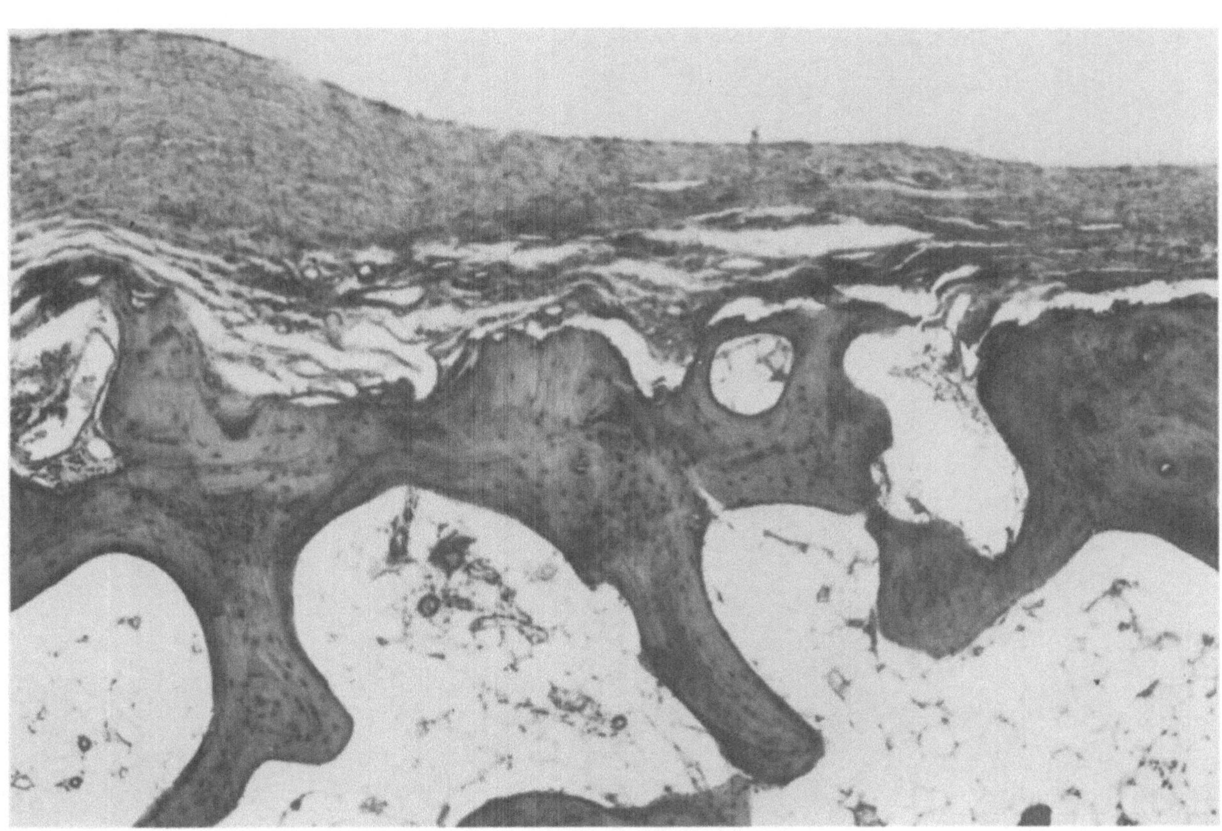

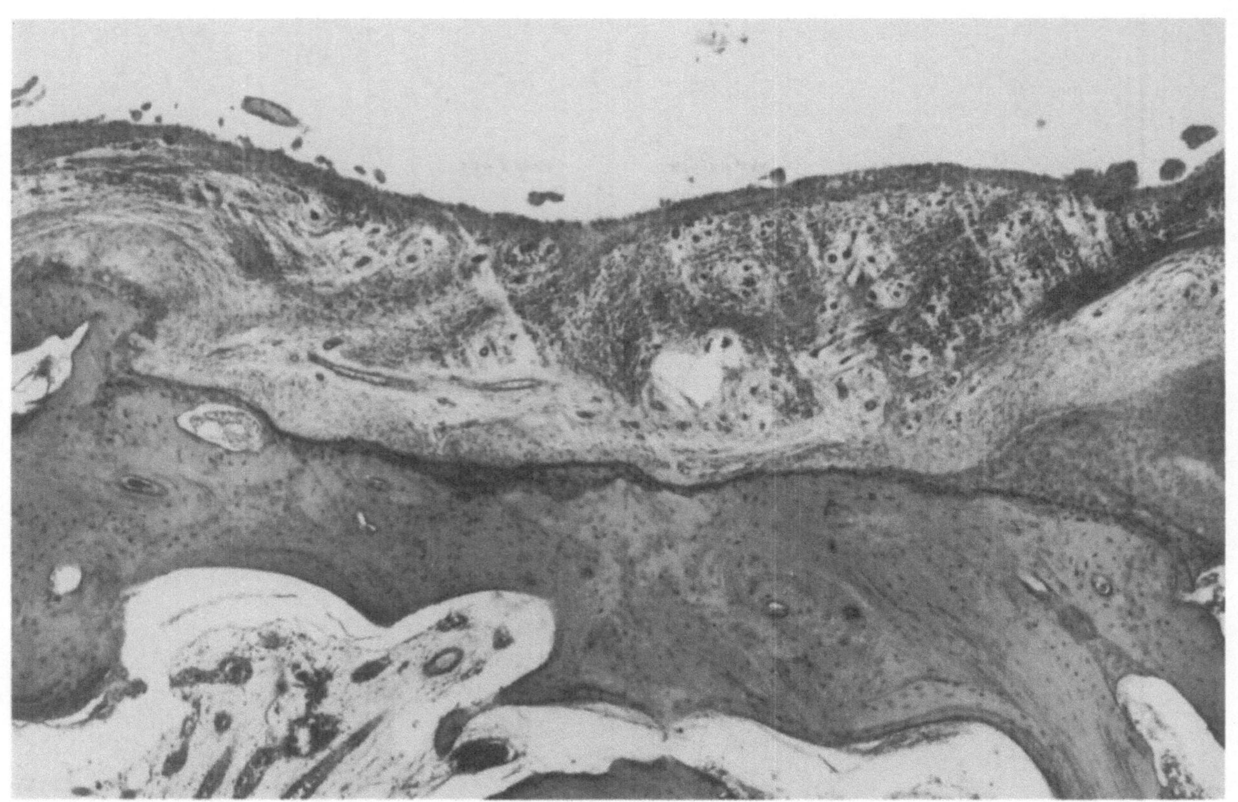

Abb. 403
Arthrose

Neugebildete Gelenkoberfläche aus bindegewebiger Narbenplatte anstelle des untergegangenen Gelenkknorpels. Man sieht in der Narbe zahlreiche neugebildete Blutgefäße. (Hüftgelenk)

Abb. 404
Arthrose

Einfluß der Knorpel- und Knochenerosion auf Zellgehalt und Aktivität der Begleitsynovitis. (OTTE, 1970)

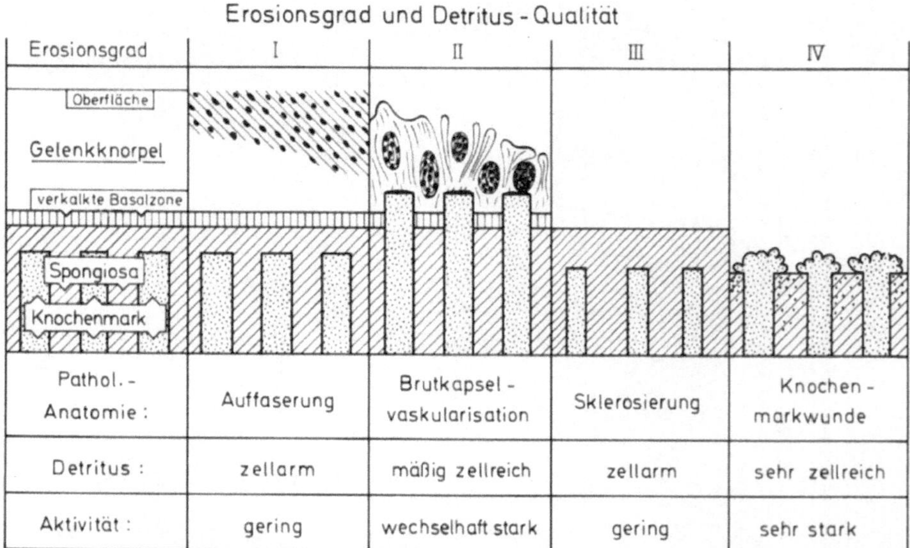

Erosionsgrad	I	II	III	IV
Pathol.- Anatomie:	Auffaserung	Brutkapsel- vaskularisation	Sklerosierung	Knochen- markwunde
Detritus:	zellarm	mäßig zellreich	zellarm	sehr zellreich
Aktivität:	gering	wechselhaft stark	gering	sehr stark

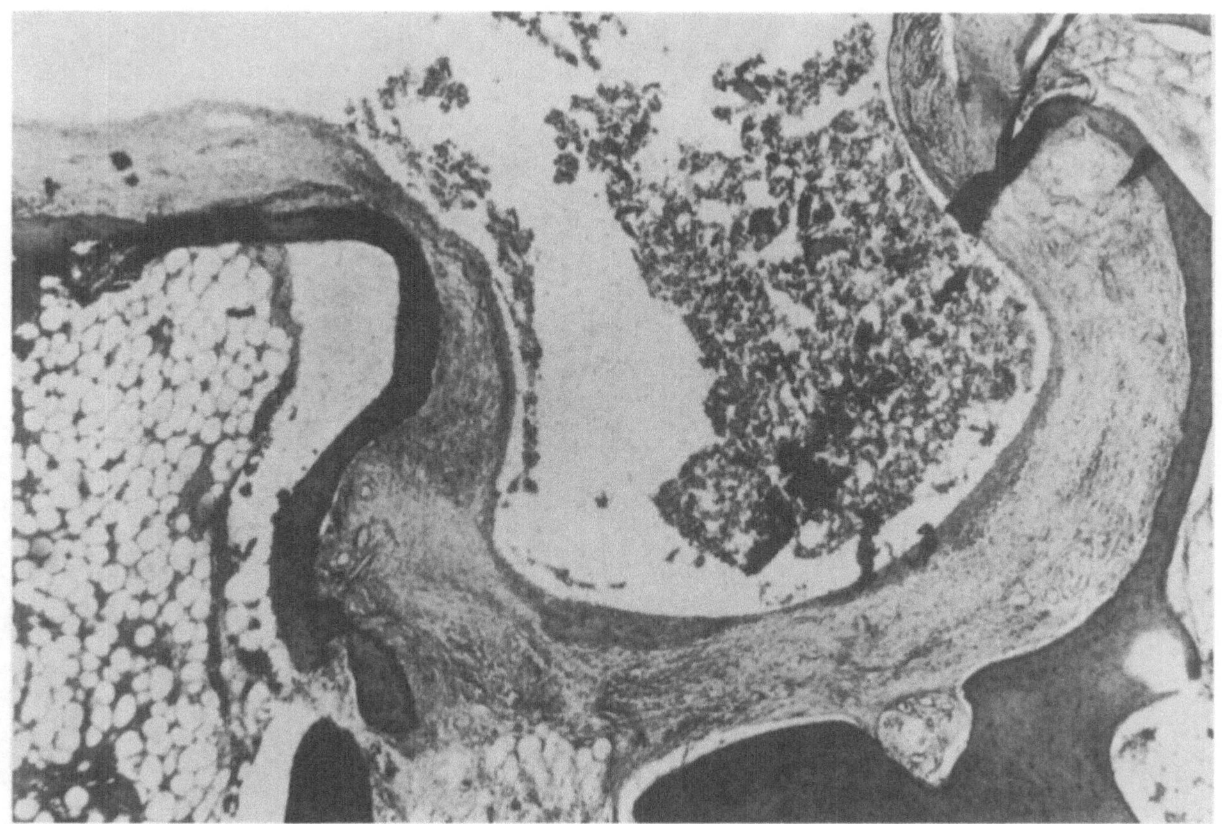

*Geröllzyste mit breiter Öffnung gegen den Gelenkspalt. Im Innern Fibrin, Knorpel-
detritus und Knochenfragmente. (Hüftgelenk)*

**Abb. 405
Arthrose**

*Birnenförmige Geröllzyste im Bereich einer „Knochenglatze". Die mit Detritus
gefüllte Zyste steht durch einen schmalen Hals mit der Gelenkhöhle in Verbindung.
Rechts oben eine kleine Zyste angeschnitten. (Hüftgelenk)*

**Abb. 406
Arthrose**

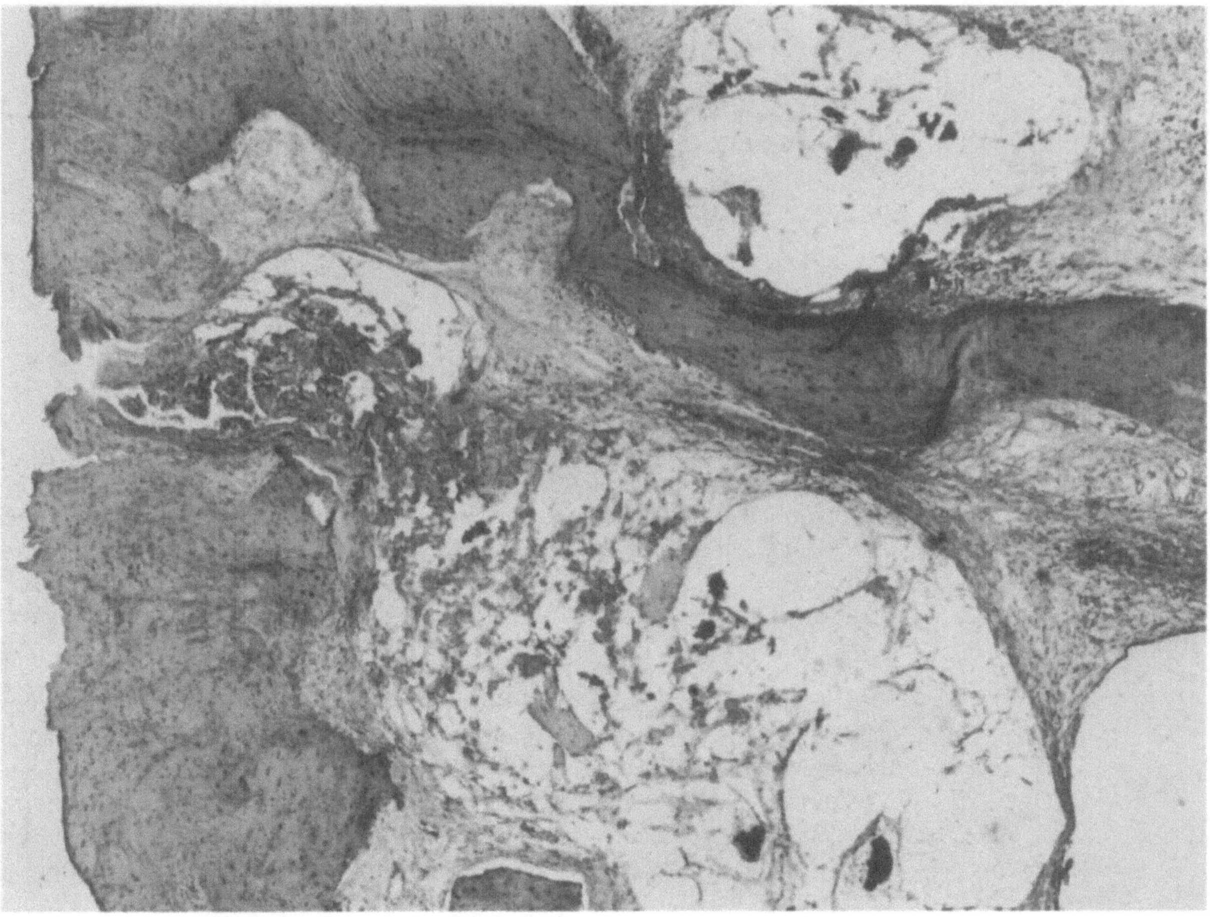

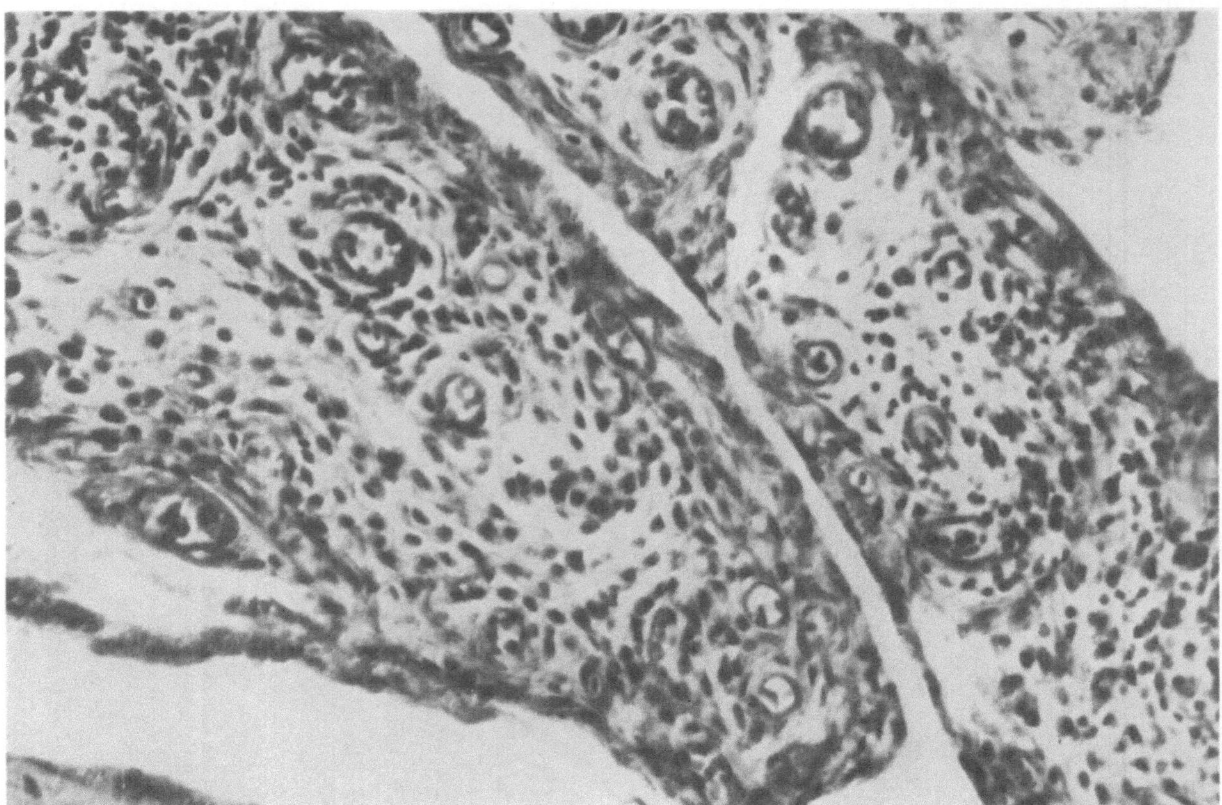

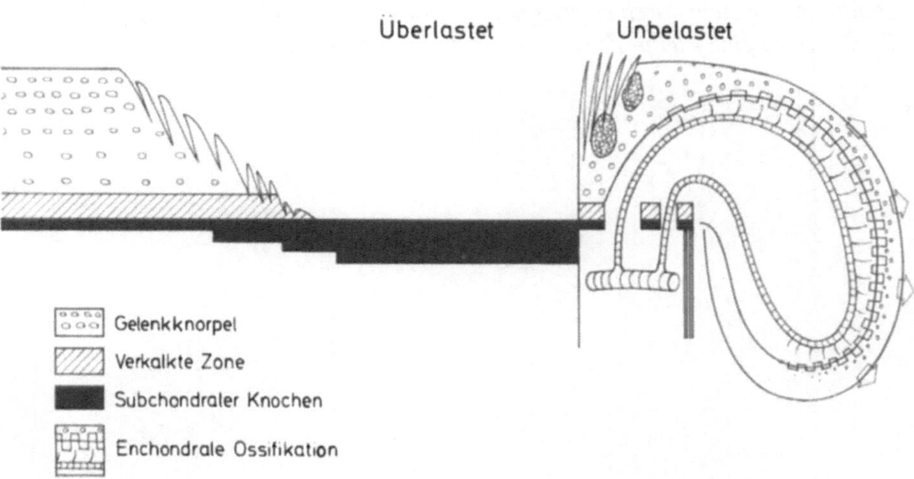

Abb. 407
Arthrose

Begleitsynovitis. Deckzellen ein- bis zweistufig, geschwollen. Synovialstroma von Lymphozyten und Plasmazellen infiltriert. (Kniegelenk)

Abb. 407 a
Arthrose

Schematische Darstellung der belastungsabhängigen Knorpelveränderungen. In der Belastungszone entsteht der Knorpeldefekt mit Sklerose des subchondralen Knochens. Im unbelasteten Bereich erfolgt die Vaskularisation des Knorpels, dessen Wucherung zur Bildung der enchondral ossifizierenden Randwülste führt. (OTTE, 1970)

Die knöchernen Randwülste haben einen spongiösen Kern und eine kompakte Kortikalis, die von hyalinem oder Faserknorpel bedeckt wird und in das angrenzende Stratum synoviale übergeht. Daneben kann sich auch eine Verknöcherung in der Gelenkkapsel selbst ausbilden. Die Osteophyten überragen den Gelenkspalt und tragen röntgenologisch und makroskopisch stärker zur Deformierung des Gelenkes bei als Knorpel- und Knochendestruktion im Zentrum. Im Bereich der Osteophytenbildung kann man gelegentlich eine hyper-

312

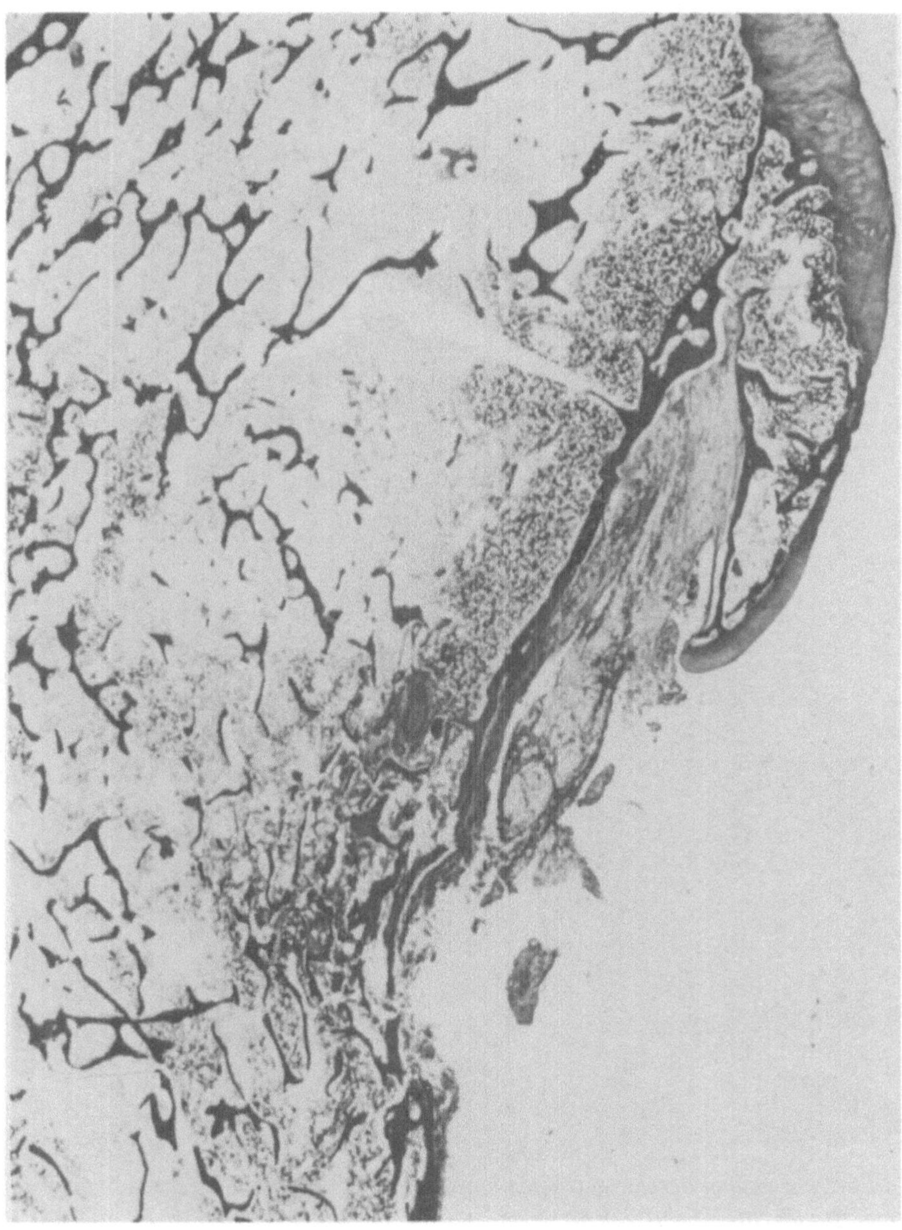

Randosteophyt. Ausgeprägte Osteoporose. (Hüftgelenk)

trophische Wucherung des Synovialgewebes beobachten: die Zotten sind vermehrt, verdickt und überwiegend plump (Abb. 411).

Gegenüber der üblichen, trophisch-mechanisch bedingten Arthrose der großen Gelenke muß eine Sonderform abgegrenzt werden, die vorwiegend Frauen in der Menopause befällt. Es handelt sich dabei um die Polyarthrose der Finger-end- und -mittelgelenke, auch Heberden-Arthrose genannt, weil sie häufig mit den von HEBERDEN beschriebenen Knoten auftritt. HEBERDEN schrieb im Jahre 1802: „Was sind diese kleinen, harten, erbsengroßen Knoten, die häufig an den Fingern beobachtet werden, ein wenig unterhalb der Fingerspitzen, nahe am Gelenk? Es kann sich nicht um Gichtknoten handeln, da sie bei Personen auftreten, die nie an Gicht litten. Sie bleiben lebenslänglich bestehen und sind sehr schmerzhaft. Auch entzünden sie sich nie. Sie werden eher als häßlich denn als störend empfunden, obschon sie die freie Bewegung der Finger etwas behindern."

Bei diesen Heberden-Knoten handelt es sich um kleine Randosteophyten der distalen Interphalangealgelenke. Sekundär entwickeln sich in der darüberliegenden Haut infolge Verschleimung der Grundsubstanz kleine zystenähnliche Gebilde, die gerötet und leicht schmerzhaft sein können.

Polyarthrose

Heberden-Knoten

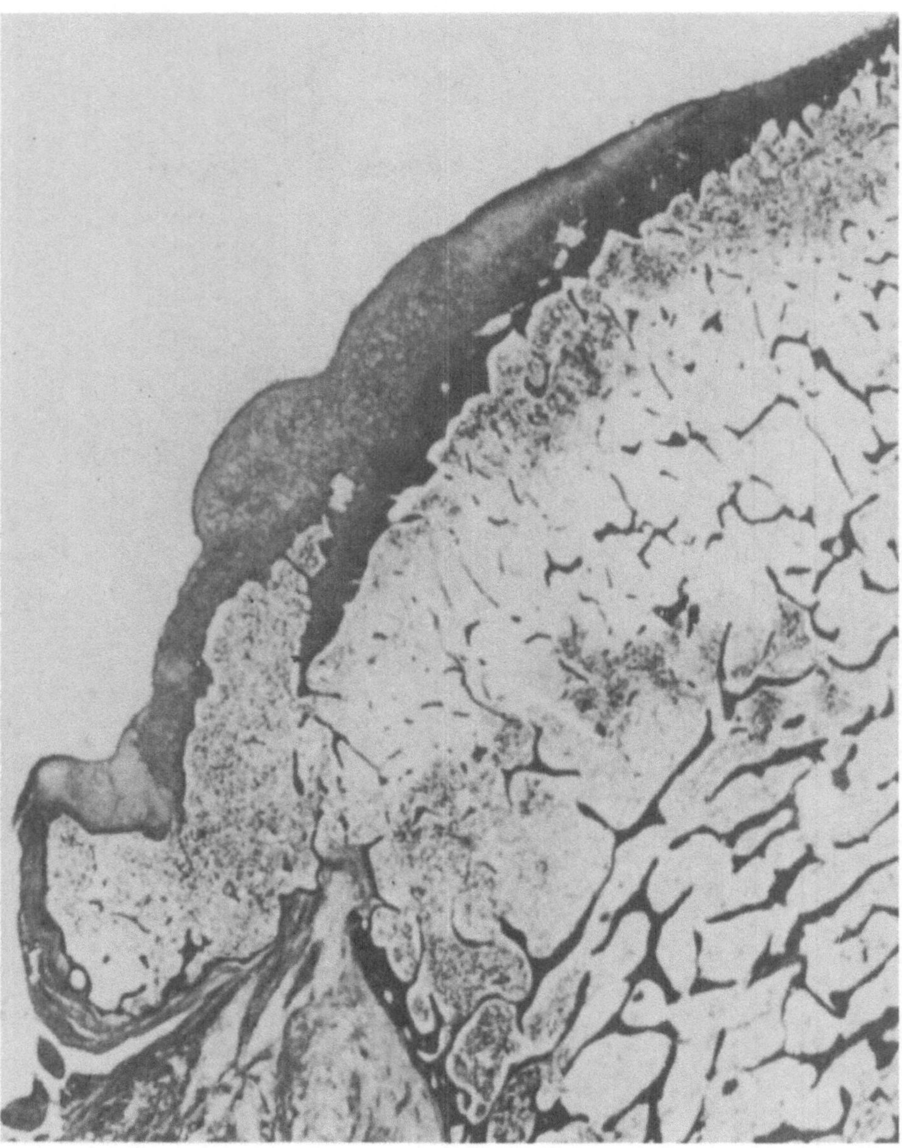

Knorpelschwund im Bereich der Belastungszone und Osteophytenbildung im unbelasteten Randgebiet. (Hüftgelenk)

Die Gelenkveränderung selbst, die sich erst später entwickelt, hat HEBERDEN nicht beschrieben, obwohl sich dafür der Name „Heberden-Arthrose" eingebürgert hat. Hierbei handelt es sich um eine fortschreitende Arthrose, welche sämtliche Fingerendgelenke befallen kann, aber auch in vielen Fällen Fingermittelgelenke und Zehenendgelenke nicht verschont (Abb. 412). Der Prozeß beginnt wie jede Arthrose mit Knorpeldegeneration, reaktiver Osteosklerose, Osteophytose und Knorpelmetaplasie.

Destruierende Polyarthrose

SCHILLING und SCHACHERL (1972) trennen von der banalen Polyarthrose die destruierende Form ab. Sie sprechen von einer destruierenden Polyarthrose, wenn Kortikaliseinbrüche zur Ausbildung von Geröllzysten und Zerstörung der knöchernen Gelenkanteile führen (Abb. 413). Die destruierenden Prozesse zeigen eine Tendenz zur Reparation entweder in Form einer Konturglättung oder aber einer knöchernen Ankylose. Wie bei jeder Arthrose, so kann sich auch auf den primär degenerativen Prozeß der Polyarthrose eine sekundäre Entzündung aufpropfen. Eine wesentliche Rolle dürfte hierbei die Eröffnung des Markraumes spielen. Wir sahen bei destruierenden Arthrosen in den operativ entfernten Gelenkkapseln histologische Veränderungen im Sinne einer chronischen Synovitis. Auffällig dabei war allerdings die Anwesenheit kleiner Knochensplitter im Stratum synoviale (Abb. 414). Das Stratum fibrosum enthielt Knochenfragmente, von Osteoidsäumen umgeben, eingebettet in ein faserreiches Kapselgewebe, als Zeugen des destruierenden Prozesses (Abb. 415).

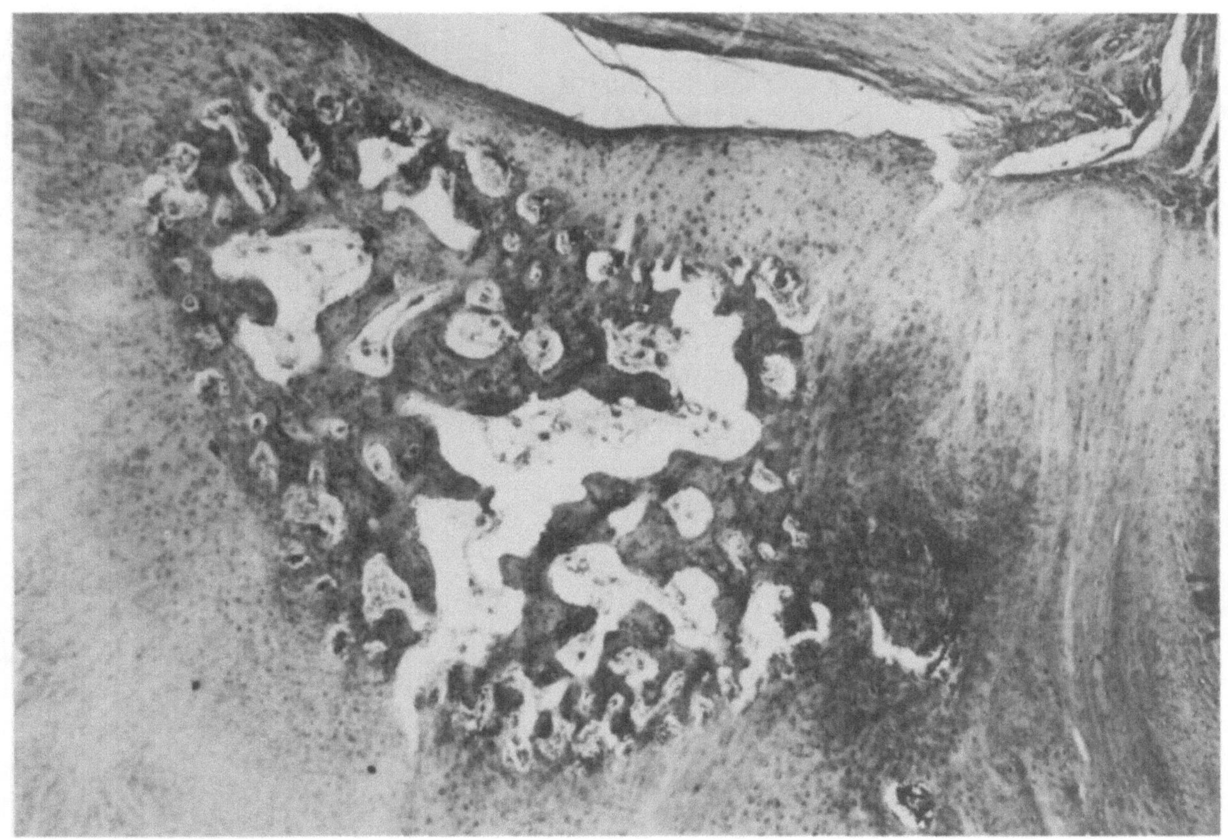

Osteophytenbildung im Bereich einer Kapselumschlagfalte. Enchondrale Verknö-cherung eines Faserknorpelbezirks. (Hüftgelenk)

Abb. 410
Arthrose

Hypertrophische Zottenneubildung des Stratum synoviale im Bereich eines Rand-osteophyten. (Hüftgelenk)

Abb. 411
Arthrose

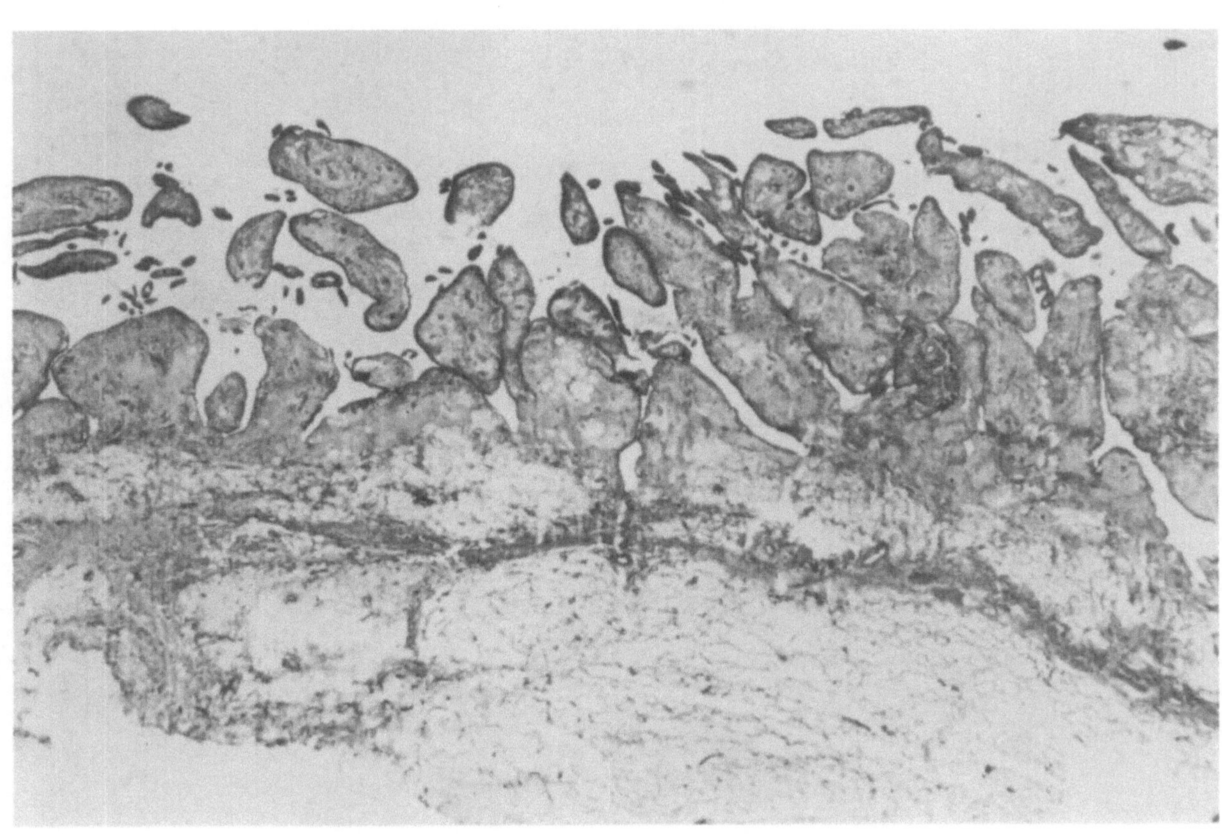

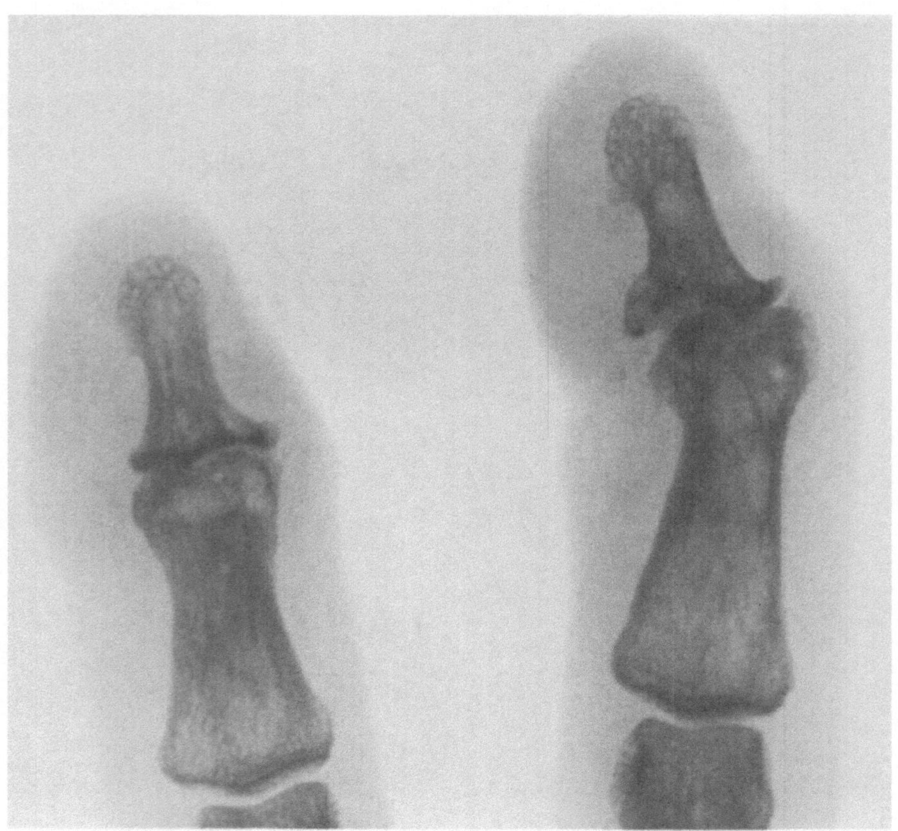

Teilweise subluxierende Fingerendgelenkarthrose bei einer 53jährigen Frau

Verlauf einer destruierenden Fingermittelgelenkarthrose bei einer 56jährigen Frau innerhalb eines Jahres: Einbruch subchondraler zystoider Spongiosadefekte

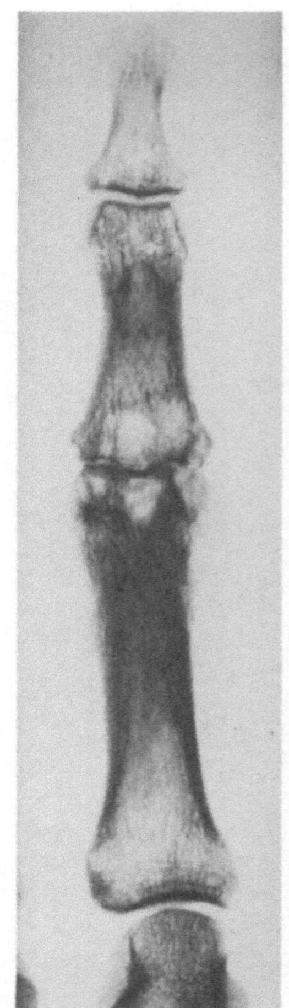
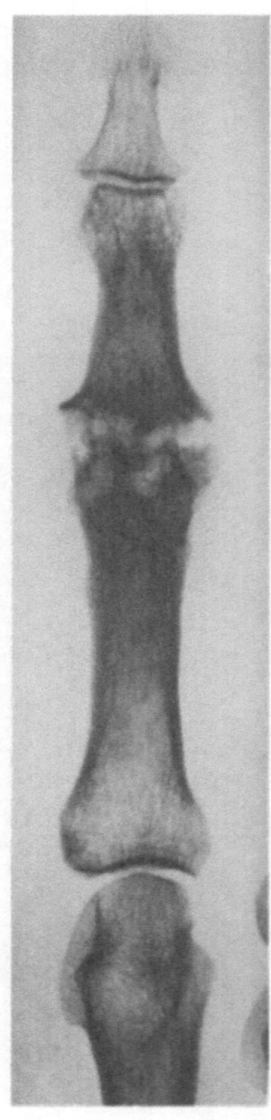

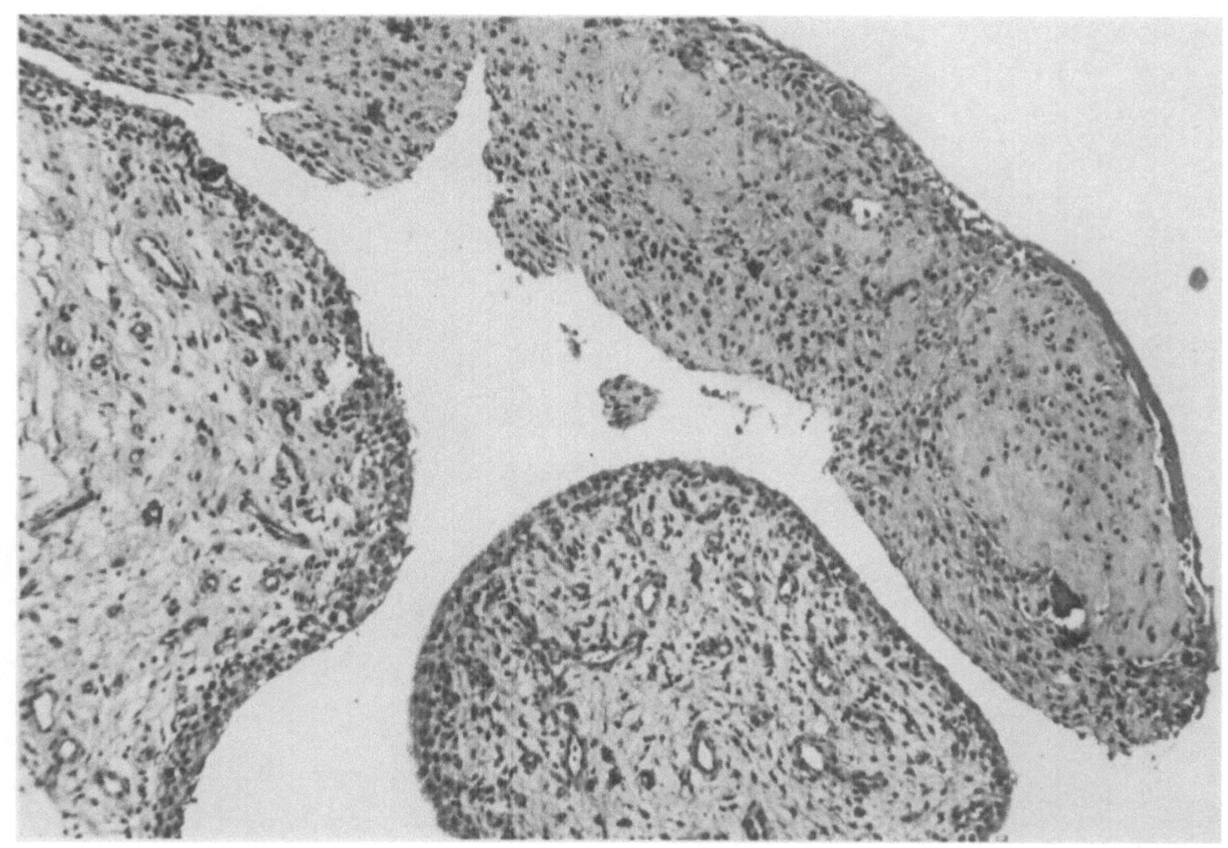

Begleitsynovitis mit Mobilisation der Deckzellen und Fibrinauflagerung. Rechts sieht man im Innern der Zotte Knorpelreste und kleine Knochenfragmente. (Finger-mittelgelenk)

**Abb. 414
Destruierende
Polyarthrose**

Knochenfragmente im narbigen Kapselgewebe. (Fingerendgelenk)

**Abb. 415
Destruierende
Polyarthrose**

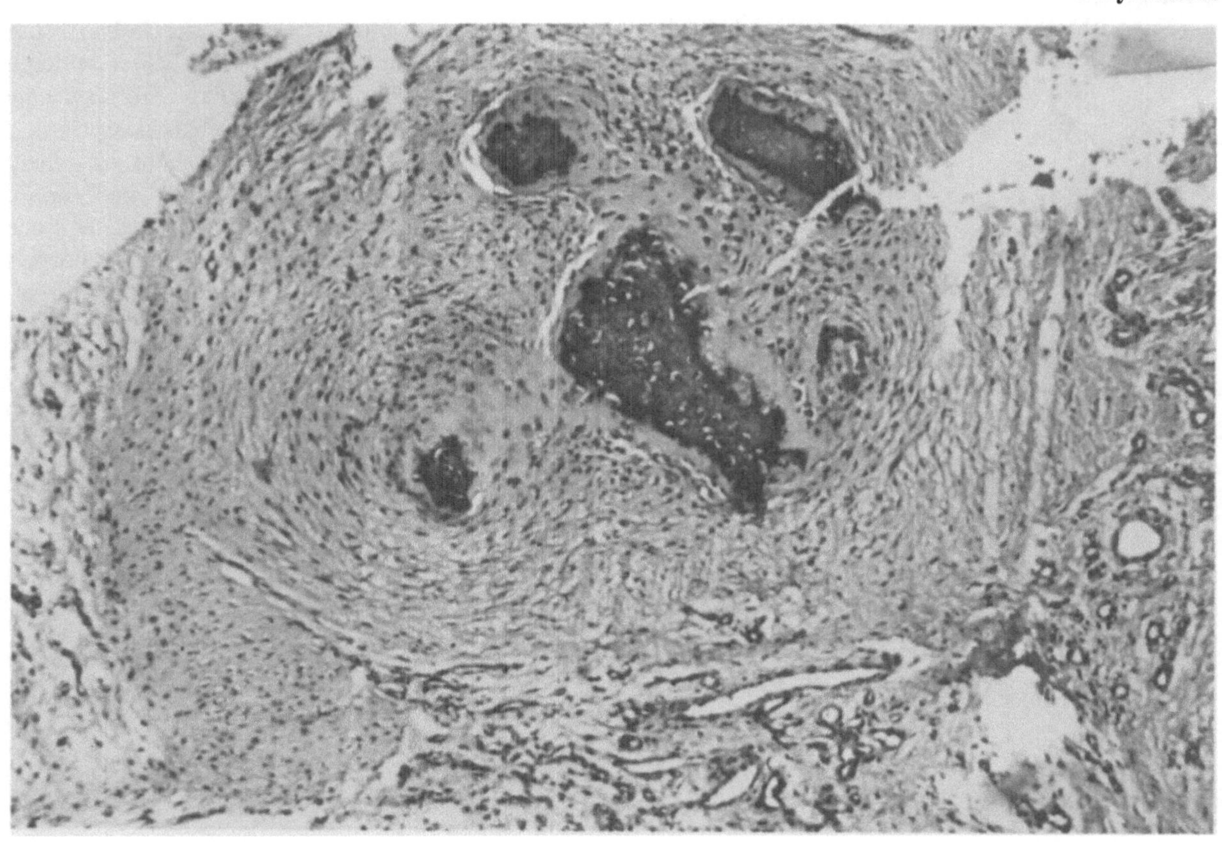

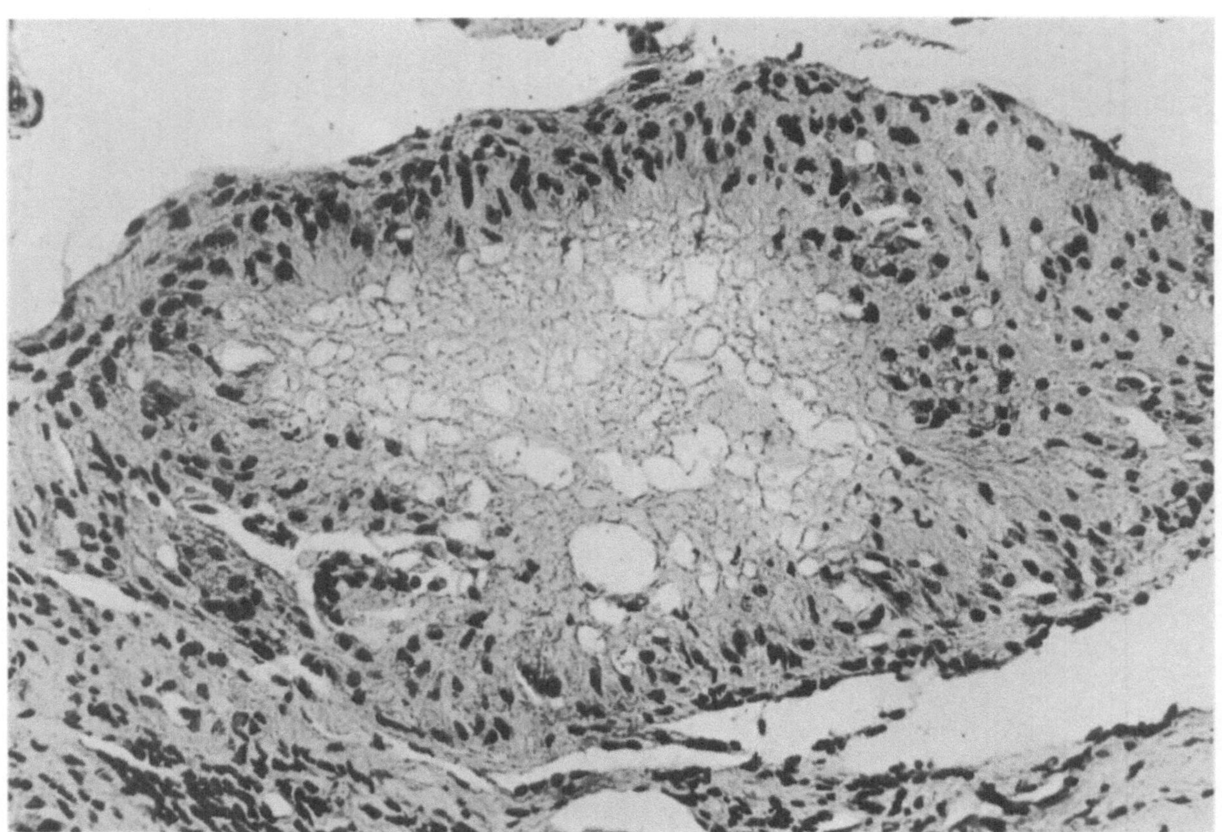

Stratum synoviale mit schaumigen Strukturen, von Bindegewebszellen umlagert. (Fingergelenk)

Pathogenese der Polyarthrose

In zwei Fällen enthielt das Synovialstroma eigenartige schaumige Strukturen, umgeben von Bindegewebszellen, und im Stratum fibrosum Lymphozyteninfiltrate in Nachbarschaft der Blutgefäße (Abb. 416).

Während die Entstehung der banalen Arthrose als Folge mechanischer und degenerativer Ursachen verständlich ist, bedarf die Genese der Polyarthrose als systemischer Erkrankung einer bestimmten Gelenkgruppe einer anderen Erklärung. Wir glauben, daß bei dieser Form neurovaskuläre Einflüsse eine entsprechende Rolle spielen. Die Existenzbedingungen des Gelenkknorpels sind beim Erwachsenen ohnehin schon kritisch. Man kann sich deshalb vorstellen, daß neurohormonelle Störungen im Klimakterium besonders für die Trophik der distalen Finger- und Zehengelenke gefährlich werden und die systemische End- und Mittelgelenkpolyarthrose einleiten. Ist die Trophik des Knorpels einmal gestört, so können sich dann schrittweise Knorpeldegeneration, Knorpeldestruktion, Knochenerosionen und Knochenumbau anschließen.

„Weichteilrheumatismus"

13

13.1. Einleitung

Unter den rheumatischen Erkrankungen hat der „Weichteilrheumatismus" rein zahlenmäßig den höchsten Stellenwert.

Im Gegensatz zum Rheumatischen Fieber, zur Chronischen Polyarthritis, zur Arthritis psoriatica oder zur Arthrose führt er weder zu artikulären Zerstörungen noch zu kardiovaskulären Schäden. Seine Bedeutung liegt dagegen in der Chronizität und in den schmerzhaften Störungen des Allgemeinbefindens, die bis zur Beeinträchtigung der Arbeitsfähigkeit des Patienten führen können.

Im krassen Gegensatz zu der zahlenmäßigen Bedeutung, die der „Weichteilrheumatismus" besitzt, steht die Kenntnis seiner Mechanismen und morphologischen Veränderungen.

GOWERS prägte 1904 in einer Arbeit über Lumbago die Bezeichnung „Fibrositis" in der naheliegenden Annahme, daß sich in den schmerzhaften Weichteilen eine Entzündung abspielt, die wiederum ihrerseits für die Schmerzphänomene verantwortlich ist.

1920 definierte STOCKMANN die „Fibrositis" als einen Zustand chronischer Entzündung des Bindegewebes von Faszien, Muskeln, Nerven, Bändern, Sehnen, Periost und Subkutis, der an allen Stellen des Körpers auftreten und zu Schmerz, Verspannung und Steifigkeit führen kann. Die Bezeichnung „Fibrositis" präjudiziert den entzündlichen Charakter aller Weichteilaffektionen, was bereits den klinischen Erfahrungen widerspricht.

o COLLINS beschrieb 1940 die „Fibrositis" nach klinischen Gesichtspunkten als einen akuten, subakuten oder chronischen Schmerzzustand von Muskeln, Subkutis, Bändern, Sehnen und Faszien, die unabhängig von gröberen histologischen Veränderungen bestehen können. Von der INTERNATIONALEN LIGA GEGEN DEN RHEUMATISMUS wurde 1957 die folgende Einteilung extraartikulärer rheumatischer Prozesse empfohlen:

1. Bursitis
2. Tendinitis, Tendovaginitis, Tendoperiostose
3. Fasziitis
4. Fibrositis
5. Myositis
6. Neuritis
7. Periarthritis
8. Pannikulitis.

Einige dieser Erkrankungen wie Bursitis, Tendinitis und Tendovaginitis können im Rahmen entzündlich-rheumatischer Erkrankungen, insbesondere der Chronischen Polyarthritis, auftreten (s. S. 143). Ihr entzündlicher Charakter ergibt sich aus der zu Exsudation disponierten Synovialstruktur von Bursen und Sehnenscheiden. Eine entzündliche Beteiligung der Skelettmuskulatur kommt im Rahmen des Rheumatischen Fiebers vor (s. S. 74). Entzündliche und nekrotisierende Gefäßprozesse können bei Chronischer Polyarthritis sowohl die Skelettmuskulatur als auch die peripheren Nerven sekundär in Mitleidenschaft ziehen (SCHILLING, 1970b).

Löst man diese eindeutig entzündlichen Prozesse, die Teil- und Randerscheinungen eines übergeordneten Leidens sind, aus dem Kollektiv „Weichteilrheumatismus" heraus, so verbleibt als Rest immer noch der bei weitem überwiegende Teil der Erkrankung. Es handelt sich dabei um jene Zustände, welche durch Schmerzphänomene in Skelettmuskulatur, Sehnen- und Fasziengewebe gekennzeichnet sind und bei denen eine entzündliche Symptomatik fehlt, obwohl gerade ihnen die Bezeichnung „Fibrositis" gilt.

Stellenwert und nosologische Bedeutung des „Weichteilrheumatismus"

„Fibrositis"

„Weichteilrheumatismus" nach der Definition der ILAR

Entzündliche Weichteilprozesse im Rahmen übergeordneter Erkrankungen

„Weichteilrheumatismus" als Schmerzphänomen ohne entzündliche Symptomatik

Im Handbuch der speziellen Pathologie und Histologie schreibt o v. MEYEN-BURG (1926) in dem Abschnitt „Nicht-eitrige Myositis": „. . . und doch gibt es eine Myositis rheumatica".

o F. KLINGE hat in seinen grundlegenden und ausführlichen Studien über die rheumatischen Erkrankungen 1933 die Gedanken v. MEYENBURGs aufgegriffen und in Skelettmuskulatur und Sehne fibrinoide Verquellungen und Granulome vom Aschoffschen Typ nachgewiesen.

Hierbei muß man allerdings bedenken, daß KLINGE bei seinen Untersuchungen von den morphologischen Phänomenen des Rheumatischen Fiebers ausging und in einer unitarischen Schau sämtliche rheumatischen Erkrankungen, darunter auch Chronische Polyarthritis und Arthrose, als topographische oder zeitliche Varianten des „Rheumatismus verus", d.h. des Rheumatischen Fiebers ansah.

Unter diesem Aspekt sind auch die Untersuchungen an Muskel und Sehne aus dieser Zeit zu sehen, wobei unsere Kritik an folgenden Punkten ansetzt:

1. Den Untersuchungen lag Gewebe zugrunde, das autoptisch von Patienten gewonnen wurde, welche an Rheumatischem Fieber litten. Das Rheumatische Fieber ist jedoch eine bakteriologisch, serologisch, klinisch und pathologisch-anatomisch scharf definierte Erkrankung, die zum „Weichteilrheumatismus" im engeren Sinne klinisch keinerlei Beziehung besitzt.

2. Den Überlegungen lagen keine bioptischen Untersuchungen von Patienten mit „Weichteilrheumatismus" zugrunde, die an den schmerzhaften Stellen entnommen wurden. Mit anderen Worten: Es besteht hier eine große Diskrepanz zwischen Klinik und Pathologie.

Erstmals befaßten sich Untersuchungen von o MIEHLKE *et al.* (1960) mit bioptischen Studien von Patienten mit „Muskelrheumatismus". Es wurde lichtoptisch eine Fettbestäubung der Muskelfasern beobachtet und als Degeneration gedeutet. Zellansammlungen, die in späteren Stadien auftraten, wurden als Hinweis auf eine vorliegende Entzündung gewertet.

Der „Weichteilrheumatismus" im engeren Sinne ist ein idiopathisches Schmerzphänomen ohne Zusammenhang mit einer übergeordneten Grundkrankheit und ohne klinische und serologische Entzündungszeichen. Von ihm ist im weiteren ausschließlich die Rede. Es stellt sich nun die Frage, welcher Mechanismus seinem klinischen Bild zugrundeliegt.

Wenn man dieser Frage nachgehen will, so muß man zunächst folgende Feststellung treffen:

Der „Weichteilrheumatismus" spielt sich an zwei grundsätzlich verschiedenen Geweben ab:

1. In der Skelettmuskulatur.
Hier handelt es sich um parenchymatöse Strukturen, die in ein eigenes, ernährendes Gefäßbindegewebsgerüst eingelagert sind und von dort ihren Sauerstoffbedarf decken.

2. Im Sehnen- und Bindegewebe.
Hier handelt es sich um ein ausgereiftes Bindegewebe, welches reichlich kollagene Fasern und nur wenige Fibrozyten besitzt. Das Gewebe ist bradytroph. Seinem geringen Sauerstoffbedarf entspricht die spärliche Gefäßversorgung.

Schon allein bei der Betrachtung der unterschiedlichen anatomischen Ausgangssituation muß man vermuten, daß dem „Weichteilrheumatismus" oder der sog. Fibrositis zwei unterschiedliche Mechanismen zugrunde liegen, nämlich

1. ein Prozeß, der sich in der Skelettmuskulatur, also in einem parenchymatösen Gewebe, abspielt, und

2. ein Prozeß, der im zellarmen kollagenen Bindegewebe lokalisiert ist.

13.2. Skelettmuskulatur

Untersucht man bei Patienten, die an Krankheiten verschiedener Art verstorben sind, systematisch die Skelettmuskulatur, so findet man ohne große Schwierig-

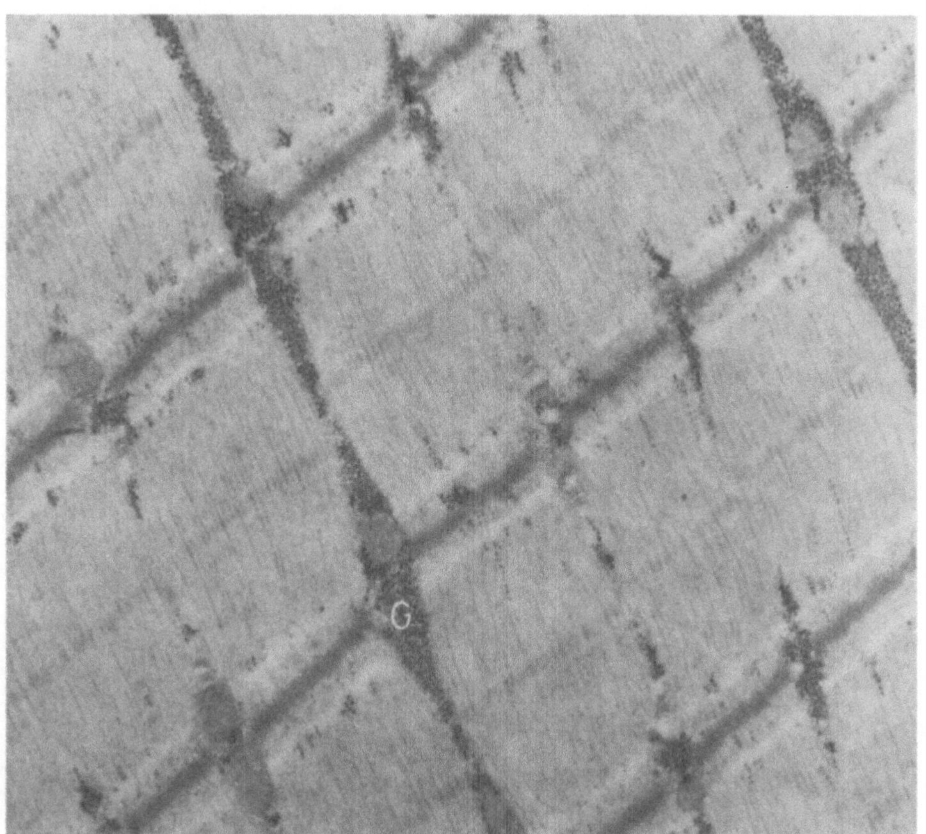

Elektronenoptische Aufnahme einer normalen Muskelfaser in kontrahiertem Zu-
stand. Regelmäßige Querstreifung. Zwillingsanordnung der Mitochondrien beider-
seits der Z-Linie. Normaler Glykogengehalt (G). Zahlreiche Triaden. Vergr.
ca. 38000:1

Abb. 417

keit häufig unterschiedliche Veränderungen im Muskelgewebe. Man sieht gelegentlich herdförmige lympho-, plasmo- und granulozytäre Infiltrate mit örtlicher
Faserdegeneration. Diese Veränderungen sind aber Randphänomene des entsprechenden Grundleidens und können als Substrat eines klinisch definierten
„Muskelrheumatismus" nicht herangezogen werden.

Die Situation ändert sich jedoch grundsätzlich, wenn man histologische
Untersuchungen an einem Material vornimmt, welches der Kliniker bei einem
Patienten, der an „Muskelrheumatismus" leidet, aus den schmerzhaften, evtl.
tastbaren Stellen gezielt entnommen hat. Wir haben im Laufe der Zeit eine
große Anzahl solcher Biopsien histologisch aufgearbeitet und lichtoptisch untersucht. Die Befunde, die wir dabei erhoben, waren enttäuschend. In einzelnen
Fällen sahen wir minimale Verschmälerungen einzelner Muskelfasern, gelegentlich das Zusammenrücken von Kernen des Perimysiums und in seltenen Fällen
winzige Gruppen von Lymphozyten. Die Diskrepanz zwischen diesen unscheinbaren morphologischen Befunden und der schweren, eindrucksvollen klinischen
Symptomatik war offensichtlich. Wir haben deshalb Skelettmuskulatur, die bei
11 Patienten mit „Muskelrheumatismus" bioptisch gezielt entnommen wurde,
elektronenoptisch untersucht. Das Alter der Patienten lag zwischen 29 und
65 Jahren. Das Gewebe wurde am oberen medialen Rand des Musculus trapecius
im Bereich schmerzhafter Muskelverhärtungen entnommen.

Die elektronenoptische Untersuchung erbrachte folgende Befunde:
Während die Skelettmuskulatur von Patienten ohne „Muskelrheumatismus"
nur den regulären Aufbau mit regelmäßiger Querstreifung, Zwillingsanordnung
der Mitochondrien beiderseits der Z-Linie, zahlreichen Triaden und normalem
Glykogengehalt zeigt (Abb. 417), sahen wir bei Patienten mit „Muskelrheumatismus" alle Stufen des Parenchymuntergangs. Dem Grad der Zerstörung nach
konnten wir folgende Stadien unterscheiden:

Lichtoptische
Untersuchungen der
schmerzenden Stellen
enttäuschend

Elektronenoptische
Befunde

321

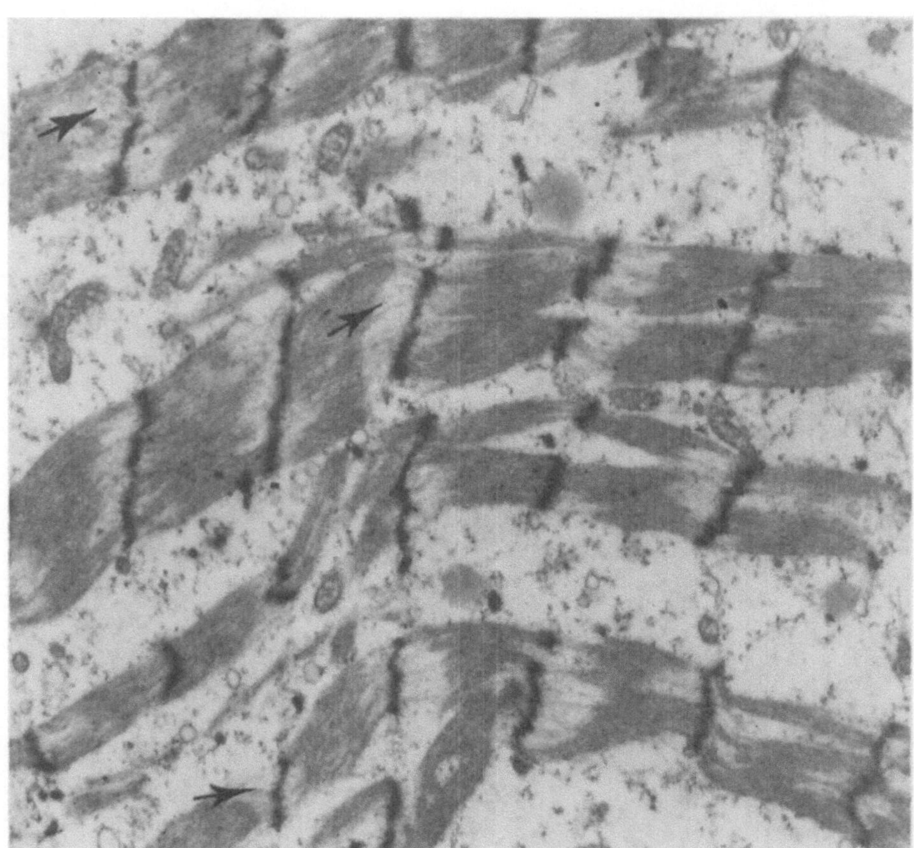

Ausschnitt aus einer Muskelfaser. Mottenfraßähnliche Myofilamentzerstörungen im Bereich der I-Bande (Pfeil). Die dazwischenliegenden hellen Partien entsprechen Myofibrillen, die bereits völlig aufgelöst sind. (66jährige Patientin mit Muskelrheumatismus). (Elektronenoptische Aufnahme). Vergr. ca. 18000:1

4 Stadien der Skelettmuskelschädigung

Stadium I:
Bei der Schädigung geringsten Grades sind die Mitochondrien geschwollen. Man sieht eine mottenfraßähnliche Zerstörung der Myofilamente im Bereich der I-Bande (Abb. 418).

Stadium II:
Hierbei kommt es auch zu Myofilamentuntergang im Bereich der I-Bande. Die Z-Streifung bleibt noch lange erhalten. Man sieht größere Areale, in denen die regelrechte Struktur der Sarkomere völlig aufgehoben ist, Sarkomerreste liegen unregelmäßig durcheinander (Abb. 419 rechts unten).

Stadium III:
Man kann eine isolierte Kondensation von Myofilamenten und großflächige Verklumpung der kontraktilen Substanz beobachten (Abb. 420).

Stadium IV:
Die kontraktile Substanz wird vor allem in Sarkolemmnähe völlig aufgelöst. Es bleibt nur ein feingranuläres Material zurück (Abb. 421).

Die beiden folgenden Befunde sind noch hervorzuheben:
Im Bereich der Muskelzellnekrosen finden sich gewaltige Glykogenansammlungen, in denen wir einen Hinweis auf die anaerobe Stoffwechselsituation der Zelle sehen (Abb. 422).

Veränderungen an Muskelkapillaren

In 6 von 11 Fällen sahen wir auffällige Veränderungen an den Muskelkapillaren. Die Endothelzellen waren als Zeichen einer akuten Schädigung geschwollen, der Organellengehalt als Ausdruck einer chronischen Zellschädigung verändert. Dabei traten sekundäre Lysosomen auf, in Einzelfällen waren die Organellen so stark vermehrt, daß das Kapillarlumen durch die Vorwölbung der Endothelzellen eingeengt wurde (Abb. 423).

322

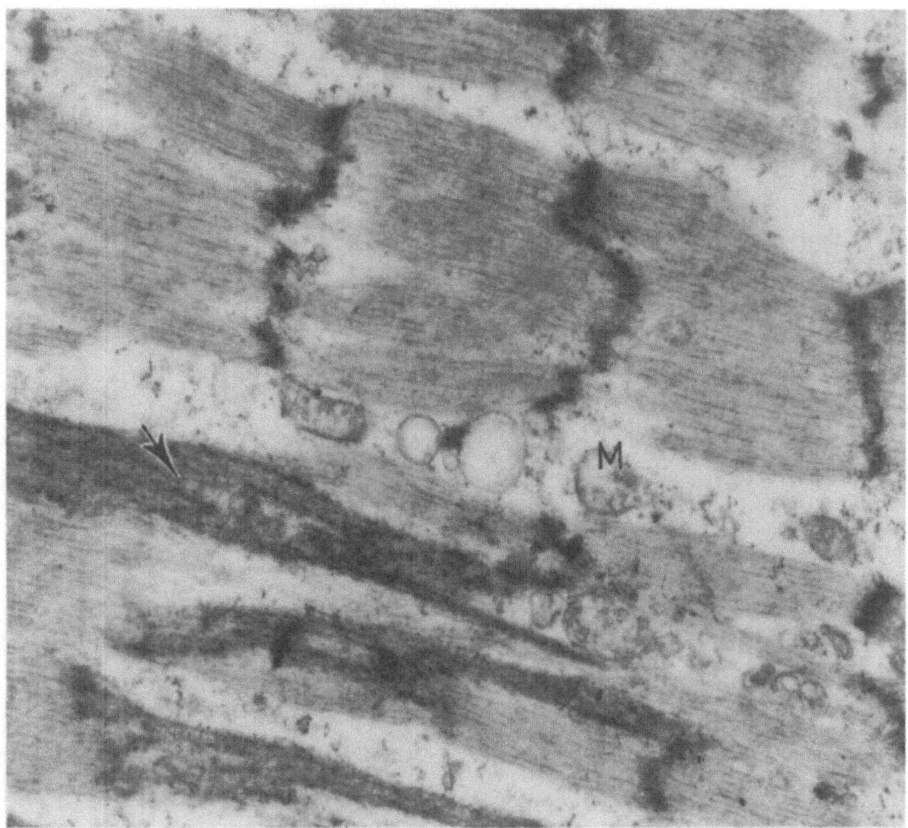

Ausschnitt aus einer Muskelfaser. Im Bereich der I-Bande sind Myofilamente zugrundegegangen. Bei den schwarzen Streifen (Pfeil) handelt es sich um Myofilamentkondensate. Zwischen den Fibrillen Reste kontraktiler Substanz. Einige Mitochondrien (M) befinden sich in verschiedenen Stadien des Untergangs. (66jährige Patientin mit Muskelrheumatismus). (Elektronenoptische Aufnahme). Vergr. ca. 38 000 : 1

Die verschiedenartigen elektronenoptischen Befunde entsprechen unterschiedlichen Degenerationsstadien kontraktiler Elemente der Skelettmuskulatur.

Am Beginn stehen feinste Untergänge einzelner Myofilamente und am Ende totale Auflösung ganzer Muskelfasern. Auffällig ist dabei, daß dieser Degenerationsprozeß nicht von morphologischen Merkmalen der Entzündung, wie Plasmaaustritt, Fibrin, Granulozyten- oder Lymphozyteninfiltration begleitet wird. Dagegen sehen wir in dem Befund von Glykogenansammlungen ein wichtiges Indiz für den Pathomechanismus, der diesen Veränderungen zugrundeliegt.

Wir neigen, gestützt auf das klinische Bild, den Tastbefund, die lichtoptische Untersuchung und die elektronenoptischen Studien, zu folgender Deutung des genuinen „Muskelrheumatismus":

Ausgelöst durch eine nervale Irritation kommt es zu einem isolierten Dauertonus einzelner Abschnitte der Skelettmuskulatur. Diese über längere Zeit in Dauerkontraktion befindlichen Muskelabschnitte sind klinisch u.U. als „Muskelhärten" bzw. „Myogelosen" tastbar.

Während des Dauertonus ist der Sauerstoffbedarf des Muskelparenchyms pathologisch gesteigert. Es entwickelt sich deshalb schleichend eine relative Hypoxie, in deren Gefolge die Organellen der jeweiligen Muskelabschnitte schrittweise zugrunde gehen. Der von uns erhobene Befund von Glykogenansammlungen spricht ebenfalls für diesen hypoxischen Mechanismus, da hierbei der Glykogenabbau vermindert ist.

Dieser beschriebene Prozeß erklärt auch, daß man gelegentlich einmal in Muskelbiopsien von Patienten mit „Muskelrheumatismus" lichtoptisch winzige Lymphozytenansammlungen in Nachbarschaft kleinster Faserdegenerate findet.

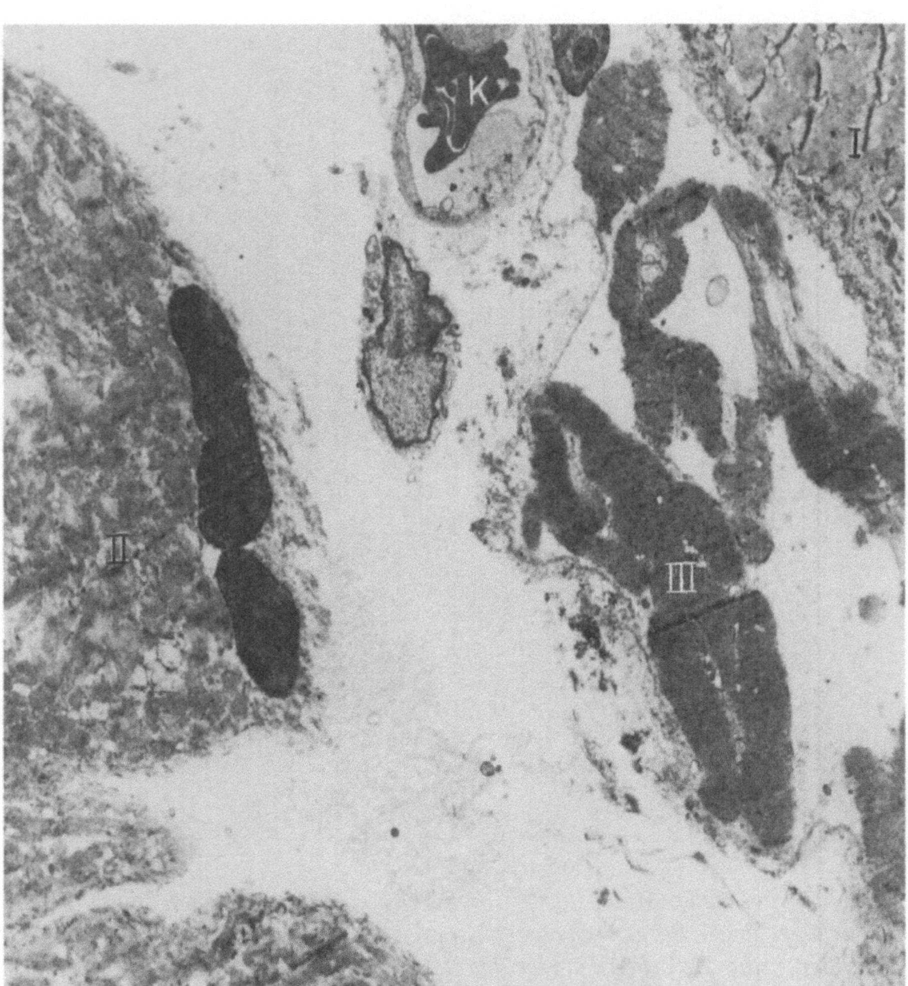

Abb. 420
Weichteilrheumatismus

Ausschnitt aus einer Muskelfaser. Verschiedene Stadien des Untergangs bei drei nebeneinanderliegenden Muskelzellen. Rechts (I) erste Anzeichen einer Schädigung nur in Form von Mitochondrienschwellung, links (II) Verlust des regelmäßigen Sarkomeraufbaues. Vollständige Mitochondriendegeneration. Mitte (III) völlige Verklumpung des Sarkoplasmas (K: Kapillare). (47jähriger Patient mit Muskelrheumatismus). (Elektronenoptische Aufnahme). Vergr. ca. 7200:1

Anlagerung von Lymphozyten an Muskelfaserabschnitte kann eine Entzündung vortäuschen

Hier liegt keine Entzündung vor, vielmehr treffen Lymphozyten, die bekanntlich das Gewebe durchstreifen, auf die beschriebenen Mikronekrosen und lagern sich, angelockt durch Abbauprodukte, hier an (Abb. 424).

Diese Befunde wurden 1960 von O MIEHLKE *et al.* als Ausdruck einer Entzündung gedeutet.

Geht man von den von uns erhobenen pathologisch-anatomischen Befunden und von der davon abgeleiteten Pathogenese aus, so ergeben sich für die Klinik folgende Konsequenzen:

Klinische Bedeutung der pathologisch-anatomischen Befunde

1. Auslösend für den isolierten Muskeldauertonus, der zur hypoxischen Schädigung führt, ist ein nervaler Reiz. Dieser nervale Reiz kann auf unterschiedliche Weise ausgelöst werden, wie beispielsweise durch Kälte oder struktur- oder funktionsbedingte Fehlhaltungen der Wirbelsäule. Andererseits können psychogene Faktoren diesen Mechanismus ebenfalls ohne weiteres auslösen. Ihr Einfluß auf den Tonus, besonders von Rücken- und Halsmuskulatur, ist bekannt (WEINTRAUB, 1972, 1973).

Auf diese Weise findet sich eine kontinuierliche Brücke von funktionellen Störungen über Dauertonus und Hypoxie hin zum isolierten Untergang organischer Strukturen.

Kein entzündlicher Mechanismus

2. Da am Anfang der Kausalkette eine Fehlinnervation mit isoliertem Muskeldauertonus steht und nicht etwa ein entzündlicher Prozeß, ist der „Muskelrheumatismus" das am besten geeignete Objekt für Wärme und andere physikalische Maßnahmen. Der Übergang einer funktionellen Störung in eine morphologische Schädigung kann so verhindert werden.

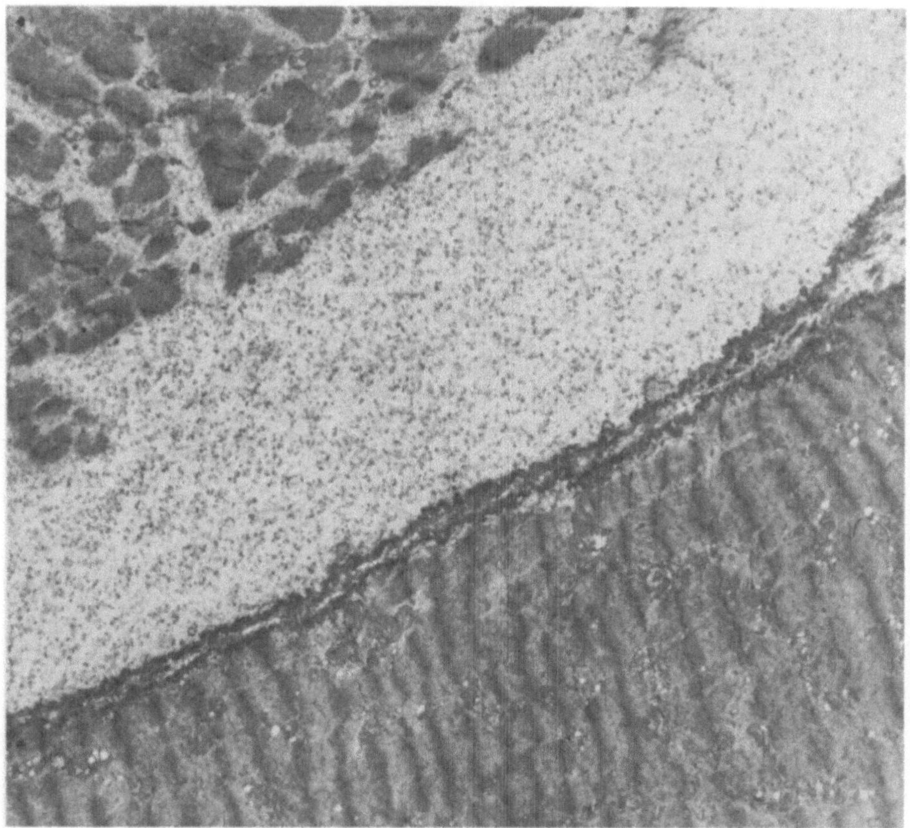

Ausschnitt aus einer Muskelfaser. Die untere, schräg verlaufende Muskelzelle ist bis auf die Schwellung einiger Mitochondrien unverändert. Die obere Zelle zeigt einen breiten, hellen Saum aus feingranulärem Material. Dabei handelt es sich um Zerfallsprodukte zugrundegegangener Myofilamente. Weiter oben noch teilweise erhaltene Myofibrillen. (47jährige Patientin mit Muskelrheumatismus). (Elektronenoptische Aufnahme). Vergr. ca. 7200:1

Abb. 421
Weichteilrheumatismus

13.3. Sehne und Faszie

Struktur und Ernährung des kollagenen Sehnengewebes unterscheiden sich von der Skelettmuskulatur grundsätzlich:

1. Handelt es sich bei der Skelettmuskulatur um ein zellreiches, parenchymatöses Gewebe, so besteht das Sehnengewebe überwiegend aus kollagenen Fasern mit spärlichen Fibrozyten (Abb. 425).

2. Während die Muskulatur eine sehr gute Blutversorgung besitzt, sind die Blutgefäße entsprechend dem trägen Stoffwechsel des Sehnengewebes spärlich ausgebildet.

So wie Struktur und Versorgung beider Manifestationsgewebe des „Weichteilrheumatismus" völlig voneinander abweichen, so fanden wir auch konträre morphologische Befunde (○ FASSBENDER u. WEGNER, 1973).

Bei der Untersuchung von Gewebe aus Sehnen, Sehnenscheiden und Bursen, welches bei Patienten mit „Weichteilrheumatismus" entnommen wurde, beobachteten wir folgendes Grundphänomen:

Innerhalb des zellarmen Fasergewebes finden sich unterschiedlich große Abschnitte, in denen die ortsständigen Bindegewebszellen

a) hochgradig vermehrt sind und

b) ihre fibrozytäre Ruheform verlassen und Fibroblastencharakter angenommen haben (Abb. 426 u. 427).

Es treten hierbei Bilder auf, wie wir sie im ausgereiften Organismus nicht kennen. Normalerweise sind Proliferation und Funktion der Fibroblasten nach Ausreifung des Sehnengewebes beendet. Das bradytrophe Gewebe hat einen

Kollagenes
Sehnengewebe

Herdförmige
Fibroblasten-
proliferation

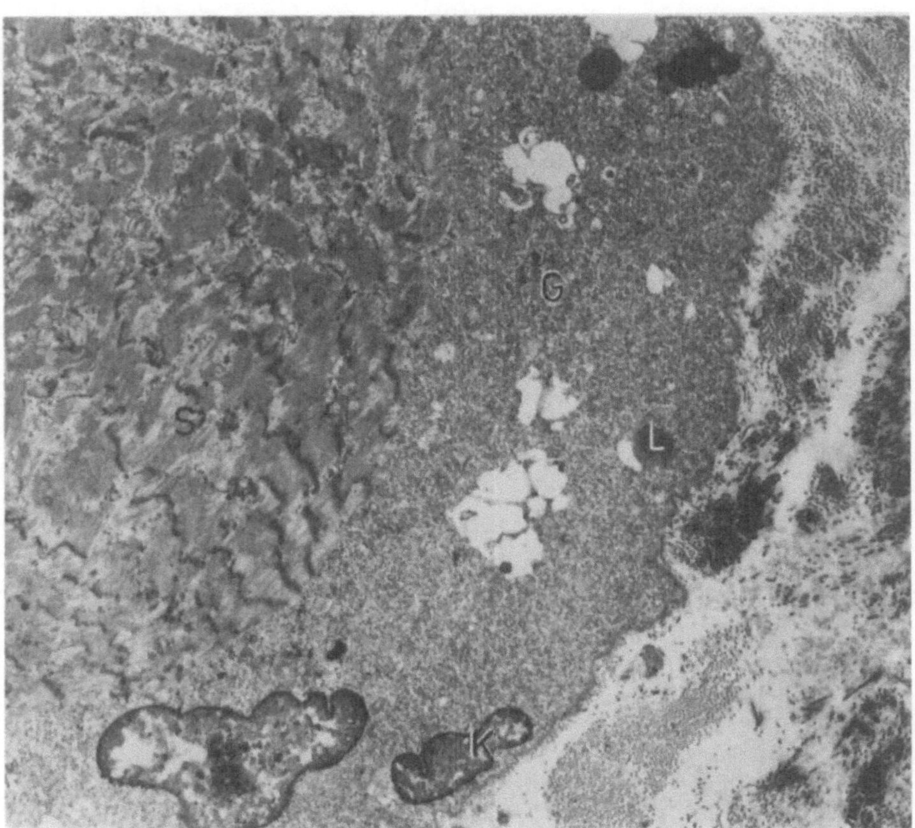

Abb. 422
Weichteilrheumatismus

Ausschnitt aus einer Muskelfaser. Weitgehende Nekrose einer Muskelzelle. Verzerrte Sarkomeranteile (S) finden sich als ungeordnete Reste der kontraktilen Substanz. Im Zellrandbezirk gewaltige Glykogeneinlagerungen (G). Darin eingebettet pyknotische Kerne (K) und Lipofuszin (L). (66jährige Patientin mit Muskelrheumatismus). (Elektronenoptische Aufnahme). Vergr. ca. 7200:1

„Mesenchymoide Transformation"

so geringen Umsatz, daß hierfür die spärlichen und unscheinbaren Fibrozyten, die zwischen den Fasern liegen, ausreichen. Eine Zellproliferation, die wir im Extremfall als mesenchymoide Transformation bezeichnet haben (s. S. 102), ist bisher nur in folgenden Zusammenhängen bekannt:

1. Bei der Wundheilung. Hier ist Fasergewebe zugrundegegangen und muß neu gebildet werden. Die Neubildung erfordert eine intensive Fibroblastentätigkeit. Dementsprechend sieht man eine erhebliche Proliferation der ortsständigen Zellen mit einer starken Ansammlung von Fibroblasten. Es treten dabei Bilder auf, wie sie in der Fibroblastenkultur oder im unreifen Mesenchym vorkommen.

2. Bei bindegewebigen Geschwülsten. Fibrome und insbesondere Fibrosarkome sind durch eine Umkehr des normalen Zell-Faser-Verhältnisses gekennzeichnet. Während das normale bradytrophe Gewebe wenig Zellen und viele Fasern enthält, besitzt das Fibrom und erst recht das Fibrosarkom viele bzw. sehr viele Fibroblasten und wenige bzw. spärliche Fasern.

Wir sehen demnach im bradytrophen Gewebe von Patienten mit „Weichteilrheumatismus" Veränderungen, wie sie dem unreifen Mesenchym beim Embryo, der heilenden Wunde und der Bindegewebsgeschwulst entsprechen (Abb. 428).

Keine morphologischen Merkmale einer Entzündung

Es ist an dieser Stelle wichtig hinzuzufügen, daß Merkmale der Entzündung, nämlich eine Infiltration durch Fibrin und Entzündungszellen (Granulozyten, Lymphozyten, Plasmazellen) fehlen!

Es entsteht die Frage, wie es möglich ist, daß im erwachsenen Organismus ohne erkennbaren entzündlichen Reiz eine intensive Proliferation ortsständiger Bindegewebszellen eintritt, ohne daß hier eine Wundheilung oder autonomes Wachstum vorliegen.

Die nächstliegende Erklärung, die sich bei dieser Betrachtung aufdrängt, ist die, daß in diesen Sehnen- und Bursenabschnitten durch geschädigte Kapilla-

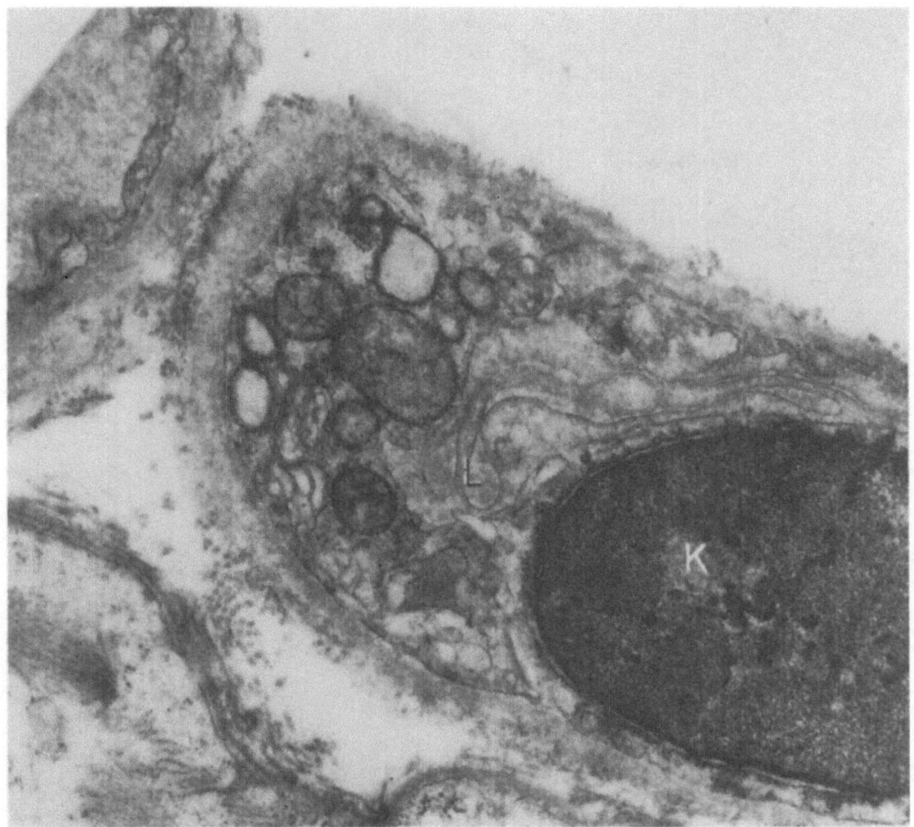

Ausschnitt aus einer Muskelfaser. Muskelkapillare. Durch Vermehrung der Zellorganellen sind die Endothelzellen so stark angeschwollen, daß vom Kapillarlumen nur ein feiner Spalt bleibt. (K: Zellkern, L: spaltförmiges Lumen). (47jährige Patientin mit Muskelrheumatismus). (Elektronenoptische Aufnahme). Vergr. ca. 38000:1

Abb. 423
Weichteilrheumatismus

ren ein gesteigerter Plasmaeinstrom stattfindet, der einen lokalen trophischen Reiz ausübt. In einem solchen Fall müßten wir allerdings auch Fibrinaustritte ins Gewebe und sonstige entsprechende Reaktionen nachweisen können. Dies gelang uns jedoch nicht.

Dagegen beschreiben BINZUS *et al.* (1966, 1969, 1972) folgenden Mechanismus, der auf den grundlegenden Arbeiten von WARBURG und seiner Schule basiert:

Sauerstoffmangel führt zu schnellem Untergang der Mitochondrien, ohne die eine Zellatmung nicht mehr möglich ist. Um ihren Energiebedarf zu decken, muß sich die Zelle deshalb im Sauerstoffmangel auf eine vermehrte Glykolyse einstellen.

Beim Glukoseabbau wird Pyruvat gebildet. Unter normalen Bedingungen wird Pyruvat unter Einwirkung von LDH zu Laktat abgebaut. Dieses wieder wird unter Einwirkung von O_2 in den Mitochondrien zu CO_2 oxydiert.

Sind die Mitochondrien im Sauerstoffmangel zugrunde gegangen und ist eine Zellatmung nicht mehr möglich, so wird Pyruvat unter dem Einfluß von Koenzym A in Azetyl-Koenzym A umgewandelt. Dieses wiederum löst eine vermehrte Proliferation und Grundsubstanzbildung der Bindegewebszellen aus.

Nach Ausschaltung aller übrigen Erklärungsmöglichkeiten sind wir der Überzeugung, daß der lokalen mesenchymoiden Transformation bradytropher Gewebe folgender Mechanismus zugrunde liegt:

Die spärliche Gefäßausstattung des straffen Bindegewebes hat zur Folge, daß dieses stoffwechselträge Gewebe schon normalerweise eine sehr geringe Sauerstoffversorgung besitzt. Wird nun durch mechanische oder andere Einflüsse die lokale kapilläre Strombahn zusätzlich gedrosselt, so gerät das betroffene Gewebe in eine hypoxische Situation.

Erklärung des
Phänomens mit
Hilfe des Warburg-
Mechanismus

Pathogenese der
„mesenchymoiden
Transformation" im
bradytrophen Gewebe

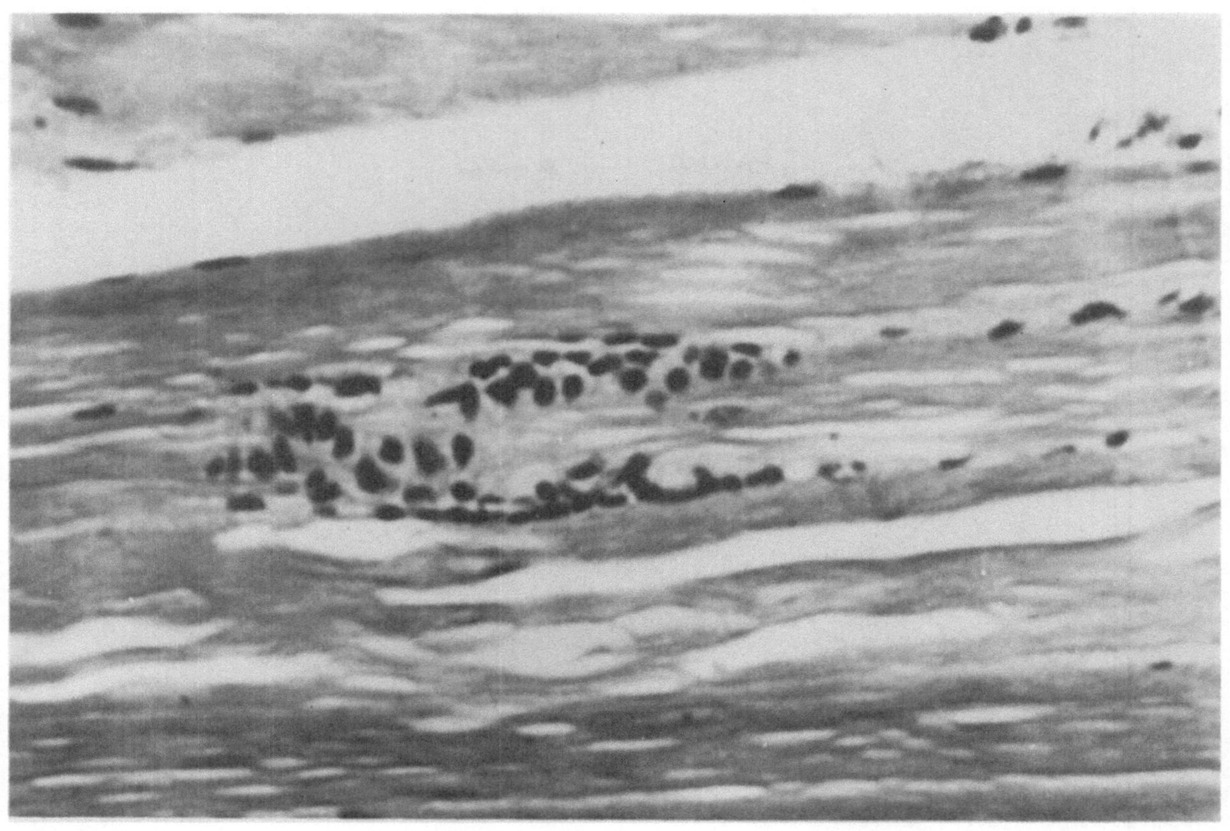

Abb. 424
Weichteilrheumatismus

Ausschnitt aus einer Muskelfaser. Mikronekrose einiger Skelettmuskelfasern, von Lymphozyten sekundär umlagert. (30jähriger Patient mit Muskelrheumatismus)

Abb. 425

Normales Sehnengewebe. Dichte Lagerung der kollagenen Fasern. Dazwischen eingelagert spärliche Lymphozyten

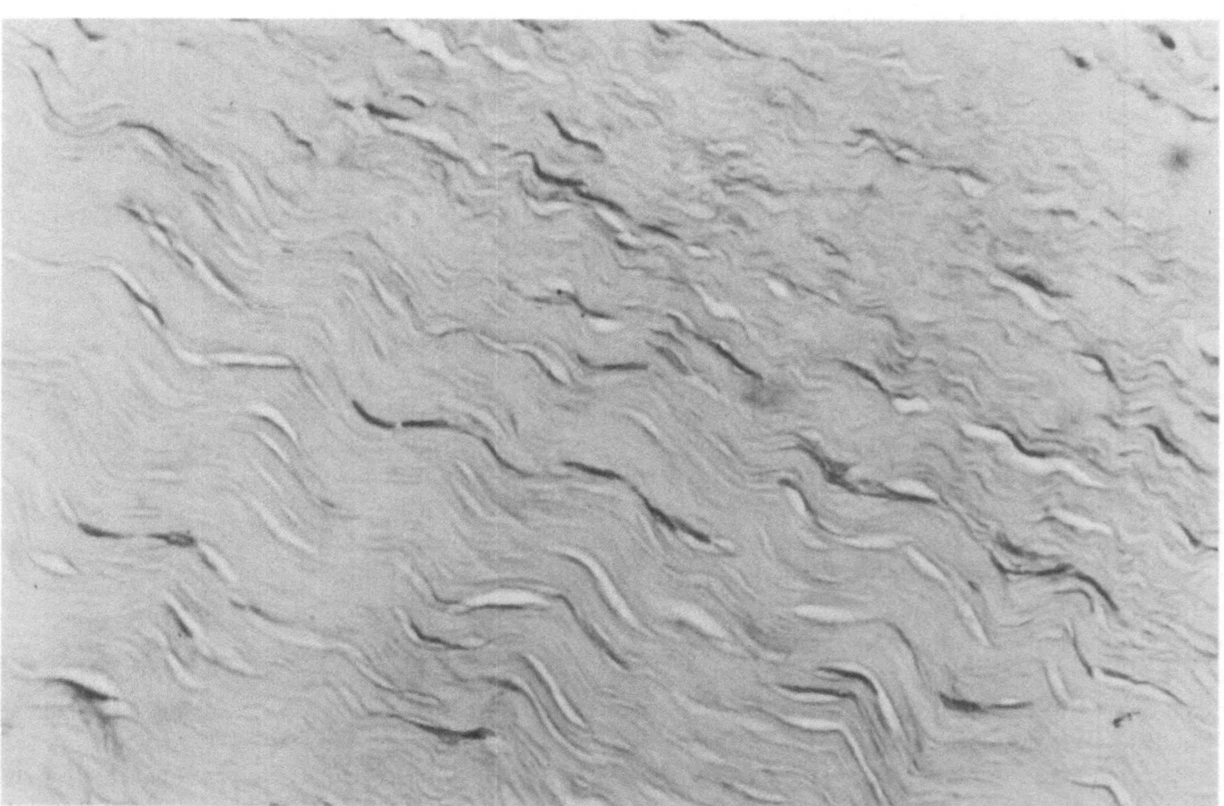

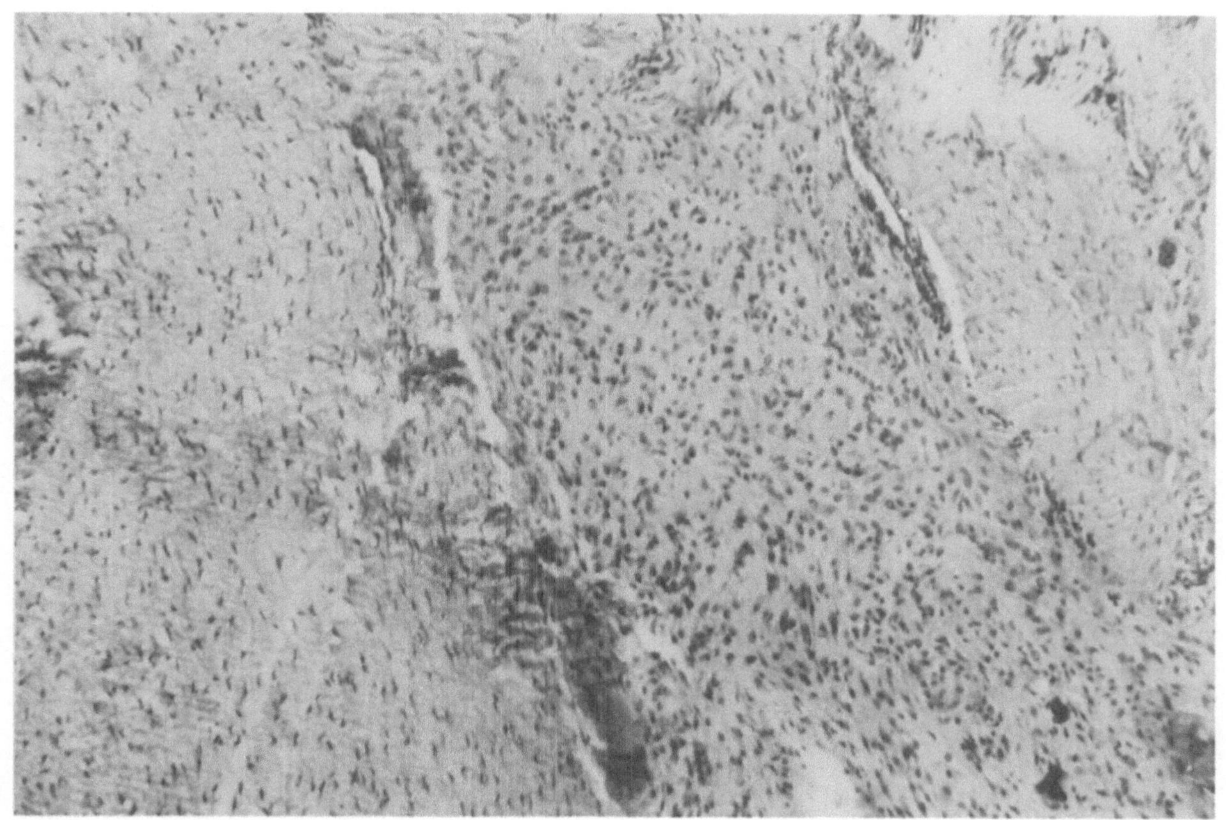

Partielle fibroblastäre Reaktion in einer Sehne (Mitte)

Abb. 426
Weichteilrheumatismus

Ausschnitt aus Abb. 426. Fibroblastäre Reaktion in einer Sehne

Abb. 427
Weichteilrheumatismus

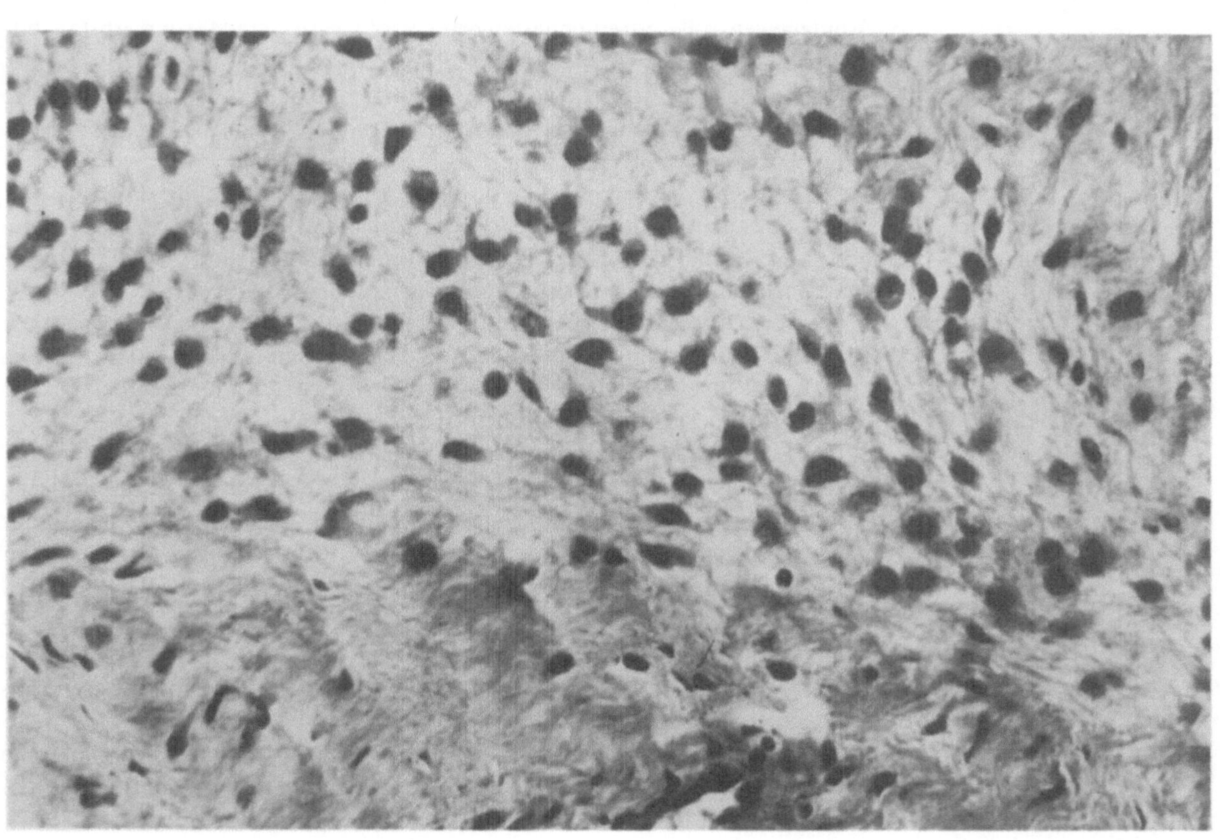

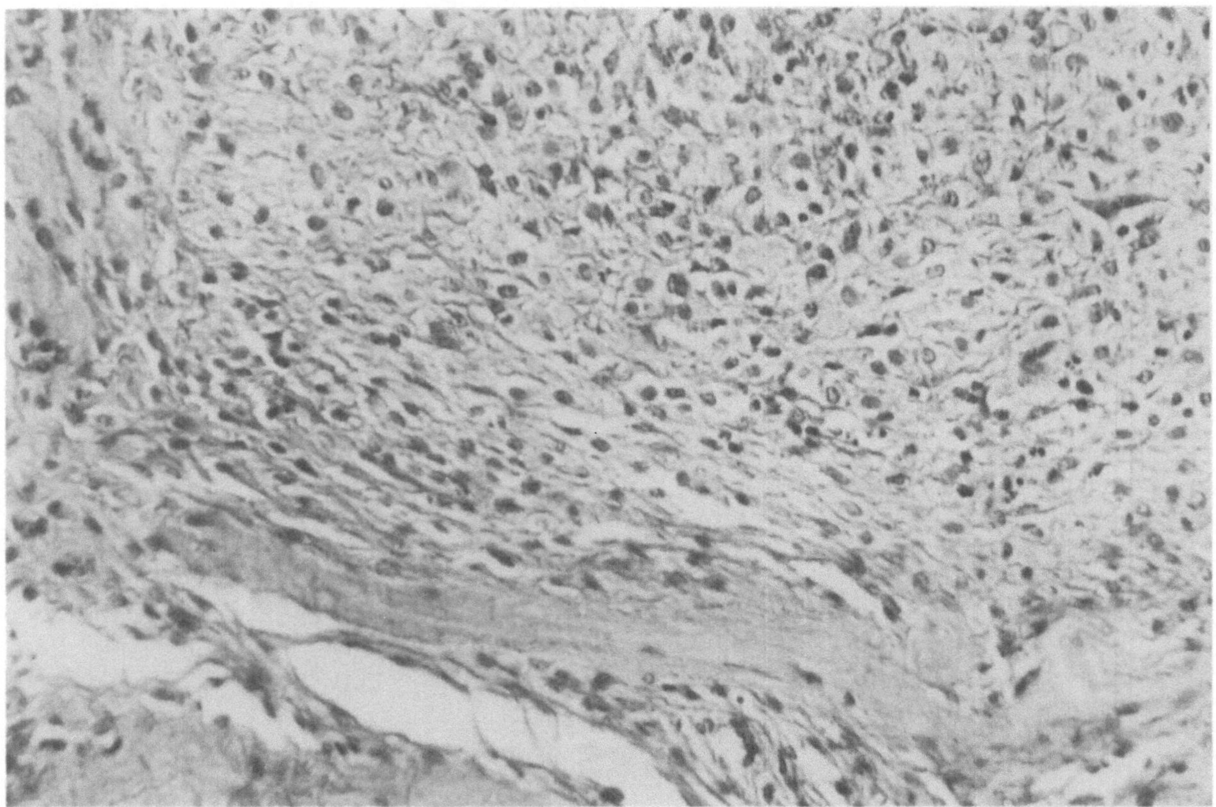

Abb. 428
Weichteilrheumatismus

Hochgradige Zellproliferation in einer Sehne (Mesenchymoide Transformation).
Das morphologische Bild ähnelt einem bindegewebigen Tumor

Die Folge ist ein Untergang von Mitochondrien und damit eine Drosselung der Zellatmung. Die Bindegewebszellen stellen sich auf vermehrte Glykolyse um. Aus diesem Grund fällt vermehrt Pyruvat an, welches zu Azetyl-Koenzym A abgebaut wird.

Da eine Oxydation über die Mitochondrien nicht mehr möglich ist, entsteht so ein erhöhtes Angebot an freiem Azetyl-Koenzym A, das nun seinerseits die Bindegewebszellen zu einer gesteigerten Proliferation und Grundsubstanzbildung veranlaßt.

Morphologischer Ausdruck dieses Mechanismus ist die von uns beobachtete Proliferation der örtlichen Bindegewebszellen und Vermehrung der Grundsubstanz bis hin zur mesenchymoiden Transformation.

Klinische Konsequenzen des Pathomechanismus

Ebenso wie bei der muskulären Manifestation des „Weichteilrheumatismus" genügt somit auch bei der bindegewebigen Form eine Therapie, die auf Steigerung bzw. Normalisierung der Durchblutung gerichtet ist. Antiphlogistische Maßnahmen sind nach den vorliegenden Befunden nicht angezeigt.

Etwaige Erfolge bei der Anwendung von Glukokortikosteroiden beruhen darauf, daß sie antiproliferativ wirken und damit die mesenchymoide Transformation beeinflussen. Es handelt sich hierbei jedoch um einen zytostatischen und nicht um einen antiphlogistischen Effekt.

Von HAUSS *et al.* (1964) wurde in zahlreichen Untersuchungen der letzten Jahre ein Phänomen erforscht und definiert, das von ihnen als „Unspezifische Mesenchymreaktion" bezeichnet wurde. So sahen HAUSS *et al.* als gemeinsames Krankheitszeichen bei „Rheumatikern" eine Störung des Stoffwechsels in Grundsubstanz und Fasern des mesenchymalen Bindegewebes. Bei Patienten mit Chronischer Polyarthritis beispielsweise war der Sulfateinbau in der Grundsubstanz eindeutig beschleunigt. Auch bei anderen Erkrankungen des sog. rheumatischen Formenkreises konnte die Akzeleration des Sulfomukopolysaccharid-Stoffwechsels mit Hilfe von radioaktivem $^{35}SO_4$ nachgewiesen werden.

Die von uns beschriebenen Befunde sind wahrscheinlich das morphologische Äquivalent der von HAUSS *et al.* mit Hilfe biochemischer Parameter definierten „Unspezifischen Mesenchymreaktion".

„Weichteilrheumatismus" umfaßt sowohl die schmerzhaften Phänomene der Skelettmuskulatur als auch diejenigen des kollagenen Sehnengewebes.

Gehen wir bei unseren oben beschriebenen Beobachtungen zu dem eigentlichen Startpunkt zurück, so stellen wir fest, daß in beiden Fällen am Beginn eine örtliche Störung der Durchblutung steht. Diese wiederum kann, wie es aus Klinik und Experiment bekannt ist, auf vielfache Weise ausgelöst werden.

Führt die örtliche Blutzirkulation zur Gewebshypoxie, so trennen sich die Wege beider Gewebsarten. Die morphologischen Folgen im parenchymatösen und mesenchymalen Gewebe stehen sich entsprechend ihrer unterschiedlichen Stoffwechselsituation diametral gegenüber: In der Skelettmuskulatur kommt es zur Parenchym-Degeneration bis zur Nekrose, während im fibrösen Bindegewebe im Gegensatz dazu die Zellen aufblühen, proliferieren und eine mesenchymoide Transformation auftreten kann.

Kurz gesagt bedeutet Hypoxie in der Muskulatur Tod, in der Sehne aktivstes Zelleben.

13.4. Subkutanes Fettgewebe

Im subkutanen Fettgewebe treten oft Schmerzphänomene auf, die mit Veränderungen im Oberflächenprofil der Haut und tastbaren Verdickungen der Unterhaut verbunden sind. Auch hierbei ist die echte entzündliche Systemerkrankung, die Panniculitis nodularis, nach PFEIFFER-WEBER-CHRISTIAN als eigenständige Erkrankung abzutrennen. Das Gros der verbleibenden schmerzhaften Hautveränderungen läßt eine Beziehung zu übergeordneten Erkrankungen nicht erkennen. Die gängigen Bezeichnungen: „Zellulitis" und „Pannikulitis" lassen einen entzündlichen Prozeß vermuten.

Wir haben ein umfangreiches bioptisches Material untersucht, das aus solchen erkrankten Hautstellen und Unterhautstellen gezielt entnommen wurde. Dabei sahen wir niemals einen Hinweis auf das Vorliegen eines entzündlichen Prozesses. Wir haben vielmehr den Eindruck, daß es sich hierbei um Quellungszustände des subkutanen Fettgewebes handelt, bei dem wahrscheinlich infolge einer hormonellen Störung in vermehrtem Maße Wasser gebunden wird.

13.5. Enthesiopathie

○ NIEPEL et al. (1966) haben die Aufmerksamkeit der Pathologen auf Veränderungen im Bereich der Sehnenansätze gelenkt. Insertio tendinis (ἐνθεσίς: der Ansatz) ist durch Struktur und funktionelle Belastung in besonderem Maße für krankhafte Veränderungen — Enthesiopathien — disponiert. Im Bereich des Sehnenansatzes bleibt zeitlebens eine Knorpelzone bestehen, die dem Knochen aufliegt und in welche die Sehnen einstrahlen. An dieser Stelle ist der Knochen periostfrei. Die Knorpelzellen sind in Knochennähe ballenförmig gelagert, sie gruppieren sich zur Sehne hin in parallel gerichtete Ketten. Die tiefste Knorpelschicht ist verkalkt und mit dem darunterliegenden Knochen fest verzahnt. Infolge funktioneller Überlastung kann das Gewebe am Sehnenansatz hyalinisieren, verkalken und verknöchern. Schließlich kann die Sehne abreißen.

Die Zerstörung der Knorpelzone eröffnet den Markraum. Junges, zellreiches Bindegewebe und Blutgefäße sprossen in die Sehne ein. Granulationsgewebe ersetzt die nekrotische Zone. Auf diese Weise wird die Sehne durch Narbengewebe am Knochen verankert. Das Narbengewebe kann wiederum verkalken und verknöchern. So entstehen spornartige Knochenneubildungen.

Bei der Spondylitis ankylopoetica beschreiben NIEPEL et al. lymphozytäre Infiltrate in Nachbarschaft der Sehnenansätze. Ob diese Befunde als Beweis für eine entzündliche Genese gelten können, erscheint uns zweifelhaft.

14

Der komplexe Mechanismus, welcher der Chronischen Polyarthritis zugrunde liegt, verlangt in besonderem Maße eine experimentelle Klärung ihrer Grundlagen. Es muß jedoch vorweggenommen werden, daß bei den Versuchen, ein tierexperimentelles Äquivalent der Chronischen Polyarthritis zu finden, seit über 40 Jahren große Anstrengungen unternommen werden, daß aber die Ergebnisse bis heute als durchweg unbefriedigend bezeichnet werden müssen. Dieser Zustand ist für den unzureichenden Stand unserer Kenntnisse von Ätiologie und Pathogenese dieser Krankheit wesentlich verantwortlich.

Die ersten systematischen Versuche wurden × 1927 von KLINGE unternommen. Er sensibilisierte Kaninchen mit Pferdeserum und reinjizierte das Antigen intraartikulär. Es entwickelte sich daraufhin in wenigen Stunden eine stürmisch-phlegmonöse Synovitis mit Fibrinexsudation und partiellem Untergang von Zottengewebe (Abb. 429). Dieser Prozeß läßt sich durch wiederholte Injektion und Fixierung des Gelenks in einen chronisch-destruktiven, arthritischen Prozeß überleiten (Abb. 430). Wird das homologe Serum intravenös reinjiziert, so werden Herz (Abb. 431) und Gefäßsystem geschädigt. Dabei können in Einzelfällen fibrinoide Gefäßwandnekrosen mit zellulärer Reaktion auftreten (Abb. 432).

Serumversuche von Klinge

Das Klingesche Modell wird von einigen Experimentatoren heute noch verwandt. Als experimentelles Äquivalent der Chronischen Polyarthritis ist diese Versuchsanordnung jedoch ungeeignet. Unsere Kritik setzt an folgenden Punkten an:

1. läßt die Sensibilisierung gegen Fremdserum jede Beziehung zu denkbaren Vorgängen bei der Chronischen Polyarthritis vermissen.

Serumversuche als experimentelles Äquivalent der Chronischen Polyarthritis ungeeignet

Stürmische granulozytär-fibrinöse Synovitis in einem Gelenkrezessus nach intraartikulärer Reinjektion beim Kaninchen

**Abb. 429
Experimentelle Arthritis**

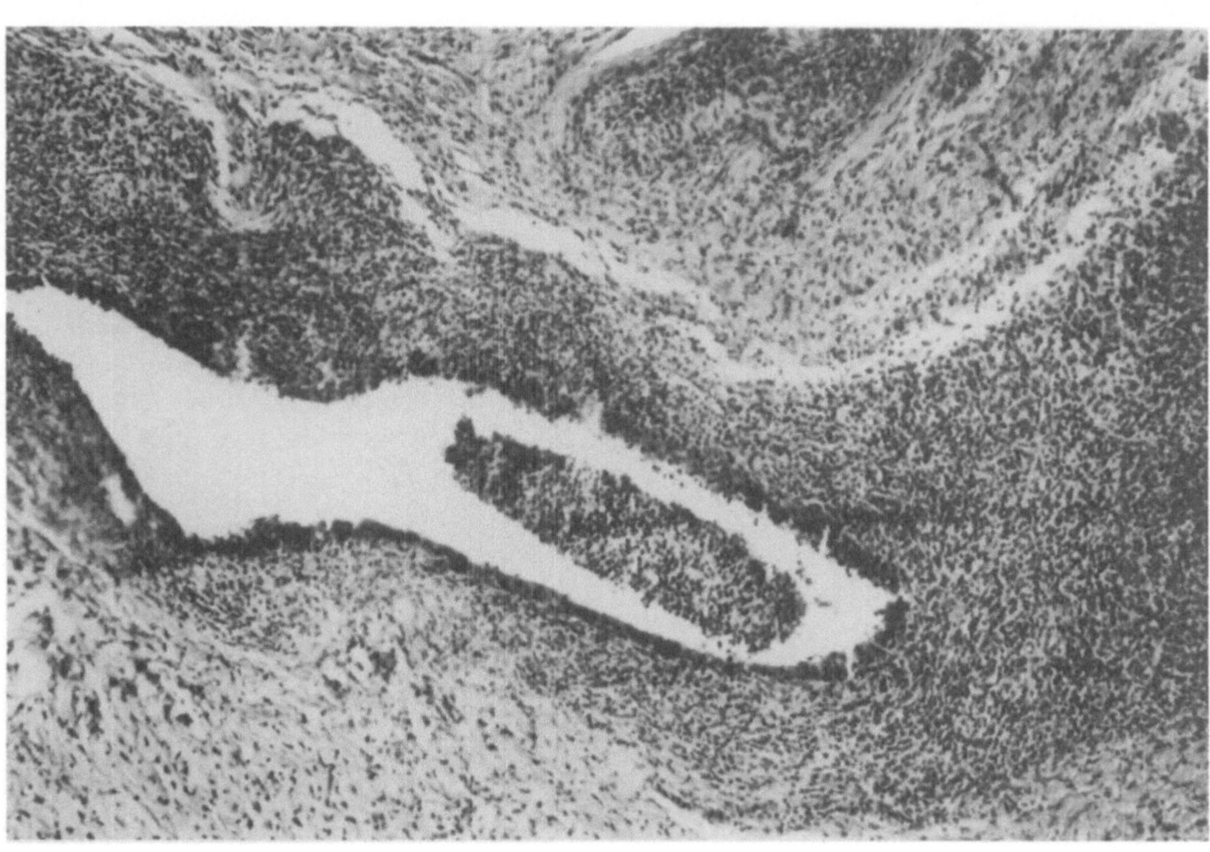

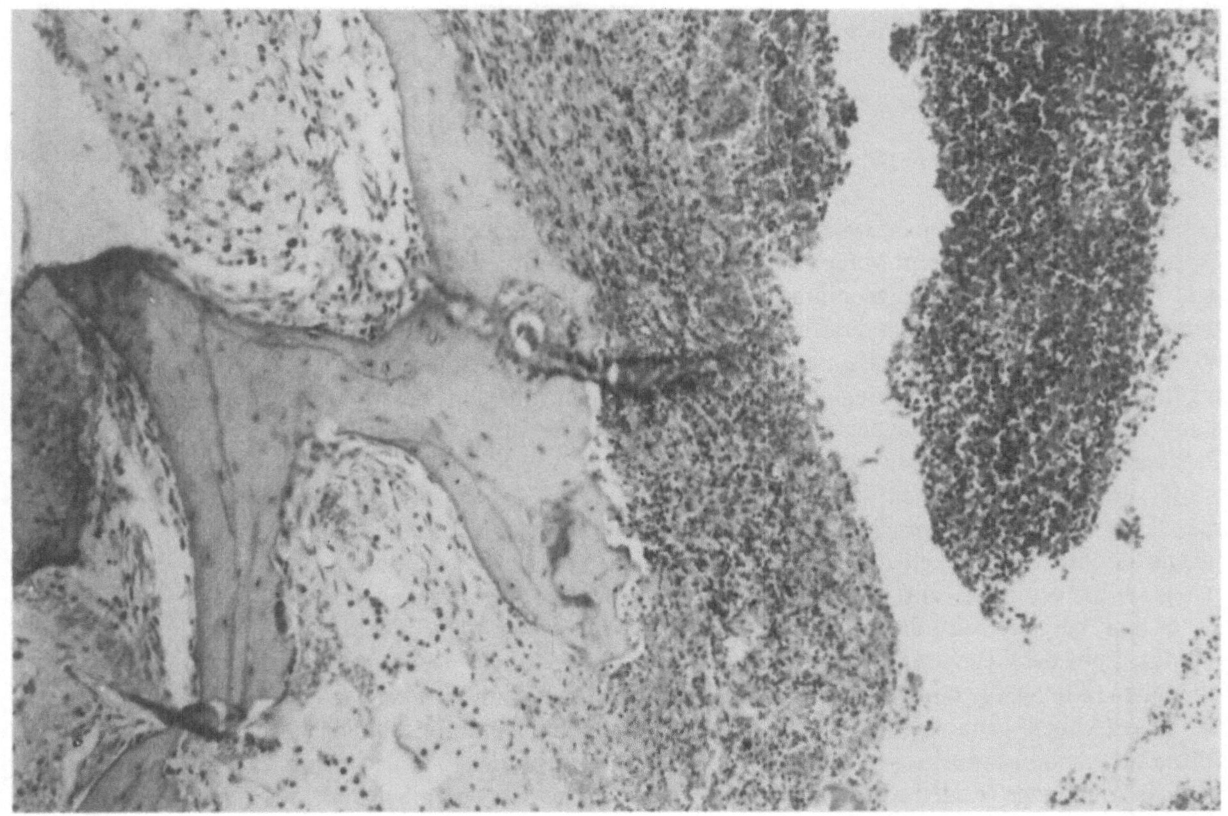

Abb. 430
Experimentelle Arthritis

Serumarthritis nach wiederholter intraartikulärer Injektion beim Kaninchen. Fibrinös-eitrige Entzündung mit schwerer Destruktion des Gelenkknorpels

Abb. 431
Experimentelle
Myokarditis

nach intravenöser Reinjektion von Pferdeserum beim homolog sensibilisierten Kaninchen

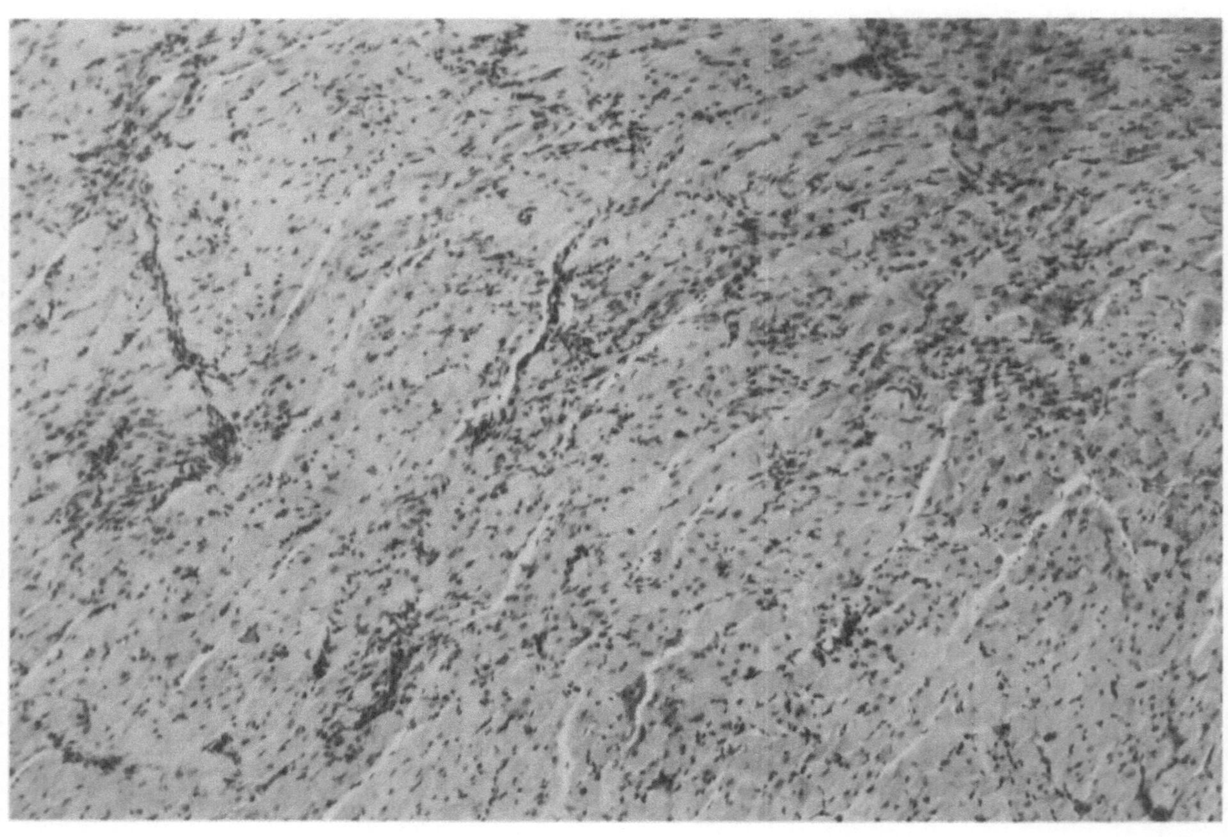

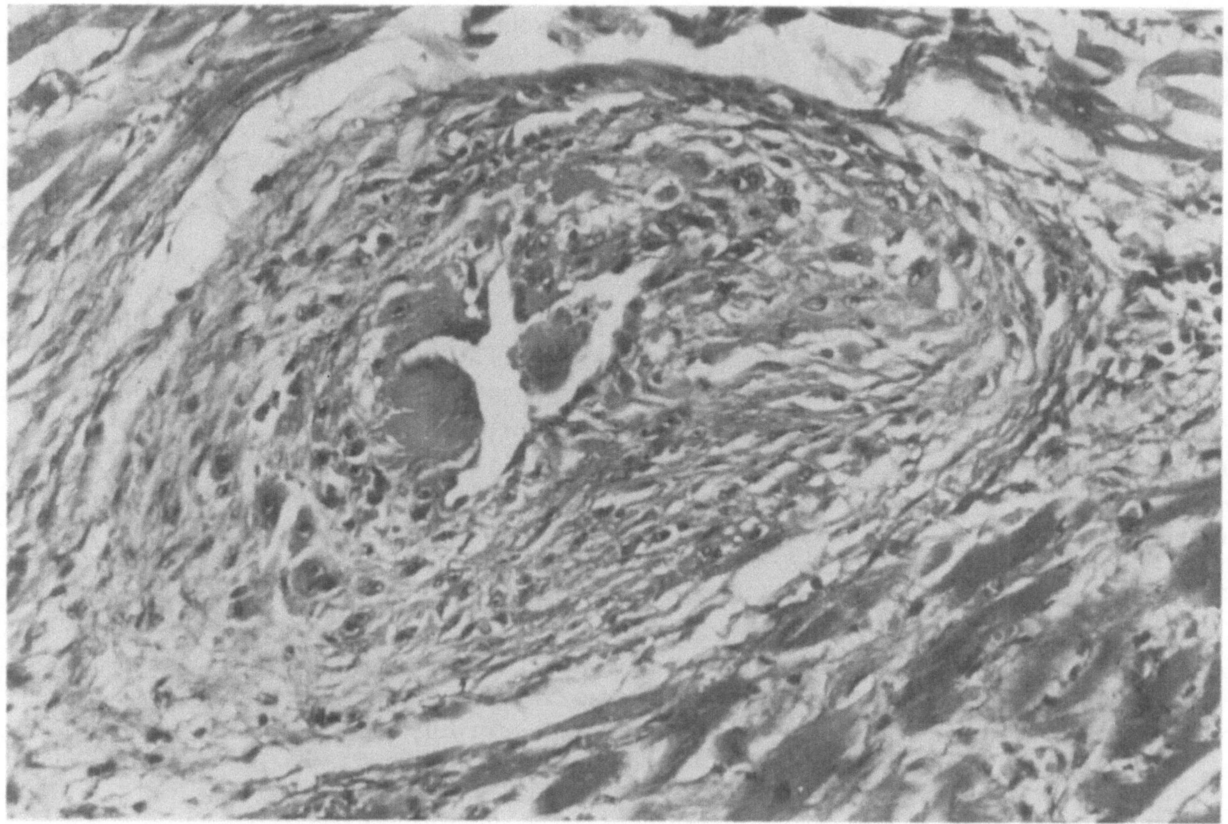

Kleine Herzmuskelarterie mit fibrinoider Wandverquellung und starker granulierender Reaktion aller Wandschichten nach intravenöser Reinjektion von Pferdeserum beim homolog sensibilisierten Kaninchen

Abb. 432
Experimentelle
Arteriitis

2. führt die intraartikuläre Applikation zu einer Komplexbildung mit zirkulierenden Serumantikörpern. Dieser Immunkomplex bindet Komplement und wirkt stark leukotaktisch. Der Mechanismus entspricht demjenigen des Arthus-Phänomens (Abb. 430). Die Synovialis enthält dabei zahlreiche Granulozyten, was bei der Chronischen Polyarthritis bekanntlich nicht der Fall ist (s.S. 111).

3. Vom morphologischen Standpunkt her müssen wir gegen dieses Modell einwenden, daß der Prozeß auf das injizierte Gewebe beschränkt bleibt und daß CP-Nekrosen niemals beobachtet werden.

Arthus-Phänomen

Nach intravenöser Serumzufuhr bildet sich ein zirkulierender Antigen-Antikörper-Komplement-Komplex, der Endothelschäden und fibrinoide Gefäßwandverquellungen verursacht. Dieser Mechanismus besitzt eine gewisse Beziehung zu den Immunvorgängen bei Rheumatischem Fieber, wo Antigen-Antikörper-Komplement-Komplexe zirkulieren, nicht aber zur Chronischen Polyarthritis, wo wahrscheinlich mit einer Immunreaktion vom zellulären Typ oder aber mit Autoantikörpern gerechnet werden muß.

Immunkomplexbildung
nach intravenöser
Serumzufuhr

Das Klinge-Modell wurde im Laufe der Zeit mehrfach verfeinert und modifiziert.

× LOEWI (1968) injizierte Meerschweinchen Antiserum intravenös und Antigen intraartikulär und erhielt gleiche Veränderungen wie im Klinge-Experiment. Darüber hinaus aber gelang es LOEWI, durch intravenöse Zufuhr von Immunzellen eines sensibilisierten Tieres und durch intraartikuläre Antigen-Injektion eine Synovitis vom verzögerten Typ auszulösen. Dieses Modell kommt den Vorgängen bei der Chronischen Polyarthritis schon wesentlich näher als die früheren Serumexperimente.

Versuche mit
Immunzellen

Für die Rolle der T-Lymphozyten sprechen die Versuche von × DUMONDE (1971) an bursektomierten Hühnern. Es entwickelte sich nach intraartikulären Antigen-Injektionen eine chronische Synovitis mit Lymphozyten und Plasmazellen.

**Versuche mit
homologem und
autologem Antigen**

Näher als alle Versuche mit Fremdantigen kamen die Experimente mit homologem und autologem Antigen den immunologischen Verhältnissen bei der Chronischen Polyarthritis.

So fanden × MANDY und KORMEIER 1966 im Serum vereinzelter Kaninchen ein Immunglobulin, das mit dem Fab-Fragment des Kaninchen-Immunglobulin-Moleküls in vitro reagiert. × RAWSON *et al.* injizierten 1969 nur Fab-Fragment in das Kniegelenk von Kaninchen, die ein homoreaktives Immunglobulin besaßen. Bei den Tieren entwickelte sich daraufhin eine Synovitis. Besondere Aufmerksamkeit verdient aber die Beobachtung, daß Fab die Ausbildung des homoreaktiven Immunglobulins bei den Kaninchen induziert, die es ursprünglich besaßen. Bei diesen Tieren entwickelte sich die Synovitis mit entsprechender Verzögerung. Hier zeichnen sich Parallelen zu Immunmechanismen ab, wie sie bei der Chronischen Polyarthritis denkbar sind.

**Kritik an den
experimentellen
Ergebnissen**

So eindrucksvoll die erzielten Entzündungserscheinungen im Bereich der Synovialis sind, so bleibt doch der Einwand, daß sowohl die heterologe als auch die autologe Antigenzufuhr nur zu einer lokalen Synovitis führen und im allgemeinen auch nicht chronisch sind. Einen interessanten Hinweis auf das mögliche Verhalten von Antigen-Antikörper-Komplexen in der Gelenkhöhle verdanken wir × GOLDBERG und LOEWI (zit. nach LOEWI, 1973). Sie konnten markierte Immunkomplexe noch 4 Wochen nach intraartikulärer Injektion im Gelenkknorpel und dem bradytrophen Gewebe der Gelenkkapsel nachweisen. Die Retension von Komplexen in Strukturen der Gelenkhöhle könnte bei den immunologischen Vorgängen im Rahmen der Chronischen Polyarthritis eine mögliche Rolle spielen.

**Antikörperbildung
im Synovialgewebe**

Aus Untersuchungen, die 1927 × COOKE und JASIN mit markierten Aminosäuren an der Synovialis sensibilisierter Kaninchen in vitro vornahmen, wird ersichtlich, daß das Synovialgewebe zur Antikörperbildung in einem ähnlichen Maße wie Milzgewebe fähig ist.

Adjuvans-Arthritis

Die Einführung des Freundschen Adjuvans brachte in die experimentelle Arthritis-Forschung einen weiteren Fortschritt. × STOERK *et al.* beobachteten 1954 eine generalisierte Arthritis bei Ratten, denen Ratten- oder Rindermilzzellen in komplettem Freundschen Adjuvans injiziert wurden. Weitere Untersuchungen von × PEARSON (1956) haben dann gezeigt, daß es das Adjuvans selbst ist, welches die Arthritis induziert. Bei subkutaner Sensibilisierung tritt dabei nach 8 bis 9 Tagen eine überwiegend zelluläre Immunreaktion auf, die durch sensibilisierte Lymphozyten auf andere Ratten übertragen werden kann. Es entwickelte sich eine Arthritis, die ausschließlich die kleinen Extremitätengelenke befällt. Haut und Schleimhäute, Pleura und Perikard können ebenfalls an dem entzündlichen Prozeß beteiligt sein. Die durchschnittliche Dauer der Gelenkerkrankung liegt zwischen 30 und 60 Tagen, kann sich aber in seltenen Fällen einmal bis zu einem Jahr hinziehen (× WILD, 1972).

Im Verlauf des polyartikulären Prozesses kommt es zu einer hochgradigen Gelenkdestruktion mit Ankylosierung.

Das histologische Entzündungsbild wird von Histiozyten und Lymphozyten beherrscht. Plasmazellen und Granulozyten sind selten. Morphologisch findet man alle Stufen von Knorpel-, Knochenzerstörung und Knochenneubildung.

Auf den allgemeinen Immunisierungsvorgang, welcher der Adjuvans-Krankheit zugrundeliegt, weisen die Ergebnisse von × BENEKE *et al.* (1970) hin. Die Autoren fanden eine Vergrößerung sämtlicher Lymphknoten mit einer hochgradigen Vermehrung der Plasmazellen, die etwa 14 Tage nach der Injektion ihren Höhepunkt erreicht.

Mit Hilfe zytometrischer Methoden konnten × BENEKE *et al.* (1970) an isolierten Synovialzellverbänden eine starke Proliferation der Synovialzellen, die nach etwa einer Woche beginnt und in der 4. Woche ihren Höhepunkt erreicht, feststellen.

**Kritik an den
Ergebnissen der
Adjuvans-Experimente**

Wenn auch die Adjuvans-Arthritis von allen bis heute bekannten Modellen den pathogenetischen Vorgängen der Chronischen Polyarthritis am nächsten kommt, so kann sie doch nicht als experimentelles Äquivalent dieser Krankheit gelten, und zwar aus folgenden Gründen:

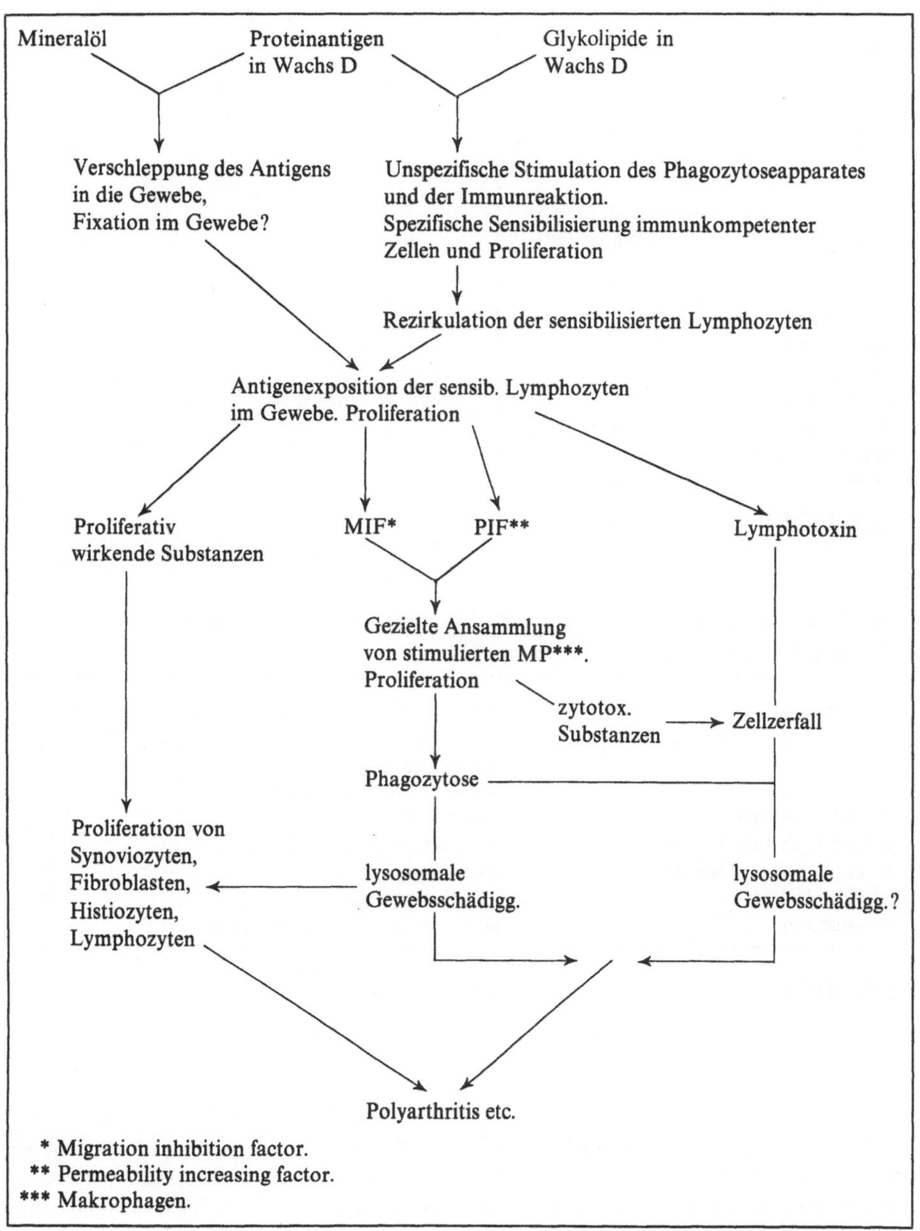

Pathogenese der Adjuvans-Arthritis. (FEHR, 1972)

Abb. 433

1. entspricht der Verlauf der Adjuvans-Arthritis, auch wenn sich der Prozeß über Monate hinzieht, nicht der Dynamik der Chronischen Polyarthritis, die durch Schübe und Remissionen gekennzeichnet ist und im allgemeinen nicht spontan ausheilt;

2. weicht die Art des Gelenkbefalls von derjenigen der menschlichen Chronischen Polyarthritis ab. SCHILLING (1973[1]) definiert die Gelenkveränderungen bei Ratten mit Adjuvans-Arthritis röntgenologisch folgendermaßen:

Das Verteilungsmuster des Gelenkbefalls ähnelt weitgehend demjenigen des Menschen bei Chronischer Polyarthritis. Der Knochenprozeß beschränkt sich jedoch nicht wie bei der Chronischen Polyarthritis auf die gelenknahen Abschnitte. Man vermißt Konturdefekte. Epi- und Metaphyse sind vielmehr kolbenförmig aufgetrieben, grob bis fein gekammert bis weit in gelenkferne Anteile hinein, so daß im Extremfall nur ein Rest der Diaphyse unverändert bleibt. Es handelt sich also um eine Osteopathie, die röntgenologisch am ehesten der polyostotischen fibrösen Dysplasie Jaffé-Lichtenstein ähnelt (Abb. 436). Histologisch sieht man hochgradige, periartikuläre Entzündungsprozesse mit Knochendestruktion und Knochenneubildung, wie sie bei der Chronischen Polyarthritis bekannt sind (Abb. 437—441);

---

[1] Persönliche Mitteilung

Symptomatik der Adjuvansarthritis

Polyarthritis
Periarthritis der betroffenen Gelenke
Peridiszitis des Schwanzes
Ileosakralgelenksarthritis
Intervertebralgelenksarthritis der LWS
Periostitis der Schädelknochen (selten)
Dermatitis (25%)
Augenläsionen (15%)
  Uveitis
marginale Keratitis
Konjunktivitis
herdförmige Skleritis } selten
Urethritis und Balanitis (häufiger bei ♂)
Diarrhoe (leichte Kolitis)

Abb. 434   Fehr, 1972

Klinische Charakteristika der Adjuvansarthritis	
Lokalisation	Proximale Interphalangealgelenke
	Metakarpo- und Metatarsophalangealgelenke
	Karpal- und Tarsalgelenke
	distale WS und Schwanz
Zahl der Gelenke:	variabel, meist ≥ 2
Latenz nach Injektion des Adjuvans:	≥ 9 Tage, meist 11–16 Tage
Dauer des Gelenkbefalls:	30–60 Tage
Verlauf:	Rezidive möglich
Endstadium:	Destruktion und Ankylosierung

Abb. 435   Fehr, 1972.

Abb. 436
Experimentelle Arthritis   *nach Injektion von Freundschem Adjuvans in die Hinterläufe einer Ratte nach 42 Tagen. Groteske Osteopathie, vor allem im Bereich der Metaphyse. Knochenauftreibung und zystische Kammerung. Keine erkennbaren arthritischen Destruktionen. Starke periostale Reaktion im Bereich der Diaphyse. Weichteilverkalkung. Das Bild gleicht damit eher einer hochgradigen fibrösen Osteodysplasie Jaffé-Lichtenstein als einer Chronischen Polyarthritis*

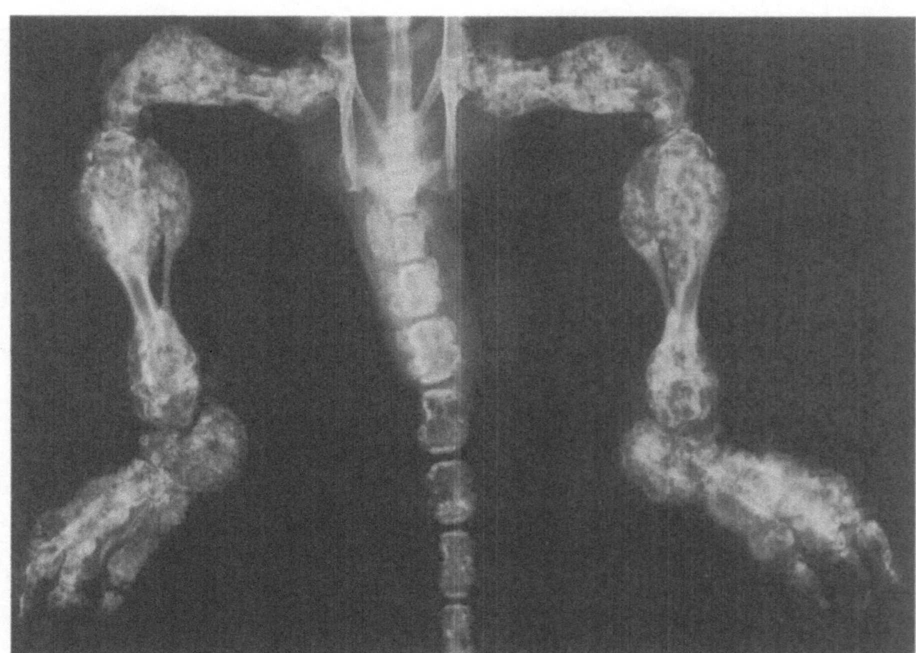

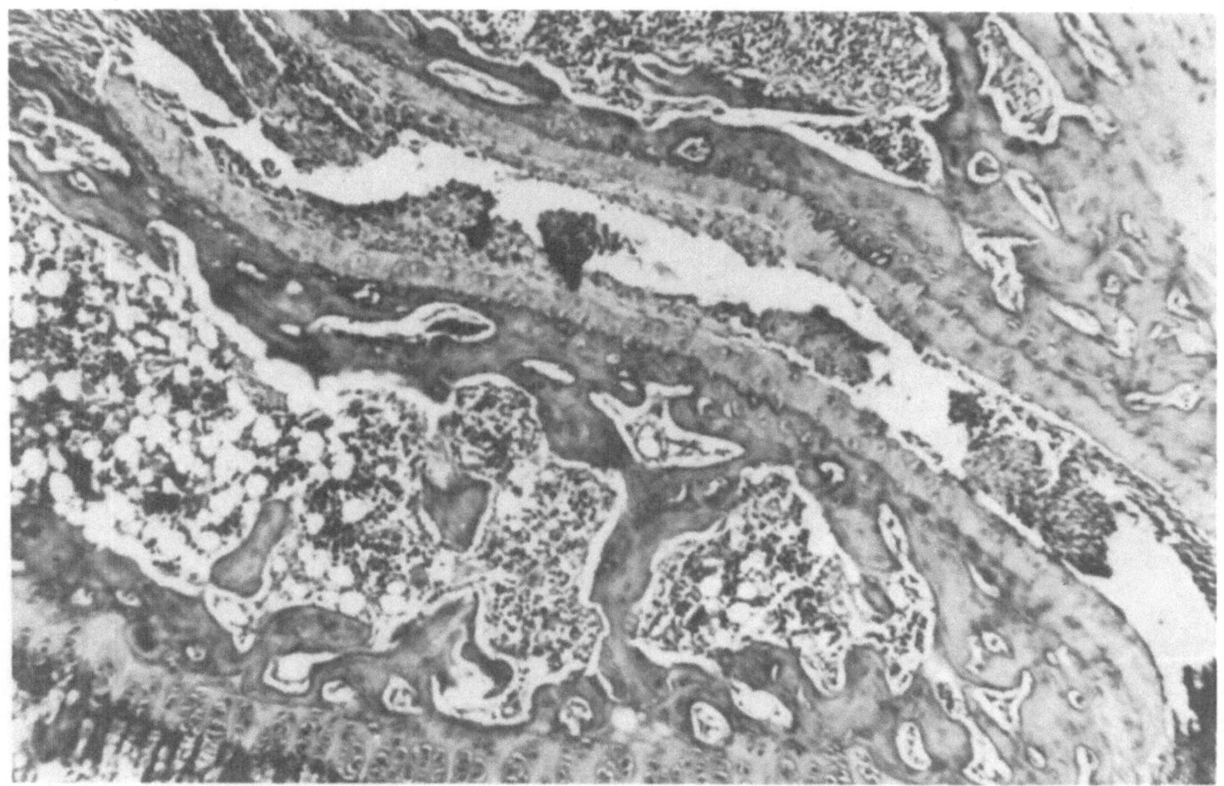

Abb. 437
Experimentelle Arthritis

Hochgradige Entzündung im periartikulären Gewebe und im Knochenmark mit
stellenweiser Osteolyse. Der Gelenkraum selbst ist weitgehend entzündungsfrei.
14 Tage nach Injektion von Freundschem Adjuvans in die Fußsohle einer Ratte

Abb. 438
Experimentelle Arthritis

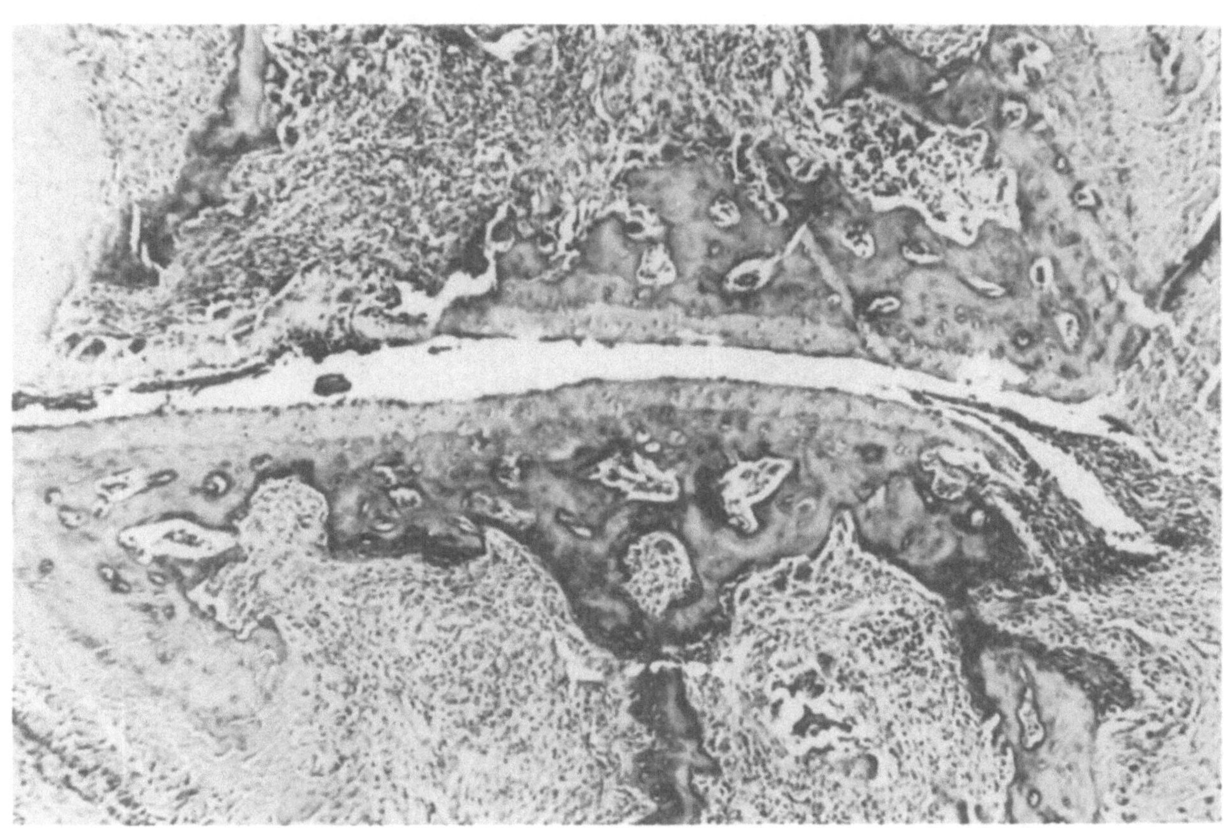

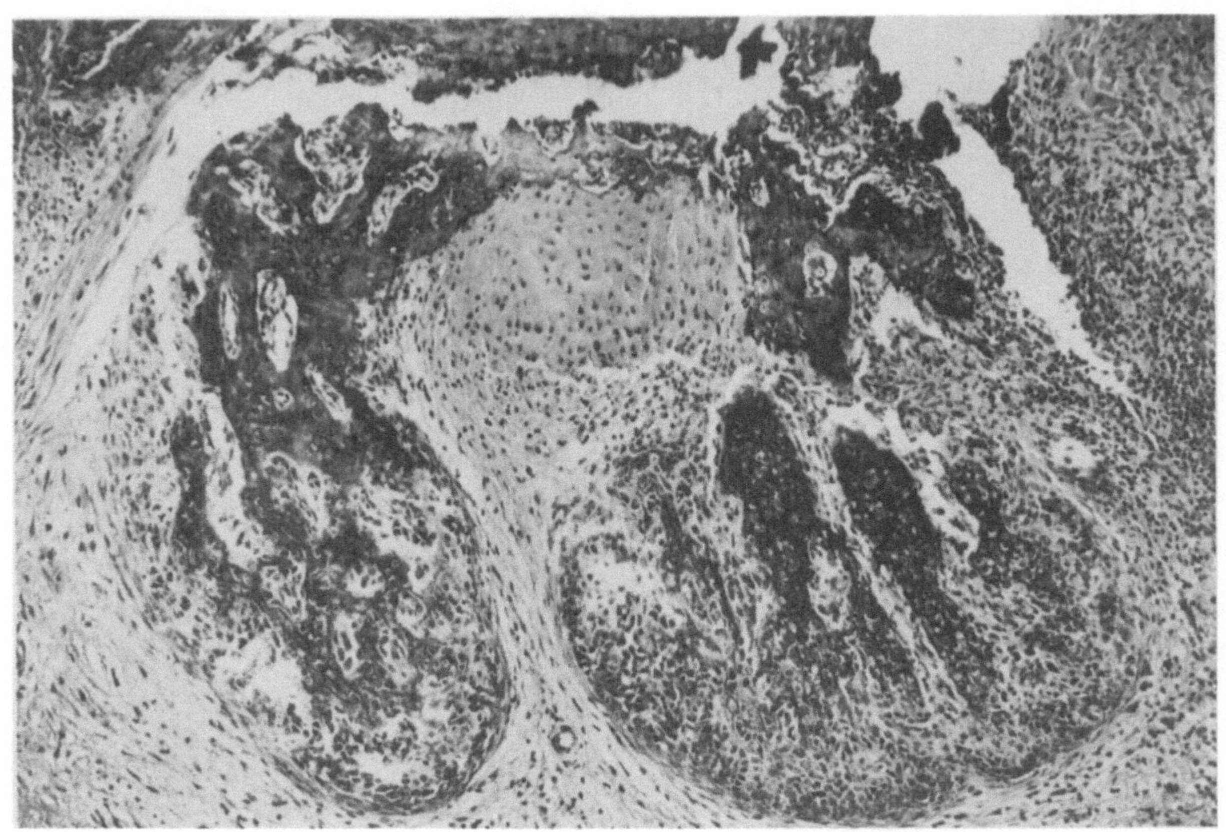

Abb. 439
Experimentelle Arthritis

Pilzartige Knochenneubildung im periartikulären Bindegewebe, 14 Tage nach Injektion von Freundschem Adjuvans in die Fußsohle einer Ratte

Abb. 440
Experimentelle Arthritis

Starke periartikuläre Entzündung mit teilweiser Zerstörung des Gelenkknorpels. Überstürzter Knochenumbau im gelenknahen Knochen. 14 Tage nach Injektion von Freundschem Adjuvans in die Fußsohle einer Ratte

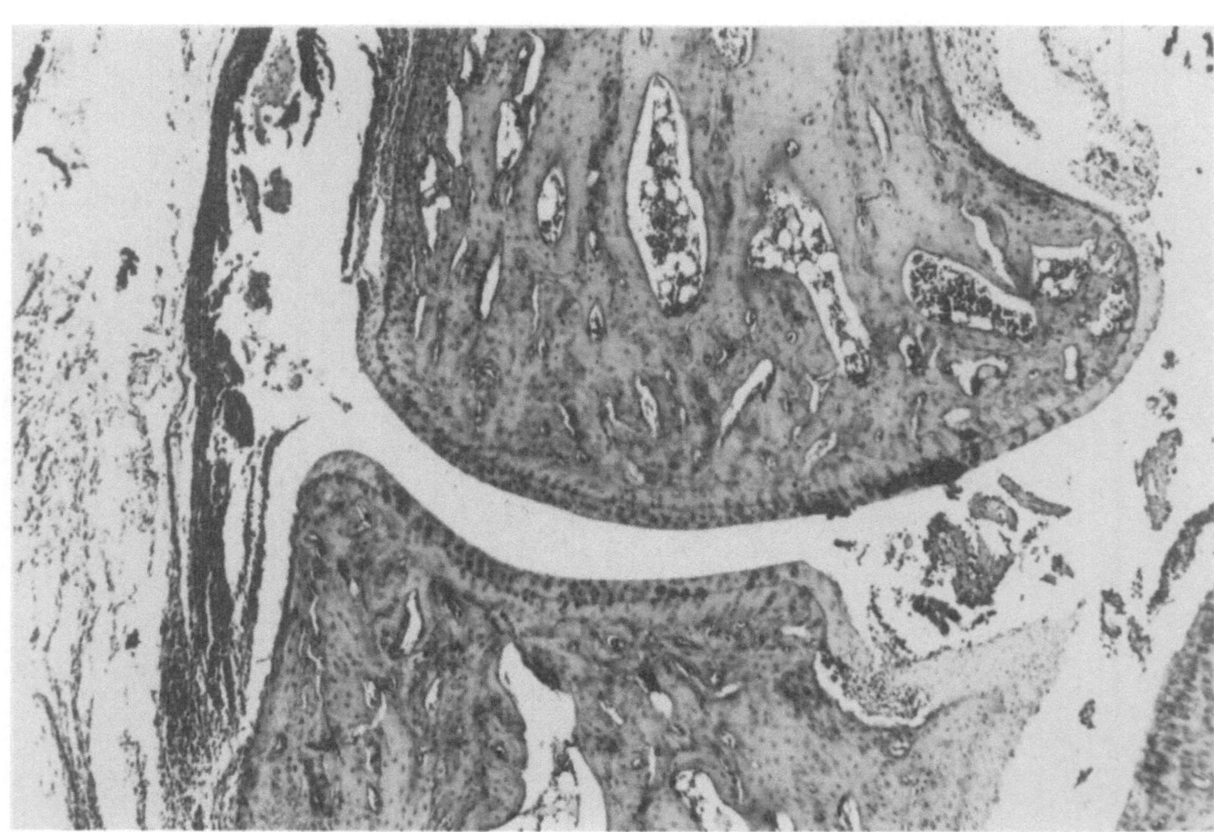

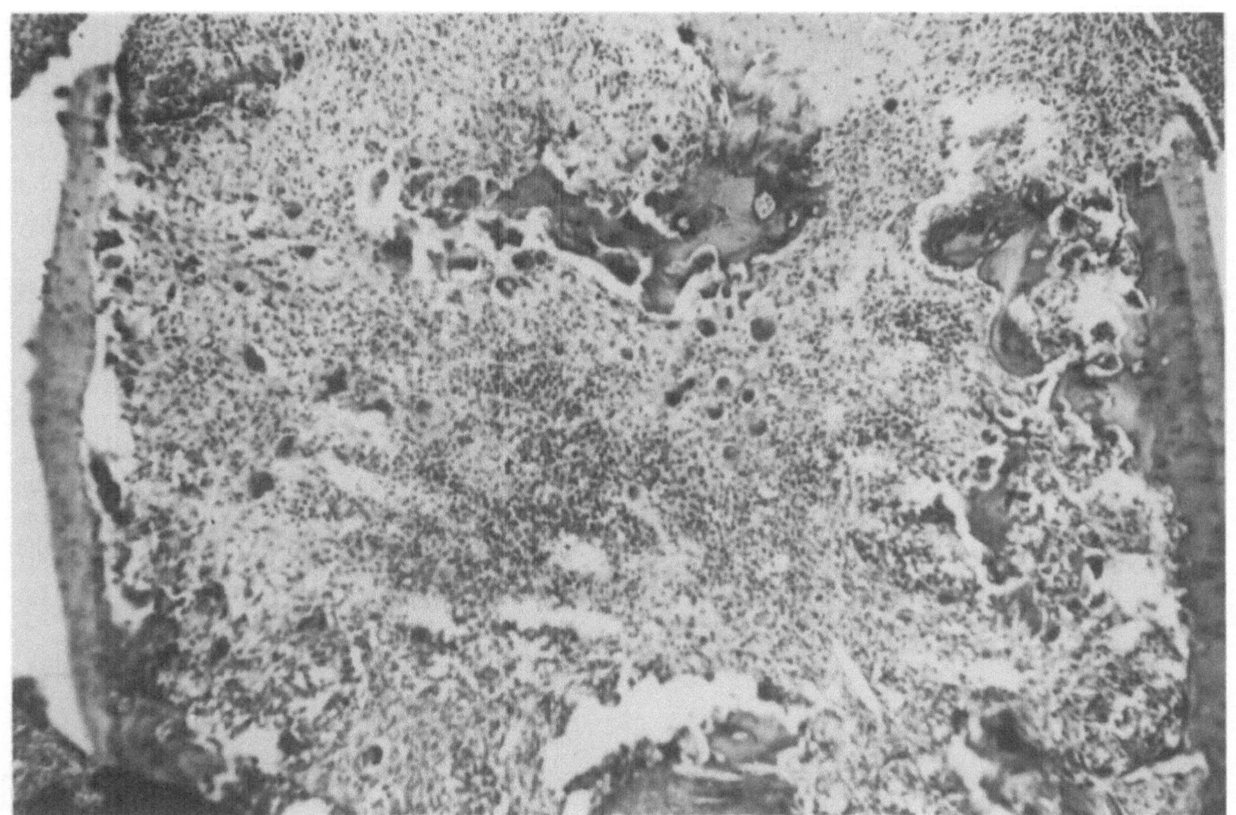

Starke periartikuläre Entzündung mit ausgedehnter Zerstörung des subchondralen Knochens bei weitgehend erhaltenem Gelenkknorpel, 14 Tage nach Injektion von Freundschem Adjuvans in die Fußsohle einer Ratte

Abb. 441
Experimentelle Arthritis

Arthritis beim Schwein nach intraartikulärer Proteoglykaninjektion: Mehrstufige Proliferation der Synovialdeckzellen. (FRICKE, 1974)

Abb. 442
Experimentelle Arthritis

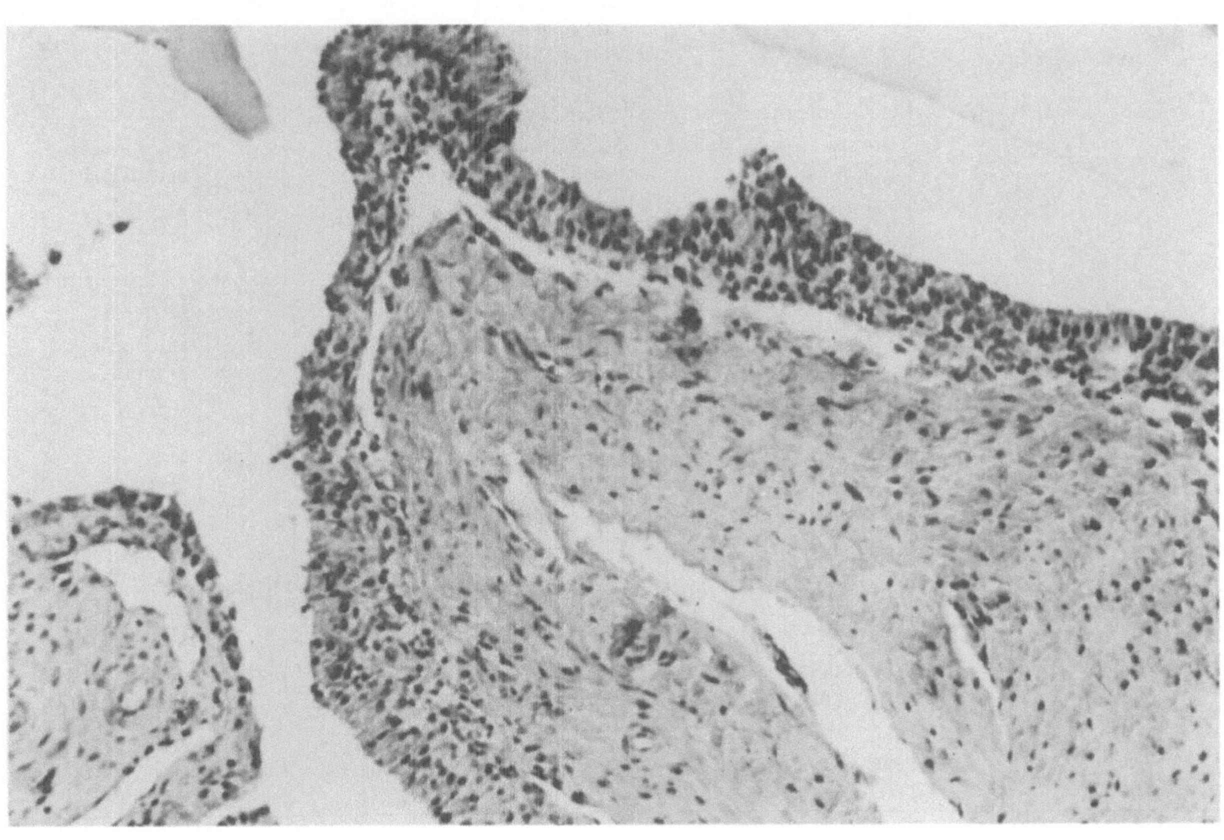

3. kommt es trotz des generalisierten Prozesses niemals zur Ausbildung der typischen CP-Nekrose. Da diese Veränderung als die einzige für die Chronische Polyarthritis typische Struktur gelten muß und entzündliche Prozesse an sich unspezifisch sind, fehlt ein entscheidend wichtiges Glied in der Beweiskette.

FRICKE et al. gelang es, durch einmalige intraartikuläre Injektion von antigenwirksamen, humanen Proteoglykanfraktionen eine Arthritis bei Schweinen zu erzielen. Erste arthritische Zeichen fanden sich nach 4 Wochen. Das mikroskopische Bild war von einer Synovitis und einem Umbau des subchondralen Knochens gekennzeichnet (× FRICKE et al. 1974) (Abb. 442). CP-Nekrosen traten nicht auf. Dieser Prozeß ist zwar chronisch, bleibt aber auf das injizierte Gelenk beschränkt.

Die folgende Übersicht zeigt, daß es auf völlig verschiedenen Wegen gelingt, synovitische bzw. arthritische Veränderungen auszulösen. Dies spricht einmal dafür, daß die Synovialmembran infolge ihrer besonderen strukturellen Anfälligkeit bei den unterschiedlichen toxisch und immunologisch ausgelösten Entzündungsprozessen mitreagiert; zum anderen zwingt das breite Spektrum ätiologischer Möglichkeiten zu einer sehr zurückhaltenden Betrachtung entzündlicher Veränderungen im Gelenkraum.

Übersicht

Autoren	Jahr	angewandte Substanzen	Tierart	Ort der Injektion	morphologischer Effekt
1. Spontane Gelenkprozesse					
LE ROY	1963	nicht angegeben	Ziegen	nicht angegeben	Arthritis
BÖNI et al.	1964	Patienten- bzw. Ziegenserum	Meerschweinchen	intrakutan	entzündliches Ödem
2. Gelenkprozesse, ausgelöst durch Bakterientoxine					
JONES u. DE RANKIN	1954	aus Klebsiella pneumoniae Typ „B" isolierten Polysacchariden	Meerschweinchen	i.v. bzw. subkutan	Synovitis
3. Gelenkprozesse im Rahmen von Allgemein-Infektionen					
LERNER u. SOKOLOFF	1959	Streptobacillus moniliformis	Ratten	i.v.	Knochendestruktionen
FREEMAN u. BERMAN	1962	Erysipelothrix indiosa	Schweine	nicht angegeben	Arthritis
GREENWOOD et al.	1970	Plasmodium berghei	Ratten	Fußsohle	mild verlaufende Infektion
WARD et al.	1971	Mykoplasma	Mäuse	nicht angegeben	chronische Arthritis
HANNAN et al.	1971	Mykoplasma	Ratten	i.v., i.p., Fußsohle	Arthritis
4. Gelenkprozesse als Folge lokaler Infektionen					
SOKOLOFF u. BEEGEL	1953	Vaccinia mysoma Virus 3	Kaninchen	Kniegelenk	Veränderungen der Synovialis, Entzündungen an Gelenken
TANIGUCHI u. SHICHIKAWA	1962	Vaccinia-, Ektromedia-, Rift-Tal-Virus	Ratten	Kniegelenk	nur bei Vaccinia-Virus Arthritis
GRAYZEL et al.	1971	Rubella-Virus	Kaninchen	Kniegelenk	chronische Arthritis

Autoren	Jahr	angewandte Substanzen	Tierart	Ort der Injektion	morphologischer Effekt
5. Anaphylaktoide Gelenkprozesse					
Selye	1949	Formalin	Ratten	Pfoten	subkutan periartikuläre Entzündung
Selye	1956	DOCA	Ratten	subkutan	„Granulome", „fibrinoide Verquellungsherde" und Periarthritis
Gardner	1960	1% Carrageenin	Meerschweinchen, Kaninchen	Extremitätengelenke	Gelenkknorpelschädigungen
Murray	1964	Papain	Kaninchen	nicht angegeben	Gelenkknorpelveränderungen, diffuse entzündliche Infiltrate
Weissmann u. Uhr	1968	isolierte Lysosomen der Leber	Kaninchen	Kniegelenk	Arthritis
Antweiler	1955	Histamin	Ratten	Fußsohle	Pfotenödem
Theobald *et al.*	1958	Serotonin	Ratten	intraartikulär	Ödem
Branceni *et al.*	1964	Naphtholylheparamin in physiologischer Kochsalzlösung	Ratten	Fußsohle	Entzündung
Consden *et al.*	1971	Ovalbumin	Kaninchen	Kniegelenk	chronische Arthritis
6. Immunologisch-ausgelöste Gelenkprozesse					
Klinge	1927	steriles Pferdeserum	Kaninchen	Kniegelenk	destruktive Arthritis und Periarthritis
Goldie	1938	Antigen-hämol. Streptokokken	Kaninchen	lokal	destruktive Arthritis
Glynn u. Holborow	1952	Bildung von Antikörpern der Vakzine aus hämolytischen Streptokokken der Gruppe A mit Chondroitin — in andere Kaninchen injiziert	Kaninchen	nicht angegeben	Gelenkdestruktionen
Fassbender u. Pippert	1954	Pferdeserum	Kaninchen	subkutan oder intraartikulär	Arthritis
		am 28. Tag 5 Einheiten Hyaluronidase		lokal oder i. v.	Hyaluronidase auf Arthritis unwirksam
Stroganova	1956	Pferdeserum	Kaninchen	Kniegelenk	Arthritis
Dumonde u. Glynn	1962	Fibrin mit Freundschem Adjuvans	Meerschweinchen	Kniegelenk	Hyperplasie der Synovialis, perivaskuläre Infiltration mit Plasmazellen oder Knorpelläsionen

Autoren	Jahr	angewandte Substanzen	Tierart	Ort der Injektion	morphologischer Effekt
STASTNY u. ZIFF	1962	Lymphknotenzellen nach der Geburt — tolerant gegen homol. Hauttransplantat	Ratten	nicht angegeben	Arthritis „Homologkrankheit"
RAWSON u. TORRALBA	1967	verschiedene Kombinationen von Ag-Antiserum auch mit IgG und Rheumafaktor-Serum	Kaninchen	Kniegelenk intraartikulär	Synovitis
LOEWI	1968	Gaben von Antiserum — gefolgt von intraartikulärem Antigen	Meerschweinchen	i.v.	Arthritis mit Höhepunkt nach 24 — 28 Std
RAWSON *et al.*	1969	FAB	Kaninchen	Kniegelenk	Synovitis

7. Gelenkprozesse nach Anwendung von Freundschem Adjuvans

Autoren	Jahr	angewandte Substanzen	Tierart	Ort der Injektion	morphologischer Effekt
STOERK *et al.*	1954	Homogenat von Rattenmilzzellen in Freundschem Adjuvans (1947)	Ratten	subkutan	Arthritis
PEARSON	1956	Adjuvans und Muskel als Antigen	Ratten	1. intrakutan 2. subkutan	1. Arthritis 2. Arthritis sehr selten
WAKSMAN *et al.*	1960	Mykobakterien	Ratten	intrakutan Fußsohle	Arthritis
WARD u. JONES	1962	Mykobakterien in physiologischer Kochsalzlösung oder leichtem Paraffin oder schwerem Mineralöl oder Olivenöl	Ratten	intrakutan	Arthritis
FORMANEK *et al.*	1964	vollständiges Freundsches Adjuvans	Ratten	nicht angegeben	Arthritis
INVERNIZZI u. MILAZZO	1963	Methode nach Pearson (1956) mit einem Inokulum von 0,1 ml	Ratten	Fußsohle	Arthritis

Derzeitiger Stand der experimentellen Rheumaforschung unbefriedigend

Wir kommen zu folgendem Schluß:

Es gelingt mit zunehmend verfeinerter Technik, eine akute bis subakute Synovitis zu erzeugen. Der Prozeß kann zwar systemisch verlaufen und sogar bis zur Gelenkdestruktion führen, die Veränderungen bleiben jedoch im Rahmen akuter und subakuter Entzündungsmechanismen, während die nosologische und morphologische Charakteristik der Chronischen Polyarthritis in keiner der Versuchsanordnungen reproduziert wurde.

ABRUZZO, J.L., CHRISTIAN, C.L.: The induction of rheumatoid factor-like substance in rabbits. J. exp. Med. **114**, 791 (1961).

AKERS, W.A., MILLER, D.A.: Rheumatoid nodules in adults without rheumatoid arthritis. Arch. Derm. **93**, 428 (1966).

v. ALBERTINI, A.: Zur Pathogenese des rheumatischen Granuloms. Schweiz. med. Wschr. **83** (34), 772 (1953).

v. ALBERTINI, A.: Zur Morphologie und Pathogenese des fibrinoiden Gewebeschadens im rheumatischen Granulom. Z. Rheumaforsch. **20** (1961).

ANDERSON-BACH, R., ELLING, P.: Immunofluorescent demonstration of intracellular fibrin in synovial tissue. Ann. rheum. Dis. **31**, 59 (1972).

ANITSCHKOW, N.: Über die Histogenese der entzündlichen Veränderungen des Myokard. Zbl. Herz- u. Gefässkr. **4**, 329 (1912).

ANTWEILER, H.: Über die Beeinflussung des Dextranödems der Rattenpfote durch gelöste Oligo- und Polykieselsäure (Versuche zur Pathogenese der Silikose). Arch. Hyg. (Berl.) **139**, 341 (1955).

ARETAEUS: The extant works of Aretaeus, the Cappadocian, übersetzt von Francis Adams. London: Sydenham Society 1856.

ARONOFF, A., BYWATERS, E.G.L., FEARNLEY, G.R.: Lung lesions in rheumatoid arthritis. Brit. med. J. **1955 II**, 228.

ASCHOFF, L.: Zur Myokarditisfrage. Verh. dtsch. Ges. Path. **8**, 46 (1904).

AUFDERMAUR, M.: Spondylitis ankylopoetica, I. Pathologische Anatomie. Documenta Rheumatologica. Basel: Geigy 1953.

BAGGENSTOSS, A.H., ROSENBERG, E.F.: Cardiac lesions associated with chronic infectious arthritis. Arch. intern. Med. **67**, 241 (1941).

BAGGENSTOSS, A.H., ROSENBERG, E.F.: Visceral lesions associated with chronic infectious (rheumatoid) arthritis. Arch. Path. **35**, 503 (1943).

BAILLIE, M.: The morbid anatomy of some of the most important parts of the human body, 2nd Ed., p. 46. London: J.Johnson 1797.

DE BAILLOU, G.: Liber de Rheumatismo: Opuscuta Media. Paris: J. Quesnet 1643.

BALL, J.: Enthesopathy of rheumatoid and ankylosing spondylitis. Ann. rheum. Dis. **30**, 213 (1971).

BANNATYNE, G.A.: Rheumatoid arthritis: Its pathology, morbid anatomy and treatment, 1st Ed. Bristol: Wright 1896.

BARLAND, P., NOVIKOFF, A.B., HAMERMAN, D.: Fine structure and cytochemistry of the rheumatoid synovial membrane with the special reference to lysosomes. Amer. J. Path. **44**, 853 (1964).

BARNES, M., TRUETA, T.: Absorption of bacterial toxins and snake venoms from the tissues. Lancet **1941 I**, 623.

BAUER, W., BENNETT, G.A., ZELLER, J.W.: The pathology of joint lesions in patients with psoriasis and arthritis. Trans. Amer. Ass. Phycns **56**, 349 (1941).

v. BECHTEREW, W.: Steifigkeit der Wirbelsäule und ihre Verkrümmung als besondere Erkrankungsform. Neurol. Zbl. **12**, 633 (1893).

v. Bechterew, W.: Über ankylosierende Entzündung der Wirbelsäule und der großen Extremitätengelenke. Dtsch. Z. Nervenheilk. **15**, 37 (1899).

v. BECHTEREW, W.: Neue Beobachtungen und pathologisch-anatomische Untersuchungen über Steifigkeit der Wirbelsäule. Dtsch. Z. Nervenheilk. **15**, 45 (1899).

BENCZE, G., LAKATOS, L.: Relationship of systemic lupus erythematosus to rheumatoid arthritis, discoid lupus erythematosus und Sjögren's syndrome. A clinical study. Ann. rheum. Dis. **22**, 273 (1963).

BENEKE, G., NOHL, M.: Die Synovialzellenproliferation bei der experimentellen Adjuvans-Arthritis der Ratte. Z. Rheumaforsch. **29**, 335 (1970).

BENEKE, G., NOHL, M., SCHMIDT, K.L.: Bedeutung des lymphatischen Systems in der Pathogenese der Adjuvans-Arthritis der Ratte. Z. Rheumaforsch. **29**, 321 (1970).

BENNETT, G.A., BAUER, W., MADDOCK, S.J.: A study of the repair of articular cartilage. Amer. J. Path. **8**, 499 (1932).

BENNETT, G.A., WAINE, H., BAUER, W.: Changes in the knee joint at various ages. New York: Commonwealth Fund 1942.

BENNETT, G.A., ZELLER, J.W., BAUER, W.: Subcutaneous nodules of rheumatoid arthritis and rheumatic fever. Arch. Path. **30**, 70 (1940).

BIELSCHOWSKY, M., HELYER, B.J., HOWIE, J.B.: Spontaneous haemolytic anaemia in mice of the NZB/Bl strain. Proc. Univ. Otago med. Sch. **37**, 9 (1959).

BIERTHER, M.F., SCHLÜTER, G.: Elektronenmikroskopische Untersuchungen zur Entstehung von Riesenzellen aus Histiozyten bei villo-nodulärer Synovitis. Z. Rheumaforsch. **32**, 272 (1973 a).

BIERTHER, M.F., STREIT, W., WESSINGHAGE, D.: Feinstrukturelle Veränderungen der Synovialis bei Arthropathia psoriatica. Z. Rheumaforsch. **32**, 202 (1973c).

BIERTHER, M.F., WAGNER, R.: Zur Frage rundzelliger Infiltrate in der Synovialis bei chronischer Polyarthritis. Z. Rheumaforsch. **32**, 441 (1973b).

BIERTHER, M.F., WEGNER, K.W.: Elektronenmikroskopische Untersuchungen synovialer Gefäßveränderungen bei chronischer Polyarthritis. Z. Rheumaforsch. **30**, 214 (1971).

BIERTHER, M.F., WEGNER, K.W., FACKELDEY, H.D.: The fine structure of normal synovium in the dog as compared with the synovium after transplantation of a total knee joint. Z. Rheumaforsch. **31**, 262 (1972).

BINZUS, G.: Bestimmung der Stoffwechselzustände in Kapsel, Synovialflüssigkeit und verschiedenen Kapselschichten des normalen Gelenkes aus der LDH-Isoenzymverteilung. Verh. dtsch. orthop. Ges. **53**, 163 (1966).

BINZUS, G.: Enzyme und Metabolite in der Synovia bei Arthritis und Arthrose. Rheumatologischer Weltkongreß, Prag, Oktober 1969.

BINZUS, G., DETTMER, N., JOSENHANS, G., TILLMANN, K.: Metabolitische Pathomechanismen der chronischen Polyarthritis und ihre Bedeutung für die Therapie. Z. Rheumaforsch. **31**, 137 (1972).

BLUHM, G.B., RIDDLE, J.M.: Platelets and vascular disease in gout. Semin. Arthritis Rheum. **2** (4), 355 (1973).

BOCK, H.E.: Nebenwirkungen der Therapie mit Nebennierenrindenhormonen. Arch. klin. exp. Derm. **213**, 193 (1961).

BODDINGTON, M.M., SPRINGS, A.I., MORTON, J.A., MOWAR, A.C.: Cytodiagnosis of rheumatoid pleural effusions. J. clin. Path. **24**, 95 (1971).

BÖNI, A., KAGANAS, G.: Spondylitis ankylopoetica II. Klinik und Therapie. Documenta Rheumatologica **3**, 50. Basel: Geigy 1954.

BÖNI, A., JAQUES, R., KAUFMANN, H.: Untersuchungen eines nekrotisierenden Faktors im Serum von Patienten mit entzündlichen Gelenkerkrankungen und von Ziegen mit Arthritis. Acta rheum. scand. Suppl. **8**, 17 (1964).

BÖNI, A.: Die progredient chronische Polyarthritis In: Klinik der rheumatischen Erkrankungen (Ed. R. Schoen, A. Böni, K. Miehlke), S. 139. Berlin-Heidelberg-New York: Springer 1970.

BOUILLAUD, J.B.: Recherches sur le rhumatisme articulaire aigu et sur la loi decoincidence de la pericardite avec cette maladie. Paris 1839.

BRANCENI, D., AZADIAN-BOULANGER, G., JEQUIER, R.: L'inflammation experimentale par un analogue de l'heparine. Un test d'activité antiinflammatoire. Arch. int. Pharmacodyn. **152**, 15 (1964).

BRAUS, H., ELZE, C.: Anatomie des Menschen. Berlin-Heidelberg-New York: Springer 1954.

BREWERTON, D.A., HART, F.D., NICHOLLS, A., CAFFREY, M., JAMES, D.C.O., STURROCK, R.D.: Ankylosing spondylitis and HL-A 27. Lancet **1973** I, 904.

BROGSITTER: Zur Histologie und Genese der akuten und infektiösen Polyarthritis. Zbl. Path. **44** (5), (1928).

BUNIM, J.J.: A broader spectrum of Sjoegren's syndrome and its pathogenetic implications. Ann. rheum. Dis. **20**, 1 (1961).

BURKHARDT, R.: Histomorphologische Untersuchungen über die Rolle des Knochenmarks bei rheumatischen Krankheiten. Z. ges. exp. Med. **143**, 1 (1967).

BURKHARDT, R.: Farbatlas der klinischen Histopathologie. Berlin-Heidelberg-New York: Springer 1970.

BURSTONE, M.A.: Histochemical demonstration of proteolytic activity in human neoplasma. J. nat. Cancer Inst. **16**, 1149 (1956).

BUSANNY-CASPARY, W.: Zur Morphogenese des Fibrinoids in Placenta und Decidua. Virchows Arch. path. Anat. **322**, 452 (1952).

BYWATERS, E.G.L.: The relation between heart and joint disease including "rheumatoid heart disease" and chronic post-rheumatic arthritis (type Jaccoud). Brit. Heart J. **12**, 101 (1950).

BYWATERS, E.G.L.: Heberden Oration 1966. Categorization in medicine: a survey of Still's disease. Ann. rheum. Dis. **26**, 185 (1967).

BYWATERS, E.G.L.: Juvenile chronische Polyarthritis (Still'sche Krankheit) In: Klinik der rheumatischen Erkrankungen (Ed. R. Schoen, A. Böni, K. Miehlke), S. 181. Berlin-Heidelberg-New York: Springer 1970.

BYWATERS, E.G.L.: Vorlesung: State of the Arts lecture to the American College of Physicians. Chicago 1973.

BYWATERS, E.G.L., DIXON, A.S.J.: Paravertebral ossification in psoriatic arthritis. Ann. rheum. Dis. **24**, 313 (1965).

BYWATERS, E.G.L., GLYNN, L.E., ZELDIS, A.: Subcutaneous nodules of Still's disease. Ann. rheum. Dis. **17**, 278 (1958).

CAESAR, R.: Die Feinstruktur von Milz und Leber bei der experimentellen Amyloidose. Z. Zellforsch. **52**, 653 (1960).

CAMUS, J.P., CROUZET, J.: Sur le traitment de la polyarthrite rhumatoide commune par la D-Penicillamine. Paris 1973.

CAPLAN, A.: Certain unusual radiological appearances in the chests of coalminers suffering from rheumatoid arthritis. Thorax **8**, 29 (1953).

CARMICHAEL, D.S., GOLDING, D.N.: Rheumatoid pleural effusion with "RA"-cells in the pleural fluid. Brit. med. J. **1967** II, 814.

CASTLEMAN, B.: New Engl. J. Med. **20**, 1079 (1967).

CASTLEMAN, B., MCNEELY, B.U. (ed): Case records of the Masachusetts General Hospital The New England Journal of Medicine 266 (20), 1079 (1967).

CECIL, R.L., NICHOLS, E.E., STAINSBY, W.T.: The etiology of rheumatoid arthritis. Amer. J. med. Sci. **181**, 12 (1931).

CLARA, M.: Entwicklungsgeschichte des Menschen. Heidelberg: Quelle und Meyer 1965.

CLARK, R.M., ANDERSON, W.: Rheumatic activity in auricular appendages removed at mitral valvoplasty. Amer. J. Path. **31**, 809 (1955).

CLARK, W.A., KULKA, P., BAUER, W.: Rheumatoid arthritis with aortic regurgitation. Amer. J. Med. **22**, 580 (1957).

COBURN, A.F.: The factor infection in the rheumatic state. Baltimore: Williams & Wilkins 1931.

COLLINS, D.H.: The subcutaneous nodule of rheumatoid arthritis. J. Path. Bact. **45**, 97 (1937).

COLLINS, D.H.: Fibrositis and infection. Ann. rheum. Dis. **1**, 114 (1940).

COLLINS, D.H.: The pathology of articular and spinal diseases. London: Edward Arnold 1949.

CONNOR, B.: The bones of a skeleton united without jointing or cartilage. Phil. Trans. B **29**, 21 (1695).

CONSDEN, R., DOBLE, A., GLYNN, L.E.: Production of a chronic arthritis with ovalbumin. Its retention in rabbit knee joint. Ann. rheum. Dis. **30**, 307 (1971).

COOKE, T.D., JASIN, H.E.: The pathogenesis of chronic inflammation in experimental antigen induced arthritis. I. The role of antigen on the local immune response. Arthr. and Rheum. **15**, 327 (1972).

COOMBS, C.F.: Rheumatic myocarditis. Quart. J. Med. **2**, 26 (1908/09).

CORNIL, A.V.: Still's disease. Mémoire sur les coincidences pathologiques du rhumatisme articulaire chronique. C.R. Soc. Biol. (Paris) (Mémoires) **4**, Ser. I, 3 (1864).

COSTE, F.: La polyarthrite psoriasique. Z. Rheumaforsch. **17**, 90 (1958).

COSTE, F., FORESTIER, J.: Sonderformen der primär chronischen Polyarthritis. Mkurse ärztl. Fortbild. **340** (1966).

CRUICKSHANK, B.: Histopathology of diarthrodial joints in ankylosing spondylitis. Ann. rheum. Dis. **10**, 393 (1951).

CRUICKSHANK, B.: The arteriitis of rheumatoid arthritis. Ann. rheum. Dis. **13**, 136 (1954).

CRUICKSHANK, B.: Lesions of cartilaginous joints in ankylosing spondylitis. J. Path. Bact. **71**, 73 (1956).

CRUICKSHANK, B.: Pathology of ankylosing spondylitis. Bull. rheum. Dis. **10**, 211 (1960).

DAMESHEK, W.: "Immunoblasts" and "Immunocytes" — an attempt at a functional nomenclature. Blood **21**, 243 (1963).

DAVIDSON, P., BAGGENSTOSS, A.H., SLOCUMB, CH., DAUGHERTY, G.W.: Cardiac and aortic lesions in rheumatoid spondylitis. Proc. Mayo Clin. **36** (20) (1963).

DAWSON, M.H., BOOTS, R.H.: Subcutaneous nodules in rheumatism. J. Amer. med. Ass. **95**, 1894 (1930).

DELBARRE, F., KAHAN, A., AMOR, B., KRASSININE, G.: Le ragocyte synovial; son intérêt pour le diagnostic des maladies rhumatismales. Presse méd. **72**, 2129 (1964).

DICKMANS, H.: Silikose und Arthritis unter besonderer Berücksichtigung der Ruhrbergleute. Sonderbd. Beitr. Silikoseforschung **5**, 125 (1955).

DIHLMANN, W.: Röntgendiagnostik der Iliosakralgelenke und ihrer nahen Umgebung. Stuttgart: Thieme 1967.

DIHLMANN, W., FERNHOLZ, H.-J.: Osteoplastische Reaktionen bei chronischer Gicht. Fortschr. Röntgenstr. **120** (2), 216 (1974).

DIXON, A.S.J., GRANT, C.: Acute synovial rupture in rheumatoid arthritis: clinical and experimental observation. Lancet **1964 I**, 742.

DONATH, K., SEIFERT, G.: Ultrastruktur und Pathogenese der myoepithelialen Sialadenitis. Über das Vorkommen von Myoepithelialzellen bei benignen lymphoepithelialen Läsionen. Virchows Archiv path. Anat. **356**, 315 (1972).

DRAHEIM, J.H., JOHNSON, L.C., HELWIG, E.B.: A clinicopathological analysis of "rheumatoid" nodules occuring in 54 children. Amer. J. Path. **35**, 678 (1959).

DUMONDE, D.C.: Rheumatoid arthritis as a disorder of cellmediated immunity. In: Rheumatoid Arthritis, Colloquia Geigy (Ed. W. Müller, H.G. Harwerth, K. Fehr), p. 451. London-New York: Academic Press 1971.

DUMONDE, D.C., GLYNN, L.E.: The production of arthritis in rabbits by an immunological reaction to fibrin. Brit. J. exp. Path. **43**, 373 (1962).

EGELIUS, N., GÖHLE, O., JONSSON, E., WAHLGREN, F.: Cardiac changes in rheumatoid arthritis. Ann. rheum. Dis. **14**, 11 (1955).

ELLEGAST, H.: Das Röntgenbild der Cortisonschäden. Wien. klin. Wschr. **78**, 747 (1966).

ELLIS, S.T., GOWANS, J.L., HOWARD, J.C.: The origin of antibody forming cells from lymphocytes. Antibiot. et Chemother. **15**, 40 (1969).

ELLMAN, P., BALL, R.E.: Rheumatoid diseases with joint and pulmonary manifestations. Brit. med. J. **1948 II**, 816.

EMERY, A.E.H., LAWRENCE, S.S.: Genetics of ankylosing spondylitis. J. med. Genet. **4**, 239 (1967).

ENGFELD, B., ROMANUS, R., YDÉN, S.: Histological studies of pelvospondylitis ossificans (ankylosing spondylitis) correlated with clinical and radiological findings. Ann. rheum. Dis. **13**, 219 (1954).

FAGGE, H.: A case of simple synostosis of the ribs to the vertebrae, and of the arches and articular processes of the vertebrae themselves, and also of one hipjoint. Transact. path. Soc. Lond. **28**, 201 (1877).

FAHR, T.: Zur Frage des Rheumatismus nodosus. Zbl. Path. **29**, 625 (1918).

FAHR, T.: Beiträge zur Frage der Herz- und Gelenkveränderungen bei Rheumatismus und Scharlach. Virchows Arch. path. Anat. **232**, 134 (1921).

FAHR, T.: Die rheumatische Granulomatose (rheumatisches Fieber, Rheumatismus infektiosus specificus, Rheumatismus verus) vom Standpunkt des Morphologen. Ergebn. inn. Med. Kinderheilk. **54**, 357 (1938).

FASSBENDER, H. G., PIPPERT, H. K.: Die allergisch-hyperergische Entzündung von Haut und Gelenken unter dem Einfluß von Hyaluronidase und Rutin. Z. ges. exp. Med. **123**, 210 (1954).

FASSBENDER, H. G.: Kritische Bemerkungen zum Rheumaproblem. Ärztl. Prax. **15** (46), 2533 (1963a).

FASSBENDER, H. G.: Nosologische Typen des rheumatischen Granuloms und ihre biologische Bedeutung. Frankfurt. Z. Path. **72**, 586 (1963b).

FASSBENDER, H. G.: Die Bedeutung visceraler Prozesse für Pathogenese und Nosologie der primär chronischen Polyarthritis. Frankfurt. Z. Path. **76**, 243 (1967).

FASSBENDER, H. G.: Morphologische Kriterien für die Beurteilung und Klassifikation von Synovialisgewebe. Therapiewoche **20** (17), 720 (1970a).

FASSBENDER, H. G.: Die primär nekrotisierende Form der primär chronischen Polyarthritis. Therapiewoche **20** (51), 3391 (1970b).

FASSBENDER, H. G.: Konzept einer Pathosystematik der chronischen Polyarthritis. Z. Rheumaforsch. **31**, 129 (1972).

FASSBENDER, H. G.: Pathomechanismen der Arthritis psoriatica. Z. Rheumaforsch. (1974) (im Druck).

FASSBENDER, H. G.: Zur Pathogenese der Endocarditis rheumatica. Z. Rheumaforsch. (1974) (im Druck).

FASSBENDER, H. G., WEGNER, K.: Pathologie und Pathogenese des Weichteilrheumatismus. Z. Rheumaforsch. **32**, 355 (1973).

FEHR, K.: Pathogenese der progredient chronischen Polyarthritis. Bern-Stuttgart-Wien: Huber 1972.

FINGERMAN, D. L., ANDRUS, F. C.: Visceral lesions associated with rheumatoid arthritis. Ann. rheum. Dis. **3**, 168 (1943).

FÖLDI, M.: Physiologie und Pathophysiologie des Lymphgefäßsystems. In: Handbuch der allgemeinen Pathologie, Bd. III, 6 (Ed. H. W. Altmann *et al.*), S. 239. Berlin-Heidelberg-New York: Springer 1972.

FORESTIER, I., ROBERT, P.: Ostéophytes et syndesmophytes. Gaz. méd. Fr. (Suppl. Radiol.) 192 (1934).

FORMANEK, K., ROSAK, M., STEFFEN, C.: Weitere Untersuchungen über die experimentelle Adjuvans-Arthritis der Ratte. Int. Arch. Allergy **24**, 29 (1964).

FOWLER, J. K.: On the association of affections of the throat with acute rheumatism. Lancet **1880 II**, 933.

FRANCESCHETTI, A., BISCHLER, V.: La sclérite nodulaire nécrosante et ses rapports avec la scléromalacie. Ann. Oculist. (Paris) **183**, 737 (1950).

FREEMAN, M. J., BERMAN, D. T.: Hypersensitivity in erysipelothrix arthritis of swine. Fed. Proc. **21**, 276 (1962).

FRICKE, R.: Connective tissues — Biochemistry and pathophysiology. Berlin-Heidelberg-New York: Springer 1974.

FRITZE, E.: Die vier großen Schlüsselsysteme. Med. Docum. **3**, 62 (1959).

FRITZE, E.: Die Diagnose des Caplan-Syndroms und rheumatoider Pneumonikoniose-Formen. Dtsch. med. Wschr. **89**, 2245 (1964).

GÄRTNER, J.: Skleritis nodulosa nekroticans als Folge einer riesenzellhaltigen granulomatösen Angiitis. Klin. Mbl. Augenheilk. **134** (4), 505 (1959).

GALEN: Zit. n. Moll, W.

GAMP, A., OGOREK, J.: Beteiligung des Herzens bei der Spondylarthritis ankylopoetica. Z. Rheumaforsch. **17**, 53 (1958).

GAMP, A., SCHILLING, F.: Extraartikuläre Manifestation der chronischen Polyarthritis am Bewegungsapparat: Sehnen, Sehnenscheiden, Schleimbeutelentzündung, subkutane Knoten. Z. Rheumaforsch. **25**, 42 (1966).

GAMP, A., SCHILLING, F., MÜLLER, L., SCHACHERL, M.: Das klinische Bild der Gicht heute. Med. Klin. **60**, 129 (1965).

GARDNER, D. L.: Production of arthritis in the rabbit by the local injection of the mucopolysaccharide carrageenin. Ann. rheum. Dis. **19**, 369 (1960).

GARDNER, D. L.: The evolution of microscopic technology and its influence on knowledge of the connective tissues. Ann. rheum. Dis. **31**, 235 (1972).

GARDNER, D. L.: The Pathology of Rheumatoid Arthritis. London: Arnold 1972.

GARDNER, D. L., KRIEG, A. F., CHAPNICK, R.: Fatal systemic fungus disease in rheumatoid arthritis with cardiac and pulmonary mycotic and rheumatoid granulomata. Arch. Interamer. Rheumat. **5**, 561 (1962).

GARDNER, D. L., McGILLIVRAY, D. C.: Living articular cartilage is not smooth. The structure of mammalian and avian joint surfaces demonstrated in vivo by immersion incident light microscopy. Ann. rheum. Dis. **30**, 3 (1971).

GARROD, A. B.: Nature and treatment of gout and rheumatic gout. London: Walton & Maberly 1859.

GEILER, G.: Die Spondylarthritis ankylopoetica aus pathologisch-anatomischer Sicht. Dtsch. med. Wschr. **94**, 1185 (1969).

GEILER, G.: 2. Gemeinschaftstagung Deutschland und Tschechoslowakei, Marianske Lazne, CSSR, 1971.

GEIPEL, P.: Untersuchungen über rheumatische Myocarditis. Dtsch. Arch. klin. Med. **85**, 74 (1906).

GEIPEL, P.: Über Myocarditis und Veränderungen der quergestreiften Muskulatur bei Rheumatismus. Münch. med. Wschr. **48**, 2469 (1909).

GERLINGS-PETERSEN, B. T., PONDMAN, K. W.: Erythrophagocytosis: A study of the antigen-antibody-complement reaction. Vox Sang. (Basel) **7**, 655 (1962).

GHADIALLY, F. N., ROY, S.: Ultrastructure of synovial membrane in rheumatoid arthritis. Ann. rheum. Dis. **26**, 426 (1967).

GIBBERD, F. B.: A survey of 406 cases of rheumatoid arthritis. Acta rheumat. scand. **11**, 62 (1965).

GIESEKING, R.: Submikroskopische Strukturunterschiede zwischen Histiozyten und Fibroblasten. Beitr. path. Anat. **128**, 259 (1963).

GIESEKING, R.: Feinstrukturelle Befunde am Gichtknoten. In: Verhandlungen der Deutschen Gesellschaft für Pathologie, 53. Tagung, Mainz 1969, S. 356. Stuttgart: Fischer 1969.

GIESEKING, R., BÄUMER, A., BACHMANN, L.: Elektronenoptische Untersuchungen an Granulomen des Rheumatismus nodosus. Z. Rheumaforsch. **28**, 163 (1969).

v. GLAHN, W. C., PAPPENHEIMER, A. M.: Specific lesions of peripheral blood vessels in rheumatism. Amer. J. Path. **2**, 235 (1926).

v. GLAHN, W. C., PAPPENHEIMER, A. M.: Specific lesions of peripheral blood vessels in rheumatism. Amer. J. Path. **3**, 583 (1927).

GLENNER, G. G., PAGE, D., ISERSKY, C., HARADA, M., CUATRECASAS, P., EANES, E. D., DE LELLIS, R. A., BLADEN, H. A., KEISER, H. R.: Murine amyloid fibril protein: isolation, purification and characterization. J. Histochem. Cytochem. **19**, 16 (1971).

GLOVER, J. A.: Incidence of rheumatic disease. Lancet **1930 I**, 499.

GLYNN, L. E., HOLBOROW, E. J.: Conversion of tissue polysaccharides to auto-antigens by group − A beta-haemolytic streptococci. Lancet **1952 II**, 449.

GOLDIE, W.: Haemolytic streptococcus in aetiology of rheumatic fever and rheumatoid arthritis. Lancet **1938 II**, 246.

GOLDSTEIN, J., HALPERN, B., ROBERT, L.: Immunological relationship between streptococcus A, polysaccharide and the structural glycoproteins of heart valve. Nature 44 (1967).

GOUGEROT, H.: Insuffisance progressive et atrophie des glandes salivaires et muqueuses de la bouche, des conjonctives (et parfois des muqueuses nasale, lyrngée, vulvaire): «Sécheresse» de la bouche, des conjonctives. Bull. Soc. franç. Derm. Syph. **32**, 376 (1925).

GOWERS, W.: zit. n. H. SMYTHE: The Fibrositis Syndrome. In: Arthritis and allied conditions (Ed. J. L. Hollander), 7th Ed., p. 767. Philadelphia: Lea and Febinger 1966.

GRAEF, J., HICKEY, D. V., ALTMANN, V.: Cardial lesions in rheumatoid arthritis. Amer. Heart J. **37**, 635 (1949).

GRÄFF, S.: Zur pathologischen Anatomie und Pathogenese des Rheumatismus infectiosus. Dtsch. med. Wschr. **53**, 708 (1927).

GRANGER, G. A., WILLIAMS, T. W.: Lymphocyte effector molecules: Mechanism of human lymphotoxin induced in vitro target cell destruction and role in pha-induced lymphocyte-target cell cytolysis. Progr. Immunology **1**, 437 (1971).

GRAU, H.: Vergleichende Anatomie des Lymphgefäßsystems. In: Handbuch der allgemeinen Pathologie, Bd. III, 6 (Ed. H. W. Altmann *et al.*), S. 39. Berlin-Heidelberg-New York: Springer 1972.

GRAYZEL, A. I., JANIS, R., HABERMAN, E.: A chronic arthritis produced by the injection of rubella virus into the knee joint of rabbits. Arthr. and Rheum. **14** (1), 164 (1971).

GREENWOOD, B. M., VOLLER, A., HERRICK, E. M.: Suppression of adjuvants arthritis by infection with a strain of the rodent malaria parasite plasmodium Berghei. Ann. rheum. Dis. **29**, 321 (1970).

GRIMLEY, P. M., SOKOLOFF, L.: Synovial giant cells in rheumatoid arthritis. Amer. J. Path. **49**, 931 (1966).

GROSS, L., EHRLICH, J. C.: Studies on the myocardial Aschoff body. II. Life cycle sites of predilection and relation to clinical course of rheumatic fever. Amer. J. Path. **10**, 489 (1934).

GÜNTZ, E.: Beitrag zur pathologischen Anatomie der Spondylarthritis ankylopoetica. Fortschr. Röntgenstr. **47**, 683 (1933).

GUSEK, W.: Submikroskopische Untersuchungen zur Feinstruktur aktiver Bindegewebszellen. Veröffentlichungen aus der morphologischen Pathologie, H. 64. Stuttgart: Fischer 1962.

GUSEK, W.: Binde- und Stützgewebe. Morphologische und biochemische Informationen. Der Rheumatismus, Bd. 37. Symposion, Bad Bramstedt 1965 (Ed. R. Schoen). Darmstadt: Steinkopff 1966.

HACKENBROCH, M.: Die Arthrosis deformans der Hüfte. Leipzig 1943.

HANNAN, P. C., HUGHES, B. O.: Reproducible polyarthritis in rats caused by mycoplasma arthritidis. Ann. rheum. Dis. **30**, 316 (1971).

HART, F. D.: Ankylosing spondylitis. Schweiz. med. Wschr. **83**, 786 (1953).

HART, F. D.: Lesions learnt in a twenty-year study of ankylosing spondylitis. Proc. roy. Soc. Med. **59**, 456 (1966).

HASS, G. M.: Studies on cartilage, IV. Arch. Path. **35**, 275 (1943).

HAUSS, W. H., JUNGE-HÜLSING, G.: Colloque sur le glycoproteines et la biochemie du tissue conjonctif a l'état normal et pathologique. Paris, Juni 1962.

HAUSS, W. H., JUNGE-HÜLSING, G., GERLACH, U., WIRTH, W.: Über die Veränderungen des Mesenchymstoffwechsels durch Umweltfaktoren, durch Hormone und bei rheumatischen Erkrankungen. Der Rheumatismus **36**, 40 (1964).

HAUSS, W.H., JUNGE-HÜLSING, G., HOLLÄNDER, H.J.: Changes in metabolism of connective tissue associated with a geing and arterio- or atherosclerosis. J. Atheroscler. Res. **2**, 50 (1962).

HAYGARTH, J.: A clinical history of the nodosities of the joint. London 1805.

HEATON, J.M.: Sjoegren's syndrome and systematic lupus erythematosus. Brit. med. J. **5120**, 466 (1959).

HEBERDEN, W.: Commentaries on the history and cure of disease. London: T. Payne 1802.

HENCH, P.S.: Gout and gouty arthritis. In: Textbook of Medicine (Ed. Cecil and Loeb), 9th Ed. Philadelphia: Saunders 1953.

HENNE, W., PFANNENSTIEL, P., PIXBERG, H.U.: Knochen- und Gelenkszintigrafie mit ^{99m} Tc-markiertem Pyrophosphat bzw. Polyphosphat — ein vorläufiger Erfahrungsbericht. Fortschr. Röntgenstr. **119**, 187 (1973).

HENNINGSEN, B., MAINTZ, J., BASEDOW, M., HARDERS, H.: Nephrotisches Syndrom durch D-Penicillamin. Dtsch. med. Wschr. **98**, 1768 (1973).

HILLIERS, T.: Diseases of children; clinical treatise based on lectures delivered at hospital for sick children. London: Walton 1868.

HIPPOKRATES: De epidemiis.

HIROHATA, K., MIZUHARA, K., FUJIWARA, A., SATO, T., IMURA, S., KOBAYASHI, I.: Electron microscopic studies on the joint tissues under normal and pathological conditions. — 1. Normal joint tissues (1st report). J. Jap. orthop. Ass. **36**, 15 (1963).

HIROHATA, K., MIZUHARA, K., FUJIWARA, A., SATO, T., IMURA, S., KOBAYASHI, I.: Electron microscopic studies on the joint tissues under normal and pathological conditions. — 2. Normal joint tissues (2nd report). J. Jap. orthop. Ass. **37**, 291 (1963).

HODGE, A., PETRUSKA, J.A.: In: Aspects of protein structure. (Ed. G.N. Ramachandran), p. 289. New York 1963.

HÖRMANN, H.: Binde- und Stützgewebe. Morphologische und biochemische Informationen. In: Der Rheumatismus, Bd. 37. Symposion Bad Bramstedt 1965 (Ed. R. Schoen). Darmstadt: Steinkopff 1966.

HOLLANDER, J.L., MCCARTHY, D.J., ASTORGA, G., CASTRO-MURILLO, E.: Studies on the pathogenesis of rheumatoid joint inflammation. I. The „RA"-cell in a working hypothesis. Ann. intern. Med. **62**, 271 (1965).

HOUWER, A.W.M.: Keratitis filamentosa and chronic arthritis. Trans. ophthal. Soc. U.K. **47**, 88 (1927).

HUBER, H., POLLEY, M.J., LINSCOTT, W.D., FUDENBERG, H.H., MÜLLER-EBERHARD, H.J.: Human monocytes: Distinct receptor sites for the third component of complement and for immunglobulin. Science **162**, 1281 (1968).

HUZELLA: Über histologische Befunde bei Rheumatismus und Cholera. Verh. dtsch. path. Ges. 470 (1914).

INVERNIZZI, F., MILAZZO, F.: Importanza delle artriti sperimentale nello studio della patogenesi dell'artrite reumatoide umana. Atti Accad. med. lombarda **18**, 171 (1963).

JACCOUD, F.S.: Leçon de clinique medicale. Faite à l'hôpital de la Charité, Delhage, Paris 1869.

JACCOUD, F.S.: zit. n. PRIBRAM, A., 1901.

JAQUELINE, F.: Troublés de la spondylarthrite ankylosante. J. Radiol. Électrol. **37**, 887 (1956).

JESSAR, R.A.: The study of synovial fluid. In: Arthritis and allied conditions, 8th Ed. (Ed. J.L. HOLLANDER), p. 67. Philadelphia: Lea and Febinger 1972.

JESSERER, H.: Osteoporose. Berlin: Blaschker 1963.

JONES, S.R., DE RANKIN, W.J.: Rheumatic-like lesions in the guinea-pig: a correlation of toxic anaphylactogenic, arthropatic and chemical properties of certain crude polysaccharides from klebsielle pneumonia type B. Brit. J. exp. Path. **35**, 519 (1954).

KALDOR, I., TÖRÖK, E.: Skleroderma diffusum. Klinische und immunologische Verhältnisse. Derm. Wschr. **151**, 1044 (1965).

KAPLAN, M.H.: Immunologic studies of heart tissue. I. Production in rabbits of antibodies reactive with an autologous myocardial antigen following immunization with heterologous heart tissue. J. Immunol. **80**, 254 (1958).

KAPLAN, M.H.: An immunological cross-reaction between group A streptococcal cells and human heart tissue. Lancet **1962I**, 706.

KEIL, H.: Rheumatic subcutaneous nodules and simulating lesions. Medicine (Baltimore) **17**, 261 (1938).

KELLEY, V.C.: Rheumatoid disease in childhood. Pediat. Clin. N. Amer. **7**, 439 (1960).

KEMPER, J.W., BAGGENSTOSS, A.H., SLOCUMB, C.H.H.: The relationship of therapie with cortisone to the incidence of vascular lesions in rheumatoid arthritis. Ann. intern. Med. **46**, 831 (1957).

KIENBÖCK, R.: Über schwere infantile Polyarthritis chronica und ihre Folgezustände — Allgemeiner Wachstumszustand und Mikromelie, „Pseudoachondroplasie". Fortschr. Röntgenstr. **40**, 813 (1929).

KLEIN, P., BURKHOLDER, P.: Ein Verfahren zur fluoreszenzoptischen Darstellung der Komplementbindung und seine Anwendung zur histo-immunologischen Untersuchung der experimentellen Nierenanaphylaxie. Dtsch. med. Wschr. **84**, 2001 (1959).

KLEMPERER, P., POLLACK, A.D., BAEHR, G.: Pathology of disseminated lupus erythematosus. Arch. Path. **32**, 569 (1941).

KLEMPERER, P., POLLACK, A.D., BAEHR, G.: Diffuse collagene disease; acute disseminated lupus erythematosus and diffuse scleroderma. J. Amer. med. Ass. **119**, 331 (1942).

KLINGE, F.: XIV. Die Eiweißüberempfindlichkeit (Gewebsanaphylaxie) des Gelenks. Experimentelle pathologisch-anatomische Studie zur Pathogenese des Gelenkrheumatismus. Beitr. path. Anat. **83**, 185 (1927a).

KLINGE, F.: Über hyperergische (anaphylaktische) Entzündung. Klin. Wschr. **48**, 2265 (1927b).

KLINGE, F.: Das Gewebsbild des fieberhaften Rheumatismus. I.–III. Mitt. Das rheumatische Frühinfiltrat (akutes-degeneratives-exsudatives Stadium). Das Granulom und die Narbe. Virchows Arch. path. Anat. **279**, 438 (1930).

KLINGE, F.: Der Rheumatismus. Pathologisch-anatomische und experimentell pathologische Tatsachen und ihre Auswertung für das ärztliche Rheumaproblem. Ergebnisse der allgemeinen Pathologie und pathologischen Anatomie, Bd. 27 (Ed. W. Hueck, W. Frei). München: Bergmann 1933.

KOCHEM, H.G.: Immunhistologische Befunde bei drei Fällen sekundärer menschlicher Amyloidose. Frankfurt. Z. Path. **75**, 399 (1966).

KÖLLE, G.: Die juvenile rheumatoide Arthritis (juvenile chronische Polyarthritis) und das Still-Syndrom. Eine klinische und katamnestische Dokumentation. Habil. Schrift Med. Fak., Univ. München 1973.

KÖLLE, G.: Klinisches Bild und Verlauf der juvenilen rheumatischen Arthritis und des Still-Syndroms. Mschr. Kinderheilk. **118**, 488 (1970).

KÖLLE, G.: Gegenüberstellung der Befunde der beim Kind vorwiegend differentialdiagnostisch zu berücksichtigenden Erkrankungen des rheumatischen Formenkreises. In: Kernaussagen aus der Rheumatagung der Abteilung für Rheumatologie und Balneologie der Med. Hochschule Hannover, Bad Nenndorf, Mai 1972.

KOPSCH, F.R.: Lehrbuch und Atlas der Anatomie des Menschen, Abt. 2, 13. Auflage. Leipzig: Thieme 1929.

KREBS, W.: Das Röntgenbild des Beckens bei der Bechterew'schen Krankheit. Fortschr. Röntgenstr. **50**, 537 (1934).

LANCEFIELD, R.C.: A serological differentiation of human and other groups of hemolytic streptococci. J. exp. Med. **57**, 571 (1933).

LANDRÉ-BEAUVAIS, A.: Doit-on admettre une nouvelle espèce de goutte, sous la dénomination de goutte asthénique primitive? Paris: J.A. Brossom 1800.

LANG, J.: Beitrag der Gefäßversorgung der Gelenkinnenhaut. Z. mikros. anat. Forsch. **60**, 503–521 (1954).

LANGER, E.: Zur Pathologie der Parotis. Zbl. allg. Path. path. Anat. **91**, 504 (1954).

LANNIGAN, R., ZAKI, S.A.: An electron microscope study of acid polysaccharide in rheumatic heart lesions. J. Path. Bact. **96**, 305 (1968).

LASÈGUE, C.: Considérations sur la sciatique. Archives gén. Med. **2**, 558 (1864).

LATVALAHTI, J.: Experimental studies on the influence of certain hormones on the development of amyloidosis. Acta endocr. (Kbh.) Suppl. 16 (1953).

LEBOWITZ, W.B.: Heart in rheumatoid arthritis (rheumatoid disease): clinical and pathological study of 62 cases. Ann. intern. Med. **58**, 102 (1963).

LENNERT, K.: Cytologie und Lymphadenitis. In: Handbuch der speziellen pathologischen Anatomie und Histologie (Ed. E. Uehlinger), 1. Bd., 3. Teil. Berlin-Göttingen-Heidelberg: Springer 1961.

LENNERT, K.: Bildung und Differenzierung der Blutzellen, insbesondere der Lymphozyten. Verh. dtsch. Ges. Path. **50**, 163 (1966).

LÉRI, A.: La spondylose rhizomélique. Rev. Méd. (Paris) **19**, 597, 691, 801 (1899).

LERNER, E.M., SOKOLOFF, L.: The pathogenesis of bone and joint infection produced in rats by streptobacillus moniliformis. Arch. Path. **67**, 364 (1959).

LE ROY, H.L.: Die chronische Arthritis der Ziegen als Modell einer primär chronischen Polyarthritis. Z. Rheumaforsch. **22**, 263 (1963).

LETTERER, E.: Die Morphologie der immunopathischen Reaktionen. In: Handbuch der Allgemeinen Pathologie, Bd. VII, Teil 2 (Ed. F. Büchner, E. Letterer, F. Roulet). Berlin-Heidelberg-New York: Springer 1967.

LETTERER, E., CAESAR, R., VOGT, A.: Elektronenmikroskopische und immunomorphologische Strukturen des Amyloids. Dtsch. med. Wschr. **89**, 1909 (1960).

LINDNER, J.: Binde- und Stützgewebe. Morphologische und biochemische Informationen. Der Rheumatismus, Bd. 37. Symposion Bad Bramstedt 1965 (Ed. R. Schoen). Darmstadt: Steinkopff 1966.

LÖFFLER, W., KOLLER, F.: Die Gicht. In: Handbuch der Inneren Medizin (Ed. G. v. Bergmann, W. Frey, H. Schwiegle), Bd. VII/2, S. 435. Berlin-Göttingen-Heidelberg: Springer 1955.

LOEWI, G.: In: Scientific basis of rheumatology. (Ed. L. Holt). London: Academic Press 1973.

LOEWI, G.: Experimental immune inflammation in the synovial membrane. I. The immunological mechanism. Immunology **15**, 417 (1968).

LÜDERS, C.J., KLEMENS, F.: Die rheumatoiden granulomatös-nekrotisierenden Skleritiden und Episkleriden. Albrecht v. Graefes Arch. klin. exp. Ophthal. **165**, 545 (1963).

MALDYK, E., KALCZAK, M.: Histological and histochemical picture of the rheumatoid nodule. Reumatologia (Warsz.) **6**, 85 (1968).

MANDY, W.J., KORMEIER, L.C.: Homoreactant: A naturally occuring autoantibody in rabbits. Science **154**, 651 (1966).

MANKIN, H.J.: Localisation of triated thymidine in articure cartilage of rabbits. J. Bone Jt Surg. **45A**, 529 (1963).

MARIE, P., ASTIE, CH.: Sur un cas de cyphose hérédo-traumatique. Presse méd. 205 (1897).

MARTEL, W., HAYES, J.T., DUFF, I.F.: The pattern of bone erosion in the hand and wrist in rheumatoid arthritis. Radiology **84**, 204 (1965).

MARTIN, E., RADI, I.: Das Sjögren-Syndrom. In: Klinik der rheumatischen Erkrankungen (Ed. R. Schoen, A. Böni, K. Miehlke), S. 211. Berlin-Heidelberg-New York: Springer 1970.

MASSON, P., RIOPELLE, J.L., MARTIN, P.: Poumon rhumatismal. Ann. Anat. path. **14**, 359 (1937).

MATHIES, H.: Bericht über die Arbeitstagung in Puerto de la Cruz (Teneriffa), Dezember 1969. Arthritis psoriatica. Z. Rheumaforsch. **29**, 55 (1970).

MATHIES, H.: Ref. aus Arbeitsgemeinschaft für Erkrankungen des Bewegungsapparates, Berlin November 1971. Verh. Dtsch. Ges. Rheum. Darmstadt: Steinkopff 1973.

McEWEN: Cytologic studies in rheumatic fever. I. The characteristic cells of the rheumatoid granuloma. J. exp. Med. **55**, 754 (1932).

McKEOWN, F.: The left auricular appendage in mitral stenosis. Brit. Heart J. **15**, 433 (1953).

MEESEN, H., POCHE, R.: Pathomorphologie des Myocards. In: Das Herz des Menschen, Bd. 2 (Ed. Bargmann, Doerr). Stuttgart: Thieme 1963.

MERTZ, D.P.: Gicht (Grundlagen, Klinik und Therapie). Stuttgart: Thieme 1971.

MEYENBURG, H. v.: Die quergestreifte Muskulatur. In: Handbuch der speziellen pathologischen Anatomie und Histologie (Ed. F. Henke, O. Lubarsch), Bd. 9, S. 299. Berlin: Springer 1929.

MEYNET: Rheumatisme articulaire subaigu avec productions de tumeures multiples dans les tissus fibreux periarticulaires et sur le perioste d'un grand, 1875.

MIEHLKE, K., SCHULZE, G., EGER, W.: Klinische und experimentelle Untersuchungen zum Fibrositissyndrom. Z. Rheumaforsch. **19**, 310 (1960).

MISSMAHL, H.P.: Diagnose der generalisierten Amyloidosen. Dtsch. med. Wschr. **90**, 394 (1965).

MISSMAHL, H.P.: Amyloidosis. In: Textbook of immunopathology (Ed. P.A. Miescher, H.J. Müller-Eberhard), p. 421. New York-London: Grune and Stratton 1969.

MISSMAHL, H.P.: Amyloid. In: Klinik der Gegenwart (Ed. H.E. Bock, F. Hartmann). München-Berlin-Wien: Urban und Schwarzenberg 1972.

MOHR, W., HERSENER, J., WILKE, W., WEINLAND, G., BENEKE, G.: „Pseudogicht" (Chondrokalzinose) Z. Rheumaforsch. **33**, 107 (1974).

MOLL, W.: Geschichte des Rheumatismus. In: Klinik der rheumatischen Erkrankungen (Ed. R. Schoen, A. Böni, K. Miehlke), S. 4. Berlin-Heidelberg-New York: Springer 1970.

MORGAN, W.S.: The probable systemic nature of Mikulicz's disease and its relation to Sjögren's syndrome. New Engl. J. Med. **251**, 5 (1954).

MOTULSKY, A.G., WEINBERG, S., ROSENBERG, E., SAPHIR, O.J.: Lymph nodes in rheumatoid arthritis. Arch. intern. Med. **90**, 660 (1952).

v. MÜLLER, F.: Differentiation of the diseases includes under chronic arthritis. 17th Internat. Congress of Medicine, London 1913.

MURPHY, G.E.: The induction of rheumatic-like cardiac lesions in rabbits by repeated focal infections with group A streptococci; comparison with cardiac lesions of serum disease. J. exp. Med. **91**, 485 (1950).

MURPHY, G.E.: Evidence that Aschoff bodies of rheumatic myocarditis develop from injured myofibres. J. exp. Med. **95**, 319 (1952).

MURPHY, G.E.: On muscle cells, Aschoff bodies and cardiac failure in rheumatic heart disease. Bull N.Y. Acad. Med. (1959).

MURRAY, D.G.: Experimentally induced arthritis using intraarticular papain. Arthr. and Rheum. **7**, 211 (1964).

NATVIG, J.B., MUNTHE, E., GARDNER, P.I.: Molecular specifity and possible biological significance of rheumatoid factors. In: Rheumatoid Arthritis (Ed. W. Müller, H.G. Harwerth, K. Fehr). London-New York: Academic Press 1971.

NELSON, R.A.: Immune-adherence. In: Mechanisms of cell and tissue damage produced by immune reactions. 2nd Internat. Symp. of Immunopathology, Brook Lodge 1961. Basel: Schwabe 1962.

NEUMANN, E.: Die Picrocarminfärbung und ihre Anwendung auf die Entzündungslehre. Arch. mikr. Anat. **18**, 130 (1880).

NEUMARK: Ätiologische und pathogenetische Faktoren der chronischen Polyarthritis (rheumatoide Arthritis). Round-Table 15. Tagung der Deutschen Gesellschaft für Rheumatologie, Hamburg, Okt. 1972. Verhandlungen der Dtsch. Ges. Rheum. Darmstadt: Steinkopff 1974.

NIEPEL, G.A., KOSTKA, D., KOPECKY, ŠT., MANCA, ŠT.: Enthesopathy. Acta rheumatologica et balneologica, Pistiania 1 (1966).

NOWOSLAWSKI, A., BRZOSKO, W.J.: Immunopathology of rheumatoid arthritis. II. The rheumatoid nodule. Path. europ. **2**, 302 (1967).

OGRYZLO, M.H.: Different systemic rheumatoid diseases. Ann. rheum. Dis. **12**, 323 (1953).

OPPENHEIMER, A.: Development, clinical manifestations, and treatment of rheumatoid arthritis of the apophyseal intervertebral joints. Amer. J. Roentgenol. **49**, 49 (1943).

OTT, R., WURM, H.: Spondylitis ankylopoetica. In: Der Rheumatismus, Bd. 3 (Ed. R. Schoen). Darmstadt: Steinkopff 1957.

OTTE, P.: Die Altersveränderung der Gelenkknorpel und die Problematik ihrer Regeneration. Veröffentlichungen der Deutschen Gesellschaft für Gerontologie, Aktuelle Probleme der Geriatrie, Geropsychologie, Gerosoziologie und Altenfürsorge **3**, 211 (1970).

OTTE, P.: Die Pathophysiologie der aktivierten Arthrose und die Angriffspunkte der medikamentösen Therapie. Orthopädische Praxis **9**, 207 (1970).

PAGE, J.W., THOMAS, D.P., DINGLE, J.T.: In vitro studies of rheumatoid synovium. Preliminary metabolic comparison between synovial membrane and villi. Brit. J. exp. Path. **36**, 195 (1955).

PARKER, R.L., SCHMID, F.R.: Phagocytosis of particulate complexes of gamma globuline and rheumatoid factor. J. Immunol. **88**, 519 (1962).

PARKINS, R.A., BYWATERS, E.G.L.: Regression of amyloidosis secondary to rheumatoid arthritis. Brit. J. Med. **1959 I**, 536.

PASTERNAK, A., WEGELIUS, O., MAKISARA, P.: Renal biopsy in rheumatoid arthritis. Acta med. scand. **182**, 591 (1967).

PEARSON, C.M.: Development of arthritis, periarthritis and periostitis in rats given adjuvants. Proc. Soc. exp. Biol. (N.Y.) **91**, 95 (1956).

PFANNENSTIEL, P., HENNE, W., PIXBERG, H.U.: Klinische Erfahrungen beim Einsatz von ^{99m}Tc-markiertem Pyrophosphat bzw. Polyphosphat zur Skelettdiagnostik. Symposion der Sektion Nuklearmedizin in der Gesellschaft für Medizinische Radiologie in Reinhardsbrunn 1973. Radiobiol.-Radiother. **15**, 141 (1974).

PIRANI, C.L., BENNETT, G.A.: Rheumatoid arthritis. A report of 3 cases progressing from childhood and emphasizing certain systemic manifestations. Bull. Hosp. Jt Dis. (N.Y.) **12**, 335 (1951).

PODLIACHOUK, L., EYQUEM, A., CORVAZIER, R.: Les facteurs rhumatoïdes dans les immunsérums équins antibactériens. Ann. Inst. Pasteur **109**, Suppl. 5, 58 (1965).

POLICARD, A.: Physiologie générale des articulations a l'état normal et pathologique. Paris 1939.

PŘIBRAM: Der akute Gelenkrheumatismus. In: Nothnagels spezielle Pathologie und Therapie, Bd. **5**, S. 2 (1901).

PROKOP, D.J., PETTENGILL, O., HOLTZER, H.: Incorporation of sulfate and the synthesis of collagen by cultures of embryonic chondrocytes. Biochim. biophys. Acta (Amst.) **83**, 189 (1964).

QUENILLE: Arteriitis bei akutem Gelenkrheumatismus. Thése de Paris (Rounet). Ref. Zbl. Path. **17**, 687 (1906).

RAPP, P.: Nierenuntersuchungen bei juveniler chronischer Polyarthritis. Dissertation, Mainz 1973.

RAWSON, A.J., ABELSON, N.J., HOLLANDER, J.L.: Studies on the pathogenesis of rheumatoid joint inflammation. — II. Intracytoplasmic particulate complexes in rheumatoid synovial fluids. Ann. intern. Med. **62**, 281 (1965).

RAWSON, A.J., QUISMORIO, F.P., ABELSON, N.M.: The induction of synovitis in the normal rabbit with FAB. Amer. J. Path. **54**, 95 (1969).

RAWSON, A.J., TORRALBA, T.P.: Induction of proliferate synovitis in rabbits by intra-articular injection of immune complexes. Arthr. and Rheum. **10**, 44 (1967).

REHN: In: Gerhardt's Handbuch der Kinderheilkunde. Zit. n. F. KLINGE, 1933.

REMKY, H.: Augenbeteiligung bei rheumatischen Erkrankungen. In: Organmanifestationen. Aktuelle Rheumaprobleme. (Ed. H. Mathies). München: Banaschewski 1972.

RETTERER: C. R. Soc. Biol. (Paris) **10**, 2 (1895).

RICH, A., CRICK, F.H.C.: J. molec. Biol. **3**, 483 (1961).

RICHTER, I.-E.: Rasterelektronenoptische Studien am arthrotischen Knorpel. Verh. Dtsch. Ges. Rheumatologie, Bd. 2. Z. Rheumaforsch. **31** (Suppl. 2), 240 (1972).

ROBERTS, W.C.: Cardiac valvular lesions in rheumatoid arthritis. Arch. intern. Med. 122 (1968).

ROBINSON, W.D., FRENCH, A.J., DUFF, I.F.: Polyarthritis and rheumatoid arthritis. Ann. rheum. Dis. **12**, 323 (1953).

RÖSSLE, R.: Allergie und Pathergie. Klin. Wschr. **12**, 574 (1933).

RÖSSLE, R.: Zum Formenkreis der rheumatischen Gewebsveränderung mit besonderer Berücksichtigung der rheumatischen Gefäßveränderungen. Virchows Arch. path. Anat. **288**, 780 (1933).

ROITT, J.M.: Essential immunology. Oxford: Blackwell Scientific Publications 1971.

ROMANUS, R., YDÉN, S.: Pelvo-spondylitis ossificans — rheumatoid or ankylosing spondylitis. Kopenhagen: Munksgaard 1955.

v. ROMBERG, E.: Über die Bedeutung des Herzmuskels für die Symptome und den Verlauf der akuten Endocarditis und chronischer Klappenfehler. Dtsch. Arch. klin. Med. **53**, 141 (1894).

RUFFER, M.A., RIETTI, A.: On osseous lesions in ancient egyptians. J. Path. Bact **16**, 439 (1911/12).

RUIZ-TORRES, A.: Wirkung der chronischen Penicillaminverabfolgung auf das Kollagen. Verh. dtsch. Ges. inn. Med. **74**, 597 (1968).

SANDRITTER, W., BENEKE, G.: Reaktionsmöglichkeiten von Bluteiweißkörpern im Bindegewebe und deren Bedeutung für das rheumatische Geschehen. In: Der Rheumatismus, Symposion Baden-Baden 1965 (Ed. W.H. Hauss, U. Gerlach). Darmstadt: Steinkopff 1966.

SCHACHERL, M., SCHILLING, F.: Röntgenbefunde an den Gliedmaßengelenken bei Polyarthritis psoriatica. Z. Rheumaforsch. **26**, 442 (1967).

SCHILLING, F.: Gicht — Diagnose, Differentialdiagnose und Therapie. Ärztl. Fortbildung **16**, 36 (1967).

SCHILLING, F.: Das klinische Bild der Spondylitis ankylopoetica. Med. Welt (Stuttg.) 19 (N.F.), 2334 (1968).

SCHILLING, F.: Röntgenmorphologische Befunde bei der Spondylitis ankylopoetica. Verh. Dtsch. Ges. Rheum. 1, 33. Darmstadt: Steinkopff 1969a.

SCHILLING, F.: Differentialdiagnose der Spondylitis ankylopoetica, Spondylitis psoriatica, chronisches Reiter-Syndrom, Spondylosis hyperostotica. Therapiewoche 19, 249 (1969b).

SCHILLING, F.: Die „rheumatoide" Karditis. Dtsch. med. Wschr. 95, 285 (1970a).

SCHILLING, F.: Peripher-nervale Manifestationen der chronischen Polyarthritis („rheumatoide Polyneuropathie") und medulläre Komplikationen chronisch rheumatischer Leiden. In: Rheuma- und Nervensystem, Arbeitsgespräch Wiesbaden 1969. Wissenschaftlicher Dienst „Roche" 1970b.

SCHILLING, F.: Klinik und Therapie der Gicht und deren Abgrenzung von der Pseudogicht. In: Fettsucht — Gicht (Ed. G. Schettler, W. Böcker), S. 139. Stuttgart: Thieme 1971.

SCHILLING, F.: Klinik der Gicht. Therapiewoche 22, 92 (1972).

SCHILLING, F.: Symposion „Diagnostische Kriterien". Bad Abbach 1973a.

SCHILLING, F.: Die Spondylitis ankylopoetica. In: Handbuch der med. Radiologie, Bd. VI (Ed. L. Diethelm). Heidelberg-Berlin-New York: Springer 1973b.

SCHILLING, F.: Knochenveränderungen bei entzündlich-rheumatischen Erkrankungen vom klinisch-radiologischen Standpunkt. Verh. Dtsch. Ges. Rheum. Darmstadt: Steinkopff 1973c.

SCHILLING, F.: HL-A 27 beim Reiter-Syndrom. Diskussionsbeitrag 80. Tagung Dtsch. Ges. Inn. Med., Wiesbaden, April 1974.

SCHILLING, F., SCHACHERL, M.: Röntgenbefunde an der Wirbelsäule bei Polyarthritis psoriatica und Reiter-Dermatose: Spondylitis psoriatica. Z. Rheumaforsch. 26, 450 (1967).

SCHILLING, F., SCHACHERL, M.: „Banale" und destruierende Polyarthrose. Z. Rheumaforsch. 31, 247 (1972).

SCHILLING, F., SCHACHERL, M., BOPP, A., GAMP, A., HAAS, J.P.: Veränderungen der Halswirbelsäule (Spondylitis cervicalis) bei der chronischen Polyarthritis und bei der Spondylitis ankylopoetica. Radiologe 3, 483 (1963).

SCHILLING, F., SCHACHERL, M., ROSENBERG, R.: Die juvenile Spondylitis ankylopoetica. Dtsch. med. Wschr. 94, 473 (1969).

SCHLOSSTEIN, L., BLUESTONE, R., MORRIS, R., METZGER, A.L., TARASAKI, P.J.: High association of HL-A 27 with ankylosing spondylitis. N. Engl. J. Med. 228, 704 (1973).

SCHMID, F.R., COOPER, N.S., ZIFF, M., McEWEN, C.: Arthritis in rheumatoid arthritis. Amer. J. Med. 30, 56 (1961).

SCHMITT, F.O., HALL, C.E., JAKUS, M.A.: Electron microscopy studies on collagen. J. cell comp. Physiol. 20, 11 (1942).

SCHÖNLEIN, J.L.: Allgemeine und spezielle Pathologie und Therapie. Zürich 1837.

SCHROEDER, W., FRANKLIN, F.C., McEWEN, C.: "Rheumatoid factors" in patients with silicosis with round nodular fibrosis of the lung in the absence of rheumatoid arthritis. Arthr. and Rheum. 5, 10 (1962).

SCHÜRER, W.: Sp.a. und HL-A. Die Histokompatibilitätsantigene bei der Spondylitis ankylopoetica. Diss., München 1973.

SCHULTZE-RHONHOFF, J., KÖLLE, G.: Die Langzeitbehandlung der rheumatoiden Arthritis im Kindesalter mit Phenylbutazon. Z. Rheumaforsch. 23 (3/4), 109 (1965).

SCHUMACHER, H.R., KITRIDOU, R.C.: Synovitis of recent onset. A clinico-pathologic study during the first month of disease. Arthr. and Rheum. 15, 5 (1972).

SCHWARZ, W.: Binde- und Stützgewebe. Morphologische und biochemische Informationen In: Der Rheumatismus, Bd. 37, Symposion Bad Bramstedt 1965 (Ed. R. Schoen). Darmstadt: Steinkopff 1966.

SEIFERT, G., GEILER, G.: Der Rheumatismus der Schleimbeutel und Sehnenscheiden. Z. Rheumaforsch. 17, 337 (1958).

SEIFERT, G.: Mundhöhle, Mundspeicheldrüsen, Tonsillen und Rachen. In: Spezielle pathologische Anatomie (Ed. W. Doerr, E. Uehlinger), 1. Bd. Berlin-Heidelberg-New York: Springer 1966.

SEIFERT, G.: Klinische Pathologie der Sialadenitis und Sialadenose. H.N.O. 19, 1 (1971).

SEIFERT, G.: Die Pathologie der Speicheldrüsen im Rahmen der Kollagenkrankheiten. H.N.O. 19, 193 (1971).

SELYE, H.: A further study concerning the participation of the adrenalin cortex in the pathogenesis of arthritis. Brit. med. J. 1129 (1949).

SELYE, H.: Rolle der Nebennierenrinde bei der Entstehung verschiedenartiger Blutgefäßveränderungen. Münch. med. Wschr. 98, 1015 (1956).

SHARP, J.: Differential diagnosis of ankylosing spondylitis. Brit. med. J. 1, 975 (1957).

SHARP, J.: Ankylosing spondylitis. A review. In: Progress in clinical rheumatology (Ed. A.S.J. Dixon), p. 180. London: Churchill 1965.

SHEARN, M.A.: Sjögren's syndrome in association with scleroderma. Ann. intern. Med. 52, 1353 (1960).

SHORT, C.L., BAUER, W., REYNOLDS, W.E.: Rheumatoid arthritis. Cambridge/Mass.: Harvard University Press 1957.

SINCLAIR, R.J.G., CRUICKSHANK, B.: A clinical and pathological study of sixteen cases of rheumatoid arthritis with extensive visceral involvement (rheumatoid disease). Quart. J. Med. 25, 313 (1956).

SJÖGREN, H.: Zur Kenntnis der Keratokonjunktivitis sicca. Acta ophthal. (Kbh.) 11, 1 (1933).

SKIDMORE, J.F., TRNAVSKY, K.: Some aspects of anti-inflammatory drugs. Piestany 1967.

SOKOLOFF, L.: Heart in rheumatoid arthritis. Amer. eart J. 45, 635 (1953c).

SOKOLOFF, L.: Comparative pathology of arthritis. Advanc. vet. Sci. 6, 193 (1960).

SOKOLOFF, L.: The pathophysiology of peripheral blood vessels in collagen disease. In: The peripheral blood vessels (Ed. J.H. Orbinson, D.E. Smith), p. 297. Baltimore: Williams & Wilkins 1963.

SOKOLOFF, L.: Cardiac involvement in rheumatoid arthritis and allied disorders: current concepts. Med. Concepts Cardiovasc. Dis. (N.Y.) **33**, 847 (1964).

SOKOLOFF, L.: The pathology of rheumatoid arthritis and allied disorders. In: Arthritis and allied conditions (Ed. J.L. Hollander), 7th Ed., p. 187. Philadelphia: Lea and Febiger 1966.

SOKOLOFF, L., BEEGEL, P.: Effect of streptococcal growth products on development of experimental viral arthritis. Arch. Path. **56**, 473 (1953b).

SOKOLOFF, L., McCLUSKEY, R.T., BUNIM, J.J.: Vascularity of the early subcutaneous nodule of rheumatoid arthritis. Arch. Path. **55**, 475 (1953a).

SOKOLOFF, L., WILENS, S.L., BUNIM, J.J.: Arteriitis of striated muscle in rheumatoid arthritis. Amer. J. Path. **27**, 157 (1951).

STASTNY, P., ZIFF, M.: Homologous disease in the adult rat, a model for autoimmune diseases. Fed. Proc. **21**, 42 (1962).

STECHER, R.M., AUSENBACHS, A.: Vererbungen bei Erkrankungen der Gelenke. Z. Rheumaforsch. **14**, 209 (1955).

STILL, G.F.: On a form of chronic joint disease in children. Med.-chir. Trans. **80**, 47 (1897).

STOCKMANN, R.: Rheumatism and arthritis. Edingburgh: Green and Sons 1920.

STOERK, H.C., BIELINSKI, T.C., BUDZILOVICH, T.: Chronic polyarthritis in rats injected with spleen in adjuvants (Abstract). Amer. J. Path. **30**, 616 (1954).

STROGANOVA, E.V.: Der Einfluß von ACTH und Cortison auf die serösen Membranen der Gelenke und ihre Nervenapparate bei experimenteller allergischer Arthritis. Probl. Endokrinol. Hormon. **2**, 32 (1956).

STRÜMPELL, A.: Lehrbuch der spec. Pathologie und Therapie der Inneren Krankheiten, 8. Ed., Bd. 2, S. 457. Leipzig: Vogel 1884.

VAN SWAAY, H.: Spondylosis ankylopoetica. Een pathogenetische studie. Diss. Med., Leiden 1950.

SWIFT, H.F.: Die Pathogenese des Rheumatismus. J. exp. Med. **39**, 497 (1924).

SVARTZ, N.: The affinity of the rheumatoid factor for different tissues and the production in animals of a rheumatoid factor-like macroglobulin, simultaneously with arthritis. J. Belge Rhum. Med. Phys. **24**, 200 (1969).

SYDENHAM, T.: Of a Rheumatism. The whole works of that excellent practical physician Dr. Thomas Sydenham. Übersetzt aus dem Lateinischen von John Pechey. London 1701.

SYDENHAM, T.: Differentiation of gout from rheumatism. London: G. Kettilby 1683.

TALALAJEW, W.T.: Weitere Beiträge zur Frage der pathologischen Anatomie des akuten Rheumatismus. In: 1. allruss. path. Kongr. Petrograd 1924. Ref. in Zbl. Path. **35**.

TALALAJEW, W.T.: Der akute Rheumatismus. Klin. Wschr. **8**, 124 (1929).

TALBOTT, J.A., CALKINS, E.: Pulmonary involvement in rheumatoid arthritis. J. Amer. med. Ass. **189**, 911 (1964).

TANIGUCHI, S., SHICHIKAWA, K.: Histological studies on experimental viral arthritis. Acta rheum. scand. **8**, 265 (1962).

TEDESCHI, C.G., WAGNER, B.M., PANI, K.C.: Studies in rheumatic fever. I. The clinical significance of the Aschoff body based on morphologic observations. Arch. Path. **60**, 408 (1955).

TEILUM, G., LINDAHL, A.: Frequency and significance of amyloid changes in rheumatoid arthritis. Acta med. scand. **149**, 449 (1954).

THEOBALD, W., DOMENJOZ, R.: Das Serotonin-Ödem der Ratte und seine Beeinflussung durch Antiphlogistika. Arzneimittel-Forsch. **8**, 1 (1958).

THOREL, CH.: Pathologie der Kreislauforgane des Menschen. Erg. allg. Path. path. Anat. **17** (II), 90 (1915).

TILP, A.: Noduli rheumatici galeae aponeuroticae. Verh. dtsch. path. Ges. **17**, 469 (1914).

UEHLINGER, E.: Die Kollagenkrankheiten der Lunge. Bibl. tuberc. (Basel) **14**, 144 (1959).

UEHLINGER, E.: Kortikoide und Kalziumstoffwechsel. Med. Mitt. (Melsungen) **40**, 197 (1966).

UEHLINGER, E.: Knochenveränderungen bei entzündlich-rheumatischen Erkrankungen vom pathologisch-anatomischen Standpunkt. In: Verh. Dtsch. Ges. Rheum. Darmstadt: Steinkopff 1973.

DE VECCHI: Contributo sperimentale alla conosensa di miocardite reumatica. In: Pathologica, Vo. II, Nr. 47. Genova 1910.

WAALER, E.: On occurance of a factor in human serum activating the specific agglutination of sheep blood corpuscles. Acta path. microbiol. scand. **17**, 172 (1940).

WAGENHÄUSER, F.J.: Die Rheumamorbidität. Bern-Stuttgart-Wien: Huber 1969.

WÄTJEN, J.: Ein besonderer Fall rheumatischer Myocarditis. Verh. dtsch. Ges. Path. **18**, 223 (1921).

WAKSMAN, B.H., PEARSON, C.M., SHARP, J.T.: Studies of arthritis and other lesions induced in rats by injection of myobacterial adjuvant. II. Evidence that the disease is a disseminated immunologic response to exogenous antigen. J. Immunol. **85**, 403 (1960).

WARD, J.R., COLE, B.C., JONES, R.S.: Chronic proliferative arthritis of mice induced by mycoplasma arthritidis. Arth. and Rheum. **14** (3), 422 (1971).

WARD, J.F., JONES, R.S.: Studies on adjuvant-induced polyarthritis in rats. I. Adjuvant composition, route of injection and removal of depot site. Arthr. and Rheum. **5**, 557 (1962).

WEINBERGER, H.J.: Discussion of Ogryzlo and Robinson. Ann. rheum. Dis. **12**, 324 (1953).

WEED, C.-L., KULZNDER, G.-G., MAZARELLA, J.-A., DECKER, J.-L.: Heart block in ankylosing spondylitis. Arch. intern. Med. **117**, 800 (1966).

WEINTRAUB, A.: Psychosomatik des „Weichteilrheumatismus" — Therapeutische Maßnahmen und Konsequenzen in Kur und Praxis. Z. Rheumaforsch. **31**, 273 (1972).

WEINTRAUB, A.: Vertebragene Syndrome aus psychosomatischer Sicht. Fortbildungsk. Rheumatol. Bd. 2, S. 206. Basel: Karger 1973.

WEISSMANN, G., UHR, J.W.: Studies on lysosomes. IX. Biochem. Pharmacol. Suppl. 5 (1968).

WELLS, W.C.: Rheumatism of the heart. Trans. Soc. Improv. Med. Surg. Knowledge **3**, 373 (1812).

WESSINGHAGE, D.: Carpaltunnelsyndrom und chronische Polyarthritis. In: Rheuma und Nervensystem, Arbeitsgespräch Wiesbaden 1969. Wissenschaftlicher Dienst „Roche" 1970.

WILD, A.: Das Röntgenbild der experimentellen chronischen Polyarthritis der Ratte. In: Verh. Dtsch. Ges. Rheum. Darmstadt: Steinkopff 1973.

WILKINSON, M., BYWATERS, E.G.L.: Clinical features and course of ankylosing spondylitis. Ann. rheum. Dis. **17**, 209 (1957).

WITMER, R.: Rheumatische Augenerkrankungen. In: Klinik der rheumatischen Erkrankungen (Ed. R. Schoen, A. Böni, K. Miehlke), S. 268. Berlin-Heidelberg-New York: Springer 1970.

WRIGHT, J.R., CALKINS, E., BREEN, W.J., STOLTE, G., SCHULTZ, R.T.: Relationship of amyloid to ageing. Medicine Baltimore **48**, 39 (1969).

YOUNG, D., SCHWEDEL, J.B.: The heart in rheumatoid arthritis. A study of 38 autopsy cases. Amer. Heart J. **28**, 1 (1944).

ZIFF, M.: In: Autoimmunfaktoren bei der primär chronischen Polyarthritis. Docum. Rheumatol., Bd. 24. Basel: Geigy 1969.

ZIFF, M.: Enhancing factors of immunoglobulin and rheumatoid factor synthesis in rheumatoid arthritis. Nachmann-Preis-Arbeit 1974.

ZITNAN, D., SITAJ, S.: Ann. rheum. Dis. **22**, 142 (1963).

ZUCKER-FRANKLIN, D.: Electron microscopic studies of human leucocytes: structural variations related to functions. Seminars Hemat. **5**, 109 (1968).

Sachverzeichnis

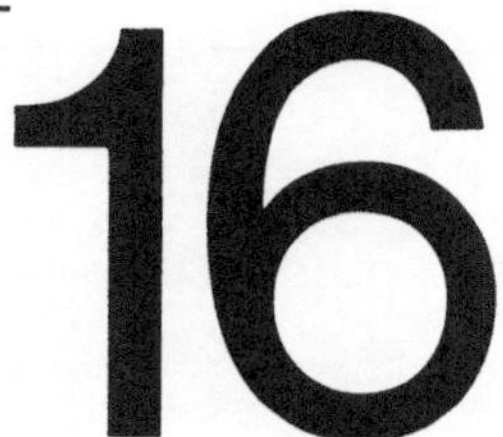

A-Zellen
8.Adjuvans-Arthritis 336
–, Fibrinphagozytose 89, 96
–, physiologische Aufgaben
   89
–, Synovialdeckzellen 88
Adjuvans-Arthritis 336
–, Dauer 336
–, Histologie 336, *339*
–, klinische Charakteristika
   338
–, Knochenneubildung *339*
–, Knochenumbau *340*
–, Kritik 336, 337
–, Lymphknoten 336
–, Osteolyse *339*
–, Pathogenese 337
–, periartikuläre Entzündung
   340, 341
–, Röntgenbefunde 337
–, Röntgenbild *338*
–, Symptomatik 338
–, Synovialzellen 336
Adventitialzellen
–, RhF *25*
akuter Rheumatismus
– –, Erstbeschreibung 2
– –, ziehende Schmerzen 2
allergisch-hyperergische
   Genese
– –, Geschichte 4
Amyloid
–, elektronenoptische Struk-
   tur 172
–, Endokard 166
–, Färbetechnik 172
–, Gelenkkapsel 172
–, Glukokortikosteroide 173
–, Herzklappen 166
–, Immunologie 172
–, juvenile CP
–, –, Herz *167*
–, Komplementbindung 173
–, Leber 170
–, lokal 169
–, Milz 171
–, Myokard 166
–, Nebennieren 171
–, Niere 169
–, periretikulär *170*
–, polarisationsoptische Tech-
   nik 172
–, Rektumschleimhautbiop-
   sie 172
Amyloidose
–, Cp 169
–, juvenile CP 169
–, Nadelbiopsie 170
–, perikollagen 169
–, periretikuläre 169
–, primäre 169
–, sekundäre 169
Anitschkow-Zelle
–, muskelaggressives Granu-
   lom *34, 37, 39*

Ankylose
–, A.ps. *263, 264, 265*
–, fibröse 204
–, fibröse bei CP *120,
   121*
–, ossäre 120
–, partiell fibröse *122*
–, Sp.a. *240*, 248
Ankylosierung
–, A.ps. 262
Anlaufschmerz
–, Arthrose 298
Antigen-Antikörper-
   Komplexe
–, RhF 50
Antigen-Antikörper-Reaktion
–, rheumatisches Frühinfil-
   trat 5
Antigen
–, autologes
–, –, experimentelle Arthri-
   tis 336
–, homologes
–, –, experimentelle Arthri-
   tis 336
Antikörper 50
–, Gelenk bei CP 110
–, zelluläre 18
Antikörperbildung
–, Synovialgewebe 336
Antimalariamittel
–, CP 205
–, Sehstörungen 205
antinukleäre Faktoren
– –, CP 199
– –, Hydralazin 200
– –, IgM-Klasse 199
Antiphlogistica
–, Ansatzpunkte 204
antiphlogistische Substanzen
– –, Kapillarpermeabilität
   204
Antistreptolysin-Titer
–, RhF 20
Anulus fibrosus 13
Aorta
–, RhF 59
Aorteninsuffizienz
–, Sp.a. 257
Aortitis rheumatica
– –, Narbengewebe *61*
Apatitkeime
– Bedeutung für Kalzifizie-
   rung 8
ARA-Kriterien 84
Arterien
– Neubildung im Stratum sy-
   noviale 136
–, RhF 59, 63
Arteriennekrose
–, monstranzartige Zellpalisa-
   de *189*
–, Rheumafaktoren 185
–, totale *188*
–, Zellpalisade *188*

Arteriitis
–, CP 174
–, experimentelle *335*
–, Glukokortikosteroidbe-
   handlung 174
–, Immunkomplexe 81
–, Klassifizierung 175
–, nekrotisierende 180
–, –, Kritik 192
–, RhF 59
Arteriole
–, Endothel *178*
Arteriolonekrose
–, pulmonale Hypertonie 77
Arterionekrose
–, juvenile CP 228
–, –, Rheumafaktoren 228
Arteriosklerose
–, Stratum synoviale 136
Arthritis
–, Galen 1
–, destruierende
–, –, bei CP *142*
–, experimentelle 333
Arthritis psoriatica 261
– –, Ankylose *263, 264,
   265*
– –, Ankylosierung 262
– –, CP 261
– –, Endgliedverstümme-
   lung 262
– –, Endothelzellen *270*
– –, Exsudatfibrin *267*
– –, Fibrinphagozytose
   268
– –, Fibroblasten *269*
– –, Histologie 266
– –, Intimasklerose *268*
– –, Knochenneubildung
   271, *273, 274*
– –, Knochenumbau 271
– –, Kollagenfibrillen *269*
– –, Kortikalisdestruktion
   272
– –, Mutilation *266*
– –, Osteoblasten *272, 274*
– –, Osteoblastenketten 271
– –, Osteolyse 262, *266,
   268, 273*
– –, Osteoporose *263, 267,
   273*
– –, pagetoide Strukturen
   271
– –, Pannus *263*
– –, paraspinale Ossifika-
   tion *262*
– –, pathologische Anato-
   mie 261
– –, Pathomechanismen
   273
– –, Periost
– –, –, Sharpeysche Fa-
   sern 271
– –, –, Zellproliferation
   271

Arthritis psoriatica
– –, periostale Fibrose *265*
– –, Periostfibrose *270*
– –, Pilzform der Phalangen 266
– –, Sharpeysche Fasern *272*
– –, Strahlbefall 261
– –, Subluxation *265*
– –, Synostosierung *264*
– –, Synovitis 273
Arthritis urica
– – s.Gicht
Arthrodese 214
Arthroplastik 214
–, Endoprothesen 222
Arthrose 295
–, Abgrenzung und Sonderstellung 2
–, Anlaufschmerz 298
–, Begleitentzündung *307*
–, Begleitsynovitis 295, *312*
–, Biopsie 308
–, Brutkapselbildung 300
–, Brutkapseln *301, 308*
–, Demaskierung kollagener Fasern 296
–, Eburnisierung *303*
–, enchondrale Verknöcherung *315*
–, Epidemiologie 295
–, Eröffnung des Markraums 304
–, Faserdemaskierung 298, *301*
–, Fibrin *307*
–, funktionsmechanische Störungen des Gelenks 298
–, Gelenkbefall
–, – bei Frauen 296
–, – bei Männern 296
–, –, Häufigkeit 295
–, Gelenkknorpel 296
–, genetische Disposition 298
–, Geröllzyste *306*, 307, *311*
–, Geschichte 295
–, Heilung *309*
–, IgG 221
–, IgM 221
–, klinische Symptomatik 295
–, Knochenerosion 310
–, Knochenglatze *303, 305*
–, Knochenwunde *305*
–, Knorpelabrieb 300
–, Knorpeldefekt *309*
–, Knorpelerosion *302, 304*, 310
–, Knorpelmetaplasie 308
–, Knorpelschwund *314*
–, Lebensalter 295
–, Lymphozyten 201, 307
–, lysosomale Enzyme 298, 304, 307
–, Markraum 307
–, Narbe *309*
–, Narbengewebe *308*
–, Narbenplatte *310*
–, Osteophyten 308, 312
–, Osteophytenbildung *314, 315*
–, Osteoporose *313*

–, Osteosklerose 300
–, Pannus 304
–, Plasmazellen 201, 307
–, Proteoglykane 296
–, Pseudozyste 307
–, Randosteophyt *313*
–, Randwulstbildung 308
–, Rhagozyten 221
–, sekundäre Entzündung 304
–, Selbstheilung 304
–, subchondrale Knochennekrosen 298
–, subchondrale Osteosklerose *302*
–, Synovia 300
–, –, Zellgehalt 310
–, Synovialishypertrophie 313
–, Synovitis 307
–, Überlastung 312
–, Unterbelastung 312
–, zahlenmäßige Bedeutung 295
–, Zottenhypertrophie *315*
Arthropathia deformans
– –, unitarischer Rheumabegriff 4
Arthus-Phänomen
–, experimentelle Arthritis 335
–, rheumatische Myokarditis 29
–, RhF 108
Aschoffsches Granulom 22
– –, Alterung 24
– –, Aortitis 60
– –, Blutgefäße 24
– –, Immunkomplexe 81
– –, Immunpathologie 80
– –, Kapillarschädigung 18
– –, Klinge-Zyklus 2
– –, Lokalisation 24
– –, makrophagen 24
– –, muskelaggressives Granulom 31
– –, Pathogenese 36
– –, Spezifität 5
– –, Synovialstroma 70
– –, Tierexperiment 36
– –, Zellelemente 24
Aschoffsches Knötchen 4
aseptische Knochennekrosen
–, Glukokortikosteroide 207
Auge
–, CP 194
Autoantigenbildung
–, lysosomale Enzyme 111
Autoantikörper
–, Herzgewebe 20
–, muskelaggressives Granulom 39
–, Postkommissurotomie-Syndrom 39
–, rheumatische Endokarditis 50
–, Tierexperiment 20
Autoimmunerkrankung
–, Sjögren-Syndrom 234
–, Virus 111
Autoimmunfaktoren
–, CP 199, 200

–, –, nekrotisierende Prozesse 200
Autoimmunreaktion
–, RhF 81

B-Zellen
–, Mukopolysaccharide 90
–, physiologische Aufgaben 89
–, Synovialdeckzellen 88
Bakerzyste
–, CP 143
–, Stratum synoviale *144*
Bambusstab
–, Sp.a. *246*
Bandapparat
–, Lockerung bei CP 140
Basalmembran
–, Gelenkexsudat 83
–, Kapillaren 177
–, Perikard 53
–, Pleura 53
–, Stratum synoviale 53
Bewegungsverlust
–, Sp.a. 254
Bindegewebe
–, rheumatische Erkrankungen 9
–, Weichteilrheumatismus 320
–, Uratkristalle 277
Bindegewebszellen
–, mesenchymoide Transformation 115
Biopsie
–, Arthrose 308
–, CP 201
–, Gelenkinnenhaut 200
–, Muskelrheumatismus 321
–, Stratum synoviale 200
–, Synovitis 201
–, Trefferprobleme 201
Blindbiopsie
–, Synovialdiagnostik 200
Blutgefäße
–, CP 173, 176
–, –, Endothelzellen *175,176*
–, rheumatische Krankheiten 173
–, RhF 59
–, Neubildung in Synovialzotte *133*
Blutkapillaren
–, Granulationsgewebe 17
–, Primärläsion bei CP 90
Blutplättchen
–, Hyperurikämie 287
bradytrophes Gewebe
– –, mesenchymoide Transformation 327
Brustkorbstarre
–, Sp.a. 259
Brutkapselbildung
–, Arthrose 300
Brutkapseln
–, Arthrose *301, 308*
Bruzellose
–, Synovialgewebe 201
Bursen
–, pathologische Histologie bei CP *144*
Bursitis 319

Caplan-Syndrom 193
–, Rheumafaktoren 193
cater-pillar-cell 37
chemische Synovektomie
– –, Osmiumsäure 208
Chloroquin
–, Retinopathie 205
chondroide Metaplasie
– –, Sp.a. 243
Chondroitinsulfat-A
–, hyaliner Knorpel 10
Chondroitinsulfat-B
–, Aorta 10
Chondroitinsulfat-C
–, Haut 10
–, Herzklappe 10
–, Sehne 10
Chondrokalzinose 291
–, Abgrenzung gegen Urat-
  gicht 294
–, Arthrose 294
–, Fremdkörperreaktion 293
–, Gelenkknorpel *292*
–, Gewebsreaktion 291
–, Kalziumpyrophosphatkri-
  stalle 201
–, klinische Bedeutung 294
–, Kollagenfasern *293*
–, Lokalisation 291
–, Meniskus *293*
–, Pyrophosphatkristalle 291
–, Synovialgewebe 201
–, Synovitis 294
–, Vorkommen 291
Chondrozyten 296
–, Fibrin 98
–, Grundsubstanz 296
–, Verminderung 11
–, Zwischensubstanz 7
Chorda dorsalis
– –, Nucleus pulposus 13
Chorea minor
– –, RhF 20
Chronische Polyarthritis
– –, Adenogramm *197*
– –, Allgemeinerkrankung
  222
– –, Amyloidose 169
– –, Antimalariamittel 205
– –, antinukleäre Faktoren
  199
– –, Arterien 176
– –, Arteriitis 174
– –, nekrotisierende Arterii-
  tis 180
– –, Arthroplastik 222
– –, Auge 194
– –, Autoimmunfaktoren
  199
– –, –, Entstehung 200
– –, Blutgefäße 173, 176
– –, chronische Pneumonie
  192
– –, Endokard 164
– –, Endoprothesen *224*
– –, Episkleritis 194
– –, fibrinöse Pleuritis 192
– –, Frühsynovektomie
  214, 222
– –, Gefäßendothel 176
– –, Gefäßobliteration *186*
– –, Gelenke 85

– –, Gelenkköpfe *215*
– –, Goldsalze 205
– –, Herz 156
– –, Herzbeteiligung 157
– –, Herzbeutel 157
– –, hierarchisches Schema
  nach Schilling 84
– –, juvenile 225
– –, Kapillaren 176
– –, Kapillarläsion 204
– –, klinische Merkmale 83
– –, Knorpelnekrosen *209*
– –, Lunge 192
– –, Lungenknoten 193
– –, Lymphknoten 196
– –, Lymphozyten 202
– –, Medianekrose 180
– –, Mediaprozesse 180
– –, mesodermale Höhlen
  83
– –, morphologische Dia-
  gnostik 200
– –, Myokard 159
– –, Myokarditis 159, *160*
– –, –, diffuse *161*
– –, –, herdförmige *161*
– –, Nekrose 85
– –, Nomenklatur 83
– –, Osmiumsäure 208
– –, Pathogenese 110
– –, periartikuläre Begleit-
  phänomene 85
– –, Perikard 156
– –, Plasmazellen 202
– –, Pleura 192
– –, RA-Zellen 94
– –, Rhagozyten *95*
– –, Rheumafaktoren 199
– –, Rheumaknoten 3
– –, Riesenzellen 202
– –, Sjögren-Syndrom 231
– –, Sklera 194
– –, Skleritis 194
– –, –, granulomatöse 194
– –, Synovektomie *221, 222*
– –, Synovialstroma 202
– –, Venolen 176
– –, ziehende Schmerzen 2
– –, Zottenhyperplasie *216*
CP-Nekrose
–, Ähnlichkeit mit Exsudatfi-
  brin 140
–, antiphlogistische Therapie
  156
–, Autoimmunfaktoren 200
–, Autoimmunreaktion 152
–, Charakteristikum der CP
  155
–, Differentialdiagnose 154
–, elektronenoptische Befun-
  de 148
–, Entstehungsmechanismus
  150
–, Epikard 159, *160*
–, Gefäßverschluß 152
–, Gefäßwandnekrose 185
–, Granuloma anulare 154
–, Immunkomplexe 152
–, Klappeninsuffizienz 164
–, Klappenring 162
–, Klappenstenose 164
–, Lunge 193

–, mykotische Granulome
  155
–, Myokard 157, 159, *162,*
  163, 165
–, Narbengewebe 162
–, Organisation 185
–, Pleura 193
–, –, Struktur 193
–, Pleuritis 193
–, Pneumothorax 193
–, Rheumafaktoren 152,
  202
–, Sehnenscheiden 146
–, Sequester 150
–, Sklera 195
–, Spezifität 201
–, Stratum fibrosum 202
–, subendokardiales Gewebe
  164, *166*
–, subkutane Knoten bei Kin-
  dern 155
–, Substrat 152
–, Synovialoberfläche *139*
–, Synovialstroma 136, 202
–, Synovialzotte *138*
–, Schleimbeutel 146
–, Stratum fibrosum 136
–, Stratum synoviale bei CP
  136
–, Verflüssigung *151*
–, Verwechslung mit Fibrin-
  massen 123
–, Zellpalisade *138*
Cushing-Syndrom
–, Glukokortikosteroidbe-
  handlung *206*
Cystische Lungenfibrose
– –, Sp.a. *258*

Deckzellen
–, palisadenartige Prolifera-
  tion 202
–, Regeneration bei RhF 71
Deckzellschicht
–, Fibrin 93
Dermatomyositis
–, Kollagenkrankheiten 5
Determinantengemeinschaft
–, Kreuzreaktion, rheumati-
  sche Endokarditis 50
Deviation, ulnare 72
Diagnostik
–, morphologische bei CP
  200
Diarthrosen 13
disko-vertebrale Destruktionen
–, Sp.a. 254
Diszitis 143
–, Sp.a. 254
Doppeltbrechung
–, Kristalle bei Gicht 283
Dreikettenstruktur
–, Kollagen *9*

Eburnisation
–, Arthrose 300
Eburnisierung
–, Arthrose *303*
enchondrale Ossifikation
– –, Sp.a. 243, *250*

enchondrale Verknöcherung
− −, Arthrose *315*
−, Sp. a. 248
Endaortitis
−, RhF *64*
Endgliedverstümmelung
−, A. ps. 262
Endocarditis rheumatica
− −, klinische Bedeutung 43
Endokard 42
−, Amyloid 166
−, bürstenähnliche Transformation bei RhF *48*
−, CP *164*
−, RhF *42*
−, Verwachsung 52
Endokardbrücken
−, Herzohren 50
Endokarditis
−, kreuzreagierende Antikörper 81
−, Kreuzreaktion 80
−, parietalis, RhF *47*
−, Restzustand, RhF *51*
−, RhF *46*
−, subendothelial, RhF 45
Endokardverwachsung
−, RhF 45
Endophlebitis
−, RhF *66*
endoplasmatisches Retikulum 7
Endoprothesen
−, CP *224*
Endothel
−, Arteriole *178*
−, endoplasmatisches Retikulum *179*
Endothelschäden
−, Transformation 90
Endothelschädigung
−, Immunkomplexe 204
Endotheltransformation
−, bürstenähnliche 45
Endothelzellen
−, Anschwellung 180
−, A. ps. *270*
−, Herzklappe *47*
−, Proliferation 124
−, Schwellung 124
−, Stratum synoviale *177, 179*
−, Transformation 176, 180
Enthesiopathie 331
−, Entzündung 331
−, Knorpelzone 331
−, Sehnenansatz 331
Entzündung
−, Muskelrheumatismus 324
−, seröse, Sp. a. 259
Enzyme, lysosomale
− −, Arthrose 298
− −, Autoantigenbildung 111
− −, Gelenkexsudat, CP 116
− −, Granulozyten 111
Epidemiologie
−, Gicht 277
Epikard
−, CP-Nekrose 159, *160*
−, Sehnenfleck 55

Episkleritis
−, CP 194
Erosionen
−, marginale bei CP 120
experimentelle Arteriitis *335*
experimentelle Arthritis 333
− −, Adjuvans 336
− −, Arthus-Phänomen 335
− −, autologes Antigen 336
− −, homologes Antigen 336
− −, Immunkomplexe 336
− −, Klinge-Modell 333
− −, −, Kritik 333
− −, Kritik 336
− −, Serumversuche 333
experimentelle Gelenkprozesse 342
− −, Allgemeininfektion 342
− −, anaphylaktoide 343
− −, Bakterientoxine 342
− −, Freundsches Adjuvans 344
− −, immunologisch ausgelöste 343
− −, lokale Infektion 342
− −, spontan 342
experimentelle Rheumaforschung
− −, Kritik 344
experimentelle Synovitis
− −, Immunzellen 335
Exsudat
−, Kapillaren 177
Exsudatfibrin
−, A. ps. *267*
Exsudation
−, Oberflächen 17
−, mesodermale Spalträume 17
−, Resorption 17

Faserdegenerate
−, Muskelrheumatismus 323
Faserdemaskierung
−, Arthrose *301*
−, Gelenkknorpel *301*
Fasern 8
−, elastische 8
Faserverquellung
−, Aortenmedia bei RhF *62*
Faszien
−, RhF 73
−, Weichteilrheumatismus 325
Fasziitis 319
Fettgewebe
−, subkutanes, Weichteilrheumatismus 331
Fibrillen
−, Bildung durch Fibroblasten 7
Fibrin
−, Auflagerungen Herzklappenoberfläche 50
−, bindegewebig überwachsen *129*
−, Deckzellschicht 93
−, Gelenkinnenhaut bei RhF 68

−, Kapillarschädigung 22
−, Kappe auf Synovialzotte *128*
−, Knochenmark bei CP 141
−, Perikarditis 54
−, Perikardnarbe *58*
−, Rasterelektronenmikroskopie 217
−, rasterelektronenoptische Aufnahme *220*
−, Resorption 204
−, Skelettmuskulatur, RhF *75*
−, Sp. a. 245
−, Spondylitis anterior *257*
−, Stratum synoviale 202
−, −, CP *98*
Fibrinexsudat
−, Rezidiv *124*
Fibrinexsudation
−, RhF
−, −, Perikard 22
−, −, Peritoneum 22
−, −, Pleura 22
Fibrininsudation
−, Endokard 42, 43
−, RhF
−, −, Koronararterie 63
Fibrinoid
−, Alterung 16
−, Aortenintima bei RhF 63
−, Blutkapillaren 80
−, Fibrin 16
−, Gammaglobulin 16
−, Geschichte 3, 15
−, Herzklappen 43
−, Kapillarschädigung 80
−, kollagene Fasern 21
−, Kollagenkrankheiten 5, 15
−, Koronararterie *64*
−, Metachromasie 15
−, Perikard 55
−, Perimysium, RhF 74
−, Periost 72
−, zelluläre Resorption 22
−, Rheumaknoten 79
−, Stratum synoviale, RhF 70, 71
−, Tierexperiment 5
fibrinoide Degeneration
− −, Kollagenkrankheiten 5
− −, Kollagenosen 15
− −, Perikarditis 54
− −, rheumatische Prozesse 15
fibrinoide Verquellung 4
− −, Gefäßbindegewebe, RhF 21
Fibrinphagozytose
−, A-Zellen 89
−, A. ps. 268
Fibrinthromben
−, Endokard, RhF 49
Fibrinwärzchen
−, Endocarditis rheumatica 43
Fibroblasten
−, A. ps. *269*
−, Kollagensynthese 204
−, Mukopolysaccharide 7
−, Sehnengewebe *329*
−, Sekretionsprodukt 10

Fibrolyse
–, Gichtknoten *281*
Fibroplasie
–, Granulationsgewebe 17
–, Sp.a. 243
Fibrose
–, Gelenkinnenhaut 221
–, periostale, A.ps. 265
–, RhF
–, –, Skelettmuskulatur 77
–, –, Synovialstroma 71
–, Synovialzotte *133*
Fibrositis 319
–, Lumbago 319
Fingergrundgelenke
–, RhF 72
Fingermittelgelenke
–, RhF 72
Fremdkörpergranulations-
  gewebe
–, Osmiumsäure 210, *211*
Fremdkörperreaktion
–, Chondrokalzinose 293
–, Gicht *280*
Fremdkörperriesenzellen
–, Kristallsuspension *213*
–, Osmiumsäure *210*
Freundsches Adjuvans
– –, Gelenkprozesse 344
Frühsynovektomie 214
–, Bedeutung 222

Galaktosamin
–, Mukopolysaccharide 10
Gefäßbindegewebe
–, Entzündungen 5
–, RhF 21, 59
Gefäße
–, Aschoffsches Granulom
  24
–, Synovialstroma, RhF 71
Gefäßnekrose
–, Rheumafaktoren 190
–, Sequester 185
Gefäßprozesse
–, CP
–, –, Klassifizierung 175
–, –, Synopsis 192
–, Systematik *180*
Gefäßwandnekrose
–, CP 67
Gefäßwandnekrosen
–, Serumversuche 333
Gefäßwandprozesse
–, schematische Darstellung
  182
Gelenke 12
–, RhF 67
Gelenke, periphere
– –, Sp.a. 241
Gelenkhöhle 13
–, Schema 12
Gelenkinnenhaut
–, Biopsie 200
–, Narbenfibrose 221
–, Rasterelektronenmikrosko-
  pie 214
–, rasterelektronenoptische
  Aufnahme *218*
–, Regeneration 217
–, RhF 67

–, Schema 12
Gelenkkapsel
–, Amyloid 172
–, normale Anatomie 85
Gelenkknorpel
–, Abrisse *299*
–, Arthrose 296
–, Begleitsynovitis bei Arthro-
  se 300
–, bindegewebige Heilung
  304
–, Brutkapseln *301*
–, Chondrokalzinose *292*
–, Diffusionsweg 296
–, Einrisse *300*
–, Faserdemaskierung 301
–, Fibrinexsudation 117
–, Fragmente *134*
–, Knorpelzellen *297*
–, Kollagenfasern *297*
–, Kollagenfaserbündel *298*
–, Narbengewebe *119*
–, narbiger Ersatz *125*
–, Pannus *125*
–, rasterelektronenoptische
  Aufnahme *217*
–, RhF 72
–, strukturelle Schwäche 296
–, Zerstörung *126, 306*
–, Zerstörung nach RhF 72
Gelenkknorpel, hyaliner 11
Gelenkmechanik
–, Viskosität 88
Gelenkrheumatismus
–, rheumatische Stigmata 4
Gelenkrheumatismus, primär
  chronischer
–, – –, Geschichte 1
Gelenkrheumatismus, sekun-
  där chronischer
–, – –, Geschichte 1
Gelenktrauma
–, Lymphozyten 201
Geröllzyste
–, Arthrose 307, *311*
–, destruierende Polyarthro-
  se 314
–, Synovitis 307
Gewebe
–, bradytrophes
–, –, RhF 73
–, kollagenes
–, –, Fibroblastenwuche-
  rung 325
Gicht 275
–, Abgrenzung gegen Pseudo-
  gicht 283
–, Definition 275
–, Doppeltbrechung von Kri-
  stallen 283
–, Epidemiologie 277
–, Erstbeschreibung 275
–, Fremdkörperreaktion *280*
–, Glomerulosklerose 286
–, Großzehengrundgelenk
  276
–, Harnsäureauflagerung *278*
–, – auf Knorpel *278*
–, Hypertonie 286
–, Hyperurikämie 277
–, interstitielle Nephritis 286
–, Knochenbälkchen *289*

–, Knochenneubildung *289*
–, Knorpelzerstörung *279*
–, Makrophagen *279*
–, Manifestationen 277
–, Mononatriumuratkristalle
  201
–, Nephrohydrose *290*
–, Niere 286
–, Skelettsystem 277
–, Stadien 275
–, Synovialflüssigkeit 283
–, Synovialdiagnostik 201
–, Uratkristalle 277
–, Weichteiltophus *286*
–, ziehende Schmerzen 2
Gichtanfall
–, Erstbeschreibung 1
Gichtgranulome
–, Schicksal 284
Gichtknoten
–, elektronenoptische Befun-
  de 277
–, Fibrolyse *281*
–, Histiozyten *282*
–, klinische Bedeutung 284
–, Kristallnadeln *281*
–, Phagozytose
–, –, Uratkristalle *283*
–, Uratkristalle 283
Gichttophus 276
–, atypische Lokalisation
  287
–, Knochendestruktionen *287*
–, Niere *289*
–, Schicksal 290
–, Uratkristalle *285*
Glomerulosklerose
–, Gicht 286
–, Hypertonie 286
Glukokortikosteroidbehand-
  lung
–, Arteriitis 174
–, Osteoporose *206*, 207
Glukokortikosteroide
–, Amyloid 173
–, Antikörperbildung 205
–, aseptische Knochennekro-
  sen 207
–, Cushing-Syndrom 205
–, Einwirkung auf lymphati-
  sches Gewebe 205
–, Fibroblastenaktivität 205
–, Kapillarpermeabilität 205
–, Knochenwachstum 207
–, Knorpelnekrosen 207, *209*
–, Nebennierenrindenatro-
  phie 205
–, Nebenwirkungen 205
–, Skelettreifung 207
–, Wirkungsweise 205
Glukokortikosteroidtherapie
–, juvenile CP 228
Glukosamin
–, Mukopolysaccharide 10
Glukoseabbau
–, Weichteilrheumatismus
  327
Glykogen
–, Muskelrheumatismus 323
Goldsalze
–, CP 205
–, Nebenwirkungen 205

Gonitis
–, ankylosierende *226*
Granulation 17
Granulationsgewebe
–, Blutkapillaren 17
–, lipophag *212*
–, Narbengewebe 17
–, Perikarditis 56
–, Resorptionsleistung 17
Granulom
–, epitheloidzelliges
–, –, Synovialgewebe 201
–, Fibrin 18
–, Gefäßneubildung 18
–, muskelaggressives *33*
–, –, Anitschkow-Zellen *34*
–, –, Aschoffsches Granu-
   lom 31
–, –, Autoantikörper 80, 81
–, –, Endokard 43
–, –, Größe 37
–, –, Herzmuskulatur *38*
–, –, Herzohr 31
–, –, Mechanismus 80
–, –, Pathogenese 36
–, –, RhF 20, 31
–, –, Tierexperiment 36
–, rheumatisches
–, –, Dauer 31
–, RhF
–, –, Skelettmuskulatur 74,
   76
–, –, subendothelial *47*
Granuloma anulare
–, CP-Nekrose 154
Granulozyten
–, lysosomale Enzyme 111
–, Resorption 17
–, rheumatische Myokarditis
   29
–, RhF
–, –, Aortenintima 63
–, –, Stratum synoviale 70
–, –, Synovialflüssigkeit 68
–, Skelettmuskulatur 321
–, Spondylitis anterior 255,
   257
–, Stratum synoviale *95*
–, Superinfektion 113
–, Synovialstroma 96
–, Synovitis 111
Grundsubstanz 10
–, Chondrozyten 296
–, Fibrinoid 15
Grundsubstanzverschleimung
–, Heberden-Knoten 313

Hämosiderin
–, Synovialgewebe 201
–, villo-noduläre Synovitis
   201
Harnsäureauflagerung
–, Gicht *278*
Haut
–, Atrophie bei CP 140
–, RhF 78
Hautknoten
–, Aschoffsches Granulom 4
Heberden-Arthrose
– s. Polyarthrose

Heberden-Knoten 313
–, Grundsubstanzverschlei-
   mung 313
–, zystoide Degeneration 313
Heparin
–, Leber 10
–, Lunge 10
–, Mastzelle 10
Heparinsulfat
–, Lunge, Aorta 10
Herdpneumonie
–, RhF 77
Herz
–, CP 156
Herzbeteiligung
–, CP 157
Herzbeutel
–, CP 157
Herzklappen
–, Amyloid 166
–, Fibrinoid 43
–, Kreuzreaktion 80
–, Restzustände nach Endo-
   karditis 49
–, Vaskularisierung 52
Herzklappenentzündung, rheu-
   matische
–, –, Erstbericht 19
Herzklappenfibrose
–, Sp. a. 258
Herzohr
–, muskelaggressives Granu-
   lom 31
Herzohren
–, Endokardbrücken 50
–, Rheumagranulome 31
Herzmuskel
–, CP-Nekrose
–, –, EKG 164
Herzmuskulatur
–, muskelaggressives Granu-
   lom 31
–, RhF 20
Hexosamin
–, Mukopolysaccharide 10
Histiozyten
–, Gichtknoten *282*
–, Granulation 17
–, Wanderzellen 7
HL-A 27
–, Sp. a. 239
hyaliner Gelenkknorpel 11
Hyalinose
–, Knochenmarkarterie bei
   CP *141*
–, Koronararterie bei RhF *61*
Hyaluronsäure 10
Hydralazin
–, antinukleäre Faktoren
   200
Hydroxilapatit
–, Knochenhärte 11
Hyperergie
–, Tierexperiment 4
Hypertonie
–, Glomerulosklerose 286
Hyperurikämie
–, Blutplättchen 287
–, Gicht 277
–, Niere 286
Hypoxie
–, Muskelrheumatismus 323

IgG
–, Pleuraexsudat 192
IgM
–, Pleuraexsudat 192
Iliosakralarthritis
–, Sp. a. *238*
Iliosakralgelenke
–, Sp. a. 241
Immunglobuline
–, Klassen 105
–, Rhagozyten *95*
–, RhF 20
–, Synovialgewebe bei CP
   110
Immunkomplexe
–, Arteriennekrose 39
–, CP 110
–, Endothelschädigung 204
–, experimentelle Arteriitis
   335
–, Granulozyten 111
–, Kapillarschäden 29
–, Kapillarschädigung 18, 80
–, Makrophagen 110
–, rheumatische Myokarditis
   29
–, RhF
–, –, Kapillarwand 20
Immunmechanismen
–, Rheumagranulome 37
Immunleistung
–, Körperabwehr 106
Immunpathologie
–, RhF 80
Immunreaktion
–, Komplementsystem 108
–, Starterfunktion 108
–, Typ
–, –, anaphylaktischer 106
–, –, Arthus 107
–, –, zytolytischer 106
–, verzögerte zelluläre 107
Immunsuppression
–, CP 207
Immunsystem
–, „memory-cells" 106
Immunzellen
–, experimentelle Synovitis
   335
Indometazin
–, Arthritis psoriatica 204
–, CP 204
–, Spondylitis ankylopoetica
   204
–, Synovitis bei Arthrosen 204
interstitielle Flüssigkeit
– –, Grundsubstanz 10
interstitielle Nephritis 286
Intima
–, Proliferation 180
Intimasklerose
–, A. ps. 268
– nach RhF 63
intraartikuläre Injektionen
– –, Hyalinisierung der Syn-
   ovialzotten *212*
– –, Synovialgewebe
– –, –, Hyalinisierung 210
Iridozyklitis
–, ALS-Titer 196
–, Granulozyten 196
–, Sp. a. 196

juvenile Chronische Polyarthritis 225
– – –, Amyloidose 169
– – –, Arterionekrose 228
– – –, Differentialdiagnose 225
– – –, Gelenkbefall 226
– – –, Geschichte 225
– – –, Glukokortikosteroidtherapie 228
– – –, Gonitis *226*
– – –, Hautknoten 229
– – –, Herz
– – –, –, Amyloid *167*
– – –, Krankheitsbeginn 226
– – –, Mortalität 226
– – –, Myokard
– – –, –, Amyloid *166*
– – –, Myokarditis 159
– – –, Niere
– – –, –, Amyloidose 228
– – –, –, interstitielle Entzündung 228
– – –, Nierenabszesse 228
– – –, Nierenbeteiligung 227
– – –, Rheumafaktoren 226
– – –, Rheumaknoten
– – –, –, Histologie 228
– – –, Spondylitis cervicalis 229, *229*
– – –, subchondraler Prozeß *227*
– – –, Symptomatik 225
– – –, Synovitis
– – –, –, Histologie 227

Kalziumdepot
–, Knochen 10
Kalziumkarbonat
–, Knochenhärte 11
Kalziumphosphat
–, Knochenhärte 11
Kalziumpyrophosphatkristalle
–, Chondrokalzinose 201, 291
–, Pseudogicht 201
Kapillaren
–, Basalmembran 177
–, Exsudat 177
–, Granulozyten 93
–, Muskelrheumatismus 322
–, Stratum synoviale 93, *179*
Kapillarläsion
–, CP 204
Kapillarpermeabilität
–, Fibrinexsudation 204
–, Fibrinoid 17
Kapillarschäden
–, Fibrinogenaustritt 18
–, Immunkomplexe 29
Kapillarschädigung
–, Aschoffsches Granulom 18
–, Exsudation 22
–, Immunkomplexe 80
Karpaltunnelsyndrom *144*
Katarrh
–, Hippokrates 1

Keratosulfat
–, Kornea, Nucleus pulposus 10
Klappenendothel
–, bürstenähnliche Transformation, RhF 45
Klappeninsuffizienz
–, RhF 45
Klappenschrumpfung
–, RhF 45, *46*
Klappenstenose
–, RhF 45
Klassifikationszahl
–, Stratum synoviale 202
Klinge-Zyklus 19
–, Endokarditis 50
–, Varianten 31
Knochen
–, Kalziumdepot 10
–, Neubildung 120
–, Uratkristalle 277
Knochenabbau
–, Sp.a. 241
Knochenanbau
–, Sp.a. 241,
    Knochenbälkchen
–, Gicht *289*
Knochendestruktionen
–, Gichttophus 287
Knochenerosion
–, Arthrose 310
Knochenfragmente
–, destruierende Polyarthrose *317*
Knochenglatze 300
–, Arthrose *303, 305*
Knochenlamellen 11
Knochenmark
–, CP 141
–, Fibrin *142*
–, lympho-plasmozytäre Infiltration 140
–, Mastzellen 140
Knochenmatrix
–, Bestandteile 11
Knochennekrose
–, aseptische
–, –, Glukokortikosteroide 207
–, Glukokortikosteroidtherapie *208*
Knochennekrosen
–, Arthrose 298
Knochenneubildung
–, A.ps. 271, *273, 274*
–, Gicht *289*
Knochenneubildungen
–, periostale 120
Knochensplitter
–, destruierende Polyarthrose 314
Knochenumbau
–, A.ps. 271
Knochenzellen
–, Aktivität 10
Knochenzysten
–, Polyarthrose 316
Knorpel
–, hyaliner
–, –, Synchondrosen 12
–, Pyrophosphatkristalle 291
–, Uratkristalle 277

Knorpelabrieb
–, Arthrose 300
Knorpeldefekt
–, Arthrose *309*
–, Narbengewebe 120
Knorpeldestruktion
–, Serumarthritis *334*
Knorpelerosion
–, Arthrose *302, 304*, 310
–, Pannus *118*
Knorpelfragmente
–, Exsudatfibrin *131*
–, Fibrinmäntel 124
–, Stratum synoviale *130*
Knorpelgrundsubstanz
–, Hyaluronidase *297*
Knorpelmetaplasie
–, Arthrose 308
–, Polyarthrose 314
Knorpelnekrosen
–, CP *209*
–, Glukokortikosteroide *209*
Knorpeloberfläche *298*
–, Rasterelektronenmikroskopie 214
Knorpelproliferation
–, Sp.a. 243
Knorpelschwund
–, Arthrose *314*
Knorpelzellen
–, Arthrose *297*
Knorpelzerstörung
–, Gicht *279*
Knoten
–, subkutane
–, –, RhF 20
–, –, RhF, CP-Nekrosen 78
kollagenes Gewebe
–, Fibroblastenwucherung 325
Kollagenfasern 8
–, Chondrokalzinose *293*
–, Pyrophosphateinlagerung *293*
Kollagenfibrillen
–, A.ps. *269*
Kollagenkrankheiten
–, Fibrinoid 15
–, fibrinoide Degeneration 5
–, Sjögren-Syndrom 231
Kollagenmoleküle
–, Anordnung *9*
Kollagenmonomere
–, Anordnung 8
Kollagenosen
–, Dermatomyositis 15
–, fibrinoide Degeneration 15
–, Lupus erythematodes 15
–, Periarteriitis nodosa 15
–, Sklerodermie 15
Kollagensynthese
–, Fibroblasten 204
Komplement 20
–, Gelenkflüssigkeit 110
–, –, CP 95
Komplementbindung
–, muskelaggressives Granulom *41*
Koronararterien
–, RhF *40*, 63

Koronararterien, RhF
−, −, fibrinoide Verquellung
65
Koronartod
−, RhF 63
Kortikalis
−, nackte Zonen 143
Kortikalisdestruktion
−, A.ps. 272
Kortikaliseinbrüche
−, destruierende Polyarthrose 314
Kortison
− s. Glukokortikosteroide
−, Wirkungsweise 205
Kreuzreaktion
−, rheumatische Endokarditis 50
kristallinduzierte Synovitis
Synovitis 294
Kristallnadeln
−, Gichtknoten 281
Kristallsuspension
−, Fremdkörperreaktion 210
−, Fremdkörperriesenzellen
213
−, Glukokortikosteroide 210

Leber
−, Amyloid 170
LE-Zell-Faktoren
−, NZB/BL-Mäuse 200
Libman-Sacks-Syndrom
−, Kollagenkrankheiten 5
Lubrikationsfähigkeit
−, Synovia 300
Lumbago
−, Fibrositis 319
Lunge
−, CP 192
−, CP-Nekrosen 193
−, −, Struktur 193
−, RhF 77
Lungenarterien
−, Muskelhypertrophie bei
Mitralstenose 77
Lungenfibrose
−, Sp.a. 259
Lungenfibrose, zystische
− −, Sp.a. 258
Lungenknoten
−, CP
−, −, Differentialdiagnose
193
−, −, Kohlenbergarbeiter
193
−, Rheumafaktoren 193
Lungennekrosen
−, Rheumafaktoren 193
Lupus erythematodes disseminatus
− − −, Kollagenkrankheiten 5
lymphatisches System
− −, CP
− −, −, Immunleistung 199
Lymphbahnen
−, Immunglobuline 191
Lymphknoten
−, Adjuvans-Arthritis 336
−, CP 196

−, −, follikuläre Hyperplasie
198
−, −, Histologie 197
−, −, Konsistenz 197
−, −, lymphatische Hyperplasie 199
−, −, plasmazelluläre Hyperplasie 199
Lymphknotenschwellung
−, generalisierte
−, −, CP 196
−, Still-Syndrom 197
Lymphozyt
−, Zielzelle 109
Lymphozyten
−, Aortenintima, RhF 63
−, Arthrose 201, 307
−, B-Zellen 105
−, Bindegewebe 7
−, CP 202
−, destruierende Polyarthrose 318
−, diagnostische Bedeutung
202
−, Gelenktrauma 201
−, immunkompetente 105
−, immunologische Aspekte
105
−, kleine 110
−, Mäntel um Blutgefäße
124
−, Muskelrheumatismus 321,
323
−, Perikardnarbe 56
−, perivaskuläre Ansammlung 136
−, Skelettmuskulatur 321
−, Stratum synoviale 115
−, Synovialstroma
−, −, CP 103
−, −, Follikel 104
−, −, RhF 67, 70
−, Synovialzotten 123, 127
−, −, CP 132
−, T-Typ 110
−, T-Zellen 105
Lymphozyteninfiltrate
−, Arthrose 111
−, perivaskuläre 190
−, Sp.a. 249
Lymphozyteninfiltration
−, rheumatische Aortitis 61
Lymphräume, perivaskuläre
190
lysosomale Enzyme
− −, Arthrose 298, 304, 307
− −, Autoantigenbildung
111
− −, Gelenkexsudat, CP
116
− −, Granulozyten 111
Lysosomen 18
−, Endothelzelle 178
−, Fibroblasten 7

Magnesiumphosphat
−, Knochenhärte 11
Makrophagen 7, 18
−, Aschoffsches Granulom
24

−, Gicht 279
−, Immunkomplexe 110
−, Tuberkulinreaktion 17,
109
Markraum
−, Arthrose 307
−, Polyarthrose 314
−, Verbindung zur Gelenkhöhle 120
Markraumeröffnung
−, Arthrose 304
Masson-body
−, rheumatische Pneumonie
77
Mastzellen
−, Stratum synoviale 111
−, Umwandlung 7
Matrix
−, kollagene Fasern 11
Media
−, Homogenisierung 180
−, Zellinfiltration 180
Medianekrose
−, adventitielle Reaktion 191
−, Autoantikörper 192
−, CP 180
−, CP-Nekrose 180
−, Elastica interna 187
−, Granulozyten 182
−, Immunkomplexe 180, 192
−, Intimaproliferation
184,185
−, −, Thrombose 185
−, Intimareaktion 191
−, Palisade 185
−, Palisadenbildung 183
−, reaktive Zellproliferation
184
−, Rheumafaktoren 185
−, Zellpalisade 187, 188
−, Zellproliferation 191, 191
−, Adventitia 185
Medianuskompression 145
Mediaprozesse
−, CP 180
Meniskus
−, Chondrokalzinose 293
−, Gelenke 13
Mesaortitis
−, RhF 59, 64
Mesaortitis rheumatica
− −, perivaskuläre Infiltrate
60
Mesenchym 7
−, Gelenke 13
mesenchymoide Transformation
− −, biologische Bedeutung
103
− −, Entstehungstheorien
102
−, Sehnengewebe 326, 327,
330
− −, Synovialstroma 202
− −, CP 101, 102
− −, Synovialstromazellen
99
− −, Weichteilrheumatismus 330
− −, Zytostatika 204, 207
Mesenchymreaktion
−, unspezifische

−, −, Weichteilrheumatis-
mus 330
Mesoderm 7
−, Spalträume 13, 143
Mesodermhöhlen
−, CP 83
−, Exsudation 17
−, Kapillarwände 29
mesodermale Spalträume
−, Basalmembran 86
− −, Kapillaren 86
Mesothelregenerate
−, Perikardnarben 57
Metachromasie
−, Fibrinoid 15
migration-inhibition-factor
−, Eigenschaften 18
−, Funktionen 108
Mikrophagen 17
Mitochondrien 7
−, Weichteilrheumatismus
330
Mononatriumuratkristalle
−, Gicht 201
Morbus Bechterew
− − s. Spondylitis ankylo-
poetica
Morbus Paget
− −, Osteoblastentätigkeit
11
Morbus Still
− − s. juvenile Chronische
Polyarthritis
Morbus Strümpell-Marie-
Bechterew
− − s. Spondylitis ankylo-
poetica
Morphologie
−, Ansatzpunkte für Thera-
pie 204
morphologische Diagnostik
− −, CP 200
morphologische Merkmale
− −, CP 202
− −, −, 1. Ordnung 202
− −, −, 2. Ordnung 202
− −, −, 3. Ordnung 202
− −, Dignität 202
− −, Hierarchie 203
− −, Prozeßaktivität 202
morphologisches Bild
− −, CP
− −, −, Modifikation 85
Mukopolysaccharide
−, B-Zellen 90
−, Fibroblasten 7
−, hyaliner Gelenkknorpel
11
−, Kittsubstanz 10
Muskelfasern
−, Muskelrheumatismus 321
Muskelnekrose
−, Muskelrheumatismus 326
Muskelrheumatismus
−, Biopsie 321
−, −, lichtoptisch 320
−, Dauertonus 323
−, elektronenoptische Unter-
suchungen 321
−, Entzündung 324
−, Faserdegenerate 323
−, Glykogenansammlung 323

−, Hypoxie 323
−, Kapillare 327
−, klinische Bedeutung 324
−, Lymphozyten 321, 323
−, Muskelfasern 321
−, Muskelkapillaren 322
−, Muskelnekrose 326
−, Myofibirillen, Untergang
325
−, Myofilamentkondensate
323
−, Myofilamentzerstörung
322
−, nervale Irritation 323
−, pathogenetische Deutung
323
−, Perimysium 321
−, physikalische Maßnahmen
324
−, Stadien 322
Muskelveränderungen
−, Rheumatismus verus 320
Muskelzellen
−, Untergang 324
Muskulatur
−, Schwund bei CP 140
Mutilation
−, A.ps. 266
Myocarditis rheumatica
− −, Verlaufsformen 31
myoepitheliale Sialadenitis
− −, Sjögren-Syndrom 231
myoepitheliale Zellen
− −, Sjögren-Syndrom 231,
232, 234
Myofilamentkondensate
−, Muskelrheumatismus 323
Myofilamentzerstörung
−, Muskelrheumatismus 322
Myokard
−, Amyloid 166
−, CP-Nekrose 157, 159,
162, 165
−, −, Infarkt 164
−, −, verkalkte Muskelfa-
sern 163
−, −, Vernarbung 164
Myokarditis
−, CP 160
−, −, interstitielle 159
−, −, Muskelfaseruntergän-
ge 159
−, juvenile CP 159
−, Kaninchen 334
−, RhF 21
Myokardnarbe
−, rheumatisches Rezidiv 27
Myokardnarben
−, Rezidivgranulome, RhF
28
Myositis 319
−, Rheumatismus verus 320
Myozyt 37

nackte Zonen
− −, Kortikalis 143
Narbe
−, Arthrose 309
−, Rheumagranulom 27
Narbengewebe
−, Aortitis rheumatica 60

−, Arthrose 308
− nach rheumatischer Aorti-
tis 61
Narbenplatte
−, Arthrose 310
−, Perikard 56
Nebennieren
−, Amyloid 171
Nebenwirkungen
−, Goldsalze 205
Nephrohydrose
−, Gicht 290
Nekrosen
−, Skelettmuskulatur, RhF
74
Neuritis 319
Niere
−, Amyloid 169
−, Gicht 286
−, −, Tophus 289
−, Hyperurikämie 286
−, juvenile CP 227
−, −, Arteriolosklerose 228
−, −, Glomerulosklerose 228
Nierenabszesse
−, juvenile CP 228
Nomenklatur
−, RhF 19
Nucleus pulposus 13
− −, Sp.a. 251

Ödem
−, rheumatische Prozesse 15
operative Therapie 214
Osmiumsäure
−, chemische Synovektomie
208
−, CP 208
−, Fremdkörpergranulations-
gewebe 211
−, Fremdkörperreaktion 210
−, Stratum synoviale 208
Ossifikation
−, paraspinale
−, −, A.ps. 262
Ossifikationsvorsprünge
−, Sp.a. 245
Osteoarthrose
− s. Arthrose
Osteoblasten
−, A.ps. 272, 274
−, Funktionszustand 11
Osteoblastenketten
−, A.ps. 271
Osteoid
−, Kalziumangebot 11
Osteoklasten
−, Funktionszustand 11
Osteolyse
−, A.ps. 262, 266, 268, 273
osteolytische Prozesse
− −, Sp.a. 254
Osteophyten
−, Arthrose 308, 312
Osteophytenbildung
−, Arthrose 314, 315
Osteophytose
−, Polyarthrose 314
Osteoporose
−, A.ps. 267, 273
−, Arthrose 313

Osteoporose
–, Glukokortikosteroidbe-
handlung *206*
–, Glukokortikosteroide 207
–, Inaktivität 141
–, Knochenmark 141
–, Sp.a. *250*
Osteosklerose
–, subchondrale
–, –, Arthrose 300, 302
–, –, CP *125*, 140
Osteozyten
–, Funktionszustand 11
–, Zwischensubstanz 7

Palisade
–, Deckzellen 202
Panarteriitis
–, RhF 67
Pannikulitis 319, 331
–, Quellung 331
Panniculitis nodularis 331
Pannus
–, A.ps. *263*
–, Arthrose 304
–, Blutgefäße 116
–, Knorpelerosion 117
–, Narbe 117
Pannusgewebe *126*
Paramyloidose 169
paraspinale Ossifikation
–, A.ps. *262*
Parotitis
–, Sjögren-Syndrom *232*
D-Penicillamin
–, antinukleäre Faktoren 208
–, Chelatbildung 207
–, CP 207
–, Fibroplasie 207
–, Kollagensynthese 207
–, Proteinkomplexe 207
Periarteriitis nodosa
– –, Kollagenkrankheiten 5
Periarthritis 319
Perikard 52
–, CP 156
–, Deckzellen 54
–, Fibrinexsudation, RhF 22
–, Fibrinoid 55
–, mesodermaler Spaltraum
53
–, narbige Reste 4
Perikardhöhle
–, mesodermaler Spaltraum
13
Perikarditis
–, CP 157
–, –, Bindegewebsbrücke
158
–, –, Fibrinexsudation 159
–, –, Gefäßneubildung *158*
–, –, Lymphozyten 157
–, –, Narbengewebe 157
–, –, Panzerherz 157
–, –, Plasmazellen 157
–, –, Restzustände 157
–, –, Transformation der
Deckzellschicht 157
–, –, Verschiebefunktion
157

–, chronisch-schwelende,
RhF *58*
–, fibrinöse, RhF *56*
–, rheumatisches Rezidiv *61*
–, unspezifische 53
Perikardnarbe
–, Serosazysten *159*
Perimysium
–, Muskelrheumatismus 321
Periost
–, A.ps. *271*
–, RhF 73
–, Zellproliferation bei A.ps.
271
periostale Fibrose
–, A.ps. *265*
Periostfibrose
–, A.ps. *270*
periphere Gelenke
–, Sp.a. 241
Peritoneum
–, Fibrinexsudation, RhF 22
Pertechnetat, 99m-Tc-
–, Synovitis 93
Phenylbutazon
–, Nebenwirkungen 204
–, Schilddrüsenhyperplasie
204
Phlebosklerose
–, Stratum synoviale 136
Plasmazellen
–, Aortenintima, RhF 63
–, Arthrose 201, 307
–, Bindegewebe 7
–, CP 105, *105*, 202
–, diagnostische Bedeutung
202
–, immunologische Aspekte
105
–, Mäntel um Blutgefäße
124
–, Perikardnarbe 56
–, perivaskuläre Ansamm-
lungen 136
–, Rheumafaktoren 105, 199
–, Skelettmuskulatur 321
–, Stratum synoviale 115
–, Synovialstroma *104*
Pleura
–, CP-Nekrosen 193
–, –, Struktur 193
–, Fibrinexsudation, RhF 22
–, Verwachsungen 192
Pleurablätter
–, Mesoderm 77
Pleurahöhle
–, mesodermaler Spaltraum
13
Pleuraverwachsungen
–, Statistik 192
Pleuritis
–, fibrinöse 192
–, RhF 77
Pneumonokoniose
–, Häufigkeit 193
Polyarthritis
–, akute 19
–, destruierende *122*
Polyarthritis rheumatica 19
Polyarthrose 313
–, Knochenzysten *316*
–, Knorpel

–, –, Trophik 318
–, Knorpelmetaplasie 314
–, Markraum 314
–, Osteophytose 314
–, Pathogenese 318
–, Randosteophyt 313
–, Subluxation *316*
–, Synovitis 314
–, zystoide Degeneration 313
Polyarthrose, destruierende
–, –, Geröllzysten 314
–, –, Knochenfragmente
317
–, –, Knochensplitter 314
–, –, Kortikaliseinbrüche
314
–, –, Lymphozyten *318*
–, –, Stratum synoviale *318*
–, –, Synovitis *317*
Polyphosphat
–, 99m-Tc-markiertes 177
Polysaccharid-Protein-Kom-
plex
–, Fibrinoid 17
Postkommissurotomie-Syn-
drom
–, Autoantikörper 39
Präarthrose 295
Primär Chronische Polyarthri-
tis
– – –, Kollagenkrankhei-
ten 5
primär chronischer Gelenk-
rheumatismus
– – –, Geschichte 1
Primärläsion
–, Knochen, CP 116
Proliferation
–, Angioblasten 17
–, Fibroblasten 17
–, Histiozyten 17
–, Intima 17
Proteoglykan-Arthritis 342
Proteoglykan-Synovitis
–, Deckzellproliferation *341*
Proteoglykane
–, Arthrose 296
Prozeßaktivität
–, morphologische Merkma-
le 202
Pseudogicht
– s. Chondrokalzinose
–, Kalziumpyrophosphat-
kristalle 201
–, Synovialdiagnostik 201
Pseudozyste
–, Arthrose 307
Pseudozysten
–, CP 141
Pyrophosphat
–, 99m-Tc-markiertes 177
Pyrophosphateinlagerung
–, Fremdkörperreaktion 293
–, klinische Bedeutung 294
–, Kollagenfasern *293*
Pyrophosphatkristalle
–, Chondrokalzinose 291
–, Färbung 291
–, Gewebsreaktion 291
–, Knorpel 291
–, Polarisation 294
–, Synovialgewebe *291*

RA-Zellen
–, CP 94
Rachitis
–, Kalziumangebot 11
Randleistenanulus
–, Verknöcherung bei Sp.a.
   251
Randosteophyt
–, Arthrose *313*
–, Polyarthrose 313
Randwulstbildung
–, Arthrose 308
Rasterelektronenmikroskopie
–, Gelenkinnenhaut 214
rasterelektronenoptische
   Untersuchung
–, Fibrin *220*
Regeneration
–, Gelenkinnenhaut 217
Reiskörper
–, Knochenfragment *133*
–, Synovialzotten 123
–, Zottenfibrose *122*
Resorption
–, Exsudation 17
–, Granulozyten 17
–, Histiozyten 17
Resorption, zelluläre
–, –, Fibrinoid 22
Retikulinfasern 8
–, Grenzflächen 10
Retinopathie
–, Chloroquin 205
Rezessus
–, Schema 12
Rezidiv
–, Endokarditis, RhF 52
–, rheumatische Endokardi-
   tis 53
Rezidiv, rheumatisches
–, –, Myokardnarbe 27
Rezidivgranulome
–, rheumatische Narben *29*
Rezidivsynovitis 217
–, CP *223*
Rhagozyten
–, CP 94
–, Rheumafaktoren 199
Rheuma 2
–, Hippokrates 1
Rheumabegriff
–, Geschichte 1
Rheumafaktoren
–, CP 199
–, CP-Nekrosen 136, 202
–, IgA-Klasse 199
–, IgG-Klasse 199
–, IgM-Klasse 199
–, immunhistologischer Nach-
   weis 203
–, pathogenetische Bedeu-
   tung 194
–, Plasmazellen 199
–, Rhagozyten 199
–, Staubexposition 194
–, Synovialflüssigkeit 199
–, Tierexperiment 200
Rheumaforschung, experimen-
   telle
–, –, Kritik 344
Rheumagranulome
–, biologische Bedeutung 36

–, Entdeckung 19
–, Epikard 55
–, Geschichte 2
–, Herzohren 31
–, Mesaortitis rheumatica 60
–, Muskelfragmente 31
–, Narbe 27
–, Perikard 55
–, subendokardial 45
Rheumaknoten
–, akuter Gelenkrheumatis-
   mus 146
–, chronischer Gelenkrheuma-
   tismus 146
–, CP 146
–, Fibrinoid *79*
–, Haut, erste Beschreibun-
   gen 146
–, juvenile CP
–, –, Histolgoie 228
–, –, Vergleich mit Hautkno-
   ten 80
–, mechanische Belastung
   148
–, Nekrose 148
–, Randgebiet *79*
–, RhF
–, –, Sehnen und Faszien
   73
–, Zellpalisade 150
–, Zonen 148
rheumatic fever 19
rheumatische Endokarditis
– –, Aortenklappe *44*
– –, Zellproliferation 43
rheumatische Herzklappenentzündung
– –, Erstbericht 19
rheumatische Myokarditis
– –, Arthus-Phänomen 29
– –, Formen 41
– –, Granulozyten 29
– –, Immunkomplexe 29
– –, klinische Bedeutung 41
– –, nekrotisierende Vaskuli-
   tis 29
– –, Rezidivgranulome *28*
– –, Variante
– –, –, exsudative 27, *30*
– –, –, produktive 31
rheumatische Myositis *76*
rheumatische Narbe
– –, Rezidivgranulome 29
rheumatische Pneumonie 77
– –, eosinophile Membra-
   nen 77
rheumatischer Gewebsschaden
– –, Entwicklung 16
Rheumatisches Fieber 19
– –, Aorta 59
– –, Arterien 59, 63
– –, Arteriitis 59
– –. Arthus-Phänomen 108
– –, Autoimmunreaktion
   81
– –, Blutgefäße 59
– –, Endokard 42
– –, Endophlebitis *66*
– –, Erstbeschreibung 2, 19
– –, Frühinfiltrat 15
– –, Gefäßbindegewebe 21
– –, Haut 78

– –, Herzmuskulatur 20
– –, Immunmechanismen
   81
– –, Immunpathologie 80
– –, Klappenendothel 45
– –, Kollagenkrankheiten 5
– –, Koronararterien *65*
– –, Mesaortitis 59
– –, muskelaggressives Gra-
   nulom 31
– –, Myokard 21
– –, Myositis 320
– –, Nomenklatur 19
– –, Pleuritis 77
– –, Rheumaknoten 3
– –, Streptokokken-Infekt
   19
– –, Tonsillitis 19
– –, Venen 59
– –, ziehende Schmerzen 2
rheumatisches Frühinfiltrat 5,
   21
–, Antigen-Antikörper-Reak-
   tion 5
– –, Geschichte 3
– –, RhF 15
– –, Synovialstroma 70
Rheumatismus 19
–, allergisch-hyperergische
   Genese 4
–, Geschichte 1
–, Sammelbegriff 2
Rheumatismus nodosus
– –, Bedeutung, unitarische
   Konzeption 3
– –, morphologische Spezifi-
   tät 83
Rheumatismus verus
– –, akute Polyarthritis 19
– –, Muskelveränderungen
   320
– –, Polyarthritis rheumati-
   ca 19
– –, RhF 83
rheumatoid arthritis
– –, Ableitung 83
Ribosomenbesatz 7
Riesenzellen 7
–, CP 202
–, Proliferationsknospen 113
–, rheumatisches Granulom
   22
–, Stratum synoviale *112*
–, Synovialdeckzellen 113
–, villo-noduläre Synovitis
   113
–, myogene *37*
–, –, muskelaggressives Gra-
   nulom 33
–, –, Skelettmuskulatur,
   RhF 73

Sagomilz 171
Sarkoidose
–, Synovialgewebe 201
Schilddrüsenhyperplasie
–, Phenylbutazon 204
Schinkenmilz 171
Schleimbeutel
–, CP 143
–, –, Befall 143

Schleimbeutel, CP
–, –, pathologische Histologie *144*
–, CP-Nekrosen 146
–, mesodermaler Spaltraum 13
–, Herzklappen 50
Sehnen
–, Entzündung 326
–, RhF 73
–, Weichteilrheumatismus 325
Sehnenfäden
–, Schrumpfung, RhF 45
Sehnenfleck
–, Epikard 55
Sehnengewebe
–, fibroblastäre Reaktion *329*
–, mesenchymoide Transformation 326, 327, *330*
–, normal *328*
–, Warburg-Mechanismus 327
–, Weichteilrheumatismus 320
Sehnenknoten
–, Aschoffsches Granulom 4
Sehnenruptur *144*
Sehnenscheiden
–, CP *144*
–, –, pathologische Histologie *144*
–, CP-Nekrosen 146
–, mesodermale Spalträume 13
sekundär chronischer Gelenkrheumatismus
–, Geschichte 1
sekundär chronische Polyarthritis
–, RhF 72
Selbstheilung
–, Arthrose 304
self-perpetuation
–, Immunkomplexe 110
–, Kritik 111
seröse Entzündung
–, Sp.a. 259
seröse Häute
–, narbige Reste 4
Serosazysten
–, Perikardnarbe 56
–, Rheuma-Rezidiv 59
Serumarteriitis *335*
–, granulozytäre Synovitis *333*
–, Knorpeldestruktion *334*
Serumhyperergie
–, Tierexperiment 4
Serumkomplement 20
Serumkrankheit
–, Kollagenkrankheiten 5
Serumversuche
–, Gefäßwandnekrosen 333
–, Klinge 333
Sharpeysche Fasern
– –, A.ps. *271, 272*
Sialadenitis
–, Sjögren-Syndrom 233
Silberimprägnation
–, fibrinoide Verquellung 21

Sjögren-Syndrom 231
–, Autoimmunerkrankung 234
–, CP 231
–, Geschichte 231
–, Hypergammaglobulinämie 233
–, Kollagenkrankheiten 231
–, lympho-plasmozytäre Infiltrationen *232*
–, myoepitheliale Sialadenitis 231
–, myoepitheliale Zellen 231
–, Myoepithelzellen *234*
–, Parotitis *232*
–, Rheumafaktoren 231, 233
–, Sialadenitis *233*
–, Symptomatik 231
–, Systemerkrankung exkretorischer Drüsen 231
Skelettknochen 10
Skelettmuskulatur
–, Autoantikörper 77
–, Glykogenansammlungen 323
–, granulozytäre Infiltrate 321
–, Kapillaren 322
–, lymphozytäre Infiltrate 321
–, Mikronekrose *327*
–, normal 321
–, plasmozytäre Infiltrate 321
–, RhF 73, 74
–, Untergang bei RhF 77
–, Weichteilrheumatismus 320
Skelettsystem
–, Gicht 277
Sklera
–, CP 194
–, CP-Nekrose 195
Skleritis
–, CP 194
Skleritis, granulomatöse 195
– –, CP 194
Sklerodermie
–, Kollagenkrankheiten 5
Skleromalacia perforans *195*
– –, Rheumafaktoren 196
Spätschäden
–, RhF 72
Spalträume, mesodermale
– –, Perikard 53
Spaltraum, mesodermaler 52
Spondylarthritis ankylopoetica
– – s. Spondylitis ankylopoetica
Spondylitis ankylopoetica 235
– –, Altersverteilung 238
– –, Ankylose 248
– –, Ankylosierung der Wirbelkörper *242*
– –, Aorteninsuffizienz 257
– –, Arthritis 241
– –, –, Besonderheiten 242
– –, atypische 259
– –, Autopsiebefunde 235, 239
– –, Bambusstab *246*
– –, Bewegungsverlust 254

– –, Brustkorbstarre 259
– –, Brustwirbelscheibe
– –, –, enchondrale Verknöcherung 248
– –, Charakteristik 255
– –, chondroide Metaplasie 243
– –, CP 239, 242
– –, cystische Lungenfibrose *258*
– –, Definition 235
– –, diagnostische Kriterien 236
– –, disko-vertebrale Destruktionen 254
– –, enchondrale Ossifikation 243, *250*
– –, Epidermiologie 239
– –, Fibrin im Gelenkspalt *245*
– –, fibröse Ankylose *240*
– –, Fibroplasie 243
– –, „Gelenkrheumatismus" 237
– –, genetische Bindungen 239
– –, Geschichte 236
– –, Grundmechanismen 235
– –, Herzklappenfibrose 258
– –, HL-A 27 239
– –, Hyperplasie der Synovialzotten *241*
– –, Iliosakralarthritis *238*
– –, Iliosakralgelenke 241
– –, innere Organe 257
– –, Iridozyklitis 196
– –, Knochenabbau 241
– –, Knochenanbau 241
– –, Knorpelproliferation 243
– –, Lungenfibrose 259
– –, Lymphozyteninfiltrate
– –, –, prävertebrales Bindegewebe *249*
– –, Manifestationsalter 239
– –, Morbidität 239
– –, Nucleus pulposus *251*
– –, Ossifikationsvorsprünge *245*
– –, osteolytische Prozesse 254
– –, Osteoporose *250*
– –, Pathomechanismen 241
– –, periphere Gelenke 241
– –, Randleistenanulus
– –, –, Verknöcherung *251*
– –, Rippenwirbelgelenk
– –, –, Verschmelzung *246*
– –, Röntgensymptome 239
– –, seröse Entzündung 259
– –, Skelettumbau 235
– –, Stammskelett 241
– –, Stratum synoviale *240*
– –, Synchondrose *244*
– –, synchondrotische Ankylose 243
– –, Syndesmophyt
– –, –, vorderes Längsband *248*

– –, Syndesmophyten 237
247, *247, 249*
–, Syndesmophytose *246*
– –, totale Ankylosierung
(„Bambusstab") *253*
– –, unspezifische Synovitis
242
– –, Verknöcherung 257
– –, Bandapparat *249*
– –, Wirbelankylose *252*
– –, Wirbelfrontplatte
– –, –, Durchbruch *254*
– –, Wirbelgelenke 243
– –, Wirbelkörper 254
– –, Zwischenwirbelgelenk
243
– –, Zwischenwirbelräume
247
Spondylitis anterior 254
– –, Entzündungsmechanis-
mus 255
– –, Fibrin *257*
– –, Fibrinexsudate 255
– –, granulozytäre Infiltra-
te 255
– –, Granulozyten *257*
– –, Knochenerosionen *256*
– –, Sp.a. *256*
Spondylitis cervicalis
– –, juvenile CP 228, *229*
Spondylitis marginalis 254
Spondylodiszitis
–, Sp.a. 254
Stammskelett
–, Sp.a. 241
Stammzellen
–, Differenzierung 107
Staubexposition
–, Rheumafaktoren 194
Still-Syndrom
– s. juvenile Chronische
Polyarthritis
–, Lymphknotenschwellung
197
Strahlbefall
–, A.ps. 261
Stratum synoviale
– –, Biopsie 200
– –, Blutgefäße 124
– –, Blutkapillaren *92*
– –, Blutplasmadialysat 86
– –, CP
– –, –, Kapillaren *179*
– –, destruierende Poly-
arthrose *318*
– –, Fibrosierung 211
– –, Klassifikationszahl 202
– –, Granulozyten *95*
– –, Kapillarnetz 86
– –, Mastzellen 111
– – Mutterzelle *91*
– –, perivaskuläre Plasma-
zellansammlungen *135*
– –, proliferierende Zellver-
bände 221
– –, Regeneration 217
– –, RhF 68
– –, Riesenzellen *112*
– –, Sp.a. *240*
– –, Venole *177*
– –, Zelldifferenzierung *92*
Streptococcus 19

Streptokokken
–, Antigenquelle 4
–, beta-hämolytische der
Gruppe A, RhF 20
Streptokokken, hämolysieren-
de
– –, „Rheumatismus" 4
Streptokokkenantigene 20
Streptokokkengranulomatose
19
Streptokokkeninfekt
–, RhF 19
Streptokokkenrheumatismus
19
Stromazellen
–, Proliferation, CP *98*
Stützgewebe
–, rheumatische Erkrankun-
gen 7
subchondrale Osteosklerose
– –, Arthrose *302*
subkutanes Fettgewebe
– –, Weichteilrheumatis-
mus 331
Subluxation
–, A.ps. *265*
–, Polyarthrose *316*
Superinfektion
–, Granulozyten 113
Symphysen 13
Synchondrose 12
–, Sp.a. *244*
Syndesmophyten
–, Sp.a. 237, 247, *247, 249*
Syndesmophytose
–, Sp.a. *246*
Syndesmosen 12
Synostosen 12
Synostosierung
–, A.ps. *264*
Synovektomie 214
–, chemische
–, –, Osmiumsäure 208
–, chirurgische *221*
–, Geschichte 214
–, Histologie 214
–, Zeitpunkt 214
Synovia
–, Lubrikationsfähigkeit
300
–, Zellgehalt 310
Synovialbiopsie
–, Problematik 200
Synovialdeckzellen
–, A-Zellen 88
–, Ausdifferenzierung *95*
–, B-Zellen 88
–, Fibroblasten 88
–, Gelenkknorpel 115
–, Histiozyten 88
–, Lysosomen 88
–, Makrophagen 88
–, Mutterzelle 90
–, Natur 88
–, Proliferation 98
–, – bei CP *97*
–, Reaktion auf Fibrin 98
–, RhF 67, *69*
–, Synovialflüssigkeit *95*
Synovialdiagnostik
–, Blindbiopsie 200
–, Kritik 203

–, quantitative Verände-
rungen 200
–, Sonderfälle 200
Synovialfibrose
–, exsudative Reaktion 136
Synovialflüssigkeit 13
–, Analyse 94
–, Antigen-Antikörper-Kom-
plement-Komplexe 221
–, Eigenschaften 93
–, Granulozyten 93
–, Hyaluronsäure 10
–, IgG 221
–, IgM 221
–, RA-Zellen 94
–, Rhagozyten 94
–, Rheumafaktoren 199
–, RhF 68
Synovialgewebe
–, Antikörperbildung 336
–, Bruzellose 201
–, epitheloidzelliges Granu-
lom 201
–, Hämosiderin 201
–, histologische Beurteilung
217
–, lipophages Granulationsge-
webe 210
–, Sarkoidose 201
–, Tb-Bazillen 201
–, Tuberkel 201
Synovialis
–, narbige Reste 4
–, rasterelektronenoptische
Aufnahme *218, 219*
Synovialishypertrophie
–, Arthrose 313
Synovialklassifikation *203*
Synovialklassifikationszahl
203
Synovialstroma
–, Atrophie
–, –, Yttrium^{90} *213*
–, CP-Nekrosen 202
–, Fremdkörperriesenzellen
213
–, lipomatöse Umwandlung
134
–, Lymphozyten
–, –, Prozeßaktivität 202
–, mesenchymoide Transfor-
mation 115, 202
–, Proliferation 98, 202
–, –, Prozeßaktivität 202
–, RhF 68
Synovialzotten
–, Hyalinisierung 210, *212*
–, intraartikuläre Injektionen
210
–, Lymphozyten 123, *127*
–, Neubildung 121
–, Reiskörper 123
–, Vegetation *128*
–, Verklebung 124
Synovitis
–, A.ps. 273
–, Arthrose 307, *307, 312*
–, Chondrokalzinose 294
–, destruierende Polyarthro-
se *317*
–, destruktive
–, –, CP *131*

Synovitis
–, Geröllzyste 307
–, granulozytäre
–, –, Serumarthritis 333
–, Immunkomplexe 81
–, modifizierende Faktoren
 201
–, Polyarthrose 314
–, rasterelektronenoptische
 Aufnahme *219, 220*
–, Rezidiv 217
–, rezidivierende
–, –, CP 121
–, RhF *69,* 71, 72
–, 99m-Tc-Pertechnetat *93*
–, villo-noduläre
–, –, Hämosiderin 201
–, –, Riesenzellen 113
–, Zellkerne der Deckzellen
 100
Systemerkrankungen des Bin-
 degewebes
–, Kollagenkrankheiten 5

T-Lymphozyten 18
99m-Technecium 90
Tendinitis 319
–, Narbengewebe bei CP *145*
Tendoperiostose 319
Tendovaginitis 319
–, Übergreifen auf Sehne
 144
Therapie
–, morphologische Ansatz-
 punkte 204
–, operative 214
Tierexperiment
–, Gelenkprozesse
–, –, Tabelle 342
–, Modelle
–, –, Kritik 344
Tonnenwirbel
–, Sp.a. 254
Tonsillitis
–, RhF 19
Tophusstachel 284
Toxine 20
Transformation, fibroblastäre
 180
Trefferprobleme
–, Biopsie 201
Tropokollagen
–, Bildung durch Fibrobla-
 sten 7
Tuberkel
–, Synovialgewebe 201
Tuberkulinreaktion
–, Makrophagen *109*

Überbelastung
–, Arthrose 312

Uratgranulom
–, klinische Bedeutung 284
Uratkristalle
–, Bindegewebe 277
–, Gicht 277
–, Gichttophus 285
–, Knochen 277
–, Knorpel 277
–, Phagozytose *283*
–, zytotoxischer Effekt 283
Uveitis anterior
–, juvenile CP 196

Vaskularisierung
–, Herzklappen 52
Vaskulitis, nekrotisierende
–, –, rheumatische Myokar-
 ditis 29
Venen
–, Neubildung im Stratum
 synoviale 136
–, RhF 59
Verdauung, parenterale
–, –, Fibrin 17
Verkalkungszone 11
Verknöcherung
–, Sp.a. 257
Verlaufsformen
–, Myocarditis rheumatica
 31
Verquellung, fibrinoide
–, –, Mitralklappe *44*
–, –, Silberimprägnation 21
–, –, Synovialstroma bei
 RhF 70
Verschiebeschicht
– nach Perikarditis 56
villo-noduläre Synovitis
–, –, Hämosiderin 201
– –, Riesenzellen 113
Virus
–, Autoantigenität 111
–, RhF, Ursache 2

Wachstumsstörungen
–, CP 143
Warburg-Mechanismus
–, Weichteilrheumatismus
 327
Weichteilrheumatismus 319
–, Bindegewebe 320
–, CP 319
–, Definition 319
–, entzündliche Prozesse 319
–, Faszie 325
–, Glukoseabbau 327
–, kollagenes Gewebe 325
–, mesenchymoide Transfor-
 mation 326, *330*
–, Mitochondrien 330

–, Muskelveränderungen 320
–, nosologische Bedeutung
 319
–, Schmerzphänomen 319
–, Sehne 325
–, –, Entzündung 326
–, –, klinische Konsequen-
 zen 330
–, Sehnengewebe 320
–, Skelettmuskulatur 320
–, Stellenwert 319
–, subkutanes Fettgewebe
 331
–, Substrat 320
–, Synopsis 331
–, unspezifische Mesenchym-
 reaktion 330
–, Warburg-Mechanismus
 327
Weichteiltophus
–, Gicht *286*
Wirbelankylose
–, Sp.a. *252*
Wirbelgelenke
–, Spondylitis ankylopoetica
 243
Wirbelkörper
–, Sp.a. 254

Yttrium[90]
–, Synovialgewebe
–, –, Fibrosierung 210
–, Stratum synoviale
–, –, Atrophie *213*

Zellen
–, Verhältnis zu Zwischensub-
 stanz 7
Zellknötchen
–, Geschichte 2
Zellulitis 331
–, Quellung 331
Zottenhyperplasie
–, CP *216*
Zottenhypertrophie
–, Arthrose *315*
Zwergwuchs, rheumatischer
 143
Zwischensubstanz
–, Verhältnis zu Zellen 7
Zwischenwirbelräume
–, Sp.a. 247
Zwischenwirbelscheiben
–, Entzündung bei CP 143
Zytostatika
–, CP 207
–, Immunsuppression 207
–, Infektabwehr 207
–, mesenchymoide Transfor-
 mation 204, 207
–, Wundheilung 207

Klinik
der rheumatischen Erkrankungen

Herausgeber: R. Schoen, A. Böni, K. Miehlke
218 zum Teil farbige Abbildungen. 70 Tab. XX, 684 Seiten. 1970
Gebunden DM 108,–; US $44.10   ISBN 3-540-04892-8

Umfassende Darstellung der neueren Erkenntnisse und Forschungsergebnisse
der Rheumatologie durch Autoren aus fast allen europäischen Ländern.

K. Miehlke
Die Rheumafibel

Mit einem Geleitwort von R. Schoen
2. erweiterte Auflage. 47 Abbildungen. VIII, 108 Seiten. 1967
Gebunden DM 19,–; US $7.80   ISBN 3-540-03926-0

F. Schaub
Klinik der
subakuten bakteriellen Endocarditis

(Endocarditis lenta). 8 Abbildungen. X, 270 Seiten. 1960
(Pathologie und Klinik in Einzeldarstellungen, Band 8)
Gebunden DM 63,–; US $25.70   ISBN 3-540-02587-1

W. Müller
Die Serologie
der chronischen Polyarthritis

Mit einem Geleitwort von L. Heilmeyer
47 Abbildungen. XII, 323 Seiten. 1962 (Pathologie und Klinik in Einzeldarstellungen, Band 12).
Gebunden DM 96,–; US $39.20   ISBN 3-540-02894-3

Preisänderungen vorbehalten

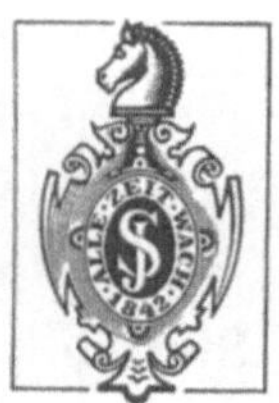

Springer-Verlag
Berlin Heidelberg New York